NOUVEAUX ÉLÉMENTS

D'OPHTALMOLOGIE

PAR

H. TRUC
Professeur
de Clinique ophtalmologique
à la Faculté de Montpellier.

E. VALUDE
Médecin
de la Clinique ophtalmologique
nationale des Quinze-Vingts.

ET

H. FRENKEL
Professeur agrégé
Chargé de cours de Clinique ophtalmologique à la Faculté de Toulouse.

DEUXIÈME ÉDITION COMPLÈTEMENT TRANSFORMÉE

ET CONSIDÉRABLEMENT AUGMENTÉE

Avec 282 Figures dans le texte et 15 Planches en couleurs.

PARIS

A. MALOINE, ÉDITEUR

25-27, RUE DE L'ÉCOLE-DE-MÉDECINE, 25-27

1908

NOUVEAUX ÉLÉMENTS

D'OPHTALMOLOGIE

NOUVEAUX ÉLÉMENTS

D'OPHTALMOLOGIE

PAR

H. TRUC
Professeur
de Clinique ophtalmologique
à la Faculté de Montpellier.

E. VALUDE
Médecin
de la Clinique ophtalmologique
nationale des Quinze-Vingts.

ET

H. FRENKEL
Professeur agrégé
Chargé de cours de Clinique ophtalmologique à la Faculté de Toulouse.

DEUXIÈME ÉDITION COMPLÈTEMENT TRANSFORMÉE

ET CONSIDÉRABLEMENT AUGMENTÉE

Avec 282 Figures dans le texte et 15 Planches en couleurs.

PARIS

A. MALOINE, ÉDITEUR

25-27, RUE DE L'ÉCOLE-DE-MÉDECINE, 25-27

1908

EXPLICATION ET USAGE DE LA PLANCHE EN COULEURS

D'APRÈS HOLMGREEN

Cette planche en couleurs sert à réglementer l'usage des écheveaux de laine de teintes diverses.

PREMIÈRE SÉRIE D'ÉPREUVES

La bande *vert clair* (A) sera d'abord présentée au sujet [pour reconnaître si le sens chromatique est normal.

L'épreuve avec la bande *pourpre* (rose) (B) servira à confirmer l'épreuve précédente et à décider de quel genre de trouble chromatique on a affaire.

Ces deux épreuves sont celles des couleurs d'*échantillon*.

DEUXIÈME SÉRIE D'ÉPREUVES]

Pour obtenir les épreuves de *confusion*, on remettra d'abord au sujet un écheveau de laine de la teinte A, *vert clair pur* : s'il place à côté, comme étant de la même nuance, un ou plusieurs écheveaux des teintes de 1 à 5, ou même s'il hésite à ne pas les y placer, on en conclura qu'il existe un trouble du sens chromatique.

Pour décider de quelle variété de cécité chromatique il s'agit, on remettra ensuite au sujet un écheveau de la teinte B, *pourpre* :

1° Si le sujet ne place auprès de l'échantillon pourpre que des écheveaux de même couleur, après s'être trompé dans l'épreuve précédente, il offre une *dyschromatopsie incomplète*;

2° Si le sujet place à côté du pourpre des écheveaux des nuances 6, 7, il est *aveugle pour le rouge*;

3° Si le sujet place à côté du pourpre des écheveaux des nuances 8, 9, il est *aveugle pour le vert*.

PRÉFACE

DE LA DEUXIÈME ÉDITION

Cette seconde édition des *Nouveaux Éléments d'Ophtalmologie*, due surtout à la collaboration de notre ami le professeur Frenkel, demeure dans l'esprit didactique initial qui a fait le succès de l'ouvrage, mais diffère notablement de la première.

Elle a été d'abord, dans toutes ses parties, soigneusement mise à jour et complétée des nouveaux chapitres ou paragraphes suivants : Opothérapie, sérothérapie, radiothérapie, photothérapie, posologie, œil artistique, séméiologie optique du système nerveux, accidents du travail, inspection oculistique des écoles, chemins de fer, etc.

L'histoire de l'ophtalmologie se trouve entièrement condensée dans un seul chapitre.

L'ophtalmoscopie se place exclusivement à l'examen et à la pathologie oculaires auxquels elle se rapporte.

La pathologie générale est ramenée aux parties essentielles, aux symptômes élémentaires et aux maladies générales ou diathésiques.

L'ouvrage comprend enfin un seul volume, grand in-octavo, avec de nombreuses figures nouvelles.

Ces diverses améliorations témoignent de notre désir du mieux et nous donnent l'espoir de conserver la faveur de nos lecteurs : élèves, praticiens et oculistes.

PRÉFACE

DE LA PREMIÈRE ÉDITION

Les *Nouveaux Éléments d'Ophtalmologie* représentent moins un
véritable traité qu'un livre de premier enseignement, et aussi, dirions-nous
volontiers, de renseignements.

Le plan en est conçu dans ce sens tout particulier.

L'anatomie, la physiologie, l'examen de l'œil, la réfraction, l'ophtalmoscopie, la pathologie générale et spéciale, la thérapeutique, forment
nécessairement autant de parties, qui peuvent être étudiées progressivement, ou consultées séparément. Mais, de plus, les symptômes élémentaires et leur séméiologie, les rapports des affections oculaires avec les
maladies générales, les ophtalmies tuberculeuses, lymphatiques, lépreuses,
syphilitiques, rhumatismales, goutteuses, etc., occupent aussi une place
distincte ; de même les éléments morbides similaires : tumeurs, blessures,
hémorragies, états congénitaux, etc., qui sont groupés de manière à être
appréciés dans leur ensemble et à fournir de larges données générales ;
la thérapeutique est divisée en médicale et chirurgicale ; enfin les applications à l'hygiène, à la médecine légale, aux écoles, aux professions, à
l'armée et à la marine, sont indiquées en des chapitres spéciaux.

Bon nombre de sujets, généralement assez peu étudiés dans les classiques, ont été esquissés : histoire générale et spéciale de l'ophtalmologie,
anthropologie, anatomie comparée, expression et esthétique oculaires,
blessures de guerre, pathologie vétérinaire, répartition géographique des
maladies, hygiène des malades et des opérés, nomenclature des asiles
d'aveugles, bibliographie générale, etc. Peut-être ces questions intéresse-
ront-elles les élèves et quelques-uns de nos confrères.

Nous n'avons pas craint de revenir à plusieurs reprises sur certains
sujets, ce qui était conforme à l'esprit de notre travail. Les mêmes notions,

d'ailleurs, envisagées à des points de vue différents, sont mieux comprises et plus aisément retenues ; ces répétitions voulues, inadmissibles d'ordinaire, seront ici, probablement, de quelque utilité.

Notre but, en somme, a été de résumer en un seul ouvrage ce que l'on a écrit en des livres distincts, de fournir la plupart des renseignements nécessaires à notre spécialité, de présenter une sorte d'introduction à la clinique et aux grands traités d'ophtalmologie, de répondre enfin, comme l'indique notre collaboration, aux besoins actuels de l'enseignement libre et de l'enseignement officiel.

De nombreux schémas facilitent l'intelligence des questions difficiles et la description des instruments ou des procédés opératoires.

H. TRUC — E. VALUDE.

TABLE DES MATIÈRES

HISTOIRE DE L'OPHTALMOLOGIE

PREMIÈRE PARTIE

ANATOMIE ET PHYSIOLOGIE

ANATOMIE

DEUXIÈME PARTIE

EXAMEN DE L'ŒIL

CHAPITRE VII

ACCOMMODATION

CHAPITRE VIII

CHAMP DE REGARD

CHAPITRE IX

MOBILITÉ ET CONVERGENCE

CHAPITRE X

PUPILLOMÉTRIE   216

CHAPITRE XI

TONOMÉTRIE   217

CHAPITRE XII

ÉCLAIRAGE OBLIQUE OU LATÉRAL

CHAPITRE XIII

EXAMEN OPHTALMOSCOPIQUE

CHAPITRE XIV

KÉRATOSCOPIE OU SKIASCOPIE

TROISIÈME PARTIE

RÉFRACTION

CHAPITRE PREMIER

EMMÉTROPIE   237

CHAPITRE II

HYPERMÉTROPIE

CHAPITRE III

MYOPIE

CHAPITRE IV

ASTIGMIE

QUATRIÈME PARTIE

PATHOLOGIE GÉNÉRALE

CHAPITRE II

RAPPORTS DES AFFECTIONS OCULAIRES AVEC LES CONDITIONS INDIVIDUELLES ET AVEC LES TOXI-INFECTIONS

CHAPITRE III

RAPPORTS DES AFFECTIONS OCULAIRES AVEC LES MALADIES DES ORGANES ET APPAREILS

CHAPITRE IV

RAPPORTS DES AFFECTIONS OCULAIRES AVEC LES MALADIES GÉNÉRALES OU DIATHÉSIQUES

CINQUIÈME PARTIE

PATHOLOGIE SPÉCIALE

CHAPITRE PREMIER

MALADIES DE L'ORBITE

CHAPITRE II

MALADIES DE L'APPAREIL MOTEUR

CHAPITRE VIII.

MALADIES DU CRISTALLIN

CHAPITRE IX

MALADIES DE L'IRIS,

CHAPITRE X

MALADIES DU CORPS CILIAIRE

CHAPITRE XI

MALADIES DE LA CHOROIDE

CHAPITRE XII

MALADIES DU VITRÉ

SIXIÈME PARTIE
THÉRAPEUTIQUE MÉDICALE ET CHIRURGICALE

SEPTIÈME PARTIE
OPÉRATIONS SPÉCIALES

HUITIÈME PARTIE

HYGIÈNE, MÉDECINE LÉGALE. COLLECTIVITÉS

NOUVEAUX ÉLÉMENTS
D'OPHTALMOLOGIE

HISTOIRE DE L'OPHTALMOLOGIE

L'histoire de l'ophtalmologie — ᾽Οφθαλμός, œil, λόγος, traité — est assez complexe, car elle comprend celle des diverses parties qui forment cette branche spéciale de la médecine, et celles-ci n'ont pas subi toujours une évolution semblable, un développement parallèle. Nous ne pouvons donner ici qu'un aperçu général de cette histoire, mais nous le poursuivrons jusqu'à nos jours.

Période ancienne. — L'ophtalmologie, aujourd'hui spécialité si tranchée parmi les diverses branches de l'art de guérir, semble, de toute antiquité, avoir été ainsi placée à part et pratiquée par des médecins particuliers. Sans remonter jusqu'aux Indous, dans les livres sacrés desquels on trouve la trace de pratiques spéciales, on sait que, en Egypte, cinq siècles avant notre ère, c'étaient les prêtres qui s'occupaient des maladies des yeux, et que l'art oculistique y était un véritable sacerdoce. La réputation des Égyptiens à cet égard s'étendait au loin. Hérodote rapporte que Cyrus, roi des Perses, avait fait mander d'Égypte un oculiste célèbre. Dans ses commentaires, Woolhouse n'avance-t-il pas que Tobie, par son voyage en Égypte, n'avait d'autre but que d'apprendre les maladies des yeux et le moyen de guérir son père ?

De cette époque reculée, toutefois, il ne reste rien de précis. Ce n'est que plus tard, sous les Ptolémées, que l'École d'Alexandrie se distingua par des recherches anatomiques étendues sur l'organe de la vision, sans que les travaux des savants de cette École aient pu parvenir jusqu'à nous, à cause de la destruction complète de la grande bibliothèque. C'est par des élèves directs et indirects de cette École, Celse et Galien, que la tradition scientifique des Grecs d'Alexandrie a pu se conserver.

Vers la même époque et même avant, 400 ans avant J.-C. environ, alors que les Égyptiens évoluaient vers les recherches scientifiques, la pathologie

oculaire, ainsi que les autres branches de la médecine prenaient, avec HIP-
POCRATE, le caractère d'un art véritable. Nous devons au père de la médecine, dans son traité περὶ ὄψις (*Œuvres complètes, traduites par Littré*,
Paris, 1839-1861), des conseils pratiques qui ont encore aujourd'hui leur
valeur. La pathologie d'HIPPOCRATE était, en effet, plus complète que son
anatomie et sa physiologie ; on n'a pas abandonné sa manière de cautériser
les granulations avec des sels de cuivre et on revient à son traitement
mécanique qui consistait à les racler avec un rouleau de laine non cuite.
HIPPOCRATE divisait les taies de la cornée, comme nous le faisons encore, en
trois variétés suivant leur épaisseur ; il a créé le mot de glaucome. Dès HIP-
POCRATE, enfin, l'oculistique prit une grande importance parmi les médecins
et on pouvait voir à Sparte, sous Lycurgue, un autel voué à. la Minerve
ophtalmique.

École d'Alexandrie. — Quelques années après HIPPOCRATE, alors que
l'anatomie oculaire prenait un essor considérable à Alexandrie, CELSE, mais
surtout RUFUS, donnent une description assez compléte des parties constituantes de l'œil : la cornée, l'iris, la conjonctive, le tractus uvéal, la rétine
même et enfin le corps vitré et la membrane hyaloïde. Ils reconnaissent
l'existence du cristallin qu'ils considèrent comme une humeur condensée
(χρὺς ἀλλοειδής). L'humeur aqueuse est pour eux la source des larmes, car ils
ignoraient la glande et l'appareil lacrymal qui ne furent découverts que
plus tard, par GALIEN. Cet auteur dont l'influence fit époque dans l'histoire
de la médecine et de l'ophtalmologie compléta les descriptions anatomiques
de RUFUS, étudia le chiasma optique, les muscles de l'œil, les paupières ; il
donna, le premier, la description des deux glandes et des conduits lacrymaux. ARISTOTE (*De sensu et sensibili*), dirigé du côté de la physiologie,
était arrivé à se faire une idée très satisfaisante du phénomène de la vision
et de la perception des couleurs, qu'il considérait comme le fait d'un ébranlement transmis au fond de l'œil à travers le cristallin. Mais CELSE attribuait toute la puissance visuelle au cristallin. Cette erreur, qui fut repro-
duite par GALIEN et ses élèves, arrêta longtemps la marche de la physiologie
oculaire. GALIEN croyait, en effet, que le cristallin était relié directement au
cerveau par un canal, le canal optique, et que l'impression lumineuse
visuelle emmagasinée par le cristallin était transmise au cerveau à la
manière d'un liquide le long d'un conduit préparé à le recevoir.

Pendant toute cette période initiale, on ne trouve chez les Latins aucune
trace du développement de l'art ophtalmologique. Il faut arriver à la Rome
des Empereurs avec CELSE, puis surtout GALIEN, pour voir se développer et
se préciser les connaissances anatomiques venues d'Alexandrie et les
notions cliniques hippocratiques.

CELSE fait mention des *phlyctènes*, des *abcès* de la cornée, et même de
l'*hypopyon*, avec sa terminaison par rupture de la cornée. Il décrit le *ptérygion* et son opération. Il conseille, à l'égard des staphylômes, l'excision et
la cautérisation. Cet auteur donne pour la première fois une description de

la cataracte sous le nom d'*hypochyma* ou de *suffusio*, parfois confondue dans le terme *glaucoma*.

Avant lui déjà (premier siècle de notre ère), PLINE traite de l'opération de la cataracte et de l'emploi des mydriatiques pour cette opération. PLINE a parlé de certains vices congénitaux de l'œil, du coloboma de l'iris et peut-être de la persistance de la membrane pupillaire.

Époque galénique. — L'œuvre de GALIEN est plus considérable encore. Ce médecin, qui vivait sous Marc-Aurèle (150 ans de J.-C.), a parfaitement reconnu l'existence de la glande lacrymale et même a distingué ses deux portions. Il a vu aussi les points lacrymaux, mais n'a pas reconnu leur nature réelle ; il les prenait pour des canaux excréteurs des larmes. La découverte des points lacrymaux est donc à tort attribuée à VÉSALE et FAL-LOPE. Le staphylome était traité par GALIEN et son école par une petite abrasion du sommet suivie de cautérisation, ainsi qu'elle se pratique encore aujourd'hui. Dès cette époque on exécutait le tatouage de la cornée.

Quant à l'opération de la cataracte, il paraît certain qu'à cette période de l'antiquité l'extraction fut tentée. D'après BITZOS, un passage de GALIEN ne fait pas de doute à cet égard. ANTHYLLUS, célèbre chirurgien un peu postérieur à GALIEN, aurait pratiqué largement ce genre d'opération. Ils connaissaient en tous cas, dès cette époque, la succion de la cataracte molle. On trouve enfin dans AETIUS, comme dans GALIEN, la description du traitement de l'hypopion par l'ouverture de la chambre antérieure.

La *thérapeutique* de GALIEN était assez variée, et le nombre des médicaments que les médecins de cette époque avaient à leur disposition était assez grand pour que nous ne puissions songer à les énumérer. L'opium commençait à entrer dans la pratique, ainsi que l'aconit, l'hyoscyame, l'aloès. Toutefois, les substances les plus bizarres trouvaient place dans la pharmacopée : le foie de divers animaux (lion, hyène, crocodile, etc.), le sang de certains oiseaux (pigeons, perdrix) et même leurs excréments. Enfin, c'est à ce moment qu'on a parlé pour la première fois (PLINE) des eaux minérales et de leurs propriétés curatives.

Un peu après GALIEN, entre le IIe et le IVe siècle de notre ère, l'oculistique semble perdre un peu de son caractère scientifique. De cette époque, en effet, il ne nous reste comme documents que les *cachets d'oculistes*, pierres gravées qui portaient d'un côté une ou plusieurs prescriptions et de l'autre le nom du médecin. Ces cachets servaient à prescrire les ordonnances, mais avaient principalement pour but de vulgariser le nom de leur propriétaire. On a trouvé en Italie surtout, mais aussi en divers points de la France et de la Belgique, un grand nombre de ces pierres (200 d'après ESPERANDIEU).

La tradition galénique, grâce peut-être au nombre de ces médecins praticiens munis de leurs cachets d'oculiste, se perpétua encore pendant cinq siècles jusqu'à PAUL d'EGINE qui, au VIIe siècle de notre ère, écrivit un traité *de Oculorum morbis*. PAUL D'EGINE dans les suppurations lacrymales se servait de cautères dont la forme est encore en vogue aujourd'hui.

Moyen âge. — *Médecins arabes*. — Après Paul d'Egine nous entrons dans la barbarie et dans cette nuit scientifique qui se prolonge jusqu'au xve et même au xvie siècle. On ne trouve à mentionner, vers les xie et xiie siècles, que la pratique des médecins arabes Rhazès, Albucasis, Averrhoès, Bienvenu de Jérusalem inspirés eux-mêmes des traditions de l'école d'Alexandrie. Albucasis a pratiqué la péritomie ou tonsure de la conjonctive dans le pannus et la succion de la cataracte molle. Les recherches de Pansier, Hirschberg et Ariff Arslan ont démontré des connaissances plus approfondies. Ariff Arslan a signalé spécialement, à cet égard, le traitement du chalazion, de l'encanthis, de la dacryocystite et de la hernie de l'iris. Les médecins arabes employaient largement les cautérisations ignées dans le pannus et l'entropion ; ils ont décrit le strabisme et son traitement par la gymnastique des muscles de l'œil.

Les lunettes apparaissent au xive siècle et la découverte en est attribuée par les uns à Sylvius Armatus et par les autres à Alessandre de la Specia.

Période moderne. — *XVIe et XVIIe siècles*. — Il faut arriver à l'époque qu'on a si justement nommée la Renaissance pour assister au réveil de toutes les sciences, et de l'ophtalmologie comme des autres.

L'anatomie et la physiologie reprennent un nouvel essor. Les travaux se succèdent alors nombreux, et chaque auteur se livre à une étude minutieuse des parties de l'œil jusqu'ici décrites dans leur ensemble seulement. Fallope étudie la cornée, les procès ciliaires, et démontre leurs attaches avec la capsule du cristallin ; Ruysch, le premier, expose complètement la circulation irienne et choroïdienne et confirme les données de Stenson qui avait vu le vasa vorticosa et celles de Hovius qui avait distingué plusieurs couches de vaisseaux dans la choroïde du bœuf. La rétine jusqu'alors était considérée comme limitée au centre de la choroïde ; Briggs montre qu'elle s'étend jusqu'aux procès ciliaires ; il décrit en outre la papille optique. Képler découvre que le cristallin est un corps à deux courbures inégales et non pas une surface sphérique.

Fallope rectifie l'erreur de Galien, partagée par Vésale, qui avait attribué à l'homme comme aux animaux un muscle rétracteur du globe. Enfin, relativement aux voies lacrymales, le jour se fait complètement ; Alberti dissèque le sac lacrymal et Sténon prouve que les larmes suivent cette voie pour gagner les fosses nasales. En physique, mais un peu plus tard, Kepler, Descartes (*La dioptrique*, Leyde, 1637) font des découvertes importantes et Scheiner perfectionne l'instrumentation optique. L'œil devait être considéré comme un instrument d'optique ordinaire. Kepler découvre le pouvoir réfringent du cristallin et il démontre que le foyer qui, dans un œil normal, se trouve sur la rétine est susceptible de se déplacer sous l'influence de l'accommodation ; il observe les deux faces du cristallin et remarque que l'une est sphéroïde et l'autre paraboloïde. Scheiner reproduit avec des verres et de l'eau les phénomènes optiques de la vision et il est le premier qui ait observé la réflexion des images sur la cornée. DESCARTES s'applique au côté philosophique de la vision, de la perception des images par la rétine et le cerveau. Il admet de la part de la rétine une certaine irritation causée par l'impression visuelle, cette irritation provoquant à son tour un travail subjectif qui aboutirait à la perception de l'image. La rétine et le cerveau réagiraient ainsi comme un aveugle qui tâte un objet et se donne avec le toucher une idée sur la forme, l'étendue de celui-ci. Dans le même temps. MARIOTTE découvre la tache aveugle de la rétine (*Nouvelle découverte sur la vue*, Paris, 1668), à laquelle on a laissé son nom. On connaît ces expériences faites à la cour du roi d'Angleterre et dans lesquelles un homme placé d'une certaine façon et regardé d'un seul œil paraissait décapité ; sa tête venait se former en image sur le *punctum cæcum*.

La pratique de l'art ophtalmologique était illustrée alors par AMBROISE PARÉ qui a écrit un chapitre sur les blessures de l'œil et imaginé le blépharostat et l'œil artificiel (*Œuvres complètes d'A. Paré*, Paris, 1575). GUILLEMEAU, son élève, écrivit même un traité complet des maladies des yeux. A la même époque, au XVIᵉ siècle, vivait BÉRANGER, anatomiste et chirurgien émérite.

A la vérité, à part ces quelques personnalités, à cette période du renouveau de la médecine, l'ophtalmologie était une branche de l'art de guérir assez discréditée et dédaignée des médecins. Elle se trouvait, en effet, l'apanage de charlatans, venus d'Orient pour la plupart, et d'empiriques qui couraient les foires. Ceux-ci n'ont guère laissé de travaux après eux ; c'est ce qui explique le retard de la pathologie oculaire vis-à-vis des études anatomiques et physiques très en progrès à cette époque. Toutefois, il faut mettre hors de pair deux de ces oculistes ambulants qui vivaient vers la fin du XVIIᵉ siècle et dont les travaux méritent d'être mentionnés : il s'agit de WOOLHOUSE et du fameux chevalier TAYLOR, si réputé pour son habileté à abattre la cataracte. WOOLHOUSE écrivit un *Traité clinique,* donna un catalogue d'instruments et se livra à des discussions animées avec les savants de son temps, BRISSEAU, HEISTER, SAINT-YVES, WINSLOW. Il imagina l'iridotomie qu'il pratiquait par la sclérotique, et cette opération a été la première qui fut tentée sur l'iris. TAYLOR, tout charlatan qu'il fût possédait un réel talent et des idées neuves, il était l'oculiste du roi d'Angleterre. Il donna le premier la description du keratocône qu'il nomme ὀχλοδὲς.

Au XVIᵉ et XVIIᵉ siècles donc l'ophtalmologie, un peu enrayée dans son développement par le discrédit dans lequel elle se trouvait, ne fait que de faibles progrès. Il faut citer toutefois BARTISCH qui pratiqua l'énucléation avec un instrument de son invention, MÉRY, un chirurgien très habile, DIONIS, MEIBOMIUS qui décrivit les glandes qui portent son nom, bien qu'elles aient été vues avant lui par CASSÉRIUS.

XVIIIᵉ siècle. — Mais si l'ophtalmologie était jusqu'alors restée en arrière, il va s'ouvrir une période brillante, la plus lumineuse de l'oculistique française. C'est dans notre pays, en effet, que nous voyons apparaître un groupe d'hommes éminents qui apportent à l'œuvre commune une contribution plus ou moins importante.

Dans le xviiiᵉ siècle les travailleurs se multiplient et les illustrations ophtalmologiques sont très nombreuses ; il faut nous borner à quelques citations : Winslow, Pourfour du Petit, Zinn, Demours étudient la cornée, en décrivent les différentes parties et Pourfour du Petit démontre dans cette membrane l'absence de vaisseaux. Descemet donne son nom à la membrane qui, recouverte d'épithélium, tapisse la partie postérieure de la cornée. La constitution des procès ciliaires est étudiée et discutée par Heister, Morgaoni, Janin, Haller, Zinn, Albinus, Manchart, Porterfield, Duverney, Méry et La Hire ; Fontana, vers cette époque, reconnaît le canal auquel son nom est resté attaché.

Buzzi et Sömmering découvrent l'existence de la tache jaune de la rétine. A propos du cristallin, nous trouvons le nom de Reil et celui de Leuwenhoek lequel, armé du microscope qu'il venait de découvrir, crut avoir affaire à des fibres musculaires en examinant les fibres du cristallin. Dans le même moment, Morgagni décrivait un liquide particulier situé entre la capsule et le noyau cristallinien.

Le corps vitré, la zonule de Zinn furent l'objet de travaux importants de la part de Zinn et de Petit, qui découvrit ce que Camper avait appelé canal godronné et que Zinn dénomma canal de Petit, du nom de celui qui l'avait vu le premier. C'est Petit et Morgagni qui montrèrent que le feuillet postérieur de la zonule était une dépendance de l'hyaloïde.

Au xviiiᵉ siècle, l'étude de la dioptrique oculaire fut illustrée par Walther, Pamberton, Adams, Young, de la Hire, Grinius, Haller, Boerhaave, Porterfield. On s'attacha principalement à adapter la théorie de l'accommodation à un changement dans la forme de la cornée. Cette opinion rallia Howe, Ramsden, Klügel. Porterfield, Platner croyaient, avec Kepler, que l'accommodation tenait à un déplacement du cristallin, tandis que Pemberton, adoptant l'hypothèse de Descartes, pensait que le cristallin, organe musculaire et contractile, subissait une déformation particulière causée par les mouvements de ses fibres propres. Enfin Jurin, Reil, Camper et surtout Young observent que le mécanisme de l'accommodation est accompagné d'un changement de forme du cristallin et d'une modification dans le corps ciliaire : c'était là le germe de la belle découverte qu'Helmholtz fit un demi-siècle plus tard. Le premier optomètre date de cette époque; il est dû à Porterfield et à Young.

La période la plus brillante des études physiologiques du xviiiᵉ siècle est celle où Newton reprit la théorie de la vision après Descartes. Au lieu de faire de la perception visuelle un phénomène subjectif, il admit que les corps émettent des rayons lumineux qui traversent les milieux de l'œil et vont directement porter leur impression sur la rétine. La lumière était ainsi, suivant Newton, quelque chose de matériel. Haller adopta cette manière de voir et confirma cette théorie par sa conception de la conductibilité des nerfs optiques.

Vers la même époque, la perception des couleurs était l'objet d'études non moins approfondies. Young donnait sa fameuse théorie des trois couleurs et des trois fibres nerveuses spéciales. Jurin, le premier, reconnut les phénomènes de contraste coloré, Buffon les images consécutives; Scheffer montra qu'elles tenaient à une fatigue de la rétine.

Au début du xviiie siècle, en effet, Maitre Jan, élève de Dionis, et Méry donnent un *Traité complet des maladies des yeux* (Paris, 1707). Saint-Yves publie également un ouvrage important (Paris, 1722) dans lequel nous relevons certaines descriptions qui sont encore un modèle d'exactitude et de vérité ; c'est lui qui le premier fit usage du nitrate d'argent. Citons encore Anel et J.-L. Petit qui devint célèbre par ses travaux sur la fistule lacrymale ; Démours, Descemet qui ont donné leurs noms à certaines parties de l'œil ; Janin, Guérin (de Lyon) qui le premier ouvrit la cornée pour pratiquer l'iridotomie ; Pourfour du Petit dont le nom est attaché au canal de la zonule ; Pellier de Quengsy qui imagina le premier la cornée artificielle remise en honneur depuis quelques années ; Pierre Brisseau qui démontra que la cataracte n'était autre chose qu'une opacification du cristallin et qui eut tant de peine à faire accepter sa conception (Paris, 1709); enfin, le plus illustre de tous, Jacques Daviel.

On sait que Daviel, s'il n'exécuta pas la première extraction de cataracte, n'en reste pas moins l'inventeur de la méthode par la technique qu'il a fixée et les instruments qu'il a imaginés. Il a indiqué, en effet, une bonne manœuvre d'extraction, et la curette qu'il a employée pour faciliter la sortie du cristallin est encore en usage aujourd'hui. Cette illustration de la science française attira à Paris, surtout dans la seconde moitié du xviiie siècle, de nombreux étrangers qui rapportèrent dans leur pays les notions d'une science qui y était encore faiblement représentée.

Vers la fin du siècle, en 1768 à Paris, pour Deshais-Gendron, en 1788 à Montpellier pour Seneaux, des chaires royales d'ophtalmologie furent créées dans les collèges de chirurgie.

En Allemagne, nous relevons Heister qui donne de bons travaux sur la cataracte et la fistule lacrymale, Manchart qui fut professeur à Tubingue, Platner, et enfin un des chirurgiens dont l'Allemagne s'honore le plus encore aujourd'hui, August Gottlob Richter. Citons encore Wenzel, opérateur renommé et que la France conquit à l'Allemagne.

En Angleterre, outre Woolhouse et Taylor, placés un peu à part, il faut citer Cheselden qui pratiqua le premier l'opération de la pupille artificielle, Sharp, Monro, Rowley, Ware qui eut un grand renom. L'Angleterre fut principalement illustrée alors par les découvertes en optique physiologique, avec Newton qui démontra la décomposition de la lumière blanche (1704) et surtout par les admirables travaux de Young qui furent publiés de 1793 à 1807. C'est Young qui doit être considéré comme le véritable créateur de l'optique physiologique, et ses recherches servent actuellement de mine à tous les chercheurs (*Œuvres ophtalmologiques de Young*, traduction par Tscherning, Copenhague, 1894).

En Hollande, RATHLAUW, WAHLBORN et surtout BOERHAAVE.

La caractéristique de la science ophtalmologique au XVIIIᵉ siècle est que les chercheurs s'attachent, dans la description des maladies et dans la conception de leurs opérations, à prendre pour base une connaissance exacte de l'anatomie. C'est là un immense progrès sur les siècles précédents où les hypothèses n'étaient justifiées que par le hasard, et c'est ce qui a donné à certaines théories qui ont été établies au XVIIIᵉ siècle la force de durer jusqu'à aujourd'hui.

Vers cette fin du XVIIIᵉ siècle, sous la poussée de tous les hommes de talent que nous venons d'énumérer et à la suite de la publication de nombreux traités complets touchant les affections oculaires, cette pathologie spéciale commence à se classer, et les auteurs s'attachent à individualiser les maladies des yeux. C'est l'ophtalmie phlycténulaire décrite à part par SAINT-YVES, la blépharite ciliaire par WAR et l'ophtalmie des nouveau-nés par RICHTER. La nosologie ophtalmologique commence ainsi à prendre corps et la chirurgie oculaire suit la même voie de progrès. WENZEL, RICHTER, JURIN, BENJAMIN BELL modifient le procédé opératoire de DAVIEL. BRISSEAU étudie le glaucome et SAINT-YVES, dont la description de cette maladie est encore un modèle de netteté et de vérité, conseille l'énucléation de l'œil glaucomateux dans le but de préserver le congénère. Déjà depuis quelque temps la chirurgie des voies lacrymales, avec ANEL (de Turin) et J.-L. PETIT, avait atteint un degré avancé de perfection.

Période contemporaine. — *XIXᵉ siècle.* — La première moitié du XIXᵉ siècle, au point de vue de l'anatomie de l'organe de la vision, est remplie, on peut le dire, presque toute entièrement par l'activité géniale de JOHANN MULLER. Il reprit tous les travaux du XVIIIᵉ siècle, ceux de HALLER, de BICHAT, et décrivit si complètement toutes les parties constitutives de l'œil qu'il laissa bien peu de chose à faire après lui. Notons toutefois, au début du siècle, les recherches de SCHLEMM, de JACOB sur les bâtonnets de la rétine, de WEBER sur la zonule de Zinn, de DÖLLINGER qui montra les rapports de l'hyaloïde et de la rétine. BREWSTER et TREVIRANUS mesurent le diamètre moyen de l'œil et étudient celui-ci par rapport aux divers états de réfraction.

Les recherches microscopiques, plus perfectionnées, permirent ensuite d'aborder l'étude de la structure intime des tissus de l'œil. VALENTIN décrit les épithéliums superficiels, HENLE, BOWMAN, REICHART étudient la structure propre de la cornée, puis, avec REMAK, la rétine. MICHAELIS donne de l'histologie de cette membrane une description des plus détaillées.

L'anatomie microscopique complète de l'œil se trouve à cette époque dans les écrits de KRAUSS, HUSCHKE, PAPPENHEIM.

De nos jours, de nombreux points de détail ont été éclaircis. L'anatomie comparée et l'embryogénie se sont développées, et l'anthropologie commence à entrer dans le courant des études anatomiques précises.

Au commencement du XIXᵉ siècle encore, les travaux abondent sur la physique oculaire et la physiologie de la vision. PURKINJE étudia les phénomènes subjectifs de la vision ; on connait aussi les images catoptriques de la cornée et du cristallin qu'il a décrites. MULLER publia une physiologie complète de l'œil. La dioptrique oculaire fut établie scientifiquement par les propositions de GAUSS et les données de LISTING et de BREWSTER.

Une longue discussion sur le mécanisme de l'accommodation s'engagea encore vers 1830, et d'innombrables mémoires furent publiés. Disons seulement qu'une nouvelle opinion se fit jour, celle de HALL, MORTON et aussi de DONDERS, par laquelle la pupille, avec des changements de diamètre, suffisait à produire des changements accommodatifs. D'ailleurs, ce débat prit fin quand HELMHOLTZ, armé de son ophtalmoscope, eut démontré, en 1851, que la face antérieure du cristallin devenait plus convexe dans les efforts d'accommodation, mais à un degré moins considérable.

Dès le XIX⁰ siècle, les *états inflammatoires* de l'œil, qui s'étaient quelque peu individualisés dans le siècle précédent, devinrent l'objet de prédilection des travailleurs. C'est l'époque où divers classements et différents systèmes d'interprétation se trouvèrent en présence. Les uns, avec BEER, reconnaissaient autant de variétés d'ophtalmies que de genres de tissus ; les autres faisaient rentrer les affections oculaires inflammatoires dans le système de BROUSSAIS.

Les autres affections inflammatoires de la conjonctive ont été complètement étudiées également au commencement ou vers le milieu de notre siècle. La *conjonctivite pseudo-membraneuse,* entrevue par JAEGER et BABOR, a été décrite par CHASSAIGNAC. La *xérophtalmie* a occupé les auteurs.

Toutefois, il ne faut pas oublier la première tentative de *kératoplastie* qui date de cette époque.

Jusqu'à la fin du XVIIIᵉ siècle, toutes les inflammations qui se produisaient derrière la cornée étaient confondues sous la dénomination d'*ophtalmia interna.*

SCHMIDT fut le premier, en 1801, qui distingua l'*iritis* consécutive à l'extraction de la cataracte. SIMEONS décrit ensuite l'iritis séreuse, BEER l'iritis syphilitique. Sous l'influence des idées de ce dernier, d'ailleurs, on voit se créer, pour l'iritis, autant de variétés qu'il y avait de diathèses alors reconnues.

La connaissance de l'iritis devait conduire à celle de l'*irido-cyclite* et c'est AMMON qui le premier a donné les signes de cette maladie, sous le nom d'*ophtalmodermitis* (1829). ROMBERG, RAU, TAVIGNOT décrivent la névralgie ciliaire.

En ce temps, malgré l'ignorance où l'on était de l'état du fond de l'œil, les auteurs décrivaient la *choroïdite* et s'efforçaient d'en classer les signes subjectifs.

Il est inutile d'insister sur les nombreuses hypothèses qui ont été tour à tour émises au commencement du XIX⁰ siècle, touchant le glaucome, les maladies de la rétine, avant l'examen ophtalmoscopique.

Il faut toutefois faire une exception en faveur du *gliome de la rétine* que

Vardrop, le premier, a décrit complètement et qui peut se voir à l'œil nu. C'est le chatoiement du gliome à travers les milieux transparents qui donnait la physionomie de ce que Beer appelait « l'œil de chat amaurotique ».

C'est de cette époque que datent les premiers *yeux artificiels* scientifiquement appliqués ; ils sont construits par Hazard-Mirault (1818).

C'est Hey qui a introduit l'*électricité* dans le traitement des amauroses (1776) et Shortt (1830) qui a le premier employé la *strychnine*, pour les mêmes cas, par la méthode endermique.

Les affections du vitréum sont surtout connues depuis peu de temps, grâce aux recherches anatomiques dont elles ont été l'objet ; toutefois, Desmarres, dès 1845, donnait du *synchisis étincelant* une description très satisfaisante.

La *chirurgie plastique* des paupières fit de très grands progrès au commencement du XIXᵉ siècle. Les traités classiques enregistrent tous, avec détails, les nombreux procédés proposés dans l'ectropion cicatriciel, par Adams, Wharton-Jones, Denonvilliers, Fricke, Dieffenbach. Certains ne sont que des modifications heureuses des procédés antiques d'Anthyllus et des chirurgiens Arabes. Par dessus tout, lorsqu'il est question de blépharoplastie, il faut citer Mirault (d'Angers) qui a fait connaître la suture palpébrale provisoire sans laquelle aucun procédé de blépharoplastie ne saurait réussir complètement.

Dans le trichiasis, il y a à enregistrer le procédé de Gaillard (1844) connu sous le nom de « sutures de Gaillard » et encore en usage aujourd'hui. Enfin, c'est vers la même époque que Jaesche fit connaître sa célèbre opération de la « transplantation du sol ciliaire », qu'on retrouve dans Aétius.

Mais le XVIIIᵉ siècle touche à sa fin et le début du XIXᵉ siècle marque un temps d'arrêt pour l'ophtalmologie française. En effet, tandis qu'à l'étranger nous verrons le développement de notre science s'affirmer par la création de nombreux centres d'enseignement, en France l'enseignement oculistique disparaît malgré l'insistance de Pellier de Quengsy dans les nouvelles écoles de santé, ainsi que dans les écoles et les facultés de médecine qui suivirent. Notre spécialité retombe entre les mains de charlatans ou d'oculistes d'occasion, suivant l'expression de Stoeber (de Strasbourg), un de ceux qui ont contribué au relèvement de l'ophtalmologie. Certains chirurgiens, et des plus illustres de ce temps, s'occupaient pourtant quelque peu des maladies des yeux, mais sans faire faire de progrès à la science de l'oculistique, parce qu'ils étaient absorbés par le souci de la chirurgie générale. Citons Delpech, Roux, Lisfranc, Velpeau et Dupuytren dont on connaît un mode de traitement des fistules lacrymales. Boyer, dans son traité, accorde un volume aux maladies des yeux, et Samson consacre à l'Hôtel-Dieu, puis à la Pitié, une part de son service aux affections oculaires. Toutefois, il faut arriver jusqu'à Sichel pour voir la première tentative d'enseignement ophtalmologique avec le cours qu'il fit à l'hôpital Saint-Antoine, dans le service que lui avait prêté Bérard jeune. Ce cours ne dura que quelques mois, mais fut repris ailleurs. Avant Sichel, on n'avait compté en France d'oculistes de marque que Victor Stoeber à Strasbourg, Rognetta et Carron du Villars à Paris, Pierre Pamard à Avignon, Serre à Montpellier. L'école ophtalmologique française, un peu délaissée alors, reprit toutefois son éclat quand Desmarres survint et ouvrit pour la première fois un dispensaire gratuit, montrant ainsi la voie aux ophtalmologistes désireux de répandre leur enseignement. On doit regarder ce maître illustre comme le véritable représentant de l'école ophtalmologique française de la première moitié de ce siècle, et les élèves de tous les pays affluèrent à la clinique de la rue Hautefeuille. Ce n'est pas enlever à la gloire du génie que fut A. de Græfe que de dire qu'il sut profiter des leçons de Desmarres et qu'il y puisa des idées, sur l'iridectomie par exemple, idées qu'il fertilisa plus tard. De Græfe était d'ailleurs plein d'admiration pour la puissance clinique de Desmarres.

Dans les autres pays, en Allemagne spécialement, sous l'influence de Richter, l'ophtalmologie avait conquis à cette époque une place bien plus considérable qu'en France. On peut dire que si les hommes du xviiie siècle, surtout Daviel, ont renouvelé la pathologie oculaire et le traitement des maladies des yeux, Richter a organisé l'enseignement ophtalmologique et consacré la puissance de cette science. C'est le premier chef d'école ophtalmologique. La première *chaire officielle* d'ophtalmologie, après celle de Deshais-Gendron en 1768 au collège de chirurgie de Paris, fut créée à Vienne en 1773, par l'impératrice Marie-Thérèse et c'est le professeur Barth qui fut chargé d'en ouvrir l'enseignement; ses élèves Beer et Schmidt lui succédèrent et fondèrent l'école de Vienne qui eut tant d'éclat plus tard avec Jæger et Arlt.

Successivement à Göttingue avec Himly, puis Langenbeck ; à Berlin avec Græfe le père, puis Jüncken; à Prague avec Fischer, à Breslau avec Benedict, à Heidelberg avec Chelius, à Bonn sous la direction de Walther, à Fribourg sous celle de Beck se formèrent des centres d'enseignement ophtalmologique dont quelques-uns acquirent une grande importance. On distinguait alors deux grandes écoles adverses : celle de Vienne représentée par Beer et Schmidt, celle de Göttingue illustrée par Himly et Langenbeck. Jusqu'à la mort de Arlt, l'école de Vienne s'est toujours tenue distincte dans son enseignement des autres Universités allemandes.

En même temps que se formaient ces écoles, que s'organisait cet enseignement, les travaux se succédaient en Allemagne avec des hommes comme Græfe, Walther, Benedict, Jæger, Reisinger, Fischer, Chelius, Weller, Beck, Jüncken, Ammon, Ruete. Benedict donna sur la cataracte sénile une monographie très estimée (Breslau, 1814) ; Weller, Græfe, Reisinger traitèrent de la pupille artificielle (Augsbourg, 1816) ; Jüncken laissa un traité de chirurgie oculaire (Berlin, 1829). Ammon, élève de Himly est connu par ses travaux sur l'hydrophtalmie et le staphylome postérieur, sur la formation de la cataracte centrale et surtout sur le traitement opératoire de l'ectropion par la blépharoplastie. Ammon et plus tard Dieffenbach ont laissé des procédés de restauration des paupières qui figurent dans tous les traités classiques d'ophtalmologie. Dieffenbach est connu comme le premier opérateur du strabisme. Ruete enfin, qui a écrit des travaux appréciés d'optique physiologique, est le premier qui montra la nécessité d'avoir recours à la statistique pour fixer l'opinion sur l'étiologie des maladies et des divers modes de traitement (Brunswick, 1843).

Parmi les hommes qui ont illustré l'Allemagne à cette période, il ne faut pas oublier l'anatomiste Jean Müller, dont l'influence fut immense et qui fit faire les plus grands progrès à l'anatomie et à la physiologie de l'œil.

Le mouvement pédagogique si brillamment inauguré en Allemagne s'étendit rapidement aux autres pays, sauf, comme nous l'avons vu, en France où Sichel, seul alors, venu d'ailleurs de Francfort dont il était originaire et de Berlin où il avait reçu son premier titre de docteur, tenta de créer un enseignement. Les premières chaires étrangères sont celles d'Italie, à Naples avec le professeur Quadri, à Pavie avec Flarer, le dernier élève de Vienne.

Un peu avant cette époque, d'ailleurs, Scarpa avait commencé à donner, en Italie, une impulsion considérable à l'étude des affections oculaires par sa très grande réputation et surtout celle de son traité qui se rencontrait alors dans toutes les mains. Encore aujourd'hui c'est de tous les livres anciens celui qu'on retrouve le plus facilement (Paris, 1802, traduction Léveillé).

En Angleterre Saunders, le premier, ouvre un dispensaire pour les maladies des yeux, et plus tard, Travers, Stevenson, Guthrie, Adams dirigent des services spéciaux dans divers hôpitaux de Londres. Certaines villes d'Angleterre et d'Irlande suivent l'exemple donné par la métropole et nous voyons Mackenzie à Glasgow et Middlemore à Birmingham occuper, pour le bien des malades et l'honneur de l'enseignement, des hôpitaux spéciaux destinés aux maladies des yeux. Vers la même époque, l'Angleterre était encore illustrée par des hommes comme Wardrop dont on connaît les travaux sur les kératites et l'invention de la paracentèse, Lawrence qui a montré les rapports de l'iritis et de la syphilis héréditaire, Tyrrel, neveu et élève d'Astley Cooper, qui laissa de bons travaux sur la pupille artificielle, Jacob qui fut professeur à Dublin et décrivit les kératites par imprégnation métallique.

Mais au-dessus de tous ces ophtalmologistes il faut placer hors de pair Mackenzie qui le premier traita clairement la question des ophtalmies sympathiques et qui, surtout, a laissé un livre qui est un monument clinique remarquable (*Traité des maladies des yeux*, traduit et annoté par Testelin et Warlomont, 1857).

Avec une pareille diffusion de l'enseignement de l'ophtalmologie, il fallait des recueils pour ne laisser perdre aucun des documents fournis par un tel nombre de chercheurs et aussi pour les répandre. En Allemagne, on vit se fonder plusieurs « *bibliothèques ophtalmologiques* » en un nombre plus ou moins restreint de volumes. Græfe et Walther, puis Walther et Ammon fondèrent plus tard, en 1820, un *Journal de chirurgie et d'ophtalmologie* qui ne vécut aussi qu'un nombre limité d'années. En Angleterre, l'essai de Middlemore fut plus court encore et son journal, fondé en 1837, ne dura qu'un an. La tentative qui devait persister et réussir fut celle de Florent Cunier qui créa en 1838, à Bruxelles, un recueil, lequel intitulé d'abord *Annales d'oculistique et de gynécologie,* devint, deux ans plus tard, les *Annales d'oculistique,* administrées avec tant de talent ensuite par Warlomont ; elles se publient présentement à Paris sous la direction de Morax, Sulzer et Valude.

L'exemple donné fut suivi en Allemagne par Arlt de Vienne, Donders d'Utrecht et de Græfe de Berlin, qui fondèrent, en 1854, l'*Archiv für Ophthalmologie.* Ces deux recueils suffirent pendant longtemps à recevoir les travaux des oculistes de tous pays, mais, depuis, de nombreux journaux spéciaux se sont créés partout, et, dans l'Amérique du Nord seulement, on en compte aujourd'hui plus d'une demi-douzaine.

En France, vers la fin de la première moitié du xixe siècle, les leçons de Sichel et de Desmarres entraînèrent quelques esprits distingués vers l'ophtalmologie. Il faut compter, parmi ceux qui illustrèrent notre pays vers cette époque, Vidal de Cassis, Deval, l'auteur d'un bon *Traité de chirurgie oculaire,* Mirault (d'Angers), qui fit faire tant de progrès à la réparation des paupières, et, parmi les chirurgiens qui s'honorèrent de faire à l'ophtalmologie une place dans leurs études, Cloquet, Malgaigne, Denonvilliers qui publia un *Traité des maladies des yeux* avec Gosselin, Nélaton, Velpeau, Follin, Serre, Delpech (de Montpellier).

Toutefois, la période des grandes découvertes semblait passée depuis Daviel, et à l'égard de l'opération de la cataracte, on pouvait même croire à un certain recul. En effet, à la suite des accidents de l'opération de l'extraction, les chirurgiens s'étaient, petit à petit, départis de leur fidélité à la méthode de Daviel ; certains, comme Dupuytren et Langenbeck, étaient même revenus à l'abaissement.

C'est vers ce moment, tandis que Sichel et Desmarres, en France (*Traité des maladies des yeux,* 1847), Bowman à Londres, Arlt et Jaeger à Vienne, professaient avec éclat l'ophtalmologie, que survinrent trois hommes qui surent donner à l'étude de l'oculistique une impulsion immense : nous voulons parler de Albrecht de Græfe, de Donders et de Helmholtz qui révolutionna l'ophtalmologie par son invention de l'ophtalmoscope.

Donders, réunissant les documents épars de l'optique physiologique, complétant l'œuvre si considérable de Young et produisant des faits nouveaux, publia un traité complet sur la matière, et l'*optique physiologique* fut fondée d'une telle manière qu'il laissa peu de chose à faire après lui (*Anomalies de la réfraction et de l'accommodation,* 1864). Ses mémoires sur tous les points qui dépendent de l'optique physiologique, astigmatisme et accommodation surtout, remplissent la littérature du milieu de ce siècle. On ne peut pas dire toutefois que Donders ait réalisé de capitales découvertes puisque l'astigmatisme avait été nettement décrit avant lui et que les relations entre le strabisme et les anomalies de la réfraction avaient été dévoilées déjà par Boehm, mais ce fut un admirable vulgarisateur qui sut rendre claires des données jusque-là confuses et qui réussit à en imposer la connaissance au monde savant.

ALBRECHT DE GRÆFE, qui avait visité Prague et la clinique de ARLT, l'hôpital de Moorfields et BOWMAN à Londres, mais surtout DESMARRES à Paris, emportait dans ses notes des souvenirs précieux. Il apprit, par exemple, à connaître les avantages de ce que DESMARRES appelait l'iridorexie et qui était l'arrachement d'un lambeau de l'iris. DE GRÆFE heureusement inspiré vulgarisa l'iridectomie que WENZEL avait inventée et que SICHEL et DESMARRES avaient pratiquée avant lui. En l'appliquant au glaucome, puis à la cataracte (1856), il bouleversa de fond en comble la pratique ophtalmologique. Depuis, beaucoup d'oculistes, en Allemagne surtout, pratiquent encore l'extraction de la cataracte suivant la modification apportée par DE GRÆFE. Il étudia aussi la question des muscles oculaires, celle de leurs paralysies et du strabisme (1856), et ses travaux sur ce sujet ont longtemps fait autorité.

Au moment où A. DE GRÆFE débutait dans sa carrière qui devait devenir si brillante, l'invention de l'ophtalmoscope par HELMHOLTZ (*Description d'un miroir oculaire pour l'étude de la rétine de l'œil vivant*, Berlin, 1851) vint lui apporter l'outil qui lui manquait pour arriver à pénétrer les intimes secrets de la pathologie oculaire ; c'est grâce à cet instrument qu'il put donner du glaucome une explication vraie. On peut dire de DE GRÆFE qu'il fut un génie sans doute, mais surtout qu'il sut génialement tirer parti, pour son époque, des données qui commençaient à se faire jour. L'application au glaucome de l'iridectomie qu'il tenait du grand clinicien qu'était DESMARRES en est un exemple. Il faut, en effet, reconnaître que la modification que DE GRÆFE a apportée à l'opération de la cataracte est plutôt un recul qu'un progrès, et quant à ses idées sur le strabisme, elles ne peuvent s'appliquer qu'à un faible nombre de cas d'après ce qu'on sait aujourd'hui. Un réel progrès dans la cure chirurgicale du strabisme fut accompli par un Français, JULES GUÉRIN qui imagina l'avancement musculaire.

Quelques années plus tard, en 1867, dans son *Traité d'optique physiologique*, HELMHOLTZ établissait la théorie de l'accommodation fondée sur l'élasticité du cristallin et la traction des muscles ciliaires, telle qu'elle existe encore aujourd'hui, bien qu'elle tende à être revisée sur certains points (recherches de TSCHERNING).

Dans la première moité du XIXe siècle, on a peu fait pour la question de la perception des couleurs, en dehors des expériences de DALTON. Dans son traité, HELMHOLTZ a produit une théorie qui est une modification de celle de YOUNG et depuis lors cette hypothèse a été battue en brèche par celle de HERING, basée sur la découverte de BOLL du rouge rétinien. La question, par beaucoup de côtés, reste encore à l'étude.

Les troubles de la réfraction seront étudiés tardivement par YOUNG, DONDERS, HELMHOLTZ, JAVAL, etc., mais bientôt d'une façon complète.

Époque actuelle. — Quatre importants courants d'études remplissent l'histoire actuelle de l'ophtalmologie. D'abord l'ophtalmoscopie, née de la

découverte de Helmholtz et dont la connaissance est maintenant bien près
d'être complète. Puis l'application des règles de l'antisepsie qui, en renouve-
lant la face de la chirurgie oculaire comme celle de la chirurgie générale, a
permis de revenir à la méthode primitive de Daviel, ou méthode française
d'extraction de la cataracte, et d'élargir en tous sens la thérapeutique opératoire. Enfin, la création d'une science nouvelle, la bactériologie, laquelle
semble tenir en réserve les secrets de la pathologie oculaire et qui, en les
livrant peu à peu, permet aux chercheurs d'être pleins de confiance en
l'avenir. Il ne faut pas oublier non plus les progrès si considérables effec-
tués depuis plus de la moitié du siècle par l'optique physiologique, et qui
sont tels que cette branche de l'ophtalmologie, dans sa partie théorique au
moins, peut être considérée comme étant connue dans tous ses détails.
D'ailleurs, il restait bien peu à faire, à la vérité, après l'œuvre de Helmholtz
et de Donders. Le premier a publié un traité d'optique physiologique
(1867, traduction française) qui sert de base à toutes les discussions
sur la matière, et le second a condensé tous ses nombreux et importants
travaux dans un livre dont les conclusions n'ont pour ainsi dire pas perdu
d'actualité.

Il faut citer ici les noms de Giraud-Teulon, auteur de plusieurs
ouvrages fort importants sur les anomalies et les lois de la vision; celui
de Javal, commentateur et continuateur de Helmholtz, dont les études sur
l'ophtalmométrie sont aujourd'hui hautement appréciées, surtout à l'étranger; celui de Badal, enfin, qui est l'inventeur d'un optomètre clinique très
répandu.

Helmholtz, en créant son ophtalmoscope, et Donders, en l'appliquant à
l'étude des anomalies de la réfraction, avaient imaginé et décrit les procédés connus sous le nom de procédés d'examen à l'image droite et à l'image
renversée. Un chirurgien français, Cuignet, créa en 1866, sous le nom de
kératoscopie, une méthode d'examen de la réfraction à la fois plus facile et
plus précise que la précédente. Cette méthode, qui a été perfectionnée par
Parent, est connue surtout sous le nom de *skiascopie* ou de méthode de
Cuignet. Aujourd'hui, où la théorie physique de la vision et l'étude de ses
anomalies ne semblent plus fournir des matériaux très abondants aux chercheurs, les efforts se tournent plutôt vers le côté, plus intéressant encore,
des applications pratiques. Deshommes comme Javal ont tenté d'arriver à
la guérison du strabisme par les moyens optiques; Parinaud a étudié le mécanisme intime et cérébral de ces troubles d'équilibre des yeux; Landolt, Stevens énoncent des règles qui servent au traitement chirurgical de ces
affections. Les faibles déviations des axes visuels, les impuissances musculaires sans strabisme apparent ou avec un strabisme peu apparent sont
l'objet d'une étude spéciale de la part des Américains et en particulier de
Stevens.

Si la théorie optique de la vision paraît bien acquise aujourd'hui, il n'en
est pas tout à fait de même de la théorie visuelle proprement dite ou du
mode de perception des images et des couleurs. C'est ici le lieu de rappeler

les curieuses recherches, la découverte et l'étude, par Serre (d'Uzès), des phosphènes qui restèrent longtemps le seul moyen d'apprécier l'acuité visuelle dans l'œil cataracté ou à pupille obstruée.

Au point de vue de la perception des couleurs, on connaît surtout la théorie ancienne de Young, reprise par Helmholtz, et d'après laquelle on devait admettre l'existence de trois fibres nerveuses chargées chacune de percevoir une certaine catégorie de couleurs. Vint ensuite l'hypothèse de Hering qui expliquait la perception colorée par l'absorption ou la production d'une substance chimique, laquelle imprégnerait les éléments rétiniens et aurait la faculté de passer par les phases de l'assimilation ou de la désassimilation sous l'influence des rayons colorés (1872). Il faut avouer que la découverte du pourpre ou du rouge rétinien, faite par Boll en 1877, vint à l'époque apporter un appui singulièrement probant à cette théorie. Toutefois, la question n'est pas encore aussi nettement résolue que pour la plupart des points de l'optique pure ; certains phénomènes étant encore mieux expliqués par la théorie de Helmholtz que par celle de Hering mettent encore en doute la réalité de l'une et l'autre de ces hypothèses. Aujourd'hui le phénomène de la perception des couleurs est repris et mis à l'étude par Parinaud et Weiss en France, par Kœnig, en Allemagne. Il faut noter aussi que la théorie de l'accommodation, que l'on croyait définitive avec Helmholtz et produite par l'élasticité seule du cristallin après relâchement de la zonule, vient d'être modifiée par Tscherning et attribuée à une traction de la zonule sur la cristalloïde antérieure.

Quant aux travaux d'ophtalmoscopie qui se sont produits dans la seconde moitié de ce siècle, les relater, ce serait citer pour ainsi dire les noms de tous les oculistes qui ont présenté quelque réputation. Énumérer ceux qui ont inventé un nouvel ophtalmoscope suffirait à les nommer tous, car il est peu d'oculistes qui n'aient attaché leur nom à un nouveau modèle de cet instrument : Helmholtz, Javal, Coccius, Follin, Jæger, Cusco, Galezowski, Loring, de Wecker, Panas, Parent, etc. ; signalons aussi les ophtalmoscopes binoculaires de Giraud-Teulon et Coccius.

L'application de la méthode antiseptique devait permettre aux oculistes comme aux chirurgiens généraux de modifier et d'étendre leurs procédés opératoires. C'est ce qui ne tarda pas à se produire, et la transformation de l'extraction de la cataracte marque une étape importante dans l'évolution de l'ophtalmologie au xixe siècle. Déjà certains comme de Wecker, Galezowski, et d'autres encore, avaient tenté de revenir de temps à autre au procédé d'extraction sans iridectomie, mais leurs tentatives n'avaient pas été suivies et eux-mêmes n'y étaient pas toujours restés fidèles. Ce fut Panas, véritablement, qui se constituant le défenseur de la méthode française de Daviel en fit un procédé de choix auquel il s'est depuis invariablement tenu. La conviction gagna peu à peu tout le monde en France, ou à peu près : de Wecker, Galezowski à Paris, Gayet à Lyon. Pourtant Badal, à Bordeaux, pratique plus volontiers l'iridectomie. Hors de France, la méthode de Daviel fut adoptée et défendue avec énergie par Knapp à New-York et Schweigger à Berlin. Il faut convenir, toutefois, que la majorité des opérateurs allemands se tient encore à la méthode d'extraction combinée de DE GRÆFE, d'ailleurs modifiée au point de vue de la taille du lambeau.

Les études bactériologiques ont surtout été poussées, en Allemagne, sous l'impulsion de THÉODORE LEBER, élève de DESMARRES et de GRÆFE et l'un des esprits les plus nets de la science ophtalmologique de notre époque. On connaît ses études expérimentales sur les processus infectieux de l'œil consécutifs à la présence de corps étrangers. A côté de lui, il faut citer SATTLER, connu par ses recherches sur le sublimé et DEUTSCHMANN qui a attaché son nom à une théorie microbienne de l'ophtalmie sympathique qui tend d'ailleurs à être revisée. Les infections extérieures de l'œil, les conjonctivites, commencent à être connues depuis qu'on a découvert le gonocoque de NEISSER dans le pus de l'ophtalmie purulente et que KARTULIS et WEEKS ont trouvé le microbe spécifique de l'ophtalmie catarrhale aiguë et MORAX celui de la conjonctivite subaiguë. On sait encore que l'ulcère serpigineux est le plus souvent dû au pneumocoque (UHTHOFF et AXENFELD).

En France, ces études et celle toute actuelle et pendante des infections conjonctivales pseudo-membraneuses se poursuivent avec des résultats chaque jour plus nettement établis.

Nous ne serions pas complets si nous ne donnions ici un aperçu de l'enseignement ophtalmologique pendant cette seconde moitié du siècle. C'est en Allemagne qu'il était d'abord le plus fortement organisé avec les deux écoles si florissantes de Vienne et de Berlin.

A Vienne, ARLT a fait de nombreux élèves dont OTTO BECKER connu pour ses travaux sur le cristallin était un des meilleurs. Il attira longtemps les élèves à la riante université de Heidelberg où chaque année il présidait le congrès ophtalmologique fondé, il y a près de quarante ans, sous les auspices de DE GRÆFE. LEBER aujourd'hui le remplace dignement. A Vienne, FUCHS, remplit la place du vieux maître ARLT, et la clarté de son enseignemen attire les élèves en foule en cette ville où professe aussi SCHNABEL et où l'on voyait, encore il y a peu d'années, le professeur MAUTHNER et STELLWAG VON CARION.

L'enseignement à Berlin, depuis DE GRÆFE, a été représenté par plusieurs maîtres et l'est aujourd'hui par SCHWEIGGER, par MICHEL, par R. GREEFF, par HIRSCHBERG, homme d'une érudition prodigieusement étendue. Citons encore, en Allemagne, parmi les morts, NAGEL, ALFRED GRAEFE, HERMANN COHN et JACOBSON, un des élèves les plus fidèles de DE GRÆFE en ce sens qu'il avait conservé le type pur de l'opération de cataracte du maître ; il mourut à Kœnigsberg où il avait enseigné de longues années. Parmi les vivants, rappelons les noms de SAEMISCH, GROENOUW, UHTHOFF, AXENFELD, MAGNUS, HESS, KRÜCKMANN, SCHMIDT-RIMPLER, VOSSIUS, SCHIRMER, KUHNT.

L'influence de l'organisation si forte de l'enseignement allemand se fait encore sentir en Amérique où KNAPP, jadis professeur à Heidelberg avant O. BECKER, a conquis une situation prépondérante.

Dans ce pays, d'ailleurs, les études ophtalmologiques sont en pleine floraison et l'on peut en juger par le nombre des journaux spéciaux qui s'y publient. Ces périodiques apportent au monde européen les noms et les travaux de Stevens, de Ayres, Stedman, Bull, Swan Burnett, Olivier, Noyes, Randall, de Schweinitz, etc.

En Angleterre, nous rencontrons des hommes comme Bowman mort il y a treize ans, comme Anderson Critchett, Argyll Robertson, Nettleship, Juler, Jessop et tant d'autres qui maintiennent l'ophtalmologie dans un rang très honorable.

En Belgique, dans l'évolution ophtalmologique de la seconde moitié de ce siècle, Warlomont tient une place considérable par la publicité qu'il donna aux travaux scientifiques de son époque dans son recueil *les Annales d'oculistique*. C'est lui qui doit être considéré comme le fondateur des congrès d'ophtalmologie si vivaces aujourd'hui ; Deneffe, Nuel, van Duyse, Coppez continuent à maintenir leur pays à la hauteur où l'avaient placé les travaux de Decondé, Fallot, Loiseau et tant d'autres.

La Hollande, pour être un pays de peu d'étendue géographique, possède l'école d'Utrecht illustrée par Donders et maintenue à la hauteur de sa renommée par les Snellen. Des cliniciens comme van Moll et Bouvin honorent encore ce pays.

Il faut citer encore la Suisse avec Dufour à Lausanne, Pflueger, puis Siegrist à Berne, Horner, puis Haab à Zürich, Haltenhoff, Barde à Genève et Schiess Gemuseus, puis Mellinger à Bâle ; l'Espagne avec Osio, Calderon, à Madrid ; le Portugal où da Gama Pinto, un élève de O. Becker, occupe à Lisbonne l'Institut royal ophtalmique ; la Russie avec Chodin, Adamück, déjà morts, Bellarminoff, Ewetzky, Krioukoff, Hirschmann ; la Pologne avec Szokalsky, mort depuis longtemps, Kramsztyk, Wicherkiewicz ; le Danemark où professe un homme de la plus haute valeur, le docteur Hansen Grut, et les pays scandinaves où l'on connaît Lyder Borthen, Ole Bull, Widmark, Wahlfors, etc.

L'Italie, dans le concert des nations où la science ophtalmologique est florissante, ne doit pas être oubliée, et, depuis le commencement du siècle, elle n'a pas déchu des premiers rangs. Nous avons vu que les premiers élèves de l'école de Vienne furent les Italiens Flarer, Quadri, sans oublier Scarpa alors dans tout l'éclat de sa notoriété. Les premiers centres d'enseignement ophtalmologique furent d'abord créés en Italie, et depuis lors les titulaires de ces chaires ont tenu à honneur de ne pas laisser perdre à leur enseignement son éclat initial. Il suffit de citer, sans prétendre à être complet : Sperino, Quaglino, de Vincentiis, qui vient de mourir ; Rampoldi, Angelucci, Guaita, Reymond, Businelli, Manfredi, Secondi, Gradenigo, etc., dont l'activité ne se dément pas. Divers importants journaux d'ophtalmologie paraissent en Italie, et l'on peut remarquer que la tournure d'esprit des auteurs de ce pays les porte vers les recherches de laboratoire, anatomie microscopique et bactériologie. Grâce à leurs efforts, la science pure a enregistré dans ces dernières années d'importants travaux.

En France, il n'existait pas jadis d'enseignement officiel, et il est agréable et honorable pour les cliniciens français de reconnaître que la grandeur de notre école tient à l'enseignement libre de Sichel, mais surtout de Desmarres au commencement du siècle, et de nos jours, aux efforts d'hommes comme de Wecker, Abadie, Parinaud, Galezowski, Meyer, Landolt, Gillet de Grammont, etc. La noblesse de cet enseignement a été justement consacrée du jour où la Faculté a reconnu droit de cité à l'ophtalmologie en créant une chaire de clinique ophtalmologique. Gavarret, doyen de l'École de médecine et qui, en sa qualité de physicien, avait des attaches directes avec l'ophtalmologie, fonda une chaire ophtalmologique à l'Hôtel-Dieu en 1881. Ce fut Panas qui en fut chargé, et l'affluence des élèves témoignait de la haute valeur de cet enseignement remarquable autant par une forte méthode que par une grande netteté d'exposition. A la mort de Panas, de Lapersonne vint occuper la chaire de Paris.

Progressivement les chaires officielles se sont multipliées : à Lyon Gayet, puis Rollet ; à Bordeaux, Badal, Lagrange ; à Montpellier, Truc ; à Lille, de Lapersonne et Baudry ; à Nancy, Rohmer ; à Toulouse, Terson, Vieusse, Frenkel ; à Nantes, Dianoux ; à Angers Motais ; à Marseille, Guende ; à Alger, Cange ; à Grenoble, Deschamps.

L'enseignement libre, à Paris surtout, n'en est pas moins actif ; il est représenté par de Wecker, Meyer, Parinaud, Despagnet, Javal, Galezowski, déjà morts, par Abadie, Landolt, Dehenne, A. Darier, Jocqs, Berger, Morax, Rochon-Duvigneaud, A. Terson, Terrien, etc. ; à la clinique nationale des Quinze-Vingts, par Trousseau, Chevallereau, Valude et Kalt. A Lyon, Dor père et fils cultivent la tradition ophtalmologique. Ajoutons que l'enseignement militaire du Val-de-Grâce a toujours été fécond et que, aux grands noms de Larrey, Sédillot, etc., doivent s'ajouter ceux de Maurice Perrin, Poncet de Cluny, Chauvel qui ont si heureusement répandu dans l'armée la pratique et le goût de l'ophtalmologie.

La France est donc aujourd'hui en état de prétendre à tenir son rang parmi les nations qui cherchent à maintenir l'ophtalmologie dans la voie du progrès. Et, de fait, d'importants travaux sont nés dans notre pays. N'est-ce pas en France qu'ont été vulgarisés par de Wecker l'avancement capsulaire et la sclérotomie, que Panas a remis en honneur l'extraction simple, la méthode française de Daviel ? N'est-ce pas un Français, Cuignet, qui nous a dotés, pour le diagnostic des anomalies de la réfraction, d'une méthode objective qui est la perfection même et qui laisse si peu de place aux autres à côté d'elle étant la plus sûre, la plus rapide, en même temps que très précise ?

Comme tendances générales, l'oculistique française demeure plutôt pratique, et le perfectionnement de la thérapeutique constitue toujours l'objectif principal des chercheurs. Les efforts, en ce sens, sont couronnés de succès et bien des méthodes actuelles de traitement ont reçu leur consécration dans notre pays. Telle est, par exemple, la pratique des injections médicamenteuses à la vulgarisation de laquelle se sont attachés Abadie et Darier et qui gagne de jour en jour d'extension et d'importance.

D'ailleurs, il faut reconnaître que, du côté des recherches du laboratoire, il se fait en France un mouvement accentué, surtout une tendance aux études bactériologiques et expérimentales.

Le voisinage immédiat de l'Institut Pasteur où des travaux de bactériologie oculaire sont poursuivis, son rayonnement considérable sur les centres d'enseignement de Paris et de la province, ne sont pas étrangers, sans doute, au développement de ces études purement scientifiques; elles prennent présentement chez nous un très vif essor.

PREMIÈRE PARTIE

ANATOMIE ET PHYSIOLOGIE

ANATOMIE

Divisions. — L'appareil de la vision est constitué par les annexes de l'œil, le globe oculaire, le système nerveux optique.

Les annexes comprennent des cavités osseuses, des membranes cutanées, fibreuses, muqueuses et des muscles.

Le globe est formé de trois enveloppes : fibreuse, vasculaire, nerveuse, et de milieux : humeur aqueuse, cristallin, vitré.

Le système nerveux optique est représenté par des circonvolutions cérébrales, des noyaux moteurs, les bandelettes et les nerfs optiques.

Nous étudierons ces diverses parties dans l'ordre suivant :

Annexes. — Orbite, sinus, sourcils, paupières, conjonctive, appareil lacrymal, capsule de Tenon et muscles.

Globe. — Cornée, sclérotique, chambre antérieure, angle iridien, cristallin et zonule, iris, corps ciliaire, choroïde, vitré, rétine, papille optique.

Système nerveux. — Nerf optique, chiasma, bandelettes optiques, centres sensitifs et moteurs.

Nous ajouterons enfin quelques notions d'anthropologie, d'anatomie comparée et d'embryologie oculaires.

CHAPITRE PREMIER

ANNEXES

I. — ORBITE

Description générale. — L'orbite est une cavité pyramidale quadrangulaire dont la base regarde en avant et en dehors.

Les faces sont : inférieure, supérieure, externe, interne.

La *face inférieure, maxillaire*, est constituée par la face supérieure du maxillaire supérieur, l'apophyse de l'os malaire et l'apophyse du palatin. Elle est un peu inclinée en dehors. Son épaisseur varie de 0,5 à 1 millimètre. Elle présente en avant et en dedans l'orifice du canal nasal, avec l'insertion du petit oblique ; en bas, la gouttière et le canal sous-orbitaire pour les vaisseaux et le nerf sous-orbitaires ; elle contribue à former, en arrière et en dehors, la fente sphéno-maxillaire. Elle recouvre le sinus maxillaire.

La *face externe, temporale*, est formée par le malaire et le frontal en

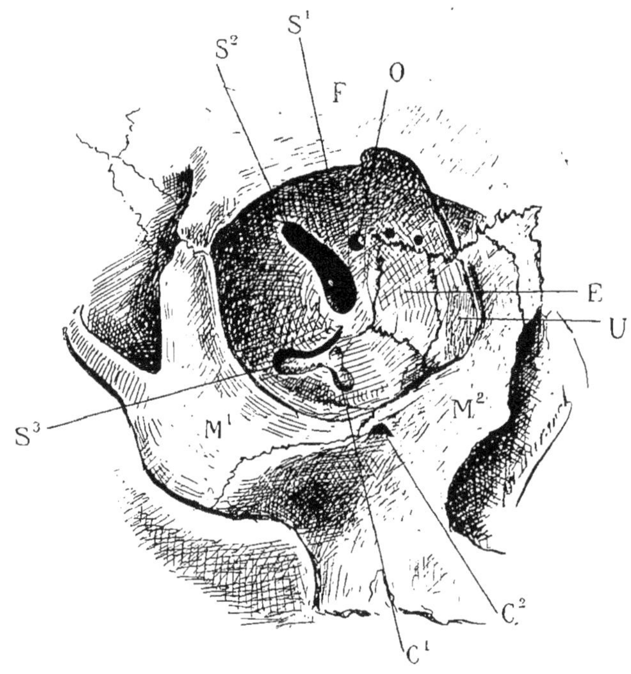

Fig. 1. — Vue antérieure de l'orbite.

M¹, malaire. — M², maxillaire supérieur. — F, frontal. — S¹, sphénoïde. — E, ethmoïde. — U, unguis. — O, trou optique. — S², fente sphénoïdale. — S³, fente sphéno-maxillaire. — C¹, C², canal sous-orbitaire.

avant, la grande aile du sphénoïde en arrière. Son épaisseur est de 1 à 2 millimètres. Elle est très oblique en dedans, un peu excavée en avant ; elle contribue à établir, en arrière et en bas la fente sphéno-maxillaire, en haut, la fente sphénoïdale. Elle correspond à la fosse temporale.

La *face supérieure, frontale*, est représentée par la portion horizontale du frontal et la petite aile du sphénoïde. Elle est lisse, épaisse de 1 à 2 millimètres et assez excavée, surtout en avant et en dehors, où elle présente la fossette lacrymale pour la glande lacrymale. En arrière, elle limite la fente sphénoïdale. Elle est en rapport, en haut, avec le lobe antérieur du cerveau, en avant et en dedans, avec le sinus frontal.

La *face interne, ethmoïdale*, est formée d'avant en arrière par la branche montante du maxillaire, l'unguis, la lame papyracée de l'ethmoïde et la face interne du corps du sphénoïde. Verticale, antéro-postérieure, très mince, elle offre la gouttière lacrymo-nasale, le trou ethmoïdal antérieur et le trou ethmoïdal postérieur.

La *base, rebord orbitaire*, est un quadrilatère dessiné par le frontal, le malaire, l'apophyse montante ; ses angles sont arrondis ; ses bords mousses, épais, résistants, sont capables de sectionner nettement par contusion les tissus qui la recouvrent. On observe en haut, à 2 ou 3 centimètres de la ligne médiane, l'échancrure et le trou sus-orbitaires, pour les vaisseaux et les nerfs sus-orbitaires et, un peu en dedans, la poulie du muscle grand oblique. Le rebord orbitaire est en rapport avec le septum orbitaire, les ligaments latéraux et les vaisseaux et nerfs qui entrent dans l'orbite ou en sortent.

Le *sommet de l'orbite* qui correspond au sphénoïde, présente le canal optique en haut, l'échancrure sphénoïdale en dehors et en haut, l'échancrure sphéno-maxillaire en dehors et en bas.

Le *canal optique*, oblique en arrière et en dedans, a 8 à 10 millimètres de long sur 5 millimètres de large ; il livre passage de haut en bas au nerf optique et à l'artère ophtalmique. Il confine au sinus sphénoïdal dont les inflammations peuvent ainsi entraîner de la névrite optique ; il peut être rétréci ou fracturé, ce qui explique les phénomènes de compression nerveuse consécutifs. Le chiasma est un peu en arrière de la gouttière interoptique qu'on lui croit généralement, à tort, destinée.

La *fente sphénoïdale,* oblique en bas, en arrière et en dedans, présente en longueur 2 centimètres et en largeur, surtout en bas, 5 à 6 centimètres. Elle sépare la cavité orbitaire de l'étage cérébral moyen. Elle est occupée par une cloison périostale et livre passage, en dedans, à la veine ophtalmique, en dehors à la branche ophtalmique de WILLIS, enfin aux 3ᵉ, 4ᵉ et 6ᵉ paires craniennes.

La *fente sphéno-maxillaire*, oblique en arrière et en dedans, fait communiquer l'orbite avec la fosse ptérygo-maxillaire, puis la fosse temporale. Le nerf temporo-malaire du maxillaire supérieur et l'artère malaire de la lacrymale traversent son septum fibro-musculaire.

La *cavité orbitaire* présente les dimensions suivantes :

Diamètre antéro-postérieur . . . . . .   45 à 50 millimètres.
—   horizontal de la base. . . .   40 à 45   —
—   vertical de la base   40   —

Ses parois ont des directions différentes et sont plus ou moins fragiles ; sa base regarde en bas et en dehors.

Les dimensions, la forme, la résistance, varient avec la race, le sexe, l'âge des sujets.

On devra tenir compte, au point de vue médico-chirurgical, de ces diverses particularités. Quant aux relations exactes entre la forme de l'orbite et la réfraction oculaire, elle ne sont pas encore, malgré les recherches de STILLING et autres, exactement établies.

Contenu de l'orbite. — La cavité orbitaire contient, outre le globe oculaire, des aponévroses, des glandes, des muscles, des vaisseaux, des nerfs et, dans leurs intervalles, du tissu graisseux.

Les *aponévroses* sont constituées par le périoste avec ses prolongements orbitaires et ténoniens.

Le *périoste orbitaire* tapisse toute la cavité de l'orbite. Il semble conti-

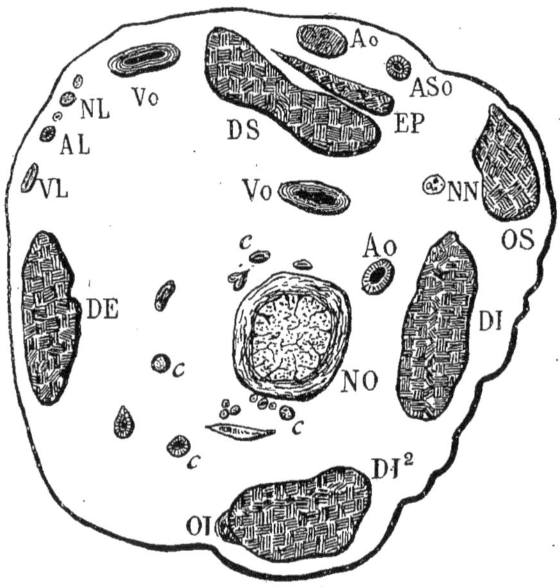

Fig. 2. — Coupe transversale de l'orbite en arrière du globe.

DI¹, droit interne. — DI², droit inférieur. — OI, oblique inférieur. — DE, droit externe. — DS, droit supérieur. — EP, élévateur de la paupière. — OS, oblique supérieur. — NO, nerf optique. — C, vaisseaux et nerfs ciliaires. — VO, veine ophtalmique. — AO, artère ophtalmique. — NL, nerf lacrymal. — AL, artère lacrymale. — VL, veine lacrymale. — NN, nerf nasal. — ASO, artère sus-orbitaire.

nuer, en arrière vers le trou optique, la dure-mère, et en avant vers le rebord orbitaire, le septum orbitaire qui se termine aux tarses et aux ligaments palpébraux interne et externe.

L'*aponévrose de Ténon* se détache du rebord orbitaire et se porte en arrière de l'œil sur lequel elle se moule, de manière à constituer une cloison transversale divisant l'orbite en deux loges, antérieure et postérieure.

Cette aponévrose présente des prolongements antérieurs vers les paupières et les insertions des muscles droits ; des prolongements latéraux qui relient les muscles entre eux, aux paupières et à l'orbite ; des prolongements postérieurs qui accompagnent les muscles vers leurs insertions orbitaires.

Les aponévroses de l'orbite sont très développées en avant et s'amincissent rapidement en arrière. Le maximum de développement existe autour du globe où l'aponévrose ténonienne lui forme une sorte de cupule résistante et fixe, séparant nettement les loges antérieure et postérieure.

La *loge antérieure* renferme le globe oculaire avec ses insertions musculaires, le petit oblique, la terminaison optique, ses vaisseaux et ses nerfs. En haut et en dehors, dans la fossette lacrymale, se trouve la glande lacrymale orbitaire comprise dans un pli aponévrotique dépendant du périoste orbitaire. En bas et en dedans, existe le sac lacrymal qui est comme maintenu dans sa gouttière par le ligament latéral interne. Cette loge est complètement fermée pendant l'occlusion des paupières.

La *loge postérieure* contient les muscles droits et grand oblique, le nerf optique, des vaisseaux et nerfs ainsi que du tissu cellulo-graisseux assez abondant.

Les loges antérieure et postérieure sont reliées par les organes musculaires, vasculaires et nerveux qui de l'orbite vont à l'œil ou aux annexes. Des inflammations, des tumeurs, des corps étrangers peuvent pénétrer de l'une dans l'autre. Toutefois, leur indépendance est assez marquée pour que les lésions ne s'y propagent qu'avec difficulté et qu'elles restent généralement localisées dans leur lieu d'origine.

Vaisseaux. — Artères. — Les artères de l'orbite proviennent de l'ophtalmique, branche collatérale de la carotide interne dont les branches terminales, cérébrales antérieure et moyenne, communicante postérieure et choroïdienne, se rendent dans le cerveau.

Artère ophtalmique. — L'ophtalmique naît de la carotide interne au niveau de l'apophyse clinoïde antérieure, en dehors du chiasma, et s'engage avec le nerf optique dans le trou optique. Située en dehors, puis au-dessus et enfin en dedans de ce nerf, elle suit

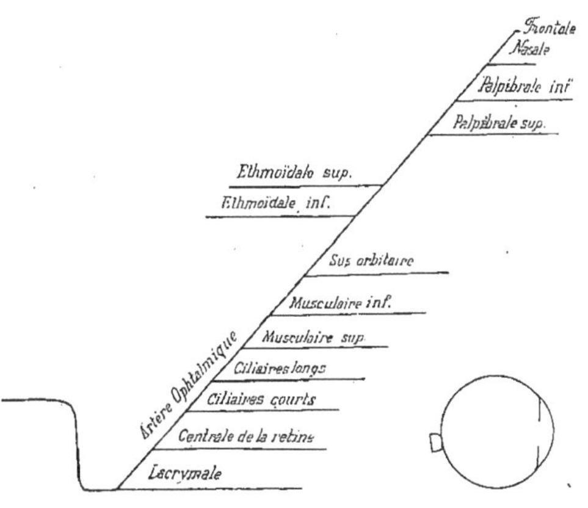

Fig. 3. — Artère ophtalmique.

la paroi interne de l'orbite, le long du muscle grand oblique et se divise vers sa poulie de réflexion en deux branches terminales, l'une descendante ou nasale, l'autre ascendante ou frontale. Dans ce trajet en S, elle fournit 13 branches, 2 terminales et 11 collatérales, qui s'anastomosent avec les artères péri-orbitaires, nasales, temporales et faciales reliant ainsi largement la circulation cérébrale à la circulation extérieure.

La circulation de la carotide externe peut même, au point de vue oculaire, suppléer complètement la circulation de la carotide interne. L'observation démontre que les vaisseaux orbitaires sont parfaitement irrigués par occlusion de la carotide interne et de l'ophtalmique. Une injection faible, poussée par la carotide externe, remplit d'abord les vaisseaux orbitaires du même côté et peu après ceux du côté opposé (ELSCHNIG).

Peut-être, à l'état normal, la circulation oculo-orbitaire est-elle assurée par les deux carotides ; il peut, en tout cas, en être ainsi à l'état pathologique.

VEINES. — Les veines de l'orbite sont au nombre de deux, l'ophtalmique supérieure et l'ophtalmique inférieure. Elles recueillent le sang des vaisseaux ophtalmiques, de la faciale, du plexus ptérygoïdien, et se jettent isolément ou ensemble dans le sinus caverneux.

L'ophtalmique supérieure est très volumineuse. Elle apparaît vers le grand angle de l'œil, formée par des veinules du front, du nez et des paupières. Elle passe sous la poulie du grand oblique en dedans du globe, croise supérieurement le nerf optique, traverse le haut de la fente sphénoïdale et s'ouvre dans le sinus caverneux. Elle reçoit les veines suivantes : angulaire de la face, ethmoïdale, lacrymale, quelques musculaires, les vasa vorticosa supérieurs, parfois la centrale de la rétine.

L'ophtalmique inférieure est grêle. Elle se montre à la partie inférieure de l'orbite, formée par des veinules de la race, du nez, des paupières, des voies lacrymales. Elle va au-dessous du globe aboutir, en haut de la fente sphénoïdale, dans l'ophtalmique supérieure ou le sinus caverneux. Elle reçoit successivement les musculaires inférieures et les vasa vorticosa inférieurs.

Il existe des valvules qui permettent au sang veineux de l'orbite de se déverser, au besoin, vers l'angulaire et le plexus ptérygoïdien, mais non au sang de l'angulaire ou du plexus, de se rendre dans l'ophtalmique.

De même que les artères, les veines de l'orbite présentent de multiples anastomoses qui assurent, en cas d'obstruction partielle, une circulation facile. Les rapports étendus avec les veines des régions voisines expliquent aussi les phlébites orbitaires consécutives aux inflammations des sinus de la face, du pharynx, du nez, des amygdales, etc.

Les rapports entre les veines des deux orbites ont permis à MOTAIS de chercher l'explication de l'ophtalmie sympathique dans un transport du virus par la voie veineuse.

LYMPHATIQUES. — Les annexes de l'œil, paupières et conjonctive, possèdent des vaisseaux lymphatiques, mais le globe et les tissus intra-orbitaires semblent ne présenter que des lacunes et des espaces lymphatiques reliés au système extérieur et au système cérébral. Ils se rendraient surtout, avec les lymphatiques des paupières et de la conjonctive, aux ganglions préauriculaires, massétérins et sous-maxillaires. On observe toutefois, dans les ophtalmies de l'angle interne, des traînées antéro-postérieures dirigées vers le fond de l'orbite qui, vu la propagation lymphatique habituelle de la lésion, ont pu faire penser à des voies lymphatiques directes non encore décrites (D. MOLLIÈRE).

Nerfs. — Les nerfs de l'orbite sont les nerfs optique (iie paire), ophtalmique du trijumeau (ve paire), moteur oculaire commun (iiie paire), pathétique (ive paire), moteur oculaire externe (vie paire), grand sympathique.

Nerf optique. — Long de 3 centimètres, épais de 3 millimètres, il a la forme d'un S, ce qui permet d'éviter des tiraillements pendant les mouvements, les déplacements ou l'énucléation du globe. Il traverse le trou optique, en dedans de l'artère ophtalmique, et un anneau fibreux d'où partent les muscles postérieurs de l'œil. Il est entouré par ces muscles, les vaisseaux, les nerfs ciliaires et du tissu graisseux. Au moment d'atteindre le globe, à 3 millimètres en dedans de l'axe antéro-postérieur, il se rétrécit brusquement et traverse la sclérotique pour constituer la pupille.

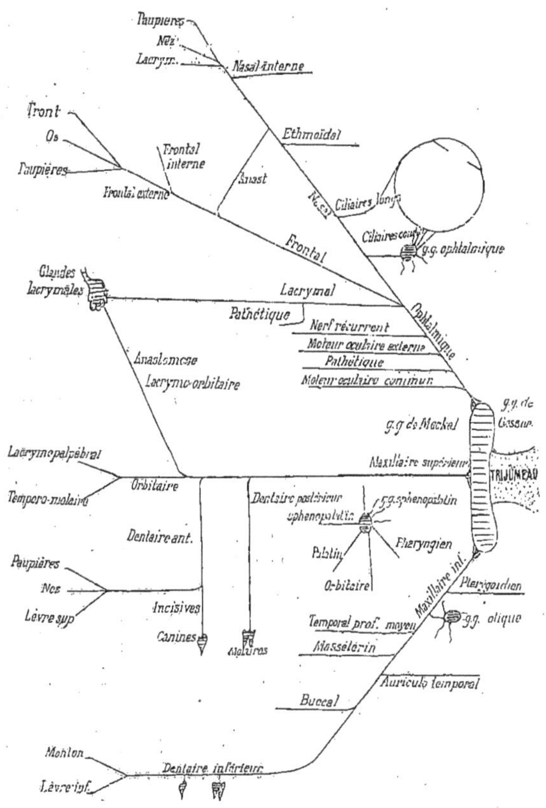

Fig. 4. — Nerf trijumeau.

Nerf ophtalmique. — C'est la branche externe du trijumeau ou trifacial. Celui-ci naît dans les noyaux situés à la partie inférieure du plancher du 4e ventricule ; il constitue la racine sensitive ou grosse racine du nerf, apparaît sur le côté externe de la face inférieure de la protubérance et se dirige vers le rocher ; en dedans, il passe dans l'orifice fibreux et il aboutit au ganglion de Gasser, à la face antérieure du rocher, pour en sortir sous trois chefs distincts : nerfs maxillaire inférieur, maxillaire supérieur, ophtalmique.

Les trois branches du trijumeau ont des relations étroites de sensibilité, et il importe de rappeler la distribution générale de ce nerf.

Le *maxillaire inférieur* sort du crâne par le trou ovale, va aux régions auriculaire et cervicale antéro-latérale, à la mâchoire inférieure et dans la cavité buccale.

Le *maxillaire supérieur* traverse le crâne par le trou grand rond, passe dans la fosse ptérygo-maxillaire et suit la gouttière sous-orbitaire jusqu'au trou sous-orbitaire, la région maxillaire supérieure, les régions dentaires supérieures, la paupière inférieure, l'orbite et la glande lacrymale.

L'*ophtalmique* se porte à la région supérieure et médiane de la face et du front, au nez, aux paupières supérieures, aux organes périoculaires et au globe. Il chemine obliquement, dans la paroi externe du sinus caverneux, au-dessous des 3e et 4e paires; il fournit de petits rameaux aux nerfs moteurs, le nerf récurrent d'Arnold qui traverse le pathétique et se porte vers la tente du cervelet ; il pénètre enfin dans l'orbite à travers la fente sphénoïdale après s'être divisé en nerfs nasal, frontal et lacrymal. Le ganglion ophtalmique en est une dépendance.

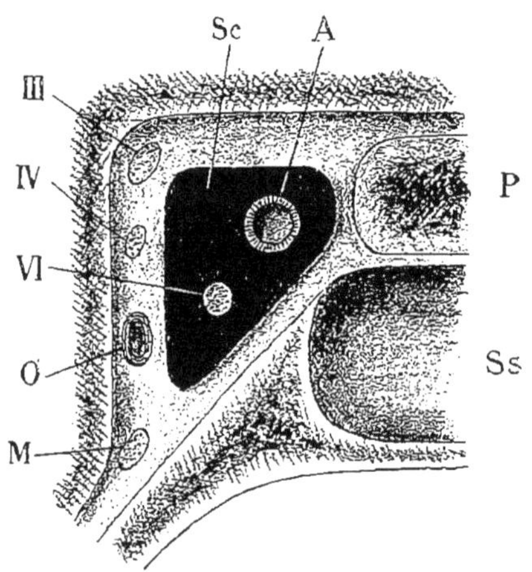

Fig. 5. — Vaisseaux et nerfs dans le sinus caverneux.

Sc, sinus caverneux. — A, carotide interne. — VI, nerf moteur oculaire externe. — III, moteur oculaire commun. — IV, nerf pathétique. — O, artère ophtalmique. — M, nerf maxillaire supérieur. — P, corps pituitaire. — Ss, sinus sphénoïdal.

Le *nerf nasal* ou *naso-ciliaire* entre dans l'orbite par la partie interne de la fente sphénoïdale, à travers l'anneau de Zinn. Il passe sous le droit supérieur et le releveur palpébral et longe le bord inférieur du grand oblique jusqu'au trou orbitaire interne antérieur où il se divise en nasal interne et nasal externe.

Ce nerf fournit la longue racine sensitive du ganglion ophtalmique, deux, trois ou quatre nerfs ciliaires directs et un filet sphéno-ethmoïdal pour les sinus correspondants.

Le *nasal interne* ou filet ethmoïdal va dans le crâne à travers le trou orbitaire interne antérieur, puis, dans la fosse nasale, à la cloison, à la paroi externe et au lobule du nez.

Le *nasal externe* continue le nasal et, à 5 ou 6 millimètres en arrière du rebord orbitaire, se divise en rameaux supérieur, moyen et inférieur.

L'inférieur va à la caroncule et aux voies lacrymales, le moyen vers le nez, le supérieur vers la partie interne de la paupière supérieure et la région

inter-sourcillière. Ce rameau supérieur se divise toujours à 5 ou 6 millimètres en arrière du rebord orbi-
taire, parfois plus loin, en un certain nombre de rameaux divergents, deux et même trois. Dans
l'arrachement du nasal externe
supérieur que BADAL a employé
avec succès dans certaines affections douloureuses de l'œil, on
doit donc rechercher, non le
tronc intra-orbitaire, mais ses
divers filets terminaux au niveau
du rebord osseux de cette cavité.
Ces filets sont, d'ailleurs, accompagnés d'une artériole et d'une
veinule venant des vaisseaux nasaux ou frontaux qui sont d'un
volume variable, qu'on trouve
aisément et qui constituent un
point de repère toujours précieux
(LAGRANGE).

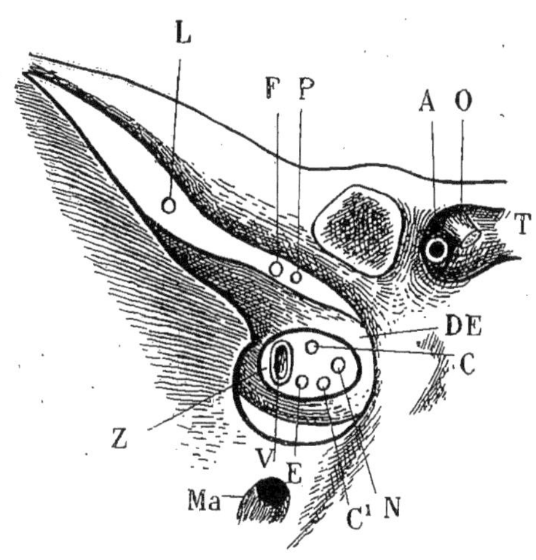

Fig. 6. — Vaisseaux et nerfs orbitaires
dans la fente sphénoïdale.

S, fente sphénoïdale. — DE, muscle droit externe. —
Z, anneau de Zinn. — L, nerf lacrymal. — F, nerf frontal.
— P, nerf pathétique. — V, veine ophtalmique. — E, moteur
oculaire externe. — C, moteur oculaire commun supérieur.
— C¹, moteur oculaire commun inférieur. — N, nerf nasal.
— Ma, nerf maxillaire supérieur. — T, trou optique. —
A, artère ophtalmique. — O, nerf optique.

Nerf frontal. — Il longe la
paroi orbitaire supérieure au-
dessus du releveur, fournit une anastomose au nasal externe, nerf sus-trochléaire d'Arnold, et se divise
en frontal externe et interne.

Le *frontal interne* sort de
l'orbite immédiatement en dehors de la poulie du grand oblique et se termine vers le rebord
orbitaire dans le front, la partie
interne des paupières et la région
inter-sourcilière.

Le *frontal externe* ou sus-
orbitaire émerge du trou ou de
l'échancrure des orbites et va au
front, à la paupière supérieure et
au sinus frontal.

Nerf lacrymal. — Il pénètre
par la partie externe de la fente
sphénoïdale, longe la face externe

Fig. 7. — Terminaisons du nerf nasal externe
(LAGRANGE).

OG, œil gauche. — Fe, nerf frontal externe. — Fi, nerf
frontal interne. — V, veine nasale. — A, artère nasale. —
N, N, N, ramifications du nerf nasal.

de l'orbite et le bord supérieur du droit externe, puis aboutit à la glande
lacrymale et au tiers externe de la paupière supérieure. Ce nerf présente une
anastomose avec le pathétique et une anastomose avec le rameau orbitaire

du maxillaire supérieur. Cette anastomose orbitaire contiendrait des filets sécréteurs venus du facial par le pétreux ou par le ganglion sphéno-palatin (Goldzieher).

Le *ganglion ophtalmique ou ciliaire* est un petit renflement nerveux, transversal, du volume d'une lentille, de couleur jaunâtre, de forme elliptique, appliqué au côté externe du nerf optique, vers son tiers postérieur. Il présente en arrière des rameaux afférents et en avant des rameaux efférents.

Les *rameaux afférents* représentent ses racines mêmes, dites sensitive, motrice et sympathique. La racine sensitive, longue et grêle, vient du tronc du nasal (v^e paire) et naît près de la fente sphénoïdale ; une deuxième racine nasale existerait constamment, d'après VALENTIN. La racine motrice,

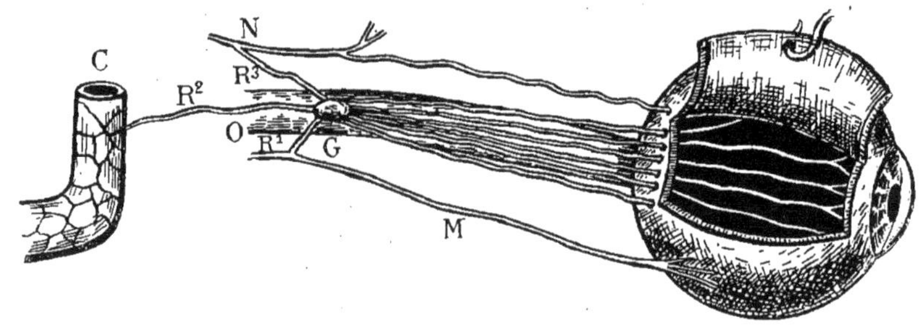

Fig. 8. — Ganglions ophtalmiques, nerfs ciliaires (TESTUT).

C, carotide interne. — O, nerf optique. — M, moteur oculaire commun. — N, nerf nasal. — R⁴, racine motrice. — R², racine sympathique. — R³, racine sensitive. — G, ganglion ophtalmique.

courte et forte, est fournie par le nerf du petit oblique (iiie paire); la racine sympathique vient du plexus carotidien.

Les *rameaux efférents* sont les nerfs ciliaires. Au nombre de 8 ou 10, ils sont appelés ciliaires ganglionnaires pour les distinguer des ciliaires directs fournis par le nasal. Ils entourent le nerf optique et pénètrent autour de lui à travers la sclérotique pour aller constituer le plexus ciliaire et innerver tout le globe.

Des variétés nombreuses de siège, de volume, d'origine et de distribution ont été observées. La nature exacte du ganglion ciliaire est très discutée ; ganglion spinal, d'après les uns (SCHWALBE, HOLTZMANN, HIS, REMAK, VAN GEHUCHTEN), ganglion sympathique, d'après les autres (RAUBER, RETZIUS, MICHEL), ganglion mixte d'après quelques-uns (BERNHEIMER).

Moteur oculaire commun. — Ce nerf, qui vient des noyaux bulbo-protubérantiels du plancher du ive ventricule, apparaît dans l'espace inter-pédonculaire, à côté de son congénère.

Les noyaux du moteur oculaire commun se composent de deux groupes cellulaires, l'un antérieur pour les muscles intrinsèques de l'œil, l'autre postérieur pour les muscles extrinsèques. La vascularisation de ces deux groupes est distincte (D'ASTROS, SHIMAMURA), ce qui explique la fréquence des ophtalmoplégies internes isolées, ainsi que les cas beaucoup plus rares d'ophtalmoplégies externes isolées, les unes et les autres d'origine nucléaire.

Constitué d'abord par une dizaine de filets distincts, le moteur oculaire commun forme un cordon qui se dirige vers le sinus caverneux où il reçoit une anastomose sensitive et sympathique. Ce cordon pénètre ensuite dans la paroi externe de ce sinus, la parcourt au-dessus des iv⁶ et v⁶ paires et aboutit à la partie interne de la fente sphénoïdale. De là, le nerf pénètre dans l'orbite à travers l'anneau de Zinn et s'y termine entièrement..

A l'entrée de l'orbite, le moteur oculaire commun se divise en deux branches, supérieure et inférieure. La supérieure se dirige en haut et se porte aux muscles droit supérieur et releveur palpébral. L'inférieure marche en bas et en dedans et se termine dans les muscles droit interne, droit inférieur et petit oblique. Le rameau du petit oblique, long et grêle, fournit la racine motrice du ganglion ophtalmique.

Pathétique. — Ce nerf naît en arrière et près des noyaux bulbo-protubérantiels de la iiiᵉ paire, mais du côté opposé. Il apparaît au voisinage de la valvule de Vieussens, contre les tubercules quadrijumeaux postérieurs, sur la ligne médiane. Il contourne le pédoncule cérébral, se porte en

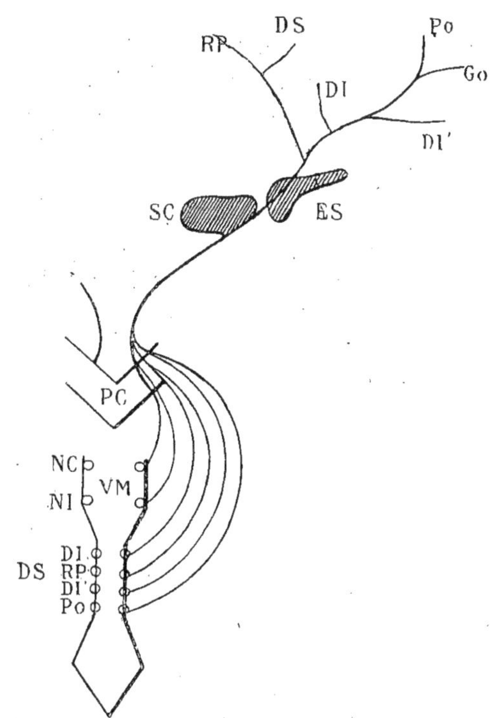

Fig. 9. — Nerf moteur oculaire commun (Fournier).

PC, pédoncule cérébral. — VM. ventricule moyen. — NC, noyau du muscle ciliaire. — NI, noyau de l'iris. — DI, noyau du droit interne. — DS, RP, noyau du droit supérieur et du releveur palpébral. — DI', noyau du droit inférieur. — PO, noyau du petit oblique. — SC. sinus caverneux. — FS, fente sphénoïdale. — RP, rameau du releveur de la paupière. — DS, rameau du droit supérieur. — DI, rameau du droit interne. — DI', rameau du droit inférieur. — GO, rameau du grand oblique. — PO, rameau du petit oblique.

avant, traverse la dure-mère en arrière du moteur oculaire commun, parcourt la paroi externe du sinus caverneux au-dessous de ce nerf et pénètre dans l'orbite par la partie interne et supérieure de la fente sphénoïdale. Le nerf pathétique suit la paroi orbitaire supérieure et se termine dans le grand oblique. Le grand sympathique et l'ophtalmique lui fournissent des anastomoses, entre autres le nerf récurrent d'Arnold qui va à la tente du cervelet et traverse le pathétique.

Moteur oculaire externe. — Ce nerf naît vers l'eminentia teres, dans l'anse du facial, sous le plancher du 4e ventricule et se montre à la partie supérieure du bulbe, dans le sillon qui sépare la protubérance de la pyramide antérieure. Il se dirige d'abord vers le sommet du rocher, traverse le sinus caverneux, en dehors de la carotide interne, l'anneau de Zinn, au-dessous du moteur oculaire et du nasal, et se porte au droit externe. Il reçoit, comme les autres nerfs moteurs, des anastomoses de l'ophtalmique et du grand sympathique. Ce nerf, à son passage vers la pointe du rocher, est particulièrement exposé à des déchirures ou à des compressions à la suite des fractures du crâne, fréquentes à ce niveau (PANAS).

Grand sympathique. — Ce nerf envoie par son ganglion cervical supérieur, autour de la carotide, des rameaux qui forment le plexus carotidien, puis le plexus caverneux. De ce dernier plexus partent des anastomoses pour tous les ganglions et nerfs moteurs et sensibles de l'œil et des annexes.

Les nerfs de l'œil parcourent, en général, un trajet cranien considérable. La longueur de leur parcours, la gracilité de leurs troncs, leurs rapports avec la masse cérébrale et les méninges, les saillies ou les dépressions osseuses, les exposent à des lésions multiples et variées. Leurs troubles sensitifs ou moteurs jouent un grand rôle en pathologie oculaire; l'analyse de leurs manifestations morbides permet souvent à la médecine cérébrale une grande précision de diagnostic topographique.

II. — SINUS DE LA FACE

Les cavités péri-orbitaires sont les fosses nasales et les sinus frontaux, ethmoïdaux, sphénoïdaux et maxillaires.

Fosses nasales. — Elles sont placées symétriquement entre les cavités orbitaires et les sinus précédents. La paroi interne ou cloison est souvent déviée. La paroi externe est inclinée en dehors et présente trois cornets et trois méats.

Le méat inférieur présente l'orifice du canal nasal; le méat moyen, les orifices des sinus maxillaire, éthmoïdal et frontal; le méat supérieur, l'orifice du sinus sphénoïdal et des cellules ethmoïdales postérieures.

Les deux cornets supérieurs dépendent de l'ethmoïde, et le cornet inférieur constitue un os spécial. La muqueuse, très vasculaire, possède la sensibilité olfactive et une grande sensibilité générale; elle se continue avec les fibro-muqueuses des sinus. Les lésions des fosses nasales se propagent facilement dans les cavités voisines et sont la source de fréquentes inflammations oculaires.

Sinus frontal. — C'est une petite cavité osseuse comprise entre les deux lames du frontal et située de chaque côté de la ligne médiane, au-dessus de l'apophyse orbitaire interne. La base, qui est interne, la sépare du congénère et se trouve souvent déviée ; le sommet est externe ; la paroi antérieure frontale et la paroi postérieure cranienne sont épaisses ; la paroi inférieure orbitaire est plus ou moins mince. L'orifice du sinus est en bas et en arrière ; par le canal fronto-nasal il aboutit à l'infundibulum de l'ethmoïde et, de là, dans le méat moyen. Sa longueur est de 10 à 15 millimètres, sa largeur de 2 à 3 millimètres. Des tumeurs diverses, surtout osseuses, des corps étrangers, des abcès ont été observés dans ce sinus. On peut drainer la suppuration par l'infundibulum, mais il vaut mieux agir directement, après trépanation, par la face antérieure.

Insignifiant à la naissance, du volume d'un pois vers sept à huit ans, il mesure 3 centimètres chez l'homme, 2 centimètres chez la femme et prend, dans la vieillesse, des dimensions parfois considérables. Il peut cependant manquer. Il est tapissé par une muqueuse peu adhérente, à épithélium cylindrique et pourvue de glandes.

Les vaisseaux y sont assez nombreux. Les veines vont à l'ophtalmique et au sinus longitudinal supérieur ; les lymphatiques auraient été injectés par la muqueuse nasale (Poirier) ; les nerfs sont abondants.

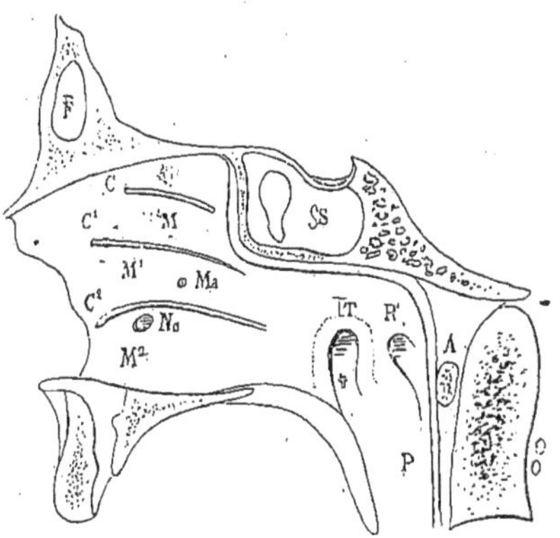

Fig. 10. — Sinus frontal et sphénoïdal
(Tillaux).

F, sinus frontal. — S, sinus sphénoïdal. — C, C¹, C², cornets supérieur, moyen, inférieur. — M, M¹, M², méats supérieur, moyen, inférieur. — Na, orifice inférieur du canal nasal. — Ma, orifice du sinus maxillaire. — T, orifice de la trompe d'Eustache. — A, fossette de Rosenmuller. — A, atlas. — O, apophyse odontoïde. — P, pharynx.

Sinus ethmoïdal. — Il est représenté par les cellules ethmoïdales, cavités irrégulières et communiquantes que forment les lamelles osseuses de l'ethmoïde. Ces cellules constituent deux groupes assez distincts : l'un, antérieur qui, par l'infundibulum, aboutit au méat moyen ; l'autre, postérieur, qui s'ouvre dans le méat supérieur. Les cellules ethmoïdales ne sont séparées de l'orbite que par la lame papyracée pouvant, en un ou plusieurs points même, faire défaut. Elles sont parfois anormalement développées. Des communications peuvent exister avec la cavité cranienne et on y a signalé des cas d'écoulement du liquide céphalo-rachidien.

Sinus sphénoïdal. — Est situé de chaque côté de la ligne médiane, dans le corps du sphénoïde, sous la selle turcique et la gouttière optique ; il est séparé de son congénère par une mince cloison, plus ou moins oblique ; enfin, il est en rapport avec les cellules ethmoïdales postérieures. La paroi optico-sphénoïdale qui le sépare du canal optique est plus ou moins mince (E. Berger) et peut permettre la propagation des inflammations du sinus aux gaines et aux nerfs optiques.

Le sinus sphénoïdal s'ouvre dans le méat supérieur. Il est tapissé par une fibro-muqueuse en continuité avec la pituitaire. Ses vaisseaux viennent des fosses nasales et communiquent avec ceux de la dure-mère.

Sinus maxillaire. — Appelé encore antre d'Highmore, il occupe le corps du maxillaire supérieur. Il présente une base dirigée en dedans, un sommet en dehors, des parois, inférieure, antérieure et supérieure. La paroi supérieure et la paroi interne sont en rapport avec l'orbite et le canal nasal. La paroi inférieure communique parfois avec les alvéoles des canines et des deux premières molaires ; une injection par le sinus frontal va dans l'antre d'Highmore. Le sinus s'ouvre par une large ouverture osseuse dans le méat moyen. La fibro-muqueuse se continue avec la pituitaire en haut de la cavité du sinus, ce qui empêche l'écoulement habituel du liquide contenu.

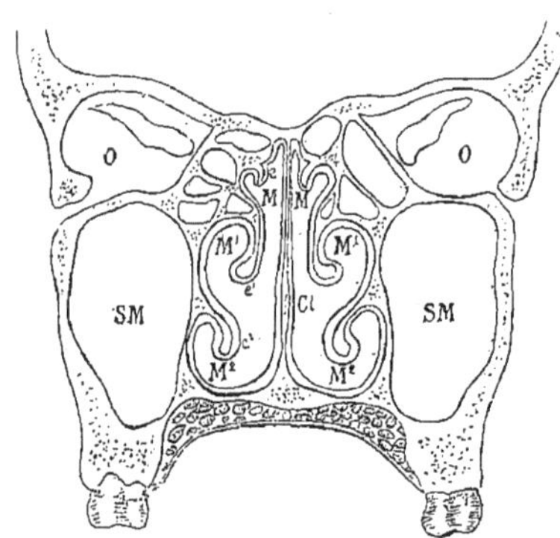

Fig. 11. — Sinus maxillaire et ethmoïdal (TILLAUX).

O, orbite. — SM, sinus maxillaire. — c, c¹, c², cornets supérieur, moyen, inférieur, — M, M¹, M², méats supérieur, moyen, inférieur. — Cl, cloison nasale.

Le sinus maxillaire peut être le siège de suppurations et de tumeurs diverses. On y a rencontré des corps étrangers.

Développement. — Les sinus et les fosses nasales présentent des dimensions très variables, suivant les sujets. Ils se développent surtout vers l'adolescence et la vieillesse.

Le sinus frontal apparaît réellement vers six à sept ans, et le sinus sphénoïdal vers vingt ans. Le sinus maxillaire existe dès la naissance, mais s'accroît ultérieurement, à partir de la puberté. Les cellules ethmoïdales se montrent dès la première année et grossissent jusque vers dix, vingt, trente ans. Les fosses nasales s'exagèrent surtout vers la puberté. On a voulu faire jouer aux sinus un rôle dans l'olfaction ou la respiration. Ils seraient liés au développement de la face et ne rempliraient aucun rôle physiologique important (TILLAUX). Leur sensibilité générale est très marquée.

Leurs proportions excessives, les anomalies congénitales des os qui les constituent peuvent entraîner des malformations orbitaires et altérer le développement de l'œil ou du nerf optique.

Les irrégularités des cavités nasales, les déviations de la paroi externe surtout, ou les dépressions de la racine du nez troublent l'excrétion lacrymale et créent des rétrécissements canaliculaires. Enfin, ces tumeurs et des corps étrangers de l'orbite peuvent envahir les sinus et réciproquement, les lésions des sinus se propager à l'orbite.

III. — SOURCILS

Les sourcils constituent deux saillies transversales, arquées, garnies de poils et situées au niveau du rebord orbitaire supérieur. Ils sont plus ou moins rapprochés suivant les sujets.

La tête des sourcils est en dedans, la queue en dehors, le corps à la partie médiane. Ils sont constitués par la peau garnie de poils, une couche cellulaire épaisse, des faisceaux musculaires du sourcilier, de l'orbiculaire et du frontal, des faisceaux conjonctifs lâches, le périoste.

Les parties molles formant les sourcils sont très mobiles, pressées contre le rebord épais et tranchant de l'orbite ; elles peuvent être nettement sectionnées dans les chutes, contusions, etc.

Les *artères* du sourcil viennent de la sus-orbitaire et de la temporale superficielle. Les *veines* vont à l'ophtalmique ou à l'angulaire et à la temporale superficielle. Les *lymphatiques* aboutissent en dedans, le long de la veine faciale, aux ganglions sous-maxillaires et en dehors aux ganglions parotidiens. Les *nerfs* sensitifs sont fournis par le frontal interne et le frontal externe de l'ophtalmique ; les nerfs moteurs, par le facial. Mendel, s'appuyant sur quelques observations de paralysies faciales d'origine centrale, dans lesquelles les troubles du groupe musculaire facial (frontal, sourcilier, orbiculaire) étaient minimes, et d'autres où, avec atrophie du noyau d'origine du facial, le nerf présentait des fibres intactes, tend à considérer la 3e paire comme le nerf moteur du groupe facial et partant du sourcilier.

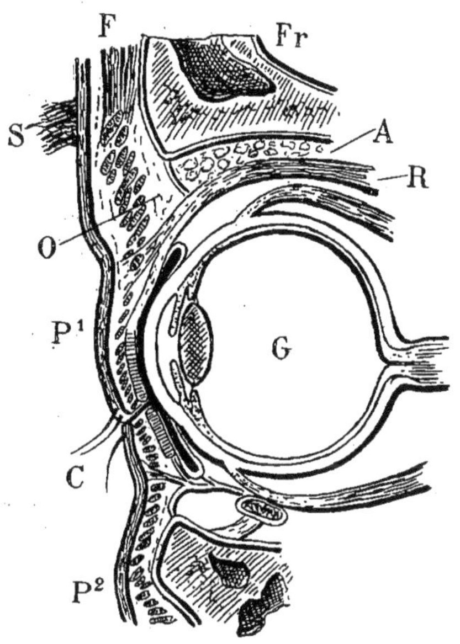

Fig. 12. — Sourcil.

F, muscle frontal. — Fr, os frontal. — S, poils du sourcil. — R, muscle releveur. — O, muscle orbiculaire. — A, tissu adipeux. — P¹, paupière supérieure. — C, cils. — P², paupière inférieure. — G, globe oculaire.

IV. — PAUPIÈRES

Les paupières sont des voiles musculo-membraneux qui recouvrent en avant le globe de l'œil. Elles présentent un bord adhérent qui correspond au bord orbitaire ; un bord marginal dont la partie antérieure est occupée par les cils ; une face postérieure muqueuse ou conjonctivale ; une face antérieure ou cutanée présentant, au niveau du rebord orbitaire, le sillon orbito-palpébral supérieur ou inférieur. Les bords marginaux s'unissent à leurs parties externes pour constituer les commissures ; l'interne est arrondie et l'externe plus ou moins effilée. Ils interceptent une fente palpébrale de grandeur variable.

Les bords marginaux présentent chacun deux parties distinctes, limitées par le tubercule lacrymal vers la commissure interne : la portion ciliaire et la portion lacrymale.

La portion ciliaire occupe les sept huitièmes externes du bord libre.

Les cils sont implantés sur la lèvre antérieure et disposés en une, deux, ou trois rangées irrégulières. Ils sont plus longs et plus nombreux à la pau-

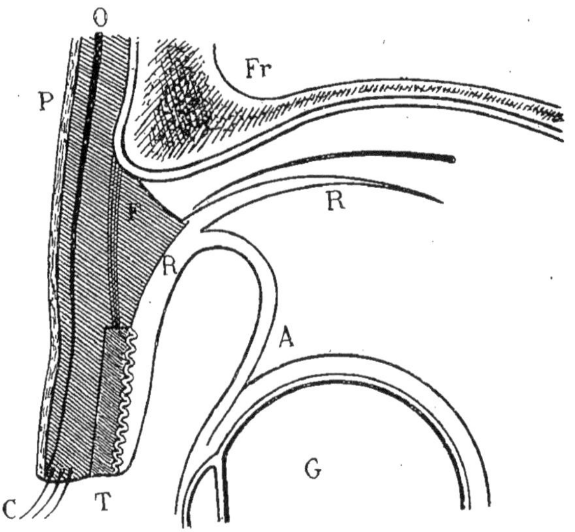

Fig. 13. — Paupière supérieure (TILLAUX).

P, peau. — O, muscle orbiculaire. — T, tarse. — C, cils. — F, fascia tarso-orbitaire. — R, muscle releveur de la paupière.— A, aponévrose de Tenon. — G, globe. — Fr, frontal.

pière supérieure (100 à 150) qu'à la paupière inférieure (70 à 75) et se recourbent uniformément en haut ou en bas.

Les orifices des glandes de Meibomius, au nombre de 25 ou 30, occupent la lèvre postérieure.

L'interstice est large, aplati, muco-cutané. Il présente entre le bord ciliaire et le bord meibomien un sillon (R. GREEFF) souvent légèrement pigmenté (FRENKEL), le sillon intermarginal.

La portion lacrymale occupe le huitième interne du bord libre. Elle est arrondie, sans cils, et contient les conduits lacrymaux dans son épaisseur.

Quand les yeux sont fermés, les bords marginaux sont exactement en contact dans toute leur étendue. La paupière inférieure recouvre le bord inférieur de la cornée, et la paupière supérieure sa presque totalité. Quand les yeux sont ouverts, la paupière supérieure recouvre 1 millimètre de la cornée et la paupière inférieure en est distante de 1 millimètre. Ces points

-de repère sont utiles à connaître quand il s'agit de constater un agrandissement de la fente palpébrale ou une déviation du globe en haut ou en bas.

Les paupières sont constituées, d'avant en arrière, par la peau, le muscle orbiculaire, du tissu conjonctif, du tissu fibreux, un muscle lisse, la
muqueuse ; elles présentent en outre des glandes, des vaisseaux et des
nerfs.

La *peau* est très fine, garnie de poils flanqués de glandes sébacées et
pourvue de nombreuses petites glandes sudoripares ainsi que de grosses
cellules pigmentaires (WALDEYER). Elle est parfois affectée d'eczéma. Très

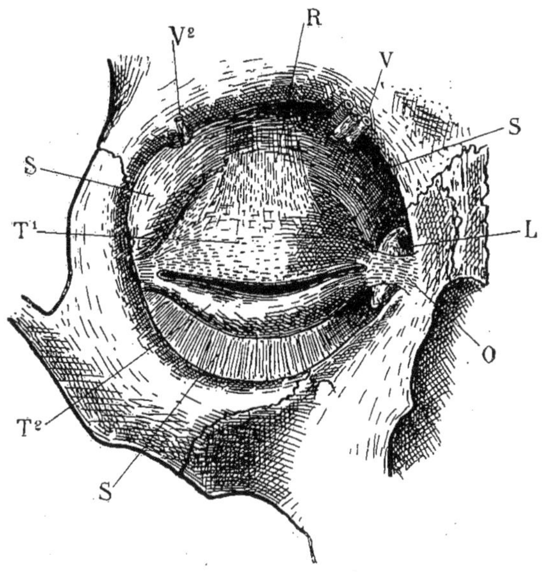

Fig. 14. — Les tarses et leurs ligaments (TESTUT).

T¹, tarse supérieur. — T². tarse inférieur.— S, septum orbitaire. — O, ligaments de l'orbiculaire.
L, sac lacrymal. — V¹, vaisseaux et nerf sus-orbitaires. — V², vaisseaux et nerf lacrymaux.

flasque chez le vieillard, elle permet aisément le renversement en dehors
de la paupière inférieure ou ectropion sénile.

Le *muscle orbiculaire* garnit les paupières et le pourtour de l'orbite. La
portion extra-orbitaire et orbitaire est épaisse, colorée ; la portion palpébrale, mince et pâle. Les fibres musculaires se terminent, en dehors, à la
ligne qui continue l'angle externe de l'œil en s'entre-croisant, et en dedans,
sur le sac lacrymal, le rebord du canal nasal, l'apophyse interne du frontal,
le tendon de l'orbiculaire. Ce tendon possède une portion directe qui s'attache à la lèvre antérieure ou maxillaire du canal lacrymo-nasal et une
portion réfléchie qui se fixe à la lèvre postérieure ou unguéale du même
canal. La portion réfléchie présente un petit muscle supplémentaire qui
tapisse sa face postérieure en dedans, puis se dirige en dehors, se bifurque
avec le tendon direct et se termine un peu en arrière des tubercules lacry-

maux ; c'est le *muscle de Horner* décrit d'abord par DUVERNEY. On y a rencontré un faisceau surnuméraire. Il existe, enfin, à la partie inférieure et postérieure des paupières, quelques faisceaux constituant la portion ciliaire de l'orbiculaire auxquels on donne le nom de *muscle de Riolan*. La portion orbitaire peut être séparée de la portion palpébrale, et la portion palpébrale de la portion ciliaire.

La *couche celluleuse* est très lâche et s'infiltre aisément de sang, de sérosité, d'air, à la suite de lésions traumatiques ou œdémateuses. Très développée sous l'orbiculaire, cette couche est presque nulle au-dessus de ce muscle.

La *couche fibreuse* comprend les ligaments larges et les tarses.

Les *ligaments larges* sont des membranes fibreuses qui partent du pourtour orbitaire et se dirigent vers le bord marginal correspondant, en entremêlant leurs fibres avec les tendons du releveur palpébral ou l'expansion du droit inférieur, et les bords supérieurs ou inférieurs des tarses.

Les *tarses* sont des lamelles fibreuses et non cartilagineuses (malgré leur nom de *cartilages tarses*), très fortes et très dures, qui occupent la portion marginale des paupières. Le tarse supérieur a la forme d'un croissant à convexité dirigée en haut et une largeur de 10 millimètres. Le tarse inférieur a la forme d'un long rectangle et une largeur de 5 millimètres. Ils constituent, vers la fente palpébrale, le bord marginal et du côté opposé se continuent avec les ligaments larges, le releveur ou l'expansion du droit inférieur. Les tarses sont reliés par deux faisceaux fibreux latéraux puissants, le ligament palpébral interne et le ligament palpébral externe ; leur ensemble maintient la forme des paupières. Faisceaux et ligaments constituent une véritable cloison orbitaire, septum orbitale, cloison perforée en plusieurs points pour le passage des vaisseaux ou des nerfs. Les altérations inflammatoires ou cicatricielles des tarses les incurvent, les atrophient et entraînent la déviation des bords ciliaires en dedans ou en dehors : c'est l'entropion, le trichiasis. Les contractions du sphincter orbiculaire peuvent provoquer dans un sens ou dans l'autre des mouvements de bascule avec inversion ou éversion palpébrale. Des fibres musculaires lisses sont sousjacentes aux ligaments larges et constituent le *muscle palpébral de Müller*. Ce muscle, large de 10 millimètres, va, verticalement, du bord supérieur des tarses au bord orbitaire et s'adosse, en haut, à la face profonde du releveur palpébral, en bas à l'expansion palpébrale du droit inférieur.

La *couche conjonctivale* est muqueuse et sera étudiée à part.

Les *glandes* des paupières sont des glandes sébacées annexées aux poils, des petites glandes sudoripares cutanées, enfin, sur le bord libre, les glandes de Moll, celles de Meïbomius et les glandes ciliaires. Les *glandes ciliaires* ou *sudoripares* de la peau n'offrent ici rien de particulier. Les glandes *ciliaires marginales* sont annexées aux cils, deux pour chaque cil, et s'ouvrent vers l'extrémité libre des follicules. Les glandes *de Moll* sont des glandes sudoripares modifiées et comme arrêtées dans leur développement ; elles se trouvent souvent en arrière des cils et s'ouvrent souvent à leur niveau. Les glandes *de Meibomius*, au nombre de 20 ou 30 pour chaque paupière, sont des glandes sébacées dirigées verticalement et linéairement dans l'épaisseur des tarses, sous la conjonctive. Elles sont constituées par

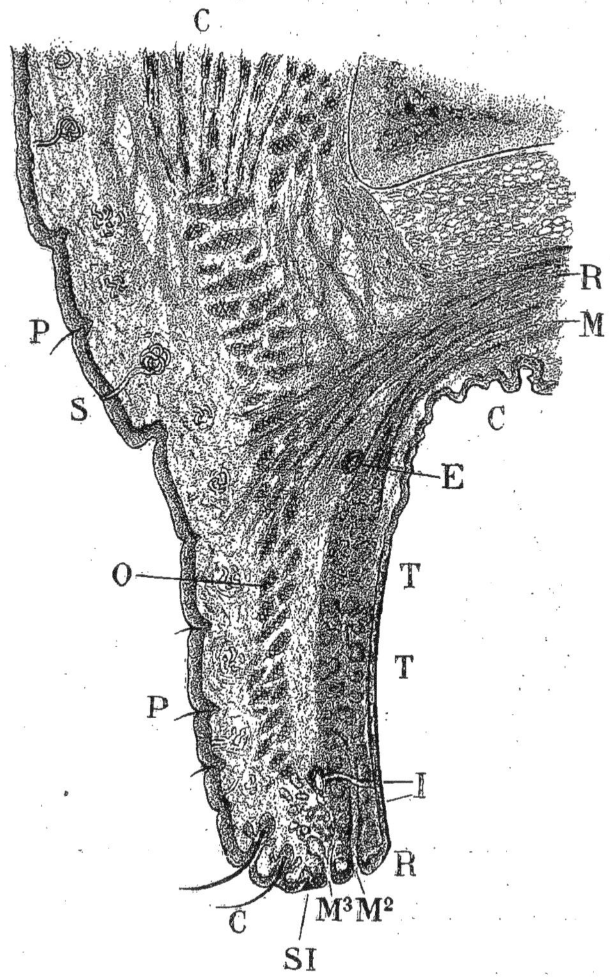

Fig. 15. — Coupe sagittale de la paupière supérieure.

R, muscle releveur. — M, muscle de Müller. — C, conjonctive. — T, tarse. — R², muscle de Riolan. — M², glande de Meibomius. — M³, glande de Moll. — C, cils. — P, poils— S, glande sudoripare. — O, muscle orbiculaire. — I, arc artériel interne. — E, arc artériel externe. — SI, sillon intermarginal.

un long tube dans lequel se déversent de nombreux culs-de-sac glandulaires.

Les *artères* viennent des transverse de la face, temporale superficielle, sus-orbitaire, nasale, sous-orbitaire, angulaire et faciale qui entourent l'orbite. Ce sont les palpébrales supérieure et inférieure.

Les palpébrales longent le bord marginal, à 2 ou 3 millimètres, entre l'orbiculaire et le tarse, s'anastomosent avec les artères voisines et entre elles, puis constituent deux arcs artériels pour chaque paupière (Fuchs). L'arc interne longe la paupière à deux ou trois millimètres et l'arc externe, situé en dessus et plus grêle, répond au bord supérieur des tarses. L'arc interne fournit des rameaux antérieurs pour les téguments, des rameaux prétarsiens pour le tarse et les glandes de Meibomius, des rameaux margi-naux pour le muscle de Riolan, les follicules fibreux, les glandes de Moll et la conjonctive. L'arc externe donne des rameaux perforés pour le tarse et des réseaux rétro-tarsiens qui s'anastomosent avec les rameaux de l'arc interne.

Les *veines* forment aussi un réseau rétro-tarsien et prétarsien et aboutis-sent à l'ophtalmique.

Les *lymphatiques* sont groupés en avant et en arrière du tarse ; ils com-

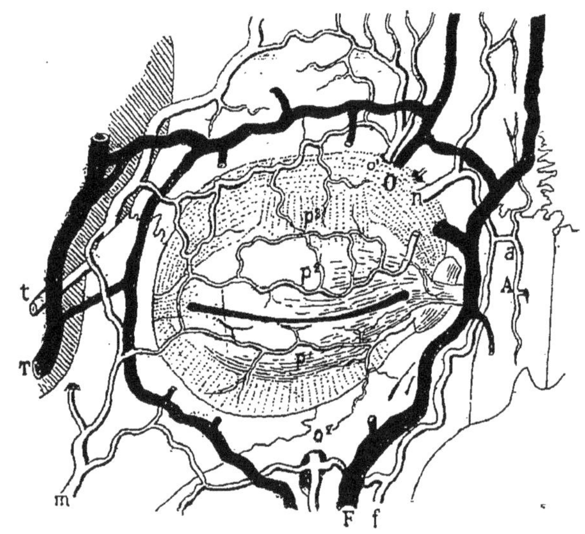

Fig. 16. — Vaisseaux des paupières (Testut).

Artères : o¹, sus-orbitaire. — t, temporale. — f, faciale. — a, angulaire. — o², sous-orbitaire. — m, malaire. — p¹, palpébrale inférieure. — p², palpébrale supérieure. — p³, palpébrale externe. — *Veines :* 0, sus-orbi-taire. — T, temporale. — F, faciale. — A, angulaire.

muniquent entre eux et vont en dedans le long de la veine faciale aux gan-glions sous-maxillaires, ou en dehors aux ganglions préauriculaires ou parotidiens.

Les *nerfs* sont fournis par le facial pour l'orbiculaire, le nasal externe pour la partie interne des paupières, le frontal externe et le frontal interne pour la partie médiane de la paupière, le sous-orbitaire pour la partie moyenne de la paupière inférieure, enfin le lacrymal pour la commissure externe. Ils formeraient un réseau au-devant du tarse, puis vers le bord libre un riche plexus.

Il existe encore des fibres sympathiques pour les vaisseaux et les muscles palpébraux.

V. — CONJONCTIVE

C'est une membrane muqueuse qui tapisse la face postérieure des paupières et la face antérieure de l'œil, sauf la cornée. Elle constitue une sorte de sac ouvert en avant et dont les parois sont contiguës comme dans les séreuses. On en étudie spécialement la région palpébrale, la région bulbaire, la région du cul-de-sac.

La *conjonctive palpébrale* adhère étroitement aux tarses et recouvre, au niveau des ligaments larges, les fibres de Müller. Elle est plus ou moins rouge, lisse en bas, plissée transversalement en haut.

La conjonctive *du cul-de-sac* est aussi rouge, plissée mais lâche; on peut aisément la mobiliser. Elle tapisse exactement tout le cul-de-sac oculo-palpébral ou *fornix*. Celui-ci est plus profond en haut qu'en bas, en dehors qu'en dedans. C'est en haut que des corps étrangers se logent et se dissimulent fréquemment. Le cul-de-sac inférieur est peu profond et d'exploration facile.

La conjonctive *bulbaire* est rouge, mince, mobile, séparée de la sclérotique par un tissu cellulaire lâche. Elle s'attache autour de la cornée où elle forme le limbe conjonctival ; elle la recouvre même, car elle constitue l'épithélium cornéen et la membrane élastique antérieure. La conjonctive bulbaire présente en dedans la *caroncule lacrymale*, saillie rougeâtre mamelonnée], d'aspect cutané, pourvue de poils, de glandes séba-

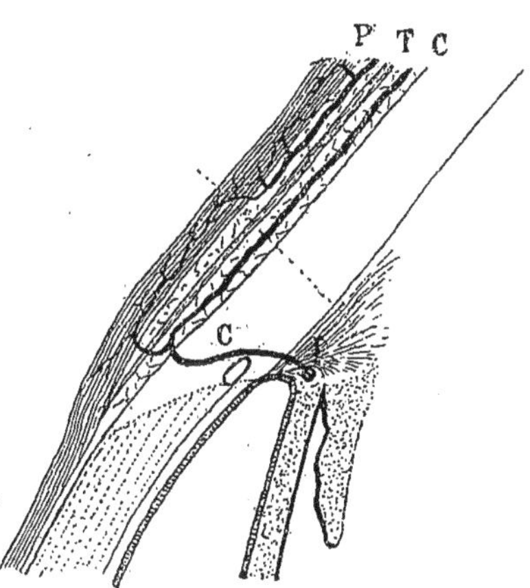

Fig. 17. — Circulation de la conjonctive bulbaire (Testut).

T, capsule de Tenon. — P, artère conjonctivale postérieure. — C, artère ciliaire antérieure — I, grand cercle artériel de l'iris.

cées, de fibres musculaires, et le *repli semi-lunaire*, muqueux et musculaire, correspondant à la membrane clignotante des animaux.

La *structure* de la conjonctive est simple. La conjonctive est tapissée de papilles dans sa portion palpébrale. Le stroma représente un tissu connectif infiltré de cellules lymphatiques, mais dépourvu de vrais follicules. L'épithélium repose sur une basale hyaline et varie suivant les régions. Sur la conjonctive tarsienne, il existe une couche superficielle d'épithélium cylindrique et une couche profonde de cellules plus ou moins aplaties. Vers le fornix, on voit la même couche cylindrique superficielle et plusieurs couches profondes aplaties; enfin, vers le bulbe, on trouve un épithélium pavimenteux stratifié. On y rencontre des glandes acino-tubuleuses (Krause), probablement lacrymales, des glandes tubuleuses (Henle), qui semblent de simples amas cellulaires logés dans les sillons conjonctivaux, et des glandes utriculaires (MANZ), qui seraient aussi des agglomérations cellulaires dans les rainures conjonctivales du limbe.

Les *artères* proviennent des palpébrales, temporales superficielles, lacrymales, sus-orbitaires, nasales et sous-orbitaires.

Les artères conjonctivales bulbaires viennent des culs-de-sac, se divisent et s'anastomosent entre elles, puis s'arrêtent à 3 ou 4 millimètres de la cornée. Elles forment un réseau sous-conjonctival qui fournit au chorion et un réseau terminal d'où émanent les terminaisons papillaires.

Les artères conjonctivales s'anastomosent avec les *artères ciliaires antérieures*. Celles-ci se détachent des musculaires au niveau des tendons, suivent le trajet des conjonctivales et, arrivées à 2 ou 3 millimètres de la cornée, perforent la sclérotique pour aboutir au grand cercle de l'iris.

Les artères conjonctivales doivent être bien distinguées des artères ciliaires. Les conjonctivales sont superficielles, à grosses mailles ; elles paraissent congestionnées dans les affections superficielles de la muqueuse, et leur réseau s'amincit des culs-de-sac à la cornée. Les artères ciliaires, au contraire, sont profondes, à fines mailles, surtout engorgées dans les inflammations de la cornée ou du tractus uvéal. Elles deviennent plus minces en s'éloignant de la cornée, formant alors un réseau circulaire caractéristique, désigné, en clinique, sous le nom de cercle périkératique.

Les *veines* vont à l'ophtalmique, dans la faciale et la temporale superficielle ; les veines ciliaires aboutissent à l'ophtalmique.

Les *lymphatiques* sont superficiels ou profonds et s'anastomosent entre eux ; ils se rendent aux ganglions parotidiens et aux ganglions sous-maxillaires. Au niveau du limbe, ils communiquent avec les lacunes cornéennes.

Les *nerfs* proviennent du lacrymal, du nasal externe, des ciliaires et se terminent par des extrémités libres dans le plexus sous-épithélial et interépithélial, ou dans des renflements spéciaux appelés corpuscules de Krause et que l'on observe surtout dans la région supéro-externe.

VI. — APPAREIL MOTEUR DE L'OEIL

On divise les muscles moteurs de l'œil en muscles extra-oculaires et intra-oculaires. Les muscles extérieurs ou extrinsèques sont à fibres striées et soumis à la volonté. Les muscles intérieurs ou intrinsèques, muscles irien et ciliaire, sont au contraire à fibres lisses et soustraits à l'action directe de la volonté.

Les muscles intra-oculaires seront étudiés ultérieurement.

Les muscles extra-oculaires comprennent les quatre droits, les deux obliques et le releveur de la paupière.

La capsule de Tenon les recouvre et les unit.

Nous décrirons d'abord la capsule de Tenon, puis nous passerons en revue chacun des muscles oculaires.

Capsule de Tenon. — La capsule de Tenon (1803) est appelée encore capsule de Bonnet, aponévrose orbitaire, orbito-palpébrale ou oculo-palpébrale. C'est une membrane connective qui recouvre exactement les muscles et la portion scléroticale de l'œil. Elle divise, comme un diaphragme, l'orbite en deux parties, antérieure et postérieure, oculaire et rétro-oculaire, et sépare le globe du fond de la cavité orbitaire.

La face antérieure est concave, lisse, en rapport avec la sclérotique à laquelle elle est unie par de nombreux trabécules. La face postérieure est convexe, en rapport avec la masse cellulo-adipeuse de l'orbite et la conjonctive oculaire.

En avant, cette capsule s'amincit graduellement et vient se confondre,

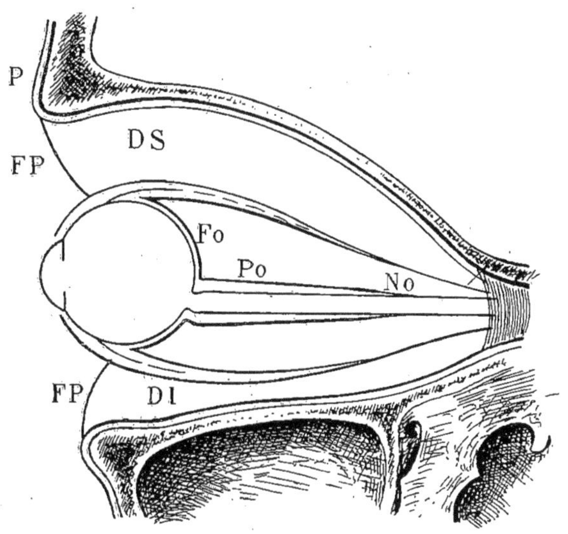

Fig. 18. — Capsule de Tenon.

F, os frontal. — FP, feuillet palpébral. — DS, feuillet du droit supérieur. — Fo, feuillet oculaire. DI, feuillet du droit inférieur. — Po, feuillet du nerf optique. — No, nerf optique.

au pourtour de la cornée, avec le chorion de la conjonctive. En arrière, elle est mal délimitée et se perd dans les tissus orbitaires.

Elle est enfin traversée d'arrière en avant par les organes qui, du fond de l'orbite, viennent aboutir à l'œil : nerf optique, nerfs et vaisseaux ciliaires, vasa vorticosa, muscles droits et muscles obliques.

Gaines musculaires. — Les muscles, traversant la capsule de Tenon, en reçoivent des gaines qui les accompagnent d'une part vers leur insertion sclérale et d'autre part, en s'amincissant, vers leur insertion orbitaire. Ces gaines musculaires sont reliées entres elles par des expansions latérales qui s'accolent à la capsule de Tenon et, comme celle-ci, recouvrent toute la partie correspondante du globe.

Prolongements orbitaires des gaines. — Ils partent de ces gaines, au niveau de la capsule de Tenon, vont à la base de l'orbite et constituent les tendons orbitaires, tendons d'arrêt ou ailerons ligamenteux.

Les prolongements orbitaires du droit interne et externe aboutissent en arrière des ligaments latéraux correspondants : l'interne en arrière du ligament latéral interne, et l'externe en arrière du ligament latéral externe. Fibreux à leur origine, ils prennent les caractères du muscle lisse, à leur terminaison. Les prolongements des droits supérieur et inférieur vont aussi à la base de l'orbite, mais en outre au tarse et au cul-de-sac conjonctival de la paupière correspondante. Le supérieur envoie encore une expansion au grand oblique et une autre à la partie externe de l'orbite.

Le prolongement du petit oblique part du bord antérieur de sa gaine (MOTAIS) et se porte en avant à la région inféro-externe de l'orbite. Ces prolongements limitent les excursions musculaires. On doit tenir grand compte de ces dispositions dans l'application des avancements ou des reculements.

La capsule de Tenon peut être considérée comme une séreuse (SCHWALBE). Elle comprend un feuillet pariétal et un feuillet viscéral.

Le feuillet pariétal est épais et correspond à l'entonnoir fibreux que l'on voit après l'énucléation. Le feuillet viscéral est ténu et recouvre la sclérotique ; tous deux sont réunis par de fines mailles conjonctives. Les faces correspondantes de ces feuillets et les mailles qui les relient sont recouvertes, comme les vraies séreuses, de cellules endothéliales et baignées par de la lymphe. Il existe aussi un espace supra-sclérotical qui communique avec les espaces supra-choroïdien et supra-vaginal, arachnoïdien et sous-arachnoïdien. Tous ces espaces contiennent de la lymphe et jouent un grand rôle dans la nutrition et l'inflammation oculaires.

Muscles. — Les muscles extrinsèques de l'œil sont au nombre de sept : releveur palpébral, droits interne, externe, inférieur, supérieur, grand et petit oblique. Ils vont, sauf le petit oblique, du fond de l'orbite et de l'anneau de Zinn à la partie antérieure du globe de l'œil.

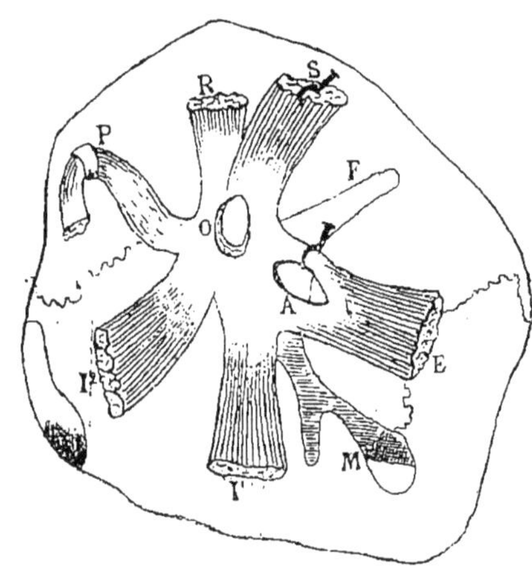

Fig. 19. — Les muscles de l'œil dans le fond de l'orbite (TESTUT).

R, releveur de paupière supérieure. — S, droit supérieur. — E, droit externe. — I¹, droit inférieur. — I², droit interne. — P, poulie du grand oblique. — O, trou optique. — A, anneau de Zinn. — F, fente sphénoïdale. — M, fente sphéno-maxillaire.

RELEVEUR PALPÉBRAL. — Il s'insère en arrière sur la petite aile du sphénoïde, en avant du trou optique, et sur la partie correspondante de la gaine fibreuse du nerf optique. Il longe la face supérieure de l'orbite, puis, arrivé vers le rebord de la cavité, s'étale en éventail et se termine en avant, avec

le septum orbitale, vers la portion moyenne de l'orbiculaire, en arrière au
bord supérieur du tarse. Les faisceaux antérieurs sont fibreux ; les faisceaux
postérieurs sont musculaires, lisses, et constituent le muscle de Müller.

Le releveur est en rapport en haut avec le nerf frontal, ou bien avec le droit
supérieur et la conjonctive ; en dehors, il sépare la glande lacrymale orbitaire de la glande lacrymale accessoire. On a noté, comme des anomalies,
l'absence du muscle supérieur et l'existence d'un faisceau surnuméraire,
des insertions irrégulières en arrière et en avant (Le Double).

Muscles droits. — Ces muscles s'attachent d'une part suivant une ligne
spirale se déroulant de dedans en dehors à la face externe et antérieure de

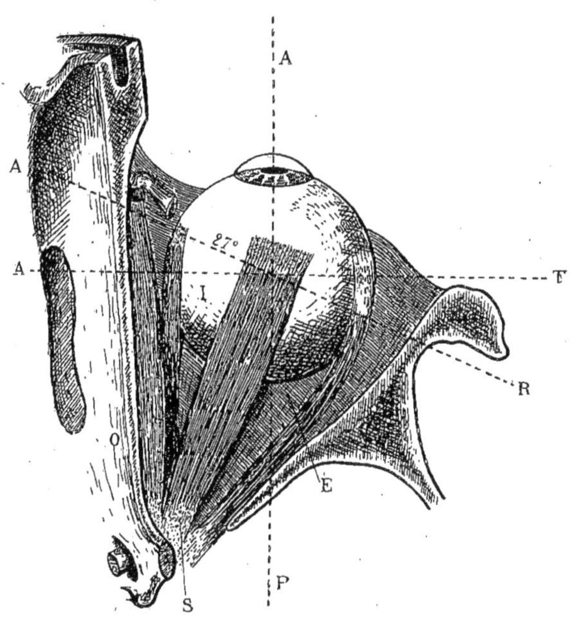

Fig. 20. — L'orbite vue d'en haut, pour montrer le mode d'action
des quatre muscles droits (Testut).

O, grand oblique. — I. droit inférieur. — S, droit supérieur. — E, droit externe.
AP, axe antéro-postérieur. — AT, axe transversal. — AR, axe de rotation des droits interne et externe.

la sclérotique, et d'autre part dans le fond de l'orbite, autour du trou optique
et de *l'anneau* ou *ligament de Zinn*, cordon fibreux situé sur la partie la
plus large de la fente sphénoïdale et divisé en trois faisceaux, inférieur,
interne et externe. Ces muscles peuvent être absents ou réduits de volume.

Le *droit supérieur* s'insère en arrière, avec le releveur, à la face supérieure du trou optique et de la gaine du nerf optique ainsi qu'à l'anneau de
Zinn, en avant par un tendon large de 11 millimètres, obliquement, en
bas et en dedans sur la sclérotique, à 8 millimètres de la cornée. Il est en
rapport, en haut avec le releveur, en bas avec le nerf optique et le tissu

celluleux renfermant les vaisseaux et nerfs ciliaires, en avant avec le tendon réfléchi du grand oblique.

Le *droit interne* part de la portion interne de l'anneau de Zinn et aboutit verticalement par une insertion large de 10,5 millimètres sur la sclérotique à 5,8 millimètres de la cornée. Sa face interne répond à l'orbite, son bord supérieur au grand oblique, son bord inférieur au petit oblique et au droit inférieur. Droit interne et droit inférieur peuvent rester plus ou moins unis en avant.

Le *droit inférieur* va de la portion inférieure et de la portion correspondante externe de l'anneau de Zinn à la sclérotique et s'y fixe par une insertion horizontale large de 9,5 millimètres à 6,5 millimètres de la cornée. Il suit en arrière le plancher orbitaire sous le nerf optique et est recouvert en avant par le petit oblique qui l'embrasse largement.

Le *droit externe* s'insère à la partie externe de l'anneau de Zinn et sur un point de la paroi interne et inférieure de la fente sphénoïdale ; de là il se dirige en avant sur la sclérotique et s'y attache par une insertion verticale large de 9,9, à 7,1 millimètres de la cornée. Son tendon postérieur présente une boutonnière traversée par les iiie et vi[e] paires, le nerf nasal et la veine ophtalmique. Il est en rapport, en dehors avec la face orbitaire correspondante, en dedans avec le nerf optique, le ganglion ophtalmique, les vaisseaux et nerfs ciliaires ; en haut, avec la glande lacrymale principale. Les deux faisceaux d'origine peuvent être plus ou moins unis ou distincts. Le faisceau externe peut faire défaut (Le Double).

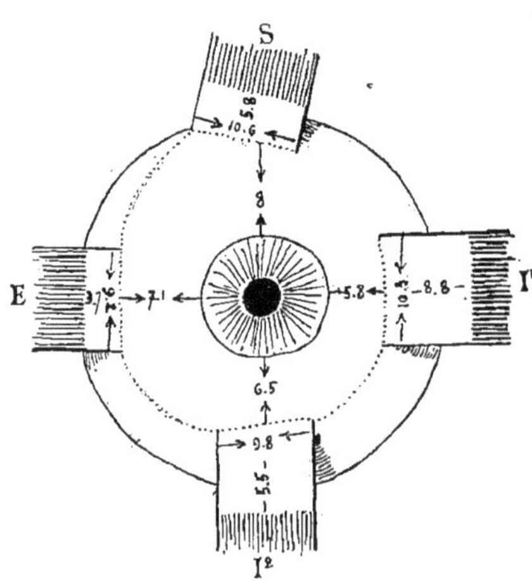

Fig. 21. — Insertion des muscles droits de l'œil sur la sclérotique (Testut).

S, droit supérieur. — E, droit externe. — I¹, droit interne. — I², droit inférieur.

Muscles obliques. — Ils sont au nombre de deux, le grand oblique ou oblique supérieur et le petit oblique ou oblique inférieur.

Contrairement aux muscles droits, ils vont en réalité de la partie antérieure de l'orbite à l'hémisphère postérieur de l'œil et tendent à attirer l'œil en avant.

Le *grand oblique* s'attache entre les muscles droits interne et supérieur, au trou optique et à la partie interne de la gaine optique, se porte vers une poulie de réflexion osseuse située à l'angle interne de l'orbite et vers la partie antérieure ; de là, il s'insère sur la sclérotique le long d'une ligne de 10 à 12 millimètres, à la portion supéro-externe de l'hémisphère postérieur.

La portion directe est plate et charnue; la portion réfléchie est tendineuse et arrondie ; leurs directions respectives font entre elles un angle de 45° environ.

Le grand oblique est en rapport, dans sa portion directe, en dedans avec l'orbite, en dehors avec le nerf optique, en haut avec le droit supérieur, en bas avec le droit inférieur ; dans sa portion réfléchie, il est recouvert par le droit supérieur et lubrifié par une synoviale.

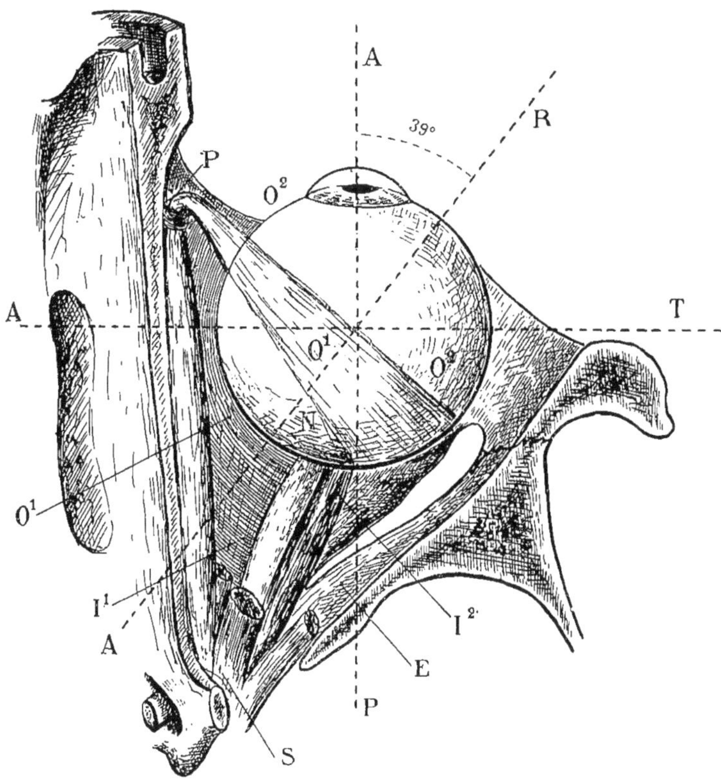

Fig. 22. — L'orbite vue d'en haut pour montrer le mode d'action
des deux obliques (Testut).

N, nerf optique. — S, droit supérieur. — I¹, droit interne. — I², droit inférieur. — E, droit externe. O¹, grand oblique. — O², petit oblique. — AP, axe antéro-postérieur. — AT, axe transversal. — AR, axe de rotation des muscles obliques. — P, poulie du grand oblique.

Le *petit oblique* s'attache à la crête de l'unguis et va s'insérer près du grand oblique, à 6 ou 8 millimètres au-dessous, sur une ligne courbe à concavité interne de 7 à 11 millimètres (Fuchs). Il est en rapport, vers son insertion antérieure, avec le sac lacrymal, puis avec le plancher de l'orbite, le droit interne qu'il recouvre et le droit externe.

Les *artères* des muscles orbitaires viennent de l'ophtalmique par la musculaire supérieure qui se porte aux muscles élévateurs, droit supérieur, droit interne, et au grand oblique, et par la musculaire inférieure qui va aux muscles droit externe et petit oblique.

Les *veines* aboutissent à l'ophtalmique et au sinus caverneux.

Les *vaisseaux* et *ganglions lymphatiques* ne sont pas encore connus.

Les *nerfs* sont ceux de la vie paire pour le droit externe, de la ive pour le grand oblique et de la iiie pour le releveur de la paupière, les droits supérieur, interne, inférieur et le petit oblique.

VII. — APPAREIL LACRYMAL

L'appareil lacrymal comprend des organes de sécrétion et des organes d'excrétion.

Les organes de sécrétion sont les glandes lacrymales et les organes d'excrétion, les voies lacrymales.

Les glandes et les voies lacrymales offrent un intérêt particulier en raison des nombreuses lésions qu'elles présentent ou des multiples interventions qu'elles réclament.

Glandes lacrymales. — Les glandes lacrymales peuvent être divisées en conjonctivales, palpébrales et orbitaires. Elles ont une importance

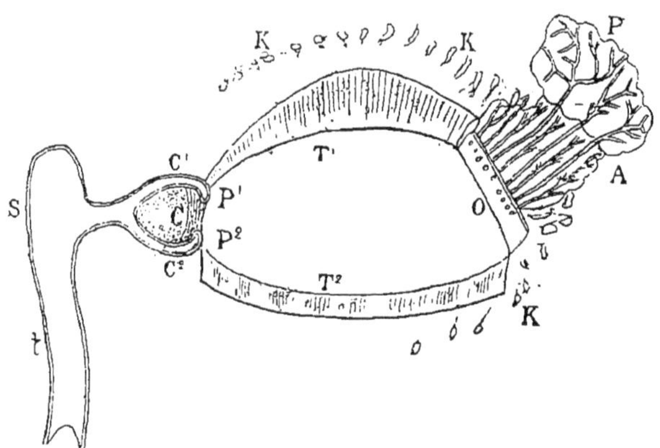

Fig. 23. — Appareil lacrymal.

P, glande principale. — A, glande accessoire. — K, glandes conjonctivales de Krause. — O, orifices glandulaires. — T¹, tarse supérieur. — T², tarse inférieur. — C, caroncule. — C¹, conduit supérieur. — C², conduit inférieur. — S, sac lacrymal. — t, canal nasal. — P¹, point lacrymal supérieur. — P², point lacrymal inférieur.

et des dimensions inégales, mais intéressent toutes l'anatomiste et le chirurgien.

Elles sont plus ou moins volumineuses suivant les sujets et l'atrophie des congénères correspondantes.

Les *glandes conjonctivales* (KRAUSE, SAPPEY, BÉRAUD, CIACCIO, A. TERSON) sont situées sous la muqueuse, dans le cul-de-sac supérieur, dans le cul-de-sac inférieur et au niveau du tarse; celles du cul-de-sac supérieur sont les plus considérables.

Les glandes du cul-de-sac inférieur semblent insignifiantes et situées, quand elles existent, à la partie externe.

Celles du tarse confinent au fond des glandes de Meibomius et sont rarement nombreuses.

Celles du cul-de-sac supérieur sont les plus remarquables. Au nombre de 20, 30, 40, elles partent de la caroncule lacrymale et, suivant le fornix, vont aboutir en dehors à la glande palpébrale et former avec celle-ci comme un arc glandulaire complet. Cet arc est plus important en dehors et souvent en dedans, de manière à prendre le vague aspect d'un sablier.

La *glande palpébrale accessoire*, ou *de Rosenmuller* s'étale dans le tiers externe de la paupière supérieure. La face supéro-externe est recouverte par le ligament large qui la sépare de la glande orbitaire, et sa face inféro-interne répond à la conjonctive. Le bord postérieur va se confondre avec le bord correspondant de la glande orbitaire; le bord antérieur atteint le cul-de-sac conjonctival. L'extrémité interne est en rapport avec le releveur palpébral, et l'extrémité externe avec la commissure qu'elle déborde parfois légèrement. Les conduits orbitaires traversent la masse de la glande palpébrale. Les lobules glandulaires, de 15 à 40 (SAPPEY), viennent aboutir à la surface conjonctivale et, comme nous allons le voir, soit directement, soit par l'intermédiaire des conduits orbitaires.

La *glande orbitaire*, ou *innominée*, occupe la fossette lacrymale dans la partie externe du rebord orbitaire et présente la forme et les dimensions d'une petite amende transversale. Elle est logée dans un dédoublement du périoste, renforcé d'une lame de la capsule de Ténon et, de ce fait, séparée de la grande cavité orbitaire. Sa face supéro-externe est appliquée contre l'orbite; sa face inféro-interne s'appuie sur le ligament large qui la sépare de la glande palpébrale sous-jacente ; son bord antérieur affleure le rebord osseux et son bord postérieur s'effile en arrière, où il reçoit les vaisseaux et nerfs lacrymaux; enfin, l'extrémité interne de cette glande repose sur le releveur palpébral et l'extrémité externe sur le droit externe.

Les canaux excréteurs de la glande orbitaire se rendent en avant et en dedans à travers la glande accessoire. Au nombre de 2, 3 ou 5, leur distribution exacte est encore discutée.

D'après SAPPEY, les canaux orbitaires des lobules centraux recevraient dans leur parcours les canaux de la glande accessoire ; pour GOSSELIN, les canaux principaux et accessoires seraient indépendants. TILLAUX a constaté ces deux dispositions, beaucoup plus souvent la seconde que la première ; A. TERSON a noté six fois sur dix l'indépendance des conduits des lobules centraux de la glande accessoire. Toutes ces particularités, d'ailleurs, peuvent se rencontrer, et il est inutile de vouloir ramener à un type unique les formes anatomiques diverses.

Les *artères* sont, pour les glandes orbitaires et palpébrales, les artères lacrymales ; la palpébrale supérieure fournit quelques rameaux à la glande accessoire.

Les *veines* vont à l'ophtalmique. La veine lacrymale s'aboucherait souvent (Gurwitch) avec l'une des veines vorticineuses.

Les *lymphatiques* sont encore mal connus, mais paraissent aboutir aux ganglions faciaux et pré-auriculaires.

Les nerfs viennent du lacrymal, de la branche ophtalmique et, partant, du trijumeau. Goldzieher a prétendu que l'origine des fibres sécrétoires du lacrymal était dans le facial ; les recherches de Tépliachine font penser qu'elles sont fournies par le trijumeau.

La structure des glandes lacrymales conjonctivales, palpébrales ou orbitaires est celle des glandes en grappes, mais à tube fort élargi. Ces glandes offrent des lobes, des lobules et des acini et sont pourvues de conduits excréteurs qui viennent s'ouvrir plus ou moins obliquement sur la conjonctive.

Les conduits sont doublés de tissu connectif et possèdent un épithélium prismatique à simple ou double rangée cellulaire.

Les acini sont constitués par une enveloppe, peut-être cellulaire (Boll), et une couche de cellules coniques à gros noyau externe et remplisssant presque toute la cavité. Ils sont entourés d'un riche système d'espaces lymphatiques (Boll, Ranvier). Leur aspect diffère à l'état d'activité ou de repos.

La différence de structure des diverses glandes est minime ; elle tient seulement à l'agglomération plus ou moins considérable des lobules et à l'importance des conduits.

Voies lacrymales. — Elles comprennent deux parties distinctes, les points et conduits lacrymaux, le canal lacrymal et le canal nasal. On étudie leur configuration avec des injections solidifiantes et surtout avec l'alliage fusible de Wood et de Darcet.

Les *points lacrymaux* sont situés au sommet des tubercules lacrymaux. Le supérieur est plus étroit et plus en dedans que l'inférieur ; tous deux sont dirigés en arrière, béants, et plongent constamment dans la partie interne du sac conjonctival désignée sous le nom de *lac lacrymal*.

Les *conduits* ou *canalicules lacrymaux* offrent une partie verticale et une partie horizontale. La partie verticale, longue de deux millimètres environ, est ampullaire ; elle a la forme d'un entonnoir à sommet dirigé vers le point lacrymal et à base vers la paupière ; il existerait même, parfois, deux dilatations semblables séparées par un rétrécissement. La partie horizontale, longue de 5 à 6 millimètres, est à peu près cylindrique. Elle est longée en arrière par les fibres du muscle de Horner qui compriment et obtureraient même la portion ampullaire.

Les deux conduits se fusionnent à 1 ou 2 millimètres du sac lacrymal, mais peuvent par exception y aboutir séparément ; leur orifice commun s'ouvre, non pas en dehors du sac, mais, d'après Lesshaft, un peu en arrière.

Le *sac lacrymal* est un peu aplati transversalement, légèrement oblique en bas, en arrière et en dehors ; il offre une petite concavité postérieure. I mesure 12 à 14 millimètres de haut en bas, 6 millimètres d'avant en arrière et 4 millimètres de dedans en dehors. Son extrémité supérieure est close, son extrémité inférieure se continue avec le canal nasal. Sa face antérieure est coupée, au niveau de l'union de son tiers supérieur avec les deux tiers inférieurs, par le tendon direct de l'orbiculaire et recouverte par les fibres de ce muscle ; sa face postérieure est doublée par le muscle de Horner ; sa face externe est comprise dans l'angle formé par le tendon direct et le tendon réfléchi de l'orbiculaire, sa face interne est couchée dans la gouttière osseuse formée, en avant par le maxillaire supérieur et en arrière par la crête de l'unguis.

Le *canal nasal* est contenu dans une gouttière osseuse constituée par le maxillaire supérieur, l'unguis et le cornet inférieur. Il se continue en haut avec le sac lacrymal et s'ouvre en bas dans les fosses nasales. Long de 12 à 14 millimètres, large de 2 à 3 millimètres, il est aplati latéralement et un peu plus large en bas qu'en haut. Il est légèrement oblique en dehors. Sa direction suit une ligne qui va du milieu de la commissure interne à la partie antérieure de la première molaire supérieure.

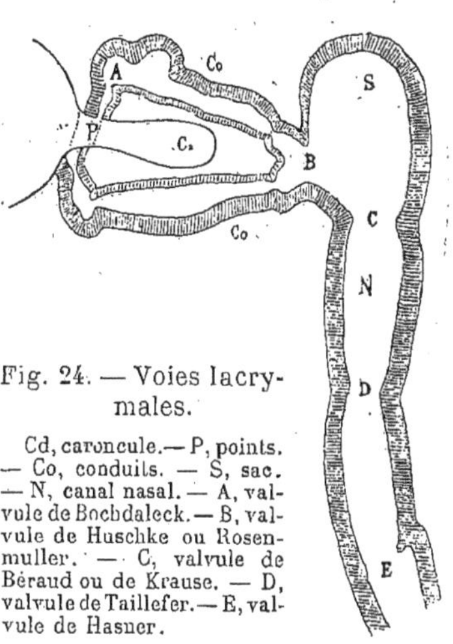

Fig. 24. — Voies lacry-
males.

Cd, caroncule. — P, points.
— Co, conduits. — S, sac.
— N, canal nasal. — A, valvule de Bochdaleck. — B, valvule de Huschke ou Rosen-
muller. — C, valvule de
Béraud ou de Krause. — D,
valvule de Taillefer. — E, valvule de Hasner.

L'orifice inférieur s'ouvre, à 3 centimè-
tres environ de l'ouverture nasale, dans le méat inférieur, parfois à son sommet, plus souvent contre sa paroi externe ; Testut l'a vu dans plusieurs cas descendre à quelques millimètres du plancher des fosses nasales.

Quand il aboutit au haut du méat, il est circulaire ; quand il s'ouvre contre sa paroi externe, il est ovalaire, à grand axe vertical ou oblique ; parfois même c'est une simple fente imperceptible. Les variétés individuelles sont d'ailleurs extrêmement nombreuses. Elles ont une certaine importance dans l'appréciation des troubles lacrymaux et peuvent, dans le traitement du lar-moiement, obliger à pratiquer l'examen nasal au spéculum.

Les voies lacrymales sont en somme très irrégulières et passablement contournées. Leur calibre varie en leurs divers points. Une exploration métho-dique avec le stylet de Bowman ou par des injections à la seringue d'Anel est souvent nécessaire. Rétrécies au niveau des points lacrymaux et vers l'abou-chement des conduits dans le sac, elles sont élargies dans la portion verti-cale et surtout au niveau du sac. Elles présentent en outre des replis nom-breux. On a considéré les plus constants et les plus développés comme de véritables valvules.

Les *valvules* principales sont de haut en bas (voir Structure) : les valvules de Bochdaleck, au fond du point lacrymal ; de Huschke ou de Rosenmuller, à l'union des canalicules et du sac ; de Béraud ou de Krause, à la limite du sac

et du canal nasal ; de TAILLEFER au milieu du canal nasal ; de HASNER, à l'or
fice inférieur du canal nasal.

Ces valvules sont de simples replis muqueux. Plus ou moins rudimer
taires, de forme, de dimensions et de siège variables, elles n'ont qu'un
minime valeur anatomique et ne sauraient garder l'importance qu'on leu
avait jadis attribuée.

La *muqueuse* dont les voies lacrymales sont tapissées est rouge foncé e
se continue en haut vers la conjonctive, en bas vers la muqueuse nasale. Ell
paraît doublée, vers les conduits lacrymaux, par les fibres musculaires d
HORNER et au niveau du sac et du canal nasal par des fibres conjonctive
qui émanent du périoste.

La muqueuse des conduits est semblable à celle de la conjonctive et e
suit les inflammations. Elle est constituée par un chorion et une épaiss
couche épithéliale formée par des cellules cylindriques, arrondies et apla
ties superposées. La muqueuse du sac et du canal nasal est analogue
celle des fosses nasales et leurs irritations sont parfois communes. Elle es
formée par un chorion lymphoïde et recouverte d'un épithélium à cils vibra
tiles.

Des glandes muqueuses existeraient dans le sac et le canal nasal, tou
au moins dans la partie inférieure de ce dernier.

Les *artères* des voies lacrymales viennent de la nasale et des palpébrale
(branches de l'ophtalmique). Les veines, petites au niveau du sac, devien
nent très importantes dans le canal nasal, où elles forment entre le périost
et la muqueuse une sorte de tissu érectile qui se continue avec le réseau
pituitaire. GURWITCH a signalé à l'union du sac lacrymal et du canal nasal ur
bourrelet veineux que la sonde éraille aisément et qui communique avec l
veine ophtalmique et le sinus caverneux.

Les nerfs proviennent du nasal externe.

CHAPITRE II

GLOBE

Le globe de l'œil ou bulbe est un sphéroïde.

Le diamètre vertical mesure 23 millimètres environ, le diamètre hori
zontal 23,5, et le diamètre antéro-postérieur 25. Il pèse de 7 à 8 grammes
Ces dimensions sont variables avec l'âge et les individus. La longueur total
influe sur la réfraction. La tension normale due à la résistance des mem
branes et à la pression des milieux est évaluée à 15 millimètres de mercure
L'axe du globe forme, avec celui de son congénère, un angle de 10° et ave

l'orbite correspondante, un angle de 36°. Le sommet de la cornée affleure plus ou moins le rebord orbitaire, selon que l'œil est normal, saillant ou cave.

Le globe est constitué par des membranes et des milieux : la sclérotique

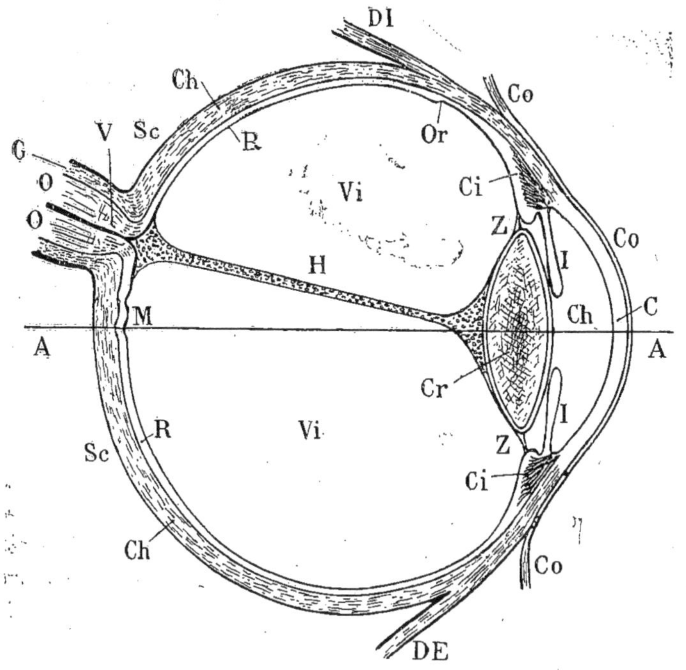

Fig. 25. — Coupe horizontale de l'œil.

AA, axe antéro-postérieur. — Co, conjonctive. — DI, droit interne. — DE, droit externe. — C, cornée — Ch, chambre antérieure. — Cr, cristallin. — I, iris. — Ci, corps ciliaire. — Or, ora serrata. — Z, zonule. — H, canal hyaloïdien. — Sc, sclérotique. — Ch, choroïde. — O, nerf optique. — G, gaines optiques. — V, vaisseaux centraux. — Vi, corps vitré.

et la cornée, la choroïde, la rétine ; l'humeur aqueuse, le cristallin et le vitré.

I. — SCLÉROTIQUE

La sclérotique est une membrane fibreuse, opaque, peu extensible, qui limite les cinq sixièmes postérieurs du globe. L'épaisseur diminue d'arrière en avant de 1 millimètre à 0,5. Elle donne insertion dans sa partie antérieure aux muscles droit, et dans sa partie postérieure, aux muscles obliques. Elle est traversée par des vaisseaux et des nerfs multiples : en avant, autour de la cornée, les artères ciliaires antérieures ; au milieu, un peu au-delà de l'équateur, les quatre vasa vorticosa ; en arrière, autour du nerf optique, les ciliaires courtes, les deux ciliaires longues postérieures et les nerfs ciliaires.

La sclérotique se continue en arrière avec la gaine extérieure du nerf optique et en avant avec la cornée.

La limite postérieure, située à 3 millimètres en dedans et 1 millimètre au-dessus du pôle postérieur, correspond à une sorte de canal étroit occupé par le nerf optique rétréci dans son tissu conjonctif, large en arrière de 3 à 5 millimètres, en avant de 1 millimètre, et fermé par une membrane fibreuse grillagée, la *lame criblée*. Celle-ci est constituée par une émanation de la sclérotique, de la gaine et des travées fibreuses du nerf optique. La limite antérieure de la sclérotique correspond à la cornée. Les deux membranes sont la suite l'une de l'autre; il n'y a pas ici juxtaposition ou contiguïté, mais continuité. La zone scléro-cornéenne, circulaire en dedans, est ovalaire en dehors, car la sclérotique est taillée en biseau aux dépens de la face interne, en dedans, et aux dépens de sa face externe, en dehors. Il existe, à ce niveau, un canal circulaire très important que nous examinerons quand nous étudierons spécialement l'angle irido-scléro-cornéen. Des ruptures sclérales s'y produisent assez souvent en haut et en dedans, par éclatement à la suite de contusions violentes en bas et en dehors. La sclérotique est composée de faisceaux conjonctifs entre-croisés et de minces fibres élastiques. L'ensemble donne à la membrane une faible extensibilité, d'autant plus légère que l'âge est plus avancé. L'élasticité, toutefois, est très limitée et les ruptures ne sont pas rares. On trouve dans son épaisseur des espaces intra-conjonctifs anastomosés entre eux et occupés par des cellules fixes et des cellules migratrices. On observe, en outre, vers le nerf optique et la zone scléro-cornéenne, dans les couches profondes, quelques cellules étoilées très pigmentées.

Les *artères*, fournies par les ciliaires antérieures et les ciliaires courtes postérieures, forment un réseau à larges mailles au milieu des fibres conjonctives. Les *veines* vont aux ciliaires antérieures et aux choroïdiennes. Les *nerfs* se réduisent rapidement à leur cylindre-axe et en fibrilles qui vont se terminer en pointe dans les faisceaux conjonctifs. WALDEYER les a indiqués au voisinage du limbe scléro-cornéen. BOUCHERON, à ce niveau, a décrit des filets épiscléraux superficiels qui vont s'anastomoser avec les filets scléraux profonds.

II. — CORNÉE.

La cornée est une membrane transparente, à peu près sphérique, continuant, mais avec un rayon un peu plus petit, la courbure de la sclérotique. Elle mesure extérieurement dans le sens vertical 11 millimètres, dans le sens

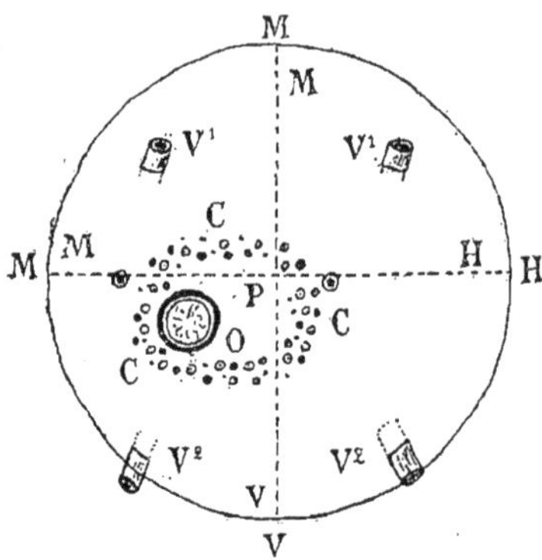

Fig. 26. — Globe en arrière (TESTUT).

O, nerf optique. — C, vaisseaux et nerfs ciliaires. — V¹, vasa vorticosa supérieurs. — V², vasa vorticosa inférieurs. — MH, méridien horizontal. — MV, méridien vertical.

horizontal 12 millimètres, et intérieurement, dans tous les sens, 13 millimètres; son épaisseur est de 1 millimètre à la périphérie et de 0,8 millimètre au centre.

La cornée correspond en réalité à un ellipsoïde à trois axes inégaux.
Elle est plus aplatie à la périphérie qu'au centre, en dedans qu'en haut ou
en bas et surtout qu'en dehors. Les courbures varient suivant les méridiens
dans l'astigmatisme et aussi dans le même méridien (SULZER).

Les muscles droits, obliques (LEROY) et peut-être l'orbiculaire (FÉVRIER)
seraient des facteurs importants de cette asymétrie.

La cornée se continue littéralement et histologiquement avec la sclérotique ; elle paraît taillée en biseau aux dépens de la face externe, à leur

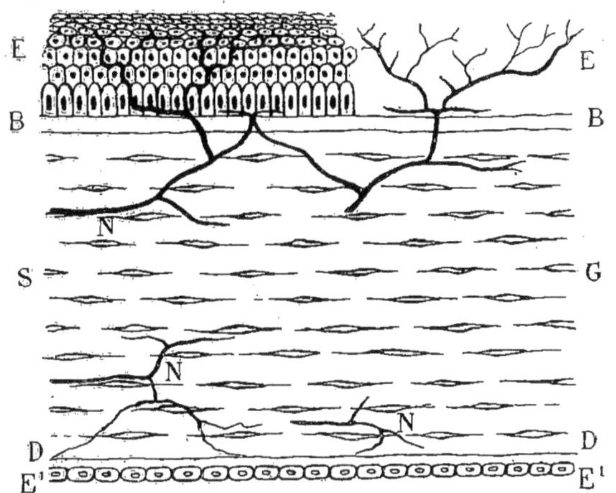

Fig. 27. — Structure de la cornée.

E, épithélium antérieur — B, membrane de Bowman. — S, substance propre.
D, membrane de Descemet. — E¹, épithélium postérieur. — N, nerfs.

limite commune. Le biseau est plus marqué en haut et en bas qu'en dedans
et en dehors.

La cornée comprend cinq couches : épithélium antérieur, membrane de
Bowman, tissu propre, membrane de Descemet, épithélium postérieur.

L'*épithélium antérieur*, continu avec l'épithélium conjonctival et analogue à l'épiderme, comprend sept à huit rangées de cellules, formant trois
couches à physionomie distincte.

Les cellules profondes sont cylindriques, reposent normalement sur la
membrane de Bowman et s'y appliquent souvent par une sorte de pied
élargi, cellules-pédales de Rollet. Les cellules moyennes sont polyédriques
et pourvues de fins tractus périphériques et de noyaux arrondis. Les cellules
superficielles sont lamellaires, couchées de champ et présentent un noyau
plat. Cet épithélium est épais, vigoureux et se régénère de la profondeur
à la superficie.

La *membrane de Bowman* est une limitante ou basale mince, hyaline.
Elle continue et représente le chorion conjonctival.

Le *tissu propre* forme la presque totalité de la cornée. Il est de nature conjonctive et composé de fibrilles réunies en faisceaux eux-mêmes groupés en lamelles, le tout fusionné par un ciment interstitiel.

Les fibres conjonctives s'entre-croisent en tous sens, dans la même lamelle, dans des lamelles différentes et même à travers les lamelles d'avant en arrière. Les lamelles toutefois sont dissociables, et les fibres de deux lamelles voisines sont généralement perpendiculaires. Entre ces lamelles existent des espaces aplatis ou lacunes d'où émanent des canaux ou canalicules qui s'anastomosent avec les similaires voisins. Dans ces lacunes on rencontre des cellules fixes et des cellules migratrices.

Les cellules fixes ne rempliraient pas les lacunes cornéennes; elles sont entourées de lymphe. Sur une coupe méridienne vue de profil, elles prennent l'aspect d'un faisceau à pointe simple ou bifurqué; sur une coupe tangentielle, vue de face, elles paraissent plates, étalées, et leurs prolongements multiples s'engagent dans les canalicules pour s'anastomoser avec les prolongements des cellules voisines. Ces cellules, à protoplasma granuleux, à noyau arrondi et nucléolé, sont tout simplement des cellules du tissu conjonctif. Les cellules migratrices sont des leucocytes que leurs mouvements amiboïdes transportent à travers des lacunes et même parfois à travers des lamelles de la cornée. Il y a aussi des cellules embryonnaires.

Le tissu propre est donc constitué par des faisceaux, des cellules et des espaces. Les cellules sont dispersées entre les faisceaux, les unes fixes, les autres mobiles, et celles-ci venant des vaisseaux voisins, nourrissent et au besoin défendent la cornée sans altérer sa transparence générale.

La *membrane de Descemet* ou *de Demours* est très élastique et plus épaisse que celle de Bowman. Hyaline au centre, elle devient fibrillaire à la périphérie où elle s'épaissit et forme l'anneau de Dollinger, puis se termine en éventail : en avant dans la sclérotique, au milieu vers le muscle ciliaire, en arrière sur l'iris où elle constitue le *ligament pectiné* et, en se fenêtrant, les espaces lymphatiques de Fontana.

L'*épithélium postérieur* est composé d'une seule couche de cellules plates en forme de feuilles de chêne, à noyau rond ou ovalaire. Ces cellules présenteraient entre elles des stomates. Elles se continuent régulièrement sur l'iris et tapissent, en réalité, en dehors de la pupille, toute la chambre antérieure.

Les *vaisseaux sanguins* n'existent pas dans la cornée. On observe toutefois chez le fœtus un fin réseau vasculaire superficiel temporaire et chez l'adulte quelques capillaires empiétant de 1 ou 2 millimètres dans la membrane de Bowman. Les vaisseaux nourriciers viennent de la conjonctive et forment de multiples arcades dirigées dans la cornée ou la sclérotique.

Les *vaisseaux lymphatiques* n'existent pas davantage. La lymphe circule dans les lacunes et canalicules cornéens, communique avec la chambre antérieure d'une part et les espaces lymphatiques des conjonctives. Il existe des espaces péricornéens formant des anses analogues aux anses vasculaires.

Les *nerfs*, au nombre de 20 ou 25, sont fournis par les ciliaires, émergent de la sclérotique au niveau du limbe, se dépouillent de leur myéline et constituent un réseau antérieur et un réseau postérieur. Les nerfs postérieurs se perdent vers la membrane de Descemet et dans les couches adjacentes. Les nerfs antérieurs arrivent sous la membrane de Bowman et y forment un large plexus, *plexus sous-basal*, d'où émanent des rameaux qui traversent la membrane élastique et constituent un second plexus, *plexus sous-épithélial*, qui lui-même envoie des fibres dans les couches épithéliales et forme le *plexus intra-épithélial*. Les fibres ultimes se terminent en bouton et pénètrent entre les cellules jusque sous les cellules superficielles, sans jamais être libres à l'extérieur.

La richesse lymphatique et nerveuse de la cornée est extrême et nous explique qu'elle soit le siège de phénomènes nutritifs ou morbides très complexes.

III. — ANGLE IRIDIEN

Cet angle, formé par la rencontre en avant de l'iris et de la cornée, a été bien étudié par Rochon-Duvigneaud. Il est aigu, circulaire, caché sous la portion opaque de la cornée en haut et en bas, de 2 millimètres environ, en dedans et en dehors, de 1 millimètre. Il importe donc, pour atteindre la racine de l'iris dans l'iridectomie ou pour dégager sa circonférence dans la sclérotomie, de placer la section cornéenne à 2 ou 3 millimètres en arrière de la limite transparente de la cornée. On a beaucoup de tendance à rester trop en avant, et la plupart des sclérotomies sont des kératotomies.

L'iris d'ailleurs ne s'attache pas directement sur la sclérotique, mais bien sur le muscle ciliaire; c'est là le trait-d'union.

L'angle irido-cornéen est libre, à parois lisses, entre le limbe scléro-cornéen et l'iris. Chez les animaux et le fœtus, il est rempli par un tissu trabéculaire qui sépare l'espace cilio-scléral de la chambre antérieure et constitue le *ligament pectiné*. Ce ligament pectiné s'amoindrit progressivement des vertébrés inférieurs à l'homme, au fur et à mesure que se développe, dans la série animale, le muscle ciliaire. Il en persiste cependant toujours des vestiges.

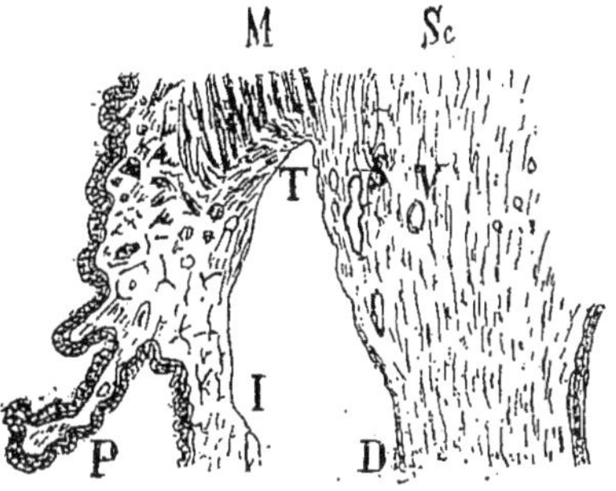

Fig. 28. — Angle iridien.

M, muscle ciliaire. — T, son tendon. — P, procès ciliaire. — I, iris. — Sc, sclérotique. — D, membrane de Descemet. — S, canal de Schlemm. — V, veine sclérale.

En dehors de l'espace trabéculaire, à l'union de la partie cornéenne et scléroticale, se trouve un espace triangulaire appelé le *canal de Schlemm*, plus rapproché du muscle ciliaire que de la membrane de Descemet et séparé de l'angle scléro-cornéen par le tissu trabéculaire. Ce tissu trabéculaire triangulaire part de l'*anneau de Dollinger* qui renfle l'extrémité de la membrane et descend, en se continuant par une des fibres sclérales, le muscle ciliaire et les *espaces de Fontana*. On trouve beaucoup plus de couches trabéculaires à la base qu'au sommet du triangle. La membrane de Descemet et l'anneau où aboutit le tissu trabéculaire différent de structure ; l'anneau est finement strié circulairement et la membrane, parfaitement homogène. L'épithélium de la membrane de Descemet se continue toutefois sur les divers trabécules ; les noyaux, circulaires sur la membrane élastique, s'allongent sur le tissu trabéculaire et les cellules s'aplatissent rapidement.

Le *canal de Schlemm* est simple ou multiple ; suivant les sujets ou les coupes obtenues, il est vaguement aplati ou triangulaire et irrégulier. Il est cloisonné comme un sinus de la dure-mère. La paroi du canal est tapissée d'endothélium ; sa partie externe est constituée par le tissu scléral, sa partie interne par le tissu trabéculaire. Des vaisseaux aboutissent à son extrémité postérieure, mais ils ont une structure qui les différencie des veines et les rapproche, comme le canal de Schlemm, des sinus craniens. Dans les examens de fœtus, dans les yeux glaucomateux, canal et vaisseaux sont pleins de sang, tandis que les lacunes du tissu trabéculaire sont remplies de cellules migratrices très pigmentées. Il ne semble pas, toutefois, que ces cellules pénètrent jamais dans le canal de Schlemm et que celui-ci communique avec le réticulum. On injecte le canal par l'artère ophtalmique et on voit le liquide faire une saillie conique non pénétrante dans le tissu trabéculaire. Par la chambre antérieure on injecte l'espace réticulé, le canal et les veinules épisclérales, mais mal le canal et bien l'espace réticulé. La communication est moins facile, du canal que de l'espace réticulé, aux veines épisclérales. Chez la poule, à étude facile, ce canal communique avec les veines ciliaires, non avec l'espace trabéculaire. Pour Rochon-Duvigneaud, c'est un sinus scléral et non une grande lacune du système lymphatique sclérocornéen (Schwalbe).

IV. — CHAMBRES DE L'OEIL

Elles sont disposées entre le cristallin et la cornée et divisées par l'iris en chambres antérieure et postérieure. Elles communiquent entre elles par la pupille, mais avant la naissance sont séparées par la membrane pupillaire. Elles constituent une sorte de cavité séreuse lymphatique, irrégulière, dite de Wachendorff.

Chambre antérieure. — Elle est comprise entre l'iris et la cornée et communique, au niveau de la pupille, avec la chambre postérieure. Elle est discoïde, sa circonférence répond à l'angle irido-cornéen. Rochon-Duvigneaud décrit, en outre, un prolongement réticulaire, cilio-scléral, compris entre le corps ciliaire et la sclérotique et dont les trabécules antérieurs constituent le ligament *pectiné de Hueck*. Il considère donc à la chambre antérieure deux parties : la chambre antérieure proprement dite et l'espace cilio-scléral.

La chambre antérieure paraît le siège d'une excrétion active des liquides oculaires, ce qui la fait parfois désigner sous le nom d'angle d'excrétion de l'œil. Cette chambre présente 2 à 3 millimètres de profondeur, mais ses dimensions sont variables. Considérables dans l'hydrophtalmie, elles sont très minimes dans plusieurs autres affections (cataracte intumescente, glaucome, iritis, etc.). L'angle de filtration, ou irido-cornéen, est parfois complètement obstrué dans le glaucome et, à la suite de certaines occlusions pupillaires, l'iris, poussé par l'humeur aqueuse, réduit irrégulièrement la chambre antérieure (iris en tomate de Panas) et la sépare totalement de la postérieure.

Chambre postérieure. — Elle est annulaire et de forme triangulaire, à base externe. La face antérieure est formée par l'iris, la face postérieure par le cristallin et la zonule, la base par le corps ciliaire et le sommet par l'adossement, au niveau de la pupille, de l'iris contre le cristallin. Ses dimensions, à l'état normal, sont très petites. Elles varient avec l'accommodation, la tension oculaire, les lésions du cristallin (cataractes traumatiques, luxations lenticulaires) et celles de l'iris. La chambre postérieure communique facilement avec la chambre antérieure au niveau de la pupille et à travers les stomates de l'iris, mais cette communication peut être diminuée ou détruite par l'inflammation (iritis, occlusion pupillaire).

L'*humeur aqueuse* est un liquide incolore contenant 98 p. 100 d'eau, 1 p. 100 de chlorure de sodium, 0,75 p. 100 d'albumine avec des traces de sels et quelques rares cellules lymphatiques. Elle réduit la liqueur de Fehling et paraît dextro-

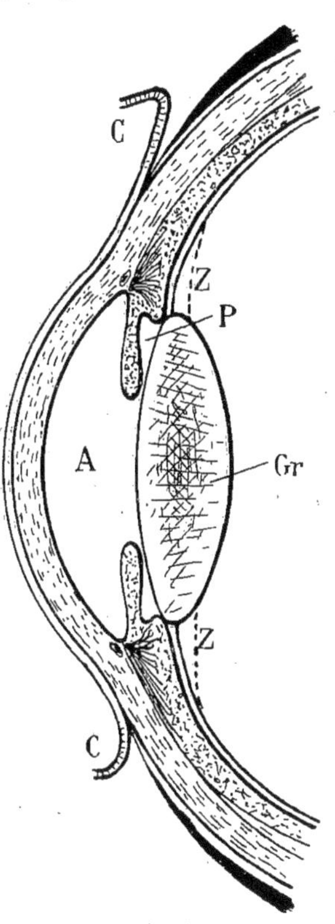

Fig. 29. — Chambres de l'œil.

A. chambre antérieure. — P, chambre postérieure. — Cr, cristallin. — Z, zonule de Zinn. — C, conjonctive.

gyre, mais, en dehors du diabète, ne contient pas de glycose. Elle paraît sécrétée par la couche cellulaire qui va de l'ora serrata aux procès ciliaires et constitue la glande de l'humeur aqueuse (NICATI). Elle est sous la dépendance de la couche vasculaire sous-épithéliale, couche qui continue la chorio-capillaire de la choroïde et a été justement appelée puits de l'humeur aqueuse. Sa composition est différente à l'état normal et après des paracentèses de la chambre antérieure. A l'état normal, elle ne se coagule pas; après les paracentèses, elle est très fibreuse et spontanément coagulable. La sécrétion qui est réflexe se fait par le ganglion ciliaire inhibé (NICATI) par le trijumeau.

L'excrétion a lieu en avant par le canal de Schlemm et les veines sclérales, en arrière à travers les stomates de l'iris, les lacunes ciliaires et les gaines périvasculaires des vorticosa.

V. — CRISTALLIN

Le cristallin est une lentille biconvexe placée entre l'iris et le corps vitré immédiatement en arrière de la pupille, entre les procès ciliaires. Il est appliqué en avant contre l'iris, reçu en arrière dans la fossette patellaire du vitré et maintenu par la zonule à un demi-millimètre des procès ciliaires. Il est centré avec les courbures de l'œil, mais son axe ne coïncide pas absolument avec l'axe antéro-postérieur de l'œil et reste incliné de quelques degrés en avant et en dehors (TSCHERNING).

Chez l'enfant et chez l'adulte la largeur du cristallin est de 4 et de 9 millimètres et son épaisseur, chez tous deux, de 4 millimètres ; les variations individuelles sont notables. La lentille pèse 25 centigrammes environ. Elle comprend 60 p. 100 d'eau, 35 p. 100 de matières albuminoïdes, 5 p. 100 de sels divers. Incolore et transparente dans le jeune âge, elle paraît plus tard grisâtre et même un peu ambrée. Des

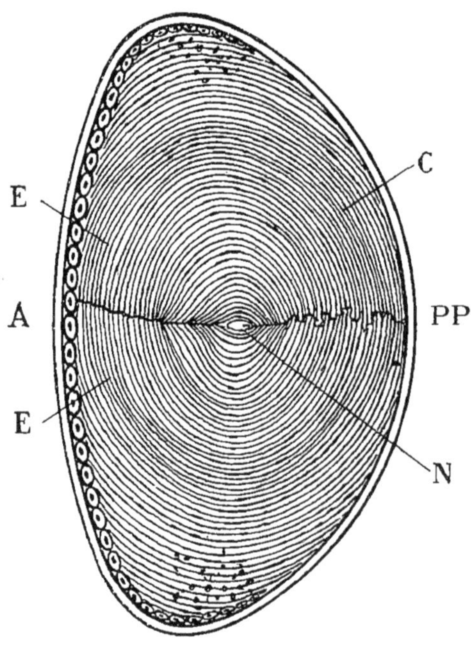

Fig. 30. — Cristallin.

PA, pôle antérieur. — E, épithélium. — N, noyau.
C, fibres corticales. — PP, pôle postérieur.

différences d'aspect peuvent en imposer et faire croire à tort à un début de cataracte.

Sa consistance, molle dans l'enfance, augmente progressivement et devient dans la vieillesse plus ou moins dure. On trouve alors deux zones distinctes : l'une périphérique, molle, gélatineuse, constituant la masse corticale, l'autre centrale, dure, formant le noyau. Ce noyau apparaît vers 25 ans, puis augmente de volume aux dépens des masses corticales ; il envahit à la longue toute la masse lenticulaire.

Le cristallin aurait, dès la naissance, l'épaisseur qu'il possède chez l'adulte et le vieillard ; sa croissance se fait seulement par l'addition de nouveaux éléments à la périphérie. Ce mode de développement coïncide avec la constitution du noyau. Tandis que le centre de la lentille durcit et que son indice réfringent s'accroît, sa courbure diminue et de globulaire devient discoïde ; l'augmentation d'indice (de 1,43 à 1,45) exagère la réfraction initiale, mais l'amoindrissement de courbure diminue. Il y a donc compensation assez exacte et peu de changement dans la réfraction statique (H. Bertin-Sans). Par contre, la sclérose du cristallin rendant la lentille moins élastique diminue progressivement avec l'âge la réfraction dynamique (presbytie).

Le cristallin est constitué par une enveloppe capsulaire et une substance fibrillaire cristallinienne.

La *capsule* comprend la cristalloïde antérieure et la cristalloïde postérieure, continues vers l'équateur. Son épaisseur est moitié moindre en arrière (7 µ) qu'en avant (15 µ). Elle est très élastique et assez résistante. Déchirée, elle se plisse et se recroqueville sur elle-même. Amorphe, transparente, elle ne s'infiltre pas, mais subit des dépôts fragmentaires ou cellulaires en avant ou en arrière.

La *cristalloïde antérieure* est doublée, en dedans, d'une couche unique de cellules épithéliales, d'abord cubiques, puis pavimenteuses. La *cristalloïde postérieure* est dépourvue d'épithélium, les cellules qui la tapissent dans l'embryon s'étant transformées par allongement en fibres cristalliniennes. Les cellules épithéliales s'allongent du pôle vers l'équateur et forment des fibres qui vont recouvrir les fibres primitives.

Entre la capsule et le cristallin, sous l'épithélium antérieur, dans l'épaisseur même du cristallin, unissant les divers éléments, existe une substance amorphe qui forme une fine couche périphérique et les étoiles antérieures et postérieures indiquant les secteurs cristalliniens constitutifs.

Les *fibres cristalliniennes* sont rubanées, aplaties d'avant en arrière, hexagonales, tassées les unes contre les autres et plus longues dans les couches superficielles que dans les couches profondes. A la surface cristallinienne, elles atteignent près de 1 millimètre.

Les fibres superficielles sont larges et molles ; elles possèdent un noyau ovalaire granuleux vers la partie moyenne, au niveau de l'équateur ; elles sont abondantes chez les jeunes sujets. Les fibres profondes sont sèches, dentelées, dépourvues de noyau. Elles dominent chez le vieillard.

Les fibres cristalliniennes sont constituées par une substance albumineuse qui s'écoule en gouttelettes de la partie centrale comme d'un tube. En réalité, il n'y a pas de tube, mais une couche externe plus dense que la couche interne.

Les fibres sont disposées régulièrement, unies par un ciment amorphe, accolées par leurs petites faces latérales ou engrenées par leurs bords (Gayet) ; elles forment des lamelles qui se groupent en secteurs et rappellent, dans leur ensemble, la disposition du bulbe d'un oignon. Elles aboutissent toutes aux *étoiles antérieure* et *postérieure* que l'on voit en avant et en arrière du cristallin, après action de l'acide nitrique.

La disposition des fibres est différente au centre et à la périphérie ou entre les deux.

Les fibres centrales vont d'un pôle à l'autre en décrivant une arcade dont la concavité regarde l'axe et augmente en s'éloignant de lui.

Les fibres périphériques vont d'une branche de l'étoile antérieure à la branche voisine de l'étoile postérieure ; elles se renflent à leurs extrémités, en fléchissant en sens inverse, de manière à prendre la forme d'un S, et tombent perpendiculairement sur les branches. Les courbes décrites sont concentriques et, au niveau de l'équateur, elles prennent l'aspect et le nom de tourbillon.

Le cristallin qui, nous le verrons, est d'origine ectodermique, se développe primitivement aux dépens des cellules tapissant la face postérieure de sa capsule. Il étage ses fibres nouvelles vers l'équateur et s'élargit ainsi progressivement.

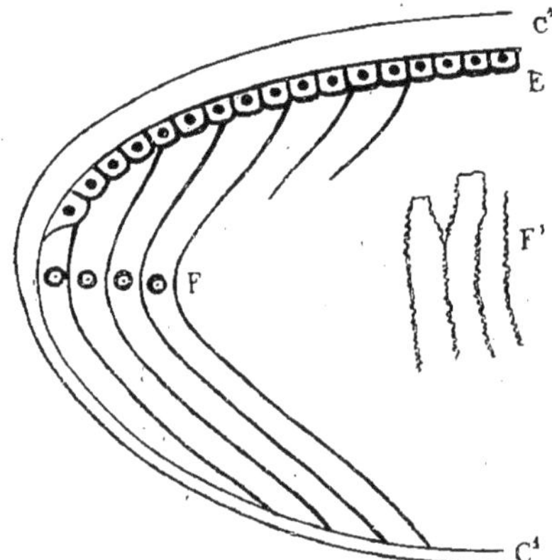

Fig. 31. — Structure du cristallin
(TESTUT).

C, cristalloïde antérieure.— C¹, cristalloïde postérieure. — E, épithélium antérieur. — F, fibres cristalliniennes avec leurs noyaux. — F¹, fibres crénelées.

Pendant la période intra-utérine il est entouré par un réseau vasculaire émanant, d'une part, des vaisseaux iriens, d'autre part de l'artère hyaloïdienne fournie par l'artère centrale de la rétine. L'artère hyaloïdienne aboutit au pôle postérieur, puis s'épanouit en rameaux qui divergent vers l'équateur, le contournent et convergent vers le pôle antérieur. L'ensemble des rameaux irido-capsulaires aboutissant au pôle antérieur constitue la membrane *capsulo-pupillaire* ou membrane de Wochendorff. Cette membrane dès le septième et le huitième mois, s'atrophie graduellement, et elle a disparu à la naissance ; on en observe toutefois assez souvent des vestiges.

La nutrition du cristallin, privé des vaisseaux sanguins ou lymphatiques, se fait par les interstices des fibres, des cellules, ou au niveau de la substance amorphe périphérique stellaire. Elle a lieu par les vaisseaux ciliaires, vers la zone équatoriale, dans l'espace périlenticulaire. C'est là que passe le courant nutritif. Les produits de déchet traversent la capsule par exosmose vers sa périphérie et aboutissent aux chambres de l'œil.

Le développement du cristallin se poursuit jusqu'à l'âge adulte et au delà. Les cellules épithéliales antérieures, au niveau de l'équateur, s'allongent progressivement, se transforment en fibres recouvrant et repoussant vers le centre les fibres primitives. Les fibres les plus jeunes, à noyau, recouvrent graduellement les fibres les plus anciennes, puis vieillissant, perdent leur noyau et sont recouvertes à leur tour ; elles constituent le noyau du cristallin. Les fibres disparaissent dans ce dernier. Leur noyau se résorbe dès qu'elles ont atteint leur longueur maxima et qu'elles touchent aux branches stellaires. Avec l'âge les fibres sont plus sèches ; celles qui sont nucléées deviennent plus rares ; il y a diminution de perméabilité, d'osmose et de nutrition locale ou générale. Les rayons se divisent et se subdivisent.

La capsule, avec le temps, s'épaissit et devient moins élastique. Son épithélium antérieur est moins adhérent et peut manquer par places.

Le cristallin, de l'enfance à la vieillesse, a doublé de poids ; sa largeur a augmenté, mais son épaisseur est restée la même, Nous avons vu enfin que sa courbure a diminué et que son indice réfringent augmenté, de telle sorte que la réfraction statique demeure à peu près constante.

La statique du cristallin est réalisée par la pression ambiante, par l'iris, par son emboîtement dans la fossette patellaire et par des fibres conjonctives

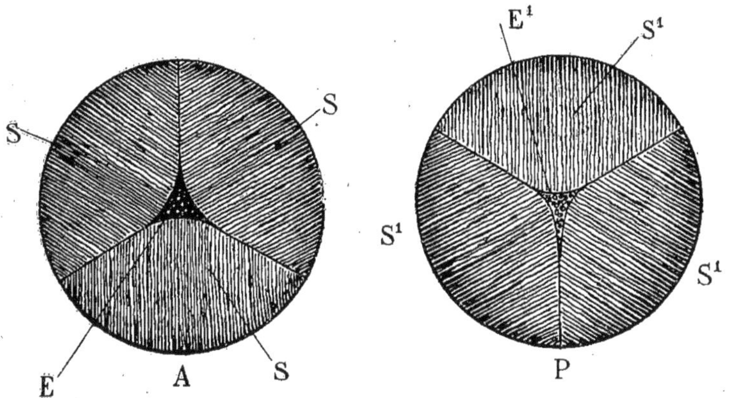

Fig. 32. — Segments et étoiles du cristallin.

A, face antérieure. — P, face postérieure. — SS', segments. — EE', étoiles.

qui, dans cette fossette, vont du vitré à la portion sous-équatoriale de la cristalloïde postérieure ; on a considéré celles-ci comme un ligament hyaloïdo-capsulaire (WIEGER et BERGER) ; enfin et surtout, le cristallin est tenu par la zonule de Zinn qui le maintient dans l'œil, comme une araignée au milieu de sa toile, par un système de fils radiés.

ZONULE. — La zonule constitue le véritable ligament suspenseur du cristallin ; altérée ou rompue, le cristallin tombe dans la chambre postérieure ou dans la chambre antérieure ; normale, elle est si résistante qu'elle s'oppose à l'ablation capsulo-lenticulaire dans l'extraction habituelle de la cataracte.

La zonule et le cristallin constituent une sorte de diaphragme vertical qui divise l'œil en deux loges, antérieure et postérieure, presque indépendantes.

La zonule fait suite à l'hyaloïde du vitré dont elle est une dépendance et

la continue en avant. Elle commence au niveau de l'ora serrata et apparaît
dans la substance amorphe de l'hyaloïde, sous forme de fibrilles de plus en
plus nombreuses et épaisses, au fur et à mesure qu'elle se rapproche de la
capsule cristallinienne sur laquelle elle s'insère. L'insertion capsulaire de la
zonule se fait sur les deux faces de l'équateur, la face antérieure principalement, de manière à constituer, avec le bord équatorial, l'espace triangulaire
et circulaire désigné sous le nom de *canal de Petit*.

La zonule est appuyée, en dehors, contre la portion ciliaire de la rétine
et le corps ciliaire. En arrière, elle est confondue avec la limitante interne ;
en avant, elle se plisse pour s'adapter aux saillies et dépressions du corps

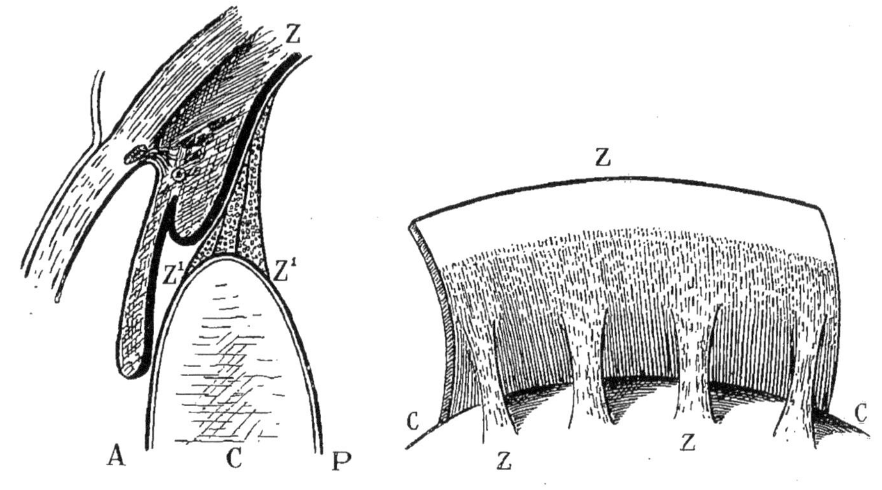

Fig. 33. — Zonule, vue verticale   Fig. 34. — Zonule, vue en arrière
(TESTUT).   (TESTUT).

Z, Z¹, Z², zonule. — C, cristallin. — A, face antérieure. — P, face postérieure.

ciliaire. Elle s'applique exactement sur les saillies, mais non sur les dépressions. A ce niveau, entre la zonule et le corps ciliaire, il reste de petites
loges lymphatiques qui constituent autant de dépendances de la chambre
postérieure (KUHNT) qu'il y a de dépressions (70 environ).

La zonule est appliquée en dedans contre le vitré, mais elle s'en écarte
en avant pour atteindre l'équateur cristallinien et constituer le canal de
Petit.

Ce canal entoure le cristallin ; ses parois sont formées par le cristallin en
dedans, le vitré et les procès ciliaires en dehors. Il est à jour comme un
filet, formé de fibres zonulaires méridiennes et de quelques fibres annulaires
(CLAEYS). Son calibre est irrégulier, faible au niveau des fibres équatoriales
ou rétro-équatoriales qui correspondent aux saillies ciliaires, large au
niveau des fibres pré-équatoriales qui correspondent aux dépressions
ciliaires. Insufflé, il a l'aspect d'un chapelet et mérite bien sa dénomination
de *canal godronné*. Il contient de la lymphe qui communique largement
avec les liquides du vitré et de la chambre postérieure.

VI. — CORPS VITRÉ

Le corps vitré transparent, gélatineux, sphéroïde, occupe, en arrière du cristallin, toute la cavité oculaire. Il est appliqué contre la rétine, mais ne lui adhère qu'en avant de l'ora serrata; il est appliqué contre le cristallin qu'il reçoit dans la fossette patellaire et auquel il est uni par quelques fibres conjonctives formant le ligament hyaloïdo-capsulaire (WIEGER et BERGER). Le vitré est constitué par une substance visqueuse, sirupeuse, plus épaisse chez l'enfant que chez l'adulte et le vieillard, presque liquide dans certains états pathologiques. On peut le décomposer, par durcissement, en des écailles d'oignon et en quartiers d'orange, car il existe des fentes dont les périphériques sont circulaires et les centrales, radiaires. Au centre, on trouve le *canal de Cloquet* ou de Stilling, canal de 2 millimètres de diamètre, qui va de la papille au cristallin en s'évasant à ses deux extrémités; il est occupé chez le fœtus par l'artère hyaloïdienne et chez l'adulte par du liquide lymphoïde.

Le vitré est limité par l'*hyaloïde*, membrane qui l'entoure complètement, sauf au niveau de la région ciliaire ou de la fossette patellaire, et fournit un prolongement pour le canal de Cloquet. A partir de l'ora serrata, elle s'épaissit et forme la zonule ou ligament suspenseur du cristallin.

On avait fait du vitré une membrane complexe, un réseau, un amas de cellules anastomosées, une substance amorphe, etc. En réalité, c'est un tissu conjonctif composé de fibres et de cellules. Les fibres existent surtout chez le fœtus et disparaissent ensuite. Les cellules sont des cellules lymphatiques, avec prolongements ramifiés ou avec des vacuoles. Il s'agit là d'un tissu conjonctif modifié, formant des lames anastomosées analogues aux gaines connectives nerveuses (HACHE). Il est très riche en eau, 98,4 p. 100, et contient du chlorure de sodium, des traces de sels et d'albumine. Ses éléments sont très hygrométriques et très aplatis : structure et disposition favorables, comme dans la cornée, à la transparence (RANVIER).

VII. — TRACTUS UVÉAL

Le tractus uvéal, appelé encore uvée, représente la membrane vasculaire et nutritive de l'œil et comprend trois parties continues : l'iris, le corps ciliaire et la choroïde.

Iris. — C'est une membrane disposée transversalement au niveau de la région scléro-cornéenne et séparant les chambres antérieure et postérieure. Il a la forme d'un diaphragme et présente une ouverture centrale, la pupille. La face antérieure est légèrement convexe et de couleur variable, suivant la race et les sujets. La face postérieure, un peu concave, est appliquée sur le cristallin dans sa portion pupillaire et offre une coloration noire. La circonférence externe correspond à la région scléro-cornéenne et se continue en arrière avec le corps ciliaire, en avant avec le ligament pectiné. L'adhérence n'est cependant pas excessive et on peut par traction arracher plus ou moins complètement la membrane entière (irido-dialyse).

La *pupille*, à peu près circulaire et centrale, peut être elliptique et paracentrale. Elle est de dimensions égales des deux côtés, mais on sait aujourd'hui qu'il existe une inégalité pupillaire physiologique ou plutôt morphologique (Frenkel) parce que congénitale. Les dimensions dépendent de l'éclairage, de la convergence, de l'âge, de la réfraction. Elle n'est irrégulière qu'à l'état pathologique (adhérences, tabes, paralysie générale), mais on la trouve

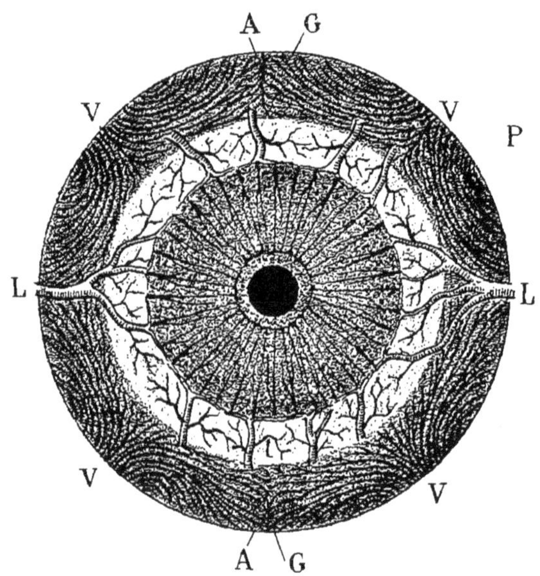

Fig. 35. — Iris.

L, artères ciliaires longues. — A. ciliaires antérieures. — G, grand cercle artériel.
P, petit cercle artériel. — V, vasa vorticosa.

parfois ovoïde à pointe pigmentée, ce qui présente un colobome minuscule avec éversion du feuillet postérieur de l'iris. Elle peut être multiple (polycorie). Chez le fœtus, elle est occupée par la membrane pupillaire ou membrane de Wochendorf qui disparaît complètement avant la naissance. Des vestiges de cette membrane peuvent persister sous forme de filaments ténus.

La structure de l'iris peut être rapprochée, à cet égard, de celle de la cornée. Elle comprend, comme celle-ci, cinq couches représentées par une substance propre, tapissée en avant comme en arrière d'une membrane basale et d'un épithélium.

La *membrane basale antérieure* très mince et l'*épithélium antérieur* aplati et polygonal se continuent, vers l'angle irido-cornéen, avec la basale et l'épithélium postérieur de la cornée. Ils présentent vers la phériphérie et la zone pupillaire des espaces vides ou stomates (Fuchs) de dimensions variées (Cornil et Nuel). La zone moyenne en est dépourvue.

La *couche propre* est vasculo-musculaire.

Les *fibres musculaires* constituent autour de la pupille un anneau aplati de 1 millimètre environ. Ce sont les fibres du sphincter. Quant aux fibres

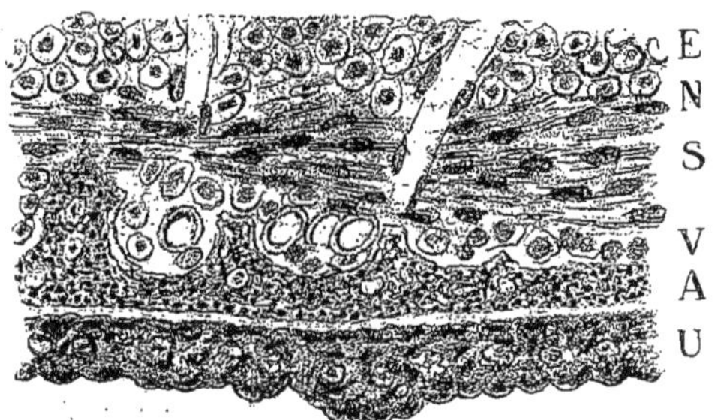

Fig. 36. — Structure de l'iris (Panas).

E, endothélium. — N, noyaux. — S, sphincter. — V, vaisseaux. — A, épithélium antérieur.
U, épithélium postérieur ou uvéen.

radiaires, allant de la pupille à la circonférence de l'iris, elles sont très contestées, admises et décrites par les uns (Henle), niées par les autres (Grünhagen). Les recherches antérieures (Boé, Retterer) les faisaient absolument rejeter chez l'homme et semblaient établir qu'on a pris pour des fibres musculaires des éléments différents, et pour des noyaux musculaires les noyaux des cellules pigmentaires. Les recherches plus récentes (Vialleton et Gryn-

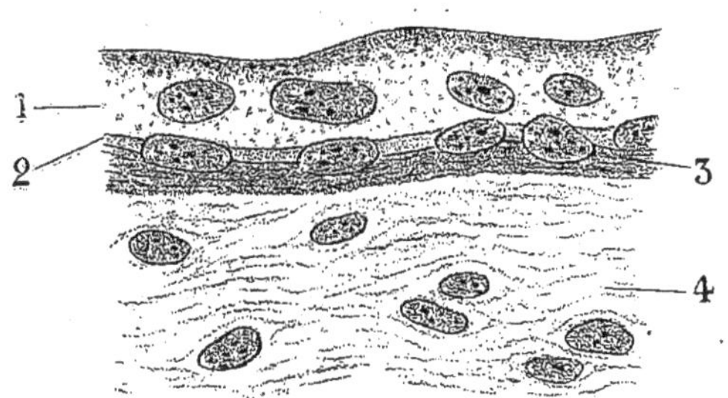

Fig. 37. — Iris du lapin albinos (Grynfelt).

1, épithélium postérieur de l'iris. — 2, cellules myo-épithéliales avec leur zone contractile
(3) qui constitue le muscle dilatateur. — 4, tissu de l'iris.

felt) tendent à montrer l'existence réelle d'un dilatateur à structure myo-épithéliale, même chez l'homme.

Les *éléments vasculaires* vont de la périphérie au centre et forment le grand et le petit cercle artériel de l'iris.

Le tissu conjonctif comprend des fibres conjonctives ou élastiques, des cellules lymphatiques, des cellules étoilées plus ou moins pigmentées et quelques granulations pigmentaires libres.

La *membrane basale* et la *couche épithéliale postérieure* se continuent avec la lame vitrée de la choroïde et de la couche pigmentaire de la rétine.

La basale est élastique, mince et constitue la membrane de Bruch.

La couche pigmentaire ou uvée proprement dite comprend deux couches de cellules. Les cellules antérieures correspondent aux cellules pigmentaires de la rétine que l'on rattachait autrefois à la choroïde. Les cellules postérieures font suite aux cellules cylindriques de la portion ciliaire de la rétine.

Ces deux couches de cellules sont très pigmentées ; les antérieures conservent partout leur pigment ; les postérieures le perdent progressivement vers la grande circonférence.

Corps ciliaire. — Il comprend le muscle ciliaire avec les procès ciliaires et va de l'iris à l'ora serrata. On désigne également ainsi parfois les seuls procès ciliaires.

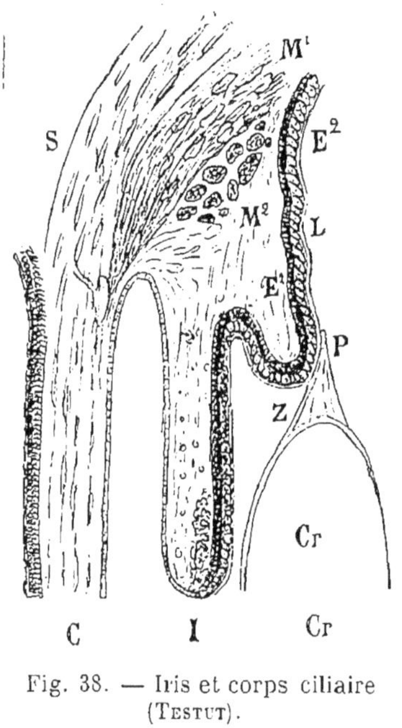

Le *muscle ciliaire* appelé encore tenseur de la choroïde ou muscle de Brücke, blanc grisâtre, forme, un peu en arrière du limbe scléro-cornéen, une bande de 6 ou 7 millimètres de large et de 0,5 millimètre d'épaisseur moyenne. Il est triangulaire, à sommet postérieur et à base antérieure placée entre la sclérotique et les procès ciliaires ; il se termine en arrière vers l'équateur, en avant au niveau du canal de Schlemm.

Il présente deux ordres de fibres, circulaires et radiées.

Les fibres radiées, antéro-postérieures ou méridiennes, sont les plus anciennement décrites. Elles naissent d'un renflement de la membrane de Descemet situé en dedans du canal de Schlemm et connu sous le nom d'anneau de Dollinger. Elles se dirigent en arrière, puis s'anastomosent et se terminent dans le tissu conjonctif de la choroïde ou du corps ciliaire et constituent un plexus à mailles irrégulières. L'ensemble du muscle, de l'origine à la terminaison se développe sur une coupe méridienne, en une sorte d'éventail.

Fig. 38. — Iris et corps ciliaire (TESTUT).

M¹, muscle ciliaire radié. — M², muscle ciliaire circulaire. — S, sclérotique. — C, cornée. — Cr, cristallin. — Z, zonule. — I, iris. — E¹, épithélium antérieur. — E², épithélium postérieur. — L, limitante.

Les fibres circulaires découvertes par ROUGET (1856), puis par MÜLLER (1857), sont situées en dedans des fibres radiées. Elles constituent plusieurs faisceaux séparés entre eux par du tissu conjonctif. Leur ensemble forme un anneau mince, le dixième environ de la portion radiée. Toutefois, chez les myopes, le muscle de Rouget est beaucoup plus grêle, tandis qu'il est plus volumineux chez les hypermétropes (IWANOFF).

Les *procès ciliaires* sont des replis formant une collerette circulaire placée en arrière et contre le muscle ciliaire, entre la base de l'iris et la choroïde.

Les procès sont au nombre fixe de 70 (Nuel) et de volume un peu inégal. Leur base adhérente se continue vers la base de l'iris et la choroïde ; leur extrémité libre est arrondie et fait saillie dans la chambre postérieure, entre l'iris et le cristallin. Ils sont séparés entre eux par des dépressions où s'engrènent les replis de la zonule de Zinn. Leur constitution est essentiellement vasculaire.

Des artères, des veines et des capillaires s'entremêlent et s'enchevêtrent dans une trame conjonctive contenant une substance amorphe abondante et de nombreuses cellules étoilées pigmentaires. Ils sont recouverts par le prolongement de la lame vitrée de la choroïde et des couches cellulaires de la rétine.

Choroïde. — C'est une membrane vasculaire placée entre la rétine et la sclérotique ; elle continue en arrière l'iris et le corps ciliaire, livre passage au nerf optique et se confond avec la gaine cellulaire du nerf. En dehors, elle est faiblement unie à la sclérotique par des vaisseaux, des nerfs ciliaires et du tissu conjonctif lâche formant la lamina fusca. En dedans, elle adhère à la couche pigmentaire de la rétine, mais peut en être facilement séparée. Chez les animaux, à la région postéro-externe, elle présente le tapis.

La choroïde, au point de vue histologique, comprend cinq couches : lame vitrée, choriocapillaire, couche intervasculaire, couche des gros vaisseaux, lamina fusca.

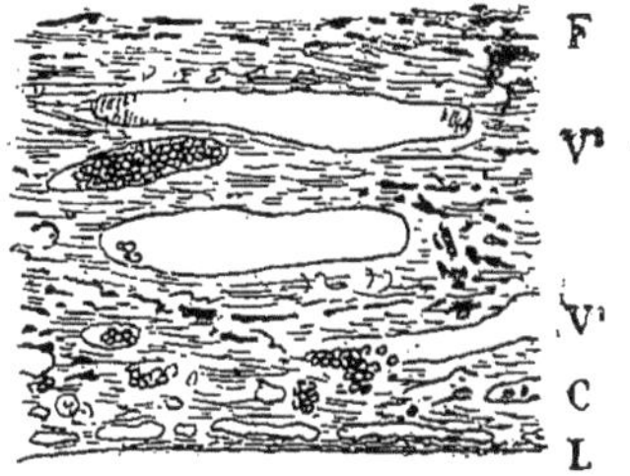

Fig. 39. — Structure de la choroïde.

L, limitante interne. — C, choriocapillaire. — V¹, vaisseaux moyens. — V², gros vaisseaux. — F, lamina fusca.

La *membrane vitrée* ou *de Bruch*, unie à sa face interne, fibrillaire à sa face externe, est très mince et transparente.

La *chorio-capillaire* ou *membrane de Ruysch* représente un réseau capillaire dont les mailles s'allongent au fur et à mesure qu'on va du trou optique à l'ora serrata. Leurs interstices sont comblés par une substance granuleuse fine.

La *couche intervasculaire de Sattler* est formée de lamelles élastiques et revêtue en dedans des cellules endothéliales. Elle serait l'homologue du tapis des animaux (Sattler).

La *couche des gros vaisseaux* comprend des artères et des veines. Les artères en dedans, et les veines en dehors formant des tourbillons (vasa vorticosa) et pourvues de manchons lymphatiques. Les vaisseaux choroïdiens sont entourés de fibres conjonctives, élastiques et musculaires, de cellules lymphatiques et de cellules étoilées, anastomosées en réseau et infiltrées de granulations pigmentaires.

La *lamina fusca* est formée de tissu conjonctif en lamelles ou en travées délimitant des espaces tapissés de cellules endothéliales où circule la lymphe (espace supra-choroïdien).

Il existe aussi, sur les travées, des cellules pigmentaires constituant un revêtement non continu (HACHE) et opposé au revêtement continu endothélial.

VAISSEAUX DU TRACTUS UVÉAL. — La circulation *artérielle* de l'iris, du corps ciliaire et de la choroïde est assurée par les ciliaires postérieures longues et courtes, ainsi que par les ciliaires antérieures.

Les *ciliaires postérieures courtes*, au nombre de dix ou douze, dessinent une couronne autour du nerf optique, traversent la sclérotique, pénètrent dans la choroïde où elles se divisent et se subdivisent dichotomiquement

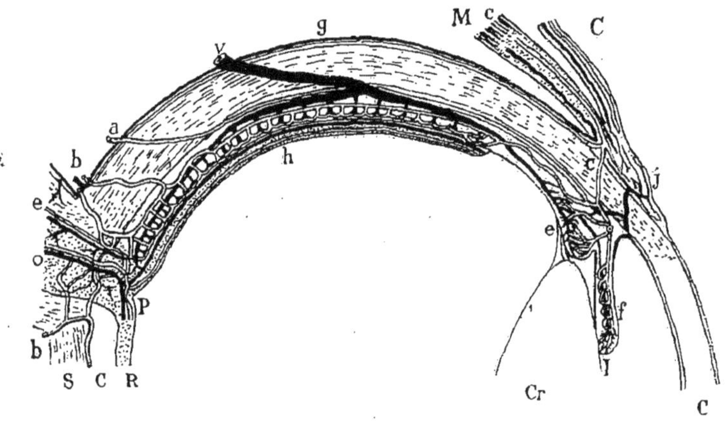

Fig. 40. — Circulation de l'œil (LEBER).

a, artères et veines ciliaires longues postérieures. — b, ciliaires courtes postérieures. — c, ciliaires antérieures. — o, sous-durales optiques. — e, des procès ciliaires. — f, de l'iris. — g, épisclérales. — h, rétiniennes. — c, choroïdiennes, — j, de la conjonctive bulbaire. — v, vasa vorticosa. — S, sclérotique. — C, choroïde. — R, rétine. — Cr, cristallin. — C, cornée. — I, iris.

pour former la couche des gros vaisseaux et la chorio-capillaire. Elle s'anastomosent, vers la lame criblée, avec des rameaux rétiniens, des rameaux optiques et des rameaux récurrents des ciliaires longues.

Les *ciliaires postérieures longues*, au nombre de deux, l'une interne et l'autre externe, traversent la sclérotique un peu en avant des ciliaires courtes, suivent l'espace sous-sclérotical sans fournir aucun rameau à la choroïde sous-jacente et se portent vers le corps ciliaire et l'iris où elles se terminent. Les ciliaires longues forment, en se bifurquant et s'anastomosant entre elles, le grand cercle artériel de l'iris. Elles s'abouchent en arrière, par des filets récurrents, avec les ciliaires courtes et en avant avec les ciliaires antérieures.

Les *ciliaires antérieures* sont plus ou moins nombreuses, émanent des musculaires, traversent la sclérotique à quelques millimètres du limbe scléro-cornéen et se terminent avec les ciliaires longues dans le grand cercle artériel de l'iris.

Ce *grand cercle artériel de l'iris*, situé entre la sclérotique et le muscle ciliaire au niveau du limbe scléro-cornéen, envoie de nombreux rameaux au corps ciliaire et à la choroïde vers l'ora serrata ainsi qu'à l'iris, vers la pupille, où ils constituent le *petit cercle artériel de l'iris*.

Les *veines* du tractus uvéal aboutissent aux ciliaires antérieures et surtout aux vasa vorticosa qui, au nombre de quatre ou six, vont dans les veines ophtalmiques. Si la circulation intra-oculaire est gênée par un excès de pression (glaucome), la circulation extra-oculaire s'exagère et les veines ciliaires antérieures forment autour du limbe scléro-cornéen des traînées tortueuses caractéristiques. Les veines ophtalmiques vont au sinus caverneux et communiquent avec le plexus ptérygoïdien et la veine angulaire de la face, de manière à assurer largement en tous sens la circulation de l'œil.

Le *système lymphatique* du tractus uvéal est exclusivement lacunaire. La lymphe de l'iris et du corps ciliaire traverse l'iris vers la région pupillaire et à sa périphérie, puis aboutit au canal de Schlemm et dans les veines ciliaires. Celle de la choroïde suit les espaces conjonctifs et périvasculaires, l'espace suprachoroïdial et suscléral. Il n'y aurait pas de véritables vaisseaux lymphatiques chez l'homme. Chez les animaux, à la limite du tapis, on aurait vu (ALEXANDER) l'abouchement des fentes dans des vaisseaux lymphatiques. Les espaces lymphatiques intra-oculaires se continuent en arrière avec l'espace intervaginal du nerf et par ce dernier avec les espaces correspondants du cerveau. L'espace périchoroïdien communique autour des vasa vorticosa avec l'espace sus-sclérotical ou de Tenon. Il existe donc, pour le système lymphatique, comme pour les systèmes artériel et veineux, de larges communications ou anastomoses, qui assurent largement la circulation normale et diminuent les troubles de la circulation pathologique.

NERFS. — Ce sont les ciliaires émanant du ganglion ophtalmique ou directement du nasal. Ils vont former : le plexus choroïdien, riche en cellules ganglionnaires et fournissant des filets aux parois musculaires des vaisseaux ; le plexus ciliaire, riche aussi en cellules embryonnaires et innervant le muscle ciliaire ; le plexus irien conduisant des fibres sensitives nombreuses à la face antérieure, des fibres motrices au sphincter, des fibres vasculaires et enfin des fibres pâles à fonctions indéterminées vers la face postérieure.

VIII. — RÉTINE

La rétine embryonnaire va du trou optique à la pupille, mais sa portion vraiment nerveuse s'arrête à l'ora serrata, un peu en deçà de l'équateur de l'œil. C'est une membrane qui, en dehors de sa couche externe pigmentaire noire, est absolument transparente, friable, plus mince en avant (0,1 mm.) qu'en arrière (0,4 mm.). Elle est recouverte en dehors, dans sa portion nerveuse, par la choroïde et dans sa portion fibreuse, par le corps ciliaire et l'iris ; en dedans, elle est en contact avec l'hyaloïde du vitré et la chambre postérieure. Elle est peu adhérente sauf vers la papille et la macula lutea. Les décollements ne sont d'ailleurs pas rares.

La *papille* est située à 3 millimètres en dedans et 1 millimètre au-dessous du pôle postérieur. Elle est blanche ou blanc rosé, arrondie et mesure 1,5 mm. Elle ne fait point saillie d'ordinaire et constitue plutôt une cupule qu'une papille.

La *tache jaune* ou *macula lutea* occupe assez exactement le pôle posté-

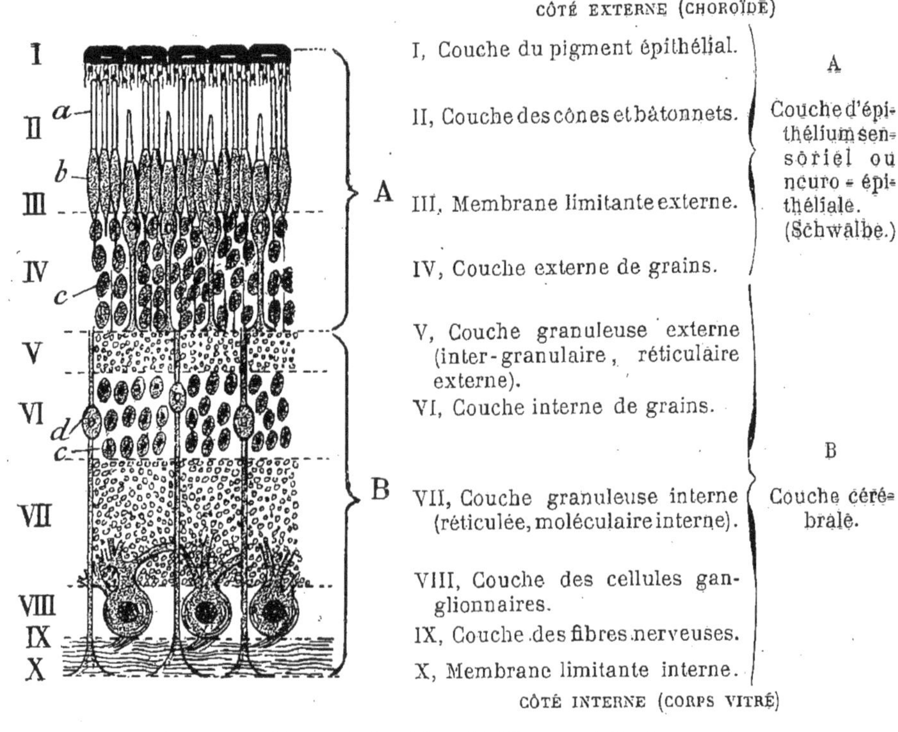

I, Couche du pigment épithélial.

II, Couche des cônes et bâtonnets.

III, Membrane limitante externe.

IV, Couche externe de grains.

A — Couche d'épithélium sensoriel ou neuro-épithéliale. (Schwalbe.)

V, Couche granuleuse externe (inter-granulaire, réticulaire externe).

VI, Couche interne de grains.

VII, Couche granuleuse interne (réticulée, moléculaire interne).

VIII, Couche des cellules ganglionnaires.

IX, Couche des fibres nerveuses.

X, Membrane limitante interne.

B — Couche cérébrale.

Fig. 41. — Coupe de la rétine (H. MÜLLER et M. SCHULTZE).

a, Segment externe des bâtonnets. — *b*, Segment interne. — *c*, Fibres radiées ou de Müller, ou de soutènement. — *d*, Noyaux des fibres radiées. — *e*, Rangée de spongioblastes.

rieur de l'œil et se trouve à 3 millimètres en dehors et 1 millimètre au-dessus de la cupule optique ; en pratique, on évalue sa distance de la papille à 2 diamètres papillaires. Elle est jaunâtre, rosée, brunâtre ou violacée, de dimensions variant entre 2 et 3 millimètres de large, et 1 millimètre à 1,5 de haut.

A son centre existe une petite dépression, la fossette centrale ou *fovea centralis*, dont l'aspect est parfois celui d'une tache hémorragique. L'épaisseur de la rétine est ici à son maximum et les bords de la fovea, saillants, constituent un véritable bourrelet.

En avant de l'ora serrata, la rétine se réduit à une mince pellicule adhérente à la zonule et constituée seulement de dehors en dedans par une couche de cellules pigmentaires, une couche de cellules cylindriques non pigmentaires et la limitante interne. Ces deux couches cellulaires se continuent sur l'iris, mais sont là toutes deux pigmentaires (Boë). Elles proviennent des feuillets de la vésicule oculaire secondaire et forment l'uvée. Elles continuent ainsi la rétine et représentent sa portion ciliaire et sa portion irienne.

La structure de la rétine est très complexe. Elle a été bien étudiée par un grand nombre d'auteurs, mais surtout par Schultze, Schwalbe, Ranvier, Renaut, Ramon y Cajal, etc. .

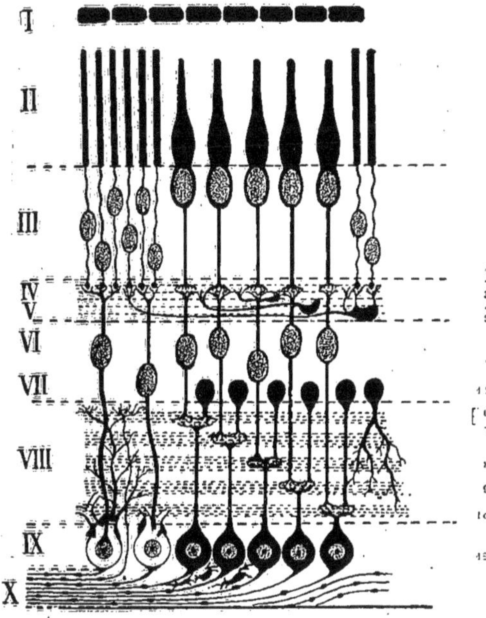

I, Couche du pigment épithélial.

II, Couche des cônes et bâtonnets.

III, Couche des grains des cellules visuelles.

IV, Couche plexiforme externe.
V, Couche des cellules horizontales.
VI, Couche des cellules bipolaires.

VII, Couche des cellules amacrines.

VIII, Couche plexiforme interne.

IX, Couche des cellules ganglionnaires.

X, Couche des cellules nerveuses.

Fig. 42. — Structure de la rétine humaine (Ramon y Cajal).

1-5, Subdivisions de la couche granuleuse externe : 1, Couche des bâtonnets et des cellules bipolaires 2, Couche des cônes et des cellules bipolaires ; 3, Couche des petites cellules horizontales ; 4, Couche des moyennes cellules horizontales ; 5, Couche des grosses cellules horizontales. — 6-10, Subdivisions de la couche granuleuse interne constituées par des cellules superposées : 11, Cellules amacrines à ramification diffuse ; 12, Cellules ganglionnaires à ramification diffuse.

Elle présente à considérer l'ensemble de ses couches et quelques zones particulières, papille et macula.

Les couches sont au nombre de dix et différemment désignées par les auteurs :

1° La limitante interne est mince, hyaline, reliée à la limitante externe par les fibres de soutènement ou de Müller.

Les *fibres de Müller* sont des tiges noueuses, larges, au niveau des cellules polaires, à prolongements déliés anastomotiques multiples, sur la nature desquelles on n'est pas bien d'accord.

On a cru longtemps que c'étaient des fibres conjonctives constituant un stroma dans lequel étaient compris les divers éléments nerveux rétiniens. Aujourd'hui on les considère comme des cellules allongées et ramifiées de même origine que les cellules cylindriques de la portion irienne et ciliaire de la rétine. On y trouve en effet un noyau propre. Leur terminaison sur les limitantes externe et interne est large, évasée, et de nature réticulaire (RANVIER) ;

2° COUCHE DES FIBRES OPTIQUES. — Celles-ci sont dépourvues de la myéline qu'elles ont abandonnée au niveau de la papille et rayonnent en tous sens au-dessus et autour de la macula où elles décrivent deux courbes qui se regardent par leur concavité ;

3° COUCHE DES CELLULES MULTIPOLAIRES. — Ce sont de grandes cellules nerveuses à prolongements internes, externes et latéraux qui les relient entre elles, aux fibres optiques et aux couches suivantes ;

4° PLEXUS CÉRÉBRAL. — C'est un plexus fibrillaire rempli de substance amorphe, analogue à celle de la substance cérébrale grise, et constitué par des émanations des cellules multipolaires au-dessous, et des cellules uni- et bipolaires au-dessus ;

5° CELLULES UNI- ET BIPOLAIRES. — Les unipolaires sont plus internes et moins nombreuses que les bipolaires. Leurs prolongements se continuent, pour les premières, dans le plexus cérébral et, pour les dernières, dans le plexus cérébral et le plexus basal ;

6° COUCHE BASALE. — Elle constitue un fin réticule analogue au plexus cérébral, mais présentant en outre des cellules étoilées aplaties, à signification mal définie ;

7° CELLULES VISUELLES. — Ce sont des éléments cellulaires qui partent du plexus basal et vont au niveau de la limitante externe se continuer avec les cônes et les bâtonnets. Ces éléments se trouvent formés par des fibres et des noyaux.

Les noyaux ou grains sont nucléolés, arrondis ou ovoïdes, et font partie des fibres qui vont aboutir aux cônes, *grains de cônes*, ou aux bâtonnets, *grains de bâtonnets*.

Les grains des cônes paraissent clairs et brillants ; les grains des bâtonnets sont striés transversalement par 7 ou 8 bandes alternativement claires et foncées.

Les fibres sont finement striées. Fibres de cônes et fibres de bâtonnets se résolvent en pinceau dans le plexus basal. Les cellules visuelles ont, en somme, un prolongement interne relié aux fibres nerveuses et un prolongement externe libre sous forme de cône et de bâtonnet. Ces derniers sont de simples prolongements cellulaires et l'homologue des extrémités libres des cellules olfactives ou gustatives.

Il existe encore des petits corps en forme de massues (LANDOLT) dont la base se continue à travers le plexus basal avec le prolongement externe des cellules bipolaires ;

8° MEMBRANE LIMITANTE EXTERNE. — C'est l'analogue de la limitante interne. Elle est réticulaire, mince et donne passage aux cônes et aux bâtonnets. Elle présente, entre ces derniers, des expansions filiformes qui s'appliquent à leur base et l'entourent comme un réseau ;

9° CÔNES ET BATONNETS. — Ils constituent la membrane de JACOB.

Les *cônes* ont la forme d'une bouteille. Ils se continuent en dedans avec la fibre de cône et aboutissent en dehors à la couche pigmentaire.

Leur partie externe ou article externe est un peu conique et par divers réactifs peut être décomposée en une série de disques lamellaires, analogue à une pile de monnaie. Leur article interne est fibrillaire et granuleux ; la portion fibrillaire descend fort bas et serait (RANVIER) l'homologue du corps intercalaire des bâtonnets.

Les cônes, rares à la périphérie de la rétine, deviennent d'autant plus abondants qu'on se rapproche davantage de la macula. Au niveau de celle-ci, il n'y a absolument que des cônes.

Les *bâtonnets* ont la forme d'un cylindre, sont très allongés, reposant par leur base sur la limitante externe, comme les cônes, mais dépassant ces derniers vers la couche pigmentaire dans laquelle ils pénètrent.

Leur partie externe ou article externe est cylindrique et peut aussi, par les réactifs, être décomposée en disques en pile de monnaie. Leur article interne est fibrillaire et granuleux, mais la partie fibrillaire descend moins bas que dans les cônes. Chez beaucoup de vertébrés, il existe (RANVIER), à l'union des articles externe et interne, un corps lenticulaire ou sphérique dont la fonction reste encore indéterminée.

10° ÉPITHÉLIUM EXTERNE. — Il est constitué par des cellules chargées de pigment et qui recouvrent comme un tapis noir, *tapetum nigrum,* la couche des cônes et des bâtonnets. Vues de face, les cellules pigmentaires sont polygonales et forment une mosaïque régulière ; vues de champ, sur une coupe perpendiculaire à la surface, on les trouve filamenteuses, frangées dans la profondeur ; elles sont comme racinées ; le fond est très pigmenté et la surface, comme le noyau, reste incolore. Les grains pigmentaires sont mobiles ; ils émigrent vers les cônes et les bâtonnets sous l'influence de la lumière, mais vers la base pendant l'obscurité.

Les dix couches rétiniennes représentent un appareil sensoriel complet, analogue aux appareils gustatif et olfactif. Les fibres nerveuses vont, à travers les cellules et les plexus, aboutir aux cellules visuelles dont les terminaisons sont représentées par les cônes et les bâtonnets.

Suivant les nouvelles idées de RAMON Y CAJAL, substituant la notion de contiguïté des éléments nerveux ou neurones, à celle de leur continuité, la rétine comprendrait trois neurones : cellule visuelle, cellule bipolaire, cellule ganglionnaire. Au niveau des plexus basal et cérébral existeraient en outre des neurones transversaux, cellules du plexus basal et cellules amacrines.

La PAPILLE ne contient que des fibres, fibres à myéline au delà de la lame criblée, fibres sans myéline en deçà. Elle ne peut donc directement percevoir la lumière : c'est le *punctum cœcum*, qui se trouve le siège d'un scotome physiologique.

ROCHON-DUVIGNEAUD a observé de petits prolongements fibreux émanant du disque papillaire. Ce sont des vestiges du pédicule embryonnaire du vitré qui semble correspondre à ce que MASSELON a décrit sous le nom de prolongements anormaux de la lame criblée.

La MACULA LUTEA présente, au niveau de la fovea centralis, un amincisse-

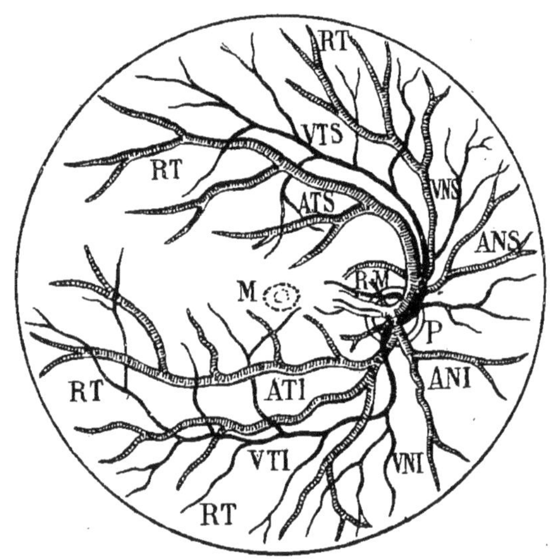

Fig. 43. — Vaisseaux de la rétine.

Artères : ATS, temporale supérieure.—ANS, nasale supérieure. — ATI, temporale inférieure. — ANI, nasale inférieure. — *Veines :* VTS, temporale supérieure. — VNI, nasale supérieure. — VTI, temporale inférieure. VNI, nasale inférieure. — RT, rameaux terminaux. — RM, rameaux maculaires. — M, macula. — P, papille optique.

ment des éléments rétiniens ; les couches internes disparaissent, les couches moyennes s'atrophient, les couches externes se modifient. Il n'y a plus de fibres optiques et de soutènement, presque plus de limitantes, de cellules polaires ou de plexus ; il reste seulement quelques cellules visuelles et de cônes très allongés. En dehors de la fovea, les couches rétiniennes persistent, mais les bâtonnets deviennent rares ; les cellules visuelles et surtout leurs fibres (fibres de cônes et de bâtonnets) sont plus développées, les cellules multipolaires peu nombreuses et en plusieurs couches. Le système vasculaire de la rétine est très important à étudier, car il joue un grand rôle en ophtalmoscopie.

Artères. — L'artère centrale de la rétine pénètre au centre du nerf optique à 16 ou 20 millimètres du globe puis, au niveau de la papille, se divise e branches ascendante et descendante ; celles-ci se subdivisent en branches nasales et temporales qui se ramifient sans s'anastomoser entre elles. Des rameaux rétiniens se dirigent aussi sans l'atteindre vers la tache jaune. Les artères dans la rétine suivent les fibres optiques, occupent les couches optiques, le plexus cérébral des cellules multipolaires, unipolaires et bipolaires, mais n'atteignent jamais le plexus basal. Elles forment un réseau en dedans du plexus cérébral et un réseau au dehors, lesquels s'anastomosent largement entre eux. Au niveau de la macula, il y a peu d'artères ; les capillaires s'y arrêtent en anses ; la fovea en est dépourvue.

Veines. — Elles suivent les artères et aboutissent, par la veine centrale, à l'ophtalmique supérieure et le plus souvent au sinus caverneux. Les vaisseaux rétiniens, vers la lame criblée, s'anastomosent avec ceux des gaines optiques et de la choroïde.

Lymphatiques. — Il n'y a pas de vaisseaux lymphatiques, mais seulement, autour des vaisseaux, des gaines lymphatiques et, dans l'épaisseur de la rétine, des espaces lymphatiques. Le courant paraît se diriger vers le nerf optique et se déverser dans ses gaines.

Nerfs. — Pas de nerfs spéciaux ; peut-être un plexus ciliaire vasomoteur autour de l'artère centrale de la rétine.

CHAPITRE III

CONDUCTEURS ET CENTRES NERVEUX

I. — CONDUCTEURS

Nerf optique. — Ce nerf va du globe de l'œil au chiasma en passant, avec l'artère ophtalmique, dans le trou optique. On lui considère une portion intra-orbitaire et une portion intra-cranienne.

La *portion intra-orbitaire*, longue de 3 centimètres, est arrondie et présente la forme d'un S. Les tiraillements, dans les cas de propulsion, sont ainsi évités ou amoindris. Le nerf traverse obliquement le tissu cellulo-adipeux entre les muscles droits et se trouve en rapport, en haut, avec l'artère ophtalmique, en dehors avec le ganglion ciliaire, tout autour de son point de pénétration avec les vaisseaux et les nerfs ciliaires. Il a 3 millimètres de diamètre et se réduit graduellement de moitié au moment de traverser la sclérotique.

La *portion intra-cranienne* mesure 15 millimètres environ. Le nerf s'aplatit progressivement. Il est appliqué sur la partie externe du trou

optique où il se trouve en contact, en dehors, avec l'artère opthalmique. I
peut aisément, au niveau de la gouttière optique, par périostite, hémorragie, fracture, subir des phénomènes de compression et d'atrophie.

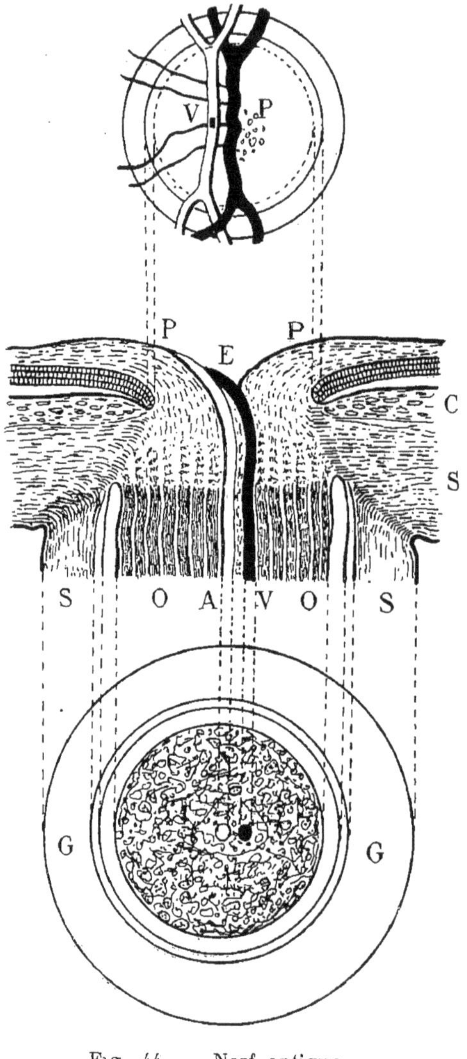

Il présente trois gaines qui déli-
mitent les espaces en communication directe avec les espaces cérébraux correspondants.

La gaine *piale*, interne, est appliquée exactement contre le nerf auquel elle fournit de nombreuses
cloisons qui le pénètrent et séparent les faisceaux qui le constituent. La gaine *durale*, externe, est
fibreuse, épaisse et lâche. La gaine
arachnoïdale, moyenne, est très
mince et réunie aux deux autres
par de fins tractus. Entre les gaines
interne et externe existe un double
espace à revêtement endothélial,
espace intervaginal, que la gaine
arachnoïdale subdivise en *espaces
subdural et sous-arachnoïdien*,
dans lesquels circule la lymphe.
Les gaines optiques se terminent
dans la sclérotique et se continuent
dans le crâne avec les méninges
correspondantes. Les espaces lymphatiques communiquant largement
avec les espaces cérébraux sous-
arachnoïdiens, la lymphe du ner
optique est mélangée au liquide
céphalo-rachidien. Ces rapports
importants sont établis par l'anatomie, l'expérimentation physiologique et l'observation pathologique.

Les fibres du nerf sont très
déliées, très abondantes (500 000),
blanches, à myéline, et ressemblent
à celles des centres nerveux. La
myéline disparaît à travers la lame
criblée et les fibres deviennent pâles et translucides.

Fig. 44. — Nerf optique.

V, vaisseaux centraux. — AV, artères et veines centrales. — P, papille. — E, excavation. — O, nerf optique. — R, rétine. — C, choroïde. — S, sclérotique. —
— G, gaines optiques.

L'artère centrale pénètre à 15 ou 20 millimètres en arrière de ce point
et, accompagnée de la veine ophtalmique, parcourt le centre du nerf optique
jusqu'à la papille.

Le nerf optique reçoit par ses enveloppes, durant son trajet cranien et orbitaire, des vaisseaux correspondants qui le nourrissent jusqu'à la pénétration des vaisseaux centraux.

Au niveau de la lame criblée et de la papille, les vaisseaux intervaginaux, choroïdiens et centraux s'anastomosent, constituent le *cercle scléral artériel de Haller*, établissant ainsi une communication cérébro-orbitaire. Celle-ci toutefois est peu importante, car la circulation rétinienne dépend exclusivement des vaisseaux centraux. Les nerfs optiques ont une irrigation propre, de l'œil au chiasma ; au delà, ils procèdent de la circulation cérébrale dont ils dépendent absolument.

Les nerfs optiques, au sortir du trou optique, convergent l'un vers l'autre, s'entre-croisent partiellement (décussation des nerfs optiques) dans le chiasma et en sortent pour constituer les bandelettes optiques. Chiasma et bandelettes limitent en avant, comme les pédoncules en arrière, l'espace losangique opto-pédonculaire où sont compris le corps pituitaire et les tubercules mamillaires.

Chiasma. — Il repose en arrière de la gouttière optique et non sur cette dernière. Il a 15 millimètres de large sur 6 de long. Il est lisse sur sa face inférieure et adhérent en haut au cerveau par une mince lame de substance grise, constituant la racine grise ou la lame sus-optique.

Bandelettes optiques. — Elles contournent les pédoncules cérébraux et vont aboutir aux corps genouillés, au pulvinar de la couche optique et aux tubercules quadrijumeaux.

Les nerfs optiques, le chiasma et les bandelettes optiques comprennent des fibres nerveuses qui constituent des faisceaux spéciaux et innervent deux moitiés inégales de la rétine, séparées verticalement au niveau de la macula. Accolés dans les nerfs optiques, ces faisceaux se séparent dans le chiasma. Un faisceau externe va directement dans la bandelette correspondante, *faisceau direct ;* un faisceau interne passe dans la bandelette opposée en s'entre-croisant avec son congénère, *faisceau croisé.* Le faisceau direct corres-

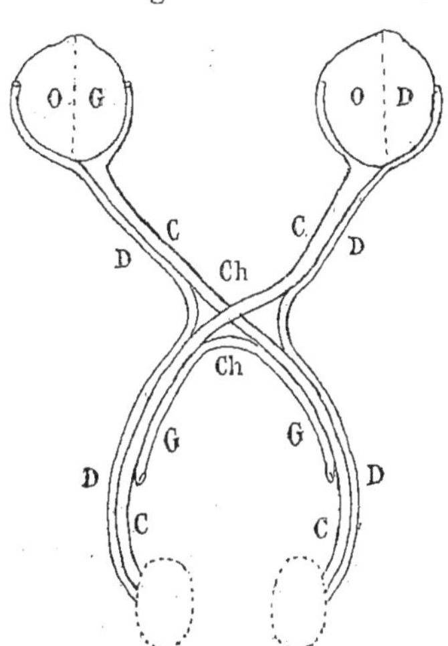

Fig. 45. — Chiasma et bandelettes optiques.

OD, œil droit. — OG, œil gauche. — C, corps genouillé. — Ch. chiasma. — C, faisceau croisé. — D, faisceau direct. — G, faisceau de Gowers.

pond au tiers externe et le faisceau croisé aux deux tiers internes de la rétine. Un faisceau *maculaire* occupe une position variable suivant la région du nerf optique considéré.

Les bandelettes optiques sont constituées de dehors en dedans par le faisceau direct, le faisceau croisé et le faisceau commissural de Gudden. Elles se divisent en : racines principales, blanche externe et blanche interne, descendante de Stilling, grise et commissurale de Meynert.

La *racine externe* envoie quelques faisceaux à la couche optique, au pulvinar et se rend au corps genouillé externe, puis au tubercule quadrijumeau antérieur correspondant. Elle se continue dans le tubercule avec le stratum optique et contient les faisceaux direct et croisé.

La *racine interne* va au corps genouillé interne et au tubercule quadrijumeau postérieur. Elle ne contient aucune fibre optique, mais seulement le faisceau de Gudden.

La *racine descendante de Stilling* (1882) est constituée par des faisceaux qui se rendraient aux noyaux ciliaire et irien du moteur oculaire commun, au cervelet, à la protubérance et à l'olive.

La *racine grise* ou lame sus-optique, qui recouvre la face supérieure du chiasma, présente en

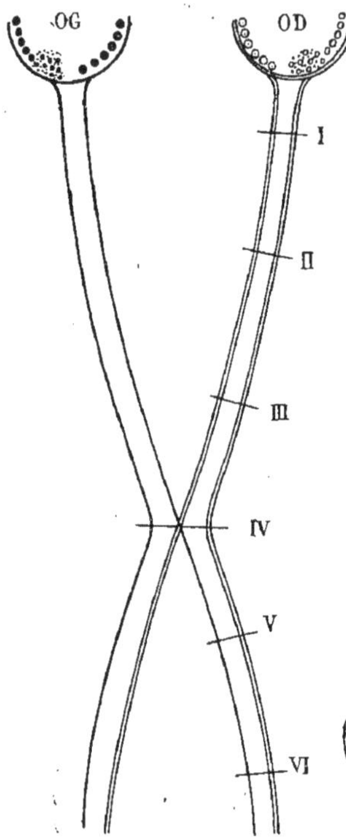

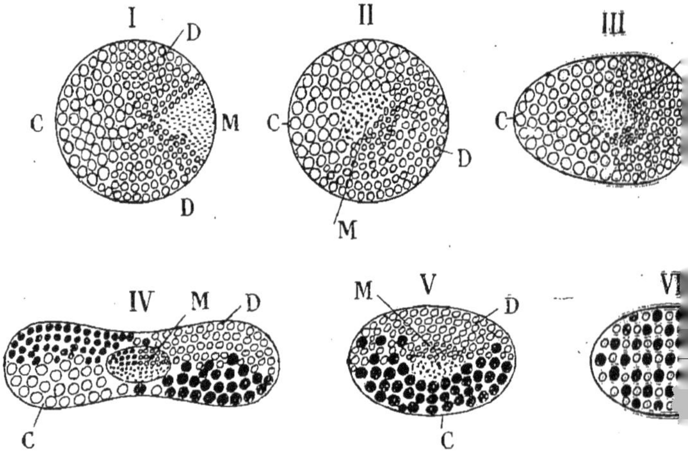

Fig. 46. — Systématisation des faisceaux visuels dans le nerf optique (I, II, III), le chiasma (IV) et la bandelette (V, VI), chez l'homme (HENSCHEN et BERNHEIMER).

M, fibres maculaires. — D, fibres directes. — C, fibres croisées. — I, nerf optique droit à la sortie du globe. — II, nerf optique droit dans l'orbite. — III, nerf optique droit dans le canal optique. — IV, chiasma. V, VI, bandelette optique droite. — o o O, fibres venant de l'œil droit. — · ● ●, fibres venant de l'œil gauche.

arrière, contre le tuber cinereum, deux amas de cellules fusiformes et multipolaires appelées par MEYNERT ganglion optique basal. De ce ganglion partiraient des fibres optiques directes, et FÉRÉ croit qu'il existe en outre des fibres maculaires qui s'entre-croisent d'une part dans le chiasma et d'autre part aboutissent aux circonvolutions antérieures.

La *commissure de Meynert* est juxtaposée au cordon de Gudden, à la partie interne des bandelettes optiques. Les fibres constituantes viendraient du corps de Luys, sous la couche optique, à travers le pédoncule, et s'entre-croiseraient avec les congénères au niveau du chiasma.

Fibres pupillaires du nerf optique. — Ainsi que la clinique l'a prévue, l'expérimentation et l'anatomie ont établi une distinction entre les fibres visuelles proprement dites et les fibres qui servent de voie centripète au réflexe pupillaire à la lumière (*fibres pupillaires*). Celles-ci sont plus grosses, plus volumineuses que les fibres visuelles, subissent comme ces dernières une semi-décussation dans le chiasma, se continuent dans les bandelettes optiques jusqu'aux corps genouillés externes, s'infléchissent en dedans vers les tubercules quadrijumeaux antérieurs et arrivent en voisinage du noyau du sphincter pupillaire, sans qu'on connaisse plus exactement de quelle façon elles se mettent en rapport avec les cellules de ces noyaux ganglionnaires.

II. — CENTRES

Centres ganglionnaires. — Les centres ganglionnaires optiques sont les corps genouillés externes, les tubercules quadrijumeaux antérieurs et la partie postérieure des couches optiques ou pulvinar. Le corps genouillé interne et le tubercule quadrijumeau postérieur, de même que le ganglion optique basal et la commissure de Meynert n'ont probablement aucune relation avec la rétine. Les centres ganglionnaires présentent deux sortes de fibres, les fibres afférentes venant des bandelettes optiques et les fibres efférentes allant aux circonvolutions. Toutes, en définitive, après leur passage à travers les ganglions infracorticaux, aboutissent à la substance grise du cerveau. Les unes y vont directement, venant des bandelettes, les autres du pulvinar, presque toutes du corps genouillé externe et du tubercule quadrijumeau antérieur. Les fibres ganglionnaires constituent le *faisceau optique* intra-cérébral ou faisceau sagittal. Celui-ci passe à la partie postérieure de la capsule interne et se répand, avec le faisceau sensitif, dans les circonvolutions cérébrales qui constituent le centre cortical.

Centres sensitifs. — Le centre cortical de la vision, aboutissant des radiations optiques, d'après les recherches anatomo-pathologiques que Vialet a résumées dans sa thèse (1893), occuperait toute la face interne du lobe occipital depuis la scissure perpendiculaire interne en haut, le bord inférieur de la troisième occipitale en bas, jusqu'au bord occipital supérieur et au pôle occipital en arrière. Il comprendrait le cunéus, le lobule lingual et le lobule fusiforme. La scissure calcarine en serait le centre. Henschen limite le centre cortical de la vision à l'écorce de la scissure calcarine et celui de la macula, à sa partie antérieure. Brissaud (1894), refusant à peu près toute action au cunéus, admet l'influence des lobes lingual et fusiforme, peut-être même de la troisième circonvolution occipito-temporale. D'après cet auteur, l'hémiopie ne peut donc être produite par la rupture des fibres de projection du cunéus, mais seulement par celle des fibres de l'étage inférieur du lobule lingual ; la scissure calcarine n'en serait pas le centre, mais seulement la limite supérieure.

Quoi qu'il en soit, chaque œil est relié aux deux lobes occipitaux, chaque lobe occipital aux deux rétines. On discute encore les localisations centrales particulières des segments rétiniens externe, interne ou maculaire,

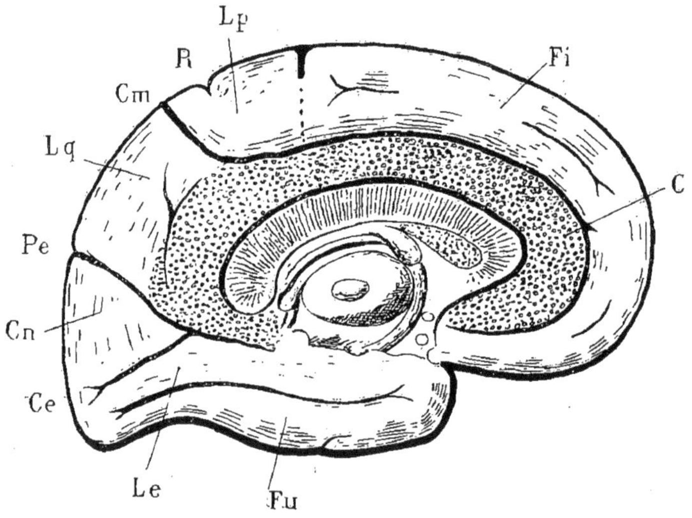

Fig. 47. — Face interne de l'hémisphère gauche (Testut).

Pe, scissure perpendiculaire interne. — Cn, cunéus. — Ce, scissure calcarine. — Le, lobule lingual. — Fu, lobule fusiforme. — Lq, lobule quadrilatère. — Cm, scissure calloso-marginale. — Lp, lobule paracentral. — Fi, frontale interne. — C, corps calleux.

mais on tend à admettre, avec Parinaud, un centre pour la vision centrale et un autre pour la vision périphérique.

Centres moteurs. — Les centres moteurs commandent les IIIe, IVe, VIe paires craniennes, qui innervent les muscles de l'œil et le releveur de la paupière supérieure.

Les nerfs de la IIIe et de la IVe paires sont directs, celui de la VIe sera croisé. Le nerf pathétique innerve le grand oblique ; le nerf moteur oculaire externe, le droit externe ; le nerf moteur oculaire commun, le releveur palpébral, les droits supérieur, inférieur, interne et le petit oblique.

On admit d'abord pour chaque nerf un noyau d'origine situé sur la région bulbo-protubérantielle du plancher du IVe ventricule : 1° noyau du moteur oculaire commun, de chaque côté de la ligne médiane, à l'angle supérieur du IVe ventricule ; 2° noyau du pathétique, immédiatement au-dessous et en connexion intime avec lui ; 3° noyau du moteur oculaire externe, vers la partie moyenne du plancher du IVe ventricule, contre le sillon médian. Plus tard, en 1878, Hensen et Vœlkers précisèrent davantage l'origine nucléaire des nerfs moteurs de l'œil. Ils reconnurent que le noyau oculo-moteur, situé sous la mince couche grise de la paroi inférieure de l'aqueduc de Sylvius et séparé du noyau opposé par un coin à sommet inférieur, comprend une série de petits centres correspondant à chacun des muscles extérieurs de l'œil ; en outre, en avant et un peu en dehors de ce noyau, il existe un autre noyau subdivisé en deux groupes secondaires pour les muscles intrinsèques.

Sur le chien ces petits centres sont placés dans l'ordre suivant, d'avant en arrière et de haut en bas : muscle ciliaire, sphincter irien, droit interne, droit supérieur, releveur palpébral, droit inférieur, oblique inférieur.

Chez l'homme, d'après KAHLER et PICK, ces noyaux seraient non plus sur une seule rangée, mais sur deux rangées de chaque côté de l'aqueduc de Sylvius ; les muscles ciliaire, sphinctérien, droits interne et inférieur, en dedans ; les muscles releveur, droit supérieur et oblique inférieur, en dehors,

Le schéma de KAHLER et PICK a été déduit de l'observation clinique. Il

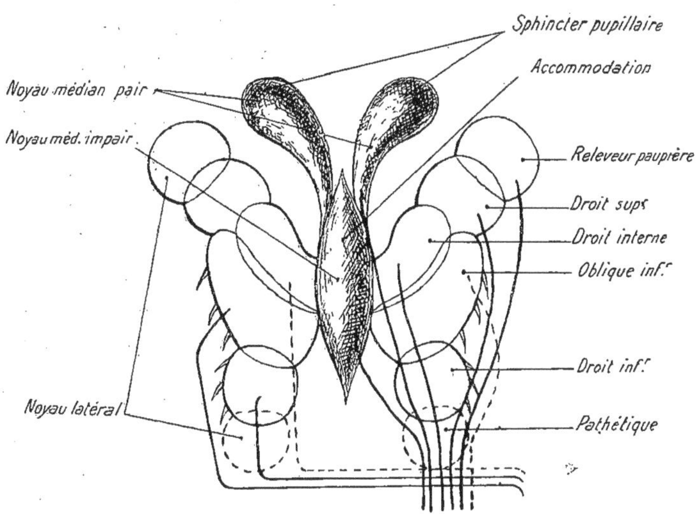

Fig. 48. — Noyaux du moteur oculaire commun (BERNHEIMER).

Projection schématique des groupes cellulaires des noyaux latéraux principaux et des noyaux médians. Les lignes noires et pointillées montrent le trajet des fibres centrifuges pour les muscles dont les fibres nerveuses proviennent à la fois du noyau direct et du noyau croisé (droit interne, oblique inférieur) ; les lignes pointillées correspondent aux fibres les moins nombreuses.

est plus conforme aux faits pathologiques. On trouve groupés, d'une part, les releveurs et, d'autre part, les muscles intrinsèques.

DURET, puis HEUBNER ont observé en outre que les noyaux des muscles intrinsèques et extrinsèques sont irrigués chacun par des artères spéciales émanant, pour les premiers, de la communicante postérieure et, pour les seconds, de la basilaire. DUVAL et LABORDE établirent une anastomose du nerf moteur oculaire externe avec le moteur commun et expliquèrent ainsi la synergie des muscles droits internes et externes dans les mouvements de latéralité, et certaines paralysies associées. Enfin GUDDEN, WESTPHAL, puis PERLIA, BERNHEIMER par l'expérimentation, la clinique et l'anatomie, fournirent de nouveaux détails sur la distribution des noyaux d'origine.

Les recherches de BERNHEIMER (singe, méthode de Nissl) ont montré que non seulement les fibres visuelles, mais encore que les fibres du nerf optique qui donnent lieu à la réaction pupillaire (fibres pupillaires) subissent une décussation partielle dans le chiasma. Les fibres pupillaires en parties croisées suivent, mélangées avec les autres fibres visuelles, la bandelette optique, du chiasma au corps genouillé externe. De là, les fibres pupillaires contournent en partie la limite interne des corps genouillés externes ou traversent le bord interne pour se réunir en un faisceau compact à la limite supérieure de ce ganglion. Ce faisceau s'incurve au-dessous du corps genouillé interne, se dirige en suivant un trajet arciforme à convexité supérieure vers le sillon latéral du tubercule quadrijumeau antérieur et pénètre, enfin, dans la substance du tubercule quadrijumeau antérieur. De là il se porte jusqu'au niveau de l'aqueduc et atteint, avec ses extrémités dépourvues de myéline, la région latérale de la tête des noyaux pairs médians à petites cellules ou noyau du sphincter. Chaque noyau du sphincter se trouve ainsi en relations avec les fibres directes du nerf optique de l'œil du même côté et les fibres croisées de l'œil du côté opposé. Il doit aussi exister une connexion centrale entre les noyaux du sphincter, peut-être par le contact des longs prolongements des cellules ganglionnaires.

Les noyaux de la musculature interne de l'œil siègent sur l'aqueduc de Sylvius, entre les noyaux latéraux principaux, dans les parties les plus antérieures des tubercules quadrijumeaux antérieurs. Ce sont les noyaux pairs médians à petites cellules (sphincter) et le noyau impair médian à grosses cellules (accommodation).

Les centres ganglionnaires sensitifs et moteurs sont unis entre eux par des fibres commissurales dont le trajet n'est pas encore bien établi. Non seulement les diverses parties de l'appareil nerveux visuel sont en relations étroites, mais encore elles doivent être en rapport avec les autres appareils de la vie de relation. Les notions nouvelles relatives à la disposition des éléments nerveux dans les centres, et la substitution récente, à l'hypothèse du plexus nerveux *continu* de GERLACH, des neurones *contigus* de RAMON Y

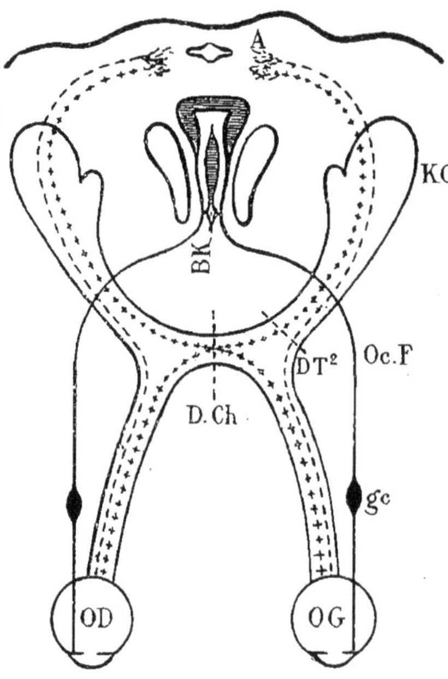

Fig. 49. — Trajet des fibres pupillaires (BERNHEIMER).

Coupe schématique au niveau des tubercules quadrijumeaux antérieurs comprenant l'aqueduc de Sylvius (A), le centre de l'oculo-moteur, les corps genouillés (KG), les bandelettes optiques, le chiasma, les nerfs optiques et les globes oculaires.

‑‑‑‑ Fibres pupillaires directes;

+++ Fibres pupillaires croisées.

BK, noyau du sphincter. — gc, ganglion ciliaire. — Les lignes pleines (Oc F) qui vont du noyau du sphincter et du noyau de l'accommodation aux globes oculaires représentent les fibres directes de l'oculo-moteur destinées à la musculature interne de l'œil. — Les lignes D. Ch et D. T₂ indiquent les points de section au centre du chiasma et au niveau de la bandelette gauche.

Cajal, ne semblent pas devoir modifier les faits acquis. Il y a lieu toutefois de continuer les recherches expérimentales ou cliniques ayant pour but d'établir les relations intimes des éléments nerveux et leurs terminaisons exactes.

CHAPITRE IV

ANTHROPOLOGIE

L'œil a été l'objet de nombreuses recherches anthropologiques. G. Saint-Hilaire, de Quatrefages, Huxley en font un facteur de leurs classifications secondaires des races humaines; Beddoe, Broca, Vinhou, Topinard ont développé de nombreux points se rapportant à ce sujet ; de Wecker, Stilling, Javal ont étudié l'astigmatisme ; Lacassagne indique le côté médico-légal de la question. Nous résumerons celle-ci au point de vue normal et pathologique et nous examinerons successivement les diverses parties de l'organe visuel à ce point de vue.

Orbite. — Les deux orbites sont symétriques. La droite descend un peu plus bas que la gauche, surtout chez les Chinois. Le bord orbitaire externe est un peu en arrière du bord orbitaire interne.

On a établi et calculé des angles indiquant certains rapports orbitaires. L'angle formé par deux lignes allant ce chaque côté de la racine du nez aux apophyses orbitaires externes, *angle naso-oculaire*, varie (Flower) de 131° chez l'Européen à 144° chez l'Esquimau. Les axes transversaux de l'orbite sont obliques en bas et en dehors et se coupent à angle variable ; ils sont rarement parallèles, mais, dans la race jaune, tendent à le devenir.

L'angle que forment le plan biorbitaire et le plan de l'ouverture occipitale ou angle *orbito-occipital* (Broca) est négatif ou positif, suivant que les plans correspondants se coupent en avant ou en arrière du trou occipital. Il est, chez l'adulte, généralement négatif ; il peut être nul chez l'enfant et les races inférieures.

L'espace *inter-orbitaire* (Broca) est inégal et varie de 28,5 millimètres chez les Auvergnats à 17,9 millimètres chez les Esquimaux.

La saillie de l'arcade sourcilière est très développée chez l'Européen et très peu chez le nègre d'Afrique.

L'orbite est, suivant les races, de forme différente, ronde, quadrilatérale, triangulaire, etc. Broca a établi l'*indice orbitaire*, rapport centésimal du diamètre horizontal et du diamètre vertical. Cet indice varie beaucoup suivant la race, le sexe, l'âge : il est grand ou mégasème, moyen ou mésosème, petit ou microsème. Il est de 100 chez le fœtus et le microcéphale à orbite ronde ; plus grand chez la femme que chez l'homme, dans les races inférieures que les races supérieures. Toutefois, il devient microsème chez les Mélanésiens.

La surface de la base et la profondeur orbitaire sont variables. Il y aura lieu de vérifier si la profondeur de l'orbite et l'allongement myopique de l'œil sont connexes. On l'a dit, mais sans preuves pour les Chinois.

WELKER a enfin signalé des parasites dans l'épaisseur de la lame orbitaire du frontal. Ils sont rares ou fréquents suivant les races et augmentent l'épaisseur de l'os. Leur rôle est encore inconnu.

PAUPIÈRES. — Elles sont, suivant les individus, épaisses, plus ou moins garnies de cils. La *fente palpébrale* est grande ou petite, horizontale ou oblique, c'est elle qui donne à la physionomie une expression spéciale. A cet égard, on connaît surtout l'œil mongol. Les yeux mongols sont petits, très écartés, à fente oblique en haut ou en dehors, à commissure externe effilée, à commissure interne masquée par une bride cutanée. Les paupières sont comme boursouflées. L'ensemble simule un clignotement perpétuel. La bride cutanée interne est indépendante du squelette ; il y a excès de peau, et cet excès entraîne une sorte d'entropion assez fréquent chez les Chinois. Compliqué de trichiasis, cet état serait d'ailleurs dû à la persistance d'un état fœtal (METCHNIKOFF), et quand il est très marqué, comme chez les Kalmouks, il représente un des caractères des races primitives.

On a également attribué l'étroitesse de la fente palpébrale à un état originel caractérisé par le peu de développement du système pileux (DENIKER). Le développement des poils et des glandes de Meibomius contribuerait puissamment (KÖLLIKER) à produire l'ouverture palpébrale et à lui donner ses dimensions précoces. Dans la race jaune, ce développement étant faible et tardif, la fente serait plus petite.

Les caractères de l'œil mongol sont plus ou moins développés suivant les pays et les sujets. On peut les rencontrer chez les blancs. L'obliquité serait fréquente en Bavière (RANKE), et nous en observons assez souvent dans la région de Montpellier. HUMBOLDT et VINHOU ont même rencontré une obliquité inverse.

Dans l'Amérique centrale et surtout au Mexique, on noterait souvent une paupière supérieure moins développée que l'inférieure, tandis qu'au N.-O. de l'Australie on observerait une paupière supérieure très tombante et une sorte de ptosis permanent.

GLOBE. — On n'a encore que de vagues notions sur les dimensions générales du globe. Il est toutefois plus saillant dans la race jaune. Les proportions relatives de la cornée et de la sclérotique ne sont guère étudiées. Il en est de même de la statique générale et des courbures cornéennes.

La sclérotique est blanc bleuâtre chez l'enfant, blanc nacré chez l'adulte et blanc jaunâtre chez le vieillard. Chez les nègres et vers les tropiques, la teinte jaune devient brunâtre, et il existe souvent des îlots pigmentés.

La *coloration de l'iris* est très importante et a fait l'objet de nombreu travaux. La couleur de la peau, des cheveux et celle des yeux ont, en effet, des rapports assez constants pour constituer un élément de classification. Aristote n'en connaissait pas d'autres. Beddoe, Broca, Vinhou, Topinard, les Américains ont fait à ce sujet des recherches très étendues.

La race jaune et la race noire ont les yeux noirs. La race blanche comprend des sujets que l'on peut catégoriser en blonds, roux, châtains et bruns, mais il n'y a pas de type pur ; tout est croisé, mélangé, panaché. Toutefois, si le type brun se transmet plutôt par les cheveux, le type blond se transmet de préférence par les yeux.

Le type blond aux yeux bleus est septentrional. On le trouve cependant dans la Haute-Italie, chez les Basques, en Andalousie, même au Maroc et exceptionnellement en Tunisie. Le type roux a des yeux gris ou verts. On le rencontre un peu partout en Europe, mais plus fréquemment en Allemagne et en Angleterre. Le type châtain présente des yeux verdâtres, gris ou marron. Il est diffusé et constitue un produit qui est le mélange des autres. Le type brun a des yeux bruns. Il abonde dans le Midi, sur les bords de la Méditerranée. On en voit cependant quelques agglomérations en Angleterre (Bristol), en Belgique (Hainaut).

En France, Topinard établit deux zones : le nord-est, aux yeux bleus ou clairs, le sud-ouest aux yeux bruns.

D'une manière générale, la couleur bleu franc est signe de pigmentation minime ; et le brun foncé signe de pigmentation considérable.

Les cellules uvéennes et l'épaisseur irienne sont des facteurs importants de coloration : celle-ci peut être modifiée par des lésions ou vices de développement. Il y a parfois hétérophtalmie (yeux *vairons*) et albinisme.

L'*albinisme* est, au point de vue oculaire, plus ou moins complet. On l'observe dans toutes les races. On a cité de véritables agglomérations d'albinos dans les deux Amériques, au Congo, à Ceylan, à Java. L'œil est très clair, rosé à la lumière et le plus souvent clignotant ou nystagmique. Non seulement il n'y a pas de pigment irien, mais encore l'iris et la sclérotique sont amincis. Il ne s'agit pas, en l'espèce, de l'exagération des yeux clairs, ou d'un atavisme quelconque, mais probablement d'un vice de développement ou d'un état pathologique.

La *conformation intérieure* ou structure de l'œil, l'*aspect ophtalmoscopique* ont été peu étudiés par l'anthropologie.

La *réfraction* a été à peine examinée également ; c'est une étude à faire. Boerhaave cependant avait déjà présenté quelques relations entre la forme du crâne et la réfraction oculaire. On a recherché de nos jours l'existence des rapports entre cette forme du crâne, la profondeur de l'orbite et la réfraction de l'œil. On considéra bientôt les dolychocéphales comme prédisposés à la myopie et les brachycéphales à l'hypermétropie. Stilling, en 1888, a indiqué l'abaissement du plafond orbitaire chez le myope et son élévation chez l'hypermétrope. La répartition de la myopie paraît être beaucoup plus sous l'influence de la race que de l'habitat. Les Ligures et les Ibères seraient plus myopes, et les Celtes moins. L'hérédité et l'hérédité croisée

(Parent), si fréquente pour la myopie, vient à l'appui de cette manièr de voir. L'astigmatisme est souvent en rapport avec l'asymétrie cranienn et faciale (Javal) ; les Juifs en seraient plus souvent affectés et d'un typ contraire à la règle.

Anthropologie criminelle. — Étant donné l'importance qu'on accordai avec l'école de Lombroso, aux « stigmates de dégénérescence » comm cause de criminalité, il était indiqué de vérifier si de tels stigmates se rer contraient du côté de l'œil du criminel. Déjà Bono, Ottolenghi, Biliakow Copper et Schürmanns, Mme Tarnowsky avaient ébauché quelques recherche sur l'acuité visuelle, la chromatopsie, le champ visuel des criminels lorsqu Truc et ses élèves Gaudibert, Rouveyrolis, Mlle Gofschneider, Chavernac Delord, Cochy de Moncan ont entrepris une séric de recherches systéma tiques sur cette question.

Il résulte de ces travaux poursuivis depuis 1896 à 1904 que l'*acuit visuelle*, lorsqu'elle est augmentée chez les criminels, l'est le plus souven chez les enfants, dans des proportions moindres chez les hommes et jamai chez les femmes. Quand il y avait diminution de l'acuité visuelle, elle s'ex pliquait par les vices de réfraction et les lésions externes.

Le *champ visuel*, absolument normal chez les enfants, très légèremen rétréci et à couleurs interverties à l'œil gauche chez les hommes, était rétréc chez les femmes avec inversion des couleurs et hémiopie relative à gauche

Les *anomalies de réfraction* ne sont ni plus nombreuses, ni moindre que chez les hommes et les femmes normaux. Seule la proportion d'astig mates semblerait augmentée chez les femmes. Chez les enfants, la propor tion des amétropies est sensiblement moindre que chez les normaux (enfant des écoles de Montpellier), ce qui peut s'expliquer par la différence d'occu pations des jeunes détenus d'une colonie pénitentiaire et des écoliers ord naires ; mais les enfants criminels offrent une proportion bien plus grand (plus du double) d'astigmates, ce qui est à rapprocher de la fréquence plu grande chez eux d'asymétrie cranienne.

L'étude de la *chromatopsie* montre chez les femmes à peu près la mêm proportion de daltoniens que chez les normaux et chez les hommes et le enfants une proportion bien moindre.

Les *lésions internes* ou *externes* ne présentent d'intéressant que la pre portion assez grande de xérosis et d'héméralopie chez les enfants, due à un hygiène plus défectueuse.

Malgré sa fréquence et sa signification chez les criminels, il n'exista aucun cas de *strabisme* chez les femmes et chez les enfants, tandis qu chez les hommes on a trouvé près de 3 p. 100 de strabisme.

La *distance interpupillaire* était normale chez les hommes, légèremer plus considérable chez les femmes.

L'*inégalité pupillaire* ne s'observe pas dans une proportion plus élevé chez les criminels que chez les sujets normaux (Frenkel et Blanc), elle n'e donc pas un stigmate de dégénérescence.

En résumé, sauf quelques particularités signalées plus haut, l'organe de
la vision ne semble pas présenter, chez le criminel, des tares et des anomalies assez caractéristiques pour constituer de véritables stigmates de la criminalité.

APPENDICE

L'ŒIL SÉNILE

Malgré la tendance qu'on a généralement à considérer ces modifications de la sénilité comme une espèce d'artério-sclérose physiologique, il
est excessif d'identifier les deux processus. Et d'abord, la tension artérielle
chez le vieillard n'est nullement augmentée (Moutier), et si l'on a désigné
l'artério-sclérose comme une sénilité précoce des artères, il n'y a en réalité
aucun parallélisme entre l'âge et cette lésion pathologique. Metchnikoff a
d'ailleurs montré que la sénilité consiste dans la prédominance de l'activité
des macrophages dans les tissus divers, processus qui est tout différent de
l'artério-sclérose.

La déchéance organique et fonctionnelle qui frappe le vieillard se manifeste dans l'œil par des signes du côté des paupières, des annexes, de
la conjonctive, de la cornée, de l'iris, du cristallin et surtout de la rétine et
du nerf optique.

Le *larmoiement* des vieillards n'est pas dû à l'hypertension artérielle
dans la glande lacrymale (Giraud), mais aux conjonctivites chroniques, à
l'ectropion et aux altérations séniles des paupières et des voies lacrymales
(Rohmer).

Les *paupières* sont flasques, ont perdu leur élasticité, se distendent et
favorisent ainsi l'ectropion dit sénile. La *conjonctive* est devenue plus
friable, se laisse facilement déchirer sous l'influence du moindre traumatisme, forme des plis nombreux par disparition du tissu graisseux sous-
jacent, mais les ecchymoses sous-conjonctivales spontanées ne sont pas un
signe de sénilité.

L'*arc sénile* de la cornée, considéré d'abord comme une stéatose avec
nécrobiose des cellules fixes de la cornée (Canton, His, Virchow), comme
une dégénérescence hyaline avec infiltration calcaire (Leber), comme une
dégénérescence hyaline (Fuchs), paraît être une dégénérescence graisseuse
du tissu propre de la cornée (Takayasu, H. Parsons).

La *chambre antérieure* est diminuée par une augmentation du volume
du cristallin.

L'*iris* présente une atrophie musculaire avec sclérose péri-vasculaire,
ce qui diminue l'excitabilité réflexe de la pupille. Le *myosis* des vieillards

serait dû à une rupture d'équilibre entre le muscle ciliaire et le sphincter iridien par spasme de l'accommodation (RÖHMER).

Le *cristallin* présente une augmentation de courbure de ses surfaces avec recul du *punctum remotum*, une perte de l'élasticité par sclérose de son noyau qui devient jaune sombre ou vert bouteille à l'éclairage oblique, tout en conservant sa transparence.

Le *corps vitré* reste transparent.

La *rétine* présente une pâleur anormale et parfois un reflet caractéristique ; elle est parcourue par des vaisseaux très minces, déliés, à trajet parfois sinueux. Il s'agit peut être d'une sclérose vasculaire et d'une sclérose de la rétine elle-même. Le halo péri-papillaire, témoin d'une zône d'atrophie choroïdienne légère, est plus fréquent chez le vieillard que chez l'adulte ; c'est le cercle sénile péri-papillaire.

L'*acuité visuelle* reste normale, surtout si l'on tient compte de la réfraction (LAGRANGE). Examinée telle quelle, elle présente à partir de cinquante à soixante ans une baisse progressive qui l'amène à n'être plus que de demi à quatre-vingt ans (BOUSSUGE, BOERMA et WALTHER).

Le *sens chromatique* subit une diminution parallèle, peut être par suite d'une altération anatomique des cônes et bâtonnets. Enfin, le *champ visuel* est diminué chez le cinquième des sujets examinés (RÖHMER, BOSMENT).

La « manière sénile » des peintres est due à l'involution sénile des divers éléments de l'œil où l'héméralopie intervient pour une part (ANGELUCCI).

L'atrophie du nerf optique par artério-sclérose ne sera pas confondue avec la paleur de la papille sénile qui ne s'accompagne pas de diminution de l'acuité visuelle, ni de troubles du champ visuel.

En résumé, l'œil sénile ne sera pas confondu avec l'œil artério-scléreux. Toutes les modifications séniles procèdent de l'ischémie (VENNEMAN) ; le tissu musculaire fait place à des réseaux élastiques à fonction passive, l'élément nerveux à de la névroglie ou à du tissu fibrillaire, l'élément glandulaire à du tissu connectif (VENNEMAN).

CHAPITRE V

ANATOMIE COMPARÉE

Pour comprendre la structure de l'œil humain, il importe de connaître comment se produit, chez les animaux, la perception lumineuse. Celle-ci peut avoir lieu même en l'absence de tout appareil spécialisé. Des animaux absolument dépourvus d'yeux, tels que les larves de mouches, sont sensibles à la lumière et la fuient, comme l'a montré POUCHET il y a déjà longtemps. Depuis cette époque, on a appris qu'il s'agit là d'une fonction très commune chez les êtres inférieurs privés d'yeux, et qui leur permet de distinguer la lumière de l'obscurité ; c'est la *fonction dermatoptique*, ainsi nommée parce que son siège paraît être dans la peau.

Des appareils visuels ne tardent pas à apparaître. Les plus simples sont les *taches oculaires* que l'on rencontre chez certains protozoaires. Ces taches consistent en de simples granulations pigmentaires, placées en un point quelconque de la masse protoplasmique constituant le corps de l'animal. Il n'y a ni appareil de réfraction ni appareil nerveux, puisque l'on a affaire à un animal unicellulaire et purement protoplasmique ; mais comme on sait que le pigment absorbe très fortement la lumière, il est permis de penser que le protoplasma est impressionné d'une manière particulière par les rayons lumineux là où il renferme du pigment en abondance. On peut donc ainsi admettre que les taches oculaires ont une relation réelle, bien que mal définie, avec la perception de la lumière.

Des *yeux* véritables apparaissent chez certains animaux inférieurs, et en particulier chez les vers. Ces yeux consistent en des cellules claires, reliées par des nerfs au système nerveux et entourées de cellules pigmentaires qui leur forment une gaine ouverte en avant. Ces petits organes sont produits

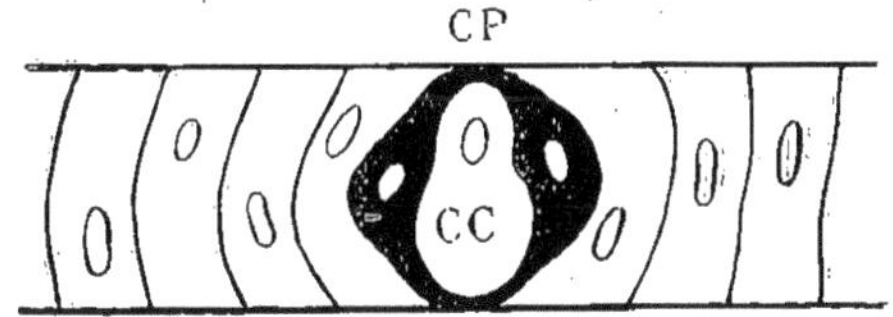

Fig. 50. — Œil de direction.

CP, cellule pigmentaire. — CC, cellule claire sensorielle.

d'habitude par une simple différenciation des cellules ectodermiques et restent situés dans le tégument. Ils sont portés sur la partie antérieure du corps et disséminés en assez grand nombre ou bien réunis de manière à former des yeux plus volumineux. Isolés, ils ne peuvent servir qu'à la perception des rayons lumineux et non des images, car ils sont trop petits pour que les différents points d'un objet impressionnent séparément les cellules qui les composent. Ils permettent à l'animal de se diriger vers la lumière ou de la fuir. En effet, les rayons lumineux ne sont perçus qu'autant qu'ils peuvent pénétrer par l'ouverture de la coupe pigmentaire qui entoure les cellules centrales, le pigment absorbant tous ceux qui ont une autre direction. Il en résulte que ces rayons frappent en plein sur les cellules claires, considérées comme sensorielles, lorsque l'animal se dirige vers la lumière, et qu'ils ne sont pas perçus lorsqu'il lui tourne le dos. De tels yeux servent donc exclusivement à la direction, *yeux de direction* (HATSCHECK).

Lorsqu'un certain nombre d'yeux élémentaires comme celui que nous venons de décrire sont groupés sur une surface très petite, il peut évidemment se former des images à leur niveau, chacun de ces yeux pouvant percevoir un point différent des objets lumineux en présence, mais ces images sont forcément incomplètes, discontinues et brouillées à cause de la faible dimension des yeux, du petit nombre des cellules sensorielles réunies dans chacun d'eux et surtout à cause de l'absence de tout appareil d'accommodation.

Chez beaucoup d'animaux, les cellules sensorielles entourées de pigment se groupent les unes à côté des autres sur une surface qui s'excave un peu et arrive même à former une véritable sphère close. Dans ce cas, les cellules de la partie antérieure de la sphère gardent une structure épithéliale simple et restent transparentes. Elles constituent une *cornée*, tandis que les cellules du fond se différencient en cellules sensorielles et en cellules pigmentaires dont l'ensemble forme la *rétine*. Cet œil se complète souvent par la formation d'une lentille cristallinienne qui se loge dans la cavité de la sphère oculaire ; mais comme cette lentille est immobile et ne peut changer de forme, l'accommodation est impossible ; la vision distincte n'existe que pour une distance rigoureusement déterminée, et le cristallin ne fonctionne guère que pour renforcer la lumière reçue dans l'œil.

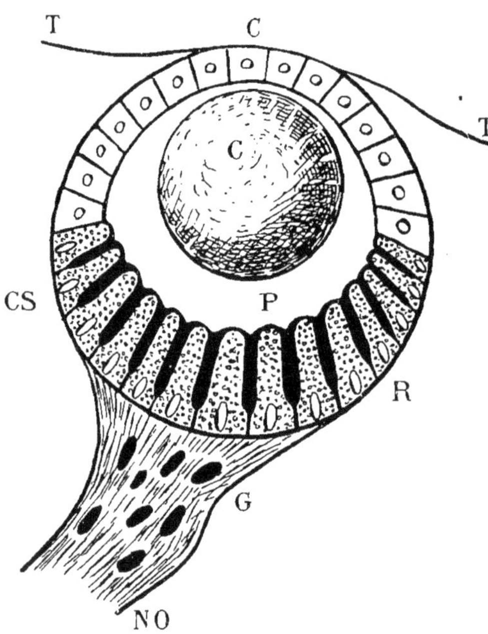

Fig. 51. — OEil de mollusque.

T, téguments. — C. cristallin. — R, rétine. — NO, nerf optique. — G,ganglions. —CS, cellule sensorielle. — P, pigment.

Chez les mollusques supérieurs, céphalopodes, le cristallin est enchâssé dans une sorte d'iris et peut servir à l'accommodation, de manière que l'œil de ces animaux ressemble beaucoup physiologiquement à celui des vertébrés. Il en diffère toutefois par la constitution histologique de sa rétine et par ce fait que les cellules sensorielles ont leur extrémité libre, tournée directement vers la lumière, tandis que le contraire a lieu chez les vertébrés.

L'œil très simple, composé d'une cellule sensorielle claire entourée de cellules à pigment, que nous avons trouvé chez les vers inférieurs, se complique beaucoup chez certains mollusques et particulièrement chez les arthropodes, où il forme un petit organe assez complexe auquel on donne le nom d'*ommatidium*.

Un ommatidium a la forme d'un cône allongé dont la base périphérique est tournée vers les rayons lumineux et dont le sommet central se continue avec un filet du nerf optique. On peut lui décrire les parties suivantes : 1° le *cône cristallin* qui est situé vers la périphérie, au-dessous d'une lentille cornéenne fournie par le tégument. Le cône cristallin est produit par les cellules cristalliniennes ; il est entouré par les cellules pigmentaires supérieures. 2° Le *rhabdome*, sorte de bâtonnet transparent constitué par les cellules sensorielles et en rapport avec le nerf. Ce rhabdome est entouré par des cellules pigmentaires appelées les *rétinules*. La réunion d'un grand nombre d'ommatidies constitue, chez les arthropodes, les *yeux composés* ; ceux-ci ont la *cornée à facettes*, semblable à une mosaïque (abeille. mouche, papillon) ou bien une cornée simple continue (araignée, scorpion).

Nous avons toujours considéré dans cette description les cellules claires comme étant les organes de la sensation, car en effet leurs rapports de continuité avec les fibres optiques sont tout en faveur de cette idée.

En même temps, le pigment a été regardé comme étant surtout un corps isolant destiné à arrêter un grand nombre de rayons lumineux. Il ne faut pas oublier toutefois, étant donné son pouvoir absorbant, qu'il peut jouer, concurremment avec son rôle d'isolateur, un rôle direct, bien que mal connu, dans la perception des objets lumineux.

L'œil des *vertébrés* atteint le maximum de différenciation. Certains types inférieurs cependant, comme l'amphioxus, ont encore une tache simple pigmentaire reposant sur le système nerveux central.

Le système nerveux central fournit les éléments percepteurs de la lumière, et le système cutané produit les éléments réfringents. Il apparaît d'abord une expansion vésiculeuse, *vésicule optique primitive*, qui communique avec le cerveau et s'accole aux téguments. Au point de contact, l'ectoderme tégumentaire s'épaissit, puis se déprime en une petite fossette, *fossette cristallinienne*, laquelle s'agrandit, se pédiculise progressivement et se transforme en une vésicule qui se détache de l'ectoderme pour former le cristallin.

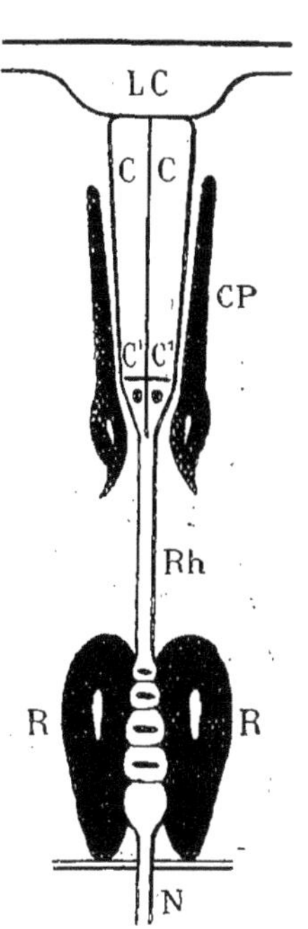

Fig. 52. — Ommatidium.

LC, lentille cornéenne — CC, cône cristallin. — CP, cellules pigmentaires supérieures. — C¹C¹, cellules cristalliniennes. — Rh, rhabdome. — R, rétinule. — N, nerf.

Le cristallin s'enfonce dans la vésicule optique en allant de bas en haut et de dehors en dedans, de telle sorte qu'il transforme cette vésicule en une coupe ouverte à la fois en avant et en dessous, *cupule optique*. L'ouverture antérieure de la coupe est un large orifice dans lequel est enchâssé le cristallin ; l'ouverture inférieure est une fente longitudinale plus ou moins large suivant le moment du développement, et qui tend graduellement à se fermer, *fente choroïdienne*.

La cupule optique formée par l'enfoncement de la vésicule optique possède naturellement une double paroi : une paroi interne fournie par l'hémisphère antérieur de la vésicule et qui donnera plus tard la rétine, une paroi externe fournie par l'hémisphère postérieur et qui engendre l'*épithélium pigmenté* de la rétine.

Entre le cristallin et la cupule optique se trouve du mésoderme qui forme le *corps vitré*. Le tissu périvésiculaire constitue dans sa partie interne la *choroïde* et dans sa partie externe la *sclérotique*. La *cornée* et la *conjonctive* proviennent des téguments après leur séparation d'avec le cristallin. Le *nerf optique* réunit l'œil au cerveau.

Chez les *mammifères*, il s'ajoute des vaisseaux qui se distribuent autour du corps vitré et autour du cristallin ; les vaisseaux cristalliniens disparaissent de bonne heure avant ou après la croissance.

Il existe plusieurs particularités à noter relativement aux parties constituantes de l'œil ; de plus, la *forme du globe* est variable.

Les *poissons* l'ont aplati fortement et la cornée est plus grande que la sclérotique.

Chez les *reptiles*, serpents et crocodiles, et chez les *oiseaux* la cornée est très courbe.

Les *ruminants*, les *solipèdes*, présentent le diamètre transversal supérieur au diamètre antéro-postérieur ; la plupart cependant des autres mammifères ont l'œil plus long que large.

La *sclérotique* est fibreuse, cartilagineuse (oiseaux, amphibiens) ou osseuse (poissons, oiseaux). Elle est généralement plus épaisse à l'union avec la cornée ou autour du nerf optique.

L'*iris* est plus ou moins développé. On y trouve surtout des fibres circulaires. Ces fibres, chez les oiseaux, occupent tout le plan antérieur de l'iris (Durand et Mathias Duval), mais il existe en arrière des fibres radiées allant du bord ciliaire au bord pupillaire.

La *pupille* est de forme variée, ovale horizontalement ou verticalement triangulaire (amphibiens), transversale (solipèdes, ruminants) ; la partie supérieure est garnie de franges très pigmentées chez ces derniers. Elle est très mobile et très musculeuse chez les oiseaux.

Chez les animaux, le chien et le chat en particulier, les fibres radiées ou méridiennes ciliaires existent seules et les circulaires font défaut. Par contre, le lapin albinos n'aurait que des fibres circulaires. Les fibres iriennes des oiseaux sont, contrairement aux nôtres, striées et en rapport probablement avec les nécessités du vol.

Le *muscle ciliaire* est d'autant moins développé qu'on s'élève davantage dans la série animale et en raison inverse de l'importance du ligament pectiné. Très complexe chez les oiseaux, il est aussi constitué par des fibres striées.

Le *tapis* est une région de la *choroïde*, blanche, bleuâtre ou verdâtre d'un reflet métallique éclatant dans l'obscurité. On le rencontre chez les poissons, quelques oiseaux (autruches) et beaucoup de mammifères (cheval, bœuf, chat, chien, etc.). Le brillant serait dû à des phénomènes d'interférence des cellules ou des fibres constituant le tapis.

La *rétine* des vertébrés tourne ses cônes et bâtonnets vers la périphéri contrairement aux éléments similaires, baguettes cristallines des arthropodes, bâtonnets des mollusques, qui sont dirigés vers le centre de l'organe.

Les fibres nerveuses chez certains animaux (lièvre, lapin) conservent leur graisse myélinique, ce qu'on observe exceptionnellement chez l'homme. Quelques poissons (raie, requin) et quelques mammifères nocturnes (taupe, hérisson, chauve-souris) ne possèdent que des bâtonnets. Le pigeon, la tor-

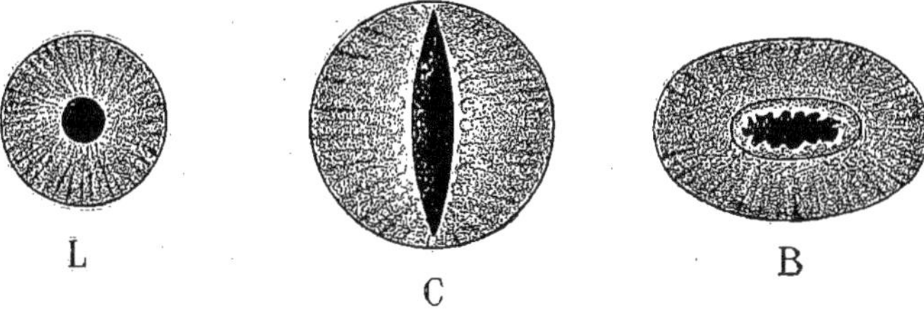

Fig. 53. — Pupilles.

L, lapin. — C, chat. — B, bœuf, cheval.

tue, un grand nombre de serpents, peut-être tous les reptiles, n'ont que des cônes. Chez la plupart des oiseaux, les cônes dominent, tandis qu'ils diminuent chez les rapaces nocturnes. Chez quelques espèces animales, cheval, lapin, le réseau rétinien vasculaire est très ténu et ne dépasse guère la papille. Enfin, chez les vertébrés inférieurs, poissons, amphibies, la rétine est complètement avasculaire et se nourrit aux dépens des vaisseaux de la choroïde et de l'hyaloïde.

Le *nerf optique* subit une décussation différente suivant l'existence ou les besoins de la vision binoculaire. D'une manière générale on peut dire que, chez les vertébrés inférieurs, l'entre-croisement optique est complet ; le nerf gauche va à l'œil droit et le nerf droit à l'œil gauche. Chez les verté-

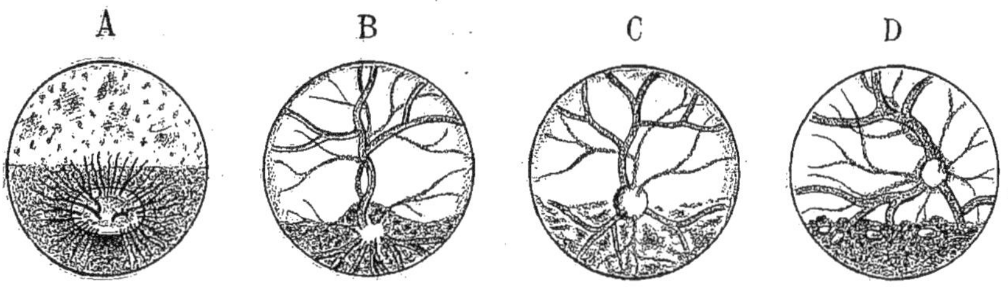

Fig. 54. — Fond d'œil d'animal.

A, cheval. — B, bœuf, chien. — C, chèvre, mouton. — D, chat.

brés supérieurs, l'entre-croisement est partiel et d'autant plus considérable que l'animal se rapproche davantage de l'homme.

La *papille* est circulaire chez la plupart des mammifères, ovale horizontalement chez la plupart des artiodactyles et les équidés, losangique et réniforme chez le loup, le cheval, le renard.

La papille est rose ou rouge chez l'homme et les simiens ; noire ou verte, chez les galagos et les loris ; blanche, chez les lémuriens, chauve-souris, rongeurs, édentés, marsupiaux, échidnés ; blanche ou crême, chez les artiodactyles, les hyrax, les éléphants. Chez les carnivores, on trouve des papilles grises, brunes, rouges, marrons, blanches (L. JOHNSON).

La forme de la pupille et celle de la papille se correspondent ordinairement, surtout chez les ongulés.

Le *cristallin* est très gros et sphérique chez les poissons, les amphibies et les mammifères aquatiques. Il est plus aplati, parmi les reptiles et les

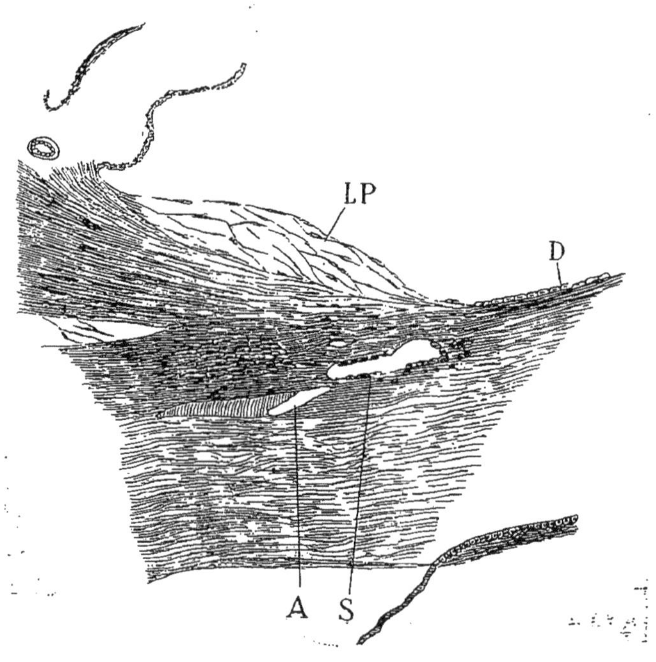

Fig. 55. — Angle de filtration (ALT).

S, canal de Schlemm. — A, artère. — D, membrane de Descemet. — LP, ligament pectiné avec les cellules endothéliales y adhérentes.

oiseaux. Ces derniers ont la chambre antérieure presque nulle et le cristallin recouvert d'un système fibreux qui tapisse ses faces antérieure et latérale.

L'*angle de la chambre antérieure*, ou irido-cornéen chez les animaux, est très variable. Chez le singe, il est libre, analogue à celui de l'homme. Chez les mammifères, le chat en particulier, il est rempli par un treillis fibreux allant de l'iris à la périphérie de la membrane de Descemet, et constituant le *ligament pectiné*. Les travées sont parfois coniques et diminuent de volume d'avant en arrière, limitant les espaces de Fontana. Le *canal de Schlemm* est constitué par plusieurs petits canaux, distants les uns des autres chez le porc et chez le bœuf. Il est très grand chez la poule, nettement séparé du réticulum cilio-scléral et de la chambre antérieure par une paroi continue.

Les *muscles* de l'œil sont généralement au nombre de six, quatre droits et deux obliques. Les amphibiens et les reptiles possèdent, en outre, un muscle rotateur du bulbe autour du nerf optique. Ce muscle se rencontre chez la plupart des mammifères et se divise en faisceaux rétracteurs allant du trou optique au bulbe. L'oblique supérieur des mammifères a son origine avec les muscles droits et se réfléchit sur une poulie avant d'aboutir au bulbe.

Chez les poissons, il existe des plicatures conjonctivales constituant des *paupières rudimentaires*. Plusieurs squales présentent vers l'angle antérieur de l'œil une troisième paupière, *paupière nictitante ;* les reptiles et les oiseaux ont des paupières mobiles et une membrane nictitante bien développée. Les paupières sont parfois circulaires.

L'*appareil lacrymal glandulaire* est nul chez les poissons. Sous la membrane nictitante des amphibiens et des reptiles, des oiseaux et des mammifères, on trouve en dedans la glande de Harder. En dehors les *glandes lacrymales* apparaissent. Les conduits lacrymaux, au nombre de 2 chez les mammifères, sont de 3 à 8 chez les crocodiles.

On trouve, enfin, chez quelques mammifères, un *muscle orbital;* les autres en ont des rudiments et l'homme n'en présente que des vestiges insignifiants sur la fissure orbitaire.

Ophtalmoscopie chez les mammifères. — Lindsay Johnson a pratiqué l'examen ophtalmoscopique d'une centaine d'espèces animales et a pu tirer des conclusions ayant un intérêt général.

La *couleur du fond de l'œil* des animaux sans tapetum est due à la réflexion du pigment choroïdien ; chez ceux avec un tapetum celluleux (carnivores), elle est due au pigment rétinien, et chez ceux avec un tapetum fibreux (ongulés), elle est due au tapetum modifié par le pigment rétinien. Il y a trois types à cet égard : 1° *le type rouge*, chez l'homme et les primates, certains insectivores, les souris, le cynictis, les rongeurs, les marsupiaux ; 2° *le type jaune*, chez les galagos et les loris (primates), les chéiloptères, certains félins, le tapir, l'éléphant, l'écureuil volant ; 3° *le type jaune* et *jaune verdâtre*, chez les carnivores, sélénodontes.

La *vascularisation* de la rétine est indirecte, par osmose, ou directe.

1° *Vascularisation indirecte :*

a) Par les vaisseaux hyaloïdiens. Le vitré est nourri par un procès falciforme (élasmobranches) ou les vaisseaux hyaloïdiens s'étendent sur la surface du vitré (poissons holostéens et téléostiens, amphibies, beaucoup de reptiles).

b) Par les vaisseaux choroïdiens, — animaux à pecten (sauriens).

2° *Vascularisation directe :*

a) Par les vaisseaux hyaloïdiens superficiels.

b) Par les vaisseaux rétiniens spéciaux, — mammifères, quelques serpents.

Anomalies congénitales de l'homme qui sont normales chez les animaux (L. Johnson). — 1° *La membrane clignotante* — complète chez certains

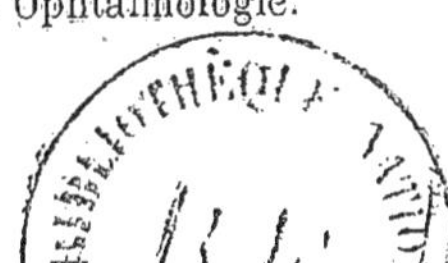

ongulés, moins parfaite chez les marsupiaux et les carnivores, est plus rudimentaire chez les primates, insectivores, rongeurs, édentés, chez l'échidné

2° *Le muscle rétracteur du globe oculaire,* — se trouve dans les ordres inférieurs, — marsupiaux, édentés, rongeurs, insectivores.

3° *Les fibres à myéline,* — surtout chez les rongeurs et les marsupiaux.

4° *L'excavation physiologique de la papille,* — fréquente chez l'homme ; un aspect analogue se trouve chez tous les félins, beaucoup de carnivores, certains rongeurs. Des papilles blanches et grises sont normales chez des animaux très divers (skunk, rhinocéros, etc.).

5° *Formations s'étendant de la papille* vers l'intérieur du vitré :
a) Artère hyaloïdienne persistante, — ruminants, beaucoup de rongeurs.
b) Vestiges de pecten, — certains rongeurs, quelques marsupiaux.

6° *Le colobome papillaire,* — ressemble à un anneau blanc ou coloré qui est normal chez beaucoup d'animaux.

7° *La rétinite pigmentaire,* — s'observe chez les galagos et les loris qui sont exposés au jour d'une façon prolongée.

8° *Les vaisseaux choroïdiens,* — sont apparents chez tous les sauriens inférieurs à l'hylobate, chez les macropodes et quelques autres marsupiaux.

9° *Proéminence de l'uvée,* — chez quelques ongulés ; c'est un organe de défense contre la lumière, comme un petit abat-jour projeté par l'iris vers la cornée (*Umbraculum*).

DIRECTION DES AXES. — Plus l'ordre de l'espèce est élevé, plus les axes se rapprochent du parallélisme. La direction parallèle et la convergence des rayons visuels ne se trouvent que chez les animaux qui ont une macula, l'homme et les sauriens.

RÉFRACTION. — Sauf les animaux domestiques dont la réfraction est variable, presque tous les mammifères sont hypermétropes. Chez les mammifères vivant dans l'eau douce, les muscles ciliaires sont très développés pour compenser la perte du pouvoir réfringent de la cornée dans l'eau. Les mammifères marins ont une grande partie de la cornée aplatie dans le méridien horizontal (astigmatisme).

ŒIL PINÉAL. — C'est un œil développé chez quelques vertébrés inférieurs (lacertiens) et dont le rudiment paraît représenté chez l'homme par la *glande pinéale* placée entre les tubercules quadrijumeaux antérieurs. Chez les lacertiens, l'œil pinéal vient à travers le crâne jusqu'à l'épiderme et constituerait un œil véritable pourvu de cristallin, corps vitré, rétine et choroïde (PEYTOUREAU).

RÉGÉNÉRATION DE L'ŒIL. — Tandis que chez l'homme et les mammifères, seul l'épithélium est capable de régénération, certains amphibies peuvent reconstituer les tissus les plus divers de leur globe oculaire (BONNET, 1879). Après l'ablation des trois quarts antérieurs du globe chez le triton, on obtient au bout de deux à six semaines une régénération d'un globe oculaire

bien conformé avec cornée et cristallin transparent, iris et pupille normale
(Colucci). Le cristallin se régénère par une prolifération limitée du pigment épithélial au bord supérieur de l'iris.

CHAPITRE VI

DÉVELOPPEMENT DE L'ŒIL

L'œil se développe aux dépens de l'*ectoderme* et du *mésoderme* ; il est
représenté tout d'abord par les vésicules optiques primitives.

Vésicules optiques. — Ce sont des diverticules de la vésicule cérébrale
antérieure, laquelle comprend le cerveau antérieur et le
cerveau intermédiaire ou vésicules des couches optiques.
Les vésicules optiques naissent à la base du cerveau intermédiaire et constituent deux diverticules ampullaires,
piriformes, communiquant par un pédicule creux avec la
cavité cérébrale.

La face externe, en rapport avec l'épiderme, se déprime
en doigt de gant et s'applique contre la face opposée, celle
qui est unie au pédicule optique, de manière à prendre la
forme d'une coupe à double paroi, *cupule optique*.

Cette cupule ne se forme pas mécaniquement, mais
par accroissement de ses bords. Elle est produite spontanément autour du cristallin qui doit y être contenu et
par le développement du mésoderme qui y pénètre.

D'ailleurs, l'invagination cupulaire ne se produit pas
seulement sur la face externe, mais aussi sur la face inférieure qui tend à s'appliquer contre la face supérieure ;
ainsi se constitue une *gouttière* placée à la région inférieure de la cupule et se prolongeant sur une certaine
étendue de la face inférieure du pédicule. Quand cette
gouttière se rétrécit, elle constitue une sorte de fente,
fissure choroïdale ou *fissure optique fœtale*, qui s'oblitère progressivement par rapprochement et soudure de
ses bords. L'absence de soudure entraîne un *colobome*
du côté de la portion correspondante, depuis l'iris jusqu'au nerf optique inclusivement.

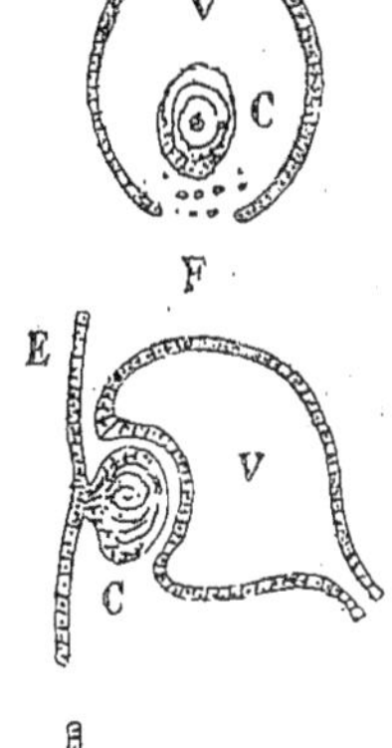
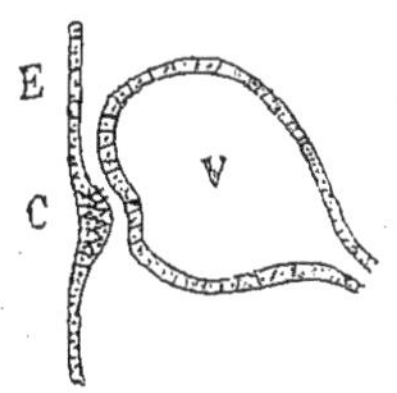

Fig. 56. — Forma-
tion du cristallin
et de la fente cho-
roïdienne.

V, vésicule optique. —
E, ectoderme. — C, cris-
tallin. — F, fente cho-
roïdienne.

Dans cette cupule optique va pénétrer le cristallin, puis, en dedans et en
dehors, tout autour, le mésoderme viendra constituer une enveloppe com-

plète. L'ectoderme formera la rétine et le cristallin, le mésoderme consti
tuera la sclérotique et la cornée, le tractus uvéal et le vitré. L'appareil com
prendra de la sorte des éléments ectodermiques, des éléments sensoriels e
des éléments fibro-vasculaires protecteurs et nourriciers.

Nous examinerons successivement les diverses parties de l'œil suivan
leur origine ectodermique ou mésodermique.

RÉTINE. — Elle est le résultat du développement des feuillets de la cupule
optique et de la différenciation de ses diverses parties.

Des deux feuillets, l'externe constitue la couche pigmentaire, qu'on a cru
si longtemps appartenir à la choroïde; l'in
terne, les éléments nerveux propremen
dits. La partie antérieure diffère notable
ment de la partie postérieure, et leur sépa
ration est indiquée par une ligne dentelée,
l'*ora serrata.*

La partie antérieure de la rétine es
composée de deux couches cellulaires : la
couche externe, pigmentée, correspond au
feuillet externe; la rangée interne, non pig
mentée, sauf au niveau de l'iris, correspond
au feuillet interne.

L'épithélium pigmentaire de la rétine,
des corps ciliaires et de l'iris est donc d'ori
gine rétinienne, et l'uvée en représente la
partie ciliaire et irienne. Il apparaît vers la
quatrième semaine. La partie postérieure
de la rétine comprend aussi deux couches,
l'une externe pigmentaire qui provient du

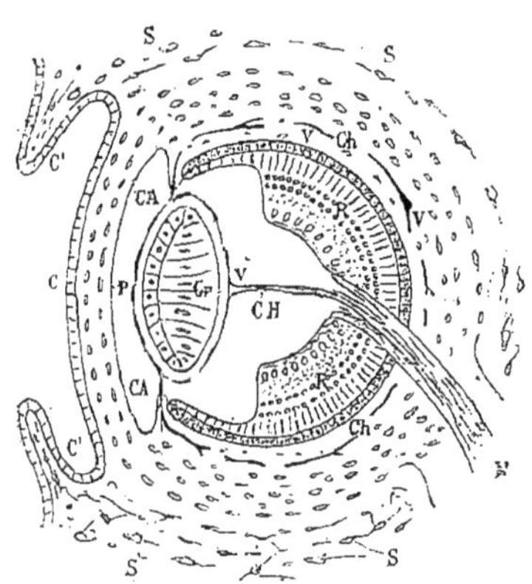

Fig. 57. — Coupe longitudinale d'un
œil en voie de développement.

C, cornée. — C', conjonctive. — S, sclérotique. — Ch, choroïde. — R, rétine. — N, nerf
optique. — Cr, cristallin. — V, vaisseaux. —
CA, chambre antérieure. — P, membrane
pupillaire. — CH, canal hyaloïdien. — v,
v, v, vaisseaux.

feuillet externe, l'autre non pigmentaire qui dérive du feuillet interne. La
couche pigmentaire forme l'épithélium; la couche non pigmentaire repré
sente l'élément nerveux de la rétine.

La rétine, au premier stade de développement, est constituée seulemen
par des cellules allongées, fusiformes, perpendiculaires aux parois. Ces cel
lules se multiplient rapidement et forment deux couches distinctes, l'une
externe, l'autre interne. La couche externe donnera naissance aux cellule
visuelles, aux cônes et aux bâtonnets ; l'interne formera les cellules uni
bi ou multipolaires et les fibres optiques ; la première constituera la zone
neuro-épithéliale du canal cérébro-spinal; la seconde la zone cérébrale
La différenciation cellulaire s'effectue progressivement jusqu'à la consti
tution définitive des éléments nombreux et variés que l'on trouve dans l
rétine.

La tache jaune existe complètement formée non seulement à la naissance
mais encore au 8e et au 7e mois de la vie intra-utérine, mais sa structure es
un peu différente de celle de l'adulte (NAUMOFF).

NERF OPTIQUE. — Il est formé par le pédicule de la vésicule optique et représente tout d'abord un tube épithélial qui se plisse ensuite en une gouttière où pénètrent du tissu conjonctif et les rudiments des vaisseaux centraux. Les fibres nerveuses, d'après la plupart des auteurs, ne naîtraient pas sur place, mais viendraient du cerveau ou de la rétine.

CRISTALLIN. — Au niveau de la cupule optique, l'ectoderme d'abord s'épaissit, les cellules s'allongent et se stratifient, l'ensemble se déprime en fossette, *fossette cristallinienne*, puis les bords se rapprochent et se soudent pour former une vésicule, *vésicule cristallinienne*. Cette vésicule est formée à la fin du premier mois.

La partie antérieure est mince, la partie postérieure est épaisse et finit par combler la cavité centrale.

La couche antérieure reste épithéliale, la couche postérieure devient fibrillaire et toutes deux se continuent graduellement au niveau de la zone équatoriale.

La masse cristallinienne est limitée par une substance anhiste, sécrétion cuticulaire, qui sera la capsule cristallinienne et isolera complètement la lentille du milieu ambiant.

Un réseau vasculaire entoure complètement le cristallin. Il est formé par l'artère hyaloïdienne qui vient de l'artère centrale en suivant le canal de Cloquet. Ce réseau a un aspect réticulaire et joue un rôle nutritif important jusque vers la fin de la vie intra-utérine où il a disparu complètement.

Au niveau de la pupille, les vaisseaux forment, dès le deuxième mois, une véritable membrane, *membrane pupillaire* de Wochendorff. Cette membrane s'amincit et se résorbe du centre à la périphérie, dès le sixième ou le septième mois, et a disparu à la naissance. La résorption en est parfois lente et des vestiges peuvent même exceptionnellement persister sous forme de filaments rarement gênants pour la vision.

L'origine de la cristalloïde est assez complexe : sécrétion cuticulaire, production conjonctive par la membrane vasculaire et application d'une lamelle externe après résorption de ses vaisseaux et de ses éléments histologiques (VIALLETON, DAMIANOFF).

La zonule est formée de fibres distinctes naissant des procès ciliaires ou de la portion de la rétine située en avant de l'*ora serrata*. D'après certains (TERRIEN), les fibres zonulaires correspondraient aux fibres de soutien de la rétine, d'après d'autres (COLLINS), elles seraient formées par l'étirement de certaines cellules ; VIALLETON les compare aux fibres du byssus des mollusques lamellibranches, fibres sécrétées par les cellules épithéliales des glandes byssogènes placées dans le pied de ces animaux. Ce serait aller un peu loin, d'après TOUFESCO qui assigne au ligament suspenseur une origine mésodermique.

On rencontre sur la cristalloïde antérieure trois variétés de cellules épithéliales : a) grandes cellules claires centrales, qui semblent jouer leur rôle fondamental dans la nutrition du cristallin; *b*) petites cellules périphériques actives qui semblent être chargées de la défense du cristallin contre les influences extérieures; *c*) cellules équatoriales qui semblent être chargées de la régénération du cristallin. Ces trois variétés ne représentent que les trois étapes de l'évolution de la cellule cristallinienne (Mlle TOUFESCO).

CORPS VITRÉ. — Il est formé par le mésoderme qui pénètre par la fissure choroïdale de la cupule optique et constitué par du tissu conjonctif particulier, très riche en eau, très pauvre en cellules et très hygrométrique (HACHE).

D'après les recherches récentes de LENHOSSEK, le corps vitré dans son ensemble serait une production des cellules du cristallin.

La *membrane hyaloïde* l'entoure. C'est un épaississement du vitré, le vestige de l'enveloppe vasculaire qui se continue avec la membrane vasculaire péricristallinienne.

CORNÉE ET SCLÉROTIQUE. — La *sclérotique* provient de la lame mésodermique qui entoure la cupule optique; elle est ultérieurement séparée de la choroïde par un feutrage conjonctif.

Le développement de la *cornée* n'est pas encore bien établi. D'après KOELLIKER, elle est constituée par la portion fibro-cutanée voisine de la vésicule cristallinienne, le mésoderme formant le tissu cornéen et l'ectoderme son épithélium.

Le mésoderme compris entre le cristallin et l'ectoderme se fissure, se déclive et donne lieu à la *chambre antérieure*.

D'après KESSLER, l'ectoderme voisin de la vésicule cristallinienne forme l'épithélium cornéen; cet épithélium produit en arrière une couche amorphe pénétrée par des éléments mésodermiques, les corpuscules cornéens. La cornée se soude enfin avec la sclérotique.

La cornée est en connexion par ses trois couches avec la conjonctive, la sclérotique et l'uvée (iris, corps ciliaire et choroïde); l'épithélium antérieur et la membrane de Bowman se continuent avec la conjonctive; l'épithélium postérieur et la membrane de Descemet avec l'uvée; enfin, la substance propre avec la sclérotique. Cette continuité est bien mise en lumière d'ailleurs par la pathologie, car on voit les affections de la conjonctive, de la sclérotique et de l'iris se propager spécialement à chacune des couches correspondantes de la cornée et réciproquement.

TRACTUS UVÉAL. — Il est constitué par le mésoderme qui entoure la cupule optique et forme d'abord la choroïde. Dans sa région antérieure, vers le deuxième mois, une légère saillie apparaît qui correspond aux *procès* et au *muscle ciliaires*. Vers la même époque, l'iris se montre autour du cristallin, se continuant par la membrane vasculo-pupillaire.

Nous avons vu que la partie antérieure de la cupule vient continuer la rétine en avant et constituer la zonule du cristallin ainsi que la couche pigmentaire tapissant la face postérieure de l'iris.

La pigmentation des cellules étoilées de la choroïde ne se produirait que tardivement (RIEKE), vers le septième mois de la vie fœtale, longtemps après celle de la rétine. Dans l'albinisme, alors que le tractus uvéal est tout à fait dépourvu de pigment (MANZ), la couche épithéliale de la rétine en présenterait toujours plus ou moins.

ANNEXES. — Les paupières représentent un repli cutané et l'épiderme tapisse ses deux faces. La couche superficielle reste cutanée, épidermique ; la couche profonde devient conjonctivale, muqueuse. Les cils et les glandes de Meibomius sont d'origine ectodermique.

Les glandes se montrent vers le quatrième mois.

Les paupières apparaissent de bonne heure, se soudent par le bord épithélial, puis se séparent définitivement. Les glandes et les cils naissent comme les glandes et les poils de la peau par bourgeonnement intradermique simple ou ramifié. Une adhérence amniotique produit parfois des colobomes (VAN DUYSE).

La conjonctive est d'abord un sac clos dont l'ectoderme constitue l'épithélium et, modifié, recouvre la cornée.

Les glandes lacrymales sont des bourgeonnements pleins de l'ectoderme ; ils sont assez nombreux et forment les acini et les canaux sécréteurs. Quant aux voies lacrymales, elles apparaissent du deuxième au cinquième mois sous forme d'un cordon plein (BORN) qui se creuse plus tard, mais ne résultent pas de la jonction des bourgeons maxillaire supérieur et nasal externe (KOELLIKER).

APPENDICE

TÉRATOLOGIE

Les causes qui produisent des troubles de développement dans la période embryonnaire et fœtale se ramènent à l'hérédité, aux traumatismes de l'utérus (hémorragies de la caduque, décollement de l'œuf), aux agents microbiens et à leurs toxines (A. CHARRIN), aux maladies infectieuses (syphilis, tuberculose), à la consanguinité. L'état pathologique de l'amnios joue un rôle particulièrement important dans la pathogénie de ces anomalies.

Anomalies du globe. *Anophtalmie.* — C'est l'absence complète de l'œil et de ses annexes. L'anophtalmie paraît exceptionnelle. La plupart des faits publiés ne sont nullement démonstratifs. Il s'agit le plus souvent de *cryptophtalmie* (ZEHENDER, ARLT, PICQUÉ, VAN DUYSE, GILLET DE GRANDMONT), compliquée ou non de kystes séreux. On y trouve, d'ailleurs, quelques rudiments ou des vestiges oculaires.

On a cru parfois que l'anophtalmie était causée par l'absence de la vésicule optique, mais on a presque toujours constaté ses débris ; on suppose plutôt un arrêt de développement, une atrophie par production kystique ou une destruction inflammatoire intra-utérine.

Microphtalmie. — Elle n'est pas très rare et, depuis le volume d'une lentille jusqu'à l'état normal, on observe tous les intermédiaires. Tantôt ce sont simplement des yeux réduits, en miniature, et tantôt des globes dans lesquels les milieux, les espaces et les membranes sont profondément et inégalement altérés.

Les troubles fonctionnels sont plus ou moins en rapport avec le degré de microphtalmie.

La pathogénie est discutable. Il s'agirait d'un arrêt total ou partiel et colobomateux de l'œil ou bien d'une atrophie post-inflammatoire.

Cyclopie. — La cyclopie résulte du fusionnement des deux yeux vers la partie médiane ; il y a aussi une seule orbite. L'œil cyclope peut offrir un certain degré d'atrophie par arrêt de développement ou par microphtalmie.

Les paupières sont plus ou moins bien formées et de grandeur variable. Elles peuvent être échancrées par une encoche plus ou moins profonde du bord libre, une sorte de bec-de-lièvre palpébral ou colobome. Enfin, la fente palpébrale peut être rétrécie en phimosis.

Fuchs a présenté à la Société de Vienne un enfant de deux jours dont l'œil droit était recouvert par la peau qui va du front à la joue. Il y avait syndactylie ; le rebord orbitaire et le globe étaient sensibles ; la lumière paraissait perçue. C'est le quatrième fait de cet ordre. Dans un cas du même auteur (1889), on incisa la peau et on trouva l'œil dégénéré et staphylomateux. Cet état tient à l'adhérence de l'amnios avec les parties embryonnaires de la tête, produite vers le deuxième mois de la vie intra-utérine.

Anomalies des diverses parties de l'œil. — La *cornée* est parfois de grandeur exagérée comme dans la buphtalmie, ou amoindrie comme dans la microphtalmie. Elle est aussi conique ou globuleuse comme dans le kératocone ou le kératoglobe. Dans le *kératocone*, la cornée est conique, plus ou moins saillante et le plus souvent transparente. Dans le *kératoglobe*, il s'agit de staphylome ou de buphtalmie.

Les anomalies de courbure de la cornée, dans la myopie, l'hypermétropie et l'astigmatisme, résultent souvent aussi d'un développement irrégulier de l'orbite ou du globe oculaire.

Le *cristallin* peut présenter un état analogue au kératocone, le *lenticone*. Dans deux cas, cette malformation a été nettement constatée. Il est parfois déplacé ou décentré. On l'a vu, enfin, échancré sur son bord inférieur ; c'est le colobome du cristallin.

L'*iris* peut être absent, ce qui constitue l'*aniridie* ou *iridérémie*, et il peut manquer d'un seul ou des deux côtés. GALEZOWSKI a observé l'aniridie chez trente et un membres d'une même famille. La pupille, ordinairement ronde, centrale et unique, est parfois multiple (*polycorie*), déplacée (*corectopie*) ou irrégulière, ovale, lancéolaire, linéaire, etc. Il peut enfin exister des filaments pupillaires ou une occlusion résultant de la *persistance de la membrane pupillaire*. Ces filaments sont très grêles, appliqués sur la face antérieure de l'iris, indépendants du bord pupillaire, et ne doivent pas être confondus avec des exsudats pathologiques *post partum*.

L'iris, le cristallin, la choroïde, la rétine et le nerf optique sont ensemble ou séparément affectés de *colobome*.

Le colobome *cristallinien* est une rareté.

Le colobome *iridien* peut n'être qu'apparent et constitué par une simple pigmentation anormale de l'un des rayons iriens (pseudo-colobome). D'ordinaire, il est formé par une échancrure située en bas et en dedans du cercle pupillaire.

Le colobome *choroïdien*, ou mieux du plancher oculaire, est caractérisé par une division de la choroïde et de la sclérotique. Il siège en bas et un peu en dedans. Il est plus ou moins complet et présente habituellement une forme allongée, ovoïde. Ses bords sont bien limités et bordés de pigment. On note fréquemment, à son niveau, de l'ectopie scléroticale et cornéenne. Ce colobome résulte de la fermeture tardive de la fente oculaire primitive.

Le colobome *rétinien maculaire* ou *central* est rare, mal connu encore et souvent confondu avec des lésions morbides atrophiques, rétino-choroïdiennes. On est un peu embarrassé pour expliquer la formation du colobome maculaire par un défaut de fermeture de la fente oculaire puisqu'on sait que cette fente se trouve en bas et que la macula est en dehors de la papille. On pense, faute d'une meilleure explication, que dans ce cas il y a eu aussi rotation de la fente.

. Le colobome *optique* est caractérisé par l'ampleur et l'excavation du nerf optique et une répartition inégale des vaisseaux papillaires.

Le *nerf optique* peut être absent, incomplet (colobome), à vaisseaux intervertis ; enfin, ses fibres nerveuses peuvent conserver leur myéline jusque dans la rétine (*plaques fibreuses congénitales*).

Le *corps vitré* peut présenter une persistance de l'artère hyaloïdienne et du canal de Cloquet. On a aussi parlé de colobomes.

La *pigmentation* oculaire peut être excessive, insuffisante ou nulle : dans ce dernier cas, elle constitue l'*albinisme* irien, ciliaire, rétinien, généralement lié à l'albinisme général et n'impliquant nullement une dégénérescence psychique ou physique (GOULD) ; dans le premier, elle donne lieu à la *mélanose*, en taches disséminées, agglomérées ou diffuses sur tout le tractus uvéal. Tandis que l'albinisme oculaire serait plus habituel chez les nègres, la mélanose se rencontrerait surtout chez les Latins. Ajoutons, enfin, que la plupart des anomalies oculaires coïncident fréquemment avec

des anomalies des autres régions et un développement général défectueux
Ces altérations apparaissent à la naissance : elles se sont développées pendant la vie intra-utérine, à des époques variables, sous des influences
diverses et d'ailleurs discutées. Elles comprennent, en dehors des états considérés comme des anomalies, le ptosis palpébral, le strabisme paralytique,
le nystagmus, les kystes séreux de l'orbite, les buphtalmies ou opacités cornéennes, les dermoïdes de la conjonctive et de la cornée, les cataractes,
les rétinites pigmentaires, la névrite optique héréditaire.

PHYSIOLOGIE

Divisions. — La physiologie de la vision comprend des fonctions générales de circulation, de sensibilité, de nutrition ; des fonctions spéciales de sécrétion, de mouvement, de réfraction ; des fonctions nerveuses de réception, de transmission et de perception. Nous étudierons en un chapitre spécial la dioptrique oculaire.

CHAPITRE VII

FONCTIONS GÉNÉRALES

I. — CIRCULATION

Elle est péri-oculaire ou intra-oculaire.

Circulation péri-oculaire. — La circulation péri-oculaire comprend la circulation artérielle, veineuse et lymphatique.

Circulation artérielle. — Les annexes, sourcils, paupières, conjonctive, reçoivent le sang des artères péri-orbitaires, faciale, temporale superficielle, ophtalmique. Il existe de nombreuses anastomoses (Festal, Gurwitsch) ; la plus importante a lieu au niveau de la commissure interne et à plein canal, entre l'angulaire et la branche nasale de l'ophtalmique ; la circulation péri-oculaire est très riche. Les blessures s'y cicatrisent aisément et les autoplasties cutanées ou muqueuses y sont fort avantageuses.

La circulation palpébrale est très active, surtout vers les bords palpébraux libres. Elle est assurée par la faciale, la temporale et l'ophtalmique, formant les arcs palpébraux, ainsi que par leurs ramifications anastomosées en avant et en arrière des tarses. La circulation conjonctivale est fournie par les mêmes vaisseaux donnant des branches muqueuses au niveau des culs-de-sac et s'anastomosant avec les artères ciliaires antérieures, reliant les musculaires et conjonctivales aux ciliaires longues et courtes postérieures, l'extérieur et l'intérieur du globe. La nutrition de la muqueuse est largement assurée. Les artères lacrymales viennent pour les glandes lacrymales et pour les conduits, de la nasale et des palpébrales. Les artères musculaires émanent de l'ophtalmique et fournissent les ciliaires antérieures.

Circulation veineuse. — Les veines vont, par les veines péri-orbitaires, aux jugulaires externes et, par l'ophtalmique, au sinus caverneux ; elles assurent ainsi le retour du sang dans les régions intra et extra-craniennes. Les anastomoses existent avec le plexus ptérygoïdien et les veines nasales, amygdaliennes, pharyngées.

Circulation lymphatioue. — Des lymphatiques aboutissent aux ganglions péri-oculaires, parotidiens, pré-massétérins et sous-maxillaires ; au niveau du limbe, ils communiquent avec les lacunes cornéennes.

Circulation intra-oculaire. — On doit examiner la circulation artérielle, veineuse et lymphatique des membranes et des milieux de l'œil.

Circulation artérielle. — Elle comprend le système neuro-rétinien et le système du tractus uvéal.

La circulation *rétinienne* s'effectue par des vaisseaux spéciaux. Ces vaisseaux se touchent sans s'anastomoser jamais ; ils se répandent sur les couches internes de la rétine et s'arrêtent au plexus basal ; ils forment en dedans et en dehors du plexus cérébral deux plexus largement anastomosés. La fovea ne présente aucun capillaire. Au niveau de la lame criblée, les vaisseaux rétiniens s'abouchent avec ceux des gaines optiques et ceux de la choroïde.

La circulation rétinienne est fournie par l'artère centrale de la rétine venue de l'ophtalmique. Cette artère irrigue le nerf même, s'anastomose avec les artères des gaines et de la choroïde et, chez l'embryon, fourni l'artère hyaloïdienne et les vaisseaux hyaloïdo-capsulaires qui vont entoure le cristallin et s'anastomoser vers le cercle pupillaire avec les ciliaires anté rieures. Chez la grenouille, on peut observer la circulation des globule dans les vaisseaux de l'hyaloïde, grâce au fort grossissement donné pa l'image droite et grâce à la grosseur des globules sanguins.

La vitesse de la circulation a pu être mesurée dans les vaisseaux de l rétine, à l'aide des phénomènes entoptiques (Vierordt) ; elle est de 51 milli mètres par seconde dans les capillaires et deux à cinq fois plus grande dan les gros vaisseaux.

Les veines suivent les artères et vont à l'ophtalmique ou au sinus caver neux. Il n'existe pas de veine hyaloïdienne.

La circulation *optique*, du nerf et des gaines se fait près du globe pa les vaisseaux centraux, mais au delà de leur pénétration, par les vaisseau orbitaires et craniens. Nous avons déjà noté vers la lame criblée l'anastc mose des rameaux rétiniens, optiques et choroïdiens.

La circulation *du tractus uvéal*, choroïde, corps ciliaire et iris, s'effectu par les vaisseaux ciliaires et les vorticineux.

Les deux *artères ciliaires postérieures longues* longent très obliquemer la sclérotique en dehors du nerf optique et vont, entre la choroïde et l sclérotique, aboutir au corps ciliaire, puis, de là, au grand cercle artériel de l'iris.

Les *ciliaires postérieures courtes* traversent directement la sclérotique autour du nerf optique, atteignent la choroïde, enfin aboutissent au cercle de l'iris.

Les *ciliaires antérieures* naissent des artères des muscles droits, pénètrent la sclérotique près de la cornée et vont aussi au grand cercle irien.

Toutes les artères ciliaires convergent autour de l'iris, mais leur destination est différente.

Les postérieures longues et les antérieures irriguent le corps ciliaire et l'iris ; les postérieures courtes sont destinées à la choroïde et constituent presque exclusivement la chorio-capillaire, située tout contre les couches externes de la rétine.

Les ciliaires antérieures, en outre, abordent la conjonctive et unissent les vaisseaux extra-oculaire et intra-oculaire. Quand la circulation intérieure est gênée, la circulation extérieure se développe. On voit alors, comme dans le glaucome, les ciliaires antérieures former autour de la cornée des traînées tortueuses, précieuses pour le diagnostic.

Au niveau du limbe cornéen, d'une part, au niveau de la papille optique, d'autre part, existent donc des anastomoses artérielles qui constituent des débouchés circulatoires importants et, en cas de gêne intra-oculaire, de véritables soupapes de sûreté. Nous savons, enfin, que la carotide interne et l'ophtalmique obstruées, la circulation est assurée d'un côté et même des deux côtés par les anastomoses des branches de la carotide externe.

CIRCULATION VEINEUSE. — Le sang de la chorio-capillaire choroïdienne et des régions ciliaire et irienne se dirige vers des veinules qui s'abouchent dans des troncs nombreux, lesquels convergent en formant une sorte de tourbillon vers quatre ou six branches situées en arrière de l'équateur et désignées sous le nom de veines vorticineuses ou vorticellées ; elles aboutissent à l'ophtalmique.

Les vorticineuses reçoivent donc presque tout le sang veineux de la choroïde, du corps ciliaire et de l'iris ; une partie cependant va vers les veines ciliaires antérieures et se jette dans les musculaires. On les voit très gonflées quand la circulation intra-oculaire est gênée. Il en est de même vers la papille optique où des anastomoses existent avec les veines des gaines optiques et de la rétine.

LICHAREWSKI, après section et résection du nerf optique chez les chiens, a vu la circulation oculaire se rétablir par les artères ciliaires antérieures. Ces vaisseaux se dilataient et le sang allait par la choroïde aux ciliaires postérieures et au réseau de Haller.

Comme pour la circulation artérielle, la circulation veineuse intra-oculaire gênée dans ses principales voies peut s'effectuer dans la région de la cornée ou de la papille et présente ainsi de véritables soupapes de sûreté. Il en est de même si le sinus caverneux ou l'ophtalmique sont

obstrués; la dérivation a lieu vers le plexus ptérygoïdien et de la vein
faciale.

PULSATIONS DANS LES VAISSEAUX RÉTINIENS. — On distingue le pouls arté
riel vrai, le pouls par pression et le pouls veineux.

Le *pouls artériel* est trop faible à l'état normal pour être vu; il ne devier
visible que dans l'insuffisance aortique et quelquefois dans le goîtr
exophtalmique et dans certaines anémies.

Le *pouls par pression* (*Druckpuls*, JAEGER) présente une série d'intermi
tences dans le courant du sang artériel, par suite de la disproportion entre l
pression dans artère et celle qui s'exerce sur la paroi. A l'état normal, o
peut le provoquer par une pression sur le globe oculaire. A l'état patholc
gique, il s'observe dans le glaucome, dans les tumeurs du nerf optique, dan
les cas où l'impulsion cardiaque est trop faible.

Le *pouls veineux* (VON TRIGT, COCCIUS) existe dans les yeux normaux e
se reconnaît par les alternatives de collapsus et de gonflement de l'extré
mité centrale de la veine au niveau de la papille. L'aplatissement de l
veine commence à son extrémité centrale, sa dilatation à l'extremité pér
phérique (DONDERS); le rétrécissement de la veine coïncide avec le premie
bruit du cœur, la dilatation avec le second (LEBER). Le pouls veineux est d
à l'élévation pulsatile du tonus intra-oculaire (DONDERS, LEBER) : au momen
de la systole cardiaque, les artères de l'œil se remplissent de sang et l
tonus intra-oculaire augmente rythmiquement et exerce une pression sur l
veine centrale à sa sortie au dehors de l'œil; celle-ci, peu élastique, se laiss
aplatir.

Dans l'insuffisance aortique, on peut observer un pouls veineux péripho
rique par propagation du pouls à travers les capillaires jusque dans le
veines.

CIRCULATION LYMPHATIQUE. — Il n'y a pas de vaisseaux lymphatiques dan
l'intérieur de l'œil. La circulation lymphatique se fait par des espace
multiples, tapissés d'endothélium, variés dans leur disposition et leu
étendue. Ces espaces entourent l'œil, le pénètrent et le parcourent en d
vers sens. Comme les artères et les veines, les lymphatiques intra-oculaire
sont en communication en avant et en arrière avec les lymphatiques extra
oculaires : en avant vers le limbe de la cornée, avec les *vaisseaux* lymph
tiques de la conjonctive ; en arrière, vers la papille, avec les gaines optiqu
et les espaces méningés. On trouve une communication supplémentaire a
niveau des points où les vasa vorticosa traversent la sclérotique. Ce sont l
des issues pour les liquides intra-oculaires trop abondants, en même temp
que des voies d'infection périphériques. Les voies lymphatiques sont cont
nues, mais peuvent être divisées en antérieures, postérieures, périphérique

Les *voies antérieures* comprennent surtout les chambres antérieure
postérieure, continues entre elles au niveau de la pupille, et se rendent a
niveau de l'angle irido-cornéen, à travers le réticulum du ligament pectin
dans le canal de Schlemm et les veines ciliaires antérieures. KNIES, contra

rement à Leber et aux classiques, estime que l'humeur aqueuse filtre à travers la membrane de Descemet et la cornée normale pour aboutir dans les espaces limbiques.

Les *voies postérieures* comprennent l'espace *intervaginal* entre les gaines durale et piale, espace cloisonné par des tractus et subdivisé par l'arachnoïde en espaces sous et sus-arachnoïdien. Cet espace communique avec les espaces correspondants du cerveau, méningés et ventriculaires. Il reçoit, vers la papille, le canal hyaloïdien pourvu de l'artère hyaloïdienne chez le fœtus et plus tard exclusivement lymphatique. Enfin, autour du nerf

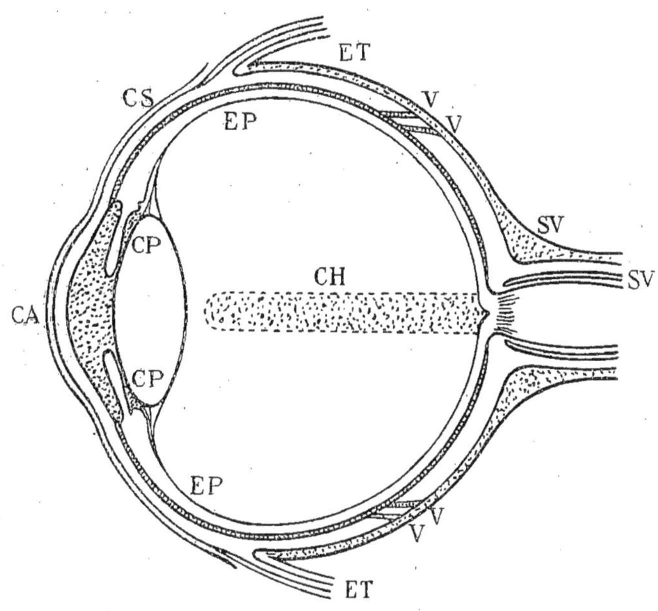

Fig. 58. — Circulation lymphatique.

CA, chambre antérieure. — CP, chambre postérieure. — CS, canal de Schlemm. — CH, canal hyaloïdien. — EP, espace sous-sclérotical. — ET, espace de Tenon. — VV, gaines des vasa vorticosa. — SV, espace sus-arachnoïdal. — IV, espace sous-arachnoïdal.

optique, l'espace supra-vaginal. Les voies antérieures sont les plus importantes, mais en cas d'obstruction, les voies postérieures peuvent les suppléer dans une certaine mesure.

Les *voies périphériques* entourent le globe oculaire et relient entre elles les voies antérieures et les voies postérieures. Elles se continuent en avant avec les chambres antérieure et postérieure, en arrière avec les espaces intervaginal et supra-vaginal. Elles sont constituées par l'espace suprachoroïdien ou sous-sclérotical et l'espace sus-sclérotical ou de Tenon, lesquels communiquent par les gaines des veines vorticellées. L'espace lymphatique péri-oculaire de Tenon facilite les mouvements du globe et lui constitue une sorte de séreuse éparthrodiale.

Une infection externe peut se propager de dehors en dedans, d'ayant en arrière et réciproquement, de même que la circulation sanguine peut être compensée par la circulation inverse lymphatique. La circulation oculaire artérielle, veineuse et lymphatique, est ainsi assurée contre bien des entraves, mais les troubles généraux du sang ou des vaisseaux divers retentissent largement sur l'œil, en particulier sur la choroïde, la rétine, le corps ciliaire et le cristallin qui en relèvent directement ou indirectement.

L'excès de tension résultant d'une obstruction des voies lymphatiques ou d'un excès de sécrétion est très ordinaire à l'époque de la vie où les membranes oculaires ont perdu leur élasticité et où l'encrassement sénile des organes les rend moins aptes à subir les variations fonctionnelles nécessaires.

II. — SENSIBILITÉ GÉNÉRALE

L'œil présente une sensibilité variable en ses diverses parties et selon la nature des excitants. Les milieux privés de nerfs sont insensibles : vitré, cristallin, humeur aqueuse.

Le nerf optique et la rétine ne paraissent pas jouir d'une sensibilité générale appréciable. Les piqûres de la rétine (MAGENDIE) produisent seulement des sensations visuelles ; les sections du nerf optique en dehors des nerfs ciliaires ne sont guère perçues, et nous n'avons jamais constaté dans les énucléations avec vision encore quantitative de sensation lumineuse quelconque.

La pression détermine l'apparition des phénomènes lumineux que SERRE (d'Uzès a) désignés sous le nom de *phosphènes*. Dans les pressions faibles, ils sont perçus du côté opposé à la pression ; dans les pressions fortes, du côté opposé et un peu du même côté. Les phosphènes latéraux sont en croissant, les postérieurs arrondis. Il y a aussi des *photopsies* résultant des excitations morbides et intra-oculaires de l'œil (glaucome, décollement rétinien).

L'action électrique sur l'œil détermine des phénomènes lumineux à l'ouverture ou à la fermeture du courant, suivant qu'on applique sur l'œil le pôle positif ou le pôle négatif. Ces courants continus sont, pour exciter la sensibilité rétinienne, fréquemment employés dans les amblyopies.

L'hyperesthésie est rare dans les névrites ou les rétinites. La choroïde est peu sensible d'ordinaire et peu douloureuse dans les inflammations, tandis que le corps ciliaire et l'iris sont très sensibles à l'état normal et très douloureux à l'état pathologique. Aussi l'iridectomie est-elle toujours pénible, et celle que nécessitent certaines iritis plastiques extrêmement douloureuse ; l'anesthésie générale est souvent nécessaire.

La sclérotique, même irritée, n'a qu'une faible sensibilité. La cornée est très sensible. A l'état normal la sensibilité est exquise, et à l'état pathologique elle entraîne de violentes douleurs et des réflexes très pénibles, photophobie, larmoiement, blépharospasme. Les douleurs sont d'autant plus vives que les lésions sont plus superficielles. Il en est ici comme pour la peau. On peut, dans certains ulcères superficiels douloureux, cautériser les terminaisons nerveuses et diminuer ainsi considérablement la douleur. La sensibilité de la cornée est d'ailleurs un peu particulière. Dans l'empoisonnement par la strychnine, elle perd toute sensibilité, tandis que la conjonctive la conserve ; c'est l'inverse, au point de vue réflexe, dans la mort par section du bulbe ; on sait enfin que, dans l'anesthésie chloroformique, la sensibilité kératique reste encore la dernière éveillée. Certains agents (cocaïne, érytrophléine) produisent l'anesthésie de la cornée. La sensibilité à la douleur paraît beaucoup moindre que la sensibilité tactile. Les troubles du trijumeau, la section ou la compression des nerfs ciliaires l'émoussent ou la suppriment complètement.

Les annexes de l'œil sont sensibles et leurs inflammations presque toujours douloureuses. Les muscles droits ou obliques, vers leur insertion péri-cornéenne, sont douloureux à la traction et à la section. La conjonctive présente une sensibilité exagérée, mais facile à émousser. Un corps étranger, d'abord très douloureux, finit par être aisément toléré.

Le bord ciliaire est assez irritable ; les cils sont très impressionnables, beaucoup plus que les poils des sourcils. Quant aux paupières, peau et muscle, elles ont une sensibilité un peu plus développée que les régions cutanées voisines ; aussi les inflammations sont-elles pénibles et les opérations exigent-elles l'anesthésie locale ou générale.

III. — NUTRITION

La nutrition de l'œil comprend celle des annexes, des membranes et des milieux.

Les *annexes* sont nourris par le système général, sanguin et lymphatique. Les troubles de nutrition sont exceptionnels.

Les *membranes oculaires* sont diversement irriguées.

La *sclérotique* reçoit des rameaux nutritifs des vaisseaux ciliaires dans leur trajet ; vers l'entrée du nerf optique, deux à quatre rameaux assez importants des ciliaires courtes pénètrent la sclérotique et constituent l'anneau vasculaire de ZINN. Cet anneau fournit non seulement à la sclérotique, mais encore aux *gaines optiques*, et met en communication la circulation sclérale et choroïdienne avec celle de l'artère centrale de la rétine et même avec les vaisseaux cérébraux qui irriguent au loin les *nerfs optiques*.

La *cornée* se nourrit par le réseau périkératique et peut-être par la lymphe de la chambre antérieure. Des vaisseaux peuvent l'envahir ou la recouvrir entièrement (pannus).

Le *cristallin*, à la période embryonnaire, est entouré par la membrane vasculo-hyaloïdienne, mais il reste totalement dépourvu de vaisseaux propres. C'est un organe parasite qui vit de la lymphe qui l'entoure à peu près complètement et, par conséquent, de la choroïde et du corps ciliaire qui la produisent ; les maladies du tractus uvéal ont, en effet, une part prépondérante dans les troubles du cristallin. La région nutritive de ce dernier est, par excellence, à la périphérie et dans la couche épithéliale antérieure; les troubles de ces régions et les lésions de la capsule provoquent des cataractes.

Le *vitré* paraît aussi vivre aux dépens du tractus uvéal. Les corps flottants y sont habituels dans les lésions de la choroïde et du corps ciliaire.

La *rétine* n'a de vaisseaux propres que dans ses couches internes; elle paraît se nourrir en dehors, comme le cristallin et le vitré, des matériaux choroïdiens. La production du rouge rétinien est sous leur dépendance particulière.

La *choroïde* est donc la grande nourricière de l'œil. Elle fournit l'humeur aqueuse et des éléments nutritifs au vitré, au cristallin, à la cornée et à la rétine. C'est, en effet, une membrane presque entièrement vasculaire. La chorio-capillaire forme une nappe qui semble doubler la rétine et n'avoir sa raison d'être que par rapport à celle-ci. Les troubles choroïdiens ont le plus grand retentissement sur la membrane nerveuse. Il en est de même des procès en regard du vitré et du cristallin.

L'*humeur aqueuse* a été beaucoup étudiée, car sa production est très importante dans la nutrition oculaire; ses voies semblent celles des courants nutritifs de l'œil, et ses troubles, la cause des lésions redoutables du glaucome et de plusieurs autres affections. De nombreux auteurs ont fait un examen approfondi de son origine, de sa sécrétion et de son excrétion.

On attribuait autrefois la production de l'humeur aqueuse à des glandes spéciales, au vitré, à la chambre antérieure. ZINN, l'un des premiers (1754), la vit se produire à la surface des procès ciliaires, et cette opinion est en partie conforme aux opinions récentes. LEBER et DEUTSCHMANN, MEMORSKY, EHRLICH, SCHOELER et UHTHOFF, PANAS, BOUCHERON, NICATI, OVIO, tendent à attribuer à la face postérieure de l'iris et aux procès la sécrétion de l'humeur aqueuse. NICATI précise davantage et considère l'épithélium cylindrique d'origine rétinienne qui va de l'ora serrata à la racine de l'iris, comme le siège de la sécrétion et le regarde comme la véritable *glande de l'humeur aqueuse*.

L'opinion d'EHRLICH et HAMBURGER qui attribuent un rôle sécréteur à la face antérieure de l'iris est contestée par LEBER qui explique par la diffusion le passage dans la chambre antérieure de la fluorescéine injectée sous la peau ou dans le vitré.

La chorio-capillaire serait la source, le *puits de l'humeur aqueuse*. Elle est, en effet, comprise entre deux membranes vitrées, celle de Bruch en dedans, celle de Sattler en dehors, qui l'isolent de la rétine et ne présentent qu'une voie d'écoulement vers l'ora serrata sur l'épithélium uvéal.

D'après LEBER, la choroïde ne joue aucun rôle dans la sécrétion de l'humeur aqueuse, ni dans celle du corps vitré. LEBER s'élève aussi contre la conception d'une glande de l'humeur aqueuse. Les procès ciliaires ne représentent pas une glande, mais simplement un système d'élevures et de dépressions pour fournir une plus grande surface à la filtration. La production de l'hu-

meur aqueuse est, pour LEBER, un phénomène de filtration purement mécanique.

L'humeur aqueuse n'est pas fibrineuse à l'état ordinaire, mais le devient
après une ponction de la chambre antérieure. Elle se renouvelle rapidement,
trois à quatre minutes après la paracentèse ; on met en œuvre cette sécrétion
continue pour entraîner les débris de cataracte après l'extraction.

Le système nerveux exerce sur l'humeur aqueuse une grande influence.
Les notions relatives au siège de la sécrétion, à sa nature, aux influences
nerveuses, etc., ont été obtenues surtout par l'expérimentation. On a injecté
des substances dans la chambre antérieure, le vitré, le tissu cellulaire, les
veines, puis on a observé leur apparition et leur marche dans l'œil. On a
surtout employé l'encre de Chine, la fluorescéine, le perchlorure de fer et le
ferrocyanure de potassium.

Le liquide coloré entre dans les vaisseaux, suit les courants oculaires,
pénètre les éléments épithéliaux et aboutit aux orifices d'excrétion. On peut
ainsi, sur l'œil énucléé ou vivant, par l'application de la couleur noire de
l'encre, de la couleur verte de la fluorescéine ou de la couleur bleue du perchlorure agissant sur le ferrocyanure, observer le siège des sécrétions, les
voies d'excrétion et les modifications diverses résultant des influences intra
ou extra-oculaires.

Après section du trijumeau, l'albumine et la fibrine s'accumulent en
quantité plus grande dans la chambre antérieure du côté opéré (GRUENHAGEN
et JESNER) ; de même, le passage de la fluorescéine dans la chambre antérieure
est accéléré dans ces conditions, les cautérisations du limbe au nitrate d'argent, les lavages prolongés de la cornée au sublimé provoquent une augmentation de la fibrine et de l'albumine dans la chambre antérieure. Après les
injections sous-conjonctivales de chlorure de sodium à 5 p. 100, les substances
immunisantes du sérum, hémolysine et agglutinine, s'accumulent dans la
chambre antérieure (WESSELY), ce qui explique un côté de l'action thérapeutique favorable de ces injections sous-conjonctivales.

BOUCHARD et CHARRIN, PANAS, etc., ont aussi, en administrant de la
naphtaline, déterminé des troubles trophiques du cristallin consécutifs à des
lésions constantes de la choroïde ou de la rétine (PANAS) et montré l'influence
nutritive de ces membranes.

On a fait de graves objections à ces procédés d'investigation. OVIO repro-
che aux injections oculaires de ne pas tenir compte de la diffusibilité des
liquides ; aux injections sous-cutanées, de donner des résultats contradictoires ; aux injections veineuses, d'entraîner ordinairement la mort. Quoi
qu'il en soit et malgré tout, on peut admettre les résultats obtenus comme
généralement exacts.

L'humeur aqueuse viendrait ainsi de l'épithélium uvéen, depuis l'ora serrata jusqu'à la racine de l'iris. Elle remplirait la chambre postérieure et, par
la pupille, la chambre antérieure. De là elle s'écoulerait par une double voie :
par l'angle cornéen, à travers le ligament pectiné, dans le canal de Schlemm
et les veines ciliaires antérieures ; par les spongiosités, fentes ou stomates

de l'iris, vers les veines ciliaires postérieures et vorticellées. L'écoulement exclusif vers l'angle cornéen et la sclérotique serait probablement insuffisant peut-être y a-t-il encore filtration à travers la cornée.

La sécrétion et l'excrétion aqueuses se règlent l'une l'autre et ont une grande importance clinique. La sécrétion est influencée par la circulation générale ou locale et le système nerveux ; l'excrétion, par les diverses voies et la perméabilité des conduits lymphatiques et veineux.

L'élévation de la tension sanguine augmente la sécrétion et l'excrétion. La ligature ou la compression artérielle la diminuent, et la ligature ou la compression veineuse l'accroissent.

Le système nerveux agit par l'intermédiaire des vaisseaux. La section du sympathique augmente la sécrétion de l'humeur aqueuse, et l'excitation la diminue. La sécrétion fibrineuse est sous l'influence de la rupture de l'équilibre entre la pression oculaire et la pression sanguine. Cette rupture est réflexe. Les nerfs de la cornée sont l'origine du réflexe. Le nerf ophtalmique est toujours en puissance d'énergie sécrétoire, mais il est contenu périphériquement par l'action inhibitoire du trijumeau (NICATI); la sécrétion a donc lieu toutes les fois que l'action inhibitrice du trijumeau sur le ganglion sympathique est suspendue. Les paracentèses, la section du trijumeau provoquent le réflexe, les excitations de l'iris l'exagèrent.

L'excès de l'humeur aqueuse sécrétée, comme sa rétention, les enclavements de l'iris, l'occlusion de l'angle cornéen, l'excès de fonctionnement de la chorio-capillaire augmenteront la tension oculaire ; les paracentèses, la ponction du vitré, l'iridectomie seront indiquées pour rétablir l'équilibre.

La section du trijumeau entraîne l'ulcération de la cornée. SNELLEN estime qu'il n'y a pas là action trophique, mais seulement altération consécutive à l'anesthésie cornéenne et au défaut de clignement.

IV. — TENSION, TONUS

C'est la dureté ou la résistance de l'œil à la pression. Elle résulte du rapport entre le volume du contenu et celui du contenant, de la coque scléro-cornéenne et des divers milieux.

L'enveloppe oculaire étant à peu près rigide, inextensible, sauf chez les enfants où l'on observe une notable élasticité, la pression oculaire dépend du volume des milieux, membranes nerveuse et vasculaire, vitré, cristallin, humeur aqueuse, liquide sanguin ou lymphatique. Toute augmentation de volume de ces parties élèvera la tension et toute diminution l'abaissera. S'il y a équilibre normal, on dit que la tension Tn = O d'après la notation de BOWMAN, s'il y a excès, T = + 1 + 2 + 3, et s'il y a insuffisance, T = − 1 − 2 − 3. Des ophtalmo-tonomètres (DOR, FICK, MAKLAKOFF, NICATI) permettent une appréciation plus ou moins rigoureuse de ce phénomène.

La tension normale de l'œil équivaut à $0^m,025$ de mercure ; elle peut doubler et même tripler dans le glaucome ; elle augmente avec l'âge et varie suivant les sujets.

Toute lésion ou opération donnant issue aux liquides intra-oculaires diminue la tension de l'œil (paracentèse, sclérotomie). D'une manière générale, on peut dire que la tension oculaire est fonction de la pression sanguine. A ce titre, la digitale augmente la tension intra-oculaire. Les diverses causes qui diminuent la pression sanguine, la frayeur, la syncope, la compression ou la ligature des carotides, diminuent la tension oculaire ; celles qui augmentent cette pression sanguine, ligature ou compression jugulaires, excitation, des émotions diverses, application intellectuelle, accroissent la tension de l'œil. La section du trijumeau augmente d'abord, puis diminue la tension.

Après l'extirpation du ganglion cervical supérieur chez l'homme, on a toujours observé une hypotonie qui a rétrocédé plus tard (Jonnesco et Floresco). Abadie, on sait, a recommandé de traiter le glaucome par la sympathicectomie.

Parmi les collyres employés en oculistique, l'atropine peut influer sur la pression oculaire de différentes manières : tantôt elle l'élève, tantôt elle l'abaisse, suivant les circonstances de l'expérience (Leber) ; il y a d'abord abaissement et, après la mydriase, élévation définitive de la pression. Au contraire, les myotiques amènent d'abord une élévation passagère, puis du myosis et à ce moment la pression est abaissée de 4 millimètres de mercure. Il y a donc une action primaire, avant les modifications pupillaires, et une action secondaire, après le changement du diamètre pupillaire. L'action de l'ésérine est due aussi à une diminution de la sécrétion oculaire, par rétrécissement des vaisseaux intraoculaires.

La cocaïne et l'adrénaline abaissent la pression oculaire par action vasoconstrictive.

A l'état normal, il existe entre la pression sanguine et celle des liquides de l'œil une sorte de balancement. La pression sanguine augmentant, la sortie des liquides oculaires s'accroît ; la pression sanguine diminue-t-elle, la sortie des liquides oculaires faiblit. Il s'établit ainsi une régulation presque parfaite. Cette régulation est réflexe et paraît se faire de plusieurs façons : par les muscles externes et par les muscles internes de l'œil, par l'écoulement des liquides et surtout de l'humeur aqueuse. La régulation des muscles est provisoire, celle des liquides est durable. Les liquides, quand la réplétion sanguine s'accroît, sortent en arrière (Stilling, Laqueur, Leplat) par les gaines optiques, autour des veines vorticineuses, mais surtout à la périphérie de la chambre antérieure, par le canal de Schlemm et les veines ciliaires antérieures. L'équilibre de tension est ainsi assuré. Quand les voies d'excrétion s'obstruent, quand surtout l'angle iridien est fermé, le glaucome apparaît. Si l'excrétion devient suffisante, le glaucome cesse ; si elle devient insuffisante, il reparaît. On peut ainsi rapprocher le glaucome des lésions valvulaires et dire que c'est une sorte d'asystolie. Nicàti a su tirer de l'*ophtalmo-tonométrie* un excellent signe de mort certaine. Avec son instrument, il démontre une hypotonie notable dès la cessation du pouls, puis une hypotonie définitive et considérable peu d'heures après. Nous utiliserons cette donnée en médecine judiciaire.

V. — ABSORPTION

L'œil à l'état normal absorbe certaines substances mises à son contact ou se laisse pénétrer par elles. La conjonctive est moins pénétrable que la cornée. Le cristallin gêne la pénétration dans le vitré. La cocaïne, par l'anesthésie qu'elle produit et les modifications épithéliales qu'elle entraîne, augmente l'absorption oculaire ; il en est de même de certaines lésions kératiques récentes. Le glaucome, l'hypertonie fréquente des iritis séreuses ou exsudatives diminuent cette absorption. Dans certaines iritis même, les mydriatiques restent sans action sur la pupille probablement par défaut de pénétration ; dès qu'on fait une paracentèse, la dilatation pupillaire survient. Des injections sous-conjonctivales pénètrent par diffusion dans l'œil, et ce fait nous expliquerait l'efficacité de certains agents thérapeutiques injectés autour de la cornée (DARIER).

L'absorption conjonctivale existe aussi pour les virus ; le contact plus ou moins prolongé suffit pour l'infection (CONTE), et il n'est pas nécessaire d'une érosion épithéliale préalable, sauf pour le virus tuberculeux (VALUDE). Les injections médicamenteuses sous-cutanées, intra-veineuses agissent aussi sur l'œil ; il en est de même des frictions, des bains, des inhalations. La pénétration a lieu par la circulation générale.

VI. — TEMPÉRATURE

La température oculaire est en rapport avec la circulation et la nutrition générales ou locales.

Par suite de l'humidité et de l'évaporation périphérique, cette température est notablement modifiée. Enfin, l'occlusion et l'ouverture palpébrale amènent certains changements caloriques. On a étudié la température locale de l'œil chez les animaux et chez l'homme, à l'état normal et pathologique. On s'est servi de piles thermo-électriques. D'après SILEX, chez le lapin la température rectale est supérieure de 2° pour le sac conjonctival, de 10° pour la cornée, de 6° pour la chambre antérieure, de 3° pour le cristallin, de 4° pour le vitré. Pour MICHEL, le maximum de chaleur est dans la chambre antérieure et le minimum sur la cornée. L'occlusion palpébrale augmente la température de la chambre antérieure de 2° à 3°.

Les inflammations oculaires ont présenté l'élévation thermique suivante : conjonctivite aiguë, 0°,93 ; épisclérite, 0°,49 ; kératite à hypopyon, 1°,45 ; brûlure à la chaux, 1°,29 ; blennorrhée, 0°,8 ; iritis, 1°,5 ; irido-choroïdite, 1°,18 ; dacryocystite, 0°,56.

CHAPITRE VIII

FONCTIONS SPÉCIALES

I. — PROTECTION

L'œil est contenu dans l'orbite et la capsule de Tenon. Bien abrité
en haut et en bas par le rebord orbitaire, en dedans par la saillie nasale, il
est un peu découvert en dehors et plus exposé de ce côté aux divers traumatismes. Le globe oculaire dans l'orbite est d'ailleurs soutenu par le
coussin graisseux sur lequel il repose, les cordages fibreux, musculaires,
vasculaires ou nerveux qui l'entourent, et protégé par sa propre élasticité
et sa mobilité. Poussé directement en arrière, il s'enfonce dans les tissus
ambiants; heurté latéralement, il se dévie du côté opposé; modérément
pressé, il cède sans se rompre. Il fuit devant le choc, s'efface sous la pression
et parfois évite les corps étrangers. Des lames de couteau, des stylets, des
projectiles ont pu traverser l'orbite et pénétrer jusqu'au cerveau sans blesser
l'œil. Les ruptures ont lieu du côté opposé au point frappé.

Les sourcils, les paupières et les larmes complètent encore la protection oculaire. Les *sourcils* garantissent l'œil contre la sueur du front et contre
la lumière d'en haut, ils arrêtent certains corps étrangers. Les *paupières*
protègent l'œil contre la lumière, le vent, les poussières, les corps étrangers.
L'*orbiculaire*, en se contractant, l'abrite mieux encore et le refoule dans
l'orbite. L'orbiculaire et le releveur, par des mouvements alternatifs d'occlusion et d'ouverture palpébrale, balaient la cornée et dirigent avec les
larmes tous les détritus vers l'angle interne; ils produisent aussi le clignement.

II. — SÉCRÉTION ET EXCRÉTION LACRYMALES

Sécrétion lacrymale. — Les *larmes* irriguent constamment la surface oculaire et assurent sa transparence et son intégrité. Elles constituent une solution alcaline de chlorure de sodium renfermant des traces d'albumine, de
mucine et de phosphates alcalins et terreux. Elles seraient, en outre (d'après
Bernheimer, Valude), notablement bactéricides. Certains, comme Marthen, le
nient. On sait que les sécrétions paralytiques ne sont pas bactéricides. Les
larmes ont en tout cas une action mécanique très favorable à l'asepsie,
car dès que leur libre écoulement est entravé, les microbes pullulent.
Elles sont sécrétées par les glandes lacrymales et excrétées vers les fosses
nasales. La sécrétion lacrymale est produite par les glandes lacrymales
principales, accessoires et acineuses. Elle est continue, réflexe, et résulte de

l'excitation normale (air, lumière, tension) ou anormale (poussière, corps étrangers, inflammations) des premières branches du trijumeau (conjonctive, fosses nasales) et du nerf optique (rétine). On la voit aussi survenir par exagération de la pression sanguine (rire, toux, efforts, etc.). La voie centrifuge ou réflexe est celle du nerf lacrymal, accessoirement du filet lacrymal ou temporo-malaire, enfin du sympathique. GOLDZIEHER avait prétendu que les nerfs sécréteurs émanaient du facial, mais les recherches de TEPLIACHINE les restituent complètement au trijumeau.

Les excitations du nerf sécréteur ou de son bout périphérique produisent une sécrétion normale par filtration ; l'excitation du sympathique amène une sécrétion plus épaisse, comme pour la salive.

L'action spéciale des glandes lacrymales, principale et accessoires, est encore discutée. Il semble résulter de l'observation que la glande principale intervient spécialement dans les états moraux, pathologiques ou accidentels ; l'identité histologique de ces diverses glandes porterait cependant à leur attribuer la même action physiologique (A. TERSON).

Les larmes sont sécrétées de bonne heure et, par irritation mécanique, peuvent être abondantes. Ce n'est guère qu'au bout de quelque temps, deux, trois, quatre mois, plus ou moins suivant les sujets, que les pleurs apparaissent sous l'influence de la douleur, de la tristesse ou de la colère. DARWIN a trouvé chez plusieurs enfants de notables différences dans le moment de leur apparition. Certains ne versent pas de larmes en pleurant de colère et en versent en pleurant de tristesse. Les pleurs sont variables suivant les régions et les habitudes. L'homme pleure moins fréquemment que la femme. Le sanglot apparaît un peu plus tardivement que les larmes ; pleurs et sanglots sont d'ailleurs connexes. A l'état pathologique (ramollissement cérébral), le rire et les pleurs sont souvent spasmodiques, apparaissant sans motifs apparents. Lorsque les paupières sont contractées sur les yeux, il y a exagération de la sécrétion lacrymale (cris, rire, toux, vomissements). Les animaux qui pleurent sont rares (singe, éléphant indien, etc.). Rires et pleurs auraient donc une valeur comparée analogue et si, comme le dit RABELAIS, le rire est le propre de l'homme, les pleurs ne le sont pas moins.

Excrétion lacrymale. — L'écoulement lacrymal est ordinairement minime et continu. Sous l'influence d'une excitation locale ou générale, il devient parfois très abondant. Le liquide irrigue l'œil de haut en bas et se dirige, par les mouvements des paupières, vers l'angle interne, dans le lac lacrymal. Il pénètre de là à travers les points et les conduits lacrymaux dans le sac lacrymal et, par le canal, se perd dans les fosses nasales. Le mécanisme de l'excrétion est assez complexe. La pénétration dans les voies lacrymales est d'abord favorisée par le poids du liquide, la béance du point lacrymal, la contraction du muscle de Horner qui porte en arrière la paroi postérieure du conduit, par la pression de l'orbiculaire sur l'œil et le sac lacrymal (FOLTZ), enfin et surtout par l'aspiration nasale.

On a voulu voir dans l'écoulement une action de siphon (J.-L. PETIT), de capillarité, etc. Il s'agit surtout d'aspiration respiratoire (Sédillot, Richet). Les valvules du canal nasal ont des fonctions accessoires. La conformation du canal, son atrésie sont plus importantes. Certaines lésions (paralysie du facial, déviations lacrymales, etc.) troublent l'excrétion lacrymale comme certaines autres (ophtalmies, goitre exophtalmique) exagèrent sa sécrétion.

III. — MOUVEMENT

Mouvements palpébraux. — Les paupières s'abaissent ou se soulèvent et produisent leur ouverture, leur occlusion et le clignement.

L'*occlusion* palpébrale simple ou forcée est due au sphincter orbiculaire. Elle est réflexe. Le trijumeau (gravier, irritation), le nerf optique (menace sur l'œil) représentent la voie centripète, et le facial constitue la voix centrifuge de cette action. L'*ouverture* a lieu par relâchement de l'orbiculaire et contraction du releveur palpébral. Le droit supérieur et le releveur sont généralement synergiques.

Le *clignement* comprend l'abaissement et le relèvement successifs de la paupière. C'est un réflexe dont la voie centripète est représentée par le trijumeau et la voie centrifuge par le moteur oculaire commun pour l'élévation et le facial pour l'abaissement. La rétine peut être aussi une voie centripète de clignement. Le clignotement est un diminutif du clignement dont les myopes, les astigmates usent volontiers pour réaliser la fente sténopéique ou raccourcir l'axe du globe par compression et voir momentanément plus net. L'occlusion spasmodique du rire, du pleurer, de l'effort, n'est que l'exagération de l'occlusion. Elle a pour effet de contenir le globe et d'éviter les ruptures vasculaires que la stase sanguine de l'effort pourrait occasionner.

Statique oculaire. — L'œil est maintenu dans l'orbite par l'aponévrose de Tenon, les paupières et les muscles droits ou obliques. La tension des muscles obliques, la capsule postérieure appuyée sur l'entonnoir aponévrotique et ses ailerons, le coussinet adipeux s'opposent au déplacement en arrière. La tension des muscles droits, la capsule antérieure, les paupières, les vaisseaux et les nerfs post-bulbaires s'opposent au déplacement en avant. Tous ces organes se faisant équilibre s'opposent au déplacement latéral (Motais). Ces mouvements s'exécutent autour du centre de rotation situé chez l'emmétrope à $13^{mm},5$ en arrière de la cornée.

Le globe toutefois peut se déplacer d'avant en arrière (enorbitis), d'arrière en avant (exorbitis), et même latéralement. Des reculements tendineux excessifs, des sections ligamenteuses trop étendues, la paralysie des fibres lisses orbito-palpébrales peuvent produire de l'exophtalmie ou de l'enophtalmie. On apprécie la statique orbitaire de l'œil au jugé, ou avec les statomètres : *de visu*, on se base sur la saillie du globe à travers la fente palpébrale et l'étendue de celle-ci ; avec le statomètre, on l'évalue plus exactement. A l'état normal, le sommet de la cornée dépasse de 1 à 2 millimètres le rebord orbitaire externe. La myopie, l'hypermétropie en modifiant la longueur du globe, les tumeurs orbitaires en le déviant ou le propulsant, font varier notablement ces chiffres.

Mouvements du globe. — Les mouvements du globe étendent, avec ceux de la tête, le champ de la vision simple et permettent la vision binocu-

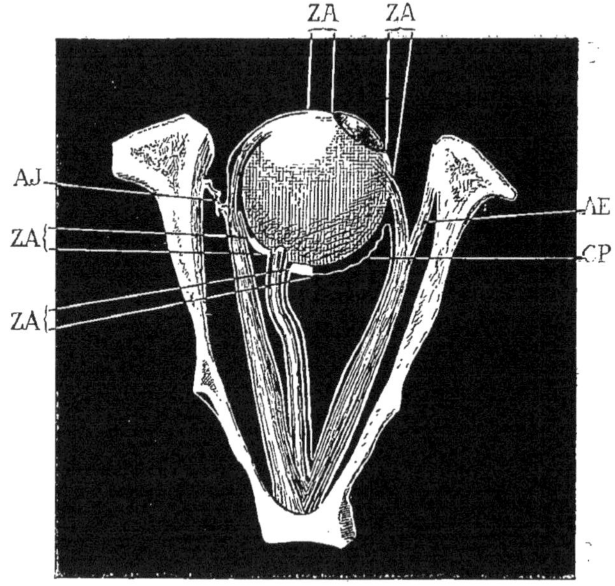

Fig. 59. — Capsule de Tenon pendant la contraction du droit externe
(Motais).

ZA, ZA, zones adhérentes de la capsule à la sclérotique. — CP. capsule postérieure suivant le mouvement du globe en se plissant légèrement. — AE, Aileron externe tendu, éloignant le muscle droit externe de l'œil. — AI, Aileron interne relâché et muscle droit interne s'enroulant sur le globe. Le nerf optique est réfléchi dans le sens de la rotation.

laire. Ils se produisent autour d'un centre de rotation sur le coussin fibreux péri-oculaire. Ce ne sont pas ceux d'une énarthrose, comme l'admettait la description classique, car la capsule adhérente au globe à ses deux pôles l'accompagne dans sa rotation, bien que le mouvement du globe soit plus rapide que celui de l'enveloppe (Motais). Le globe entraîne dans son mouvement les couches profondes de l'atmosphère cellulo-graisseuse qui l'entoure et sa membrane d'enveloppe qui s'infléchissent dans le sens de la rotation. Grâce à l'élasticité de la capsule et à ses attaches extérieures, son mouvement propre est un peu plus étendu. Dès le début et pendant toute la durée de la contraction musculaire, les mouvements du globe sont modérés par l'aileron ligamenteux. Pendant ce temps, le muscle antagoniste se distend et se porte en avant en s'enroulant sur le globe, sans que son aileron puisse l'en écarter (Motais) (fig. 59). Ces mouvements comprennent l'élévation, l'abaissement, l'abduction, l'adduction, la circumduction, la rotation.

On peut y ajouter la propulsion, la rétropulsion et même, dans la vision binoculaire, les mouvements conjugués de latéralité et de convergence. Ces divers mouvements, en dehors de la rotation, ont lieu autour des axes situés dans le plan équatorial. Ils sont produits par un seul muscle pour l'abduction et l'adduction et par plusieurs muscles associés pour l'élévation, l'abaissement ou l'obliquité. L'axe de rotation, pour les droits internes ou externes, coïncide en effet avec l'axe vertical; pour les droits supérieur et inférieur et pour les obliques, cet axe de rotation est oblique. Ces divers mouvements et leurs modifications pathologiques sont bien mis en évidence par un nouvel appareil très ingénieux, l'ophtalmotrope de LANDOLT.

Mouvements associés des yeux. — Ce sont les mouvements de convergence dus à la contraction simultanée des deux droits internes et les mouvements de latéralité assurés par la contraction synergique du droit interne d'un côté et du droit externe de l'autre.

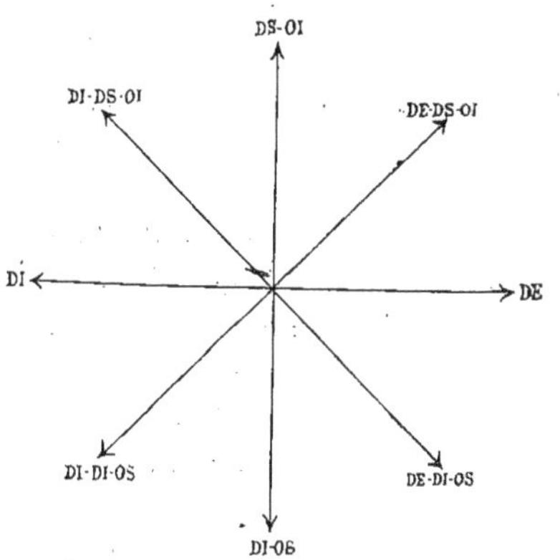

Fig. 60. — Action des muscles droits et des muscles obliques.

Élévation : muscles droit supérieur et oblique inférieur. — *Abaissement :* droit inférieur et oblique supérieur. — *Abduction :* droit externe. — *Adduction :* droit interne. — *Mouvements mixtes :* association des muscles précédents.

L'exploration des mouvements de convergence ne présente pas de difficultés, si l'on admet une association entre les deux noyaux des droits internes qui dépende de la corticalité. Pour les mouvements de latéralité, GRASSET admet l'existence d'un nerf *dextrogyre* qui fait tourner les yeux à droite et dont l'origine est dans la corticalité de l'hémisphère gauche et d'un nerf *lévogyre* qui fait tourner les yeux à gauche et dont l'origine corticale se trouve à droite.

Les neurones corticaux de ces nerfs se trouveraient groupés dans deux régions : un centre antérieur ou frontal, centre oculogyre volontaire qui siégerait surtout sur le pied de la deuxième circonvolution frontale, et un centre postérieur, en relation avec la zone visuelle occipitale, qui serait un centre sensorio-moteur actionné par l'influence de la lumière. Le trajet de ce neurone irait à travers le centre ovale, la capsule interne, à savoir : l'antérieur au voisinage des fibres du facial, le postérieur mêlé aux radiations optiques (coexistence de l'hémianopsie dans les déviations conjuguées par lésion de ce faisceau). Dans la capsule interne, le faisceau antérieur chemine à la partie postérieure du bras antérieur, le faisceau postérieur occupe la partie postérieure de la région capsulo-thalamique.

Arrivés dans la région protubérantielle supérieure, les oculogyres s'entre-croisent pour se rendre au noyau mésocéphalique du côté opposé. Cet entrecroisement a lieu avant celui des fibres du facial, en arrière des tubercules quadrijumeaux postérieurs (syndrome de FOVILLE, paralysie de l'oculogyre d'un côté et du facial et des membres du côté opposé) (GAUSSEL).

Le noyau mésocéphalique de l'oculogyre est la réunion des corps cellulaires des neurones inférieurs dont l'action s'exerce sur les mouvements de latéralité vers la droite ou la gauche. Le noyau du moteur oculaire externe est situé, on le sait, dans la protubérance, près du plancher du 4° ventricule, au niveau de *l'eminentia teres* (GRASSET, GAUSSEL).

LES MOUVEMENTS POUR LA PERCEPTION DES FORMES des objets extérieurs sont multiples et variés. Ils sont associés dans la vision binoculaire latérale ou convergente.

La *lecture* courante de la musique, des chiffres ou des mots comporte des mouvements oculaires associés saccadés (LANDOLT) et d'amplitude variable. Le plus petit angle que l'œil puisse parcourir dans un sens linéaire est de cinq minutes, cinq fois plus grand que l'angle visuel minimum. Cet angle est en rapport avec la distance de lecture ; on peut le diminuer en éloignant les caractères et l'augmenter en les rapprochant. La fatigue musculaire est plus grande quand l'angle est petit et, inversement, elle est plus faible quand l'angle est plus grand. Pour ce motif et aussi à cause des dimensions plus considérables des images perçues, les enfants préfèrent la lecture rapprochée. C'est là parfois, avec les troubles de l'accommodation, de la convergence et de l'acuité, une cause d'asthénopie musculaire. Chacun dans la lecture étant habitué à une amplitude donnée de mouvements oculaires, à une certaine allure (BRAVAIS), il survient de la gêne quand on la modifie en éloignant, par des verres, la distance du travail.

LANDOLT, JAVAL et LAMARE ont étudié de près les mouvements oculaires dans la lecture. Les lignes ne sont vues que partiellement, par sections, et chaque section exige une saccade. On lit vingt lettres environ par section et, quelle que soit la distance pour les mêmes caractères, le nombre de lettres par section ne varie pas ; les lettres étroites sont plus nombreuses toutefois que les lettres larges, et les petites que les grosses. Une saccade et l'arrêt consécutif durent environ une demi-seconde. On pourrait enregistrer ces saccades ; on les sent d'ailleurs et on les entend avec le petit appareil de BOUDET, composé d'une tige appliquée sur la conjonctive oculaire et reliée à un tambour résonnateur communiquant avec les oreilles par deux tubes en caoutchouc.

La *convergence* est produite par l'action simultanée des muscles droits internes ; elle implique la vision simple cérébrale et aussi la synergie musculaire.

L'action des muscles est commandée par le système nerveux, mais influencée par leurs dimensions, leur vigueur, leur point d'insertion, etc. La vision binoculaire, au sens musculaire et nerveux, exige une certaine harmonie fonctionnelle qui, détruite ou insuffisante, conduit au strabisme. Les muscles au repos complet, en équilibre absolu, ont parfois une direction parallèle, mais le parallélisme n'est pas constant. La convergence s'observe fréquemment chez les hypermétropes et la divergence chez les myopes (STILLING et

Reymond). On en a conclu que le strabisme, convergent d'ordinaire chez les hypermétropes et divergent chez les myopes, serait simplement, pour l'œil exclu de la vision, le retour à la position de repos ; mais cette théorie est un peu trop exclusive.

On doit mettre en relief, en l'espèce, les rapports habituels de la convergence et de l'accommodation. Quand les yeux accommodent, ils convergent, et réciproquement : à 5 dioptries d'accommodation correspondent 5^{am} de convergence, et inversement. Bien que ces rapports soient moins étroits qu'on ne le dit et qu'il y ait un certain jeu (amplitude relative) entre l'accommodation et la convergence, qu'ils soient surtout très variables suivant les individus, on doit en tenir grand compte. Donders a basé sur eux sa théorie du strabisme hypermétropique, de fréquente application clinique.

L'équilibre oculaire peut être parfait (orthophorie), mais, sans aller jusqu'au strabisme, il peut laisser à désirer (hétérophorie) et le plus ordinairement dans le sens vertical (hyperphorie) et parfois en dedans (ésophorie), en dehors (exophorie), ou en bas (hypophorie). Il se produit alors des habitudes musculaires variables de la physionomie et même des troubles nerveux consécutifs (Stevens).

§ 5. **Mouvements iriens.** — Ce sont des mouvements de contraction et de relâchement pupillaires.

L'iris présente des fibres circulaires constituant le sphincter ; on a décrit des fibres radiées, mais elles sont rudimentaires chez l'homme. Les mouvements de l'iris sont des mouvements de relâchement et de resserrement. Ils sont réflexes et se produisent sous l'influence de la lumière, de l'accommodation et de la convergence. Le réflexe lumineux est exclusivement réflexe ; celui de l'accommodation et de la convergence est plutôt un mouvement associé et peut être indirectement produit sous l'influence de la volonté. Ces deux ordres de réflexes sont parfois pathologiquement dissociés. Enfin ils sont consensuels : le réflexe d'un côté s'exerce en même temps du côté opposé, ce qui oblige, pour éviter toute erreur dans l'examen pupillaire d'un œil, à fermer exactement le congénère.

L'iris est sous l'influence de deux nerfs : le moteur oculaire commun, constricteur, et le grand sympathique, dilatateur. L'excitation du moteur oculaire commun, surtout en avant vers la fente sphénoïdale, produit la constriction de la pupille ou myose ; sa section et sa paralysie entraînent la dilatation ou mydriase. L'action du grand sympathique est plus complexe, car elle doit s'exercer, en l'absence de fibres iriennes radiées, par l'intermé diaire du moteur commun. On admet une action inhibitoire. Il existe dans le sympathique un nerf irido-dilatateur indépendant des vaso-moteurs. Les filets vaso-moteurs vont à l'œil par le plexus carotidien et le ganglion ophtalmique ; les filets irido-dilatateurs s'y rendent par le ganglion cervical supérieur et le ganglion de Gasser.

Le muscle ciliaire présente, comme l'iris, des fibres circulaires et des fibres progressivement radiées. Ses mouvements sont aussi le resserrement et le relâchement. Par l'intermédiaire de la zonule et de la choroïde, il produit l'accommodation (HELMHOLTZ, TSCHERNING). Son action qui est, comme pour l'iris, réflexe, dépend de l'excitation de la rétine ou de la convergence, mais peut être indirectement influencée par la volonté. Le muscle ciliaire, comme l'iris encore, est sous la dépendance du moteur oculaire commun et peut-être aussi du grand sympathique. L'excitation du moteur commun produit la contraction ciliaire, sa section ou sa paralysie entraîne le relâchement ciliaire. MORAT et DOYON ont soutenu que la section du sympathique produit, par inhibition sur le ganglion ciliaire, le bombement du cristallin, tandis que l'excitation du bout périphérique de ce nerf entraîne son aplatissement. Il y aurait donc pour le muscle ciliaire, comme pour l'iris, deux nerfs directement antagonistes, l'un constricteur, l'autre dilatateur. Mais LANGLEY et ANDERSON, HESS et HEINE, RÖMER et DUFOUR nient la réalité de cette action antagoniste qui n'a pas été confirmée non plus par TERRIEN et CAMUS.

Accommodation. — C'est une fonction de l'œil qui a pour effet de modifier sa réfraction et de faire distinguer les objets extérieurs à des distances différentes. On ne voit nettement, en effet, dans le sens antéro-postérieur,

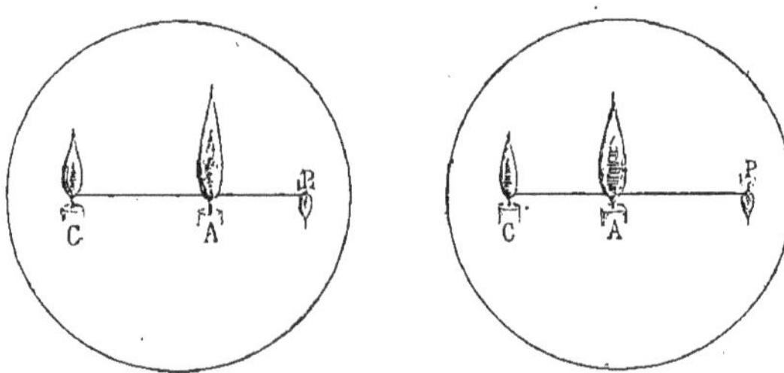

Fig. 61.

OEil au repos.   OEil en accommodation.

C, image cornéenne droite brillante.—A, image cristalloïdienne antérieure droite pâle (dans l'œil en accommodation, elle aurait dû être figurée plus petite). P, image cristalloïdienne postérieure renversée très pâle.

qu'un seul point à la fois. Si l'on tient deux objets l'un devant l'autre, on peut les voir successivement avec netteté, mais non simultanément. Regardés à travers deux trous rapprochés, ils seront vus, l'un simple et l'autre double. Celui pour lequel l'œil est accommodé est vu simple, et l'autre double (expérience de SCHEINER).

L'accommodation est produite par les changements de forme du cristallin et les contractions du muscle ciliaire. Le cristallin étant rigide (vieillards), absent (aphakie) ou luxé, l'accommodation faiblit ou disparaît. Le muscle ciliaire relâche la zonule de Zinn et fait bomber le cristallin. La modification des courbures cristalliniennes produites par l'accommodation est démontrée par les images de Sanson-Purkinje. Une bougie placée latéralement devant un œil détermine trois images que l'on peut aisément observer : image droite de la cornée, moyenne et brillante ; image droite de la cristalloïde antérieure, grande et pâle ; image renversée de la cristalloïde postérieure, petite et très pâle. Si l'on fait alors fixer par l'œil observé un objet rapproché, la deuxième image se rapetisse, se rapproche de la première et la troisième devient un peu plus petite. L'image cornéenne ne bouge pas. On peut encore conclure du changement des dimensions de ces images que, pendant l'accommodation, la face antérieure du cristallin se bombe et se rapproche de la cornée, tandis que la face postérieure se modifie peu et reste stationnaire.

L'accommodation a été pressentie par Kepler (1600), mais il l'attribuait à des déplacements du cristallin. Descartes (1637) admit le premier des changements de courbure du cristallin. Sturm (1697) croyait encore à des modifications de forme du globe sous l'influence des muscles droits, et Labé (1742) à celles de la cornée. Descartes, puis Young rapportaient les modifications de forme du cristallin à l'action propre de la lentille. Wallace (1835) montra plus tard que le muscle ciliaire est l'agent modificateur ; Brücke

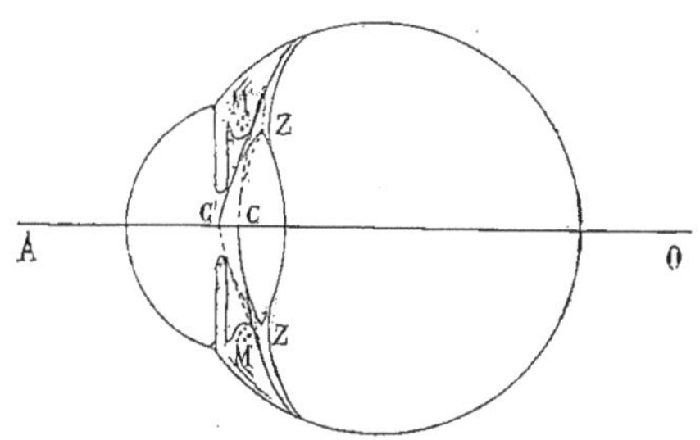

Fig. 62. — Accommodation.

AO, axe optique. — M, muscle ciliaire. — Z, zonule. — C, cristallin de l'œil au repos. — C', cristallin de l'œil en accommodation.

l'appela tenseur de la choroïde et Bowman muscle ciliaire (1846) ; la même année Rouget, puis Müller découvrirent ses fibres circulaires. Purkinje, Langenbeck, Cramer, Helmholtz, Tscherning ont établi les notions les plus exactes. Hensen et Voelkers ont montré l'influence essentielle du moteur oculaire commun dans l'accommodation.

Mécanisme de l'accommodation. — Ce mécanisme a été l'objet de nombreuses recherches. On le croyait expliqué par la théorie de Helmholtz. Tscherning, par une série d'observations ingénieuses, vient d'édifier une théorie toute différente (1894). Helmholtz admettait que la contraction du muscle ciliaire produisait un relâchement de la zonule, tandis que Tscherning y voit une traction ; tous deux constatent une exagération de la courbure centrale du cristallin, mais le premier l'attribue à la seule élasticité de la lentille et le second à une traction directe de la zonule.

Théorie de Helmholtz. — Il y a contraction du muscle ciliaire, relâchement de la zonule et bombement élastique du cristallin. Le muscle ciliaire contracte ses fibres circulaires et ses fibres radiées. La portion circulaire ou muscle de Rouget presse sur le corps ciliaire qui rapproche la zonule du cristallin et la relâche. La portion radiée ou muscle de Brücke tire en avant la choroïde et relâche aussi la zonule. Rouget pense, de plus, que la contraction des fibres circulaires amène l'érection des procès ciliaires et les fait presser sur l'équateur du cristallin. La portion circulaire doit être la plus importante, car elle est plus développée chez les hypermétropes que chez les emmétropes et les myopes (Ivanoff). Quoi qu'il en soit, la zonule étant relâchée, le cristallin, en vertu de son élasticité, tend à revenir à la forme sphérique, à se bomber davantage, et il augmente ainsi la réfraction oculaire.

Théorie de Tscherning. — Il y a contraction du muscle ciliaire, tension de la zonule et traction de la partie centrale du cristallin. Le muscle ciliaire contracte ses fibres circulaires et ses fibres radiées. Les fibres circulaires reculent un peu, pressent en arrière et en dehors sur la zonule, et tirent en avant sur le cristallin ; les fibres radiées avancent légèrement, tendent la choroïde et soutiennent ainsi le vitré qui lui-même retient le cristallin sollicité en avant par la traction de la zonule. Sous l'influence de ces diverses actions, le cristallin recule un peu, augmente d'épaisseur ; sa zone centrale se bombe et sa zone périphérique s'aplatit.

Les modifications différentes des parties centrales et périphériques du cristallin sont aisément démontrées par l'aberroscope de Tscherning. La nouvelle théorie explique d'ailleurs divers phénomènes incompréhensibles avec la théorie ancienne. C'est ainsi que chez les poissons à cristallin sphérique on ne comprenait pas, avec le simple relâchement de la zonule, l'accroissement de la courbure, tandis qu'on le conçoit aisément avec la traction de cette zonule. Dans les deux théories, cependant, l'action musculaire et l'élasticité cristallinienne sont également en jeu. Le muscle ciliaire n'entraîne pas seulement la saillie de la face antérieure du cristallin, il tire en avant la choroïde et ouvre le canal de Schlemm. D'après Schæfer, l'élargissement de ce canal donnerait issue à une certaine quantité d'humeur aqueuse, et faciliterait ainsi l'expansion en avant du cristallin.

La contractilité du muscle ciliaire est indispensable, et toute parésie ou paralysie correspondante affaiblit ou détruit l'accommodation. L'élasticité cristallinienne est aussi nécessaire à l'accommodation ; l'une et l'autre sont en relation directe ; quand la première faiblit, la seconde diminue. Avec l'âge, l'élasticité cristallinienne se réduit par suite des modifications de courbure et d'indice de réfraction. Toutefois, si les courbures diminuent, l'indice s'accroît progressivement de manière à maintenir pendant toute l'existence une fixité relative de la réfraction statique (H. Bertin-Sans).

Des expériences sur le lapin de Bertin-Sans et Gagnière, il résulte que la forme normale du cristallin correspond au repos de l'accommodation ; la déformation cristallinienne pendant l'accommodation doit donc être passive, comme l'admet la théorie de Tscherning (traction de la zonule sur la cristalloïde antérieure) et non active comme le voudrait la théorie de Helmholtz (relâchement de la zonule et élasticité de la cristalloïde).

Les fibres du muscle ciliaire sont lisses, mais l'accommodation est indirectement sous l'influence de la volonté. On la provoque en regardant un objet rapproché. Elle est commandée par les nerfs ciliaires. Leur excitation (Hensen et Voelkers) produit la saillie de la face antérieure du cristallin ; il en est de même de l'excitation de la 3e paire. L'accommodation n'est pas instantanée, mais cependant rapide. La rétine et le nerf optique sont ses agents réflexes normaux. Un centre spécial des noyaux de la troisième paire existe dans la masse bulbo-protubérantielle. Récemment MORAT et DOYON ont soutenu que la section du sympathique amène, par inhibition sur le ganglion ciliaire, un bombement du cristallin, et l'excitation, son aplatissement. Il y aurait donc une action de désaccommodation comme d'accommodation. Le moteur commun reste le nerf de l'accommodation et le sympathique devient celui de la désaccommodation. Cette théorie n'a pas été confirmée jusqu'à présent.

L'accommodation est variable avec l'âge, les individus, la réfraction statique, l'état de santé ou de maladie, etc. La pupille est synergique d'action avec le muscle ciliaire. Elle se contracte quand l'accommodation entre en jeu et se dilate quand elle se relâche. La dissociation des phénomènes ciliaires et iridiens est pathologique et se rencontre surtout dans le tabes (signe d'Argyll Robertson). La pupille règle, dans une certaine mesure, la quantité de lumière qui pénètre dans l'œil. Elle se dilate dans l'obscurité et se rétrécit au grand jour. Sa dilatation et sa contraction sont réflexes. Le moteur oculaire commun est constricteur ; le grand sympathique, dilatateur. L'excitation du ganglion cervical supérieur dilate la pupille, sa destruction la rétrécit. Il existe un centre irido-dilatateur dans la moelle que l'on place entre la septième vertèbre cervicale et la deuxième dorsale (POURFOUR DU PETIT, CLAUDE BERNARD).

CHAPITRE IX

FONCTIONS NERVEUSES

La sensibilité visuelle est la faculté de percevoir les formes. Elle réside dans la rétine, organe de réception, dans le nerf optique, organe de transmission, et dans le cerveau, organe de perception.

Sensibilité rétinienne. — La rétine n'est sensible qu'à la lumière ; électrisée, piquée, pressée ou enflammée, elle répond non par de la douleur, mais par de la lumière (photopsies, phosphènes). Le nerf optique est, en effet, un nerf de sensibilité spéciale et la rétine constitue son épanouissement terminal.

Celle-ci est surtout sensible dans ses couches postérieures et épithéliales. Si, dans l'obscurité, l'on éclaire obliquement l'intérieur de l'œil, on voit projetée, sur fond noir, l'image des vaisseaux rétiniens situés en avant, dans les couches des fibres nerveuses. On ne les remarque pas d'ordinaire, par accoutumance, mais on les perçoit, par contraste, dès qu'on change le point de projection (images entoptiques). Toutes les régions rétiniennes n'ont pas non plus la même acuité visuelle. La vision maculaire est la plus nette ; c'est la vision directe ou centrale que l'on apprécie par la mesure de l'acuité visuelle. La vision extra-maculaire est moins nette ; c'est la vision indirecte ou périphérique que l'on détermine par la prise du champ visuel. La perception lumineuse appartient à l'ensemble de la rétine ; la perception visuelle nette, à ses parties centrales seulement.

La macula, constituée uniquement par des cônes, est très sensible ; au fur et à mesure que l'on s'en éloigne, les cônes diminuent, les bâtonnets augmentent et la sensibilité visuelle faiblit. Elle cesse tout à fait au niveau de l'ora serrata. La sensibilité est 150 fois plus grande au centre qu'à la périphérie.

La papille optique est insensible à la lumière. L'expérience de MARIOTTE

Fig. 63. — Expérience de Mariotte.

L'œil droit fermé, regarder E à 25 centimètres environ, et C disparaît dans le punctum cæcum ; l'œil gauche fermé, regarder C à 25 centimètres environ, et E disparaît dans le punctum cæcum.

le démontre aisément. Si l'on place à 10 centimètres environ un cercle noir et une croix, et que l'on fixe avec un seul œil la croix, par exemple, on voit d'abord simultanément la croix et le cercle noir. En s'éloignant ou se rapprochant, il arrive cependant un moment où on ne voit que la croix. L'image de la croix se fait sur la macula et paraît nette, celle du cercle noir tombe sur la papille et n'est pas perçue. La papille représente le *punctum cæcum* ou tache aveugle de la rétine.

Les objets extérieurs forment sur la rétine des images renversées, mais ils sont vus droits. Nous ne voyons pas l'image, en effet, sur notre rétine, mais bien directement en projection dans l'espace.

ADAPTATION DE LA RÉTINE. — L'adaptation de la rétine à la lumière est une fonction de bâtonnets et du pourpre rétinien, car elle manque dans la *fovea* qui ne contient que des cônes. Ceux-ci constituent les éléments fondamentaux de la rétine, tandis que les bâtonnets, par la fonction de l'adaptation, mettent les cônes en valeur (PARINAUD). On sait, d'ailleurs, que les bâtonnets prédominent chez les animaux à vision nocturne. Les animaux dont les rétines sont privées de pourpre sont héméralopes.

Transmission optique. — Les excitations lumineuses sont conduites au cerveau par les nerfs optiques, les bandelettes optiques, à travers les corps genouillés externes, les tubercules quadrijumeaux antérieurs et les couches optiques.

Chaque *nerf optique* contient des fibres venant des deux bandelettes ; le *chiasma* présente, en dehors, des conducteurs directs, et, en dedans, des conducteurs croisés. La section du nerf optique anesthésie toute la rétine correspondante ; la destruction peut être partielle et toucher seulement le

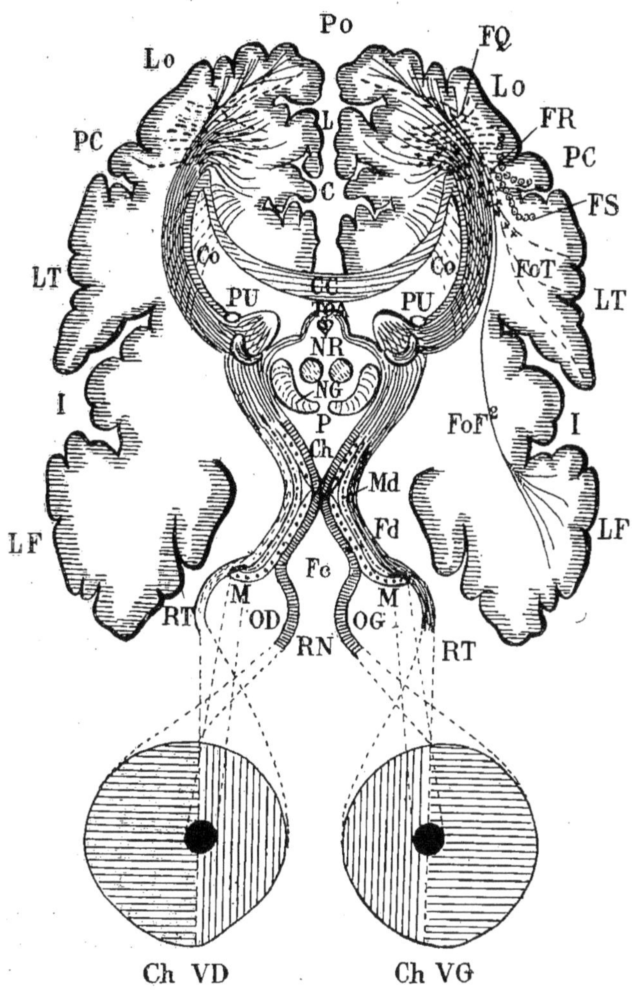

Fig. 64. — Conducteurs et centres visuels (VIALET).

PO, pôle occipital. — LO, lobe occipital. — L, lobe lingual. — C, cuneus, centre visuel. — PC, pli courbe, centre de Kussmaul, images visuelles des mots. — LT, 1ʳᵉ et 2ᵉ temporale, centre de Wernicke, images auditives des mots. — I, insula. — LF, 3ᵉ frontale, centre de Broca, langage articulé. — CC, corps calleux. — CO, corne occipitale. — CG, corps genouillé externe. — PU, pulvinar. — P, pédoncule. — S, aqueduc de Sylvius. — NR, noyau rouge. — NC, noyau caudé. — TQA, tubercules quadrijumeaux antérieurs. — FOF2, faisceau occipito-frontal, *fibres d'association* entre le centre visuel et le langage articulé. — FOT, faisceau occipito-temporal, *fibres d'association* entre le centre visuel et la mémoire auditive des mots. — FQ, *fibres d'association* entre le centre visuel de perception et le centre des souvenirs visuels. — FR, *fibres d'association* entre le centre visuel de perception et le centre visuel des mots. — FS, *fibres d'association* entre le centre des souvenirs visuels et le centre des images visuelles des mots. — RT, portion temporale de la rétine. — RN, portion nasale de la rétine. — M, macula. — OD, œil droit. — OG, œil gauche. — Ch VD, champ visuel droit. — Ch VG, champ visuel gauche. — Ch, chiasma. — Fc, faisceau croisé. — Fd, faisceau direct. — Mc, faisceau maculaire croisé. — Md, faisceau maculaire direct.

faisceau maculaire interne ou externe. La section d'une *bandelette* produit une hémiopie homonyme ; la section de la partie antérieure ou postérieure du chiasma, une hémiopie croisée. Le rôle visuel des *corps genouillés* et des *tubercules quadrijumeaux* est excito-réflexe. Quand on extirpe le corps genouillé externe et le tubercule antérieur, la vision est abolie du côté correspondant des deux yeux ; quand on énuclée sur un jeune sujet le tractus optique correspondant, les tubercules et les corps genouillés s'atrophient ; enfin, quand on détruit la zone corticale correspondant à la face interne du lobe occipital, au cuneus, au lobule lingual et au lobule fusiforme de la deuxième circonvolution temporo-occipitale, on constate une abolition visuelle correspondante dans les deux yeux ou hémianopsie. Une destruction bilatérale entraînerait une cécité complète ou anopsie, ou plus exactement une double hémianopsie. Peut-être des lésions sous-corticales produiraient-elles les mêmes troubles.

Perception visuelle. — La région occipitale, considérée comme le *centre cortical visuel*, est, en réalité, plutôt un *centre rétinien*, l'aboutissant des impressions lumineuses qualitatives ou quantitatives ; mais la vision s'effectue avec le concours des *centres oculo-musculaires*. On perçoit, en effet, par des centres corticaux ; mais pour voir, pour juger des qualités de distance, de formes des objets, il faut mouvoir les yeux, les paupières, la tête, etc. La perception rétinienne et la perception oculo-musculaire réunies constituent seules la *perception optique*. L'association des centres visuels avec les autres centres psychiques est souvent manifeste. Chez quelques sujets, certains mots, certaines lettres prononcées provoquent des sensations lumineuses et colorées (audition colorée) ; il en serait de même pour certaines gustations (gustation colorée) et pour quelques sensations générales (sensibilité colorée). Th. Ribot a fait une enquête sur l'influence des habitudes visuelles sur les variétés de concepts. Prononçant un mot devant des individus différents, il leur demande ce qu'ils ont instantanément constaté dans leur esprit. Les réponses sont variables. Le mot chien, par exemple, étant prononcé, les uns voient un chien, les autres voient le mot chien, ceux-ci entendent aboyer, ceux-là enfin ne voient ni n'entendent rien. Certains sujets sont d'ailleurs des visuels et ont une sensibilité ou une mémoire correspondantes très développées. Il en serait ainsi pour plusieurs calculateurs prodiges et les grands joueurs d'échecs (A. Binet).

Vision entoptique. — Les éléments intra-oculaires, nous l'avons dit, ne sont pas habituellement perçus. Ils peuvent l'être cependant par la vision entoptique, subjective ou objective.

Les phénomènes subjectifs sont ceux que nous percevons les yeux fermés tels que de petits points, une fine poussière vaguement éclairée, et ils proviennent des mouvements circulatoires ou des corpuscules du vitré, etc. Les phénomènes objectifs sont extra ou intra-rétiniens : extra-rétiniens, ils constituent des taches, des filaments correspondant aux corpuscules de l'humeur aqueuse et du vitré, aux segments du cristallin, etc. ; intra-réti-

niens, ils sont fournis par les vaisseaux de la rétine situés en avant de la
membrane de Jacob.

On perçoit les images entoptiques extra-rétiniennes en regardant, à travers le trou sténopéique appliqué contre l'œil, un foyer lumineux. Quant aux
vaisseaux de la rétine, on les voit lumineux sur un fond obscur en éclairant
fortement un point de la sclérotique, ou latéralement la pupille, avec une
lampe mobile. On peut ainsi apprécier la forme des corps intra-oculaires
pathologiques. L'explication est simple. L'ombre des vaisseaux rétiniens
n'est pas habituellement observée ; d'habitude, elle reste inaperçue. Dès que,
d'une manière ou d'une autre, on déplace l'ombre rétinienne, l'attention est
attirée sur elle et l'on perçoit la forme des vaisseaux. Les corps flottants
doivent cependant être assez volumineux pour arrêter la lumière ou faire
ombre en des points inusités.

Mécanisme de la vision. — La lumière, à travers la pupille, pénètre dans
l'œil. Une partie est absorbée par le pigment jaune de la *macula lutea* et
par les globules rouges des vaisseaux. Le pigment irien absorbe en outre
les rayons réfléchis par la choroïde ou le tapis et empêche ainsi les troubles
visuels qui se manifestent chez les albinos.

Les rayons lumineux devant agir d'arrière en avant sont probablement
réfléchis par la couche pigmentaire de la rétine comme par un miroir
(Rouget). Les rayons de courbure, d'ailleurs, coïncident à peu près avec le
centre optique de l'œil, et les cônes ou bâtonnets sont disposés dans le
même sens. Mais comment la lumière influence-t-elle les éléments nerveux ?
On l'ignore. On sait toutefois qu'il se produit dans la rétine des phénomènes
chimiques (Boll et Kuhne) indiquant une transformation de force analogue à
celle de la transformation du mouvement en chaleur. On trouve, en effet,
vers l'article externe des bâtonnets une substance rouge que la lumière réduit
et absorbe, *pourpre rétinien*, rhodopsine, érythropsine, lutéine. La lumière
décolore les points impressionnés, et un objet éclairé s'y photographie nettement. L'image se photographie toutefois assez lentement, plus lentement
que la vision ne s'exerce. L'immersion dans une solution d'alun permet la
conservation des épreuves photographiques ou optogrammes ; ceux-ci ont
été surtout obtenus sur la grenouille.

Le pourpre rétinien n'existe que vers le segment externe des bâtonnets ;
les cônes en sont dépourvus. Il coexiste peut-être avec d'autres matières
photochimiques. On ne le constate jamais directement à l'ophtalmoscope,
mais on le prépare et on le démontre aisément sur l'œil d'une grenouille
tenue durant une ou deux heures dans l'obscurité, puis sacrifiée. On le trouve
dans presque toute la série des vertébrés ; il fait défaut chez le pigeon, le
poulet, le serpent (Charpentier et Bernardy).

La sécrétion du pourpre est indépendante de la circulation, car Kuhne a
prouvé qu'elle continue dans l'œil énucléé. Elle se produirait au niveau de
l'épithélium rétinien. La lumière détruit le pourpre et le transforme d'abord
en une matière colorante spéciale, le jaune rétinien. La sensibilité lumineuse

de la rétine soumise à l'obscuration augmente (PARINAUD). Le pourpre, abondant dans l'obscurité, accroît la sensibilité des bâtonnets et, chez les animaux qui en sont exclusivement pourvus, permet la vision nocturne.

Perception des couleurs. — Elle serait spéciale aux cônes (SCHULTZE). Ceux-ci existeraient seuls chez les animaux diurnes et manqueraient chez les nocturnes. Ils présenteraient, au point de jonction de l'article interne et de l'article externe, un globule de couleur jaune, rouge, vert, bleu, qui ne devrait laisser passer que les rayons de même couleur.

Les couleurs admises dans le spectre solaire ou lumière blanche sont au nombre de sept, d'après NEWTON, et de dix, d'après HELMHOLTZ. Elles sont dites complémentaires quand leur mélange réalise le blanc. On a toutefois donné comme seules couleurs fondamentales le rouge, le vert, le violet (YOUNG), et tenté d'expliquer avec elles toute la perception colorée. L'hypothèse de YOUNG-HELMHOLTZ et celle de HERING sont les plus importantes et les plus conformes à l'observation clinique et expérimentale.

1° YOUNG (1807) et HELMHOLTZ (1870) ont admis, sinon trois couleurs fondamentales, du moins trois sensations colorées primaires. Ils ont supposé que chacune d'elles était perçue par un élément rétinien spécial ou correspondait à un centre particulier de perception. Il existerait donc dans la rétine ou dans le cerveau trois sortes de fibres ou de cellules visuelles, et chacune d'elles serait particulièrement excitée par une couleur fondamentale. Chaque couleur exciterait les trois sortes d'éléments nerveux, mais l'une beaucoup plus que les autres. La couleur rouge excitant fortement les éléments rouges et faiblement les éléments du violet et du vert, la sensation résultante serait rouge. Une excitation uniforme ou égale du rouge, du vert et du violet donnerait du blanc plus ou moins pur suivant le degré de l'excitation. Dès lors, l'absence ou la paralysie d'un des éléments nerveux correspondant au rouge, au vert ou au violet amènera une cécité partielle des couleurs. Le rouge est affecté souvent, le vert quelquefois, le violet peut-être jamais. L'aveugle pour le rouge ne voit pas le rouge comme du noir. La sensation rouge disparue, le rouge excite encore le vert et l'objet rouge paraît vert foncé. Inversement, la sensation verte étant nulle, le vert excite encore le rouge, et l'objet vert est vu rouge foncé.

2° HERING (1873) admet un processus lié à des phénomènes d'assimilation ou de désassimilation, s'exerçant sur trois substances photochimiques différentes et produisant trois groupes de sensations antagonistes : blanc et noir, rouge et vert, bleu et jaune. Si une de ces trois substances fait défaut, les

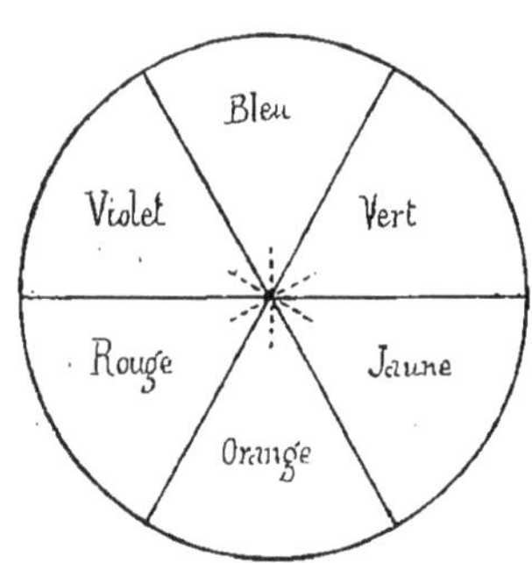

Fig. 65. — Schéma des couleurs complémentaires.

Violet-jaune, bleu-orange, rouge-vert.

deux sensations correspondantes disparaissent. La sensation rouge-vert est celle qui manque le plus souvent.

L'hypothèse de Young-Helmholtz est aujourd'hui moins en faveur que celle de Hering, mais elle conserve toujours une grande valeur. On peut, comme celle de Hering, l'appliquer même à la cécité totale des couleurs. La théorie de Hering admet que les substances photochimiques rouge-vert et bleu-jaune disparues, il ne reste que blanc et noir. La théorie de Helmholtz permet de comprendre le même phénomène. Dufour, de Lausanne, a justement insisté sur ce point.

Parinaud admet que la spécialisation de la sensation de lumière en sensation de couleur a un siège cérébral ; certains troubles cérébraux, irritatifs ou nerveux, produisent des sensations colorées ou des troubles de la vision des couleurs. Parinaud admet encore que le nombre indéfini de nos sensations de couleur est en rapport avec des modalités différentes de l'énergie nerveuse répondant aux modalités différentes de l'énergie physique de l'agent lumineux. Il compare le phénomène de constraste des couleurs avec la polarisation électro-magnétique, d'accord avec les théories histologiques modernes de Ramon y Cajal.

Pour Angelucci, la théorie de Hering ne peut rendre compte de la multiplicité et de la spécificité des sensations de lumière et de couleurs, et celles-ci dépendent de modalités différentes d'énergie à la fois physique et chimique provoquées dans les éléments rétiniens, par l'action d'une lumière et d'une couleur. Il n'existe pas de rapports directs entre le pourpre rétinien et la construction des éléments rétiniens, non plus qu'entre le rouge rétinien et le degré d'acidité et d'alcalinité. Les expériences d'Angelucci sur les amphibiens ainsi que sur les autres vertébrés et même les mammifères lui permettent de l'affirmer. D'après lui, la sensation de la lumière blanche est due à la réaction chimique et physique sur l'élément rétinien, tandis que l'alcalinité de la membrane rétinienne, le relâchement de l'état contractile, le travail de reconstitution du rouge rétinien engendrent la sensation d'obscurité.

On pourrait penser que la sensation de blanc ou de gris résultant de l'excitation égale des éléments nerveux pour le rouge, le vert et le violet, l'achromatopsie totale dût entraîner une obscurité complète. Il n'en est rien, car si l'on admet la suppression de deux sensations colorées, rouge et violet, par exemple, les objets blancs, gris ou verts donneront une même sensation colorée, sensation uniforme qui présentera non plus de la coloration, mais une intensité variable et qui sera qualifiée blanc ou gris, foncé ou clair. Le blanc, d'ailleurs, ne serait point constitué par l'ensemble des autres couleurs, car celles-ci ne sont pas perçues comme le blanc par l'extrême périphérie de la rétine (Charpentier). La couleur perçue avec le plus fort éclairage est le rouge et avec le plus faible, le bleu (Purkinje). On voit mieux le jour, par exemple, le pantalon rouge du fantassin et la nuit, sa capote bleue (Nicati).

Excitation rétinienne. — Elle est presque immédiate ; on perçoit des objets dans l'obscurité au moment très court où brille une étincelle électrique. Cette excitation persiste un certain temps, car nous percevons, comme une ligne continue le passage à vitesse extrême d'un point lumineux. Pour le même motif, un objet éclairé est vu encore un instant quand on ferme rapidement les yeux (*images consécutives*). Des couleurs peuvent même se superposer et se fusionner sur la rétine. Un disque présentant toutes les couleurs spectrales et animé d'une rotation rapide paraît blanc. En est-il de même, dans le cerveau, pour les couleurs complémentaires perçues isolément par chaque rétine ? HELMHOLTZ le nie, mais CHAUVEAU tend à l'admettre. Il semble bien, en effet, que la fusion centrale existe, puisque dans la stéréoscopie, à images droite et gauche complémentaires dans les deux yeux, on arrive à la vision blanche en même temps qu'à la sensation du relief (anaglyphes).

L'excitation rétinienne s'émousse assez vite ; après une action lumineuse prolongée, les impressions rétiniennes exigent une plus forte excitation. C'est pourquoi l'on voit mal en passant d'un milieu très brillant dans un milieu obscur, et mieux, par le repos rétinien, quelques instants après. Quand on a regardé longtemps un cercle rouge, par exemple, et qu'on reporte aussitôt les yeux sur du blanc, on aperçoit un cercle à couleur *complémentaire* bleu verdâtre pâle. Les fibres du rouge sont émoussées et les fibres du vert et du violet, non fatiguées, voient seules le vert et le violet qui, combinés, donnent du bleu verdâtre. Si, après avoir regardé du rouge, on reporte les yeux sur une surface rouge, on aura une teinte grisâtre, car les fibres du rouge sont, par la fatigue, devenues inexcitables, et les fibres du vert et du violet sont naturellement excitées par le rouge.

Contrastes. — Si, après avoir regardé du rouge, on porte les yeux sur du bleu verdâtre, complémentaire du rouge, on obtiendra une teinte vive, car l'excitabilité des fibres du violet et du vert sera grande, celle du rouge restant nulle (*contraste successif*). En observant des couleurs différentes et juxtaposées (*contraste simultané*), les couleurs complémentaires sont plus nettes et les couleurs non complémentaires le sont moins. Le rouge et le vert, le rouge et le jaune, par exemple, se font valoir (couleurs harmoniques), et les autres se déprécient (couleurs dysharmoniques).

On peut dire que chaque couleur tend à modifier, dans le sens de sa propre couleur complémentaire, la couleur sur laquelle elle agit, et qu'elle peut être d'autant plus difficilement modifiée par contraste qu'elle est plus saturée. Les peintres, les modistes, etc., mettent couramment en œuvre ces principes élémentaires.

Fluorescence. — Bien éclairé, l'œil n'est pas ordinairement fluorescent, c'est-à-dire qu'il n'émet pas de lumière colorée spéciale. La cornée et le cristallin, toutefois, avec les rayons ultra-violets, émettent une lumière blanc bleuâtre et deviennent fluorescents. Les rayons bleus et violets sont absorbés par le cristallin, et certains opérés de cataracte ont pu voir ainsi les objets légèrement bleuâtres.

Lueur oculaire. — La pupille est noire ; l'intérieur de l'œil n'est pas ordinairement visible parce qu'il n'émet pas lui-même de rayons lumineux, ceux-ci étant absorbés par le pigment chorio-rétinien. Les sujets peu riches en pigment ou les animaux à tapis, au contraire, ont la pupille assez éclairée (yeux de chats).

Diplopie. — La vision existe dans chaque œil (*vision monoculaire*), mais elle est aussi commune aux deux yeux (*vision binoculaire*). Dans la vision binoculaire normale, les lignes visuelles s'entre-croisant exactement sur l'objet fixé, l'image visuelle est simple ; l'intersection se faisant en avant ou en arrière, l'image est vue double (*diplopie*). Il peut exister, par trouble réfringent ou nerveux, des images multiples (*polyopie*).

Parinaud distingue trois modes de vision avec les deux yeux : vision binoculaire, vision simultanée et vision alternante.

La *vision binoculaire* est la fonction d'un appareil spécial composé d'une partie sensorielle, d'une partie motrice et de connexions unissant l'une à l'autre.

Pour comprendre ce qu'est la *vision simultanée*, rappelons-nous le strabisme qui consiste dans l'abolition de la vision binoculaire et dans la conservation de la vision simultanée. En effet, l'œil strabique qui ne prend pas part à la fixation reçoit cependant une image et une impression. On peut, dans certaines conditions, voir sans diplopie avec chaque œil un objet différent, par exemple, les deux mains élevées au-dessus des yeux. Pour certains cas, ce mode de vision se substitue même à la vision binoculaire ; par exemple, quand on tire au pistolet les deux yeux ouverts, en réalité on se sert d'un seul œil pour mettre en ligne le but, le guidon et le canon de l'arme ; l'autre est ouvert et ne sert pas (Parinaud).

La *vision alternante* peut être définie ainsi (Parinaud) : chaque rétine, par une voie quelconque, peut se mettre en rapport croisé avec l'hémisphère opposé, même si les deux yeux sont ouverts. Dans la vision simultanée, il y a alternance de la vision centrale. La vision alternante peut être totale ou partielle.

La connaissance de ces trois modes de vision donne la clef de quelques problèmes encore mal élucidés, entre autres du phénomène connu sous le nom d'antagonisme des champs visuels ; pour Parinaud, ce ne serait autre chose que l'antagonisme des différents modes de vision.

Fusion binoculaire. — Les points rétiniens dont l'excitation provoque une sensation lumineuse unique sont dits correspondants ou identiques (Müller). Ils paraissent ordinairement, mais non toujours, symétriques. On pourrait croire que chacun des éléments rétiniens des points identiques aboutit à une fibre nerveuse et que les fibres correspondantes des deux yeux se fusionnent en une seule, mais cette fusion n'a pas été anatomiquement constatée. Il est même probable que tous les éléments rétiniens peuvent, par l'expérience ou l'exercice, devenir correspondants et qu'il y a, en l'espèce, plutôt un effet d'éducation cérébrale qu'un phénomène originel.

Espace. — La vision de l'espace peut s'expliquer par le principe de HERING. Les points rétiniens correspondants ou identiques donnent des impressions identiques de hauteur ou de largeur, tandis que les points rétiniens symétriques donnent des impressions identiques de profondeur. L'impression de profondeur augmente à mesure qu'on avance de dehors en dedans sur la rétine. Lorsque par suite de la ressemblance des images monoculaires quant à la couleur, la forme et la position, il y a fusion en une image binoculaire, celle-ci prend la valeur moyenne des profondeurs des deux images monoculaires.

La sensation de l'espace résulte de l'innervation qui accompagne la volition d'exécuter des mouvements de regard (MACH).

Relief. — C'est la sensation visuelle que donnent les saillies ou les dépressions des objets. On l'apprécie avec un seul œil ou avec les deux yeux. Le relief est révélé par la notion de forme, de dimension, d'éclairement que nous possédons d'un objet connu à diverses distances, par l'accommodation et par l'aspect variable de l'objet suivant le point de vue. Dans la vision monoculaire, le relief est produit par la comparaison d'une image antérieure connue et d'une image actuelle ou d'images successives. Dans la vision binoculaire, il est donné par la même comparaison et, en outre, par les images différentes de chaque œil ou images simultanées. L'*ombre*, les *teintes*, la *perspective* sont les moyens mis en œuvre pour avoir la sensation du relief. On peut même obtenir la sensation du *lustre*. Le stéréoscope et les anaglyphes démontrent nettement que la combinaison d'une image plane de l'œil gauche et de l'œil droit donne la sensation du relief.

Position et dimensions des corps. — Elles sont appréciées par rapport à la distance qui nous sépare de l'ensemble de l'objet ou de chacun de ses points. Les mouvements oculaires nécessaires pour voir les points extrêmes d'un objet nous indiquent leur distance relative. La convergence et l'accommodation nous renseignent également, car elles sont en rapport avec la distance de l'objet. Il en est de même pour les dimensions des choses, car leur grandeur ou leur petitesse s'apprécie par la distance de leurs points extrêmes.

Illusions d'optique ou pseudoscopie. — L'appréciation des situations, des dimensions, de l'aspect des objets est le fait de l'expérience. Les aveugles-nés qui recouvrent la vue ont leur éducation visuelle à faire. Quand nous sortons nous-mêmes des conditions habituelles de l'observation, nous commettons, en général, des erreurs appréciables.

Les illusions d'optique étudiées par BRENTANO, DELBOEUF, BRUNOT, sont bien connues. Elles ont trait à divers phénomènes de perception visuelle.

Direction. — Deux lignes droites parallèles coupées par les droites obliques paraissent convergentes ou divergentes (ZÖLLER) ; coupées par des fuseaux à obliquité progressive, elles paraissent courbes et convergentes ou divergentes (BRUNOT).

Distance. — Elle est jugée d'autant plus petite que l'objet est plus net et que les échelons de comparaison manquent plus complètement.

Longueur. — Elle paraît plus grande quand les lignes se détachent plus nettement à leurs extrémités.

Grandeur. — Une image blanche sur fond noir paraît plus grande qu'une même image noire sur fond blanc (irradiation). Une même droite paraît plus courte simple que divisée par des traits verticaux.

Dans certains cas de paralysie ou de contracture accommodatives, il y a désaccord entre la grandeur des images rétiniennes et la sensation d'accommodation : les dimensions des objets sont alors mal appréciées, et il se produit de la mégalopsie ou de la micropsie (DONDERS).

Relief. — Une surface ombrée, avec perspective, d'aspect conforme à celui des objets réels vus en relief, donne une impression de relief.

Couleur. — On voit rouge un cercle blanc sur fond vert, le tout recouvert d'un papier de soie bleu assez transparent.

En somme, la perception visuelle serait le fait d'une constitution originelle déterminée (théorie nativique de WEBER) ou mieux le résultat de l'expérience (théorie empirique de LOTZE, HELMHOLTZ, WUNDT). Il y aurait reconstitution, synthèse psychique des images d'un objet perçu et projection dans l'espace pour la vision directe. Les dimensions et les formes des objets sont perçues par variations de l'angle visuel, de l'accommodation, de la convergence, de la grandeur des images rétiniennes. Les représentations visuelles de la mémoire, des hallucinations, des associations sensorielles, des rêves, du somnambulisme, etc., proviennent d'excitations oculaires ou psychiques. Les illusions d'optique résultent d'une erreur d'interprétation cérébrale.

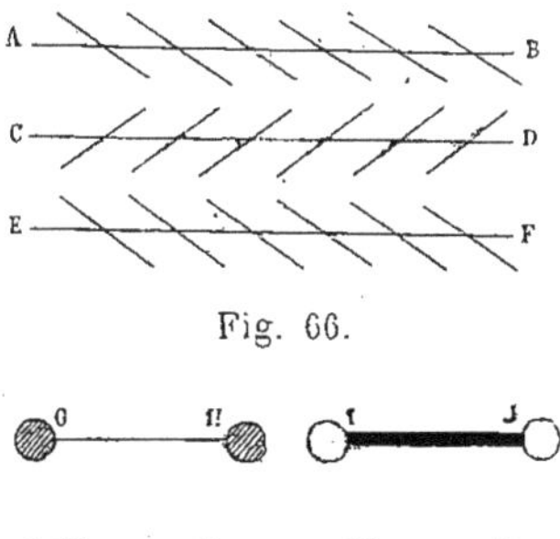

Fig. 66.

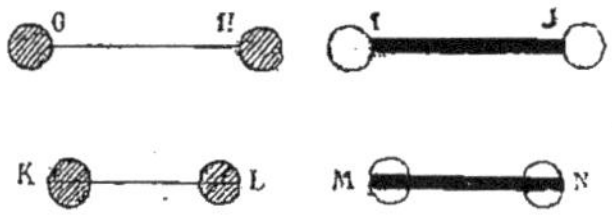

Fig. 67.

Fig. 66 et 67. — Illusions d'optique.

AB, CD, EF, lignes parallèles d'apparence convergente ou divergente.
GH et JI ou KL et MN, lignes de même longueur et paraissant inégales.

CHAPITRE X

ÉDUCATION DE L'ŒIL

L'acte final de la vision est un acte cérébral de perception, et il implique certains exercices fonctionnels ; l'éducation facilite l'intelligence des images, aiguise, affine, développe la *capacité visuelle* des individus.

L'observation en fournit des preuves multiples. Les opérés de cataractes congénitales ont besoin, malgré la sensation de la lumière et la perception nette des images, de subir un certain entraînement visuel pour apprécier réellement la couleur, la forme, les dimensions, le relief des objets. D'après une quinzaine de cas observés depuis le commencement du siècle et étudiés à cet égard, ces opérés ne localisent pas leurs sensations visuelles ; ils voient immédiatement comme ils sentent ou comme ils savourent, mais ils n'apprécient que progressivement les qualités des objets. Cependant la notion d'étendue ou de relief peut être acquise si rapidement, comme chez un garçon opéré par Bribosia fils et étudié psychologiquement par Grafé, que l'on se demande si elle est naturelle ou acquise. Beaucoup de sujets, en tout cas, ont dû acquérir ces notions par des exercices répétés et en un temps plus ou moins long. Le développement intellectuel primitif des divers sujets ou leur éducation pré-opératoire plus ou moins avancée expliquent peut-être ces différences individuelles.

Le chasseur, le marin, le soldat, par l'*habitude*, parviennent à distinguer mieux, plus vite et plus loin le gibier, les navires, un ennemi. L'artiste perçoit rapidement les détails d'un objet, le médecin exercé analyse promptement les lésions ou l'habitus du patient, et la femme détaille instantanément la toilette d'une autre femme. L'habitude développe donc la puissance de sensation, la finesse de perception oculaire ou tout au moins l'intelligence visuelle. Elle permet aussi de modifier certains actes physiologiques.

Les relations si intimes de la convergence et de l'accommodation peuvent être relâchées ; on peut même presque entièrement dissocier ces deux fonctions généralement connexes. S'il n'en était pas ainsi, tous les myopes et tous les hypermétropes loucheraient (accommodation et convergence relatives).

On s'habitue aussi à relâcher entièrement l'accommodation dans les examens ophtalmoscopiques et microscopiques. La vision microscopique est surtout, d'ailleurs, sténopéique et n'exige guère d'accommodation (Imbert). Après un travail assidu et minutieux, il existe parfois de la tension accommodative, mais on arrive par l'usage à la détruire ou à la diminuer. Le savant appliqué à la vision de près qui, pendant les vacances, s'improvise chasseur, distingue d'abord mal les objets au loin, puis il distingue mieux et enfin

bien ; au bout de quelques jours, ses yeux se relâchent plus aisément pour
la vision éloignée et distinguent mieux les objets. Le marin, fait aux lointains
horizons, a une portée visuelle extrême. Le soldat lui-même se modifie avantageusement par l'exercice fonctionnel. TRIFAUD a expérimentalement constaté que la portée visuelle des recrues s'accroît par l'exercice et qu'elle augmente surtout chez les sujets, comme les instituteurs, qui l'exerçaient le
moins. Certains sujets n'arrivent-ils pas aussi à embrasser d'un seul coup
d'œil de multiples objets et à les décrire exactement ? Les exemples en sont
nombreux.

L'éducation de la vision est particulièrement manifeste pour la perception
des couleurs.

On sait que la femme, au point de vue chromatique, présente habituellement une réelle supériorité sur l'homme. On trouve, d'après une communication à l'Académie de médecine de Belgique faite par DENEFFE (de Gand),
2,28 p. 100 daltoniens et seulement 0,07 p. 100 daltoniennes : l'achromatopsie
daltonique est quarante-cinq fois plus forte chez l'homme que chez la femme.
L'infériorité chromatique de l'homme peut tenir à une impotence rétinienne
ou cérébrale correspondante, comme dans le daltonisme congénital ; mais,
très ordinairement, c'est le fait de son éducation moindre, d'une simple torpeur fonctionnelle.

L'éducation, en effet, modifie cette situation. KROLL rechercha, à Crefeld,
le daltonisme masculin et ne trouva que 0,30 p. 100, parce que plus de la
moitié de la population est occupée aux manipulations des soies colorées.
Dans les classes élevées, à Londres, BRAILEY trouve 2,5 p. 100 daltoniens, et
dans les classes inférieures, 3,7 p. 100. Les enfants sont plus daltoniens que
les adultes : 3,22 p. 100 au lieu de 2,05 p. 100. HOLMGREEN constate 4,51 dans
les écoles primaires, 3,45 dans les écoles secondaires, 3,08 dans l'enseignement supérieur. Les dyschromatopsies s'amendent à mesure que les sujets
sont plus âgés, plus instruits, plus exercés.

L'éducation, modifiant et perfectionnant le sens chromatique, est appliqué
avec avantage non aux sujets chez lesquels les éléments rétiniens ou cérébraux percepteurs sont originellement insuffisants (achromatopsie ou dyschromatopsie congénitale), mais chez les sujets à perception ou à sensibilité
obtuses. DALTON, qui étudia toute sa vie son infirmité, la retrouvait telle
qu'il l'avait constatée dans sa jeunesse, mais beaucoup d'autres ont vu leurs
facultés chromatiques se développer. La méthode de MAGNUS, qui consiste à
montrer des couleurs types, leurs nuances, leurs tons et à les nommer, puis
à faire choisir parmi des écheveaux de laines colorées les échantillons correspondant aux couleurs désignées, constitue à cet égard un excellent moyen
d'entraînement spécial.

L'éducation développe également la faculté de perception artistique pour
la peinture, la sculpture et l'architecture. La proportion et la beauté des formes
sont probablement en harmonie avec la faculté de perception visuelle des
lignes, des rapports et des groupes. Certains défauts se traduisent en l'espèce,
chez un sujet exercé, par une véritable souffrance et certaines qualités, par

une réelle jouissance. Il en est ici pour les yeux comme des harmonies pour l'oreille. On arrive, enfin, par l'exercice à développer notablement la mémoire visuelle, et les impressions correspondantes deviennent plus vives et plus faciles à retenir ou à reproduire.

Il semble donc que l'exercice, l'habitude, l'éducation puissent développer la sensibilité et la perception oculaire et surtout l'intelligence visuelle. Avec du temps, de la patience et des moyens variés, on obtiendrait une vision simple ou colorée meilleure et on distinguerait plus aisément et plus rapidement les choses qui intéressent les diverses professions. L'armée, la marine, les compagnies de chemins de fer, un grand nombre de métiers ou d'industries verraient leur recrutement plus facile et certains sujets inaptes pourraient y avoir accès.

CHAPITRE XI

ESTHÉTIQUE ET EXPRESSION OCULAIRES

L'œil, dit-on justement, est le miroir de l'âme. Les yeux jouent, en effet, un rôle important dans l'esthétique physionomique et l'expression des sentiments ou des passions.

Les études de Ch. Bell, Gratiolet, Duchenne (de Boulogne), Darwin, Lavater, Mantegazza, Sideril sont à cet égard très intéressantes et utiles à consulter.

Esthétique. — L'esthétique oculaire varie suivant les temps et les pays. Les diverses races humaines ont, ici comme ailleurs, des principes parfois opposés sur les dimensions, la forme, la couleur. D'une manière générale, les sourcils doivent être légèrement arqués et laisser entre eux un espace moyen ; trop fournis, trop clairsemés ou trop rapprochés, ils sont disgracieux. Toutefois, on ne saurait formuler une règle générale, les variations individuelles constituant souvent des exceptions fort esthétiques. Le pli sourcilier doit être modéré. Les paupières seront minces, très mobiles, se relevant franchement en une ouverture transversale grande, en forme d'amande. Les beaux cils sont bien alignés, longs et recourbés. On préfère les yeux à saillie moyenne, à large cornée, aux yeux petits, enfoncés dans l'orbite. Quant à la couleur, les uns aiment le bleu, les autres le noir ; le brun ou le marron semble plus banal ; les yeux noirs, chez les blonds, et les yeux bleus, chez les bruns, sont très avantageusement remarqués. Un œil bleu et l'autre noir ou brun, ou yeux vairons, constituent une anomalie très curieuse qui donne à la physionomie quelque chose d'original. La belladone était autrefois employée pour dilater la pupille et rendre ainsi les yeux plus noirs. Le strabisme convergent est moins laid que le strabisme divergent. Ce qu'on appelle le « trait de Vénus » ou simplement le « trait », est une légère déviation en dehors qui n'est pas du strabisme et correspond à un angle γ très marqué ; pour certains, ce trait ajouterait du piquant à la physionomie.

Expression. — Les yeux peuvent agir exclusivement dans l'expression, mais ils sont d'ordinaire secondés par les muscles de la face. Leur action intrinsèque est minime. Toutefois le feu, l'intelligence, le brillant du regard ne sont pas de vains mots. La pupille, largement dilatée ou contractée, peut donner aux yeux une expression énergique et la mobilité (hippus) ou l'inégalité pupillaire, quelque chose de bizarre.

La fixité convergente indique souvent la réflexion ; la divergente latérale, l'indécision ou la rêverie ; le regard oblique est inquisiteur ou dédaigneux ; les yeux élevés marquent l'extase. CHARLES BELL, DARWIN, DELSARTE, LAVATER, MANTEGAZZA, ont indiqué l'importance des muscles périoculaires dans le pleurer, la douleur, le rire, la colère, etc. Dans les pleurs, on observe l'occlusion énergique des paupières par l'orbiculaire et la contraction des muscles sourciliers et frontaux ; on note même l'élévation de la lèvre supérieure. Dans la douleur, les sourcils sont obliques, et il se produit des rides transversales sur le front et verticales entre les sourcils. Le rire fait légèrement contracter l'orbiculaire. La colère fronce les sourcils. COLBURN a observé des positions diverses pour reposer les muscles oculaires faibles ou éviter la diplopie. Il mentionne les suivantes : tête en arrière, bouche ouverte, narines dilatées, paupières tombantes ; inclinaisons de la tête à droite ou à gauche, rétraction du menton, bouche tordue ; tête penchée en avant, menton rétracté, sourcils élevés, front plissé. Il n'y a pas d'asthénopie ou de diplopie dans ces positions, mais celles-ci apparaissent dès qu'on rétablit la position normale. L'état de la réfraction a aussi, à cet égard, une certaine influence.

A chacun de ces types correspond, suivant STEVENS, une expression du visage plus ou moins marquée, surtout dans l'âge moyen où les rides n'ont pas encore apparu et où la grande élasticité infantile est atténuée. Dans l'orthophorie, on remarque le repos des muscles faciaux, les sourcils normaux, l'aspect calme et reposé. Dans l'ésophorie, les sourcils sont froncés, les extrémités tournées en bas, les lèvres comprimées, les plis frontaux verticaux, et la physionomie est triste ou souffrante. Dans l'exophorie, les sourcils sont très cintrés, et leurs parties internes s'éloignent beaucoup entre elles ; l'aspect est étonné, ravi. Dans l'hyperphorie, enfin, on a un côté élevé et l'autre non, la bouche déviée, une moitié de la face paraît plus longue que l'autre, l'expression est préoccupée.

En l'espèce, les muscles du visage se contractent pour faciliter la vision et compenser les vices fonctionnels des muscles oculaires. Certaines névroses peuvent être provoquées par l'irritation due aux troubles d'une statique oculaire défectueuse. Celle-ci présenterait, d'après STEVENS, une certaine influence sur le caractère et l'intelligence. L'ésophore aurait de la tendance aux travaux rapprochés et serait réaliste, avec volonté réfléchie ; l'exophore serait porté aux travaux éloignés et paraîtrait idéaliste, abstrait, émotif. Dans les asiles d'aliénés, les sujets sombres sont surtout ésophores et les sujets loquaces, exophores. On peut donc dire que « la santé physique, la forme intellectuelle et la beauté de l'expression sont toutes favorisées par l'équilibre parfait des muscles moteurs de l'œil ».

L'œil artistique. — L'œil artistique, c'est l'œil de l'artiste, dessinateur, peintre ou sculpteur qui est arrivé à percevoir la forme, la couleur et le mouvement des objets d'une façon intensive. Pour arriver à un résultat fécond, l'artiste doit éduquer sa vision et développer en lui la perception de la forme, comme celle des couleurs et du mouvement.

Peu de travaux ont été consacrés à ce sujet autant oculistique que psychologique. LIEBREICH, ALBERTOTTI, R. GREEFF, ARRÉAT, POLACK, RICCHI, PAUL RICHER, HALLÈS, M. DUVAL, TRUC et son élève COLIN ont publié des contributions importantes.

Ce qui agit surtout sur la vision de l'artiste, c'est la réfraction statique et dynamique qui modifie l'image rétinienne des objets extérieurs. L'œil emmétrope obtient des images trop nettes ; de même l'œil hypermétrope. Un tel œil voit trop bien les divers plans et ne se prête pas à la perspective, mais bien plutôt au dessin. Par contre, l'œil myope semble présenter le maximum des qualités requises pour le dessin et la couleur. L'œil astigmate est moins favorable parce qu'il perçoit inégalement les lignes dans les divers méridiens.

En ce qui concerne la couleur, l'emmétrope et l'hypermétrope ont un coloris moins brillant, moins chaud, moins riche que le myope ; ce dernier verrait un peu plus rose. L'astigmate augmente ou diminue le coloris perpendiculairement ou parallèlement à son axe (astigmatisme conforme ou contraire à la règle).

Les maîtres et les élèves devraient connaître l'état de réfraction de leurs yeux. Cela éviterait souvent des contradictions erronées ou des appréciations didactiques fâcheuses.

CHAPITRE XII

DIOPTRIQUE OCULAIRE

Excitation lumineuse. — La lumière est l'excitant physiologique de l'œil. Le principe de la conservation de l'énergie et l'étude des phénomènes de l'optique physique ont conduit à regarder la lumière comme engendrée par la vibration d'un fluide particulier, l'*éther*, qui existerait aussi bien dans les espaces interplanétaires que dans les espaces intermoléculaires des corps. Le mouvement de l'éther, c'est la lumière, et son repos, l'obscurité. L'intensité lumineuse dépend de l'amplitude des vibrations de l'éther, et la rapidité variable de ces vibrations engendre la diversité des couleurs.

La perception de la lumière par l'œil humain résulte de transformations encore inconnues que le mouvement vibratoire lumineux subit au sein de la rétine, probablement au niveau de la couche des bâtonnets et des cônes. L'œil ne perçoit, d'ailleurs, que les couleurs qui, dans le spectre, s'étendent du rouge au violet et dont le nombre de vibrations par seconde varie de 435 trillions (rouge) à 764 trillions (violet). La gamme lumineuse perceptible est donc limitée comme la gamme sonore, et pour la même cause ; comme dans l'oreille, il n'existe pas dans l'œil humain d'élément nerveux excitable par des vibrations moins rapides que celles du rouge et plus rapides que celles du violet. La sensibilité lumineuse, la sensibilité chromatique et la sensibilité visuelle varient, d'ailleurs, avec la région de la rétine où on la considère ; elles sont affectées par divers états individuels ou pathologiques de l'organe de la vision, et on peut les apprécier.

Appareil dioptrique oculaire. — L'œil humain constitue, au point de vue dioptrique, un système complexe centré. Si l'on considère la cornée comme une membrane courbe à *faces parallèles* et si l'on fait abstraction des différences d'indice des couches successives du cristallin, on peut regarder l'œil comme renfermant trois surfaces réfringentes, cornée et faces du cristallin. Ces surfaces limitent trois milieux d'indice différent qui constituent un système de trois lentilles accolées correspondant en réalité à trois dioptres :

1° Ménisque convexe-concave limité par la cornée et la face antérieure du cristallin : cornée, humeur aqueuse ; 2° lentille biconvexe : cristallin ; 3° ménisque concave-convexe limité en avant par la face postérieure du cristallin, en arrière par la rétine. L'œil est le siège de phénomènes de réflexion et de réfraction lumineuses.

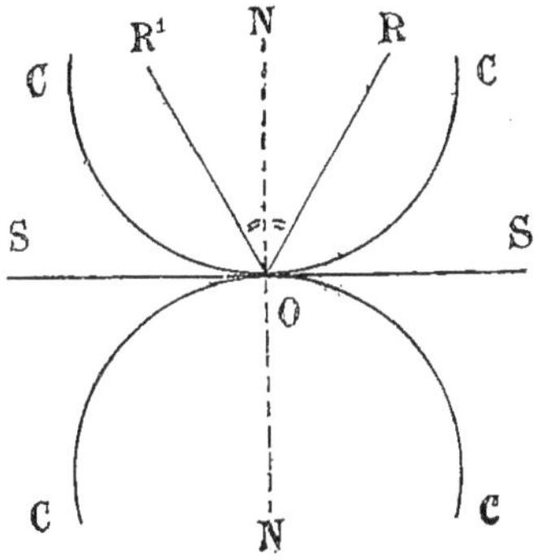

Fig. 68. — Réflexion de la lumière.

SOS, surface de réflexion plane.— COC, surface de réflexion courbe. — NON, normale. — RON, angle d'incidence égal à R^1ON, angle de réflexion.

Réflexion lumineuse. — Les rayons sont réfléchis de telle sorte que l'angle d'incidence égale l'angle de réflexion. Il en est ainsi pour les surfaces planes convexes ou concaves.

Réfraction lumineuse. — La réfraction est différente à travers les milieux à faces planes parallèles ou angulaires et à faces courbes, concaves ou convexes. Elle obéit d'abord aux principes suivants :

1° *Les rayons lumineux, en passant d'un milieu moins réfringent dans un milieu plus réfringent, restent parallèles, mais sont réfractés et se rapprochent de la normale proportionnellement à la différence des milieux ;*

2° *Les rayons lumineux, en passant d'un milieu plus réfringent dans un milieu moins réfringent, restent parallèles, mais sont réfractés, et s'éloignent de la normale proportionnellement à la différence des milieux.*

Lamelles. — Les rayons lumineux incidents obliques, passant à travers le milieu plus réfringent des lamelles, se rapprochent d'abord de la normale, puis, à leur sortie, rentrant dans un milieu moins réfringent, s'éloignent de cette normale parallèlement à leur direction première.

Prismes. — Les rayons lumineux incidents sur la face latérale d'un prisme, passent dans un milieu plus réfringent et se rapprochent de la nor-

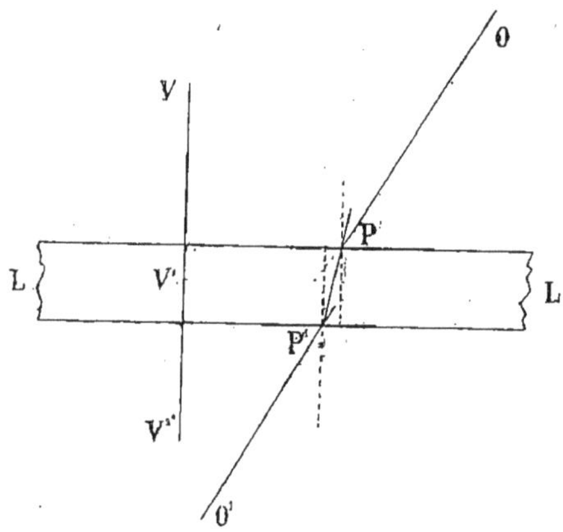

Fig. 69. — Réfraction à travers les lamelles.

LL, lame de verre. — VV¹, rayon incident normal. — V¹ V², rayon continu. — OP, rayon oblique incident. — PP¹, déviation. — P¹O¹, rayon réfracté parallèle.

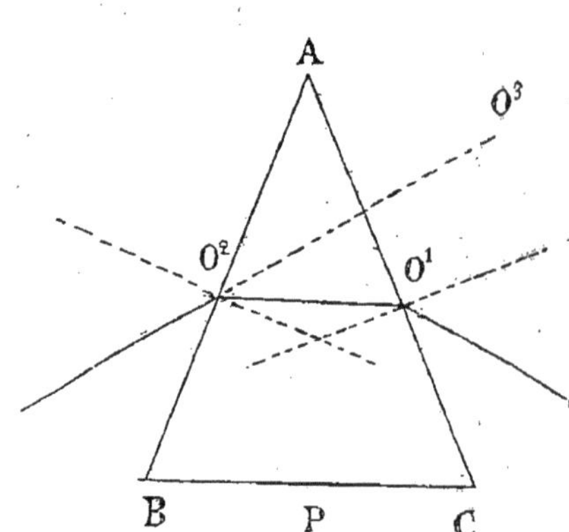

Fig. 70. — Réfraction à travers le prisme.

BC, base du prisme. — A, sommet. — BAC, angles du prisme. — OO¹O²V, marche d'un rayon lumineux. — O³, point où le point O est vu par l'œil placé en V.

male ; arrivés sur l'autre face latérale, ils rentrent dans un milieu moins réfringent et s'éloignent de la normale.

Les rayons émis par un objet réel sont ramenés vers la base du prisme et donnent une *image virtuelle* située à la même distance que l'objet et *déviée vers le sommet* où l'œil la perçoit.

Avec les prismes à très petit angle et à déviation minima, qui sont généralement employés en ophtalmologie, la *déviation* est égale à la *moitié de l'angle* du prisme.

Lentilles. LENTILLES CONVEXES. — Les rayons lumineux *parallèles* concourent du côté opposé de la lentille en un point commun appelé *foyer principal*. Les rayons *convergents* se réunissent réellement en deçà du foyer principal opposé. Les rayons *divergents*, partant d'un foyer principal, sortent parallèles entre eux ; ceux qui émanent d'un point situé au delà d'un foyer principal se réunissent réellement au delà de l'autre foyer principal ; enfin, ceux qui émanent d'un point situé en deçà d'un foyer principal res-tent divergents et concourent virtuel-lement en un point plus éloigné.

Les points de concours des rayons incidents et réfractés sont dits *foyers conjugués*.

Dans les lentilles convexes, les *objets réels* ont donc des images réel-les et renversées, s'ils sont situés à un foyer principal ou au delà ; ils ont des images droites et virtuelles, s'ils sont placés en deçà.

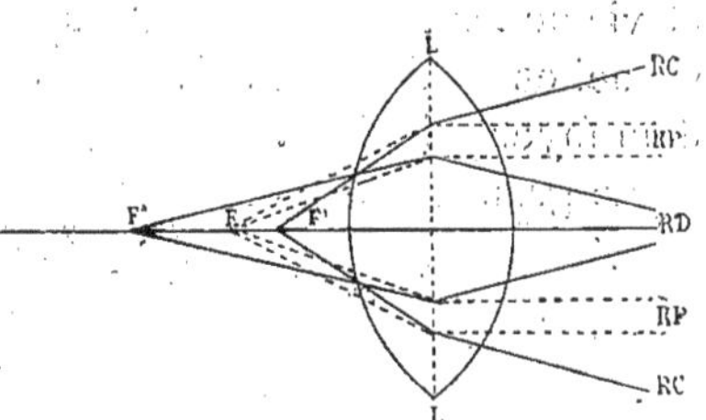

Fig. 71. — Réfraction des lentilles convexes.

LL, lentille biconvexe.— RP, rayons parallèles. — F, leur foyer. — RC, rayons convergents. — F¹, leur foyer.— RD, rayons divergents. — F², leur foyer.

Les *objets virtuels* ont toujours des images réelles et droites plus rap-prochées de la lentille.

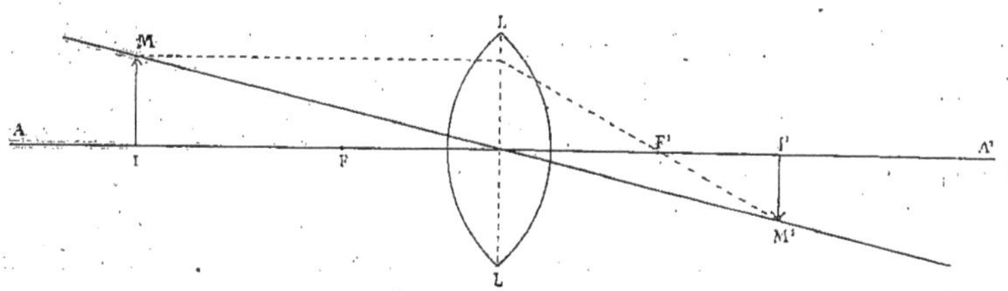

Fig. 72. — Images renversées et réelles des lentilles convexes.

LL, lentille biconvexe. — AA¹, axe principal. — MM¹, axe secondaire. — IM, image. — F, foyer antérieur. I¹M¹, image réfractée. — F¹, foyer postérieur.

LENTILLES CONCAVES. — Les rayons lumineux *parallèles* sont rendus diver-gents, et leurs prolongements concourent virtuellement du même côté de la lentille en un point commun appelé *foyer prin-cipal*.

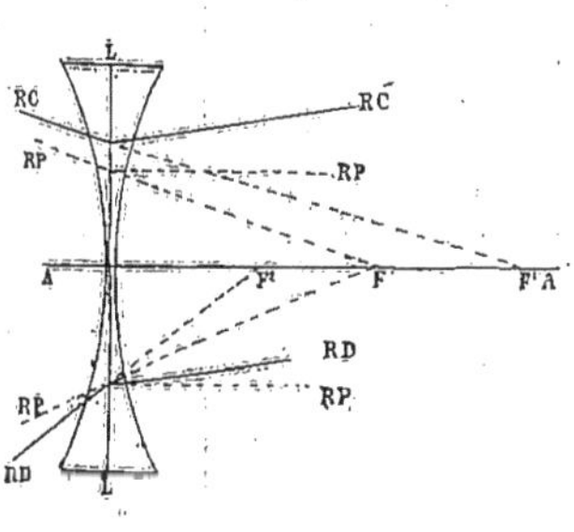

Les rayons *divergents* se réunissent vir-tuellement, après réfraction, en deçà du foyer principal correspondant. Les rayons *conver-gents* émanés virtuellement du foyer principal opposé, sortent parallèles ; ceux qui viennent virtuellement d'un point situé au delà du foyer principal opposé sortent divergents et se réu-nissent virtuellement au delà du foyer prin-cipal correspondant. Enfin, ceux qui émanent virtuellement d'un point situé en deçà du foyer principal opposé concourent réellement en arrière de ce foyer principal.

Les points de concours des rayons inci-dents et réfractés sont dits *foyers conjugués*.

Fig. 73. — Réfraction à travers les lentilles concaves.

LL, lentille. — AA, axe principal. — RP, rayons parallèles. — F, leur foyer virtuel. — RC, rayons convergents. — F¹, leur foyer virtuel. — RD, rayons divergents. — F², leur foyer virtuel.

Dans les lentilles concaves, les *objets réels* ont donc des images droites et virtuelles : les *objets virtuels* ont des images réelles et renversées, ou virtuelles et droites, suivant que ces objets sont situés au delà ou en deçà d'un foyer principal.

La grandeur des images réfractées par les lentilles dépend de la situation

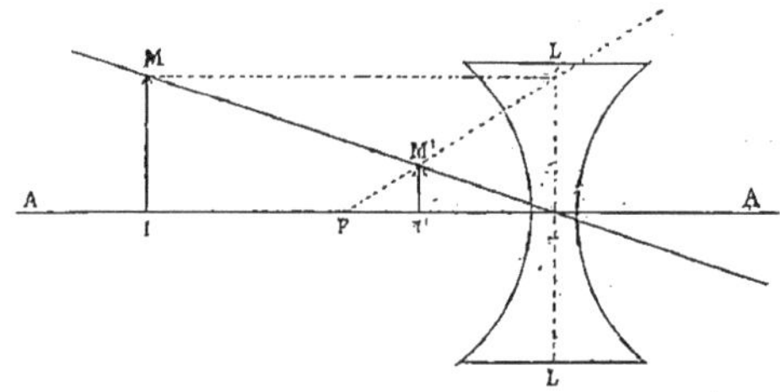

Fig. 74. — Images droites et virtuelles des lentilles concaves.

LL, lentille biconcave — AA', axe principal. — MM¹, axe secondaire. — IM, image.
— I¹M¹, image virtuelle. — F, foyer virtuel.

de l'image par rapport au foyer de la lentille et de la force réfringente de la lentille en raison inverse de la distance focale.

Les *lentilles juxtaposées* ou *associées* ont une valeur égale à la somme de la valeur réfringente positive ou négative des diverses lentilles.

Éléments dioptriques. — Ils sont assez nombreux. Ils ont pu être déterminés soit par l'expérience (courbures, indices, distances des dioptres), soit par le calcul (points focaux, principaux et nodaux). Nous en donnons le tableau d'après HELMHOLTZ.

	ACCOMMODATION POUR :	
ÉLÉMENTS DIOPTRIQUES MESURÉS	LOIN millim.	PRÈS millim.
Rayon de courbure de la cornée.	8	8
Rayon de la face antérieure du cristallin.	10	6
Rayon de la face postérieure du cristallin	6	5,5
Distance de la surface antérieure de la cornée à la face antérieure du cristallin.	3,6	3,2
Distance de la surface antérieure de la cornée à la face postérieure du cristallin.	7,2	7,2
Epaisseur du cristallin.	3,6	4
Indice de réfraction de la cornée, de l'humeur aqueuse et du corps vitré.	1,3365	
Indice de réfraction totale du cristallin	1,4371	
ÉLÉMENTS DIOPTRIQUES CALCULÉS		
Distance en millimètres de la face antérieure de la cornée.		
Au 1er point principal	— 1,9403	— 2,0330
Au 2e point principal.	— 1,3563	— 2,4919
Au 1er point nodal.	— 6,9570	— 6,5150
Au 2e point nodal.	— 7,3730	— 6,9740
Au 1er foyer principal	+ 2,9180	+ 11,2410
Au 2e foyer principal	— 22,2311	— 20,2480

Les *points nodaux* d'une lentille ou d'un système optique sont deux points tels qu'un rayon dont la direction, dans le premier milieu, passe par le premier de ces points, conserve dans le dernier milieu une direction parallèle à la direction primitive et passe par le second point.

Les *points principaux* d'une lentille ou d'un système optique sont deux points tels que la grandeur d'une image plane perpendiculaire en ces points à l'axe optique soit égale à celle de l'objet.

Les *foyers principaux* sont les points où se réunissent les rayons parallèles à l'axe dans le premier et le dernier milieu, en avant et en arrière des surfaces lenticulaires.

Les plans perpendiculaires à l'axe en ces trois couples de points portent

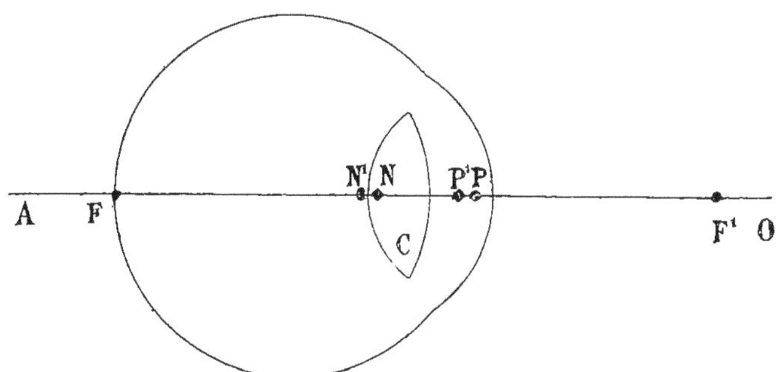

Fig. 75. — Œil schématique grossi deux fois.

AO, axe optique. — F, foyer postérieur. — F¹, foyer antérieur. — C, cristallin. — NN, points nodaux.
PP, points principaux.

respectivement les noms de *plans nodaux, plans principaux* et *plans focaux principaux.*

On appelle, enfin, *centre optique* d'un système un point qui jouit de la propriété que tout rayon, qui dans l'intérieur du système est dirigé vers ce point, possède à l'intérieur des directions parallèles. Les points nodaux sont les foyers conjugués de ce point par rapport aux deux surfaces réfringentes extrèmes.

Ces définitions permettent de construire l'image d'un objet et de calculer sa grandeur et sa position.

Œil schématique. — On appelle œil schématique l'œil construit sur les données du tableau précédent.

Œil réduit. — On peut remarquer que les deux points principaux ne sont distants l'un de l'autre que de quelques dixièmes de millimètre et qu'il en est de même des points nodaux. Il est dès lors permis de considérer les points nodaux d'une part, les points principaux de l'autre comme respectivement confondus en un seul. Cette hypothèse revient à substituer à l'œil schématique, formé de trois dioptres, un système réfringent plus simple constitué par un dioptre unique dont le sommet coïnciderait avec les points principaux de l'œil schématique supposés confondus et dont le centre de courbure serait situé là où se trouvent les points nodaux fusionnés. Ce dioptre unique, constitué comme nous venons de le dire, a reçu le nom d'œil réduit. L'ensemble, comme l'œil normal, représente une chambre noire.

Afin que les éléments dioptriques de l'œil réduit puissent être retenus plus facilement et qu'ils donnent lieu à des calculs plus simples, DONDERS a proposé de placer le dioptre simple de cet œil réduit à 2 millimètres en arrière de la cornée de l'œil schématique, d'attribuer à ce dioptre un rayon de courbure de 5 millimètres et de prendre pour second milieu réfringent l'eau distillée dont l'indice est égal à 1,33. Les foyers principaux de *l'œil réduit de Donders* coïncident, à quelques dixièmes de millimètre près, avec les foyers principaux de l'œil schématique.

L'œil réduit de LANDOLT est rigoureusement construit d'après les données de DONDERS. Les yeux de PERRIN, de PARENT, etc., imaginés pour faciliter l'apprentissage de l'ophtalmoscopie, sont des systèmes réfringents qui n'ont aucun rapport avec l'œil schématique ou avec l'œil réduit.

Lignes et axes. — Lorsque nous voulons voir un objet, nous dirigeons vers cet objet non pas l'axe optique principal de notre œil, mais un axe secondaire. Ce fait tient à ce que la région de la rétine la plus apte à

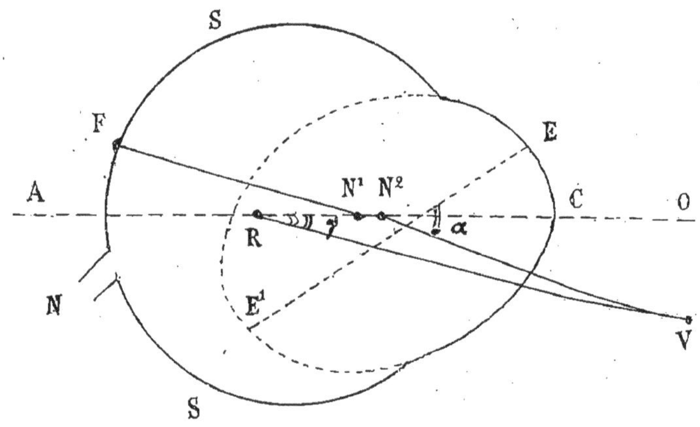

Fig. 76. — Lignes et axes de l'œil.

N, nerf optique. — S, sclérotique. — C, cornée. — AO, axe optique. — F, fossette centrale. — FN¹, ligne visuelle postérieure. — N²V, ligne visuelle antérieure. — EB¹, axe de l'ellipsoïde cornéen. — R, centre de rotation. — N¹, point nodal postérieur. — N², point nodal antérieur. — α, angle alpha. — γ, angle gamma.

percevoir la forme des objets, la macula, n'est pas située au point où l'écran rétinien est rencontré par l'axe principal, mais à quelques degrés en dehors.

On appelle *lignes visuelles* les droites, parallèles entre elles, qui vont, l'une, la ligne visuelle antérieure, du point visé au premier point nodal et l'autre, la ligne visuelle postérieure, du second point nodal à la macula. La ligne visuelle antérieure est généralement située du côté nasal par rapport à l'axe optique principal.

La *ligne de regard* est la droite qui joint le point visé au point sensiblement fixe, *centre de rotation de l'œil,* autour duquel peut tourner le globe oculaire.

L'axe optique est la ligne qui passe par le milieu de la cornée et le centre de rotation du globe.

L'axe de la cornée est le grand axe de l'ellipsoïde cornéen.

Angles. — *L'angle* α est l'angle formé par le grand axe de la cornée et la ligne visuelle. Il est positif, si la ligne visuelle est en dedans de l'axe optique ; négatif, dans le cas contraire ; nul, si les deux lignes coïncident exactement. Cet angle est en moyenne de + 5° chez l'emmétrope, de + 7° à 8° chez l'hypermétrope. Il est très faible dans la myopie et peut même devenir négatif dans la myopie forte.

On mesure rapidement l'angle α par le procédé de JAVAL. L'œil placé au centre du périmètre regarde vers le zéro de l'instrument. Avec une bougie, le long de l'arc, on cherche le point où son image se voit exactement au centre de la pupille. Le déplacement angulaire de la bougie indique la valeur de l'angle α.

L'angle γ est formé par l'axe optique et la ligne de regard. Il est important seulement dans l'étude des mouvements de l'œil. Il est positif ou négatif suivant que la ligne de regard est en dedans ou en dehors de l'axe optique. Si l'objet est très éloigné, situé à l'infini, la cornée est régulière et l'axe optique confondu avec le grand axe de l'ellipsoïde cornéen ; si, enfin, les points nodaux sont fusionnés, l'angle α égale l'angle γ.

Réfraction oculaire. — Elle est variable suivant les conditions dioptriques, statiques ou dynamiques de l'œil.

Le *punctum remotum*, PR ou R, est le foyer conjugué de la rétine, l'œil étant au minimum de réfraction ; c'est le point le plus éloigné de la vision distincte.

Le *punctum proximum*, PP ou P, est le foyer conjugué de la rétine, l'œil étant au maximum de réfraction ; c'est le point le plus rapproché de la vision distincte.

RÉFRACTION STATIQUE. — La réfraction statique est celle de l'œil à l'état de repos. Les rayons lumineux venant de l'infini, en pratique d'au moins 5 mètres, peuvent être considérés comme parallèles ; pénétrant dans l'œil à travers la pupille, ils sont réfractés et vont converger en un foyer unique sur la rétine, en avant ou en arrière de cette membrane.

Dans l'*emmétropie*, la réfraction oculaire est telle que les rayons parallèles forment foyer exactement sur la rétine. Les courbures des membranes, l'indice de réfraction des milieux, la longueur du globe sont à l'état normal. Le R est à l'infini.

Dans l'*hypermétropie*, les rayons parallèles forment foyer en avant de la rétine. Les courbures, l'indice de réfraction des milieux, la longueur du globe sont insuffisants. Le R est en arrière de l'œil au delà de l'infini, si l'on peut ainsi dire.

Dans la *myopie*, les rayons parallèles ont leur foyer en avant de la rétine.

Les courbures sont excessives, l'indice de réfraction est très élevé ou la longueur du globe est trop considérable. Le R est en deçà de l'infini, plus ou moins près.

Dans l'*astigmatisme* ou mieux *astigmie*, la réfraction est inégale dans les divers méridiens ou le long d'un même méridien ; les rayons parallèles forment divers foyers sur la rétine ; en avant ou en arrière des deux méridiens perpendiculaires ou principaux, l'un présente le minimum et l'autre le maximum de réfraction.

La réfraction statique varie notablement suivant les sujets. Par le fait du

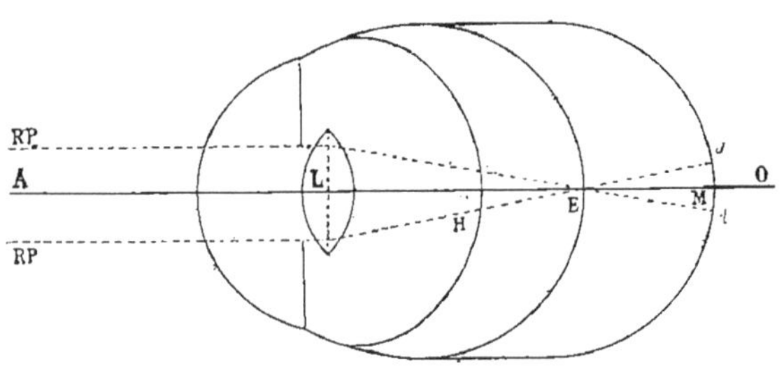

Fig. 77. — Réfraction oculaire.

AO, axe optique. — L, lentille cristallinienne. — RP, rayons parallèles. — E, œil emmétrope à foyer sur la rétine. — H, œil hypermétrope à foyer en arrière de la rétine. — M, œil myope à foyer en avant de la rétine.

développement de l'œil, elle se modifie surtout avec l'âge. Suivant les prédispositions individuelles ou les conditions ambiantes, il existera de l'emmétropie, de l'hypermétropie ou de la myopie. Le tableau suivant de HERRNHEISER porte sur 11 000 yeux et donne une large idée des variations moyennes de la réfraction avec l'âge.

AGE	NOMBRE D'YEUX	EMMÉTROPIE	MYOPIE	HYPERMÉTROPIE
		p. 100	p. 100	p. 100
Nouveau-nés. . .	1 920	0	0,1	99,9
1-6	546	23,22	4,39	71,79
6-12	985	31,66	11,68	56,66
12-20	1 971	32,75	20.13	42,42
20-25	2 665	34,97	10.38	54,65
25-30	1 003	28,51	14,46	56,98
30-35	598	28,93	12,04	59,03
35-40	591	29,61	11,84	58,54
40-45	652	31,90	12,88	55,21
45-50	568	33,33	13,46	53,20
50-55	342	32,16	10,52	57,31
55-60	376	28,40	14,36	57,18
60-65	283	30,74	13,45	55,82
65-70	230	32,61	14,34	53,04
70	466	29,79	19,17	51,06

Originellement l'homme est hypermétrope ; il ne devient que plus tard, le cas échéant, emmétrope ou myope. On a dit que les races inférieures à développement incomplet étaient hypermétropes. Les animaux restent aussi hypermétropes ; ils ne deviendraient emmétropes ou myopes qu'à l'état domestique.

L'hypermétropie semble donc un état de nature, et la myopie le produit de la civilisation.

Réfraction dynamique. — C'est la réfraction fonctionnelle, celle de l'œil en travail d'accommodation, qui permet l'adaptation visuelle de l'œil aux diverses distances. L'appareil dioptrique oculaire diffère, en effet, essentiellement des systèmes centrés des divers instruments d'optique par la faculté qu'il possède de s'adapter, c'est-à-dire de faire former sur un même écran de position invariable, la rétine, les images d'objets diversement éloignés. Cette faculté d'*accommodation* de l'œil résulte du changement de courbure que nous pouvons faire subir aux faces du cristallin par la contraction ou le relâchement du muscle ciliaire. Le relâchement de ce muscle correspond à la vision au loin, sa contraction à la vision de près.

Le *pouvoir accommodatif* ou *amplitude d'accommodation* est représenté

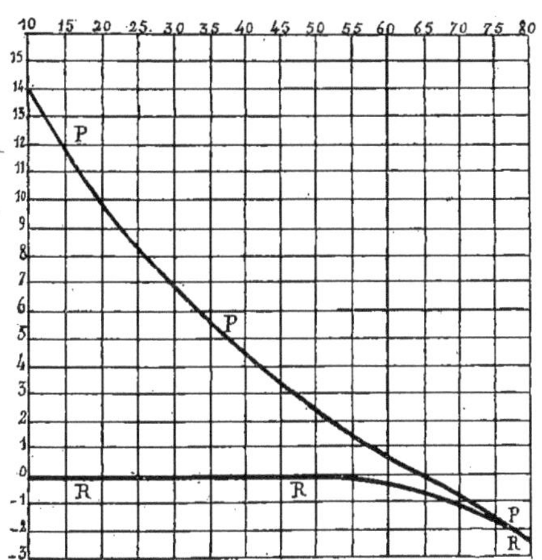

Fig. 78. — Variations de l'accommodation avec l'âge. Schéma de Donders.

Lignes horizontales = âge. — Lignes verticales = dioptries. — PP, courbe des variations du punctum proximum avec l'âge. — RR, courbe des variations du punctum remotum avec l'âge.

par la valeur dioptrique de la lentille convergente qui, placée au foyer principal antérieur d'un œil, produit le même effet que l'accommodation intervenant avec son maximum d'action. On peut dire encore que le pouvoir accommodatif est mesuré par la différence algébrique des distances, exprimées en dioptries, du proximum et du remotum, au foyer principal antérieur de l'œil. Il est indépendant des positions absolues du proximum et du remotum, ou de la réfraction statique ; il diminue avec l'âge. La diminution du pouvoir accommodatif est due à un accroissement de la consistance du cristallin entraînant un recul progressif du proximum ; le remotum, au contraire, reste fixe jusque vers cinquante ans et s'éloigne alors, mais moins rapidement que le proximum. Le pouvoir accommodatif devient sensiblement nul vers soixante-dix ans. Le schéma de Donders est très démonstratif à cet égard.

Quand le proximum ne peut être amené et maintenu aisément à 25 ou 30 centimètres, distance du travail, en pratique lorsque la lecture ordinaire ne peut se faire couramment à 25 ou 30 centimètres, on dit qu'il y a *presbytie*.

L'accommodation peut être diminuée ou supprimée par l'absence, la luxation du cristallin, la paralysie du muscle ciliaire ; elle peut enfin être contracturée. La *parésie* ou la *paralysie* du muscle ciliaire résulte de lésions du muscle moteur oculaire commun, de son filet moteur ciliaire, de son centre nucléaire ou cortical. Généralement, il y a lésion analogue du muscle de la pupille. L'amétropie est faible ou nulle. La *luxation du cristallin* s'observe spontanément ou après traumatisme ; son absence ou *aphakie*, après extraction par traumatisme accidentel ou opératoire.

Quant au *spasme accommodatif*, on le rencontre dans certains états morbides nerveux, chez les hypermétropes, les emmétropes ou surtout les myopes. L'emmétrope paraît myope, le degré d'amétropie des hypermétropes semble alors diminuer et celui des myopes augmenter.

Aberration de sphéricité et de réfrangibilité. — Comme tous les instruments d'optique, l'œil humain, même lorsqu'il n'est pas astigme, présente une aberration de sphéricité et une aberration de réfrangibilité ; en d'autres termes, l'œil humain ne fait pas rigoureusement concourir en un même point les rayons homocentriques, que ces rayons aient ou n'aient pas même réfrangibilité.

Ces aberrations, toutefois, n'ont aucune influence sur l'acuité visuelle de l'œil, sur la perception nette des objets. Cette acuité visuelle de l'œil humain est réglée par la grandeur des éléments nerveux de la rétine, par son excitabilité à la lumière ; HELMHOLTZ a constaté, en effet, qu'en munissant ses yeux de verres exactement correcteurs des aberrations de sphéricité et de réfrangibilité, l'acuité visuelle n'était pas augmentée d'une façon appréciable. D'ailleurs, des dispositions spéciales corrigent en partie ces aberrations. Il en est ainsi du diaphragme pupillaire pour l'aberration de courbure, et des indices différents des couches du cristallin et du vitré combinés, pour l'aberration chromatique. Le cristallin lui-même peut agir d'une manière compensatrice dans l'astigmie cornéenne en exagérant sa courbure dans le sens du méridien cornéen insuffisant. Les paupières, en clignant, produisent une fente sténopéique favorable à la netteté visuelle.

L'œil n'est donc pas un instrument si défectueux, et l'eût-on commandé à un simple ouvrier, il n'y aurait pas lieu, comme on l'a dit, de le laisser pour compte.

DEUXIÈME PARTIE

EXAMEN DE L'ŒIL

CHAPITRE PREMIER

INSTRUMENTATION OPTIQUE

L'examen superficiel de l'œil peut être pratiqué directement dans un endroit quelconque; il suffit de l'éclairer à la clarté du jour ou à la lumière d'une lampe ordinaire. L'examen approfondi, anatomique ou fonctionnel, exige des conditions spéciales de *local*, d'*éclairage*, d'*instrumentation*.

Local. — Il comprend deux chambres, l'une claire et l'autre obscure.

La *chambre claire* est destinée à l'examen général ou superficiel des mouvements de l'œil, du champ visuel, de l'acuité visuelle, etc. Elle est désignée dans les cliniques sous le nom de salle de consultation, de pansement et de réfraction. Pour la réfraction, il est bon d'avoir une large lumière diffuse et d'en déterminer, une fois pour toutes, l'intensité lumineuse au photomètre. On peut, d'ailleurs, utilement obtenir un éclairage constant des objets-types d'acuité en les plaçant à portée convenable d'une lampe de valeur déterminée et munie d'un réflecteur.

La *chambre obscure* est réservée à l'examen latéral et ophtalmoscopique. L'obscurité, sans être absolue, doit être assez grande pour permettre aux images oculaires extériorées de bien se détacher, d'être nettement visibles. Dans les cliniques, la chambre obscure constitue le cabinet noir ou la salle d'ophtalmoscopie.

Éclairage. — Il doit être large, fixe et constant. La bougie est insuffisante et vacillante. L'huile est à flamme trop jaunâtre. Le pétrole vaut mieux. Le gaz et l'électricité sont absolument préférables. La lumière sera mobilisable, facilement déplacée et munie, le cas échéant, d'un écran ou d'un réflecteur.

L'*instrumentation* peut rester, dans la pratique, élémentaire; pour toutes les déterminations utiles, elle comporte cependant des objets relativement nombreux.

Nous décrirons sommairement les instruments habituels; ceux qui sont essentiels d'abord, les autres ensuite. Nous laisserons de côté les instruments d'application trop complexe ou absolument exceptionnelle.

Échelles. — Elles ont été imaginées par A. SMEE, en 1854, et vulgarisées par Ed. JÆGER en 1862. On les utilise constamment pour la détermination clinique des acuités visuelle, lumineuse et chromatique.

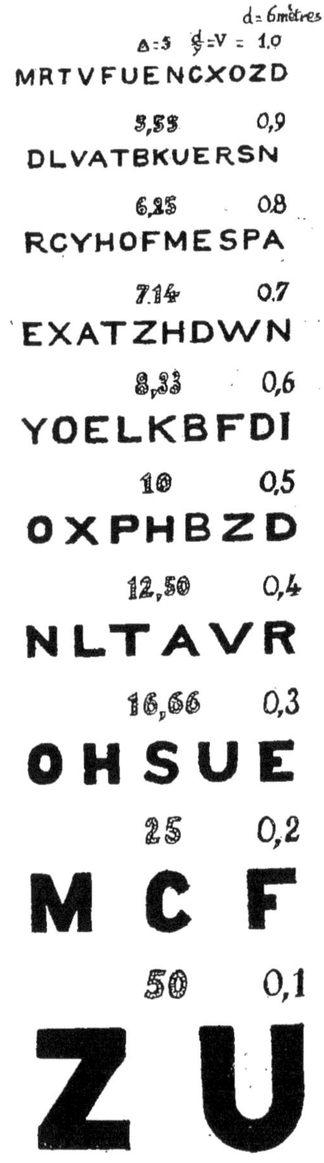

ÉCHELLES D'ACUITÉ VISUELLE. — Ces échelles sont constituées par des figures diverses, que l'on doit distinguer à une distance déterminée. L'échelle type est aujourd'hui celle de SNELLEN. Elle présente sur un tableau des lettres ou des carrés dont la hauteur et la largeur correspondent exactement à un angle de 5' et dont l'épaisseur est cinq fois moindre. L'image rétinienne est alors de 4 μ environ et correspond approximativement à l'étendue des cônes rétiniens. Le rapport serait toutefois plus exact en adoptant un angle limite moitié moindre de 30'. BELLARMINOW qui a eu la curiosité de les vérifier conteste leur exactitude absolue, mais l'erreur ne dépassant guère 10'' est en pratique absolùment négligeable.

SNELLEN avait indiqué des objets visibles sous un angle de 5' à 6, 9, 12, 24, 36, 60 mètres; on a préféré des lettres visibles sous le même angle à 5, 7 1/2, 10, 15, 20, 30, 40, 50 mètres. Les échelles de MONOYER, de WECKER, GIRAUD-TEULON, PARINAUD, SULZER, etc., contruites pour la distance de 5 mètres, reposent toutes sur les mêmes principes et sont d'ailleurs analogues.

Les objets-types sont d'ordinaire en noir intense sur fond blanc et assez nombreux pour permettre une approximation suffisante. Les lettres ne doivent pas former de mots définis sous peine d'être révélées par le sens général; ainsi les tableaux de GALEZOWSKI qui offrent des mots entiers tracés en blanc sur fond noir ne donnent pas des indications très rigoureuses. Enfin, des carrés, des points, des cartes à jouer, des dés, sont utiles pour les sujets absolument illettrés.

VIERORDT, JAVAL estiment que les caractères devraient être simples et

d = 6 mètres

Δ=5 §=V = 1,0

MRTVFUENCXOZD

5,55   0,9

DLVATBKUERSN

6,25   0,8

RCYHOFMESPA

7,14   0,7

EXATZHDWN

8,33   0,6

YOELKBFDI

10   0,5

OXPHBZD

12,50   0,4

NLTAVR

16,66   0,3

OHSUE

25   0,2

M C F

50   0,1

Z U

Fig. 79. — Échelle de Monoyer.

croître en progression géométrique plutôt qu'en progression arithmétique, car l'acuité est inversement proportionnelle non aux dimensions linéaires, mais aux surfaces. NICATI considère que l'acuité V est une notion visuelle

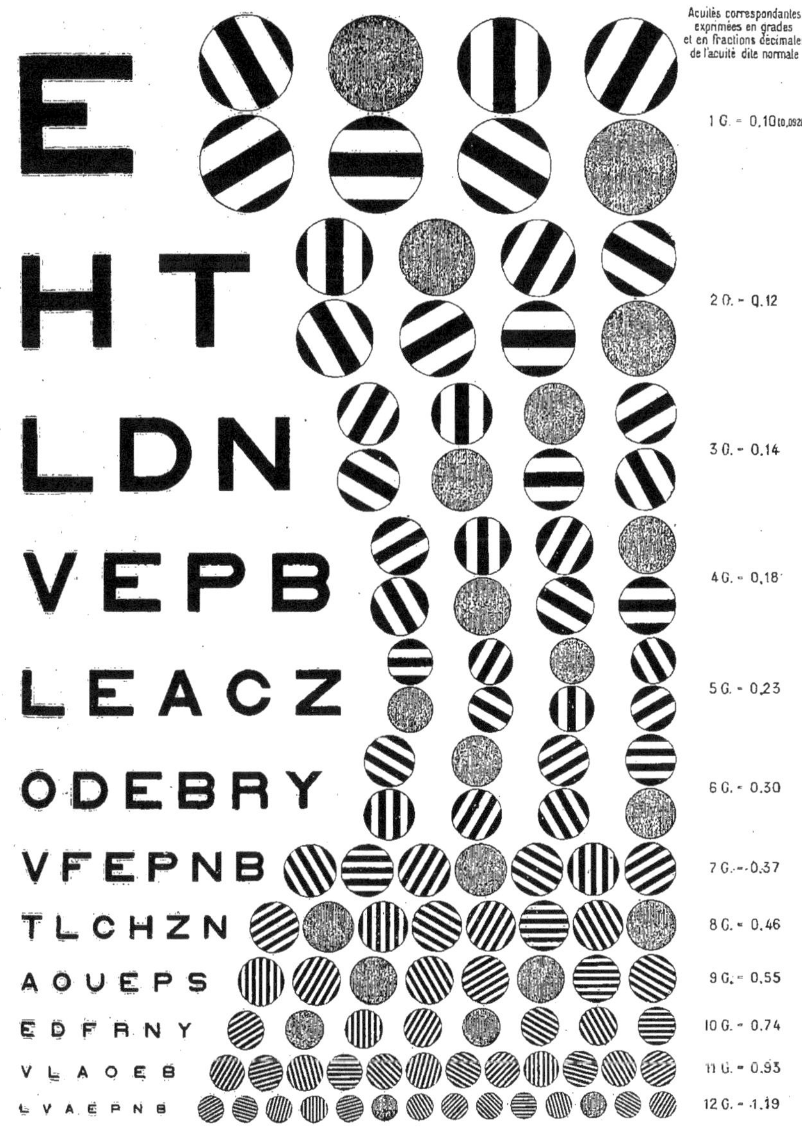

Fig. 80 — Échelle de Sulzer.

toute physique et que l'acuité physiologique VS, conforme à la loi psycho-physique, doit être non l'inverse de l'angle visuel limite, mais fonction inverse du logarithme de cet angle. Cette acuité physiologique étant une mesure de sensation doit diminuer ou augmenter en raison arithmétique pour un éclairage qui augmente ou diminue en proportion géométrique. L'acuité physiologique a été utilisée par cet auteur pour évaluer le dommage subi par la perte partielle de la vision et pour apprécier l'éclairage des salles, le degré de teinte des verres colorés, etc. Les diverses observations de Javal et de Nicati ont une grande portée scientifique, mais ne diminuent guère la valeur pratique du principe de Snellen.

On représente l'acuité visuelle par une fraction dont le numérateur correspond à la distance où les lettres sont vues et le dénominateur, à la distance où elles doivent l'être par un œil normal, par exemple V = 5/15; Monoyer préfère avec raison la représentation en fractions décimales : V = 0,33.

Échelles d'acuité lumineuse. — Elles sont analogues aux échelles d'acuité visuelle, mais à lignes égales et graduellement ombrées jusqu'à devenir absolument invisibles. L'éclairement va en diminuant, de la première à la dernière ligne, et celle-ci, la moins éclairée, doit être lue à 5 mètres par un œil jouissant d'une acuité visuelle et lumineuse intacte. Si, dans l'acuité visuelle normale, on ne voit la dernière ligne qu'à 3 mètres, on a VL = 3/5, etc. L'échelle de de Wecker est d'un usage très répandu.

Échelles d'acuité chromatique. — Ce sont des tableaux présentant des carrés colorés de dimensions graduées. Les plus petits carrés du tableau doivent être vus *colorés* à 5 mètres par un œil dont l'acuité chromatique est normale VC = 1. Si une couleur ne peut être reconnue que sur un carré six fois plus grand, on aura VC = 1/6. Il vaudrait mieux, pour l'examen, mettre en œuvre des carrés de dimensions constantes, mais dont l'intensité chromatique serait 1, 2, 3... fois plus grande.

Stilling a fait construire, pour déjouer la simulation, des échelles à lettres rouges et vertes que l'on regarde avec l'œil sain à travers une lame de couleur complémentaire verte ou rouge. Si les lettres rouges sont vues avec un verre vert, c'est que l'œil prétendu mauvais les perçoit.

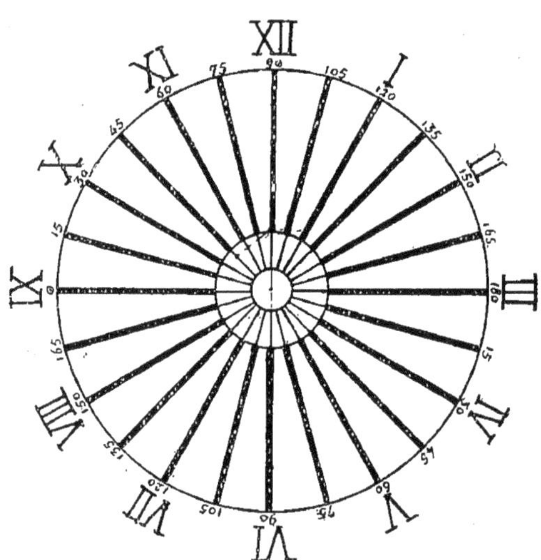

Fig. 81. — Cadran horaire pour astigmie.

Échelles ou disques pour astigmie. — Ce sont des cadrans analogues aux cadrans horaires. L'œil non astigme, à la distance de son acuité visuelle, voit les rayons également nets ou noirs dans les divers méridiens, tandis que l'œil astigme les perçoit noirs dans un méridien et grisâtres dans le méridien opposé. La direction du rayon le plus noir indique le sens dans lequel la vision est imparfaite, et la direction du rayon le plus flou le sens dans lequel la vision est la plus nette. Chez les astigmes réguliers, le rayon le plus net et le rayon le moins net sont perpendiculaires et correspondent aux méridiens principaux de l'œil. Au lieu d'un cadran horaire entier, G. Martin conseille de se servir d'un demi-cadran, et l'expérience reste la même ; ce sont des demi-méridiens qui, vus nets ou flous, renseignent sur l'existence de l'astigmie et la situation des axes principaux. Avec l'échelle de Sulzer, le cadran devient inutile, puisque les disques composés remplacent le cadran.

Lentilles et verres. — Ce sont des lentilles à courbures diverses. Avant 1865, les verres étaient numérotés en pouces et suivant leur rayon de courbure. A cette époque, Giraud-Teulon proposa de supprimer les fractions jusqu'alors usitées pour le numérotage et d'employer des nombres entiers. En 1867, au Congrès international tenu à Paris, des propositions multiples furent faites dont l'ensemble constitue la règle actuellement en vigueur. Javal démontra la nécessité de se servir du système métrique comme étalon de mesure ; Nagel proposa en outre d'appliquer cette mesure métrique non pas à la longueur du rayon de courbure, mais à la longueur focale qui exprime véritablement la valeur réfringente d'une lentille puisqu'elle tient compte de l'indice de réfraction. Pour examiner ces propositions, une commission fut nommée composée de Giraud-Teulon et Javal (France), Nagel et Leber (Allemagne), Donders (Hollande), Soelberg-Wells (Angleterre), Quaglino (Italie), O. Becker (Autriche) ; en 1875, au Congrès international de Bruxelles, sur le rapport de cette commission, le numérotage dioptrique actuel fut définitivement adopté.

Système ancien. Pouces. — Il avait pour base la *courbure des lentilles* et pour *unité de mesure, le pouce.* Ce système avait plusieurs inconvénients qu'il est bon d'énumérer.

1° On admettait que le centre de courbure d'une lentille en verre coïncide avec son foyer, c'est-à-dire que la valeur réfringente égale le rayon de courbure ; or, ceci n'est vrai que lorsque l'indice de réfraction est de 1,50, ce qui n'est pas toujours réalisé.

2° Le pouce n'est pas une valeur constante ; il vaut à Paris $27^{mm},07$, en Angleterre $25^{mm},40$, en Prusse $26^{mm},15$, etc.

3° La force des lentilles était en raison inverse de leur numéro : le verre n° 24, par exemple, est deux fois plus fort que le n° 48, ce qui est paradoxal.

4° Enfin, le pouce est une unité beaucoup trop forte ; le verre de 1 pouce est exceptionnel et les verres employés représentant des fractions de pouce, les calculs correspondants sont, de ce fait, très compliqués. Ainsi entre les numéros 1 et 2 l'intervalle est de 1/2 ; entre les numéros 2 et 3 il est de 1/6 ;

4 et 5, de 1/20, etc. Il n'y a pas de proportionnalité fixe et cela gêne dans les additions ou les soustractions courantes.

SYSTÈME NOUVEAU. DIOPTRIES. — Il a pour base la valeur réfringente des lentilles et pour unité de mesure, la dioptrie.

LA DIOPTRIE D EST LA VALEUR RÉFRINGENTE D'UNE LENTILLE DE 1 MÈTRE DE DISTANCE OU DE LONGUEUR FOCALE.

Ce système offre de grands avantages :

1° Il est rationnel et exact ;

2° Il est universel et international ;

3° Il est enfin très commode dans la pratique. L'unité est faible, et toute la série des verres courants en est un multiple. On a des verres de 1, 2, 3, 4, 5, 20^d, ou fractions de dioptries concaves ou convexes ; la différence entre les lentilles est simple ; enfin, les calculs correspondants sont très faciles et consistent en additions ou soustractions d'unités.

La *dioptrie, unité de mesure linéaire.* — Si l'on considère la distance focale au lieu de la valeur réfringente, une dioptrie, en effet, correspond à 1 mètre, 2^d à 0^m,50, 3^d à 0^m,33, 5^d à 0^m,20, etc. (car on sait que la distance focale des lentilles est en raison inverse de leur force réfringente) ; dire que tel point est à 2, 3, 4^d, c'est indiquer qu'il est à 0^m,50, 0^m,33, 0^m,25. Cette unité, à la fois dioptrique et linéaire, est d'une grande simplicité et d'une extrême commodité de langage.

RAPPORTS DES SYSTÈMES EN POUCES ET EN DIOPTRIES. — Il est facile de rapporter les dioptries aux pouces et les pouces aux dioptries. La lentille de 1 mètre de distance focale vaut 1 dioptrie. Le pouce étant la trente-sixième partie du mètre et le rayon de courbure pouvant être considéré comme égal à la distance focale, la lentille de 36 pouces de courbure vaudra 1^d. Au point de vue de réfraction, 36 pouces correspondent donc à 1^d, et réciproquement. En raisonnant ainsi, on voit que la lentille de 2^d vaut celle de 18 pouces ; celle de 3^d, 12 pouces ; celle de 10^d, 4 pouces, etc., etc.

Quand on a les pouces, on peut obtenir aisément les dioptries et quand on a les dioptries, on trouvera aisément les pouces : il suffit de diviser le chiffre 36. A-t-on les pouces ? on divise 36 par le nombre de pouces et on obtient des dioptries : 2 pouces = 36/2 = 18 dioptries. A-t-on les dioptries ? on divise 36 par le nombre de dioptries et on obtient les pouces : 3 dioptries = 36/3 = 12 pouces. Malheureusement, ce chiffre 36 qu'on doit ainsi diviser, n'est pas accepté par tous les auteurs. GIRAUD-TEULON propose 36 ; LANDOLT, 37 ; BADAL, 39 ; JAVAL, 40. Les boîtes d'essai sont construites sur le chiffre 40.

L'explication de ces divergences est la suivante (PARENT) : Le chiffre 36 correspond à la longueur du pouce telle que l'a fixée le décret de Napoléon Ier de 1810 (1 mètre = 36 pouces) ; le chiffre 37 correspond à l'ancienne mesure française abolie par le décret de Napoléon. L'un et l'autre chiffres supposent un indice de réfraction du verre $n = 1,50$, où l'on aura d'après la formule des lentilles biconvexes $F = \dfrac{R}{2\,(n-1)}$, $F = \dfrac{R}{2\,(1,50-1)}$, $F = R$. Ces valeurs correspondent donc aux cas où l'on considère le numéro ancien en pouces comme indiquant le foyer.

Mais si l'on considère le numéro ancien comme indiquant le rayon de courbure, il faut prendre un chiffre supérieur à 36 parce que l'indice de réfraction du verre est toujours supérieur à 1,50.

Pour $n = 1,54$ on aura R = 39 pouces.
— $n = 1,55$ — R = 40 —

Voici d'ailleurs, pour ces deux chiffres, la valeur comparative des pouces et des dioptries.

DIOPTRIES	POUCES 36	POUCES 40	DIOPTRIES	POUCES 36	POUCES 40
0,25	144	160	19	1,9	2,1
0,50	72	80	20	1,8	2
0,75	48	53,3	21	1,7	1,9
1	36	40	22	1,6	1,8
1,5	24	30	23	1,5	1,7
2	18	20	24	1,5	1,6
3	12	13,33	25	1,4	1,5
4	9	10	26	1,3	1,5
5	7,2	8	27	1,3	1,4
6	6	6,6	28	1,2	1,4
7	5,1	5,6	29	1,2	1,2
8	4,5	5	30	1,2	1,3
9	4	4,4	31	1,1	1,3
10	3,6	4	32	1,1	1,21
11	3,2	3,6	33	1,09	1,20
12	3	3,3	34	1,05	1,1
13	2,7	3	35	1,02	1,1
14	2,5	2,8	36	1	1,1
15	2,4	2,6	37	0,97	1,09
16	2,2	2,5	38	0,94	1,05
17	2,11	2,3	39	0,92	1,02
18	2	2,22	40	0,90	1

LOUPES. — Ce sont des lentilles biconvexes destinées à grossir l'image des objets ou à faire converger les rayons lumineux. Leur réfringence est variable, mais le plus ordinairement de 15 à 20 dioptries. Une loupe de 16 dioptries, par exemple, ayant son foyer à 6 centimètres, permet d'éclairer fortement les diverses parties du contenu de l'œil, ou de grossir suffisamment les points considérés. Deux loupes sont avec avantage employées simultanément : l'une éclaire l'œil, l'autre grossit les images.

La *loupe de Brücke* est une loupe à très court foyer qui sert à examiner la surface de la cornée avec un très fort grossissement. On s'en sert pour reconnaître la présence de fins corps étrangers, l'existence de légères irrégularités dans le revêtement épithélial, la vascularisation de la membrane, etc.

Les *loupes binoculaires* sont encore plus utiles et plus commodes, mais d'un prix plus élevé. Les meilleurs modèles sont la loupe binoculaire de *Zehender-Westien* (chez Westien, à Rostock), la loupe binoculaire de *Jackson* (chez Wallk et Ochs, à Philadelphie), le stéréoscope ou loupe binoculaire de *Berger* (chez Clermont-Huët, à Paris), la lunette à dissection de *Brücke* (chez Fritsch-Procksch, à Vienne), le microscope cornéen de *Czapski* (chez Zeiss, à Jena), la loupe de *Hartnack* (à Potsdam).

La *loupe de Berger* présente deux lentilles décentrées du côté du nez et inclinées sur l'horizontale. Cette dernière disposition a pour but d'utiliser la zone des lentilles où l'action prismatique est forte, sans perte de rayons par réflexion. Les lignes visuelles (fig. 82) ne sont pas dirigées vers l'objet (O), mais vers les images virtuelles déviées vers la tempe (I*d*, I*g*). L'inclinaison

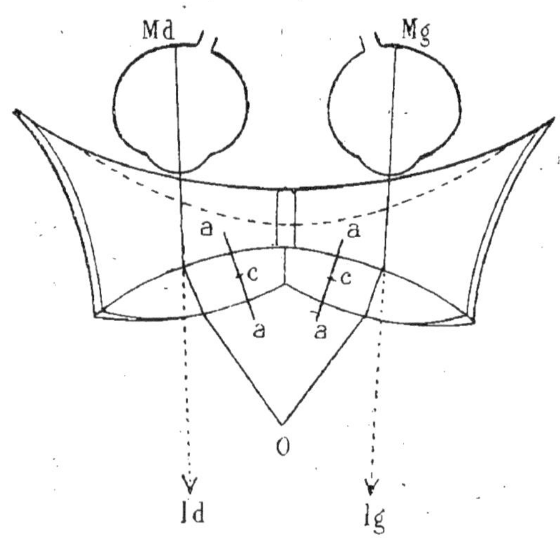

Fig. 82. — Loupe binoculaire de Berger.

M*d*, M*g*, macula droite, gauche. — I*d*, I*g*, projection des images de l'œil droit et gauche. — *aa*, axes des lentilles avec leur inclinaison. — O, objet à examiner.

sur l'horizontale des lignes visuelles provoque un astigmatisme contre la règle qui est corrigé par une seconde inclinaison à la verticale, que l'on varie suivant l'astigmatisme de l'observateur.

La loupe de BERGER est applicable chez l'emmétrope jusqu'à un foyer de 20^d, tandis que les lentilles décentrées en monture droite (lunettes de BRUCKE, de LIEBREICH) ne permettent que 6^d.

Boîte de verres ou boîte d'oculiste. — Cette boîte contient des lentilles sphériques, cylindriques, prismatiques, des verres plans, colorés ou opaques, des fentes ou trous sténopéiques et des montures d'essai. Elle est plus ou moins complète et de composition variable.

Lentilles sphériques convexes. — Les lentilles sphériques convexes semblent taillées sur une sphère ; elles présentent plusieurs variétés :

1° Biconvexes : deux faces également convexes ;

2° Plan-convexes : une face plane et une face convexe ;

3° Ménisques-convexes : deux faces inégalement convexes, la plus con-vexe en dehors.

Ces lentilles sont en série simple ou double, et graduées de 1 à 20 dioptries.

Lentilles sphériques concaves. — Elles sont analogues aux précédentes : biconcaves, plan-concaves ou ménisques-concaves, en série simple ou double, et graduées de 1 à 20 dioptries.

Lentilles cylindriques. — Comme taillées sur un cylindre plein ou creux, elles sont convexes ou concaves dans un sens et planes dans le sens perpendiculaire. Elles agissent comme les verres convexes ou concaves, mais seulement dans le plan normal à leur axe. Elles sont appelées à corriger l'astigmie.

Lentilles toriques. — Segments d'anneau, elles sont courbes, convexes ou concaves, mais inégalement courbes sur leurs plans principaux. Agissant comme des verres sphéro-cylindriques qui seraient périscopiques, ce sont essentiellement des verres combinés par le calcul et qui ne sont pas construits d'avance. Ces verres sont destinés aux astigmes et leur permettent de voir leur réfraction corrigée dans toute l'étendue de la lentille.

Lentilles coniques, hyperboliques, etc. — Destinées à corriger certains troubles exceptionnels de réfraction, elles sont représentées par des sections coniques, hyperboliques, etc.

Verres plans ou neutres. — Ce sont des verres à faces parallèles dits verres conserves. On les utilise comme verres dépolis ou colorés en une teinte bleue ou grise. Les verres dépolis servent à isoler un œil en cas de diplopie.

Prismes. — Les prismes sont des verres à deux faces, à angle variable constituant l'angle du prisme. Le sommet du prisme correspond à cet angle. Les verres prismatiques ont pour effet de dévier les rayons lumineux du côté de leur base et ainsi de déplacer les images vers leur sommet. Ils sont utilisés en cas de diplopie et surtout d'insuffisance de convergence.

Fente sténopéique. — C'est une fente étroite et courte découpée dans un diaphragme opaque. Placée devant l'œil, elle a pour but de débarrasser celui-ci des images de diffusion qui peuvent provenir des méridiens de l'œil autres que celui auquel elle correspond. On l'applique au diagnostic de l'astigmie.

Trou sténopéique. — C'est un tout petit trou percé dans un disque opaque et qui ne laisse pénétrer dans l'œil qu'un étroit faisceau lumineux, de manière à faire abstraction des courbures de l'œil ; il est utilisé pour déterminer l'acuité visuelle absolue, en dehors des amétropies.

Lunettes d'essai. — Ce sont des montures métalliques destinées à recevoir les verres d'essai dans la recherche des numéros appropriés à la réfraction.

Les *lunettes simples* présentent seulement des cercles ou des demi cercles à ressorts ou à rainures pour les verres correcteurs, réunis par un arc devant s'appuyer sur le nez et des branches prenant appui sur les parties latérales de la tête, au-dessus des oreilles. Les rainures sont quelquefois doubles pour permettre l'essai simultané de verres sphériques et de verres cylindriques.

Les *lunettes graduées* portent une graduation en degrés sur la partie supérieure ou inférieure des doubles cercles à rainure ou à ressort. Ces cercles, en outre, tournent à volonté et peuvent se rapprocher ou s'écarter l'un de l'autre le long de leur support horizontal gradué ; on a donc ainsi l'indication du verre sphérique, du verre et de l'axe cylindriques, enfin de l'écartement pupillaire des verres.

Les *lunettes complètes* d'ARMAIGNAC, de CHIBRET, etc., ont des mouvements à vis, gradués et multiples. On obtient avec ces montures l'indication des verres sphériques et cylindriques, de la hauteur du nez, de l'écar-

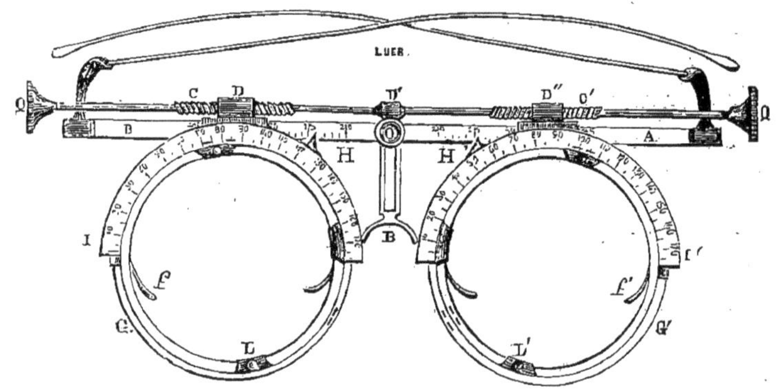

Fig. 83. — Lunette d'essai d'Armaignac.

B, pont ou nez. — BA, support horizontal gradué. — GG', cercles à rainure fixes. — LL' cercles à rainure mobiles. — *ff'*, ressorts. — II', divisions indiquant l'axe des verres cylindriques. — HH' divisions indiquant la distance interpupillaire. — CC', DD', pas de vis et QQ' vis pour rapprocher ou écarter les yeux.

tement des verres et des branches ; on pourrait y ajouter celle de la longueur des branches.

Skiascopes. — PARENT, pour la pratique de la kératoscopie, a fait monter sur une large règle à manche deux rangées de verres, l'une concave, l'autre convexe, de 0, 50 à 10 dioptries. Cette règle est tenue par l'observateur ou le patient devant l'œil examiné et, pendant la kératoscopie, permet de faire rapidement passer la série des verres positifs ou négatifs nécessaires à la détermination de la réfraction. Pour plus de commodité, ou pour qu'elle soit au moins plus portative, on peut rendre cette règle pliante au moyen d'une charnière. TROUSSEAU a fait construire deux règles, une pour les verres convexes, l'autre pour les verres concaves. Chaque règle porte une série de verres de 1 à 9 dioptries et un curseur muni d'une 1/2 dioptrie et de dix dioptries. Outre cette multiplicité de combinaisons, la règle de TROUSSEAU

offre l'avantage de la grande dimension des verres qui la rend plus
appropriée à la skiascopie que la règle de Parent. Chibret a groupé, sur
une même monture, les verres de 1, 2, 3, 5 dioptries et il obtient ainsi,
en les combinant entre eux, toute la série des verres
nécessaires dans la pratique de la kératoscopie. Antonelli a modifié cette règle de façon à multiplier les verres
sans la rendre plus volumineuse ; il obtient ce résultat au
moyen d'un curseur portant des verres d'une demi-diop-
trie. Bitzos, enfin, a construit une règle optométrique de
poche très pratique. On emploie aussi des montures circulaires pour la skiascopie (Hess, Coppez).

Ophtalmoscopes. — Carron du Villars, dès 1838, indiquait la manière d'observer le fond de l'œil et employait
à cet effet des miroirs qu'il appelait ophtalmoscopes ;
en 1846, Cumming, à Londres, et Brucke, à Vienne, cons-
tataient à travers la pupille la rougeur rétinienne. Ces
tentatives cependant restèrent infructueuses pour la pratique. En 1850, Helmholtz indique les conditions nécessaires à l'examen du fond de l'œil, et l'année suivante, en
1851, fait construire le premier véritable ophtalmoscope.

Pour voir, en effet, le fond d'un œil, il faut d'abord
l'éclairer, puis percevoir les rayons lumineux qu'il émet.
L'instrument de Helmholtz permet de réaliser cette double
condition physique.

Une lame de verre est tenue obliquement devant l'œil
à examiner, de manière qu'elle réfléchisse à travers sa

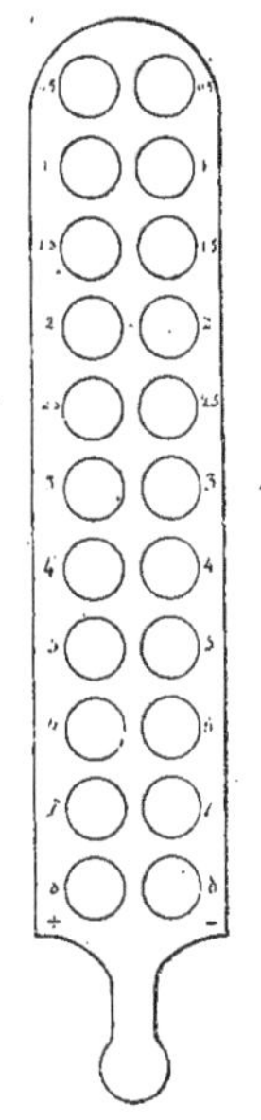

Fig. 84. — Règle
de Parent.

+ verres sphériques
convexes, — verres sphé-
riques concaves.

pupille la lumière d'une lampe latérale ; l'observateur placé derrière cette
lame, dans l'axe de la pupille, voit d'abord la rougeur rétinienne, puis les
détails du fond de l'œil. La lumière est réfléchie par la lame de verre et
va éclairer le fond de l'œil ; celui-ci renvoie à son tour des rayons lumineux dont une partie, réfléchie par la lame, retourne au foyer lumineux, et dont une autre partie, réfractée, traverse la lame et va dans l'œil
de l'observateur. L'image du fond de l'œil observé est ainsi perçue par
celui-ci.

L'image primitive obtenue était peu éclairée. Helmholtz superposa, pour
la rendre plus nette, trois lames de verres. Plus tard, on étama les verres
en laissant au centre un orifice transparent. Enfin, on fit des miroirs variés,
concaves, plans, convexes, en verre étamé ou en métal poli, perforés au
centre, et on plaça derrière le trou central des lentilles diverses. De trop
multiples modèles sont aujourd'hui en usage (on en a décrit et construit
plus de 120), mais leur principe reste toujours le même.

L'ophtalmoscope primitif de Helmholtz à peine modifié est encore employé
pour certaines lésions spéciales du fond de l'œil exigeant un très faible éclairage. De Wecker en a construit un modèle pratique.

Ophtalmoscopes simples. — Quels que soient leurs formes, leurs dimensions ou leurs détails de construction, les miroirs actuels sont plans, concaves ou convexes.

Le *miroir plan* projette sur l'œil des rayons divergents. Ces rayons sont

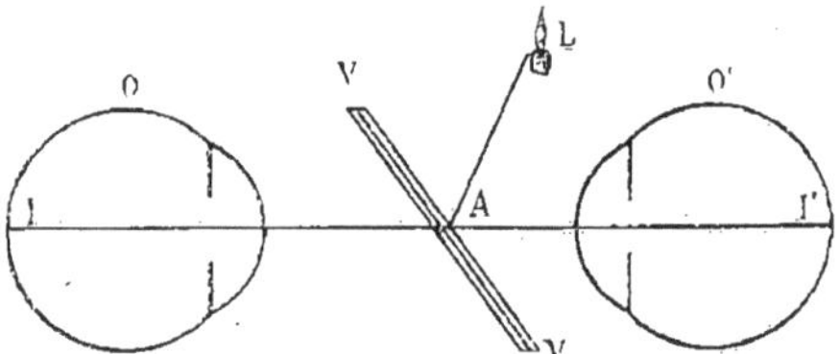

Fig. 85. — Principe de l'ophtalmoscope.

O, œil observateur. — O', œil observé. — II', ligne visuelle. — VV, lame de verre réfléchissante. — L, lumière. LA, rayon lumineux. — AI', rayon pénétrant. — AI, rayon perçu.

dispersés, ne pénètrent qu'en partie à travers la pupille et donnent un éclairage faible.

Le *miroir concave* projette sur l'œil des rayons parallèles, convergents ou divergents, suivant que la source lumineuse est au foyer, au delà ou en deçà du foyer. Il concentre, dans la pratique, les rayons lumineux incidents, les fait pénétrer largement à travers la pupille et produit un éclairage intense.

Le *miroir convexe* projette des rayons très divergents, qui se dispersent, ne pénètrent qu'en petit nombre à travers la pupille et donnent un très faible éclairage.

Le miroir plan et le miroir concave sont les plus employés ; le miroir convexe ne l'est qu'exceptionnellement.

Le *miroir concave habituel* a 22 à 23 centimètres de longueur focale. Tenu à 25 centimètres de l'œil observé et de la source lumineuse, il projette des rayons convergents qui, réfractés par l'œil et entre-croisés, vont former sur la rétine un large cercle de diffusion ou d'éclairage. Quand on doit se placer très près de l'œil et de la lumière, pour éviter une perte trop grande d'éclairage, on emploie des miroirs à distance focale très faible (8 à 10 centimètres).

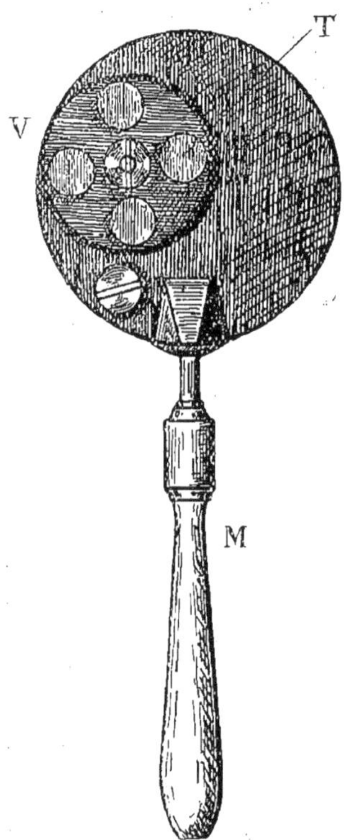

Fig. 86. — Ophtalmoscope simple.

M, manche. — V, verres sphériques pouvant être placés successivement devant T, trou du miroir.

Les miroirs sont en acier poli, en verre simple ou en verre étamé. Le verre simple donne une faible lumière ; le métal se raie facilement ; le verre étamé est très éclairant et préférable dans la pratique ordinaire.

Les miroirs ont un manche léger et leur centre présente un cercle dépourvu d'étain ou, ce qui vaut mieux, percé d'un trou de 3 ou 4 millimètres. La monture et les bords du trou central doivent être, pour éviter les reflets, complètement noircis et ternes.

Ophtalmoscopes à réfraction. — Il en existe un très grand nombre; ceux de Wecker, Panas, Landolt, Badal, Parent, Galezowski, Kalt, etc., sont, en France, les plus employés; celui de Parent est particulièrement recommandable.

Il existe enfin des ophtalmoscopes fixes (Follin), à plusieurs observateurs (Sichel fils, Monoyer), en tubes dispensant de chambre noire (Galezowski); binoculaires pour la vision stéréoscopique et autophtalmoscopique (Giraud-Teulon, Coccius). Ces instruments sont très ingénieux, utiles pour certains cas cliniques ou dans l'enseignement, mais d'un usage exceptionnel.

Périmètres. — Ils sont préposés à la détermination du champ visuel. Le premier périmètre a été construit par Aubert et introduit dans la pratique par Foerster. Depuis, un très grand nombre de modèles ont été préconisés. Nous indiquons ici celui de Landolt, qui se recommande par sa simplicité et la facilité avec laquelle on surveille la direction de regard du sujet ; celui de de Lapersonne, avantageux pour le champ visuel coloré ; enfin, celui de Badal, très aisément portatif.

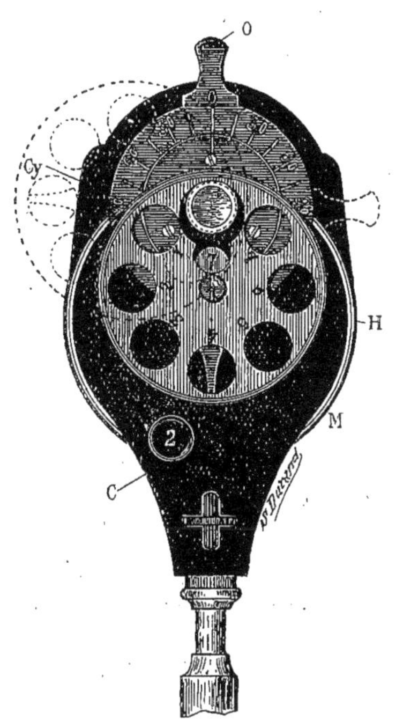

Fig. 87. — Ophtalmoscope à réfraction de Parent.

H, roue à verres sphériques convexes. — M, roue à verres sphériques concaves. — Cy, roue à verres cylindriques. — 2, 7, numéros, verres concaves, convexes ou cylindriques occupant le trou du miroir. — O, graduation de l'inclinaison des verres cylindriques.

Périmètre de Landolt. — Il se compose d'un demi-cercle gradué pouvant occuper tous les méridiens, d'un curseur muni de petits carrés blancs ou colorés, d'un support mobile pourvu d'une tige destinée à maintenir l'œil examiné au centre de l'arc. L'appareil doit être largement éclairé.

Le sujet appuie le menton sur le support fixé à une hauteur convenable pour que l'extrémité de la tige recourbée touche le rebord orbitaire inférieur ; son œil regarde vers le zéro du centre de l'instrument, l'autre reste fermé. L'observateur se tient derrière l'appareil et place d'abord l'arc dans le méridien horizontal ou vertical, par exemple, le curseur étant au zéro. Il amène ce curseur progressivement de dedans en dehors, puis de dehors en dedans; le patient regarde toujours vers le zéro et note le point ou les.

points-limites de la vision périphérique. Il répète ensuite cette manœuvre dans les méridiens principaux et les méridiens intermédiaires. Le champ visuel chromatique est recherché de même avec des carrés colorés. Les scotomes sont établis par les limites exactes, dans les divers méridiens, des

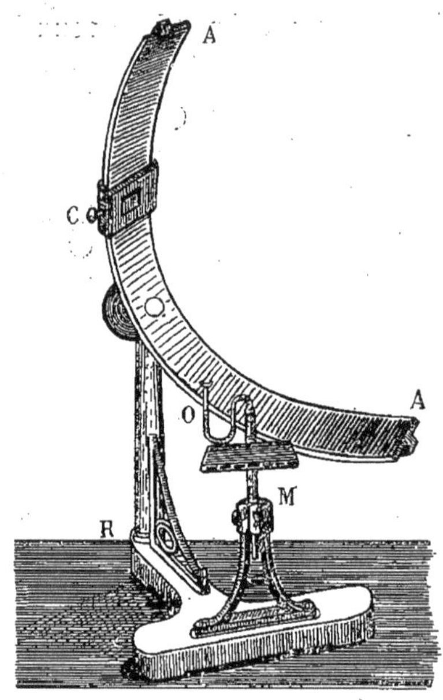

Fig. 88. — Périmètre de Landolt.

R, pied. — M, appui menton. — O, hauteur de l'œil. — AA, arc gradué. — C, curseur avec carré blanc ou coloré.

parties où les carrés ne sont pas distingués. On transcrit les limites de chaque méridien en dedans, en dehors, en haut, en bas, etc., sur des schémas concentriques dont les degrés correspondent exactement à ceux de l'instrument, et l'on a ainsi une représentation graphique du champ visuel.

Périmètre de de Lapersonne. — Il présente un arc d'un quart de cercle que l'on peut faire tourner en tous sens. Le curseur est mobilisé par une roue dissimulée derrière l'instrument. Il est pourvu d'une vis présentant des carrés de diverses couleurs et d'une glissière à bord inférieur triangulaire diminuant graduellement l'étendue de ces carrés.

Périmètre de Badal. — Il comprend un tube ouvert à ses deux extrémités et fendu latéralement, un arc gradué pouvant être porté dans tous les méridiens et dont l'inclinaison est indiquée sur un disque près du pivot, enfin un curseur à carrés blancs ou colorés qui peut courir le long de cet arc ; le tout est démontable et occupe une boîte assez légère de 25 centimètres de long sur 10 de large.

Le sujet applique l'œil à examiner, l'autre étant couvert, exactement contre l'œilleton du tube creux, et regarde directement au loin. L'observateur conduit alors l'arc successivement dans les divers méridiens et fait mouvoir le curseur jusqu'à la limite de la vision périphérique. Il agit de même avec le curseur à carré blanc ou coloré. Cet appareil a le défaut de soustraire à l'observation directe l'œil examiné.

Le nouveau périmètre de BAGOT, également fort maniable, semble éviter cet inconvénient. Jocqs a fait, enfin, construire un périmètre portatif qu'on peut tenir à la main et qui constitue un instrument de cabinet très pratique.

Campimètre de Wecker. — Cet instrument mesure aussi le champ visuel. Il se compose d'un tableau noir vertical de 1 mètre carré environ, muni au centre d'une petite croix blanche d'où rayonnent des lignes équidistantes et d'une tige-support placée à 16 centimètres, pour le menton de l'observé.

Le patient place le menton sur le support de manière que l'œil examiné, l'autre étant fermé, se trouve exactement au niveau de la croix. L'observateur fait alors arriver le long des rayons concentriques, dans les principaux méridiens, un petit disque blanc ou coloré et note la limite ou les limites de la vision périphérique correspondante. Le graphique obtenu par une ligne qui joint les points-limites indique le champ visuel et peut être transcrit sur des schémas particuliers.

Les tracés campimétriques et périmétriques ont des rapports qui les rendent suffisamment comparables. Des tableaux spéciaux sont établis à cet effet par DE WECKER et MASSELON.

Statimétrie. — *L'ophtalmomètre d'Ambialet* permet de mesurer en un seul temps les protrusions verticales et horizontales extra-orbitaires, de noter les positions exorbitaires du globe, d'évaluer les asymétries des arcades et d'apprécier leur conformation générale, d'inscrire simultanément la protrusion verticale, la protrusion horizontale et la position cornéenne sur une seule règle graduée, d'appliquer la méthode des deux points fixes de repère à la mensuration des protrusions relatives, en utilisant le miroir des visées de ZEHENDER ; enfin, d'opérer les diverses mensurations avec une seule main, l'autre restant libre pour maintenir la tête du sujet examiné.

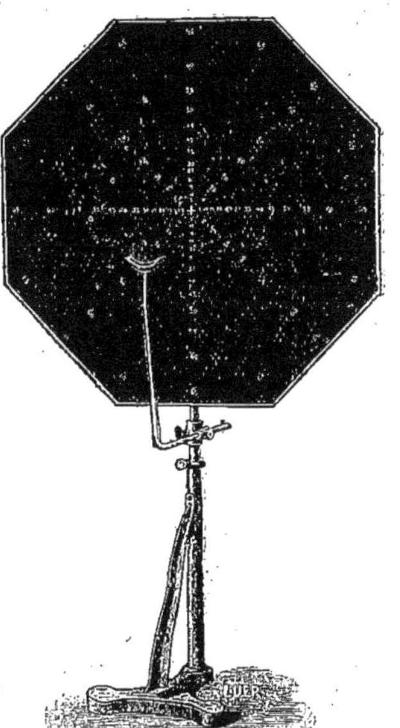

Fig. 89. — Campimètre de Wecker.

Disques kératoscopiques. — *Disque de Placido.* — Il est constitué par une plaque polie, percée au centre, et présentant des cercles concentriques alternativement blancs et noirs. Tenu normalement et bien éclairé devant l'œil, on observe sur la cornée les cercles réfléchis. Sont-ils réguliers, il n'y a pas d'astigmie. Sont-ils déformés, elliptiques, il y a astigmie. Les verres cylindriques interposés entre l'œil et le disque et qui rétablissent la régularité des cercles indiquent le degré de l'emmétropie ; le sens de leurs axes donne la direction des méridiens principaux.

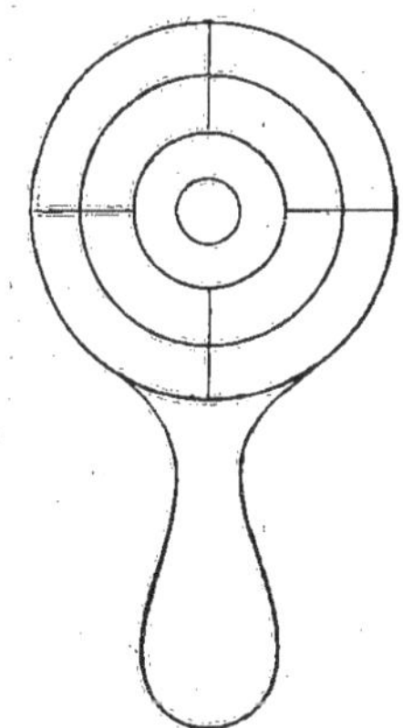

Fig. 90. — Disque kératoscopique simple, modèle Chauvel, genre Placido.

Kératoscope de Wecker et Masselon. — Il est constitué par une plaque noircie sur laquelle est tracé un carré blanc dont les côtés latéraux sont mobilisables à l'aide d'une vis. Comme avec le disque, on réfléchit la figure sur la cornée. Si l'image reste carrée, pas d'astigmie ; si elle s'allonge ou se déforme, il y a astigmie. On ramène avec la vis l'image à la forme d'un carré, et le chiffre indiqué par une échelle graduée en dioptries donne le degré de l'astigmie. Le sens de l'allongement ou rétrécissement maximum de l'image cornéenne correspond aux méridiens principaux de l'œil et est donné en degrés par l'appareil.

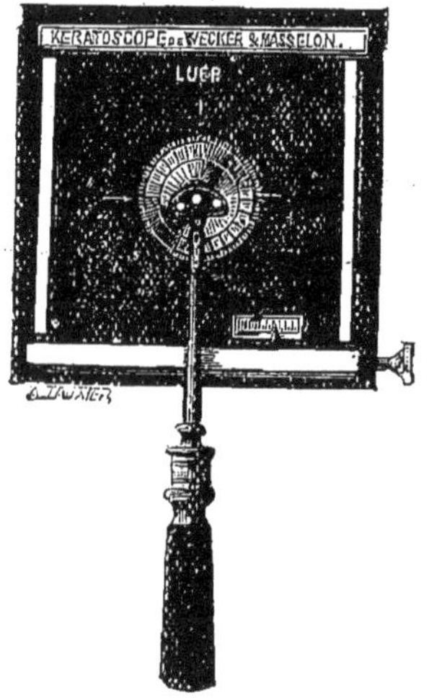

Fig. 91. — Kératoscope de Wecker et Masselon.

Ophtalmomètres de Javal et Schiœtz. — L'ophtalmomètre a aujourd'hui deux modèles. Quoique établis sur les mêmes principes, ils sont d'un maniement différent et méritent une description spéciale.

Ancien modèle. — Il se compose d'une lunette mobile, de deux mires et d'un appui-tête, placés sur une planchette.

La lunette présente deux objectifs de même distance focale entre lesquels est fixé un prisme biréfringent. Elle peut glisser, au moyen d'une vis, d'avant en arrière, à droite ou à gauche, et s'incliner de haut en bas ou de bas en haut. L'appui-tête est disposé de manière que l'œil examiné puisse occuper le premier foyer de la lunette mobile.

Les mires sont en émail blanc et représentent l'une un rectangle vertical, l'autre un triangle rectangle dont le grand côté est denté en marches d'escalier. Elles peuvent parcourir, à frottement doux, un arc gradué mobile autour de la lunette. La lunette, au moyen de deux points de repère, est dirigée sur la cornée dont on recherche l'astigmie. En combinant ses mouvements, on la met au point de manière à voir au centre de la cornée l'image des mires fortement éclairées à la lumière naturelle ou artificielle (gaz ou mieux électricité). L'image des deux mires, vue au foyer du second objectif à travers le prisme biréfringent, se dédouble. On perçoit donc sur l'œil examiné quatre images, deux au milieu et deux aux extrémités. On dispose l'arc de manière que les mires du milieu soient sur un même plan et que leurs bases se continuent en ligne droite, puis on les fait coïncider exactement. On note la position de l'arc sur un cadran gradué en degrés, puis on le déplace de 90°. La portion de l'arc indique l'un des méridiens principaux. Si les mires du milieu sont toujours exactement juxtaposées, la réfraction des images dans les méridiens perpendiculaires est la même, et il n'existe pas d'astigmie ; il y a astigmie si elles chevauchent ou s'écartent. Le degré de l'astigmie est indiqué en dioptries par le nombre de dents du triangle recouvertes par le grand côté du rectangle. La détermination, avec un peu d'habitude, est simple et rapide autant qu'exacte. L'appareil exige seulement un fort éclairage naturel ou artificiel.

Nouveau modèle. — Il repose sur les mêmes principes que l'ancien, mais le dispositif est un peu différent. L'ouverture de la lunette est plus

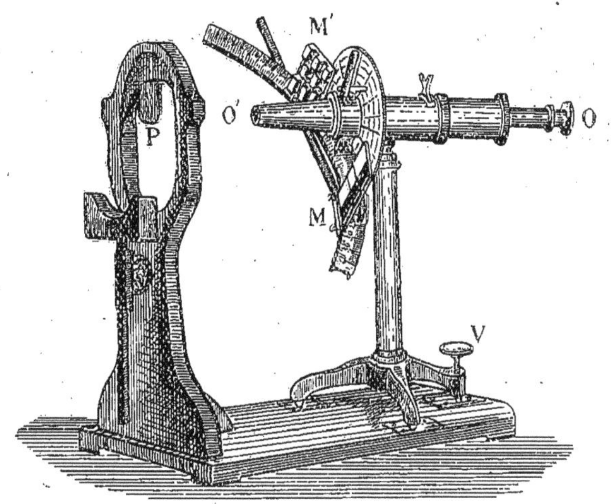

Fig. 92. — Ophtalmomètre de Javal et Schiœtz (nouveau modèle).

P, écran pour l'œil non examiné. — V, vis d'inclinaison du tube. — G, glissières pour la mise au point. MM¹, mires. — OO', tube objectif. — Q, cadran gradué.

grande, les mires sont pourvues de lignes de foi de manière à établir plus aisément les méridiens principaux; enfin, la graduation du grand disque est faite en chiffres renversés.

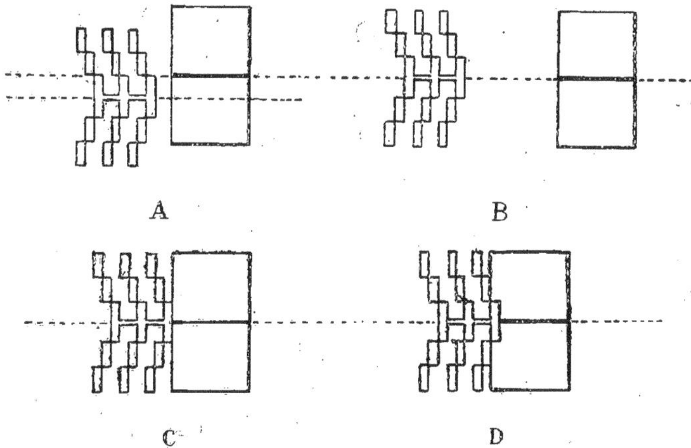

Fig. 93. — Mires de l'ophtalmomètre nouveau modèle.

A, position de dénivellation. — B, position de nivellation. — C, position de contact en nivellation. D, empiétement correspondant à un gradin ou une dioptrie.

Comme précédemment, les images des deux mires sont vues doubles sur la cornée. On amène directement au contact les lignes de foi dans les méridiens principaux par rotation, on fait exactement coïncider par glissement, puis on déplace l'arc de 90°. S'il y a astigmie, les mires du milieu chevauchent d'autant de dents qu'il y a de dioptries. On en lit directement sur la cornée l'axe et le degré.

Le nouveau modèle est préférable à l'ancien parce qu'il n'exige que l'éclairage naturel d'une fenêtre, mais avec l'éclairage électrique, l'ancien modèle serait peut-être plus commode.

§ 13. **Optomètres**. — Ce sont des instruments qui permettent d'établir l'acuité et la réfraction statique ou dynamique. Ils s'appuient sur ce fait élémentaire, bien mis en relief par l'expérience de Scheiner, que les rayons lumineux parallèles forment leur foyer sur la rétine chez l'emmétrope, en arrière chez l'hypermétrope, en avant chez le myope.

Les optomètres de Badal, de Perrin et Masquart, de Parent, d'Hirschberg, sont les plus recommandables. Nous décrirons seulement le plus pratique et le plus usité en France, celui de Badal.

Optomètre de Badal. — Il présente à l'œil un objet que l'on examine à travers une lentille biconvexe. Suivant que l'objet est au foyer postérieur de la lentille, en deçà ou au delà, il transmet des rayons parallèles, divergents ou convergents, qui permettent d'apprécier la réfraction de l'œil examiné.

L'instrument est formé d'un tube horizontal en laiton mobile sur un large pied vertical. Ce tube contient une lentille convergente de 63 millimètres de foyer, placée à 63 millimètres également de l'œilleton, de manière que le foyer de la lentille corresponde au centre optique de l'œil et non, comme il serait nécessaire pour la grandeur constante des images (Landolt), au foyer antérieur, à 13 millimètres en avant de la cornée.

En arrière de la lentille se meut, à l'aide d'un pignon et d'une crémaillère, une plaque de verre dépoli portant en réduction photographique, à gauche, les lettres de Snellen, à droite, des cartes à jouer, au centre, des lignes parallèles.

La plaque peut occuper tous les points compris entre la lentille et l'extrémité opposée de l'appareil. Une graduation en dioptries de $+ 15^d$ à $- 20^d$, le long du tube, indique ces divers points et correspond aux divers états de réfraction positive ou négative ; une graduation en degrés sur la circonférence en arrière indique l'astigmie. Chaque déplacement de la plaque de 4 millimètres correspond à une différence de réfraction de 1^d. Le zéro de l'instrument indique que l'objet est au foyer de la lentille, émet des rayons parallèles et correspond à l'emmétropie ; au delà, l'objet émet des rayons convergents et correspond à l'hypermétropie ; en deçà, l'objet émet des rayons divergents et correspond à la myopie.

La manœuvre de l'appareil est simple. Un œil étant contre l'œilleton et l'autre fermé, on regarde au fond du tube, bien éclairé à l'autre extrémité, et on s'efforce de distinguer le plus possible de lettres ou de figures sur la plaque ; on tourne à cet effet la vis dans un sens ou dans l'autre jusqu'au maximum de vision. L'acuité est alors indiquée par la dernière ligne distinguée et un tableau extérieur particulier. La division correspondant au curseur donne la réfraction. Enfin, la différence entre le point le plus éloigné R et le point le plus rapproché P de la vision distincte indique l'amplitude d'accommodation A. Quant à l'astigmie, elle est appréciée par la réfraction inégale des divers méridiens de l'œil à l'extrémité de l'appareil.

Un optomètre portatif de Mergier, très pratique et commode, permet à

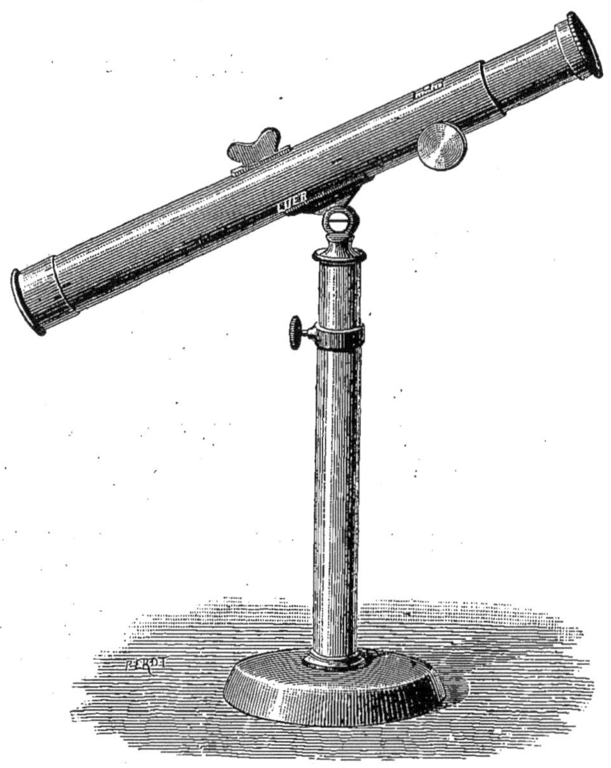

Fig. 94. — Optomètre de Badal.

la fois de diagnostiquer avec rapidité l'astigmie, son degré et son axe, les différentes amétropies, enfin d'établir l'acuité visuelle.

Chromatophotoptomètre de Colardeau, Izarn et Chibret. — Cet appareil consiste en un tube de cuivre à trois segments pourvus, le premier d'un nicol polarisateur, le dernier d'un analyseur biréfringent, et l'intermédiaire d'une lame rectangulaire de quartz taillée parallèlement à son axe. La partie du tube qui correspond au polarisateur est fixe, celle qui correspond à l'analysateur est mobile autour de l'axe du tube.

Le tube dirigé vers une fenêtre ou un mur éclairés et le polarisateur étant au zéro, si l'on regarde par l'œilleton, on voit deux images blanches circulaires égales et tangentes, comme deux pains à cacheter. L'analyseur tournant autour de son axe, les deux images blanches se colorent de teintes complémentaires. La vis du milieu fait passer les images par toute la gamme des couleurs, mais elles restent toujours complémentaires l'une de l'autre. Enfin, l'on fait tourner l'analyseur autour de son axe, on sature de blanc les couleurs observées et on les rend plus ou moins pâles ou même tout à fait blanches.

Il existe une échelle d'éclairage, une échelle des couleurs, une échelle de saturation.

La manœuvre de la lame permet de voir si les couleurs complémentaires

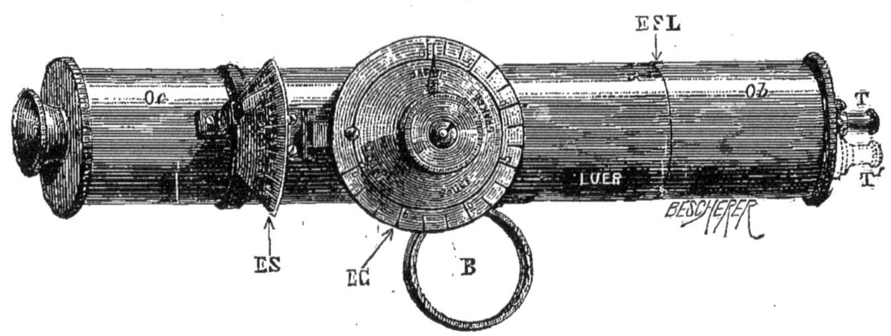

Fig. 95, — Chromatophotoptomètre de Colardeau, Izarn et Chibret.

Oc, analyseur. — Ob, polarisateur. — B, anneau de soutien. — EC, indication des couleurs. — ES, degrés de coloration. — ESL, graduation du polarisateur.

sont confondues ; celle de l'analyseur donne les limites de la confusion ; enfin, celle du polarisateur évite les différences d'intensité lumineuse.

Pour un sujet à chromatopsie normale, les disques sont différemment colorés, quels que soient les couleurs présentes et leur degré de saturation ou d'éclairage; c'est le contraire pour un sujet dyschromatope ou achromatope.

Chromoscopes de Tscherning. — 1° Dans l'appareil de Tscherning et Bénédetti, la polarisation chromatique est obtenue d'une façon analogue que dans l'appareil de Chibret; seulement la plaque de quartz taillée parallèlement à l'axe est remplacée par une autre taillée perpendiculairement à l'axe. Les variations des teintes sont obtenues en faisant tourner le nicol. Les champs sont plus grands et plus éclairés que dans l'instrument de Chibret.

2° Tscherning et Mᵐᵉ Estrid Hein ont construit un appareil spectral qui a l'apparence extérieure d'un microscope. « Il se compose essentiellement d'un réseau placé entre deux collimateurs. Un miroir projette la lumière d'une flamme sur la fente du premier collimateur ; par l'intermédiaire du réseau, il se forme sur la plaque du second collimateur un petit spectre dont la bande jaune coïncide avec la fente. L'observateur qui regarde à travers cette fente voit donc le réseau éclairé par la lumière jaune.

« Devant la lentille du second collimateur glisse un écran, percé de deux ouvertures, l'une carrée, l'autre circulaire. La première sert à déceler les daltoniens : un prisme biréfringent placé dans le second collimateur, non loin de la fente, dédouble le carré et en même temps le spectre. Le rouge de l'un des spectres et le vert de l'autre sont ainsi amenés à coïncider avec la fente, de sorte que l'observateur, au lieu d'un carré jaune, en voit deux, l'un rouge et l'autre vert. Un petit nicol placé derrière la fente oculaire permet de faire varier l'intensité relative des deux carrés. Si un observateur trouve que les carrés présentent quelque ressemblance, on l'invite à tourner le nicol juqu'à ce qu'ils soient pareils. La position donnée au nicol permet de distinguer entre les protanopes (aveugles pour le rouge) et les deutéranopes (aveugles pour le vert).

« Pour le diagnostic de la trichromasie anormale, on écarte le prisme biréfringent et on remplace l'ouverture carrée par l'ouverture circulaire. Cette dernière n'est pas libre comme la première : sa moitié droite est occupée par un verre fumé destiné à atténuer un peu la lumière jaune ; la moitié gauche est occupée par un prisme biréfringent qui, comme le précédent, amène le vert et le rouge dans la fente oculaire. Comme le prisme est placé dans l'ouverture même qu'on observe, celle-ci n'est pas vue dédoublée. On la voit simple et éclairée par un mélange de rouge et de vert. En tournant le nicol, on fait varier le rapport entre les quantités de ces deux couleurs jusqu'à ce qu'on trouve la position où le mélange présente la même teinte jaune que l'autre moitié qui est éclairée par la lumière jaune pure. Les cas de trichromasie anormale sont ainsi décelés avec la plus grande facilité. »

Strabomètres. — Ce sont des instruments ayant pour objet la mensuration de la déviation strabique en millimètres ou en degrés.

Strabomètre de Lawrence. — Il représente un arc muni d'une tige divisée en millimètres. Le zéro de l'instrument est médian et doit correspondre au centre de la pupille ; tout déplacement de cette pupille en dedans ou en dehors du zéro indique en millimètres l'étendue du strabisme.

Arc kératoscopique de Wecker et Masselon. — Il est constitué par un arc muni d'un manche et présentant vers le centre une tige horizontale dont l'extrémité libre doit s'appuyer sur le rebord orbitaire inférieur du côté de l'œil strabique, de manière que celui-ci corresponde au centre de l'arc. Une bandelette mobile de carton noirci est superposée à l'instrument dans l'intérieur de l'arc. Elle présente, au milieu et aux extrémités, à 70° de distance angulaire, un disque blanc de 25 millimètres avec encoche servant de point de repère ; enfin, à 6 centimètres de chaque côté de la tige centrale, une douille pour un miroir plan quadrangulaire.

Le sujet a le dos tourné à une fenêtre et tient l'appareil de façon que la

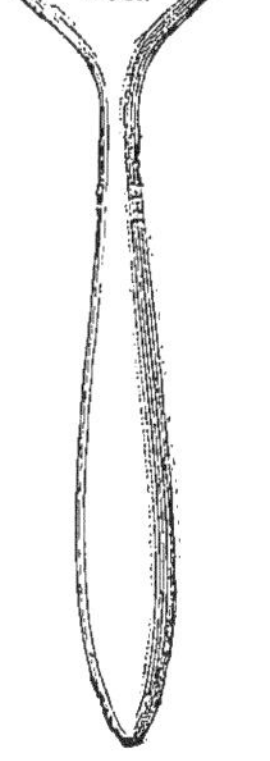

Fig. 96.—Strabomètre de Lawrence.

tige se trouve contre le rebord orbitaire de l'œil strabique, le regard dirigé vers le miroir et regardant l'image d'un objet placé derrière lui. On fait mouvoir la bandelette de carton le long de l'arc jusqu'à ce que le disque central fasse image au milieu de la cornée et que les disques latéraux y soient placés symétriquement. La distance angulaire parcourue par le disque central, pour que son image occupe le centre de la cornée, indique en degrés la déviation strabique.

Ces instruments spéciaux ne sont pas indispensables, et le périmètre peut parfaitement indiquer la déviation strabique. Pour cela, l'œil-normal regardera tout droit au loin, l'œil dévié étant au centre de l'instrument. On portera le long de l'arc périmétrique une bougie allumée et on la déplacera à droite ou à gauche, jusqu'à ce que la flamme fasse image exactement sur le milieu de la cornée (JAVAL). Le déplacement angulaire, estimé en degrés à partir du zéro, donne la mesure du strabisme.

HIRSCHBERG a montré que lorsque l'image de la bougie se trouve au niveau du bord de la pupille en état de dilatation moyenne ($3^{mm} 1/2$), l'angle de la déviation est de 15° à 20°, et que lorsque cette image se trouve au niveau du limbe cornéen, la déviation est de 45° environ. Ces données permettent de mesurer la déviation, même en l'absence du périmètre gradué.

Echelle tangente de Maddox. — C'est un périmètre linéaire qui a sur l'arc périmétrique l'avantage de permettre un examen plus rapide. Cette

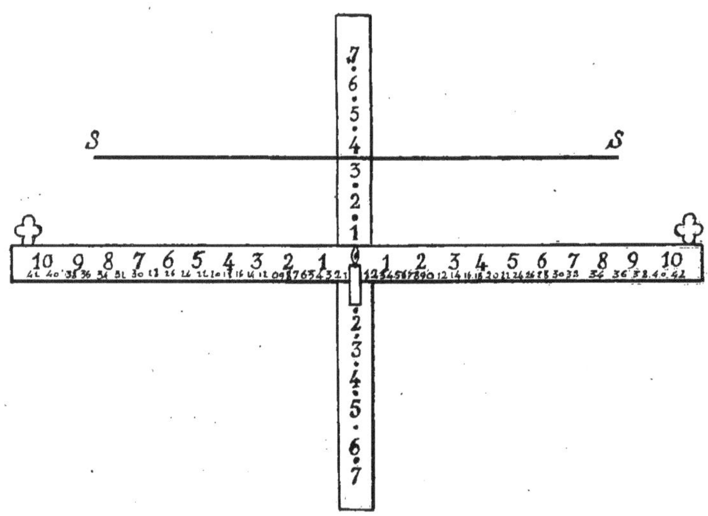

Fig. 97. — Echelle tangente de Maddox.

échelle graduée porte une division en gros chiffres calculée de façon à ce que l'unité de distance corresponde à un degré pour une distance de l'observé de 5 mètres : cette division sert à reconnaître les déviations latentes et les strabismes au-dessous de 10°. Au-dessous des gros chiffres, il y a une division plus serrée et marquée par des petits chiffres qui correspond aux unités angulaires pour une distance de l'observé de 1 mètre. C'est cette dernière division qui sert à mesurer la déviation de l'œil strabique. Au milieu de l'échelle se trouve, en regard du zéro de la division, une bougie pour la recherche du réflexe cornéen et un ruban de 1 mètre de longueur pour mesurer la distance à laquelle doit être placé le malade.

Le malade se trouve donc en face et à 1 mètre de l'échelle, et l'observateur tourné vers le malade à 30 centimètres de celui-ci et la tête un peu

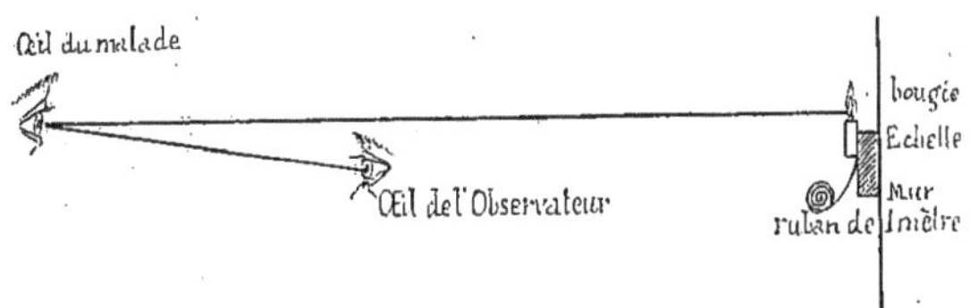

Fig. 98. — Examen du strabisme à l'aide de l'échelle de Maddox.

plus bas pour ne pas intercepter les rayons lumineux allant de la bougie à la cornée. La racine du nez de l'observateur se trouvera perpendiculairement au-dessous de ce rayon lumineux. L'emplacement du réflexe cornéen permet de suite de reconnaître quel est l'œil dévié et de se renseigner d'après la formule de HIRSCHBERG quelle est à peu près la déviation. On invite le malade à regarder le chiffre qui indique le degré approximatif de la déviation trouvée et si c'est là le chiffre exact, le réflexe cornéen se trouvera maintenant au centre de la pupille. Sinon, on fait regarder successivement les divers chiffres jusqu'à ce qu'on trouve celui qui donne la position voulue du réflexe cornéen. Le chiffre trouvé indique en degrés la déviation strabique.

Baguettes de verre de Maddox. — Pour mesurer la diplopie, MADDOX a recommandé de se servir d'une baguette de verre ou d'une série de baguettes de verre blanc ou coloré qui tenue horizontalement ou verticalement devant un œil projette une ligne claire correspondant à l'image de cet œil. Cette baguette cylindrique de verre est fixée sur un disque opaque percé d'une fente, ce qui permet de donner à la baguette toutes les positions comme dans la monture d'essai. La flamme d'une bougie vue au travers de cet appareil disposé horizontalement se présente comme une ligne verticale.

Le regard étant toujours dirigé sur la lumière qui se trouve au zéro de l'échelle murale de MADDOX, l'image d'un œil est celle de la source lumineuse au 0 et celle de l'autre œil est indiquée par la ligne claire qui coupe un des chiffres inscrits sur cette échelle. Le malade est placé à 5 mètres de l'échelle, et la distance des deux images est donnée par les gros chiffres. La tête du malade est portée dans neuf directions différentes pour obtenir le regard dans la position primaire et dans les huit positions secondaires (en haut, en haut et dehors, en haut et dedans, en dehors, en dedans, en bas, en bas et dehors, en bas et dedans). De cette façon, on aura la mesure de la diplopie dans ces neuf diverses positions du regard, ce qui permettra non seulement de faire le diagnostic de la paralysie oculaire, mais encore d'en mesurer le degré.

Stéréoscopes. — Ce sont des instruments ayant pour objet de produire le fusionnement binoculaire et la sensation de relief. Le premier a été construit en 1838 par WHEATSTONE ; de nombreux modèles ont été préconisés depuis. Celui de HOLMES est très répandu (fig. 99).

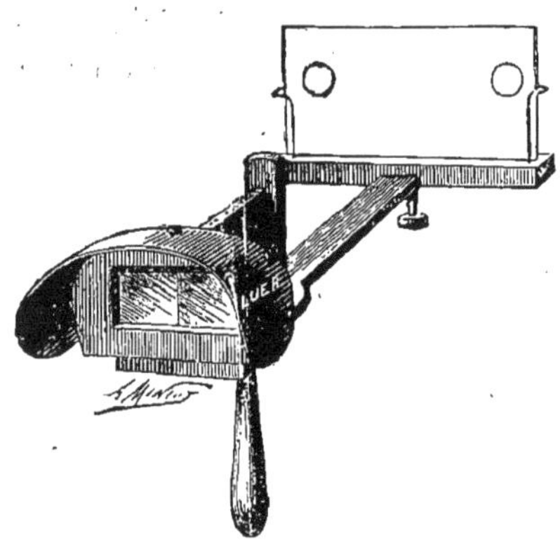

Fig. 99. — Stéréoscope de Holmes.

Modèle ordinaire. — Il se compose d'une boîte rectangulaire ou losangique divisée intérieurement en deux parties égales par une cloison verticale. En avant se trouvent deux oculaires munis en dedans et en dehors de rainures pour les verres correcteurs ou modificateurs de la réfraction ; en arrière, la place pour les images ; en haut, une ouverture d'éclairage avec miroir réflecteur mobile.

Les images stéréoscopiques sont des images photographiques à gauche pour l'œil gauche, à droite pour l'œil droit, des lignes, des pains à cacheter en haut pour un œil, en bas pour l'autre, de manière à amener la superposition et une fusion binoculaire exactes ; ces images sont à des distances variables et progressives.

On corrige la réfraction par des verres appropriés placés dans les rainures des oculaires, on dispose les images objectives, on éclaire l'intérieur de l'instrument et on regarde de manière à fusionner les images ou à obtenir la sensation de relief. On y arrive par tâtonnement, puis on varie la distance des images et on parcourt progressivement la série en conservant le fusionnement et le relief.

Stéréoscope de Javal. — Cet instrument comprend quatre planchettes réunies par des charnières et représentant une sorte de paravent. Les deux planchettes médianes sont pourvues de miroirs ; les deux planchettes latérales, de petits disques colorés qui réfléchissent leur image dans les miroirs médians. On dispose les planchettes à 45° et on regarde avec les deux yeux les images des disques sur les miroirs. En ouvrant et en fermant plus ou moins l'appareil, on obtient le fusionnement ou la sensation de relief. JAVAL lui-même et PARINAUD ont construit de nouveaux modèles pratiques.

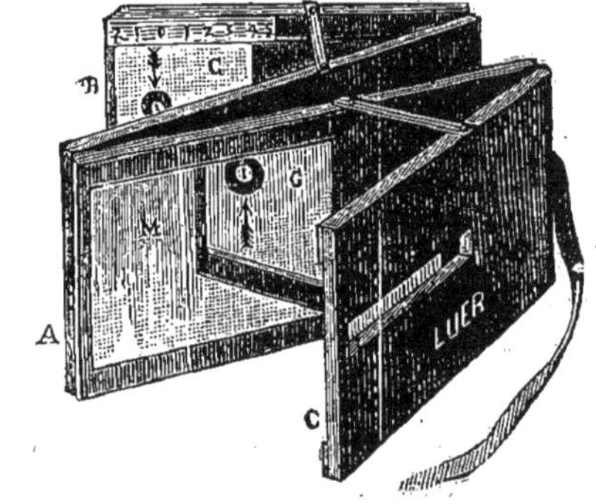

Fig. 100. — Stéréoscope de Javal.

Phacomètres. — Les phacomètres ont pour objet la mesure de la valeur réfringente des lentilles. — *Phacomètre de Snellen.* — Il se compose d'une planchette horizontale sur un pied vertical à bouton. Cette planchette est pourvue d'une rainure longitudinale graduée dans laquelle peuvent glisser deux disques, mobiles par le bouton vertical, placés à égale distance en avant et en arrière d'une fourchette médiane pour la lentille à examiner. Le disque postérieur est percé de petits trous disposés en croix et le disque antérieur est en verre opaque dépoli. A une extrémité se trouve une lampe avec une lentille qui en concentre les rayons ; à l'autre extrémité se placera l'observateur. La lentille à examiner étant fixée par la fourchette, on manœuvre le bouton et on cherche la position de l'écran antérieur dans laquelle l'image éclairée des trous en croix du disque antérieur est la plus nette. Une aiguille adaptée à l'écran indique, sur le cadran horizontal, la nature du verre et sa valeur dioptrique.

Focomètre de Badal. — Il est formé de deux tubes métalliques glissant l'un dans l'autre à frottement doux. Le tube externe porte à son extrémité postérieure un diaphragme à ouverture circulaire large contre lequel le verre à examiner est maintenu par un presse-objet à ressort ; il porte aussi, à 10 centimètres, une lentille à charnière de 10 dioptries qui peut à volonté rester sur le tube ou pénétrer dans son intérieur. Le tube externe présente d'un côté un œilleton et de l'autre un verre dépoli ; il porte en outre une graduation dont le zéro apparaît quand la plaque de verre dépoli est exactement au foyer de la lentille. On enfonce ou on tire le tube interne jusqu'à ce qu'un objet visé à travers forme une image très nette sur le verre dépoli ; on lit alors en dioptries la valeur positive ou négative de la lentille à examiner, sur la graduation indiquée. Pour les verres de 0 à 10 dioptries, l'appareil exige la lentille à charnière dans le tube ; pour les verres convexes supérieurs à 10 dioptries, la lentille sera relevée ; pour les verres concaves inférieurs à 10 dioptries, la lentille à charnière est dans le tube et on juxtapose au verre à examiner une lentille de 10 dioptries que l'on devra ajouter au chiffre de la graduation obtenue pour la corriger.

Sphéromètres. — On a construit depuis quelque temps ces appareils spéciaux très simples et très pratiques pour déterminer rapidement la valeur réfringente des verres de lunettes. Le sphéromètre a la forme d'une montre ordinaire surmontée d'une cupule et d'une tige que l'on applique fortement contre le verre à mesurer. La tige dépasse légèrement le bord de la cupule et meut une aiguille sur un cadran gradué en dioptries positives et négatives.

Il suffit d'appliquer la cupule et la tige sur un verre sphérique et de lire le chiffre indiqué par l'aiguille pour en connaître la valeur.

Pour un verre sphérique, l'aiguille conserve la même position lorsqu'on fait tourner le verre d'un quart de cercle, et le numéro désigné par l'aiguille indique le nombre de dioptries positives ou négatives. Pour un verre cylindrique, l'aiguille marque O dans le sens qui correspond à l'axe du verre cylindrique, et, dans le quadrant opposé, indique, par sa déviation, le chiffre en dioptries, du verre cylindrique. Pour un verre sphéro-cylindrique, l'aiguille donne deux chiffres qui correspondent, l'un au verre cylindrique, l'autre au verre fondamental sphérique.

Photomètres. — Ils ont pour but d'apprécier le sens lumineux individuel, par l'indication du minimum d'éclairage qui permet de distinguer un objet, ou bien l'éclairement d'un milieu donné, par l'indication minima de la différence qui peut être établie entre deux éclairages.

Photomètre de Fœrster. — Il mesure la sensibilité lumineuse individuelle. C'est une boîte noircie à l'intérieur. La paroi postérieure porte de gros traits noirs sur fond blanc ; la paroi antérieure présente d'un côté deux œilletons pour les yeux, et de l'autre une bougie ordinaire qui communique avec la boîte par une petite fenêtre tendue d'un papier translucide ou huilé, et fermée à volonté par une vis. La manœuvre est d'une grande simplicité.

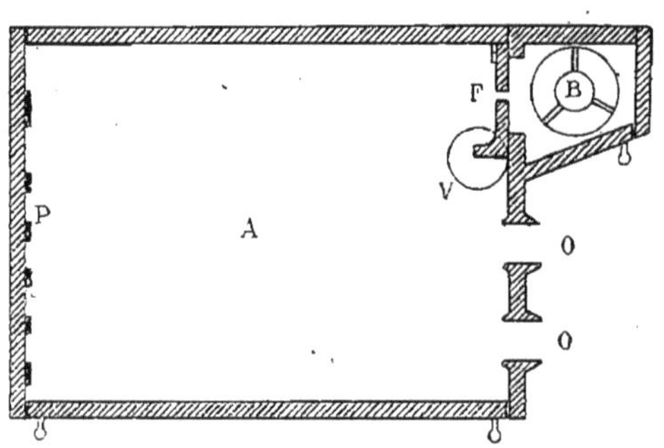

Fig. 101. — Photomètre de Fœrster.

A, chambre. — P, paroi postérieure avec figures. — OO¹, œilletons. — B, bougie. — F, échancrure limitant l'éclairage. — V, graduation de l'échancrure.

On s'habitue d'abord un peu à l'obscurité, puis on regarde par les oculaires, la fenêtre étant fermée ; on ouvre, enfin, au moyen de la vis cette fenêtre jusqu'à ce que les objets noirs sur fond blanc soient nettement distingués. Les dimensions de l'ouverture de la fenêtre donnent la mesure de l'acuité lumineuse.

Photomètre d'Imbert. — Il mesure l'éclairage d'une pièce donnée. Il est constitué par une petite boîte rectangulaire dont la face supérieure présente une fenêtre carrée munie d'un verre dépoli pourvu d'objets-types. Au-dessous de la fenêtre se trouvent deux prismes en verre enfumé, à arêtes parallèles, mais disposées en sens inverse ; l'un est fixe et l'autre mobile, avec graduation extérieure de manière à pouvoir être éloignés l'un de l'autre.

Sur l'une des parois latérales sont les œilletons par lesquels l'observateur, à travers un miroir incliné à 45°, peut voir l'image des objets-types. L'instrument posé au point de la pièce à examiner, on le met au zéro de la graduation et à travers les œilletons on examine les objets-types en tournant la vis jusqu'à ce qu'on cesse exactement de les distinguer. Les degrés parcourus indiquent, sur une table graduée, l'intensité de l'éclairage. Cette table étant variable avec les observateurs, doit être établie par chacun d'eux dans une chambre obscure, avec une lampe Carcel que l'on place successivement à diverses distances.

Photomètre de H. Truc. — Ce photomètre adapté aux conditions scolaires courantes permet un examen rapide et exact à la fois (H. BERTIN-SANS).

Basé sur l'emploi des milieux absorbants, comme les photomètres de IMBERT et COHN, il se compose essentiellement de paragraphes uniformes dont la lisibilité, pour un même observateur placé à une distance fixe, varie avec l'éclairement du milieu.

Il est constitué par un cadre mesurant 23 centimètres de longueur sur 17 centimètres de largeur. Dans ce cadre se trouve le texte choisi répété cinq fois et recouvert successivement par une, deux, trois, quatre et cinq lames de verre fumé, d'égale épaisseur et de teinte identique. Il en résulte que le texte recouvert par une seule lame de verre demandera, pour être lisible, une quantité de lumière beaucoup moins considérable que celui qui est recouvert par plusieurs lames. — Un petit cordonnet long de 33 centimètres dont l'extrémité libre doit être maintenue contre l'apophyse orbitaire externe de l'observateur, est fixé sur l'un des côtés de l'appareil et règle la lecture des textes à la distance ordinaire du travail.

Ce photomètre doit être gradué par l'observateur lui-même, dans une chambre obscure, au moyen de la bougie « l'Étoile » prise comme étalon. On note sur le cadre le nombre de bougies-mètres nécessaires pour lire chaque texte en particulier.

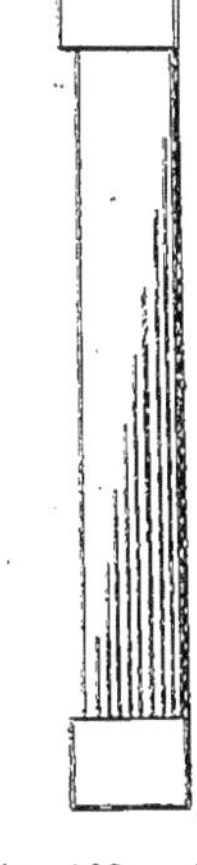

Fig. 102. — Photomètre de Truc.

Appareils pour simulation. — *Boîte de Flees.* — Elle porte sur la paroi supérieure une ouverture d'éclairage ; sur la paroi antérieure, deux pains à cacheter, l'un rouge et l'autre bleu par exemple, et deux œilletons ; à l'intérieur, deux miroirs plans orientés de manière à voir à droite le pain à cacheter gauche, et à gauche le pain à cacheter droit. Si le sujet voit deux images nettes, il n'est pas amblyope ; s'il dit voir mal de l'œil droit et voir net le seul pain droit (vu par l'œil gauche à son insu), c'est qu'il y a simulation.

L'appareil de MARESCHAL à petit miroir plan repose sur le même principe.

Appareil de Bertin-Sans. — Il consiste en une boîte opaque présentant à la paroi antérieure deux œilletons ; en dehors de chaque œilleton, un orifice obturé par un verre dépoli ; à l'intérieur, deux miroirs plans orientés de manière à ce que chacun donne une image du trou correspondant et que chacune de ces images coïncide exactement avec l'autre. Chaque œil voit donc la seule image de son côté. Le sujet tourne le dos à une fenêtre éclairée, l'observateur applique les pouces sur les orifices latéraux et découvre tantôt l'un, tantôt l'autre de ces orifices, en demandant chaque fois au sujet quel est le cercle éclairé qu'il perçoit. Si le sujet n'est pas amblyope, il ne peut savoir si le cercle qu'il voit est perçu par l'œil droit ou par l'œil gauche ; les erreurs commises dévoilent la situation.

Prisme simple. — On peut amener lentement l'arête d'un prisme devant le bon œil, l'autre étant fermé. Quand l'arête occupera le diamètre horizontal de la pupille, l'œil bon verra deux images, l'une directe à travers la moitié supérieure, l'autre déviée à travers la moitié inférieure. On élèvera ensuite le prisme devant le bon œil, l'autre étant découvert. Si le sujet voit toujours deux images, il y a simulation, car une image est vue déviée avec le bon œil, mais simple à travers le prisme, et l'autre est perçue par l'œil dit amblyope.

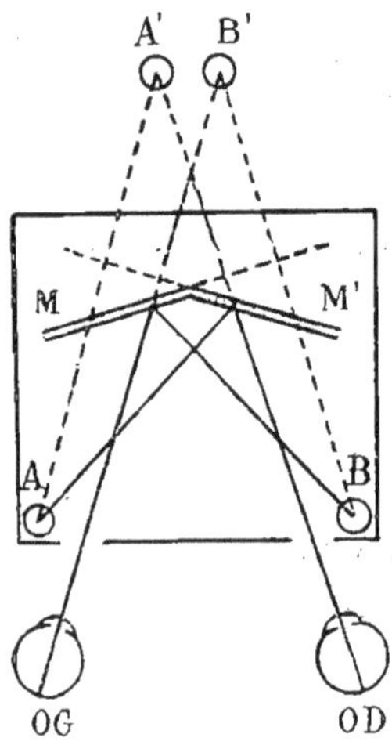

Fig. 103.—Boîte de Flees.

OD, œil droit. — OG, œil gauche. — AB, objets. — MM', miroir. — A', image gauche vue avec l'œil droit. — B', image droite vue avec l'œil gauche.

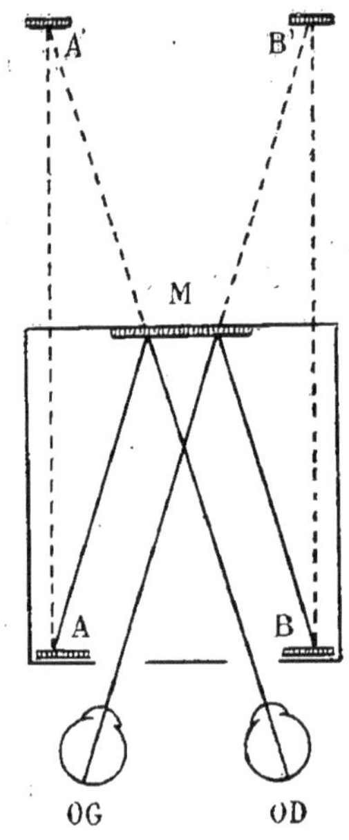

Fig. 104. — Boîte de Mareschal.

OD, œil droit.— OG, œil gauche. — AB, objets. —M, miroir. — A', image gauche vue avec l'œil droit. — B', image droite vue avec l'œil gauche.

Biprisme. — MONOYER dispose dans une boîte munie d'œilletons deux prismes de 10° accolés par leur base, mais séparables à volonté de 1 millimètre par des vis à repère indiquant toujours la position des prismes.

L'œil bon regarde, pendant que l'autre est fermé, un objet éclairé. A travers un prisme, il voit une image ; à travers les deux prismes juxtaposés par la base, il voit deux images ; à travers les deux prismes écartés de 1 millimètre, il voit trois images. Les deux yeux étant ensuite ouverts, il verra : à travers un prisme, deux images, dont l'une vue par l'œil amblyope ; à travers deux prismes contigus, trois images, dont l'une est vue aussi par l'œil amblyope ; enfin, à travers les prismes disjoints, trois images, dont l'une binoculairement. Il faut, en pratique, commencer par la troisième position, puis passer à la seconde ; le sujet voyant toujours trois images croit que rien n'est changé, il les accuse dans une position comme dans l'autre, ce qui établit la supercherie.

Prisme biréfringent. — GALEZOWSKI enferme dans une monture munie d'un oculaire un prisme biréfringent et dans une monture identique un

prisme simple. Le sujet regarde avec le bon œil, l'autre étant fermé, à travers
le prisme biréfringent et voit deux images ; il regarde ensuite avec l'œil
amblyope découvert à travers le prisme simple ; s'il voit encore deux images,
c'est que l'œil amblyope en perçoit une. On peut même, avec les échelles spéciales, déterminer son acuité visuelle chromatique.

Diploscope de Rémy. — Cet instrument est destiné à l'étude de la vision
binoculaire. Sa construction est basée sur la diplopie physiologique, et il sert
à faire réapparaître la diplopie quand elle a disparu par la neutralisation.

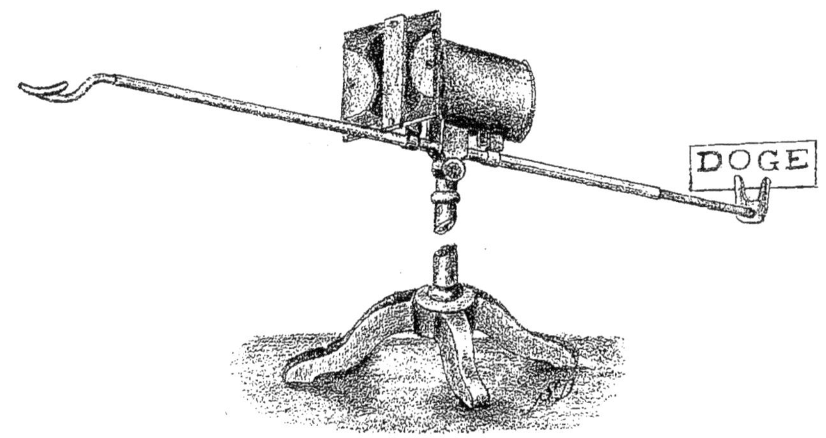

Fig. 105. — Diploscope de Rémy.

Un écran percé de deux trous est placé au fond d'un tube métallique qui
joue le rôle de chambre noire. En avant et en arrière de cet écran, il existe
deux tiges, l'une pour fixer le menton de l'examiné, l'autre pour supporter
des petits cartons blancs à textes. — Les trous ont 18 et 22 millimètres de
diamètre et sont disposés en croix, à des distances différentes du milieu de
l'écran qui peut tourner sur un axe central. Ce dispositif permet de faire
douze sortes d'épreuves.

La première de ces épreuves consiste à faire voir à travers le premier
trou une lettre avec l'œil droit et une autre avec l'œil gauche, de même à travers le deuxième trou. Si le carton porte comme textes les lettres D O G E,
l'œil droit verra les consonnes, et l'œil gauche, les voyelles. Un simulateur
qui prétend ne pas voir de l'œil gauche croira qu'il doit voir les lettres D et
O. — Toutes les autres épreuves basées sur le même principe servent à cor-
roborer les résultats de cette première expérience.

Cet instrument, très utile pour dépister la simulation de l'amblyopie
monoculaire, est en outre très précieux pour l'étude de la diplopie physiologique ainsi que des altérations de la vision binoculaire dans le strabisme
et dans les paralysies musculaires.

CHAPITRE II

EXAMEN CLINIQUE DES MALADES

L'étude clinique d'un malade exige beaucoup de méthode. Sichel estimait que l'examen initial doit être avant tout objectif; d'autres préfèrent commencer par l'interrogation. On applique, suivant les cas, l'un ou l'autre procédé, mais toujours, en somme, il faut interroger le sujet, prendre une idée
générale de son habitus extérieur, enfin l'examiner en détail. L'interrogation
et l'inspection seront successives ou simultanées.

Interrogation. — Les premières questions doivent porter sur ce dont se
plaint le malade, douleurs ou gêne de la vision; on recherchera la date du
mal et ce qui a paru l'occasionner. Les réponses feront connaître le siège de
la maladie, son espèce, son début, son origine apparente, etc.

On peut ensuite s'enquérir des antécédents divers du patient, antécédents
héréditaires ou personnels, généraux ou oculaires : certaines affections
comme le strabisme, le glaucome, la cataracte, se rencontrent volontiers
parmi les membres d'une même famille; la syphilis, la tuberculose, l'arthritisme, plusieurs états génitaux ou urinaires provoquent souvent des manifestations oculaires.

Inspection. — Si le malade se présente le front haut, les yeux bien
dirigés vers la lumière, largement ouverts et comme avides de clarté, on
soupçonne l'amblyopie, l'amaurose, l'anesthésie rétinienne. S'est-il avancé la
tête basse, les paupières demi-closes, les sourcils froncés, se garant, en un
mot, contre l'éclat de la lumière ambiante, on pense à la cataracte, à l'iritis, à l'ophtalmie lymphatique. La démarche affaiblie, hésitante, saccadée,
ataxique, fait présumer l'altération du système nerveux central et oculaire.

On vient de voir le malade à distance, il faut maintenant le considérer de
plus près. La bouffissure de la face, l'œdème des paupières, la pâleur des
téguments, l'ictère seront notés. Ils impliquent souvent un état morbide
général ou des lésions viscérales à localisations oculaires. Il n'est pas jusqu'à
la position habituelle de la tête, à la forme générale du crâne et à la teinte
des cheveux qui n'aient leur importance; l'air penché, le regard oblique se
rencontrent parfois dans l'astigmie, et les déformations craniennes ou
faciales coïncident souvent avec diverses amétropies; enfin, la pigmentation
générale modifie la couleur de l'iris et l'aspect ophtalmoscopique chorio-
rétinien.

Examen simple. — L'examen, à proprement parler, est toujours
objectif; il se pratique simplement à l'œil nu ou à l'aide de divers instru-

ments particuliers. Il s'applique également à l'état général et à l'état local du sujet.

ÉTAT GÉNÉRAL. — On recherchera rapidement les troubles que peuvent présenter les principaux systèmes organiques. La nutrition générale, la circulation, le système nerveux attireront successivement l'attention. On notera l'état des urines et on songera au diabète et à l'albuminurie qui entraînent souvent des lésions du cristallin ou de la rétine ; on examinera, s'il y a lieu, les voies génito-urinaires, dont l'infection est cause parfois de graves inflammations oculaires. On relèvera enfin, à l'occasion, les manifestations variées de l'arthritisme, de la syphilis, de la tuberculose et de la scrofule. Celle-ci, en particulier, avec son habitus facial et son cortège ganglionnaire cervical, domine l'étiologie de plusieurs affections des paupières, de la conjonctive et de la cornée. Ces divers états morbides ont une réelle importance ; ils éclairent souvent l'étiologie de l'affection oculaire, aident au diagnostic et impliquent d'ordinaire un traitement général, sans lequel les divers topiques restent inefficaces.

ÉTAT LOCAL. — On pratiquera l'examen local de l'extérieur à l'intérieur, de la surface à la profondeur. A cet égard, on peut considérer dans le système oculaire trois régions cliniques comprenant plusieurs parties : 1° région extérieure ou annexes : paupières, cils, conjonctive, voies lacrymales, muscles ; 2° région antérieure ou segment antérieur de l'œil : cornée, iris, pupille, cristallin, corps ciliaire et portion correspondante du corps vitré ; 3° région postérieure ou segment postérieur : corps vitré, rétine, choroïde, nerf optique.

1° RÉGION EXTÉRIEURE OU ANNEXES. — On observera successivement ses diverses parties et on notera leur situation, leur aspect, leurs anomalies, leurs lésions.

Paupières. — Elles peuvent être déviées par une cicatrice, divisées par vice de développement, prolabées par paralysie du releveur, relevées par paralysie de l'orbiculaire, offrir des tumeurs, des ulcérations, etc.

Bords ciliaires. — Ils sont épaissis par l'inflammation, incurvés par la sclérose de la conjonctive et la rétraction des tarses, déviés en dehors par des cicatrices ou l'hypertrophie de la muqueuse. Ils présentent, enfin, de petites tumeurs dont les caractères correspondent à ceux du chalazion, de l'orgelet, etc.

Les cils sont absents ou rares, atrophiés, vicieusement implantés ; ils frottent contre la cornée par suite d'entropion ; ils sont agglutinés par un enduit jaunâtre ou réunis en faisceaux par des croûtelles sèches, grisâtres, qui les enserrent à la base.

Conjonctive. — Il faudra en examiner successivement les diverses parties : palpébrale, bulbaire, des culs-de-sac, des replis, etc. La portion palpébrale est fréquemment enflammée ; on l'explore en renversant successivement chaque paupière en dehors. La portion bulbaire est parfois le siège d'une vascularisation significative : quand les vaisseaux forment un lacis qui converge vers la cornée sans l'atteindre, il s'agit d'ordinaire d'une inflammation purement extérieure ; quand, au contraire, la rougeur oculaire entoure la cornée pour diminuer excentriquement, l'inflammation est généralement interne. La rougeur à minimum périkératique tient de la conjonctivite ; la rougeur à maximum périkératique relève de l'iritis, de l'irido-choroïdite, etc. Les lésions cornéennes provoquent des traînées vasculaires à leur niveau, qui sont souvent caractéristiques, et il importe de bien établir leur physionomie particulière. Les culs-de-sac sont d'une exploration délicate. Il faut éverser chaque paupière et faire regarder le patient en divers sens : en bas, pour découvrir le cul-de-sac supérieur ; en haut, pour découvrir l'inférieur, etc. Des lésions importantes, granuleuses ou autres, sont alors révélées, et des corps étrangers reconnus. Pour voir le cul-de-sac inférieur, il suffit d'attirer en bas la paupière inférieure en faisant regarder le malade en haut ; pour examiner le cul-de-sac supérieur, il faut retourner la paupière, et c'est une véritable manœuvre chez ceux qui se défendent ou ceux dont les cils sont courts, c'est-à-dire ceux pour lesquels l'examen est le plus nécessaire. Pour y réussir, on fera porter le regard fortement en bas, les paupières étant fermées ; puis, saisissant entre le pouce et l'index droit le bord de la paupière, on fera vivement basculer le tarse de bas en haut, en faisant contre-appui avec le pouce gauche appliqué sur la peau de la paupière et en la déprimant en bas.

On ne doit pas craindre, en cas de photophobie, de blépharospasme, d'employer la cocaïne ; chez quelques enfants indociles ou nerveux, lorsqu'une exploration minutieuse est urgente, il faut même, sans hésiter et aussi souvent qu'il sera nécessaire, recourir à l'anesthésie générale.

Voies lacrymales. — On observera le degré d'humidité de l'œil, la situation des points lacrymaux, leur orifice. La région du sac lacrymal doit être l'objet d'une attention spéciale. On notera, à son niveau, la coloration de la peau, le gonflement, etc. Pressant doucement, on verra parfois des larmes, du mucus ou du pus refluer vers le lac lacrymal. En cas de rétrécissement des voies lacrymales, le stylet conique et les injections compléteront le diagnostic.

Muscles. — Leur rétraction, leur paralysie ou leur contracture sont généralement indiquées par des déviations oculaires. La recherche de la diplopie, la situation des images, l'emploi des verres colorés, du périmètre, etc., permettent d'établir le diagnostic. On observera non seulement la nature des affections musculaires, mais encore leurs formes et leurs degrés.

2° Région antérieure. — Il est utile, surtout dans les ophtalmies monoculaires, d'observer comparativement les deux yeux ; les lésions, même les plus légères, deviennent ainsi plus appréciables. L'examen de ces diverses parties sera toujours successif.

Cornée. — La forme, la transparence, la vascularisation plus ou moins marquée, les ulcérations, les infiltrations purulentes, les taies, les adhérences sont autant de particularités à observer. Ces divers états seront étudiés à la loupe et par l'éclairage oblique, l'observateur restant en face de l'observé. Pour apprécier la forme de la cornée et pour reconnaître la présence de petits corps étrangers, on regardera la cornée successivement de divers côtés.

La disposition des vaisseaux qui envahissent la cornée est des plus importantes. Occupant la moitié supérieure, ces vaisseaux font présumer des granulations palpébrales correspondantes ; l'abordant en pinceau étroit au niveau d'une ulcération, ils attestent un travail de cicatrisation ; infiltrant les lames cornéennes, ils indiquent une kératite profonde ; formant une membrane plus ou moins épaisse sus-cornéenne, ils constituent le pannus, etc.

Iris. — Il faudra observer sa position, sa couleur, son aspect terne ou brillant, sa mobilité sous l'influence alternative de l'obscurité et de la lumière, son tremblotement dans les mouvements oculaires. Un léger cercle rouillé péri-pupillaire est à peu près constant dans l'iritis. De petites tumeurs, kystes, gommes, tubercules, peuvent s'y rencontrer.

La *pupille* est dilatée ou rétrécie, mobile sous l'influence de la lumière et de l'accommodation ; elle est régulière et égale des deux côtés, ou bien elle offre, ici de la mydriase, là du myosis, ou des inégalités. Les adhérences se révèlent parfois seulement sous l'influence des mydriatiques.

Chambre antérieure. — On doit se préoccuper de sa capacité, de sa transparence, de la nature de son contenu. Suivant que l'iris est plus ou moins propulsé, qu'il existe ou non des synéchies antérieures ou postérieures, la chambre antérieure est large ou étroite. Le contenu normal en est aqueux et transparent ; il peut cependant renfermer du pus, du sang, des exsudats, produits variés des lésions des diverses membranes oculaires, et même des corps étrangers.

Cristallin. — Le cristallin sera examiné minutieusement. Il faudra prendre toutefois une idée de sa position et de son état en observant ses reflets, son aspect, sa transparence, les adhérences irido-capsulaires, etc.

Tension oculaire. — La question de la tension oculaire est une des plus importantes parmi celles qui touchent à l'examen de l'organe de la vision.

Il importe beaucoup de l'apprécier, particulièrement chez l'adulte et le vieillard, si la vue baisse, s'il existe des douleurs péri-orbitaires, etc. L'hypotonie est un symptôme fréquent dans certaines irido-cyclites ou irido-choroïdites, et l'hypertonie représente un caractère essentiel du glaucome.

3° RÉGION POSTÉRIEURE. — L'examen de cette région relève surtout de l'ophtalmoscopie. Il peut se faire toutefois que des lésions profondes deviennent apparentes. Du pus, du sang, certaines tumeurs envahissent parfois le segment antérieur de l'œil.

Examen instrumental. — L'examen instrumental est le complément habituel de l'examen à l'œil nu. On l'applique dans deux conditions cliniques bien distinctes :

1° Le patient présente des lésions oculaires apparentes ;

2° Le patient ne présente aucune lésion oculaire apparente.

Cette division est véritablement pratique. Dans le premier cas, il s'agit de lésions siégeant sur les annexes ou le segment antérieur ; dans le second cas, il s'agit d'un vice de réfraction, d'un trouble du fond de l'œil ou du système nerveux central.

Y a-t-il lésions apparentes ? s'agit-il de lésions des annexes ou du segment antérieur ? la loupe, les sondes, les strabomètres, l'éclairage oblique achèveront notre examen. N'y a-t-il pas lésions apparentes ? s'agit-il de troubles profonds du segment postérieur ou des centres nerveux ? les verres et l'ophtalmoscope deviennent nécessaires.

A. Il y a lésions apparentes. — On emploiera des instruments et des méthodes différentes suivant les cas.

1° *Loupes*. — Ces instruments donnent des grossissements suffisants pour apprécier exactement les diverses lésions des annexes, leur étendue, leur profondeur, leur nature.

2° *Sondes*. — Pour l'exploration des culs-de-sac conjonctivaux et surtout des voies lacrymales, elles révèlent la présence de corps étrangers ou l'existence des rétrécissements et des occlusions des conduits.

3° *Strabomètres, périmètres, verres colorés*, etc. — Ils donnent une idée précise de l'état des muscles, de leur insuffisance, de leurs paralysies ; ils en indiquent le siège ou le degré.

4° *Éclairage oblique*. — Ce mode d'exploration révèle les lésions ou les anomalies du segment antérieur ; on devra successivement examiner les altérations de ses diverses parties en promenant le pinceau lumineux de dehors en dedans, de la surface à l'intérieur. On peut même, pour mieux apprécier les lésions, se servir de deux loupes et joindre le grossissement direct à l'éclairage latéral.

B. Il n'y a pas de lésions apparentes. — L'acuité visuelle, prise soigneusement pour diverses distances, indique une insuffisance de la vision ; cette insuffisance est-elle le fait d'un vice de réfraction ou d'un trouble du fond de l'œil ?

Il est facile de le savoir. On reprend l'acuité visuelle avec le trou sténopéique. Si la vision devient normale ou à peu près, il n'y a qu'un vice de réfraction ; si la vision est peu ou point améliorée, il existe un trouble profond. On doit, dans le premier cas, déterminer la réfraction, et dans le second, examiner le fond de l'œil.

1° *Réfraction.* — On se rappellera les conditions ordinaires de la vision dans les amétropies : le presbyte ne voit mal que de près ; de loin, sa vue est normale. Le myope voit beaucoup mieux de près que de loin ; à faible distance, son acuité est infiniment supérieure à l'acuité à grande distance. L'hypermétrope voit mieux de loin que de près ; son acuité à petite distance est inférieure à l'acuité à grande distance. Enfin, l'astigmate d'un degré un peu élevé voit mal à toute distance.

Il faut, en effet, noter en passant que le sujet atteint d'un faible astigmatisme jouit habituellement d'une très bonne vision jusqu'à ce qu'il arrive à un certain âge.

En raison des modifications profondes que provoque l'accommodation dans les divers états de réfraction, il peut être bon, pour l'examen chez les jeunes sujets, de la supprimer provisoirement par l'atropine ou mieux la scopolamine.

Les ophtalmoscopes à réfraction exigent une certaine habitude ; les optomètres sont faciles à manier ; la kératoscopie est d'une application simple et donne des résultats suffisants pour la pratique ; les verres sont excellents. On n'a donc que l'embarras du choix. Il ne faut pas oublier cependant que le procédé le plus simple, celui des verres, est à recommander pour la détermination des amétropies, car il est en réalité le plus exact et le plus conforme aux besoins du patient.

2° *Fond de l'œil.* — On peut l'explorer à travers une pupille même assez étroite ; il est cependant nécessaire, dans certains cas, d'user des mydriatiques, atropine, scopolamine, homatropine, cocaïne. Chez les sujets glaucomateux ou glaucomophiles, l'atropine est nettement contre-indiquée ; la scopolamine mériterait la préférence, car elle paralyse l'accommodation mieux, plus vite, pour un temps moins long que l'atropine et ne paraît avoir aucun retentissement fâcheux sur la tension du globe oculaire.

Le fond de l'œil doit être examiné de deux façons :

1° *Avec le miroir seul ;*

2° *Avec le miroir et les lentilles.*

Le miroir est plan ou concave : plan, il projette dans l'œil une lumière assez faible pour dévoiler les petites opacités cristalliniennes, les corps flottants du vitré, les troubles légers des milieux ; concave, il éclaire l'œil vivement et permet d'apprécier l'épaisseur d'une cataracte, l'étendue d'une hémorragie ou de certains exsudats.

Le miroir et les lentilles combinés rendent les plus grands services. On peut ainsi reconnaître les lésions profondes, en préciser l'étendue, le degré, le siège, etc. Suivant qu'on voudra obtenir un grossissement plus ou moins considérable, on emploiera l'image droite ou l'image renversée.

3° *Champ visuel.* — Pris au *périmètre*, au *campimètre*, etc., il donne la topographie des parties sensibles de la rétine. Il fournit de précieux renseignements diagnostiques ou pronostiques dans l'atrophie optique, le glaucome, les scotomes, etc.

4° *Chromatopsie.* — L'étude de la sensibilité pour les diverses couleurs complète, le cas échéant, l'examen des malades, car certains états morbides ou congénitaux sont caractérisés par une altération dans la perception colorée.

Nous reviendrons plus loin sur ces divers examens.

En résumé, pour connaître un malade, on doit procéder méthodiquement à son interrogation, à son inspection et à son examen ; on passe successivement en revue les éléments oculaires des trois régions extérieure, antérieure, postérieure, et on fouille toutes ces parties à l'œil nu, à l'éclairage oblique, à l'ophtalmoscope. On voit s'il y a des lésions apparentes ou s'il n'y en a pas. S'il y a des lésions apparentes et si elles expliquent les troubles oculaires du patient, il suffit d'en préciser le siège, l'étendue, la nature ; s'il n'y a pas de lésions apparentes, on recherche s'il y a un vice de réfraction statique ou dynamique, des lésions des membranes profondes ou même une combinaison de ces deux états.

Un examen oculaire méthodique paraît tout d'abord long et complexe. S'il en est ainsi quelquefois, le plus souvent on pourra abréger. La fréquentation et la manipulation des malades permettront d'aller vite sans rien perdre de la sûreté diagnostique. On arrivera à embrasser d'un coup d'œil rapide les troubles divers et l'on ira droit à la lésion essentielle. Il faut s'habituer cependant à suivre toujours, dans les examens cliniques, une marche identique. On agira alors sans peine et on sera certain de ne pas négliger des éléments symptomatiques d'une réelle importance ; on ne prendra jamais pour des névralgies banales les douleurs de l'asthénopie, des iritis pour des conjonctivites et, pour de vulgaires cataractes, de redoutables glaucomes.

Cette méthode d'examen, d'application générale et courante, est absolument de rigueur pour la rédaction d'une *observation écrite.* Le tableau synoptique suivant en forme comme l'ossature.

TABLEAU SYNOPTIQUE DES DONNÉES GÉNÉRALES POUR L'EXAMEN MÉTHODIQUE
DES MALADES EN OCULISTIQUE

1° INSPECTION GÉNÉRALE.	*Démarche :* hésitante, saccadée, ataxique, traînante. *Port de tête :* tête relevée, baissée, inclinée. *Direction des yeux :* convergence, divergence, parallélisme, spasmes, nystagmus. *Aspect des téguments :* coloration, taches, ulcérations, œdème, tumeurs.

A. — **Examen simple.**

2° INTERROGATION. .	*Age, profession, habitudes :* congénitalité, sénilité, période sexuelle, ménopause, intoxications, excès. *Siège du mal :* bilatéral ou unilatéral ; annexes, globe, membranes profondes, système nerveux. *Ancienneté :* première apparition du mal, poussées aiguës, complications.

3° INTERROGATION . . *(Suite.)*

Modes de début : spontané ou provoqué, lent, rapide, subit, insidieux.

Causes probables : traumatisme, contagion, diathèses, actions réflexes.

Antécédents héréditaires.
- *généraux :* anomalies, diathèses, dégénérescences.
- *locaux :* anomalies, amblyopies, cataractes, glaucomes.

Antécédents personnels. .
- *généraux :* arthritisme, tuberculose, syphilis, diabète, albuminurie.
- *locaux :* ophtalmies, paralysies oculaires, amblyopies, traumas.

3° EXAMEN DIRECT. .

État général. . .
- *Troubles nutritifs :* hypertrophie, atrophie, anémie, maigreur, obésité.
- *Troubles circulatoires :* congestion, anémie, ecchymoses, purpura.
- *Troubles nerveux :* hémiplégie, ramollissement, épilepsie, hystérie, ataxie.
- *Troubles génito-urinaires :* albuminurie, diabète, polyurie, blennorrhagie.
- *Troubles spécifiques :* tuberculose, syphilis, cancer.

État local

annexes. . .
- *paupières :* congestion, œdème, inflammation, tumeurs, plaies, anomalies.
- *cils et bords ciliaires :* inflammations, atrophie, déviations, plaies, tumeurs.
- *conjonctive :* sclérose, congestion, exsudats, granulations, tumeurs, corps étrangers.
- *muscles :* contracture, spasmes, paralysie, rétraction.
- *voies lacrymales :* déviations des orifices, rétrécissement des canaux, tumeurs, fistules, corps étrangers.

globe . . . .
- exophtalmie, enophtalmie, déviations, atrophie, hypertrophie, staphylomes, tension.

segment antérieur . .
- *cornée :* sensibilité, transparence, pannus, ulcérations, taies, plaies, corps étrangers.
- *iris :* situation, aspect, tumeurs, blessures, corps étrangers, anomalies.
- *pupille :* situation, étendue, contractilité, forme, exsudats, anomalies.
- *cristallin :* situation, aspect, transparence, plaies, corps étrangers.

segment postérieur . .
- *vitré, rétine, nerf optique, choroïde :* aspect, lésions, anomalies.

B. — Examen instrumental.

1° IL Y A LÉSIONS APPARENTES. . . . .
- 1° *Loupe :* altérations diverses des annexes ou du globe.
- 2° *Sondes, strabomètres, prismes, verres colorés :* voies lacrymales, strabismes, diplopie.
- 3° *Éclairage oblique :* lésion de la cornée, de l'iris, du cristallin.

2° IL N'Y A PAS DE LÉSIONS APPARENTES. . . . .
- 1° *Acuité visuelle . . . . . .* œil nu. / trou et fente sténopéiques.
- 2° *Couleurs.* laines. / échelles. . . daltonisme, atrophies, amblyopies toxiques.
- 3° *Champ visuel. . . .* périmètre. / campimètre. scotomes, hémiopie, rétrécissement.

2° IL N'Y A PAS DE LÉSIONS APPARENTES. . . . . . (*Suite*.)

4° *Examen du fond de l'œil*. . . .
— *miroir plan. miroir concave*. . . . — vitré, macula. / papille . . . / rétine. . . . / choroïde . . — vascularisation, œdème, atrophie, exsudats, hémorragies, plaies, corps étrangers.
— *miroir et lentilles* . . .

5° *Examen de la réfraction*. . . .
— *verres*. . . . / *optomètres*. . / *ophtalmoscopes*. . . — presbyopie, amplitude d'accommodation. / myopie apparente, réelle ; degré. / hypermétropie manifeste, latente, totale ; degré. / astigmatisme, nature (cornéen, cristallinien), degré, axe.

CHAPITRE III

ACUITÉ LUMINEUSE, L

Généralités. — L'acuité lumineuse dépend de l'impressionnabilité de l'œil à la lumière simple ou colorée. On la détermine par la plus petite différence de clarté que l'œil puisse percevoir en comparant entre elles deux sources lumineuses connues. Ainsi que l'observe LANDOLT, tout photomètre peut suffire à déterminer la sensibilité lumineuse et servir de photoptomètre : dans la photométrie, l'œil estime une lumière inconnue par rapport à une lumière connue ; dans la photoptométrie, l'œil apprécie la différence de deux lumières connues. Il suffit donc de connaître la valeur de deux lumières du photomètre pour avoir un photoptomètre.

La sensibilité lumineuse L de la rétine n'est pas constante. Des sujets d'acuité visuelle égale pour un éclairage intense ont une acuité différente avec un faible éclairage. Pratiquement, on l'apprécie de deux manières : 1° en recherchant le plus faible éclairage qui permet de distinguer un objet déterminé (limite d'excitabilité rétinienne) ; 2° en établissant le minimum de différences de deux lumières tendant à s'égaliser (limite de différenciation rétinienne). On préfère généralement la première méthode et on se sert fréquemment du photomètre de FOERSTER.

Cet appareil, on l'a vu, se compose d'une boîte qui porte sur la paroi postérieure de gros traits noirs, objets d'épreuves, et sur la paroi antérieure deux œilletons et une bougie séparés par une planchette sur laquelle se trouve une fenêtre qu'on peut faire varier à volonté au moyen d'une vis et sur laquelle est tendu un papier translucide, huilé. On peut donc, par l'ouverture variable de la fenêtre d'éclairage, rendre plus ou moins visibles les objets-types intérieurs. Le sujet à examiner est d'abord habitué à l'obscurité par le séjour dans une pièce noire ou l'occlusion prolongée des yeux. Il regarde ensuite à travers les œilletons les gros traits noirs, la fenêtre de l'appareil d'abord fermée, puis graduellement ouverte jusqu'à ce que les traits noirs soient distingués. Le degré d'ouverture de la fenêtre nécessaire à cette perception indique le degré de la sensibilité lumineuse. Des échelles de teinte graduellement plus sombre peuvent aussi (DE WECKER) permettre une certaine appréciation de la sensibilité lumineuse.

Photométrie. — L'éclairage influe sur l'acuité visuelle par la visibilité des caractères. Il est un facteur essentiel de l'hygiène oculaire. Le degré d'éclairage d'un espace donné est donc utile à déterminer. Il existe divers appareils photométriques. Les photomètres de FOERSTER, LANDOLT, MASQUART, A. IMBERT, H. TRUC, etc., sont les plus pratiques.

Le principe est toujours le même et consiste à rechercher le rapport d'un éclairage à déterminer à un éclairage fixe, pris pour unité.

La recherche de l'éclairage est très importante dans les écoles, les ateliers et les cabinets de travail. Elle est nécessaire pour l'appréciation exacte de l'acuité visuelle avec un éclairage variable. Il est bon d'établir ainsi, une fois pour toutes, l'éclairement habituel des salles d'examen.

CHAPITRE IV

ACUITÉ VISUELLE, V OU S

Généralités. — *L'acuité visuelle* est la force ou la capacité de distinguer les objets et d'en apprécier les formes. C'est la puissance isolatrice de la rétine. Elle diffère ainsi de la sensibilité lumineuse qui a pour effet la perception de la lumière ; de la sensibilité chromatique qui a pour objet la perception de la couleur ; de l'étendue ou de la portée visuelle qui représente une perception objective vague et lointaine.

L'acuité visuelle est l'expression de la vision directe centrale, maculaire ; elle ne s'applique généralement pas à la vision indirecte, périphérique, extra-maculaire, d'ailleurs très inférieure et rapidement décroissante. Les recherches de DOR et de CHARPENTIER sont à cet égard démonstratives. Les cônes, spécialement doués de la vision nette, sont en effet moins nombreux à la périphérie qu'au centre de la rétine. La région nasale est plus sensible que la région temporale.

On obtient l'acuité visuelle de deux manières :

1° En déterminant la plus petite image rétinienne dont l'œil peut percevoir la forme ;

2° En mesurant le plus petit angle sous lequel un objet donné peut être distingué d'objets analogues.

En pratique, on apprécie l'acuité par rapport au plus petit objet reconnu à une distance donnée ou bien par rapport à la plus grande distance où cet objet est distingué.

Les objets sont vus, en effet, sous un angle, *angle visuel*, formé par deux

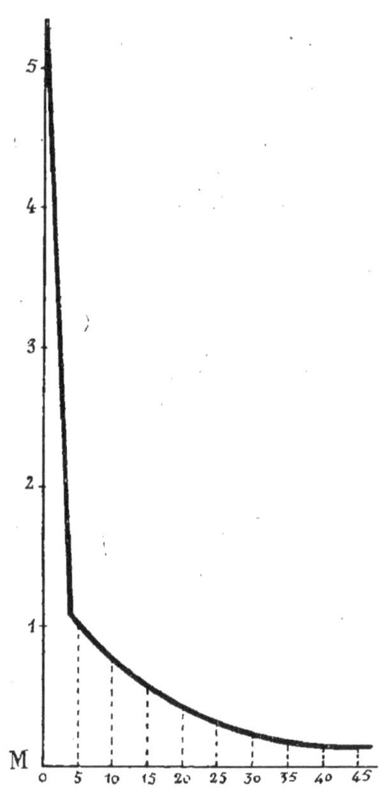

Fig. 106. — Schéma de Charpentier.
Courbe de la sensibilité rétinienne décroissant rapidement à partir de la macula, M, de 0° à 44°.

d = 6 mètres

A = 5 $\frac{d}{5}$ = V = 1,0

MRTVFUENCXOZD

3,33   0,9
DLVATBKUERSN

6,25   08
RCYHOFMESPA

7,14   0,7
EXATZHDWN

8,33   0,6
YOELKBFDI

10   0,5
OXPHBZD

12,50   0,4
NLTAVR

16,66   0,3
OHSUE

25   0,2
MCF

50   0,1
ZU

Fig. 107. — Échelle de Monoyer.

droites qui partent de ses extrémités et se croisent au point nodal de l'œil. L'angle visuel est toujours égal à l'angle rétinien. Tous deux sont en raison directe, pour une même distance, de la grandeur de l'objet, et en raison inverse, pour un même objet, de la distance à l'œil.

L'angle visuel le plus faible, *minimum visibile* ou *separabile*, serait pour les uns (Hooke, Giraud-Teulon, Snellen), de 1′, et pour les autres (Helmholtz, Uhthoff, Charpentier), de 30″. L'angle de 30″ correspondrait à une image rétinienne de 2 μ et par conséquent à la surface d'un cône.

L'acuité visuelle est indiquée par une fraction dont le numérateur correspond à la distance métrique à laquelle est vu un objet déterminé et le dénominateur à celle où cet objet doit être vu par un œil normal. On l'a aussi évaluée en fractions décimales.

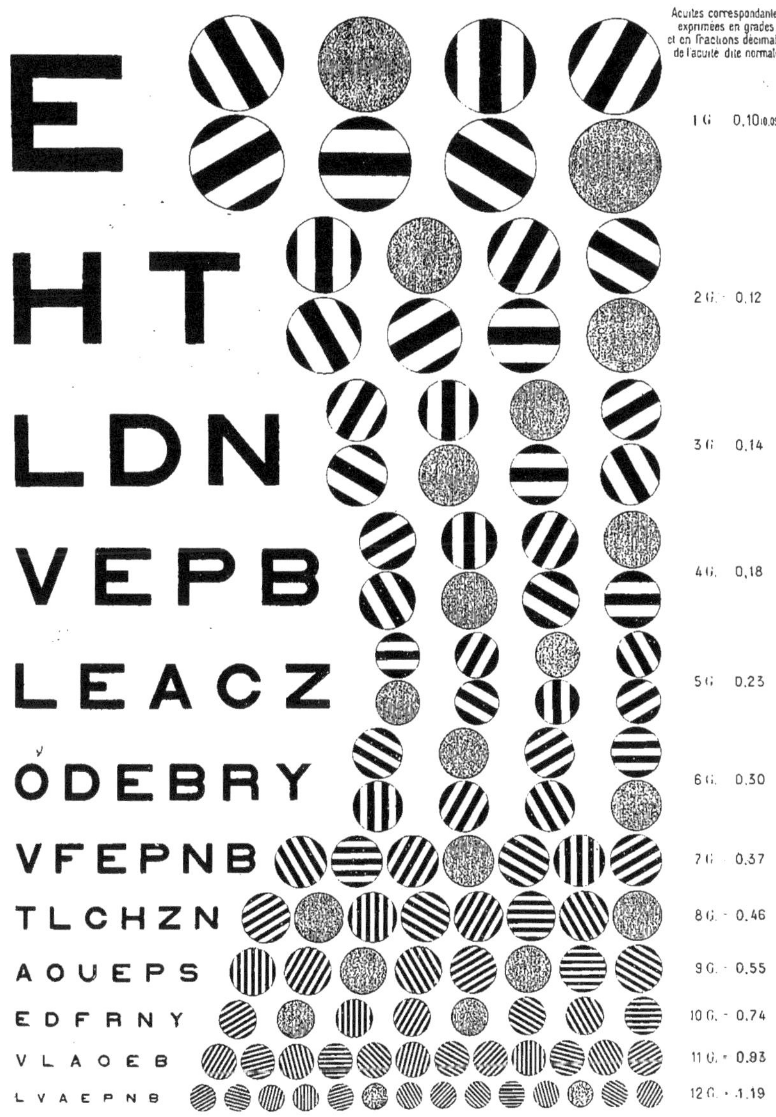

Fig. 108. — Echelle de Sulzer.

Les échelles que nous avons indiquées au chapitre de l'instrumentation optique, comme les optomètres, sont usitées pour la détermination de l'acuité visuelle.

Les *échelles* les plus simples et les plus pratiques sont celles de Snellen et de Monoyer, dans lesquelles les lettres ont des dimensions telles qu'elles correspondent, à la distance de la vision, à un angle de 5′ et l'épaisseur de leurs jambages, à un angle de 1′.

Soit la dernière ligne lue à 5 mètres. L'acuité sera représentée par le rapport de la distance où est distinguée cette ligne à la distance où elle doit l'être par un œil normal. Elle est lue à 5 mètres et elle doit l'être à 5 mètres ; donc l'acuité V ou S = 5/5 = 1.

Soit la 4e ligne seulement lue à 5 mètres. Elle est lue à 5 mètres et elle doit l'être à 20 mètres ; donc V = 5/20 ou 1/4. Si pour lire la dernière ligne, il faut se rapprocher à 2 mètres, cette ligne devant être lue à 5 mètres et ne l'étant qu'à 2, on a V = 2/5. L'expression en décimales pour l'échelle de Monoyer serait dans le premier cas V = 1,00, dans le second V = 0,25, dans le troisième V = 0,40.

Nicati a établi une acuité visuelle physiologique. On pourra la rechercher, mais, en clinique, l'acuité ordinaire est parfaitement suffisante.

Sulzer appelle acuité visuelle *primitive* le plus petit angle visuel qui permet à l'œil de résoudre les éléments d'une impression visuelle pure et simple, sans faire intervenir ni associations d'idées, ni images mémorielles. L'acuité visuelle déterminée par les caractères typographiques n'est qu'une acuité visuelle secondaire. Pour mesurer l'acuité visuelle primitive, Sulzer a construit une échelle avec des grils de lignes blanches et noires qui donnent une impression visuelle pure et simple et dont l'examiné doit distinguer les barreaux. Ces grils servent encore à l'examen de l'acuité visuelle des illettrés et surtout (grâce à leurs inclinaisons variant de 30° en 30° pour les gros et de 15° en 15° pour les grils fins), à reconnaître l'existence d'une astigmie et à déterminer les axes principaux de cette astigmie et son degré approximatif. Enfin, ils permettent de dépister la simulation ou l'aggravation si fréquentes dans les cas d'accidents de travail (voir fig. 108).

Conditions modifiant l'acuité visuelle. — L'acuité exprime seulement une valeur relative, car l'unité adoptée est une simple moyenne empirique, et le résultat est influencé par de nombreux éléments contingents.

Les courbures des membranes, la transparence des milieux, la sensibilité rétinienne et cérébrale, l'âge, le diamètre de la pupille, les verres, l'éclairage sont autant de facteurs qui modifient l'acuité visuelle.

Les *opacités* de la cornée, du cristallin, du vitré, les *vices de réfraction* troublent la netteté des images ; les *lésions rétiniennes, optiques* ou *cérébrales* empêchent leur réception, leur transmission ou leur perception ; les autres facteurs agissent diversement.

L'*âge* diminue l'acuité. Supérieure à l'unité pendant l'enfance, atteignant parfois 5/4 et 3/2, cette acuité faiblit à partir de 50 ans et tombe progressivement à 5/6, 4/5, 3/4 et même, dans l'extrême vieillesse, à 1/2. Monoyer a établi une formule donnant pour un âge X la valeur habituelle de l'acuité V :
V = 1,19 − 0,0001 X².

Certains sujets, toutefois, conservent, à un âge avancé, leur acuité normale, tandis que d'autres, en pleine jeunesse et sans lésions ou troubles oculaires appréciables, présentent une acuité plus ou moins faible. Cohn a examiné, dans un village montagneux de la Silésie, 100 personnes âgées de plus de 60 ans ; 58 avaient une acuité supérieure et 30 une acuité inférieure à la normale. Chez ces derniers, presque toujours, il existait des lésions oculaires diverses. Une cataracte commençante diminuait souvent la vision, mais, dans quelques cas, celle-ci restait égale ou supérieure à l'unité.

La *pupille* modifie notablement l'acuité visuelle. Très dilatée, les cercles de diffusion troublent les images ; rétrécie, ces cercles diminuent et les images sont plus nettes. L'acuité serait en raison inverse du diamètre pupillaire.

La *réfraction* a aussi de l'influence. Badal a indiqué de notables différences selon qu'il y a, en dehors de toute correction, emmétropie, hypermétropie ou myopie. L'emmétrope voit mieux en éloignant les objets, car si l'image diminue, les cercles de diffusion s'amoindrissent davantage et la vision, gagnant plus en netteté qu'elle ne perd en dimensions, devient en fin de compte meilleure. L'hypermétrope, en rapprochant les objets, grossit les images et les cercles de diffusion, mais il grandit plus les images que les cercles et partant voit mieux ; aussi dans les degrés élevés d'hypermétropie regarde-t-il volontiers de près et sacrifie-t-il, au besoin, la vision binoculaire. Le myope, en plaçant les objets près du remotum, supprime ou réduit les cercles de diffusion.

L'*éclairage* agit sur l'acuité visuelle par la visibilité des objets. Les éclairages forts ont une action presque uniforme et les éclairages faibles, une action très différente. L'acuité augmente avec un éclairage progressif jusqu'à une certaine limite, puis devient stationnaire et enfin s'affaiblit ; elle diminue si l'éclairage décroît graduellement, mais elle faiblit plus vite que lui. La diminution est extrême avec un très faible éclairage (Charpentier).

Adaptation de l'œil à l'éclairage ambiant. — Il importe que l'œil soit adapté à l'éclairage ambiant. En passant d'un endroit très éclairé dans un autre un peu obscur, la vision fléchit, puisse relève ; il faut attendre quelques instants pour obtenir une acuité convenable.

La couleur du fond sur lequel se détachent les objets est aussi intéressante. Le blanc et surtout le jaune (Uhthoff) donneraient, toutes autres conditions égales, le maximum d'acuité. Cette remarque est d'application fréquente pour la lisibilité des caractères d'imprimerie.

Dans la recherche de l'acuité visuelle, il faut donc tenir grand compte des conditions ambiantes, de la situation oculaire du sujet et des particularités objectives des échelles.

Mesure de l'acuité. — Théoriquement, l'acuité visuelle devrait être prise avec des échelles à caractères simples, uniformes, très exactement noircis ; dans une pièce à éclairage artificiel constant et déterminé ; à travers un diaphragme limitant exactement l'ouverture pupillaire ; avec des verres dont l'action est bien calculée, etc. Une telle acuité, malgré tout, ne serait pas encore mathématiquement établie et il est inutile de s'astreindre, en clinique, à ces multiples exigences.

Pratiquement, en effet, on se contente de la lumière du jour et on ne tient guère compte, sauf atropinisation, de l'état pupillaire ou accommodatif. On cherche seulement à se mettre dans des conditions d'observation aussi constantes que possible. On recherche l'acuité de loin ou de près, parfois de loin et de près, et on procède de la façon suivante.

Acuité visuelle à distance. — L'échelle est bien éclairée, à hauteur d'homme. Le sujet, placé à la distance de 5 mètres, de 3 mètres, etc., le dos au jour. L'œil examiné est libre, l'autre couvert, mais non comprimé, par la paume de la main correspondante ou un verre opaque. On fait successivement lire les caractères ou reconnaître les objets de l'échelle en allant de haut en bas, des grands aux petits. Le sujet distingue-t-il tous les caractères, son acuité est normale ; n'en désigne-t-il qu'une partie, elle est imparfaite ; n'en voit-il aucun, elle est très faible ou nulle. On prend aussi l'acuité avec le trou ou la fente sténopéiques et avec les verres concaves, convexes ou cylindriques.

Acuité visuelle de près. — On fait lire le sujet avec un œil ou avec les deux yeux, en notant sur les livres-échelles quels sont le numéro lu, la distance maxima ou minima de la lecture et, s'il y a lieu, les verres employés.

L'acuité de près est appréciée d'après les mêmes principes que l'acuité au loin. Elle n'est nullement harmonique avec elle et comporte la mise en jeu de la réfraction accommodative ou de la convergence.

Notation de l'acuité visuelle. — L'acuité visuelle est représentée par V (visus), ou S (sight ou sehen), vision, et exprimée par une fraction. Elle est, en effet, nous venons de le dire, *pour un objet donné*, le rapport de la distance à laquelle il est distingué au point où il doit l'être par un œil normal moyen. Lit-on à 5 mètres la dernière ligne de l'échelle qui doit être lue à 5 mètres, l'acuité V ou S = 5/5 = 1.

L'acuité visuelle, *pour une distance donnée*, est le rapport inverse de la grandeur de l'objet distingué à la grandeur de l'objet le plus petit vu par un œil normal moyen. Lit-on à 5 mètres la première ligne (qu'on doit lire à 50 mètres) : V = 5/50 = 1/10 = 0,1.

On notera ainsi l'acuité visuelle de chaque œil, avec ou sans verres :

VOD = 1/2, VOG = 1/2, VODG = 1/2, VODG + 2D = 1/2, etc.

Sulzer a proposé de remplacer la mesure fractionnaire actuellement en usage par un système d'unités décimales entières. Il exprime par l'unité la plus faible acuité visuelle qu'on peut mesurer couramment (le 1/10 environ de l'acuité moyenne dite normale) et les acuités supérieures par des multiples de cette unité.

Pour rester en harmonie avec le système décimal, Sulzer adopte la division du quart de cercle en 100 grades et propose comme unité d'acuité visuelle l'*angle visuel de* 1 *grade* (1 g.). L'œil qui reçonnaît une lettre de Snellen apparaissant sous un angle de 1 grade possédera l'acuité visuelle 1 grade ou 1 Snellen (par analogie avec la terminologie des unités électriques). L'œil qui distinguera deux points apparaissant sous l'angle de 0,1 grade correspondra à l'acuité visuelle de 10 grades. La vision normale V = 1 s'exprimerait ainsi par la mesure de 12 grades.

Si l'acuité est trop faible pour être exprimée numériquement, on se contente de dire que le sujet, avec OD, OG ou ODG, compte les doigts à 1 mètre, à 0^m,50 à 0^m,25. Si le sujet peut seulement percevoir la lumière et possède une simple vision qualitative, on notera : VOD, VOG, VODG = Q; nous disons 1/2 Q pour la vision qualitative à peine appréciable, et 2 Q pour celle qui est extrêmement marquée. Si, enfin, la vision est absolument nulle, si la lumière même n'est pas perçue, on écrira : VOD, VOG, VODG = 0.

A la suite d'une proposition faite par le Comité de la Société française d'Ophtalmologie, la question de la réforme de la notation de l'acuité visuelle fut confiée à l'étude d'une commission composée de MM. Landolt, Sulzer et Vignes, rapporteur. La Société a voté, à la suite de ce rapport, les conclusions suivantes :

1° L'acuité visuelle est déterminée par le *minimum separabile*, c'est-à-dire par le plus petit angle sous lequel deux points ou deux lignes noirs sur fond blanc, peuvent encore être distingués comme étant séparés ;

2° L'épaisseur de ces lignes doit être égale à l'espace qui les sépare ;

3° L'acuité visuelle est définie par l'inverse de l'angle du minimum separabile, selon la progression indiquée plus bas ;

4° L'unité de la mesure de l'acuité est représentée par un angle assez grand pour que les degrés que l'on rencontre ordinairement dans la pratique ophtalmologique s'expriment en chiffres entiers ;

5° La graduation de la série progresse selon le facteur 1,259 ; la base physiologique de ce chiffre repose sur la dégression de l'acuité visuelle du centre à la périphérie de la région maculaire, étudiée récemment encore et à ce point de vue particulier par M. Sulzer ;

6° Les acuités visuelles inférieures à l'unité pourront être exprimées en dixièmes de l'unité ;

7° L'angle visuel *unité* sera de $\dfrac{1 \text{ grade}}{5}$ = 0 g. 20 = 10′48″, soit V = 0,0926 du système actuel. Les optotypes doivent être construits de façon à réaliser le mieux possible le principe du minimum separabile ;

8° Pour dénommer l'unité d'acuité visuelle on se servira du mot *Opt*.

Ce rapport fut discuté au Congrès international d'Ophtalmologie de Lucerne en 1904, qui nomma à son tour une commission pour étudier cette question et présenter un rapport au prochain Congrès international.

PHOSPHÈNES

Les phosphènes — φῶς, lumière, φαίνειν, faire briller — sont des lueurs entoptiques déterminées par action mécanique ou électrique sur le globe oculaire et qui témoignent de la sensibilité rétinienne. Serre d'Uzès les a minutieusement étudiées et distingue les phosphènes centraux, jugaux, frontaux, nasaux, temporaux. Le phosphène central est discoïde et résulte d'une pression directe au centre de l'œil ; les phosphènes latéraux ont la forme d'un croissant et sont produits par une pression digitale du côté opposé. Si la pression est forte, il y a en outre un phosphène moindre du

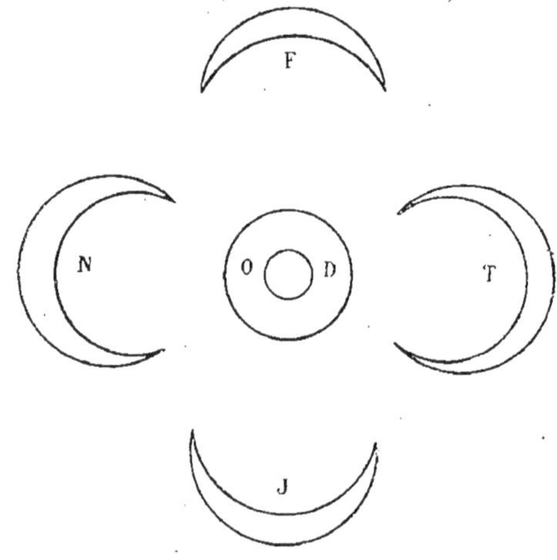

Fig. 109. — Phosphènes (Serre d'Uzès).
N, nasal. — F, frontal. — T, temporal. — J, jugal.

même côté ; leur forme est un peu en rapport avec la surface de contact de l'objet contondant. Leur aspect est blanc bleuâtre pâle et leur intensité paraît d'autant plus marquée que la rétine est restée plus longtemps au repos et à l'obscurité. Ovio distingue les phosphènes par compression, par mouvements oculaires, par mouvements respiratoires forcés, par causes internes, par accommodation, par amblyopie transitoire (scotome scintillant). Il y a, d'ailleurs, de grandes différences individuelles.

Les phosphènes ont été utilisés et peuvent l'être encore pour apprécier la sensibilité centrale ou périphérique de la rétine. L'électricité provoque aussi des sortes de phosphènes à l'ouverture et à la fermeture du courant ; ils sont maxima à l'ouverture avec le pôle positif et à la fermeture avec le pôle négatif. On a mesuré la force électrique nécessaire pour produire ces phosphènes et appliqué ses variations au diagnostic de l'atrophie optique. Enfin, des phosphènes spontanés résultent parfois de l'hyperesthésie et de l'irritation neuro-rétinienne ; ils prennent alors le nom de photopsies et ont une véritable signification morbide.

CHAPITRE V

ACUITÉ COLORÉE OU CHROMATIQUE, C

La chromatopsie — χρῶμα, couleur, ὄψις, vue — est la perception visuelle des couleurs. Elle est centrale ou périphérique et correspond théoriquement à l'acuité visuelle centrale ou périphérique. Elle est plus ou moins développée suivant les sujets ; elle peut être nulle ou seulement imparfaite. L'absence totale de perception colorée constitue l'*achromatopsie ;* son insuffisance, la *dyschromatopsie ;* la dyschromatopsie et l'achromatopsie pour le rouge correspondent au *daltonisme* ou *anérythropsie* (α, ἐρυθρός, rouge).

Couleurs. — Les couleurs ordinaires diffèrent suivant leur origine. Les couleurs spectrales sont pures et les couleurs des papiers, des laines, des étoffes, plus ou moins impures. Si l'on décompose la lumière solaire par un prisme, on obtient les sept couleurs, dites spectrales : violet, indigo, bleu, vert, jaune, orangé, rouge. Si l'on décompose les couleurs industrielles au spectroscope, on les voit constituées par une série de couleurs simplement voisines des couleurs spectrales. Le rouge spectral, vu à travers un second prisme, reste rouge inférieur; le rouge industriel, vu au spectroscope, contient une foule de nuances rouges. Les couleurs sont, enfin, souvent combinées entre elles.

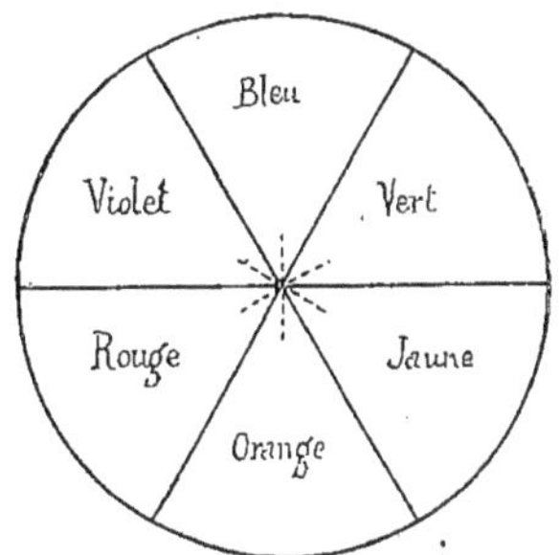

Fig. 110. — Schéma des couleurs complémentaires.

Violet-jaune, bleu-orange, rouge-vert.

On appelle couleurs *complémentaires* celles qui par leur mélange donnent le blanc. Le rouge est complémentaire du vert ; le violet, du jaune ; l'orangé, du bleu ; et inversement.

L'œil peut percevoir, dans certaines conditions, les couleurs complémentaires. Regardons longtemps du jaune, puis brusquement du blanc, nous verrons du violet. Dans le blanc, en effet, il y a du jaune et du violet. Quand la rétine est impressionnée longuement par le jaune, les éléments correspondant au jaune ne peuvent plus le percevoir, et quand nous regardons le blanc composé de jaune et de violet, nous ne voyons plus que le violet.

Le contraste simultané décèle aussi la couleur complémentaire (WEBER). Une feuille de papier colorée en bleu, jaune, vert, violet, est recouverte d'une autre feuille très mince et presque transparente. Si entre les deux on interpose un papier gris, on voit la couleur complémentaire de la première.

Cette perception complémentaire est très réelle, mais elle est cependant un peu vague.

Conditions qui influencent la perception chromatique. — La perception des couleurs est influencée par l'éclairage ambiant, le fond, la nature, le degré de saturation, l'éducation individuelle.

L'éclairage joue un rôle important. La diminution progressive de la lumière fait disparaître successivement le violet, le vert, le jaune, le rouge et le bleu. La nuit, on ne reconnaît plus les couleurs, tandis qu'on distingue encore le bleu du ciel. Le *fond* sur lequel sont vues les couleurs modifie leur visibilité : un fond noir et surtout vert fait mieux ressortir le rouge qu'un fond blanc ; la couleur tranche surtout bien sur un fond complémentaire. On connaît l'expérience des laines vues à l'éclairage de sodium (sel dans l'alcool). Avec cette lumière jaune, toutes les teintes jaunes, roses, etc., se confondent.

La *saturation des couleurs* accroît leur visibilité.

L'exercice facilite la perception des teintes et des nuances ; *l'éducation* permet de les apprécier et surtout de les exprimer par les termes appropriés, en un vocabulaire plus ou moins riche.

Il importe de tenir compte de ces divers facteurs de sensibilité colorée dans la mesure du sens chromatique, sous peine d'erreurs parfois considérables.

Mesure de la chromatopsie. — Le sens chromatique est apprécié de diverses façons : par les échelles, les disques, les laines, etc. L'acuité chromatique s'établit, en principe, d'une façon analogue à celle de l'acuité visuelle et de l'acuité lumineuse ; on l'exprime également en fractions ou unités.

Les *échelles* se composent de carrés colorés de teinte assez légère pour qu'elle ne puisse être distinguée au delà de 5 mètres ; celle de DE WECKER et MASSELON est constituée par des carrés de grandeurs différentes sur fond blanc.

Pour exprimer l'acuité chromatique VC ou C, on agit comme pour l'acuité visuelle, avec cette différence que l'on apprécie non plus des lignes, mais des surfaces.

. Le carré coloré de 2 centimètres de côté qu'on doit voir à 5 mètres est-il vu à 5 mètres : C = 1 ; ce carré n'est-il perçu qu'à une distance deux fois moindre, à $2^m,5$, l'acuité est quatre fois plus faible : C = 1/4 ; distingue-t-on seulement un carré de 4 centimètres de côté, on a également C = 1/4, etc.

Il faut évidemment, dans cette appréciation, corriger préalablement tout vice de réfraction et se placer dans les conditions d'acuité visuelle convenable.

Le *disque rotatif* de MAXWELL est recouvert d'un cercle de papier noir ou blanc ; on y adapte un secteur de papier coloré, puis on lui imprime un mouvement rotatif rapide. On cherche alors par tâtonnement le plus petit secteur coloré qui peut être reconnu.

Cette méthode, désignée par LANDOLT sous le nom de méthode des intensités minima, est très rationnelle, très scientifique, et permet en outre de mélanger à volonté les couleurs. L'auteur estime qu'il n'y a pas dyschromatopsie, si le secteur coloré du disque de MAXWELL ne dépasse pas 18° pour le rouge, 8° pour le vert clair, 26° pour le bleu sur disque blanc ; 3° pour le rouge, 1° pour le vert clair, 3° pour le bleu sur disque noir.

Les *laines* sont employées par comparaison de manière à grouper les couleurs et teintes similaires. Les procédés d'HOLMGREEN et de DAAE semblent les plus pratiques.

Procédé de Daae. — Sur un canevas blanc sont fixées des séries horizontales de petits carrés de laines colorées. Certaines séries sont composées de carrés de même couleur, mais d'intensité graduellement décroissante ; certaines autres, de carrés de couleurs plus ou moins disparates. Après avoir indiqué cette disposition, on demande au sujet d'examiner si tous les carrés de telle ou telle rangée sont de même couleur ou de couleur différente. S'il ne commet aucune erreur, la chromatopsie est normale ; s'il confond des couleurs distinctes mais analogues, il y a dyschromatopsie faible ; s'il confond des couleurs très disparates, il y a dyschromatopsie forte ; si, enfin, il ne perçoit aucune couleur, il existe de l'achromatopsie.

Procédé de Holmgreen. — On prend divers écheveaux de laines à tapisserie diversement colorés, de nuances et de teintes graduées, claires et foncées. On dispose ces écheveaux sur une table bien éclairée ; on met de côté d'abord un échantillon vert clair très pur, ne tirant pas sur le jaune ou le bleu, puis on invite le sujet à grouper tous les écheveaux dont la couleur s'en rapproche le plus. Si des échantillons disparates sont placés à côté du vert clair, il y a dyschromatopsie ; on recommence alors la même épreuve avec un échantillon pourpre de nuance moyenne et on voit quelle est la nature de la dyschromatopsie.

Les couleurs choisies sont des couleurs conformes à l'échantillon ou bien des couleurs de confusion. Si le sujet a groupé, avec l'échantillon A, les couleurs de confusion de 2 à 5, il est dyschromatope ; s'il a groupé, avec l'échantillon B, les couleurs de confusion de 6 et 7, bleu ou violet, il est aveugle pour le rouge ; s'il a groupé, avec ce même échantillon B, des couleurs de confusion de 8 et 9, vert et gris, il est aveugle pour le vert ; s'il a groupé avec l'échantillon B des écheveaux rouges et orangés, il est aveugle pour le violet ; si, enfin, il groupe toutes les couleurs et toutes les nuances possédant la même intensité lumineuse, il est aveugle pour toutes les couleurs (voir la planche hors texte).

Procédé de Stilling et de Wecker. — STILLING imprime des lettres colorées sur un fond de couleur de confusion de manière qu'elles ne soient pas lues par les achromatopes qui confondent ces couleurs ; mais ces lettres ont souvent un brillant qui suffit à les reconnaître sur le fond mat, et c'est là leur principal inconvénient.

Chromatophotoptomètre. — COLLARDEAU, IZARN et CHIBRET apprécient la chromatopsie avec leur ingénieux instrument, le chromatophotoptomètre que nous avons décrit plus haut.

Quelle est la valeur de ces divers procédés ?

Les échelles sont à détermination rapide et le disque rotatif est très scientifique, mais, dans les deux cas, il faut qualifier les couleurs perçues, et beaucoup de sujets ont à cet égard une nomenclature insuffisante ; les laines sont donc préférables. D'ailleurs, les achromatopes peuvent arriver par l'appréciation de l'intensité lumineuse à désigner exactement des couleurs qu'ils ne voient pas ou qu'ils voient mal. On a même rencontré des conducteurs de train ou des aiguilleurs achromatopes qui appréciaient ainsi très exactement des signaux colorés. Le chromatophotoptomètre est cependant excellent pour la détermination rapide des scotomes centraux colorés.

Chromatopsie pathologique. — L'achromatopsie est rarement complète pour toutes les couleurs. L'achromatopsie partielle ou *daltonisme* et la dyschromatopsie sont relativement fréquentes. Le vert, le rouge sont vus gris ; le vert peut être vu rouge et réciproquement, etc. ; très souvent, toutefois, un achromatope différencie des couleurs qu'il ne voit pas ; il ne distingue pas les couleurs, mais l'intensité de la lumière.

Partielle ou totale, l'achromatopsie est acquise ou congénitale. Congénitale, elle coïncide d'ordinaire avec de l'amblyopie et du nystagmus ; acquise, dans les uvéites et atrophies optiques consécutives, la disparition des couleurs va de la périphérie du champ visuel au centre. Le vert disparaît d'abord, puis le rouge, enfin le bleu.

Des lacunes dans le champ visuel chromatique ou scotomes colorés existent fréquemment au centre dans les amblyopies toxiques, à la périphérie dans les oblitérations vasculaires, le décollement rétinien, le glaucome, la rétinite pigmentaire, etc. Les caractères de ces diverses achromatopsies sont très importants pour le diagnostic médical ou l'exercice de certaines professions. Ils seront étudiés en détail avec le champ visuel.

Optotypes en couleurs complémentaires (POLACK). — Ils sont basés sur la dispersion chromatique de l'œil et se composent de stries parallèles de 6 millimètres de large, alternativement rouges et vertes, orientées suivant la direction de différents méridiens de l'œil astigmate. A la distance de 5 mètres, l'hypermétrope voit les stries vertes complètement blanches et les rouges d'un rouge sombre ; le myope voit les stries vertes en gris foncé et les rouges en rose pâle ; l'emmétrope voit les stries vertes d'un vert foncé et les rouges d'un rouge clair. Le verre convexe le plus fort ou le verre concave le plus faible qui fait voir les stries en vert foncé et rouge clair, indique le degré d'amétropie.

Ces optotypes peuvent rendre des services : 1° dans l'astigmatisme en général; 2° dans les cas douteux où, malgré la correction, l'acuité visuelle est un peu inférieure à la normale ; 3° pour éviter la surcorrection des myopes (correction totale); 4° dans l'étude de l'accommodation, surtout chez les astigmates ; 5° pour constater le mode d'accommodation des artistes peintres, quand ils demandent à leurs yeux une simple impression de lumière et de couleur.

CHAPITRE VI

CHAMP VISUEL

Généralités. — Le champ visuel correspond à la surface de perception visuelle de l'œil immobile et comprend l'espace entrevu ou embrassé par cet œil en fixation directe. Il représente la vision périphérique ou périmaculaire, comme l'acuité visuelle exprime la vision centrale ou maculaire.

Trois facteurs principaux influencent le champ visuel :

1° La surface de pénétration des rayons lumineux ;

2° L'intensité des foyers lumineux ;

3° La sensibilité rétinienne, variable suivant les sujets, les saillies périoculaires, nez, orbite, sourcil, l'enfoncement ou la protrusion du globe, le diamètre pupillaire, etc.

Le champ visuel est monoculaire ou binoculaire. Dans le champ binoculaire, une partie est commune aux deux yeux, et l'autre particulière à chaque œil.

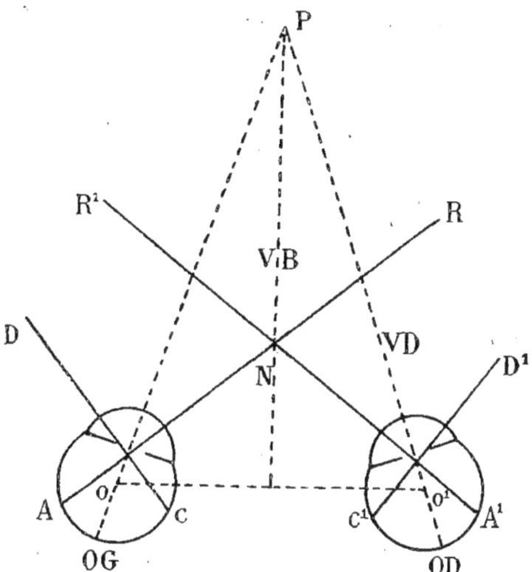

Fig. 111. — Limites du champ visuel.

OD, œil droit. — OG, œil gauche. — N, nez. — NP, ligne médiane. — VG, champ monoculaire gauche. — VD, champ monoculaire droit. — VB, champ binoculaire.

La vision périphérique ou indirecte est très utile pour l'appréciation exacte de la position et de la forme des objets ; elle est nécessaire pendant la marche. Si on la supprime, par exemple, en regardant à travers deux tubes appliqués exactement devant les yeux, la vision directe persistant seule, il devient très difficile de se conduire. Il en est ainsi, d'ailleurs, dans la dégénérescence pigmentaire de la rétine et, la nuit, dans l'héméralopie.

Le champ visuel est très important à étudier, car il a une grande valeur diagnostique et séméiologique.

Procédés de détermination du champ visuel. — On peut apprécier le champ visuel en surface plane ou en surface courbe, approximativement avec la main ou exactement avec des instruments. On peut, enfin, le déterminer pour la lumière blanche ou pour la lumière colorée.

Procédé digital. — On procède souvent avec les doigts. Le sujet regarde fixement une main de l'observateur et indique le moment où il voit, sans la regarder, l'autre main amenée de la périphérie au centre dans les principales directions.

Campimétrie. — C'est la détermination du champ visuel en surface plane. On peut se servir d'une feuille de papier présentant une petite croix noire ou d'un tableau noir muni d'un centre blanc, mais on emploie d'ordinaire le campimètre de DE WECKER. Le tableau noir présente au centre une croix, et de cette croix partent des rayons en tous sens ; en avant existe un appui pour le menton du patient.

Le sujet, avec l'œil en expérience, l'autre étant couvert, fixe le point central pendant qu'on promène lentement du centre à la périphérie, puis de la périphérie au centre et sur tous les rayons, un objet blanc ou coloré, un bâton de craie, par exemple. On note les points extrêmes de perception de l'objet, puis on les réunit par une ligne courbe qui représente la limite du champ visuel ; c'est une *représentation en centimètres*. L'étendue varie évidemment suivant la distance de l'œil au centre de la surface. Il est nécessaire, pour comparer les champs visuels obtenus, de placer les sujets toujours à la même distance, et à une distance en rapport avec l'étendue du tableau. Dans l'appareil de DE WECKER, elle est habituellement de 0^m,16.

Périmétrie. — C'est la prise du champ visuel en surface courbe. On emploie avec avantage le périmètre de LANDOLT à cause de sa simplicité et de la facilité de surveillance du regard du patient, mais tous les autres sont utilisables.

Le sujet applique le menton sur un appui disposé de manière que l'œil examiné soit au centre de la courbe du périmètre, l'autre œil étant couvert. Il regarde directement devant lui pendant que l'observateur amène le curseur blanc ou coloré de la périphérie au centre, ou réciproquement, et note le degré correspondant à la vision périphérique extrême. On répète la manœuvre sur les principaux méridiens et on obtient ainsi la *représentation du champ visuel en degrés*.

Le diamètre pupillaire ayant quelque influence et l'éclairage une action considérable sur le champ visuel, il est utile que le sujet fixe le point indiqué d'une façon vague, sans accommodation, et que l'éclairage soit convenable ; il faudrait même que les conditions d'éclairage ambiant et de visibilité de l'objet curseur fussent constantes.

Le patient doit être informé de ce qu'on attend de lui et instruit de ce qu'il faut observer. L'observateur montrant le zéro et faisant marcher le curseur le long de l'arc méridien dans les directions voulues, évitera que sa main ne puisse donner aucune indication visuelle accessoire. Une tige métallique, une roue avec courroie, etc., permettront d'ailleurs, le cas échéant, de mobiliser le curseur à distance.

Notation du champ visuel. — Le champ visuel est transcrit sur des schémas représentant la surface explorée. Le centre correspond au point fixé par la macula ; Foerster faisait correspondre le centre de l'appareil non à la macula, mais à la papille, à 15° environ en dedans. Les points extrêmes de visibilité sur chaque rayon sont réunis et donnent une courbe qui représente le champ visuel. Dans les figures où l'on transcrit les données périmétriques, on suppose que les méridiens sont étalés sur le papier, de façon que dans un méridien quelconque, des intervalles égaux correspondent à des degrés égaux. Cette expression n'est pas très exacte, mais elle est plus pratique que celle qui consisterait à projeter la surface périphérique sur un plan (Hirschberg), car les parties excentriques seraient très raccourcies et de transcription difficile. Le tracé campimétrique ou périmétrique est toujours conforme à l'étendue du champ visuel et sa fidèle

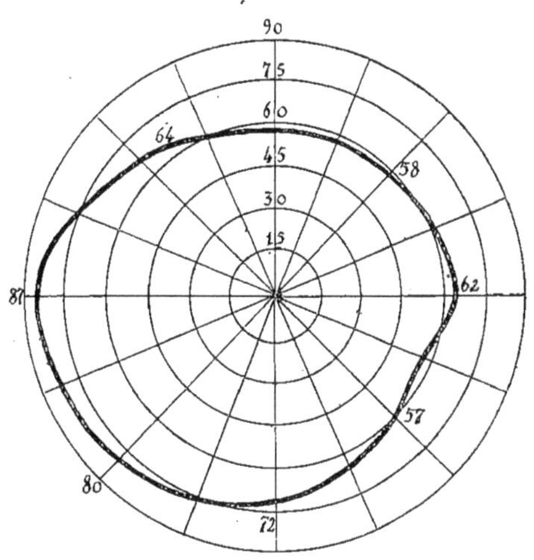

Fig. 112. — Champ visuel normal moyen (Truc).

représentation. On peut aisément, avec les tableaux établis par de Wecker et Masselon, transformer un tracé campimétrique en tracé périmétrique, et réciproquement.

D'une manière générale, la campimétrie est plus rapide que la périmétrie, mais elle n'est vraiment exacte que dans les parties centrales du champ visuel. Dès qu'on veut apprécier un affaiblissement minime de la vision périphérique, il vaut mieux recourir au périmètre.

Champ visuel simple normal. — A l'état normal, il sera étendu en raison de la sensibilité visuelle de la rétine. Celle-ci étant plus considérable en dedans de la macula qu'en dehors, le champ visuel sera plus grand en dehors qu'en dedans. La saillie du nez, celle du rebord orbitaire supérieur limiteront, en dedans et en bas, le champ visuel normal. L'enfoncement, la saillie du globe dans l'orbite, le modifieront en plus ou en moins. Nous devons ajouter que la papille optique, n'ayant aucune valeur fonctionnelle, donnera sur le tracé une zone obscure, scotome ou tache aveugle de Mariotte. Située à 15° en dedans et à 3° au-dessus de la macula, la papille produira un scotome à 15° en dehors et à 3° au-dessous ; son étendue est généralement de 5° à 6°.

Les limites moyennes et minimes du champ visuel normal sont les suivantes :

MOYENNES		MINIMES	
En haut	55°	En haut	50°
En dedans	62°	En dedans	60°
En bas.	72°	En bas.	65°
En dehors	87°	En dehors	75°

Champ visuel coloré normal. — Il est variable suivant les couleurs. Les cercles du bleu, du rouge et du vert sont concentriques ; le vert est interne, le bleu externe, le rouge intermédiaire. Voici, d'ailleurs, les mesures indiquées par SCHŒN et par LANDOLT qui se sont beaucoup occupés de la question :

Schœn :

	BLEU	ROUGE	VIOLET
En haut.	45°	40°	30° à 35°
En dehors.	65°	60°	40°
En bas	60°	50°	35°
En dedans.	60°	50°	40°

Landolt :

En haut.	50°	35°	30°
En dehors.	80°	70°	35°
En bas	55°	45°	35°
En dedans.	55°	40°	30°

Si l'on fait usage de couleurs très intenses, comme les couleurs spectrales, on constate que la sensibilité chromatique s'étend jusqu'au bout du champ visuel, tandis que, avec les papiers colorés, il y a toujours un certain rétrécissement.

Dans les troubles de la cornée, du cristallin ou du vitré, le champ visuel peut être normal et approximativement établi. On emploie alors comme mire campimétrique ou périmétrique un objet très éclatant ou un point lumineux, un fil de platine rougi par une pile (DE WECKER). On se sert plus aisément d'une ou deux bougies allumées ; le malade regarde fortement en haut, puis en bas, en dedans, en dehors, la bougie étant dans une direction opposée et alternativement découverte ou cachée par la main de l'observateur. Pour les cataractés, dans une chambre noire, l'œil fixe une bougie allumée pendant qu'on porte une autre bougie éclairée dans toutes les directions ; les limites extrêmes où la seconde bougie est distinguée de la première indiquent l'étendue du champ visuel. On recherchera de même le champ visuel chromatique en recouvrant l'œil du patient avec un verre coloré.

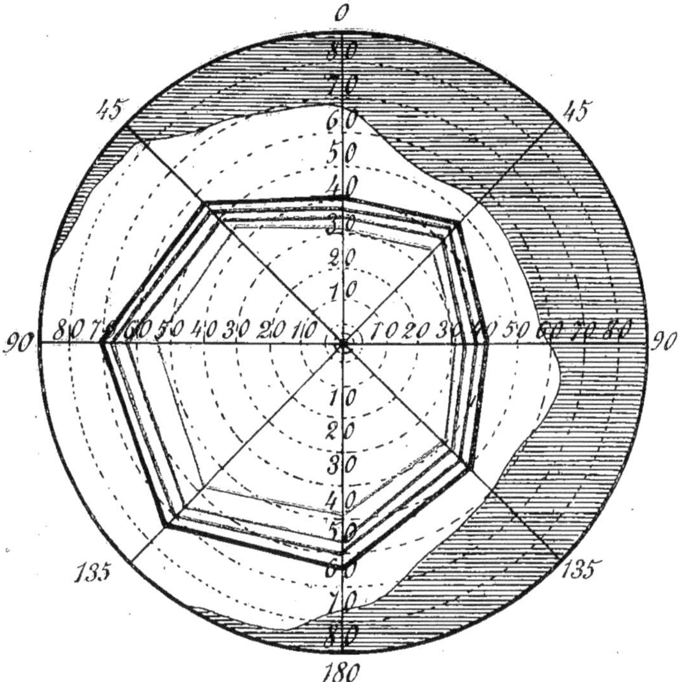

Fig. 1. — Champ visuel normal.

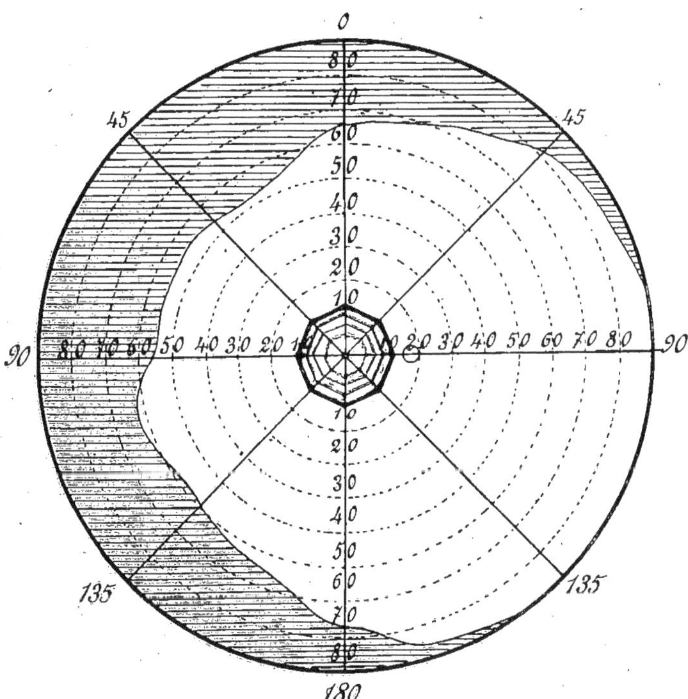

Fig. 2. — Champ visuel hystérique.

Champ visuel pathologique. — Le champ visuel devient pathologique au-dessous d'un certain minimum normal et peut être réduit en tout sens, à la périphérie, dans les autres parties ou au centre; il présente parfois des lacunes ou scotomes.

Le *rétrécissement périphérique* s'observe dans les atrophies, les thromboses artérielles, les décollements rétiniens.

Les atrophies optiques produisent le rétrécissement pour le blanc ou au moins pour les couleurs; ce rétrécissement est en rapport avec l'étendue et la gravité de la lésion. Dans l'atrophie grise, les couleurs sont rapidement méconnues; elles sont per-çues plus longtemps dans l'atro-phie blanche. Dans les oblité-rations artérielles, le segment correspondant du champ visuel disparaît, mais le blanc et les couleurs sont d'ailleurs conser-vés. Il en est ainsi dans l'hémio-pie et le décollement de la rétine. Le glaucome entraîne la réduc-tion du champ visuel pour le blanc comme pour les couleurs et de dedans en dehors; con-trairement à ce qui a lieu dans l'atrophie simple, le blanc et les couleurs conservent leurs rap-ports habituels et se rétrécissent régulièrement. Dans la dégéné-rescence pigmentaire de la rétine,

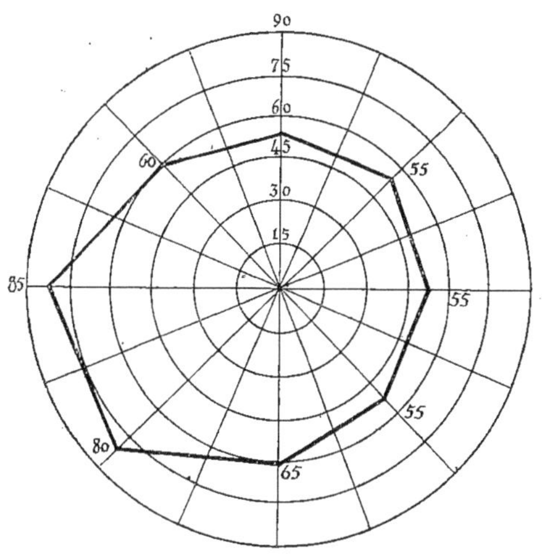

Fig. 113. — Champ visuel normal minimum (TRUC).

le rétrécissement est régulièrement concentrique pour le blanc et les cou-leurs. Les atrophies de la bandelette ou des angles du chiasma produisent l'hémiopie homonyme ou croisée.

Le *rétrécissement disséminé* se rencontre dans les hémorragies, les exsu-dats, les altérations multiples de la rétine ou de la choroïde; il s'agit de sco-tomes périphériques.

Le *rétrécissement central* s'observe dans les névrites héréditaires, les névrites rétro-bulbaires toxiques, dans les apoplexies et les altérations diverses de la macula.

Les *scotomes* — σχότωμα, ténèbres — sont des lacunes du champ visuel produites par l'altération correspondante de la sensibilité rétinienne. Ils sont centraux ou périphériques.

Les *scotomes centraux* occupent une partie plus ou moins étendue de la région centrale de la rétine et du champ visuel.

Les *scotomes excentriques* sont périphériques ou disséminés : périphé-riques, ils constituent des rétrécissements plus ou moins étendus et régu-liers, ou bien de vastes zones échancrant plus ou moins largement le

champ visuel ; disséminés, ils sont souvent multiples, irréguliers, de grandeur inégale.

On distingue encore des scotomes positifs et négatifs, absolus et relatifs,
simples et colorés. Le *scotome positif* est représenté par une tache noire
que le sujet perçoit dans son champ visuel et projette sur les objets. Il est
fixe quand il résulte d'opacités cristalliniennes ou de lésions rétiniennes ou
chorio-rétiniennes, et suit alors les seuls mouvements du globe ; il est
mobile, quand il résulte d'opacités siégeant · dans le vitré ou mouches
volantes. Le *scotome négatif* est con-
stitué non par la perception d'une tache,
mais par l'absence de perception dans
une ou plusieurs parties du champ
visuel. Dans le *scotome absolu*, toute
perception lumineuse est complètement abolie, tandis que dans le *scotome relatif*, la perception lumineuse
est seulement très diminuée ; enfin, le
scotome simple s'applique au blanc, et
le *scotome coloré* aux couleurs ; le
champ visuel pour le blanc peut être,
d'ailleurs, normal et le champ coloré
présenter des scotomes divers.

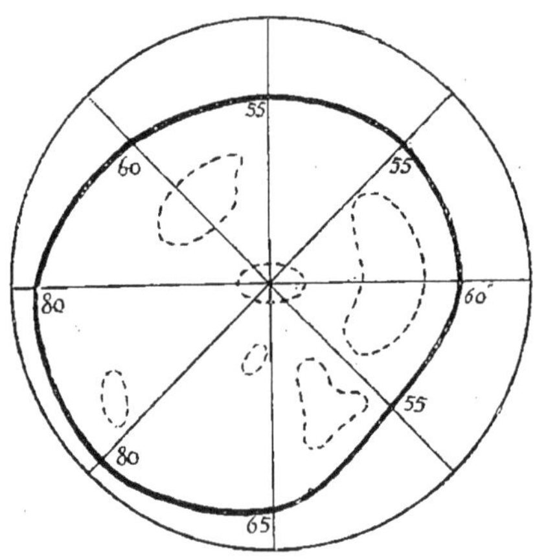

Fig. 114. — Scotome central et scotomes
périphériques.

Pour apprécier exactement les scotomes, la détermination du champ
visuel est nécessaire. Ils sont souvent
plus manifestes avec un faible éclairage ; ils n'existent parfois que sur de
petits espaces, au centre ou ailleurs, et il est bon alors d'employer pour les
déterminer de petits objets, soit blancs, soit colorés.

On prend, au campimètre et mieux au périmètre, un petit carré blanc ou
coloré et on note exactement, dans un méridien donné, le point où le carré
blanc disparaît ou s'assombrit, puis les points extrêmes où il reparaît ; on
agit de même dans les méridiens voisins et on réunit tous les points obtenus
par une ligne continue.

Pour le scotome central, on peut agir comme précédemment. Le plus
souvent, toutefois, on se sert du chromatophotoptomètre de Chibret ou d'un
scotomètre (appareil d'Antonelli ou de Truc). Avec le premier, on reconnaît
le scotome et son degré d'intensité ; avec le second, on établit son étendue.
Il peut suffire, d'ailleurs, de montrer une surface blanche ou colorée à travers
des ouvertures de dimensions progressives faites aux ciseaux dans du
papier noir ou blanc.

Dans les cas où les malades ne savent pas diriger le regard sur le point
à fixer, Haitz a conseillé de se servir du stéréoscope pour dessiner sur un
schéma quadrillé les limites du scotome central.

Le *scotomètre central de Truc* a la forme d'un ophtalmoscope ordinaire
avec série de disques de 5 centimètres et manche de 10 centimètres. Les

disques sont : 1° disque à trous circulaires de 1 à 10 millimètres, denté en avant avec mouvement circulaire ; 2° disque à grand trou circulaire et inclinaison angulaire ; 3° disque à secteurs colorés sur deux faces avec mouvement circulaire ; 4° disque à grande fente rectangulaire, à inclinaison angulaire ; 5° disque à fentes rectangulaires avec mouvement circulaire.

CHAPITRE VII

ACCOMMODATION

L'accommodation est l'adaptation de l'œil aux diverses distances de la vision. Elle résulte de l'action du muscle ciliaire sur la zonule et le cristallin. Elle produit la réfraction dynamique, variable, on le sait, avec l'âge, les individus, l'état normal ou pathologique. Pour apprécier l'accommodation, on doit rechercher son amplitude ou son parcours et déterminer ses limites, le punctum remotum et le punctum proximum.

Détermination du punctum remotum R et du punctum proximum P. — Le R est le point le plus éloigné de la vision distincte. Il est à l'infini pour l'emmétrope, à une distance finie pour le myope et au delà de l'infini pour l'hypermétrope. On le mesure avec les verres ou les optomètres.

Avec les verres. — L'accommodation étant relâchée par le regard au loin ou l'atropine, on cherche le verre positif le plus fort ou le verre négatif le plus faible qui donne la meilleure acuité visuelle. Le numéro correspondant indique le R en dioptries.

Avec les optomètres. — L'œil étant à l'œilleton et le curseur au delà du zéro, on fait tourner la vis et on amène les caractères visibles jusqu'à obtenir le maximum d'acuité. Le numéro positif le plus fort, ou négatif le plus faible qui donne ce maximum d'acuité et qu'on lit sur l'instrument, indique, en dioptries, le R.

Le P est le point le plus rapproché de la vision distincte. On le détermine comme le remotum, avec les verres ou les optomètres et des instruments spéciaux.

1° Le numéro positif le plus faible ou le numéro négatif le plus fort indique, en dioptries, la distance du P.

2° On se sert encore d'un cadre métallique où sont tendus quelques fils noirs. On fait regarder ces fils et on les rapproche de l'œil à examiner, l'autre étant fermé, jusqu'à ce que les fils ne soient plus vus nettement. Le point-limite de la vision distincte la plus rapprochée est établi au ruban métrique, et sa distance à l'œil exprime le proximum. On peut employer, enfin, dans le même sens l'ophtalmodynamomètre à fente lumineuse de LANDOLT; celle-ci est simple jusqu'au proximum, et elle prend la forme d'un V dès qu'elle est en deçà. On mesure, avec le ruban métrique, le point extrême de visibilité simple et on obtient le proximum.

Il faut observer que le remotum n'étant recherché qu'à 5 mètres et non à l'infini, il existe de ce fait une erreur de 0,2 de dioptrie. De même avec l'optomètre, si le sujet applique l'œil contre l'œilleton, au lieu de le tenir à 13 millimètres, le remotum serait obtenu pour le sommet de la cornée, non pour le foyer principal antérieur de l'œil, et on devrait retrancher de la distance métrique du proximum 13 millimètres environ.

Amplitude d'accommodation A. — C'est la différence en dioptries du P au R; exprimée en mètres, cette distance correspond au parcours de l'accommodation : $A = P - R$.

L'amplitude d'accommodation se modifie avec l'âge dans les conditions indiquées par le schéma de DONDERS. Ce schéma toutefois paraît un peu absolu, et son adoption définitive nécessite de nouvelles recherches. COHN, par exemple, examinant en Silésie 100 personnes au-dessus de 60 ans, a constaté que plusieurs, âgées de plus de 70 ans, quoique emmétropes ou hypermétropes, lisaient sans lunettes des caractères très fins à 20 centimètres. Chacun a observé quelques faits analogues. On peut se demander cependant s'il n'existait pas chez eux une myose suffisante pour produire simplement la vision sténopéique. L'amplitude d'accommodation est variable en outre avec les divers états d'amétropie, faible chez le myope, forte chez l'hypermétrope. Enfin, elle subit des variations suivant l'état général, ou un état oculaire consécutif aux maladies générales, infectieuses ou toxiques.

La paralysie et la parésie de l'accommodation se rencontrent dans quelques cas de tumeurs ou scléroses bulbo-protubérantielles, à la suite de la diphtérie, de la fièvre typhoïde, dans l'hystérie, l'anémie, où le muscle ciliaire est affaibli dans son innervation. Toutes les modifications de l'appareil cristallinien, luxations, cataractes, scléroses, qui diminuent l'élasticité de l'appareil cristallinien réduisent l'amplitude d'accommodation; l'aphakie la supprime entièrement.

CHAPITRE VIII

CHAMP DE REGARD

L'étude des mouvements des yeux est souvent nécessaire. On en juge sommairement en faisant suivre en tous sens par le sujet, la tête immobile, un doigt ou un objet quelconque jusqu'aux limites extrêmes de la vision distincte.

Mais si l'on veut apprécier exactement les excursions musculaires, il faut rechercher le *champ de regard* (HELMHOLTZ) ou champ de fixation. On l'obtient comme le champ visuel avec le périmètre ou le campimètre.

Avec le périmètre, la tête du sujet est droite, le menton sur le point d'appui, l'œil au centre dirigé naturellement vers le zéro de l'instrument et le curseur muni d'une petite lettre nettement lisible. Pour que la tête reste fixe et ne suive pas le curseur, on présente au patient une petite planchette fixée à la mentonnière et qu'il doit mordre. On déplace alors le curseur et on fait suivre du regard jusqu'aux limites extrêmes de lisibilité, en haut, en bas, en dedans, en dehors et dans les principales directions intermédiaires. Les points ultimes indiquent le maximum d'excursion des muscles corres-

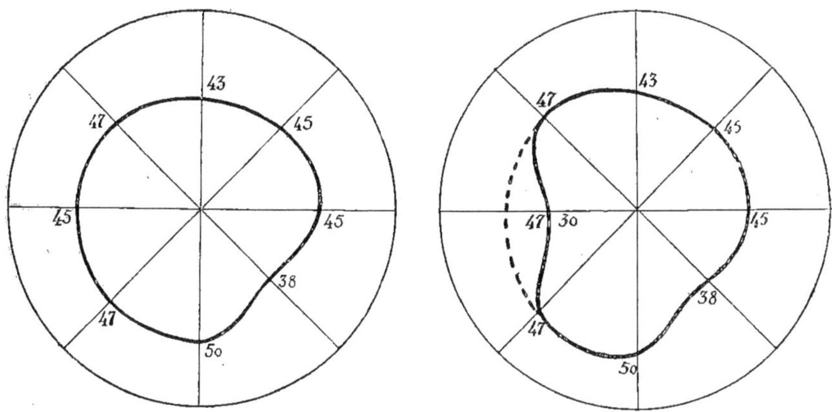

Fig. 115. — Champ du regard normal (LANDOLT).   Fig. 116. — Paralysie partielle du droit externe (MASSELON).

pondants ; ils sont transcrits sur un schéma habituel, et la courbe qui les réunit représente le champ de regard.

Le procédé objectif de Javal est souvent employé. L'œil est dirigé vers le zéro du périmètre, puis porté aux points extrêmes de déviation en haut, en bas, en dedans, en dehors, etc. L'observateur, armé d'une bougie, constate d'abord que l'image de la flamme se fait au centre de la pupille ; il commande ensuite de porter fortement l'œil en divers sens et détermine, pour chacun d'eux successivement, le point périmétrique où l'image de la flamme occupe encore exactement le centre de la cornée. L'arc parcouru par la bougie le long de l'instrument, du centre à la périphérie, correspond au déplacement angulaire de l'œil et mesure la puissance du muscle en action. On peut, d'ailleurs, appliquer ce moyen ingénieux pour mesurer l'angle et le degré du strabisme, et on l'a mis en œuvre pour apprécier comparativement la mobilité des yeux artificiels, après les énucléations, les amputations partielles, l'éviscération et l'évidement de l'œil (TRUC).

Avec le campimètre, on agit absolument de même. Il suffit que le point d'appui soit tiré à un pied du tableau et la lettre assez grande pour être lisible à 0^m,50. Le tracé est identique au précédent et peut lui être rapporté.

Champ de regard normal. — Il est compris, d'après LANDOLT, dans les limites minima suivantes :

En dehors. . . . . 45°
En dehors et en bas. . . . . 47°
En bas. . . . . 50°
En bas et en dedans . . . . 38°
En dedans . . . . 44°
En dedans et en haut. . . . . 45°
En haut . . . . 43°
En haut et en dehors . . . . 47°

Champ de regard pathologique. — On l'observe dans les contractures et les paralysies musculaires. Il est inférieur au précédent, en proportion directe du degré de fatigue ou de paralysie musculaire, et dans le sens du muscle ou des muscles affectés. Le champ du regard permet d'apprécier exactement les modifications de la fonction musculaire au point de vue diagnostique et pronostique. La connaissance du champ de regard peut avoir un intérêt pratique pour apprécier le degré de la diminution de la capacité de travail à la suite des accidents de travail.

CHAPITRE IX

MOBILITÉ ET CONVERGENCE OCULAIRES

La convergence est constituée, au point de vue extérieur, par l'adduction binoculaire et, au point de vue optique, par la position des deux yeux dans laquelle les lignes visuelles s'entre-croisent exactement au point de fixation.

L'angle de convergence formé par ces lignes est en raison inverse de la distance de l'objet fixé. Si l'objet est à grande distance, les lignes visuelles sont presque parallèles et leur convergence est minime. S'il est à petite distance, les lignes visuelles sont très obliques et leur convergence est plus grande. Quand il est sur la ligne médiane interoculaire, la convergence est égale pour les deux yeux ; quand l'objet est latéralement placé, la convergence est inégale, plus faible pour l'œil correspondant que pour l'œil opposé.

L'unité de mesure de la convergence est l'angle métrique *am*, mesure qui a été indiquée par JAVAL, mais proposée par NAGEL. C'est l'angle optique d'un œil qui converge à 1 mètre. L'œil regardant sur la ligne médiane un point à 1 mètre présente un angle métrique de convergence ; à 0^m,50,

2 angles métriques ; à 0^m,25, 4 angles métriques, etc. Le punctum proximum de la convergence P^c est le point le plus rapproché de la vision binoculaire. Le punctum remotum de la convergence R^c en est le point le plus éloigné. L'amplitude de convergence A^c est la différence de P^c et du R^c : A^c = R^c — P^c.

Le P^c est obtenu de diverses façons : en regardant un point, une ligne, un crayon avec les deux yeux à la distance-limite de la diplopie. L'ophtal-

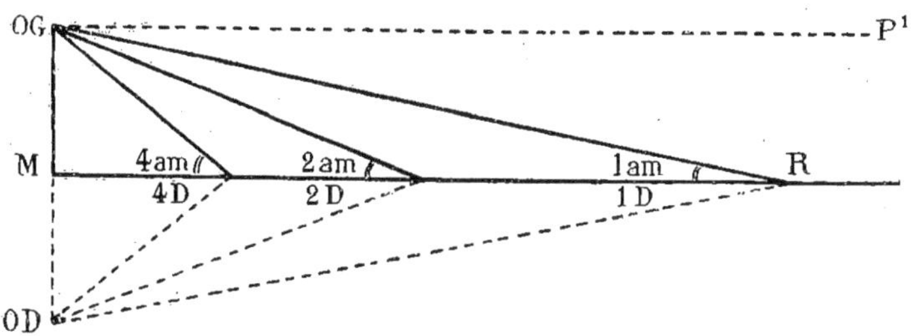

Fig. 117. — Mesure de la convergence.

OD, œil droit. — OG, œil gauche. — MR, 1 m. ou 1 dioptrie.

modynamomètre de LANDOLT, simple fente lumineuse qui se dédouble en deçà du P^c, donne le moyen de l'établir exactement.

Le R^c est mesuré de la même manière quand il est à une distance finie. Le R^c parfois est à l'infini ; il est enfin, en cas de divergence, négatif et au delà de l'infini. On l'apprécie alors avec des prismes à base interne qui ramènent le R^c à une distance finie ; en retranchant de ce remotum artificiel la moitié de la valeur du prisme, on a la véritable valeur du R^c. Le R^c, le P^c et A^c de la convergence sont, en somme, analogues aux R, P et A de l'accommodation.

RELATIONS DE LA CONVERGENCE ET DE L'ACCOMMODATION. — Elles sont, en principe, à peu près constantes. A un angle métrique de convergence correspond une dioptrie d'accommodation ; à 2^{am}, 2^d ; à n^{am} métriques, n^d. Le même nerf, moteur oculaire commun, préside à l'accommodation et à la convergence, quoiqu'il existe, pour ces deux fonctions, des centres nerveux spéciaux.

Les rapports de la convergence et de l'accommodation ne sont pas cependant absolus. L'emmétrope qui fixe un objet à 0^m,50 accommode de 2^d et converge de 2^{am} ; mais le myope ou l'hypermétrope ne sauraient théoriquement, dans ces conditions, jouir de la vision binoculaire. S'ils la possèdent néanmoins, c'est que la convergence et l'accommodation sont, dans une certaine mesure, dissociables et variables suivant l'état de réfraction, les individus et l'habitude. A un même degré de convergence correspond, en effet, un certain jeu d'accommodation, comme à un même degré d'accommodation, un certain jeu de convergence.

Les variations de la convergence pour une même accommodation four-

nissent *l'amplitude de convergence relative* C^r, et les variations de l'accommodation pour une même convergence donnent *l'amplitude d'accommodation relative* A^r. L'amplitude relative d'accommodation est mesurée en
dioptries par les verres successifs qui, pour une convergence donnée, sont
compatibles avec la vision nette. L'amplitude relative de convergence est
appréciée en angles métriques par les variations de distance, l'accommodation restant fixe.

Ces notions nous amènent à comprendre la vision nette et le strabisme
chez les amétropes. Les rapports de l'amplitude d'accommodation et de
convergence sont variables suivant les individus et permettent la vision
binoculaire chez les myopes et les hypermétropes ; dès que ces rapports
sont dépassés, la vision binoculaire est impossible et le strabisme apparaît.
Comme le remarque PERCIVAL, la correction amétropique produit parfois
un certain trouble chez quelques sujets par la perturbation qu'elle apporte
dans les rapports de la convergence et de l'accommodation. Il faut tenir
compte alors de la convergence relative et donner des prismes correspondant au tiers de sa valeur dioptrique

CHAPITRE X

PUPILLOMÉTRIE

Les pupillomètres sont presque aussi nombreux que les ophtalmoscopes.
On peut les classer d'après les principes suivants (OHM) :

1° Examen direct au compas, soit sur l'œil même, soit sur une image
réfléchie dans un miroir, ou par comparaison avec un centimètre, une
filière, des cercles tracés sur verre (instruments de FOLLIN, HALMAGRAND,
COCCIUS, SCHLÖSSER, HAAB).

2° On fait coïncider l'échelle avec le plan pupillaire, à l'aide d'un miroir
(SCHIRMER, HESS, BUMKE), ou l'on examine dans une lunette l'image pupillaire
superposée sur l'échelle (DOJER, SCHADOW).

3° Deux fils servent de tangente à la pupille (GALEZOWSKI, DUBUJADOUX,
SOMMER, DE SUREL).

4° Méthode subjective basée sur les relations de la grandeur des cercles
de diffusion des deux points lumineux placés devant l'œil avec la grandeur
pupillaire (FICK, R. HOUDIN, BADAL, GAUDENZI).

5° Ophtalmomètre.

6° Photographie (BELLARMINOFF, KÖNIG, CL. DU BOIS-REYMOND, PILTZ, FUCHS)
qui permet de faire la pupillométrie binoculaire et d'étudier les réflexes
pupillaires. Il y a aussi des pupillomètres binoculaires par réflexion (OHM).

CHAPITRE XI

TONOMÉTRIE

C'est la mesure de la tension ou dureté de l'œil. La donnée en est très importante pour le diagnostic du glaucome et d'une application facile, sinon très exacte. On la pratique avec les doigts ou avec l'ophtalmotonomètre.

1° On palpe le globe, l'œil fermé et baissé, avec la pulpe des index appliquée sur la paupière contre le rebord orbitaire pendant que les mains prennent un point d'appui sur le front au moyen des médius. Bowman désigne par T la tension normale, par T + 1, T + 2, T + 3, les tensions surélevées, et par T — 1, T — 2, T — 3, les tensions inférieures à la normale. Cette méthode est peu scientifique, mais, en clinique, elle est parfaitement suffisante.

2° Avec les tonomètres, on agit de manière à déprimer le globe et à apprécier la pression nécessaire pour obtenir cette dépression. De Græfe, Donders et Dor, Snellen, Fick, Maklakoff, Nicati, etc., ont construit des tonomètres plus ou moins pratiques, mais utilisables. Les principes sont les suivants : Lorsque la tension augmente, la membrane cornéenne est plus tendue, et sa dépression exige une force plus grande. Cette dépression est en rapport avec la tension. On recherche une dépression variable, en surface ou en profondeur, avec un poids constant, ou une dépression constante, avec un poids variable. On peut diviser les tonomètres en deux classes, suivant qu'on détermine une cupule (*Impressions-tonometer* des Allemands) ou une surface plane sur le globe (*Aplanations-tonometer*). A la première classe appartiennent les instruments de de Græfe, de Hamer, de Donders, de Helmholtz, de Snellen.

Imbert, ensuite Fick ont montré que la pression intra-oculaire dépendait non seulement de l'hydrostatique des milieux, mais encore de la tension propre des parois et qu'on pouvait éliminer ce dernier facteur en mesurant la force nécessaire pour produire sur le globe une surface plane, au lieu de le déprimer. Ainsi sont nés les tonomètres d'aplanissement de Fick, Kœster, Ostwald, Maklakoff, Livchitz. La tonométrie instrumentale est, certes, bien défectueuse, et ses résultats paraissent encore assez imparfaits, mais elle n'a pas dit son dernier mot.

CHAPITRE XII

ÉCLAIRAGE OBLIQUE OU LATÉRAL

C'est l'éclairage de l'œil par un faisceau lumineux le pénétrant obliquement, latéralement. Il comporte une lumière et une ou deux loupes de 12 à 15 dioptries. La loupe donne un cône lumineux dont le sommet éclaire à volonté les parties antérieures de l'œil. L'obscurité favorise l'observation.

Pour l'examen, le sujet est assis dans une chambre noire, la lampe un peu en avant et en dehors, à hauteur de son œil, et l'observateur devant le patient. La loupe étant interposée verticalement entre la lampe et l'œil, on dirige vers cet œil le cône lumineux obtenu. Ce cône éclaire au maximum

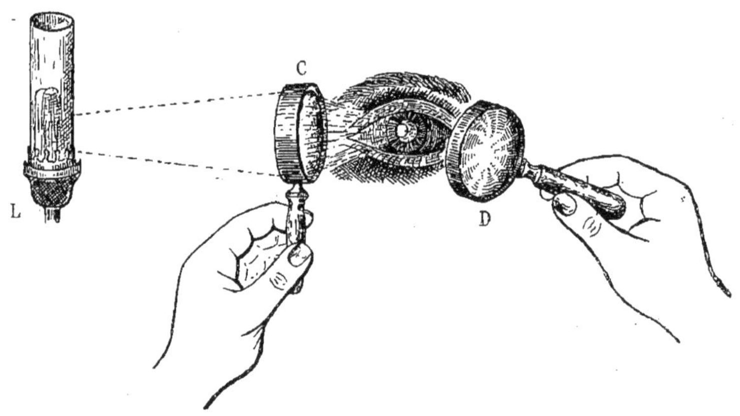

Fig. 118. — Éclairage oblique ou latéral.

L, lampe. — C, loupe convergente. — D, loupe grossissante.

par son sommet et de moins en moins vers sa base. En rapprochant la loupe, en l'éloignant, en l'inclinant en divers sens, on éclairera toutes les parties antérieures du globe. Les déplacements de la lumière, de la tête ou de l'œil du patient permettront une exploration plus ou moins complète. Un dispositif très commode est le *phare lumineux* articulé d'ANTONELLI pouvant s'adapter sur n'importe quelle lampe, avec plaque opaque portant fenêtre carrée.

La limite d'éclairage latéral intraoculaire est en rapport avec les dimensions de la pupille et l'obliquité des rayons projetés. Les rayons incidents très obliques éclairent les parties superficielles et les rayons incidents rapprochés de l'axe antéro-postérieur, les parties plus profondes. Si même on pouvait, par l'éclairage latéral, projeter de la lumière dans la direction de l'axe oculaire et en recevoir les rayons émis, on pénétrerait jusqu'au fond de l'œil. Il faut ajouter que la réfraction de la cornée permet la pénétration de rayons lumineux incidents plus périphériques que ne le comporteraient, sans elle, les dimensions de la pupille.

L'éclairage oblique nous fournit de précieuses notions relatives à la situation, la transparence, la coloration, ou aux lésions des annexes et du segment antérieur de l'œil : sclérotique, cornée, chambre antérieure, iris, cristallin, corps vitré.

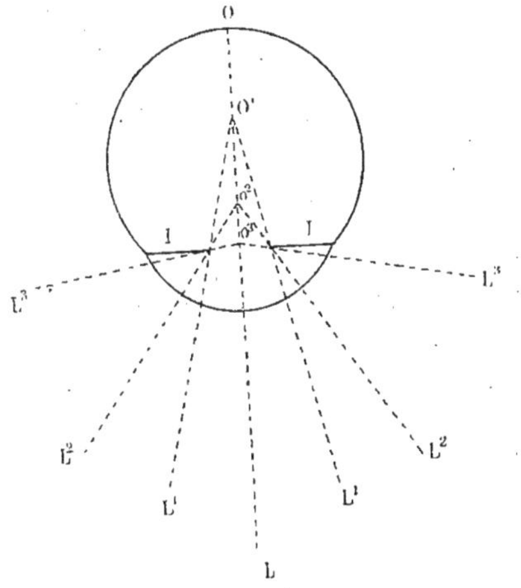

Annexes. — L'état des paupières, du bord ciliaire et de la conjonctive peut être constaté directement ou à la loupe ; certaines ulcérations, de petites saillies, ou des détails de vascularisation sont mieux appréciés à l'éclairage oblique simple ou avec grossissement.

Sclérotique. — On observe sa coloration, bleuâtre chez l'enfant, blan-

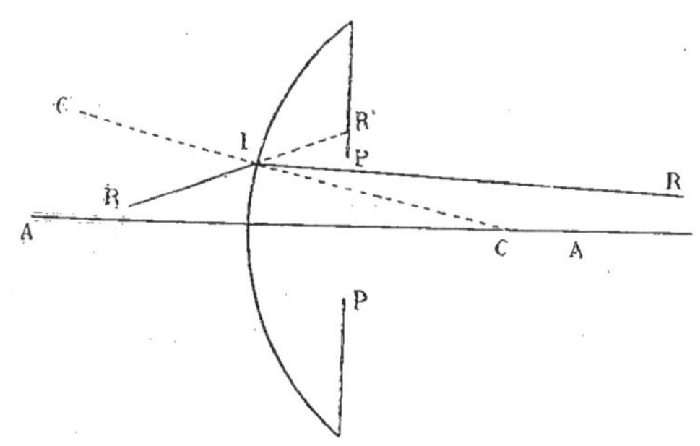

Fig. 119. — Limites de l'éclairage intra-oculaire suivant l'obliquité des rayons L, L¹, L², L³, incidents et réfléchis.

châtre chez l'adulte, blanc jaunâtre chez le vieillard. On apprécie ses plaques inflammatoires ardoisées, ses particularités autour de la cornée, la vascularisation morbide constituant le cercle périkératique, etc.

Cornée. — Vue obliquement, elle paraît légèrement opaline. Chez les vieillards ou les adultes artério-scléreux, on trouve une bande périphérique plus large en haut et en bas due à la dégénérescence du tissu propre et désignée sous le nom d'arc sénile. On y voit aussi diverses lésions : phlyctènes, ulcérations, leucomes ou taies, réseaux vasculaires, infiltrations purulentes, corps étrangers. On apprécie, en éclairant très tangentiellement la cornée, le siège exact de ces lésions, leur étendue, leurs

Fig. 120. — Action de la réfraction cornéenne sur la pénétration des rayons obliques.

PP, pupille. — RI, rayon oblique. — RR', trajet direct non pénétrant. — RR, trajet réfracté pénétrant.

profondeur, etc. On note aussi les ectasies ou staphylomes, les courbures irrégulières, etc.

Chambre antérieure. — On constate sa transparence ou son trouble, les épanchements exsudatifs, séreux, purulents, hémorragiques, les débris capsulaires, corps étrangers, parasites. Il importe aussi de noter l'étendue, la forme de la chambre antérieure en général et celles de l'angle de filtration.

Iris. — A l'état normal, sa coloration paraît variable suivant les sujets ; sa disposition est nettement transversale ; sa *pupille* est circulaire et plus ou moins mobile avec l'âge. On note sa voussure, ses adhérences à la cornée ou synéchies antérieures, et à la capsule cristallinienne ou synéchies postérieures, son rétrécissement ou atrésie, son occlusion ou sténose, son relâchement ou mydriase, son resserrement ou myose, enfin sa mobilité ou sa paresse. On doit remarquer aussi sa teinte rouillée dans l'inflammation, son aspect feuille morte ou fripé dans l'atrophie, ses exsudats, ses tumeurs, ses corps étrangers, ses anomalies diverses : corectopie, polycorie, colobome.

Cristallin. — Vu à l'éclairage oblique, il est bleuâtre chez les enfants, grisâtre chez les adultes, verdâtre chez les vieillards. On constate parfois les trois branches stellaires formées par la juxtaposition des segments lenticulaires. On observera sa position, sa transparence, les opacités cristalliniennes siégeant sur la face antérieure, la face postérieure ou le noyau du cristallin. Les principaux détails relatifs aux cataractes capsulaires, lenticulaires, complètes, incomplètes, zonulaires, polaires, etc., relèvent d'abord de ce mode d'examen.

Corps vitré. — On y observe des troubles antérieurs, des corps flottants divers, de grosses tumeurs intra-oculaires, de vastes épanchements sanguins ou purulents. Il est utile, dans bien des cas, d'élargir le champ pupillaire par l'action préalable des mydriatiques. On peut, enfin, faire usage d'un prisme pour découvrir certaines lésions ciliaires ou rétro-iriennes (GALEZOWSKI).

IMAGES DE PURKINJE-SANSON. — Ce sont des images catoptriques produites par la lumière d'une bougie, d'une lampe ou d'une allumette sur la cornée et les deux faces du cristallin. La source lumineuse doit être placée latéralement et l'observateur du côté opposé, dans le sens de la réflexion des rayons. L'obscurité est nécessaire, et la dilatation pupillaire par la cocaïne généralement utile. La cornée et la cristalloïde antérieure, qui constituent des miroirs convexes, donnent une image droite, virtuelle, rapetissée ; la cristalloïde postérieure, qui forme un miroir concave, fournit une image renversée, réelle. La première image est grande et brillante ; la seconde, petite et moins nette ; la dernière, petite aussi et à peine visible. La situation de ces images varie avec la courbure des surfaces, leurs distances respectives ; leur netteté, suivant l'intensité de la lumière et le poli des surfaces. CRAMER a mesuré la grandeur et le déplacement de ces images et établi, par elles, les changements de courbure du cristallin dans l'accommodation ; SANSON les a mises à profit pour reconnaître, dans la cataracte, le siège des opacités.

On les recherche encore pour contrôler l'existence de l'aphakie, d'une cataracte noire ou brune, la luxation du cristallin, etc., déjà établie par l'éclairage oblique, l'éclairage direct ou certaines insuffisances de réfraction.

CHAPITRE XIII

EXAMEN OPHTALMOSCOPIQUE

Généralités. — L'ophtalmoscopie — ὀφθαλμός œil, σκοπεῖν, considérer — consistait autrefois à reconnaître le tempérament des sujets par l'examen extérieur de leurs yeux ; elle comprend aujourd'hui l'étude des membranes et des milieux oculaires avec le miroir ophtalmoscopique.

On emploie l'ophtalmoscope seul dans l'examen des milieux, l'ophtalmoscope simple et la loupe dans l'examen du fond de l'œil à l'image renversée, l'ophtalmoscope à réfraction dans l'examen du fond de l'œil à l'image droite. L'ophtalmoscope simple et à réfraction sont aussi couramment appliqués à la détermination directe de la réfraction.

L'examen ophtalmoscopique doit être pratiqué dans l'obscurité, car les images oculaires extériorées ne sont pas assez vives pour être facilement perçues dans un milieu éclairé.

La *lampe*, munie d'un écran latéral, est placée à côté du patient, à sa gauche ou à sa droite, suivant qu'on regarde avec l'œil droit ou l'œil gauche, un peu en arrière et en haut par rapport au niveau des yeux.

L'*observé* est assis, immobile, dans l'ombre de l'écran. La tête maintenue droite, fixe, sans roideur, il regarde fixement et au loin, pour relâcher la pupille et l'accommodation, dans la direction indiquée. Le regard sera dirigé vers sa gauche, à dix centimètres environ de l'oreille droite de l'observateur,

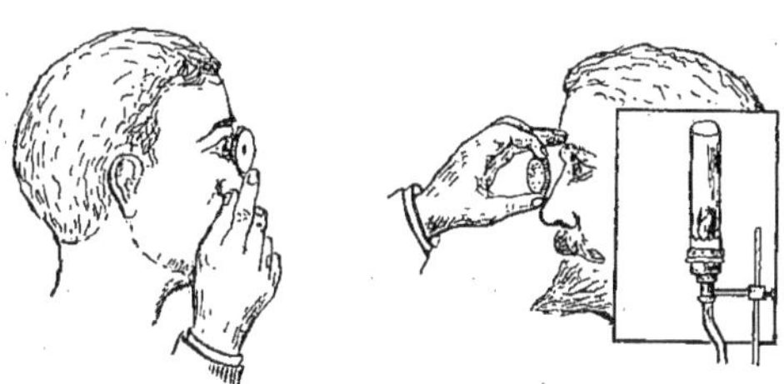

Fig. 121. — Position ophtalmoscopique à l'image renversée.

pour découvrir le fond de l'œil droit ; il sera dirigé à sa droite, vers l'oreille gauche de l'observateur, pour le fond de l'œil gauche. Le regard se portera directement en face pour l'examen de la macula ; en haut, en bas, en dedans ou en dehors pour l'examen des parties correspondantes du fond de l'œil. Les mouvements de la tête remplacent ou complètent, dans certains cas, les mouvements du globe.

L'*observateur* se tient debout ou assis en face du patient. Il saisit l'ophtalmoscope de la main droite et la loupe de la main gauche, quand il regarde avec l'œil droit ; il prendra l'ophtalmoscope avec la main gauche et la loupe avec la main droite, s'il veut regarder avec l'œil gauche.

L'*ophtalmoscope* est tenu légèrement avec le pouce et l'index, les autres doigts faiblement repliés, le manche vertical, le disque appliqué mollement devant l'œil, contre la racine du nez ou l'arcade sourcilière. On l'orientera ensuite de manière à projeter la lumière dans la pupille du patient et à en observer les détails. S'il s'agit de l'ophtalmoscope à réfraction, l'instrument sera saisi à pleine main, lâchement, l'index un peu allongé et l'ongle appliqué sur les saillies de la roue dentée.

La *loupe*, s'il y a lieu, est tenue avec le pouce et l'index ou le médius, les autres doigts un peu allongés et appuyés sur le front ou la tempe du patient. Les deux doigts qui tiennent la loupe doivent être dégagés pour donner à l'instrument les positions diverses que nécessite l'examen ; les autres doigts servent de point d'appui, de releveur, et même, chez les sujets indociles, d'écarteur palpébral. La lentille est maintenue verticalement et parallèlement au plan cornéen, à 3 ou 4 centimètres, de manière à éviter l'image de l'iris et à obtenir le maximum d'éclairage intra-oculaire.

La manœuvre simultanée des deux mains exige un peu de souplesse digitale et une certaine aisance générale ; c'est affaire d'habitude.

La *distance* d'examen est très variable suivant les sujets et la méthode employée. Dans l'examen simple, ou à l'image renversée, l'observateur se tient à 40 ou 50 centimètres de l'observé, plus ou moins, selon les cas. Pour l'image droite, il se rapproche complètement du patient, œil contre œil. Il est bon alors, pour éviter un rapprochement excessif parfois très pénible, d'examiner l'œil droit avec l'œil gauche et réciproquement ; on est alors presque joue contre joue, mais jamais bouche à bouche.

Au lit du malade, l'examen présente parfois certaines difficultés et oblige à quelque gymnastique, mais relève des mêmes principes. Si, en l'espèce, l'on ne pouvait obtenir l'obscurité du milieu, on devrait abriter la tête du patient avec une sorte de coiffe, en carton ou en étoffe noire, un parapluie, qui réaliserait une obscurité suffisante, ou bien faire usage de l'ophtalmoscope que GALEZOWSKI a imaginé à cet effet.

La pratique ophtalmoscopique, quoique relativement facile, exige une certaine expérience. Il est bon, pour gagner du temps, d'aller du simple au composé. On commencera par s'exercer à la manœuvre de l'ophtalmoscope seul et à l'éclairage pupillaire. On passera ensuite à l'examen du fond de l'œil avec la loupe et le miroir. L'examen avec l'ophtalmoscope à réfraction viendra naturellement et graduellement avec le temps. On se trouvera bien des exercices préalables pratiqués sur les yeux artificiels de PERRIN, LANDOLT, etc., qui, montés sur un pied à inclinaison, présentent les conditions diverses de l'emmétropie, de l'hypermétropie ou de l'astigmatisme, grâce à l'allongement variable de leur axe, et aussi la plupart des lésions ophtalmoscopiques dessinées sur des cupules spéciales que l'on peut disposer au fond de l'instrument.

Quand on n'a pas d'habitudes, il vaut mieux en prendre de bonnes. On s'appliquera, dès le début, à se servir également des deux mains pour manier la loupe ou l'ophtalmoscope et à regarder indifféremment avec chacun des yeux, l'autre restant ouvert, sans effort.

Ophtalmoscopie simple. — L'éclairage direct de l'œil, avec le miroir ophtalmoscopique seul, a pour objet l'examen des membranes antérieures, des milieux et de la réfraction oculaires.

On prend avec le malade la *position ophtalmoscopique* et on emploie le miroir plan, à faible projection lumineuse, pour les troubles oculaires légers ; le miroir concave, à forte projection, pour les troubles plus marqués. Si l ophtalmoscope est pourvu en arrière d'un verre de 15 à 20 dioptries, on pourra en outre obtenir un assez fort grossissement.

Cornée. — La cornée éclairée présente d'abord l'image droite, virtuelle et rapetissée du miroir, mais on s'habitue aisément à la négliger. Dans l'axe de la pupille, la membrane est brillante.

Les irrégularités astigmiques de la cornée produisent sur la partie éclairée par l'ophtalmoscope, des jeux de lumière, des points sombres assez caractéristiques. Les taies ou leucomes paraissent plus ou moins diffus, blanchâtres, bruns ou gris.

Les taches de la kératite ponctuée sont parfois difficiles à déceler. Les staphylomes transparents, le kératocône donnent une ombre centrale très mobile au milieu de reflets lumineux irréguliers.

Chambre antérieure. — Elle doit être limpide et transparente, de dimensions en rapport avec celle de la cornée et la situation de l'iris. L'angle iridocornéen est libre, visible chez l'enfant, masqué par le cercle sénile chez le vieillard. Des altérations diverses, du sang, du pus, des corps étrangers peuvent s'y rencontrer.

Iris. — On note ses particularités morbides et surtout ses irrégularités pupillaires, son amincissement, son atrophie, ses déchirures, sa pigmentation ; en cas d'albinisme ou de rupture, de polycorie, on constate de la rougeur oculaire à travers toute la membrane ou sur certains de ses points.

Cristallin. — Il est tout à fait transparent chez l'enfant, un peu chatoyant avec l'âge. On observe parfois l'absence, le déplacement, l'opacification ou les débris du cristallin blessé.

L'absence du cristallin ou *aphakie* se reconnaît à la suppression du reflet cristalloïdien, à la présence de quelques débris lenticulaires ou capsulaires, à l'aplatissement de la région pupillaire, à l'absence des images postérieures de PURKINJE et enfin, habituellement, à une forte hypermétropie.

Dans l'aphakie, on aperçoit aisément le fond de l'œil en image droite et agrandie. La luxation, ordinairement inférieure, est indiquée par un bord en arc de cercle grisâtre qui occupe le champ pupillaire et le divise en deux zones, l'une grisâtre ou opaque vers la concavité, en bas, l'autre rougeâtre et claire vers la convexité, en haut. Les opacités cristalliniennes se traduisent par des taches centrales ou périphériques, diffuses, striées, punctifor

mes, qui se détachent sur le rouge pupillaire et caractérisent diverses formes
d'opacification cristallinienne. Les débris de la capsule ou des masses lenticulaires, les exsudats divers qu'on observe fréquemment après l'extraction de
la cataracte forment comme des toiles d'araignées plus ou moins fines et tendues. Dans le cas où le cristallin est entièrement opaque, il n'y a aucune lueur
pupillaire. La dilatation atropinique permet toutefois de produire, tout autour,
une zone rougeâtre ou claire qui délimite la périphérie du cristallin cataracté.

Corps vitré. — Normal, il est transparent; altéré, il peut être ramolli ou
plus ou moins opaque. Les points opacifiés tendent toujours à tomber vers
les parties déclives, et ils sont mobiles en proportion de leur densité et de
la liquéfaction des milieux. On les observe en faisant exécuter en divers
sens des mouvements brusques du globe ou de flexion de la tête.

Les opacités du vitré. produits cellulaires des inflammations chroniques,
des choroïdites ou de l'hyalite, présentent l'aspect de poussières, de filaments, de flocons ou de membranes. On les voit mieux avec le miroir plan
quand elles sont ténues et avec le miroir concave quand elles sont épaisses,
L'image droite est préférable à l'image renversée.

Ces opacités sont flottantes et d'une mobilité très grande, en rapport avec
le ramollissement du vitré (synchisis). Leur origine hémorragique est parfois révélée par la teinte rosée ou la constatation directe des caillots. Leur
siège est facilement appréciable par leur position relative, la position ou
l'effort accommodatif de l'observateur. Ils paraissent, avec le miroir seul,
d'autant plus gros qu'ils sont plus profonds, car on les voit à travers les parties antérieures de l'œil comme à travers une loupe. Avec le miroir et la loupe,
on verra, en déplaçant celle-ci, le corps se mouvoir d'autant plus vite par
rapport au fond de l'œil qu'il sera plus antérieur.

On trouve parfois dans le vitré des corps flottants très brillants formés de
tyrosine et de cholestérine; ils caractérisent le *synchisis étincelant*. On
observe, enfin, la persistance du canal de Cloquet et de l'artère hyaloïdienne,
et des cysticerques, des corps étrangers divers.

La *persistance du canal de Cloquet* ou de l'artère hyaloïdienne est assez
rare. On observe alors un cordon opaque à enveloppe claire qui va de la
papille au pôle postérieur du cristallin ou qui, rompu en avant, adhère en
arrière au fond de l'œil.

Le *cysticerque* constitue une vésicule bleuâtre surmontée parfois d'une
tête carrée qui lui est rattachée par un col étranglé. La vésicule est animée
de mouvements ondulaires et la tête, quand elle est visible, montre même
ses crochets. Ses dimensions seraient d'un à plusieurs diamètres papillaires
suivant son siège superficiel ou profond. L'inflammation du vitré entraîne à
la longue des troubles considérables qui rendent le diagnostic direct à peu
près impossible.

Des *corps étrangers* divers peuvent, avant que la transparence diminue,
se montrer avec leur aspect normal brillant et leur couleur propre, ou bien
former le centre d'un foyer spécial d'opacification.

Rétine et choroïde. — Le décollement rétinien est caractérisé par des plissements, des ondulations et des crochets vasculaires. La choroïdite exsudative entraîne la formation de troubles du vitré et de produits exsudatifs opaques. On voit parfois sur le fond de l'œil des tumeurs diverses, gliomes, sarcomes, présentant un double réseau vasculaire, des corps étrangers, des parasites. Ces diverses lésions, pour être nettement perçues, doivent occuper les parties antérieures de l'œil.

Ophtalmoscopie à l'image renversée. — Cette méthode donne un faible grossissement, mais fournit une vue d'ensemble du fond de l'œil. Elle montre les lésions profondes avec leurs rapports généraux et doit précéder l'examen à l'image droite qui donne un fort grossissement et montre les moindres détails. En microscopie, on examine une préparation d'abord avec un faible grossissement pour prendre une idée générale, puis avec un grossissement fort pour en apprécier les particularités; de même, en ophtalmoscopie, on emploie d'abord l'image renversée pour voir l'ensemble et enfin, au besoin, l'image droite pour les détails.

On se sert de l'ophtalmoscope simple et de la loupe.

La partie du fond de l'œil éclairée par la lumière que projette l'ophtalmoscope extériore des rayons qui, traversant une lentille convergente placée en avant de l'œil, vont former dans l'espace une image renversée et agrandie du fond de l'œil. Cette image, pour être perçue, doit toutefois apparaître dans le champ de la vision distincte de l'observateur.

Le *grossissement* de l'image est en raison inverse de la valeur de la lentille objective et de la réfraction de l'œil. Il dépasse rarement 3 ou 4 diamètres.

Le *champ d'examen*, en revanche, est relativement étendu et atteint facilement 5, 6 et même 7 millimètres. Il est facile, par de légers déplacements de l'observateur ou de l'observé, d'explorer rapidement toutes les régions oculaires profondes.

L'*examen* se pratique dans les conditions ordinaires avec un miroir plan ou concave de 22 à 33 centimètres de foyer, une lentille biconvexe de 15^d à 20^d; toutefois chez les presbytes, derrière le miroir, une lentille supplémentaire convexe de 3 ou 4^d est généralement utile.

La loupe doit être éloignée ou rapprochée de l'œil selon les points observés; il faut aussi examiner méthodiquement toutes les parties profondes en faisant porter successivement l'œil dans les diverses directions, en haut, en bas, en dedans, en dehors. Il est nécessaire, dans certains cas de rétrécissement pupillaire ou de lésions périphériques, de ditater plus ou moins largement la pupille. La cocaïne, dans la majorité des cas, peut aisément suffire.

Les *différences de niveau* sont appréciées en déplaçant latéralement la lentille objective pendant l'examen à l'image renversée ; on observe alors des oscillations inégales des points examinés suivant le niveau de ces points. Les parties saillantes subissent des déplacements plus grands que les parties déprimées. En notant l'étendue de ces *déplacements parallactiques*, on peut donc se faire une idée des différences de niveau. Il vaudra mieux cependant les apprécier en tenant compte des différences de réfraction nécessaires pour voir nettement chacun des points à l'image droite.

Ophtalmoscopie à l'image droite. — Cette méthode donne un fort *grossissement*, mais un *champ d'observation* très restreint. Elle convient, nous l'avons dit, aux recherches de détail et complète l'examen à l'image renversée qui fournit une vue d'ensemble ; elle sert, enfin, au diagnostic objectif de la réfraction.

L'*examen* se pratique de la manière suivante : la lampe étant placée très légèrement en avant de la face du sujet, on fait porter le regard un peu en haut et du côté opposé à la source lumineuse. Le regard en haut est précieux pour l'examen des enfants, car, dans cette situation, l'immobilité du globe est plus facile à obtenir. Parfois même, pour que la fixité de l'œil soit absolue, se trouvera-t-on bien de faire forcer le regard vers le haut et de pratiquer l'examen ophtalmoscopique debout. Le sujet étant ainsi placé, l'observateur s'arme d'un ophtalmoscope à réfraction muni d'une double série de verres, d'un petit miroir incliné et éclaire l'œil *de très près*, œil contre œil, ou mieux, joue contre joue avec l'observé. Il cherche ensuite à éclairer le fond de l'œil et à en obtenir une image nette en amenant, devant le trou du miroir, le verre convenable.

Pour la réfraction, le principe est le suivant : un œil emmétrope est un œil qui réunit sur sa rétine (accommodation à part) les rayons parallèles et d'où les rayons lumineux émergents sortent parallèles. Si donc un observateur, supposé emmétrope, regarde de près un œil emmétrope en l'éclairant au moyen d'un miroir, il verra *nettement* le fond de l'œil observé. Si le fond de l'œil n'est pas vu nettement, c'est que les rayons ne sortent plus parallèles, mais convergents ou divergents, c'est qu'il y a amétropie. En cherchant alors à voir le fond de l'œil avec différents verres, l'œil observateur trouvera celui qui lui permettra de voir nettement, qui ramènera par conséquent au parallélisme normal les rayons fautivement dirigés. Ce verre, que l'observateur doit mettre devant son œil pour rendre parallèles les rayons émanés de l'œil observé, est précisément le verre qui en corrige l'amétropie et indique à la fois sa nature et son degré.

Pour reconnaître qu'on a affaire à une image nette du fond de l'œil, il est commode de prendre un vaisseau comme point de repère, mais, avec un peu d'habitude, on finit par trouver mieux. En effet, la vraie réfraction est indiquée non pas par le double contour même des vaisseaux, mais par le *fond granulé* spécial du champ oculaire. Sitôt donc qu'apparaîtra cet aspect granulé, on arrêtera l'examen, et le verre qu'il aura fallu interposer pour recevoir ainsi une image nette indiquera et le genre d'amétropie par son signe + ou —, et le degré de cette amétropie par son numéro.

Il y a toutefois quelques causes d'erreur, surtout de la part de l'observateur, car l'observé a généralement son accommodation relâchée par le regard au loin et le fait de l'éblouissement qu'il subit.

La première cause d'erreur, qui n'en est pas une à proprement parler, tient à l'amétropie propre de l'observateur. Que celui-ci soit myope ou hypermétrope par exemple, il faudra évidemment tenir compte de ce vice de réfraction. Le mieux est de corriger tout d'abord son amétropie en plaçant le verre approprié devant le trou du miroir, puis on cherchera à voir le fond de l'œil observé comme si cet œil observateur était emmétrope. Dans le calcul final, il faudra ensuite tenir exactement compte de la présence du verre correcteur de l'observateur pour le retrancher du verre total ou l'ajouter à celui-ci suivant les cas.

La seconde cause d'erreur, plus importante, tient à l'accommodation dont peut être le siège l'œil de l'observateur ; cette erreur est facile à commettre autant que fréquente, et elle peut donner lieu à de notables écarts dans la justesse du diagnostic. Il faudra de toute nécessité que le médecin qui voudra se livrer à cette sorte d'examen apprenne à relâcher à volonté son accommodation. La chose est très aisée, au reste, sauf chez les hypermétropes, et s'obtient avec la plus grande facilité par un peu d'exercice. Il suffira de s'habituer à regarder un objet de près, un point noir par exemple, tout en portant le regard dans le vague, à l'infini. On reconnaîtra que l'accommodation est relâchée quand, dans cette situation, le point noir sera vu net et double, et que les deux images seront écartées de quelques centimètres ; l'écart donnera la mesure du relâchement.

Voici maintenant à quels caractères se reconnaissent, à l'image droite, les diverses variétés d'amétropie :

Emmétropie. — Dans l'emmétropie, l'image est nette au zéro de l'ophtalmoscope sans accommodation, et avec des verres négatifs en accommodant, mais elle est trouble avec des verres convexes. Il faut donc, après l'examen au zéro, amener de suite un verre convexe faible ; si l'image se trouble, c'est qu'il y a emmétropie.

Hypermétropie. — Dans l'hypermétropie, l'image est d'abord nette au zéro, à moins que l'amplitude d'accommodation de l'observateur ne soit plus faible que l'hypermétropie de l'observé, car on accommode volontiers pour voir le fond de l'œil, mais cette image reste nette avec les verres convexes qui corrigent l'hypermétropie. Le verre convexe le plus fort fournissant une image nette donne la mesure de l'hypermétropie.

Myopie. — Dans la myopie, l'image est confuse au zéro, à moins d'hypermétropie de l'observateur ; elle reste toujours confuse, sauf avec les verres qui corrigent ou surcorrigent la myopie. Le verre concave le plus faible qui donne une image nette indique le degré de myopie.

Astigmie. — Dans l'astigmie, on établira la réfraction spéciale des deux méridiens principaux ; leur différence indiquera la nature et le degré de cette amétropie. On reconnaîtra tout d'abord qu'il y a astigmatie ou astigmatisme, c'est-à-dire que la réfraction est différente dans les différents méridiens, à ce que certains des vaisseaux de la rétine seront vus nets et que certains autres, d'une direction différente, apparaîtront confus. On

recherchera donc, en s'aidant de ces vaisseaux, la réfraction de divers méridiens du fond de l'œil suivant la méthode précédente, et la différence maxima de ces réfractions indiquera à la fois la position des axes de l'astigmie
et son degré.

Il est bon, dans tous les cas, d'avancer progressivement les verres positifs ou négatifs et d'apprécier exactement le degré de netteté de l'image.
L'exercice de ce procédé permet une approximation de $1/2^d$ environ.

La détermination de la réfraction à l'ophtalmoscope et par l'image droite
n'est pas toujours facile. Elle exige parfois, en effet, des conditions irréali-
sables et peut entraîner des erreurs. La position du verre correcteur est
d'ailleurs défectueuse, car il devrait se placer, pour mesurer exactement
l'amétropie, au point nodal de l'œil observé ou au moins à son foyer antérieur; or il est tenu à 2, 3, 4 centimètres en avant de ce dernier. Il en résulte,
pour les hauts degrés d'amétropie, des erreurs parfois grandes.

Dans l'hypermétropie, le verre correcteur est toujours inférieur à l'hypermétropie réelle ou à l'hypermétropie corrigeable et d'autant plus inférieur
qu'il a été tenu plus éloigné de l'œil ; dans la myopie, au contraire, ce verre
est toujours supérieur à la myopie réelle ou corrigeable et d'autant plus
supérieur qu'il a été tenu plus éloigné de l'œil.

D'une manière générale, dans l'examen ophtalmoscopique à l'image
droite de la réfraction, il y a souvent erreur par excès dans l'hypermétropie,
erreur par défaut dans la myopie.

Avec les ophtalmoscopes à réfraction, on obtient des images droites. En
plaçant devant l'œil observé une lentille biconvexe, on a une image rétinienne qui se trouve dans des rapports déterminés avec la réfraction de
l'œil et donne la possibilité d'apprécier cette réfraction à l'image renversée.
L'ophtalmoscoptomètre de WARLOMONT et LOISEAU réalise cette détermination.

Aspect ophtalmoscopique à l'état normal. — Il est parfois difficile de
dire si le fond de l'œil est sain ou malade, car son aspect ophtalmoscopique
physiologique est aussi variable que son aspect extérieur, que la physionomie
des individus. On ne saurait donc, dans l'appréciation d'un trouble ophtalmoscopique, procéder avec trop de circonspection, et l'on devra autant
que possible comparer soigneusement l'œil malade avec son congénère, son
état actuel à son état antérieur. Nous devons aussi, avant d'étudier les
lésions ophtalmoscopiques, examiner l'état physiologique ou normal du
fond de l'œil.

Cornée. — La cornée est tout à fait transparente ; il en est de même de
la chambre antérieure.

Iris. — L'iris est opaque et diversement teinté ; il présente souvent des
taches brunâtres ou rouillées d'origine pigmentaire et parfois des points
clairs dépouvus de pigment. De fines franges pigmentaires existent sur le
bord pupillaire.

Corps ciliaire. — Le corps ciliaire, même après dilatation de la pupille et avec des prismes, est difficile à explorer.

Cristallin. — Le cristallin, de transparence parfaite, prend avec l'âge une teinte gris verdâtre. Chez le vieillard, d'ailleurs, on observe, après dilatation pupillaire, une tendance à l'opacification au niveau des étoiles centrales et vers l'équateur. Au miroir plan, les moindres troubles en deviennent visibles.

Vitré. — Le corps vitré est transparent. Les petits corpuscules arrondis isolés ou groupés en fines chaînettes, que l'on perçoit aisément sur un fond clair, restent invisibles à l'observateur.

Normalement, à l'ophtalmoscope, le fond de l'œil, vu à travers la pupille, paraît rougeâtre. Cet aspect tient en partie au rouge rétinien de Boll (BECKER) et surtout à la riche vascularisation de la choroïde ; la pigmentation chorio-rétinienne modifie, toutefois, diversement cette coloration.

Le fond de l'œil proprement dit offre à l'examen la surface concave de la rétine, où s'épanouit le nerf optique et où se ramifient les artères comme les veines rétiniennes. Ce qu'on regarde tout d'abord, c'est le point d'émergence du nerf optique, la papille.

PAPILLE. — La papille présente l'aspect d'un disque arrondi ou allongé en ellipse dans le sens vertical ; l'aspect elliptique est dû à ce que le nerf, pénétrant dans l'œil en dedans du pôle postérieur, montre son diamètre horizontal en raccourci.

Elle est située à 3 ou 4 millimètres en dedans de l'axe antéro-postérieur de l'œil et à 1 millimètre au-dessous. Son diamètre réel est de 2 millimètres ; son diamètre apparent dépend, nous l'avons vu, de la lentille employée, de la réfraction oculaire et du procédé d'examen. Les lentilles fortes et les yeux très réfringents donnent des images papillaires petites ; l'image droite, à grossissement de 14 diamètres, est trois à quatre fois plus grande que l'image renversée, à grossissement de 4 diamètres.

Les limites de la papille sont généralement nettes. D'ordinaire, elle est bordée soit d'une faible quantité de pigment, soit d'un petit anneau blanchâtre. Le pigment s'accumule surtout du côté temporal. L'anneau blanchâtre est formé par une bande circulaire de la sclérotique non recouverte par la choroïde. On peut même rencontrer chez le vieillard une zone blanchâtre diffuse en dehors de l'anneau sclérotical et constituant, comme on l'a dit, une sorte d'arc sénile péripapillaire. La coloration de la papille est très variable et fort complexe ; elle est constituée par le blanc des fibres nerveuses, le bleuâtre des fibres conjonctives, le rouge du sang. On peut dire, toutefois, qu'elle est légèrement rosée chez les enfants, gris rosé chez l'adulte et surtout le vieillard. Cette coloration, d'ailleurs, est influencée par le contraste du fond de l'œil plus ou moins clair ou sombre, suivant la pigmentation choroïdo-rétinienne. La moitié temporale, moins riche en éléments nerveux que la moitié nasale, est aussi, d'ordinaire, plus blanche ou plus pâle ; pour le même motif, elle est aussi un peu moins saillante. En somme, une papille normale se présente à l'examen avec trois zones de coloration : une partie centrale blanche ; un anneau rose qui l'entoure ; un second anneau plus pâle qui forme la limite externe du champ papillaire. Si la papille est uniformément ou pâle ou rose, c'est qu'il s'agit le plus souvent d'un état pathologique.

La papille mérite un examen attentif et présente à étudier : la lame criblée, une excavation centrale plus ou moins marquée et l'émergence des vaisseaux rétiniens.

La *lame criblée* est constituée par les éléments fibreux terminaux du nerf optique, de la sclérotique et de la choroïde qui, au niveau de celle-ci, s'entre-croisent pour constituer un treillis à travers lequel les fibres nerveuses se dépouillent de leur myéline. Cette lame est bleuâtre, parfois visible au centre de la papille, et montre de petites taches grisâtres correspondant à ses interstices. Il existe alors une dépression qui constitue l'excavation physiologique.

L'*excavation physiologique* est produite par la dispersion rayonnée des fibres nerveuses papillaires dès leur émergence criblée ; si leur rayonnement a lieu seulement au niveau de la rétine, il n'y a pas d'excavation. Cette excavation est appréciable à l'ophtalmoscope par la différence de niveau et l'aspect blanchâtre correspondant à la lame criblée, devenue visible par l'écartement des fibres nerveuses. Son étendue est variable et occupe le cinquième, le quart au plus de la papille. Sa profondeur est indiquée par le déplacement parallactique moindre des points postérieurs et leur visibilité avec des verres concaves plus forts. Sa forme est arrondie, ovalaire ou elliptique. Ses bords se continuent insensiblement avec le reste de la papille ou sont plus ou moins taillés à pic. L'émergence vasculaire, suivant sa profondeur, est nette ou confuse.

Les *vaisseaux* de la papille sont les vaisseaux propres de la papille, capillaires ou papillaires vrais, et les vaisseaux rétiniens ou centraux. Les vaisseaux capillaires ou papillaires vrais sont destinés à la nutrition de la papille et lui donnent une coloration rosée. Ils sont ténus et nombreux. Leur source est multiple. La papille, en effet, reçoit ses vaisseaux nutritifs des ciliaires par les vaisseaux optiques, des ciliaires courtes par le réseau de Haller et des vaisseaux rétiniens (Sappey). Elle est donc en relation vasculaire indirecte avec la circulation cérébrale et en relation vasculaire directe avec la choroïde et même la rétine. Cette notion offre une grande importance clinique.

Les vaisseaux centraux ou rétiniens sont l'artère et la veine centrale de la rétine. Ils pénètrent dans le nerf optique à 1^{mm},5 ou 2 millimètres en arrière de l'œil et se divisent en deux branches ; leur division se fait plus ou moins superficiellement et d'une façon apparente ; quand elle a lieu dans la profondeur papillaire, les vaisseaux sont distincts dès leur origine apparente et se montrent plus ou moins en dedans ou à la périphérie de la papille. On différencie aisément les artères et les veines. Les *artères* sont petites, minces, superficielles, et présentent ordinairement un double contour ; les *veines* sont volumineuses, légèrement sinueuses, sombres, rarement à double contour ; enfin, les veines présentent des pulsations et les artères en sont dépourvues, les pulsations veineuses étant physiologiques et les pulsations artérielles, pathologiques. Comment se produisent les pulsations veineuses ? Pendant la systole cardiaque, l'ondée sanguine, en pénétrant dans l'œil, augmente la pression intra-oculaire et aplatit les veines à leur point d'émergence ; pendant la diastole cardiaque, la tension oculaire diminuant, les veines reprennent leur volume (pouls veineux). Ce phénomène se produit sur les grosses artères pathologiquement quand la tension oculaire est trop grande. La pression aplatit les artères et les efface, tandis que l'ondée sanguine les dilate.

RÉTINE. — La rétine est transparente ; à l'état normal, on l'apprécie par la disposition de ses vaisseaux et de la macula. Au niveau de la papille, chez les sujets très pigmentés, elle présente parfois un aspect légèrement strié. Chez les jeunes sujets et à un fort grossissement, on peut aussi voir une fine striation, généralement plus marquée dans la moitié interne. Les fibres nerveuses se distribuent, en effet, inégalement dans la rétine ; elles suivent surtout les gros vaisseaux, en haut et en bas, et sont plus abondantes en dedans qu'en dehors. Enfin, la limitante interne, soulevée par les troncs importants, est plus ou moins miroitante et produit le long de leurs cours, en dehors du double contour, une traînée blanche extrêmement mobile suivant l'intensité de l'éclairage.

MACULA. — La macula lutea ou tache jaune, abréviativement nommée *macula*, tire cette appellation de l'aspect jaune de la région sur des yeux fraîchement énucléés. C'est la partie la plus sensible de la surface rétinienne, celle où viennent se peindre les images visuelles. Elle se trouve située sur le prolongement direct de l'axe optique antéro-postérieur du globe, un peu en dehors de la papille. Sa position précise est à deux diamètres papillaires et demi du centre de la papille, en dehors de celle-ci, ce qui représente une distance réelle de 4 millimètres environ.

A l'ophtalmoscope, la macula est difficile à voir, car l'impression de la lumière concentrée par l'ophtalmoscope est péniblement supportée par le sujet, et l'œil se dévie toujours quelque peu de la direction nécessaire à l'examen. Quand on parvient à l'apercevoir, on distingue une région un peu plus sombre que le reste du fond de l'œil et dont le centre est occupé par un point rosé ou rose jaunâtre un peu plus clair ; c'est la *fovea centralis* ou tache centrale.

Chez les enfants, la largeur de la pupille et la transparence des milieux rendent bien plus facile l'exploration de la macula. Celle-ci paraît d'une belle couleur rouge sombre et entourée d'un anneau ellipsoïde miroitant, tantôt complet, tantôt disparaissant, qu'on désigne sous le nom de fantôme de la macula. Cet aspect est dû au jeu de la lumière sur les pentes de la rétine qui forment les talus de bordure de la macula.

Vaisseaux. — L'artère et la veine centrales de la rétine émergent de l'excavation papillaire et se distribuent régulièrement; leurs branches se ramifient, se divisent et se subdivisent, mais ne s'anastomosent jamais entre elles ou avec celles de la choroïde; à une artère correspond une seule veine; enfin, tantôt l'artère recouvre la veine et tantôt la veine recouvre l'artère.

Au niveau de la papille, les vaisseaux rétiniens se bifurquent, se divisent en *branche supérieure* et en *branche inférieure;* ces branches se dirigent l'une, *rameau temporal*, la plus volumineuse, en dehors en décrivant une courbe dont la concavité regarde la macula, l'autre, *rameau nasal*, la plus grêle, en dedans. Ces rameaux se partagent à leur tour et vont constituer

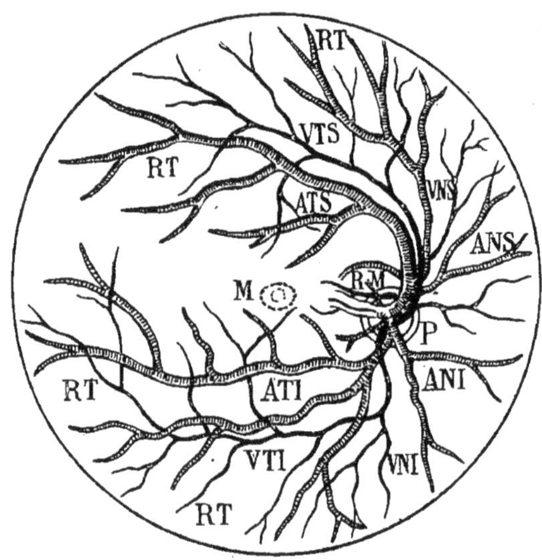

Fig. 122. — Vaisseaux de la rétine.

Artères : ATS, temporale supérieure. —ANS, nasale supérieure. — ATI, temporale inférieure, — ANI, nasale inférieure. — *Veines :* VTS, temporale supérieure. — VNS, nasale supérieure. — VTI, temporale inférieure. — VNS, nasale inférieure. — RT, rameaux terminaux. — RM, rameaux maculaires. — M, macula. — P, papille optique.

de fines ramuscules qui se divisent et se subdivisent encore en s'égrenant, en quelque sorte, du centre à la périphérie. A la partie externe de la papille naissent quelques fines branches horizontales dirigées vers la macula, et formant les vaisseaux *maculaires directs;* enfin, au-dessus et au-dessous on voit deux groupes de vaisseaux *maculaires supérieurs et inférieurs* qui naissent parfois du réseau de HALLER.

En somme, les gros vaisseaux occupent surtout la moitié interne de la papille et les petits vaisseaux, la moitié externe. L'aspect de ces vaisseaux, dans l'inspection de la papille, varie suivant le point d'émergence, le niveau de leur bifurcation et les anomalies. Leur disposition générale permet toutefois de reconnaître leur situation et leur origine, s'il s'agit d'un œil droit ou s'il s'agit d'un œil gauche.

CHOROÏDE. — L'aspect ophtalmoscopique de la choroïde tient à deux facteurs : la pigmentation choroïdo-rétinienne et sa vascularisation. Chez les sujets bruns, très pigmentés, la choroïde est masquée plus ou moins complètement par la couche pigmentaire de la rétine. Toutefois, si le pigment du stroma est relativement plus fourni que la couche épithéliale, les vaisseaux choroïdiens sont très visibles, en clair, entre les mailles épithéliales foncées et presque noirâtres du pigment. Les sujets blonds, en tout cas, laissent voir les vaisseaux choroïdiens. Chez l'albinos, la vascularisation choroïdienne s'accuse avec une extrême netteté puisqu'il n'y a pas trace de pigment, et on perçoit facilement le lacis vasculaire dans tous ses détails. Le lapin blanc constitue, à cet égard, un bon sujet d'étude.

Les vaisseaux choroïdiens diffèrent considérablement des vaisseaux rétiniens. Les rétiniens émergent de la papille, se ramifient d'une manière régulière, ont un double contour, n'offrent point d'anastomoses, et diminuent du centre à la périphérie. Les choroïdiens sont plus volumineux, peu apparents, apparaissent sous forme de traînées rougeâtres rubanées, n'ont pas de double contour et s'anastomosent fréquemment. Il en résulte un lacis vasculaire, extrêmement riche, si riche qu'il forme un treillis uniformément rouge simulant par place une nappe sanguine continue et augmentant du centre à la périphérie. D'une manière générale, la pigmentation des cheveux, celle de la peau, de l'iris sont en harmonie avec celle du fond de l'œil et permettent de l'apprécier. Il faudra donc en tenir grand compte dans la pratique ophtalmoscopique et ne pas considérer comme pathologique un aspect pigmentaire variable ou bizarre, mais physiologique. La comparaison des deux yeux peut être, à cet égard, extrêmement utile.

ASPECT OPHTALMOSCOPIQUE APRÈS LA MORT. — L'examen ophtalmoscopique n'est praticable qu'une heure ou deux après la mort. Plus tard la transparence des membranes et des milieux est trop altérée pour permettre d'éclairer et de distinguer les détails du fond de l'œil.

GALEZOWSKI, un quart d'heure ou une demi-heure après la mort, a trouvé les artères pâles, grêles, exsangues et les veines irrégulières, en chapelet. La choroïde présente des taches foncées qui grandissent rapidement et donnent au rouge intra-oculaire une coloration foncée. Une teinte blanchâtre apparaît ensuite ; elle provient de l'opacification de la rétine. Plus tard le trouble de la cornée, du cristallin, du vitré et le ramollissement définitif et progressif du globe, rendent impossible tout examen ophtalmoscopique. Le trouble blanchâtre de la rétine est un signe précoce et certain de la mort, que l'on peut utiliser.

CHAPITRE XIV

KÉRATOSCOPIE OU SKIASCOPIE

La skiascopie — σκία, ombre, σκοπεῖν, considérer — a pour objet la détermination de l'état de réfraction d'un œil par l'observation des ombres ou des reflets que produit dans le champ pupillaire l'éclairage direct à l'ophtalmoscope. Découverte par Cuignet (de Lille) en 1874, elle a été développée par Mangin, puis étudiée, à divers points de vue, par Parent, Chibret, Chauvel, Landolt, Leroy, etc. Elle constitue une méthode d'examen très exacte, simple, facile, à la portée de tous les débutants.

Principes. — Quand on projette de la lumière ophtalmoscopique sur un œil, si on observe le champ pupillaire pendant qu'on imprime au miroir de légers mouvements de rotation sur son axe, on constate successivement : 1° l'aspect rougeâtre du champ pupillaire ; 2° l'apparition d'une ombre et d'une lueur dans la pupille ; 3° la marche ou déplacement de cette ombre ou lueur pupillaire. L'ombre ou la lueur, ayant des mouvements identiques, peuvent être indifféremment considérées.

Toute la kératoscopie réside dans la constatation de la marche directe ou inverse de l'ombre ou de la lueur pupillaire. Se fait-elle dans le sens du miroir et de son disque d'éclairage, la marche est dite directe, l'ombre directe ; va-t-elle en sens contraire du miroir et de son disque d'éclairage, la marche est dite inverse, l'ombre inverse.

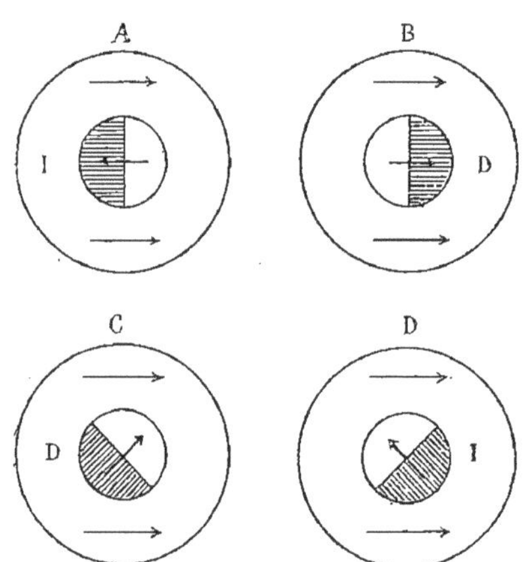

Fig. 123. — Marche de l'ombre pupillaire et de l'ombre du miroir indiquée par les flèches.

A, ombre droite inverse. — B, ombre droite directe. — C, ombre oblique directe. — D, ombre oblique inverse.

Pratique de l'examen. — L'observateur, armé d'un miroir plan ou concave et de la règle de Parent, se tient loin du sujet, à 1ᵐ,20, 1 mètre, ou au moins 0ᵐ,60. Cette distance est nécessaire, nous le verrons, pour obtenir une approximation suffisante du degré de l'amétropie. L'œil examiné est dirigé obliquement et au loin, de manière à éviter les reflets blanchâtres de la papille, à ménager la sensibilité extrême de la macula, à relâcher l'accommodation et le sphincter pupillaire. Le miroir projette un disque d'éclairage sur le visage, puis sur l'œil ; au niveau de la pupille, il détermine une lueur rougeâtre. De légers mouvements sur son axe produisent l'ombre ou la lueur recherchée. Celles-ci sont différentes selon le miroir employé et l'état de réfraction du sujet.

A. **Miroir plan.**—Nature de la réfraction. *Emmétropie :* à toute distance, l'ombre est directe, marche dans le sens du miroir et paraît d'une intensité moyenne.

Hypermétropie : à toute distance, l'ombre est directe, marche dans le sens du miroir et paraît d'autant plus intense que l'hypermétropie est plus forte.

Myopie : suivant la distance et le degré de myopie, l'ombre peut être inverse, nulle ou directe : 1° si le miroir est au delà du remotum, l'ombre est inverse des mouvements du miroir et d'une intensité en rapport avec le degré de myopie; 2° s'il est exactement au remotum, il n'y a pas d'ombre du tout; 3° s'il est en deçà du remotum, l'ombre est directe comme dans l'emmétropie.

Astigmatisme : l'ombre est irrégulière, inégale ou oblique; elle peut être directe dans un méridien, inverse dans l'autre, suivant la nature de l'astigmie.

Donc, *ombre directe :* myopie inférieure à 1^d, emmétropie, hypermétropie; *ombre inverse :* myopie supérieure à 1^d; *ombre irrégulière :* astigmie.

Pour distinguer la myopie faible, l'emmétropie et l'hypermétropie qui font toutes trois ombre directe, l'observateur armé du miroir et à 1 mètre du sujet, interpose devant l'œil de celui-ci un verre de $+1^d$.

Si le sujet est emmétrope, il est rendu, par l'addition du verre, myope d'une dioptrie et, placé au remotum, on ne constate aucune ombre; s'il est hypermétrope de 1^d, il est rendu emmétrope par le verre $+1^d$, et l'ombre reste directe; si enfin le sujet est myope de 1^d, on trouvera nettement une ombre inverse.

Mesure des amétropies. *Hypermétropie.* — On fait passer devant l'œil du sujet la série des verres convexes jusqu'à ce que l'ombre directe devienne inverse. Le degré d'hypermétropie est donné par le verre le plus faible qui change la direction de l'ombre.

Myopie. — On fait passer devant l'œil du sujet la série des verres concaves jusqu'à ce que l'ombre inverse devienne directe; le verre le plus faible qui change l'ombre inverse en ombre directe donne à 1^d près le degré de la myopie.

Astigmie. — Les méridiens principaux sont indiqués par la ligne d'ombre et sa perpendiculaire; la variété résulte de la réfraction spéciale de chacun de ces méridiens; son degré, de leur différence dioptrique particulière.

B. **Miroir concave.** — La kératoscopie avec le miroir concave donne à l'ombre pupillaire une marche inverse de celle du miroir plan. Le miroir concave ayant, en effet, 20 à 30 centimètres de longueur focale et l'examen se faisant à $0^m,60$, $0^m,80$, 1^m ou $1^m,20$, il projette sur l'œil du patient des rayons qui s'entre-croisent en avant de l'œil et donnent des images renversées.

Le miroir concave n'est d'ailleurs pas à conseiller, car il donne des oppo-sitions de lumière et d'ombre beaucoup moins tranchées et moins nettes que celles qu'on obtient avec le miroir plan; celui-ci est d'un usage général.

Théories de la kératoscopie. — Comment se produisent les ombres et les lueurs kératoscopiques? La question est encore un peu discutée. CUIGNET croyait que tout se passait au niveau de la cornée ; MANGIN, LANDOLT et PARENT estiment que la rétine seule est en cause; LEROY pense, avec apparence de raison, qu'il s'agit d'un phénomène pupillaire.

La rougeur pupillaire est la partie du fond de l'œil éclairée par le miroir, et elle ne peut être vue qu'en image droite, en deçà du remotum de l'œil, ou en image renversée, au delà. Les ombres qui accompagnent cette lueur vont dans le même sens et sont vues dans les mêmes conditions. Or, comme à 1 mètre, on est en deçà du remotum de l'hypermétropie, de l'emmétropie et de la myopie inférieure à 1^d, la lueur et l'ombre se déplaceront dans le même sens avec le miroir plan et dans le sens contraire avec le miroir concave. Se trouve-t-on à 1 mètre, au delà du remotum, et alors la myopie est supérieure à 1^d, l'image sera, pour la même raison, inverse avec le miroir plan et directe avec le miroir concave. LANDOLT aboutit aux mêmes conclusions et donne une figure très démonstrative. LEROY a expliqué longuement le mode et le lieu de formation des ombres. Il constate que lorsque l'observateur perçoit tous les rayons du champ pupillaire du sujet, la pupille de celui-ci ne pré-sente pas d'ombre; si l'observateur ne perçoit qu'une partie des rayons du champ pupillaire du sujet, la pupille de ce dernier paraît ombrée dans la zone dont les rayons ne sont pas perçus. L'ombre observée est donc l'ombre portée par la zone obscure de la pupille de l'observateur sur la pupille de l'observé, et la lueur paraît un phénomène rétinien comme l'ombre un phénomène pupillaire.

Si l'on recherche, sur un œil d'animal frais, pourvu d'une ouverture scléroticale au pôle postérieur, le déplacement de l'image observée dans les conditions de la skiascopie, on peut étudier ce déplacement pour les rayons pénétrants dans l'œil et ensuite pour les rayons sortants, en pla-çant la source lumineuse derrière le globe. On peut s'assurer de cette façon que ce ne sont pas les rayons pénétrants qui subissent l'influence de la réfraction, mais les rayons sortants.

La méthode de CUIGNET a été dénommée différemment suivant la théorie adoptée et suivant l'opinion qu'on s'en est faite : kératoscopie, pupilloscopie, kératoscopie pupillaire, rétinoscopie, skiascopie, ophtalmoskiascopie, réti-nophotoscopie, ophtalmophotoscopie, fantoscopie et enfin skioposcopie. Il vaut mieux un mauvais mot accepté qu'un meilleur contesté. Pour rendre un juste hommage à la mémoire de CUIGNET, on pourait bien continuer à dire toujours kératoscopie ou méthode de CUIGNET, comme on dit méthode de DONDERS pour l'examen subjectif. En fait, cependant, c'est le terme skia-scopie, proposé par CHIBRET, qui est le plus répandu.

TROISIÈME PARTIE

RÉFRACTION

Divisions. — La réfraction oculaire, nous l'avons vu, est statique ou dynamique. Elle relève des courbures de l'œil, de l'indice des milieux et de la longueur de l'organe, au repos ou en travail d'accommodation. Statique ou à l'état de repos, elle comprend l'emmétropie, l'hypermétropie, la myopie, l'astigmie ; dynamique ou à l'état de travail, elle embrasse, d'une part, l'état normal d'accommodation et la presbytie qui sont dans les états physiologiques, et, d'autre part, la paralysie et le spasme de l'accommodation qui sont des états pathologiques.

Nous étudierons successivement les divers états de réfraction dans des chapitres spéciaux et nous terminerons par l'étude sommaire de la paralysie et de la contracture accommodatives.

CHAPITRE PREMIER

EMMÉTROPIE, E

L'emmétropie — ἐν, en, μέτρον, mesure, ὤψ, œil — est l'état de réfraction statique dans lequel les rayons parallèles incidents, venant de l'infini ou d'au moins 5 mètres, forment leur foyer exactement sur la rétine. L'œil emmétrope est un œil normalement réfringent et de longueur moyenne.

L'E comporte pour l'œil au repos une vision de loin parfaite. La vision rapprochée n'est possible qu'à l'aide de l'accommodation ; celle-ci étant affaiblie ou supprimée, la vision de loin reste normale, mais la vision de près devient insuffisante ; c'est ce qui se produit avec l'âge. La sclérose du cristallin, les modifications des membranes de l'œil ou des milieux diminuent sa réfraction statique et affaiblissent sa réfraction dynamique.

Le tableau de DONDERS indique que l'emmétrope devient hypermétrope vers 70 ans et presbyte vers 50 ans.

L'E se reconnaît au trouble que provoque dans l'œil au repos, c'est-à-dire regardant au loin, l'interposition d'un verre convexe. L'examen objectif à l'image droite ou à la kératoscopie indiqueront aussi cet état. La méthode de Cuignet, pratiquée avec un miroir plan, donne chez l'emmétrope une ombre directe comme dans l'hypermétropie, mais avec une ombre très vague qui envahit simultanément et de tous les côtés à la fois le champ rouge de la pupille. Il n'y a pas, comme chez l'hypermétrope et surtout

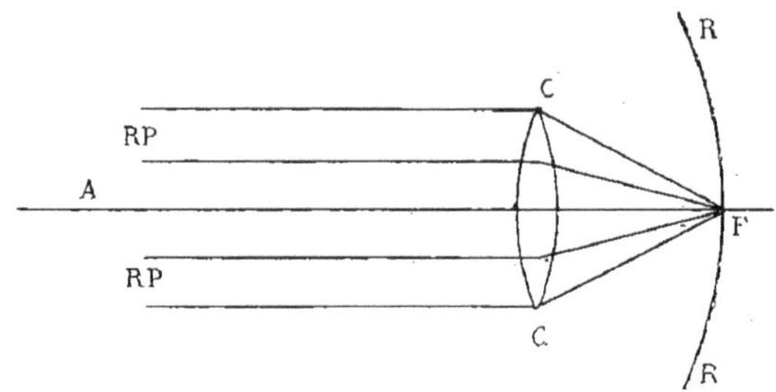

Fig. 124. — Emmétropie.

RR, rétine. — CC, appareil réfringent. — RP, rayons parallèles.
F, foyer rétinien.

l'hypermétrope fort, une différence très tranchée entre l'ombre et la lueur. De plus, le bord de l'ombre ici est vertical, au lieu d'être incurvé en faucille comme dans l'hypermétropie.

CHAPITRE II

HYPERMÉTROPIE OU HYPEROPIE, H

L'hypermétropie — ὑπέρ, au-dessus, μέτρον, mesure, ὤψ, œil — est l'état de réfraction oculaire dans lequel les rayons parallèles incidents vont former leur foyer en arrière de la rétine. L'œil hypermétrope est un œil insuffisamment réfringent. En général, c'est un œil trop court. Dans l'aphakie, il y a aussi hypermétropie et hypermétropie très forte,

L'H était autrefois méconnue ; on la confondait avec la presbyopie ou presbytie et on l'appelait hyperpresbyopie ; on croyait à des troubles rétiniens et l'on redoutait les lunettes. Donders démontra qu'il s'agissait d'un simple vice de réfraction statique et que le seul moyen de traiter cette anomalie de la vision était d'employer des verres convexes.

Divisions. — L'H est *axile*, d'*indice* ou de *courbure* ; elle est acquise ou congénitale ; elle est enfin manifeste, latente, totale, absolue. L'H *manifeste* est celle qui reste apparente et n'est pas masquée par la correction accommodative ; l'H *latente*, celle qui est corrigée spontanément et dissimulée par l'accommodation : l'H *totale*, celle que l'on observe en dehors de toute accommodation. La différence entre l'H totale et l'H manifeste correspond à l'H latente. L'H *absolue*, enfin, est celle que le sujet ne parvient jamais à corriger spontanément, même en faisant usage de toute son accommodation.

Conditions physiques. — Les rayons parallèles, dans l'H, font leur foyer en arrière de la rétine. Chaque point d'un objet éclairé ne donnant pas un point sur la macula, mais un cercle de diffusion, l'objet ne saurait être vu nettement ; celui-ci paraîtra d'autant plus confus que le cercle sera plus grand et l'H plus forte.

Le punctum proximum est plus ou moins éloigné et le punctum remotum, virtuel, se trouve en arrière de la rétine.

La distance du remotum indique le degré de l'H et le verre convexe qui, ajouté à l'œil ramènera le foyer sur la rétine, représentera le verre correcteur de l'H. L'amplitude d'accommodation est considérable. Par suite de l'aplatissement de l'œil, la macula s'écarte de l'axe optique, l'angle α est très grand, de 5° à 8°, et il peut paraître y avoir divergence, strabisme divergent, faux ou apparent. Le degré d'amétropie n'est point toutefois indiqué exactement par le verre correcteur. Ce verre, en effet, n'est pas placé au point nodal, à 7 millimètres en arrière de la cornée environ, mais à 13 millimètres en avant, soit à 20 millimètres plus loin qu'il ne faudrait du remotum.

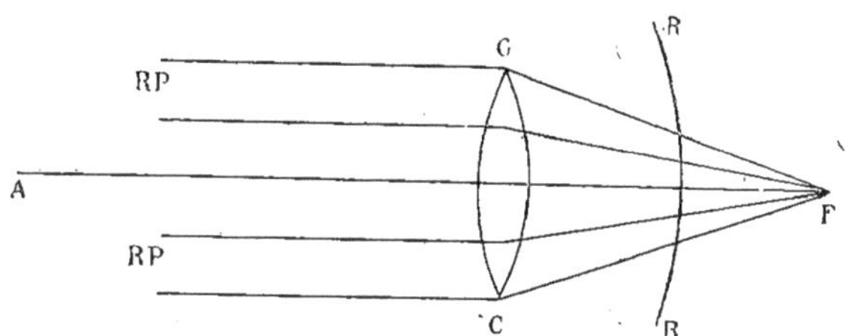

Fig. 125. — Hypermétropie.

RR, rétine. — CC, appareil réfringent. — RP, rayons parallèles ; — F, foyer rétro-rétinien.

Un verre de 10^d fera donc foyer à 0^m,10 — 0^m,02 ou 0^m,08 du point nodal et corrigera une H de 12^d. L'H est donc en réalité toujours un peu supérieure au verre qui la corrige.

Conditions cliniques — L'H peut être considérée comme faible au dessous de 2^d, moyenne de 3 à 5^d, forte à partir de 6^d. L'H *faible* est spontanément corrigée et n'attire pas l'attention ; on observe seulement, vers l'âge adulte, une presbytie précoce et, dans l'extrême vieillesse, une légère amblyopie. L'H *moyenne* provoque souvent de l'asthénopie et exige des verres pour le travail prolongé. L'H *forte* entraîne une asthénopie hâtive et nécessite des verres pour voir de loin comme de près. La gêne est d'autant moins marquée que l'accommodation est plus puissante et corrige mieux l'amétropie. Nulle dans l'H latente, elle est parfois très grande dans l'H absolue. L'aphakie, ou absence du cristallin, crée généralement un fort degré d'H absolue.

Les troubles habituels de l'H sont ceux de l'asthénopie accommodative ou de l'amblyopie. L'accommodation doit constamment, en effet, combler le déficit réfringent, d'où effort et fatigue. Dans le travail de près, l'effort accommodatif sera parfois excessif et entraînera rapidement la lassitude. Dès que l'accommodation fléchit, l'amblyopie apparaît. Dans la lecture, le patient voit les lettres se brouiller et il doit se reposer souvent. L'insuffisance de l'acuité oblige même à un travail très rapproché. De près, les images, quoique troubles, sont vues grossies et se trouvent mieux perçues, mais l'accommodation et la convergence sont surmenées. Les ouvrages fins, délicats, prolongés, exécutés sous un éclairage défectueux, sont naturellement ceux qui provoquent plus aisément l'asthénopie.

La diminution de l'accommodation par l'âge, l'affaiblissement général consécutif aux fièvres graves, à certaines intoxications, à la sclérose cristallinienne, etc., peuvent révéler ou exagérer les troubles d'asthénopie ou d'amblyopie hypermétropique jusqu'alors méconnus.

Dans l'aphakie, toute accommodation ayant disparu, la vision nette n'est possible, s'il y a H, qu'avec des verres exactement appropriés à une distance donnée.

Complications. — Les complications les plus fréquentes de l'hypermétropie sont l'asthénopie grave et le strabisme. L'asthénopie grave empêche tout travail ou bien entraîne de la céphalalgie forte, des vertiges, des vomissements. Le strabisme peut être divergent, mais 75 fois pour 100, il est plus ou moins convergent. La pathogénie de ce dernier a été bien indiquée par DONDERS et découle des rapports assez étroits de la convergence et de l'accommodation.

L'H, en effet, implique, pour une distance donnée, une accommodation supérieure à celle de l'emmétropie, mais une même convergence ; convergence et accommodation ne sont plus dès lors synergiques, et la vision binoculaire disparaît. Soit un emmétrope regardant à $0^m,20$ ou 5^d ; il met simultanément en jeu 5 dioptries d'accommodation et 5 angles métriques de convergence et jouit de la vision binoculaire. Il n'en est pas ainsi chez l'hypermétrope, par exemple, de 4^d. Quand il regarde à $0^m,20$ ou 5^d, il doit employer 5^{am} de convergence et 9^d d'accommodation, 4^d pour corriger son H et 5^d pour accommoder à 0^m20. Or, s'il met en jeu une convergence de 5^{am}, il n'accommode que de 5^d, ce qui est suffisant ; s'il accommode de 9^d, il converge de 9^{am}, ce qui est excessif. Si donc l'hypermétrope accommode trop, il ne converge pas assez, et s'il converge assez, il accommode trop. Il ne voit ainsi convenablement d'aucune manière. Ne pouvant voir binoculairement de nulle façon, le sujet, dès lors, supprime sa vision binoculaire et se contente de la vision monoculaire. Il sacrifie, d'ordinaire, l'œil qui se trouve être le moins bon par amblyopie, leucome, etc., et dévie cet œil généralement en dedans.

La déviation interne résulte de l'action accommodative qui entraîne la convergence, de la prépondérance des muscles internes et de la position convergente de repos plus fréquente chez l'hypermétrope.

Étiologie. — L'H tient à une insuffisance de réfraction des milieux, H *d'indice,* des membranes, H *de courbure,* ou à une trop faible longueur du globe, H *axile.*

L'H peut être *acquise,* et elle se développe alors sous diverses influences : tumeur rétro-oculaire comprimant le globe et diminuant la longueur de son axe antéro-postérieur, rétine décollée et repoussée vers la cornée, glaucome aplatissant les courbures scléro-cornéennes, luxation du cristallin, etc.; l'H, toutefois, est le plus souvent *congénitale.* Les enfants, les races inférieures, les animaux sont d'ordinaire hypermétropes ; il en est de même des yeux arrêtés dans leur développement général. Il se peut, d'ailleurs, que la structure des membranes oculaires soit telle que la résistance devienne plus faible vers l'équateur que vers les pôles et que l'accroissement se fasse en largeur plutôt qu'en longueur.

Le muscle ciliaire chez l'hypermétrope est, au moins dans sa portion circulaire (IVANOFF), très développé. L'appareil nerveux visuel, quoique d'aspect normal, est souvent imparfait. Sur 687 yeux hypermétropes, CHAUVEL a trouvé pour les deux tiers l'acuité affaiblie de 1/4 à 1/10 ; peut-être s'agit-il d'astigmatisme irrégulier des divers méridiens (TSCHERNING).

La position de repos serait, d'après STILLING et REYMOND, habituellement la convergence, exceptionnellement le parallélisme ou la divergence. Ces conditions sont exagérées dans les hauts degrés d'H. L'H forte est peu fréquente et atteint rarement 8 à 10 dioptries, en dehors de l'aphakie. Dans la majorité des cas, elle est moyenne et ne dépasse guère 4^{d}.

Diagnostic. — L'H moyenne et forte est facile à soupçonner; l'H faible peut rester latente. Le diagnostic se fait par les méthodes subjective ou objective.

Méthode subjective de Donders. — Elle consiste à rechercher le maximum d'acuité d'un œil, en plaçant devant lui des verres positifs de plus en plus forts. Le verre le plus élevé qui donne l'acuité maxima indique l'H manifeste ; après atropinisation, ce même verre indique l'H totale ; la différence entre les deux correspond à l'H latente. Dès que les verres convexes ne diminuent pas d'ailleurs l'acuité maxima, il y a hypermétropie.

Optomètres. — Ils permettent bien d'obtenir l'H manifeste, mais ne font pas connaître l'H latente masquée par l'accommodation. On recherche le numéro le plus fort qui donne le maximum d'acuité visuelle.

Image droite. — Si l'on relâche l'accommodation, elle donne l'H totale. Le verre convexe le plus fort avec lequel on voit le fond de l'œil nettement indique le degré de l'amétropie.

L'observateur myope, en se plaçant tout contre l'œil de l'observé et en s'éloignant progressivement, arrive à voir nettement les vaisseaux rétiniens. Son remotum coïncide alors avec le remotum virtuel de l'observé, et la distance entre l'observateur et l'observé indique le degré de l'H. Si l'observateur est emmétrope ou hypermétrope, il se rendra artificiellement myope en amenant derrière le trou du miroir un verre concave suffisant.

Skiascopie. — Avec le miroir plan, l'ombre est directe, et elle reste directe avec + 1 dioptrie. Le verre positif le plus fort qui maintient cette ombre directe indique le degré de l'H.

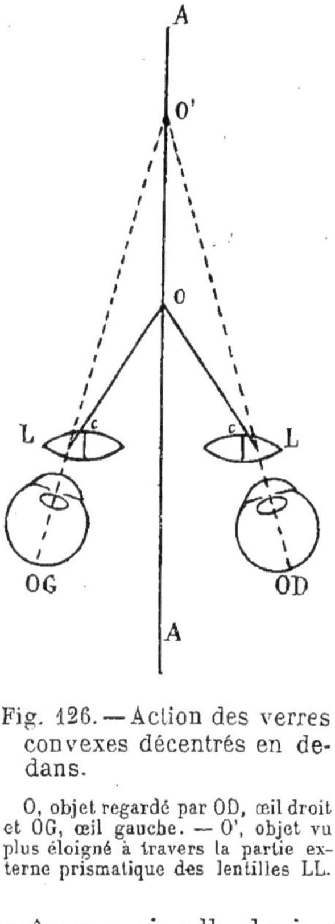

D'ordinaire, la détermination de l'H totale est superflue et celle de l'H manifeste suffit. On observe, en effet, des sujets hypermétropes qui regardent de très près, comme des myopes. Affectés d'H absolue, ils voient trouble, même en mettant en jeu toute leur accommodation; ne pouvant voir net, ils cherchent à voir grand et ils rapprochent les objets. Certains, enfin, présentent du spasme accommodatif, corrigent et même hypercorrigent leur H et, comme des myopes, sont améliorés par des verres concaves. Un hypermétrope de 5^d, par exemple, veut corriger son amétropie, mais, graduant mal sa correction, la dépasse et met en jeu 8^d d'accommodation. Le voilà avec 3^d de réfraction fonctionnelle de trop ou une myopie de 3^d corrigée par — 3^d. Ces faux myopes sont donc des hypermétropes. L'atropine ou la scopolamine dans ces cas lèveront tous les doutes et permettront de trouver les verres convenables.

Fig. 126. — Action des verres convexes décentrés en dedans.

O, objet regardé par OD, œil droit et OG, œil gauche. — O', objet vu plus éloigné à travers la partie externe prismatique des lentilles LL.

Pronostic. — L'H n'est pas grave en elle-même, mais elle devient fréquemment gênante et exige le port de lunettes, au moins pour le travail. Méconnue, elle peut entraîner de l'asthénopie et des troubles nerveux. Elle est d'autant plus fâcheuse qu'elle est plus compliquée ou plus élevée.

Traitement. — On doit considérer la réfraction dynamique et statique en bloc et donner des verres convexes qui laissent disponibles le tiers ou le quart de l'accommodation totale pour soutenir le travail visuel.

L'H manifeste sera, en général, seule corrigée. Dans l'H faible ou moyenne, on ne donnera des verres que pour le travail de près. Dans l'H forte, des verres pour loin et pour près seront utiles. On tiendra grand compte, d'ailleurs, des impressions des sujets et de leurs occupations professionnelles. Il convient parfois, enfin, de soulager la convergence comme l'accommodation. On pourra, dans certains cas, user de prismes, ou mieux décentrer les verres en dedans, de manière à faire regarder par la portion interne du verre et à éloigner les images (verres orthoptiques).

L'*asthénopie* comporte parfois, en outre de la correction optique de l'H, l'emploi des mydriatiques et un traitement médical. Le *strabisme* nécessite souvent un traitement médico-chirurgical.

CHAPITRE III

MYOPIE, M

La myopie M — μύειν, cligner — est l'inverse de l'H; c'est l'état de réfraction dans lequel l'œil étant au repos, les rayons parallèles incidents viennent former leur foyer en avant de la rétine. L'œil myope est un œil trop réfringent; en général, c'est un œil trop long.

Divisions. — La M due à un excès de longueur du globe constitue la M *axile;* celle qui tient à un excès de réfringence des milieux de courbure de la cornée représente la M de *courbure;* enfin, celle qui correspond à un excès d'indice, est la M d'*indice.* On distingue aussi une M typique, simple ou bénigne, et une M atypique, grave ou compliquée. Au point de vue clinique, la M est bénigne et stationnaire, ou grave et progressive.

Conditions physiques. — Dans l'œil myope au repos, en dehors de l'accom-

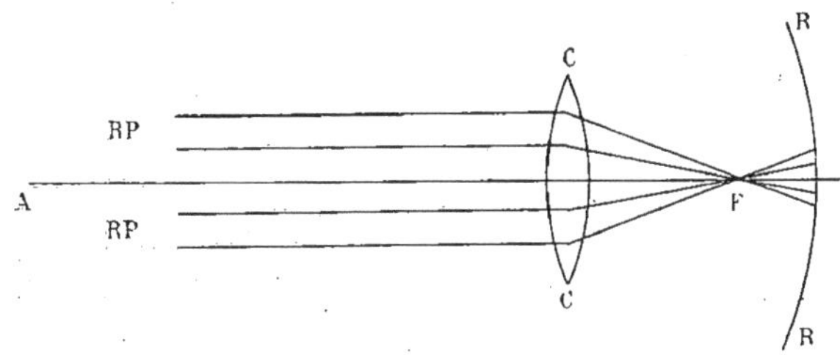

Fig. 127. — Myopie.

RR, rétine. — CC, appareil réfringent. — RP, rayons parallèles. — F, leur foyer anté-rétinien.

modation, les rayons parallèles ou considérés comme tels viennent faire leur foyer en avant de la rétine. Sur la rétine même les objets forment, pour chacun de leurs points, des cercles de diffusion et leurs images sont troubles et diffuses. Le foyer se fait d'autant plus en avant de la rétine que la M est plus forte. Le verre qui, placé au point nodal, entre l'œil et l'objet, reporte le foyer exactement sur la rétine et par conséquent transforme l'œil myope en emmétrope, indique le degré de la M et en permet la correction.

Comme dans l'H, le verre correcteur ordinaire n'indique pas le degré exact de l'amétropie. Soit un verre correcteur de 10^d. Il est tenu à $0^m,13$ en avant de l'œil ou à 2 centimètres du point nodal. Le punctum remotum est donc à 10 — 2, soit à 8 centimètres ou 12^d. Un verre de 12^d corrige donc seulement une M de 10^d, et la myopie réelle se trouve ainsi toujours un peu inférieure à ce qu'exprime le verre qui la corrige. Le proximum des myopes est plus ou moins rapproché, et l'amplitude d'accommodation généralement faible. L'angle α est plus petit qu'à l'état normal, de 1° à 5°, et peut même devenir négatif dans la M forte.

Conditions cliniques. — La vision, dans la M, est généralement en rapport avec le degré de l'amétropie. Le myope faible, de 2^d à 3^d, voit bien de près et assez bien de loin ; sa vision aux grandes distances est seule insuffisante. Il repose son accommodation, étant pour le travail ordinaire de près adapté de par sa réfraction statique, et travaille toujours sans fatigue autre que celle de la convergence. Le myope moyen, de 3 à 5^d, voit assez bien de près, mais fort mal de loin. Le myope fort, 5, 10, 15^d, voit mal à toutes distances, sauf de très près. Quant aux myopes extrêmes, 20, 25, 30^d, ils ne voient de loin que vaguement et de près qu'à la loupe.

Les myopes sont fréquemment dolichocéphales ; leurs yeux paraissent allongés, parfois saillants, mais cette condition est loin d'être absolue, car il y a de nombreux myopes dont les yeux sont très petits et enfoncés. Par suite de l'exiguïté de l'angle α, il peut exister du strabisme convergent apparent. Dans la vision à distance, les yeux sont mi-clos, les paupières clignotantes (c'est là l'étymologie de myopie), car pour mieux distinguer, les myopes réduisent volontiers l'ouverture palpébrale à une fente sténopéique. Dans la vision de près, la convergence est insuffisante et la vision binoculaire sacrifiée à la vision nette. Un seul œil travaillant, l'autre reprend sa position de repos, ordinairement en divergence, et il apparaît du strabisme divergent. La M forte ou moyenne est généralement compliquée d'amblyopie, de lésions profondes et d'insuffisance des droits internes.

Complications. — L'*amblyopie* myopique est assez fréquente et tient d'ordinaire aux irrégularités de courbure cornéenne, aux troubles des milieux ou aux altérations des membranes profondes. Elle peut, toutefois, exister sans lésions apparentes.

La longueur habituelle des yeux et l'obligation fréquente de la vision de près exigent de grands efforts de convergence et entraînent d'abord la fatigue, puis l'*insuffisance des muscles droits internes*. Il peut y avoir aussi *strabisme divergent*. On doit tenir compte de l'influence réciproque, ici comme dans l'H, de la convergence et de l'accommodation. On sait qu'à une dioptrie d'accommodation dans la vision binoculaire correspond un angle métrique de convergence. Donc, un myope de 3 dioptries qui regarde, par exemple, à $0^m,20$ ou 5 dioptries, ayant déjà 3^d de réfraction statique, accommodera seulement de 2^d ; dès lors, il ne mettra en jeu que 2^d de convergence, ce qui le fera regarder à 0^m,50 et non à 0^m,20. S'il veut converger à 0^m,20, il donnera 5^{am} de convergence, mais alors il accommodera de 5^d ce qui, ajouté à ses 3^d de réfraction statique, le fera regarder à 8^d ou 0^m,12 et non à 0^m,20. Si donc, tenant compte de sa réfraction statique de 3^d, il accommode exactement, il ne converge pas assez et s'il converge assez, il accommode trop. Il y a bien un peu de laxité dans les rapports de la convergence et de l'accommodation (convergence et accommodation relatives), mais elle est faible et souvent insuffisante. Le myope, ne voyant net d'aucune façon avec les deux yeux, s'efforce de voir bien avec un œil, et l'autre, devenant inutile, prend la position de repos et se dévie habituellement en dehors.

Le strabisme des myopes est, d'ailleurs, favorisé par la longueur extrême de l'axe oculaire et par la difficulté d'une convergence suffisante pour la distance rapprochée du travail habituel. On l'observe surtout, en effet, dans ces conditions et dans les degrés élevés de myopie, mais il peut être créé par des lésions ayant détruit les parties centrales de la rétine et rendu impossible la vision binoculaire. L'œil, inutile à la vision, n'est plus dès lors incité à la convergence et se laisse aller à la divergence, sa position habituelle de repos.

Les *lésions intra-oculaires* occupent la choroïde, la rétine, le cristallin et le vitré.

Les troubles du *vitré* sont constitués par des mouches volantes provenant des hémorragies, des exsudations choroïdiennes ou des inflammations voisines; les troubles cristalliniens sont l'effet tardif des altérations diverses du tractus uvéal ou des décollements de la rétine; les troubles chorio-rétiniens proviennent des inflammations ou des modifications nutritives des membranes profondes de l'œil.

La *rétine* qui tapisse le fond de l'œil suit difficilement son allongement progressif et, sous des influences encore discutées, peut se décoller plus ou moins largement. Ce décollement est souvent précédé de corps flottants abondants, de photopsies; il survient dans les myopies moyennes et surtout dans les fortes.

Des hémorragies maculaires ou périmaculaires sont parfois observées. Mais la lésion fondamentale, en l'espèce, est dans la choroïde et autour du nerf optique. Elle est constituée par de l'atrophie péripapillaire, de la chorio-rétinite maculaire et surtout des staphylomes.

Le *nerf optique* est parfois congestionné et sujet à des poussées exsudatives qui peuvent voiler la papille. Autour de lui, à sa partie externe, du côté de la macula, apparaît un croissant atrophique blanchâtre ou grisâtre qui s'étend, dans les formes progressives, et tend à entourer la papille en même temps qu'il empiète vers la macula. On observe alors, en dehors de la partie blanche, une zone grisâtre et des amas pigmentaires. Les plaques blanches sont atrophiques et les plaques grisâtres en voie d'atrophie. Le croissant papillaire correspond à une excavation sclérale ou staphylome postérieur, parfois considérable, qui allonge plus ou moins l'axe

antéro-postérieur. Les croissants sont externes, internes, supérieurs, inférieurs ou annulaires, plus ou moins étendus, et la lame criblée est refoulée
en dehors. Outre leur forme très caractérisée, on constate souvent une
déviation des vaisseaux papillaires qui sont rejetés du côté externe du fond
de l'œil, et une déformation ovoïde à grand axe vertical de la papille. C'est
là une disposition qui a été indiquée par Nuel, comme étant un état précurseur de la myopie. Avant d'aboutir à la scléro-choroïdite atrophique
péripapillaire, le premier stade du croissant myopique est donné par une
sorte de demi-lune qu'on désigne sous le nom de conus.

Anatomie pathologique. — Ce qui caractérise anatomiquement l'œil
myope, c'est l'allongement de l'axe antéro-postérieur du globe, le diamètre
équatorial restant normal. L'amincissement de la sclérotique qui est également caractéristique porte sur la moitié postérieure de l'œil, surtout du côté
temporal du nerf optique, dans la région maculaire.

Dans la région papillaire, on trouve le croissant péripapillaire, la sclérec-
tasie ou staphylome postérieur, le déplacement des fibres nerveuses de la
papille en dehors (supertraction), la distension de la gaine du nerf optique.

Au niveau du limbe scléro-cornéen, il y a une augmentation de la
chambre antérieure, avec éloignement du limbe scléro-cornéen de la
racine de l'iris. Il y a encore, parfois, des déchirures de la membrane de
Descemet ou même de la membrane de Bowman (Terrien). Par suite de l'ap-
profondissement de la chambre antérieure, la racine de l'iris, mais surtout
l'angle cilio-irien ou rétro-iridien sont reportés en arrière.

Abstraction faite de l'effacement de l'angle ciliaire, la forme du muscle
ciliaire et son volume ne paraissent guère modifiés, mais son tendon qui
ferme le canal de Schlemm en arrière est très allongé, de sorte que le corps
du muscle, comparé à celui de l'œil normal, est reporté en arrière. Iwanoff
a, en outre, montré que les faisceaux circulaires manquent dans l'œil myope,
le muscle ciliaire étant presque uniquement composé, dans cet œil, par les
faisceaux longitudinaux. D'après Terrien, il s'agirait d'un déplacement en
masse de la totalité du muscle, sous l'influence du refoulement en arrière
de la membrane irienne et de l'angle cilio-irien.

La choroïde est amincie et atrophiée, avec accumulation par places de
pigment et décoloration en d'autres endroits, surtout au niveau du pôle
postérieur et du croissant péripapillaire.

La rétine est plus ou moins effacée au niveau de l'ora serrata en même
temps que la limite de cette dernière est reculée en arrière. Dans la partie
antérieure de la rétine, voisine de l'ora serrata, on trouve de la dégénérescence cystoïde périphérique observée par Greeff chez des vieillards. Au
niveau de la papille, la supertraction provoque une soudure des fibres nerveuses. On a signalé aussi une atrophie caverneuse du nerf optique analogue
à celle du glaucome. Enfin, le cristallin peut présenter une cataracte postérieure et le corps vitré des lésions diverses.

Bien que toutes ces lésions soient la conséquence de la distension du

segment postérieur, on voit que le segment antérieur du globe présente
également des altérations intéressantes à connaître (F. TERRIEN).

Étiologie. — Les causes de la M sont nombreuses et variées ; certaines
restent encore cependant très discutées.

La race a été invoquée. Dans les écoles de Genève et de Lausanne (ÉPE-
RON), chez des enfants de même condition, les Germains présentent deux
fois plus de myopes que les Suisses.

L'hérédité, dans les myopies fortes, paraît incontestable ; elle se manifeste, toutefois, par une simple prédisposition. La myopie, en effet, n'est
jamais congénitale (HERRNHEISER) ; elle apparaît d'ordinaire vers l'âge de la
puberté sous l'influence du développement général et du travail oculaire
dans de mauvaises conditions d'éclairage. Les études prolongées, les caractères trop fins, trop serrés (gothiques), ou l'insuffisance de lumière, les
positions vicieuses, etc., favorisent l'évolution myopique. L'hérédité immédiate ou ancestrale est démontrée par toutes les statistiques. Si les travaux
allemands lui attribuent seulement 3 p. 100 de leurs myopies, les statistiques
françaises en donnent une plus forte proportion. MOTAIS, sur 330 enfants,
trouve 216 fois la myopie chez les ascendants et l'hérédité plus habituellement croisée du père à la fille et du fils à la mère (PARENT). La myopie
acquise peut se transmettre aux descendants.

Les conditions défectueuses d'application visuelle s'ajoutent le plus souvent à la prédisposition héréditaire pour provoquer ou aggraver la myopie.
Des recherches nombreuses établissent, en effet, nettement la progression
de la myopie des campagnes aux villes, des enfants aux adultes, des manouvriers aux hommes d'études. On a incriminé surtout l'accommodation et la
convergence (JAVAL). L'accommodation, produite par le muscle ciliaire,
tiraille la choroïde et produit une hyperémie oculaire marquée. Les tractions, longtemps répétées, entraîneraient des troubles inflammatoires ou
atrophiques, diminueraient la résistance du pôle postérieur et favoriseraient
la manifestation de la myopie.

COHN fournit à cet égard un tableau démonstratif de ce que sont les
progrès de la M : écoles primaires de 1 à 10 p. 100, écoles industrielles
20 p. 100, lycées 26 p. 100, universités 59 p. 100 ; chez les polytechniciens,
NIMIER trouve cependant que, sur 177 myopes, en deux ans, la myopie n'a
augmenté que 18 fois, dont 8 fois seulement de plus de 1^d, qu'elle est restée stationnaire 15 fois et qu'elle a, dans 7 cas, diminué.

Il ne faut pas oublier, en effet, que la M apparaît habituellement vers la
puberté. Elle pourrait donc survenir non pas seulement par l'application
oculaire continue et les efforts prolongés d'accommodation et de convergence, mais surtout à cause du développement excessif de l'orbite et de
l'œil qui se produit à ce moment. La croissance produite, les fatigues oculaires ont moins d'influence. La convergence a été aussi spécialement incri-
minée ; les droits internes contractés et les droits externes tendus mécaniquement agiraient comme une sangle sur l'œil et tendraient à l'allonger ;

Giraud-Teulon fait jouer un rôle dans le même sens au muscle petit oblique et Stilling, au droit inférieur et à l'oblique supérieur ; enfin Martin (de Bordeaux) met en cause les contractions astigmiques du muscle ciliaire.

Myopies acquises. — A cette catégorie appartiennent les cas de myopie passagère dans les phases initiales de cataracte, chez les glycosuriques et les cas de myopie durable par taies de la cornée, après certaines iritis, ainsi que les myopies traumatiques.

Les taies de la cornée provoquent, lorsqu'elles siègent dans la région pupillaire, dans un tiers des cas au moins, une myopie à tendance progressive et s'accompagnant de lésions du fond de l'œil. Les taies bilatérales provoquent le plus souvent une myopie bilatérale, les taies unilatérales donnent lieu plus souvent à une myopie unilatérale, du même côté ou de l'autre côté de la tache. En outre de l'astigmatisme irrégulier, les taies donnent un astigmatisme mesurable de 1^d à 2^d qui intervient à son tour dans la production de la myopie. Il ne s'agit pas ici d'une myopie de courbure (mensurations de Frenkel), mais bien d'une M axile. La cause de cette variété de myopie réside dans le rapprochement des objets nécessité par la diminution de l'acuité visuelle (de Græfe), peut être aussi dans des processus inflammatoires encore obscurs.

Les traumatismes provoquent la myopie : 1° *par spasme de l'accommodation*, sans qu'il s'agisse toujours d'hystérie. Ici le degré de myopie est en rapport avec l'âge (Frenkel), et le trouble de réfraction peut disparaître spontanément ou sous l'influence de l'atropine ; 2° *par relâchement de la zonule*. Il y a souvent mydriase, avec diminution ou abolition des réflexes pupillaires, avec parésie ou paralysie de l'accommodation. L'atropine est inefficace, mais l'ésérine a quelquefois donné des guérisons. Le pronostic est plus sévère, d'autant que l'hypertonie et même des accidents glaucomateux ont été signalés ; 3° *par subluxation ou luxation du cristallin*. Le danger d'hypertonie et de glaucome est encore plus grand dans cette variété qui s'accompagne aussi d'hyphéma, d'irido-donésis, de décollement de l'iris, de déchirure de la choroïde ; 4° *par allongement de l'axe de l'œil* (Sulzer), forme très rare.

Pronostic. — La M légère, stationnaire, acquise, est généralement bénigne, tandis que la M élevée, progressive, héréditaire constitue une affection relativement grave.

Le public croit à tort à la bénignité générale de la M ; il estime même, sous prétexte que le myope ne devient guère ou pas presbyte, que sa vision vaut mieux que celle de l'emmétrope. En réalité, la M élevée ou progressive est une maladie grave de l'œil et produit un grand nombre de cas de cécité par son développement ou ses complications. Il importe de savoir que c'est un état qui peut entraîner les plus pénibles conséquences et qu'il mérite, même dans ses faibles degrés, toute l'attention des patients et des médecins.

L'avenir oculaire des myopes dépend de l'âge du malade, du degré de la myopie, de l'état de la choroïde et de la rétine, de l'hérédité, de la profession. *Age du malade :* la myopie augmente pendant l'âge de la scolarité et devient stationnaire vers l'âge de vingt-cinq ans. — *Degré de la myopie :* plus la myopie est élevée, et plus elle a de tendance à augmenter. — *État de la choroïde et de la rétine :* la malignité de la myopie réside dans les lésions inflammatoires du fond de l'œil qui peuvent aboutir aux lésions maculaires et au décollement de la rétine. — *Hérédité :* certains croient que les myopies acquises seraient plus graves que la myopie héréditaire ; cela dépend des cas, car il y a des myopies bénignes héréditaires et des myopies graves héréditaires, comme il y a des myopies acquises faibles et d'autres qui deviennent progressives. — *Profession :* le surmenage oculaire est un des facteurs les plus importants qui augmentent la myopie, surtout lorsqu'il s'accompagne d'un rapprochement excessif des objets et d'un éclairage défectueux.

Diagnostic. — On soupçonnera la M à l'aspect général, au clignotement habituel, mais surtout quand les sujets auront une vision meilleure de près que de loin. On l'affirmera lorsque, à l'état de repos, en dehors de l'accommodation, la vision sera améliorée par des verres concaves. Il faut reconnaître son existence, son degré et ses complications. On emploie pour cela la méthode subjective ou objective.

Méthode subjective de Donders. — Le sujet placé à 5 mètres en face d'une échelle optométrique bien éclairée, l'accommodation relâchée par la distance ou l'atropine, on détermine l'acuité visuelle maxima de chaque œil successivement, l'autre étant couvert. On fait ensuite passer devant cet œil les verres de la série concave. Si la vision est améliorée, il y a myopie. Le numéro le plus faible qui donne le maximum de vision est le numéro correcteur de la myopie. Il importe de s'en tenir au verre le plus faible qui donne la meilleure vision, car celle-ci resterait la même avec des verres supérieurs parce que l'accommodation entrerait en jeu. Il peut arriver que le spasme accommodatif chez un emmétrope ou un hypermétrope produise, par excès d'accommodation, une myopie apparente. On devra le soupçonner surtout chez les jeunes sujets et employer alors les mydriatiques.

Optomètres. — Le sujet est invité à regarder au loin de manière à relâcher son accommodation ; l'œil étant placé tout contre l'œilleton et la vis au zéro. On fait épeler la plus petite ligne possible, puis on tourne la vis lentement à gauche. Le numéro le plus faible qui donne la meilleure acuité indique le verre correcteur de l'amétropie. Le procédé optométrique a un double inconvénient : il ne permet pas une surveillance suffisante de l'œil du sujet et il incite à l'accommodation. L'atropinisation est souvent nécessaire.

Ophtalmoscopie. — *L'image droite* permet de voir nettement le fond de l'œil avec des verres concaves ; le verre le plus faible avec lequel on a la

vision nette du fond de l'œil indique le degré de la myopie. L'*image renver-*
sée donne le remotum R de l'observé au proximum P de l'observateur. Si
l'on connaît ce P, il suffit de mesurer la distance de l'œil observé à l'œil de
l'observateur, en pratique la distance des apophyses orbitaires, et de
retrancher son proximum pour connaître le remotum et,
partant, la myopie du patient. On peut, si l'on est myope
ou si on se fait artificiellement myope, procéder de même
en se plaçant à son propre R pour l'observation. Le R de
l'observé est alors à notre propre R. On retranche ce R
de la distance bi-orbitaire et on a le R du sujet ou le
degré de sa myopie.

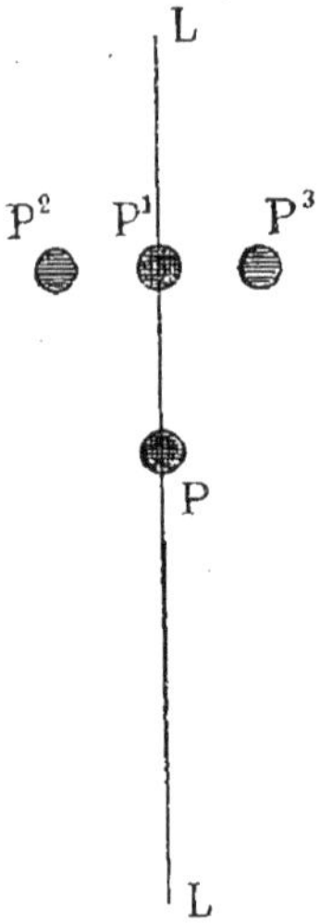

Skiascopie. — L'ombre est inverse avec le miroir
plan et d'autant plus marquée que la myopie est plus
forte. Le verre négatif le plus fort qui maintient cette
ombre inverse indique le verre correcteur.

L'*insuffisance des droits internes* est reconnue de
diverses manières :

1° On fait regarder un objet très rapproché avec les
deux yeux pendant qu'on recouvre un œil avec un verre
dépoli. L'œil libre se dirige alors vers l'objet et l'œil couvert se dévie en dehors.

2° On met un prisme de 8° ou 10°, base interne ou
supérieure, devant un œil du sujet, l'autre œil étant
découvert, et l'on fait fixer un point sur une ligne verticale. Ce point est vu double. Si ces deux images sont
sur la même ligne verticale, il n'y a pas insuffisance ; si
elles sont sur deux lignes distinctes, il y a insuffisance. Le prisme qui ramène
les deux points sur la même ligne verticale mesure l'insuffisance. C'est là
le procédé de DE GRÆFE.

Fig. 128. — Procédé de DE GRÆFE.

P, point ou objet vu avec l'œil nu. — P', point vu avec œil et prisme sans insuffisance de conver-gence. — P²P³, points vus à travers le prisme avec insuffisance de con-vergence.

L'arc kératoscopique de WECKER et MASSELON, le double prisme de CRÉTÈS,
le prisme de BERLIN permettent aussi d'apprécier rapidement l'existence et
le degré de l'insuffisance musculaire.

Les *lésions intra-oculaires* seront reconnues à l'éclairage oblique ou
avec l'ophtalmoscope.

Traitement. *Prophylaxie.* — La M se développant vers la puberté, sous
l'influence de l'hérédité, des études prolongées, d'un mauvais éclairage, on
devra surveiller les jeunes sujets, surtout ceux qui sont prédisposés par
leur ascendance, et leur appliquer les meilleures mesures d'hygiène générale et oculaire. Dans les écoles, les salles seront largement éclairées, les
bancs appropriés à la taille des élèves, les livres bien imprimés, les heures
de travail espacées et coupées par de nombreuses récréations ; on prescrira
des verres correcteurs, le cas échéant, exactement appropriés à la distance
et aux conditions visuelles des sujets. Il est bon de travailler à la distance

de 30 centimètres, avec, suivant la formule de George Sand, écriture droite, papier droit, corps droit.

CORRECTION TOTALE DE LA MYOPIE. — On croyait communément jusqu'il y a une vingtaine d'années que la cause principale de l'aggravation de la myopie était l'accommodation soutenue nécessitée par le port de verres concaves correcteurs. Aussi redoutait-on la correction complète de la myopie et ne prescrivait-on que des verres concaves un peu plus faibles que ceux qui corrigeaient complètement. Dès 1885, FOERSTER s'éleva contre cette pratique, en faisant valoir que la cause principale de la progression de la myopie résidait plutôt dans la convergence et non dans l'accommodation, et recommanda le port constant de verres concaves à correction complète. Il fut suivi par PRIESTLEY SMITH, H. DOR, JACKSON, PFALZ et HEINE, PARINAUD, VACHER, CHEVALLEREAU, SULZER, et lorsqu'en 1905, M. BOURGEOIS rapporta cette question à la Société française d'ophtalmologie, il put constater que le nombre des partisans de cette pratique est devenu très considérable.

La correction de la myopie peut être totale d'emblée, ou totale échelonnée. La première s'applique surtout aux myopes jeunes ou à myopie faible, la seconde aux cas de myopie forte. Les avantages de la correction totale seraient les suivants : 1° arrêt de la progression de la myopie ; 2e atténuation de l'insuffisance de la convergence ; 3° amélioration de l'acuité visuelle ; 4° port d'un seul numéro de verres correcteurs.

Dans la correction de la myopie, il faut tenir compte du degré de la myopie, de l'âge du sujet et du fait s'il a déjà porté des verres ou non.

En ce qui concerne le degré de myopie, les myopies faibles (au-dessous de 3^d) et moyenne (de 3^d à 6^d) seront corrigées complètement et, si possible, complètement d'emblée. Dans la myopie forte (de 6 à 12^d), la question de l'âge et des habitudes antérieures intervient plus souvent. Chez les enfants et les adolescents, on peut quelquefois faire porter d'emblée 7 et même 8^d. Au-dessus, il faut procéder graduellement, en substituant un verre plus fort quand l'accoutumance est faite pour le verre moins fort. Chez les adultes qui n'ont pas encore porté de verres, la correction totale ne pourra être obtenue que par échelons, mais il faudra chercher à l'obtenir, dans l'espoir d'arrêter les progrès de la myopie. Enfin, dans la myopie excessive (au-dessus de 12^d), la correction totale n'est possible que chez les enfants et les adolescents, et cela seulement d'une façon progressive, tandis que chez les adultes il faudra se contenter d'une correction partielle.

Quelle doit être la correction pour la vision de loin et pour le travail (vision de près) ? Aujourd'hui, où l'on ne craint plus pour les myopes les efforts modérés d'accommodation, on n'a plus aucune raison d'empêcher le myope d'accommoder, comme on n'empêche pas, à l'aide de verres, l'accommodation d'un emmétrope au-dessous de quarante cinq ans. On donnera donc le même verre pour la vision de loin et pour le travail à tout myope, faible ou fort, dont l'âge est compatible avec une bonne accommodation, c'est-à-dire au-dessous de quarante ans. Au delà de cet âge, on donnera, pour le travail, de 1 à 3ᵈ au-dessous de la valeur des verres prescrits pour le loin.

L'astigmie, lorsqu'elle dépasse 0,5 à 1ᵈ sera également corrigée. Sa détermination se fera à l'ophtalmomètre de JAVAL et par la skiascopie, mais sa correction ne pourra être bonne que vérifiée à l'aide de la méthode subjective. Ce n'est que lorsqu'on obtient une amélioration de l'acuité visuelle qu'il est utile de corriger l'astigmie. En cas de désaccord de la méthode objective et subjective, il ne faut jamais négliger les données de cette dernière.

Quant aux procédés de détermination du degré de myopie, il est très utile de faire précéder l'examen par la méthode de DONDERS d'un examen objectif par la skiascopie, parce que cela abrège la durée de l'examen, fatigue moins le malade et permet une détermination plus précise de l'état de réfraction. Mais c'est toujours le verre le plus faible avec lequel le malade obtient la meilleure acuité visuelle qui indiquera la correction dont il a besoin.

Si les deux yeux n'ont pas la même réfraction, il faut chercher à concilier la meilleure correction de chaque œil séparément avec la meilleure correction de la vision binoculaire. Une différence de 1 à 2ᵈ entre les verres pour les deux yeux est souvent très bien supportée.

Enfin, on tiendra compte, dans la prescription des verres, de la distance pupillaire qui n'est pas la même pour la vision de loin et pour la vision de près. Cette distance pupillaire variera aussi suivant qu'il y a bonne convergence ou insuffisance de convergence.

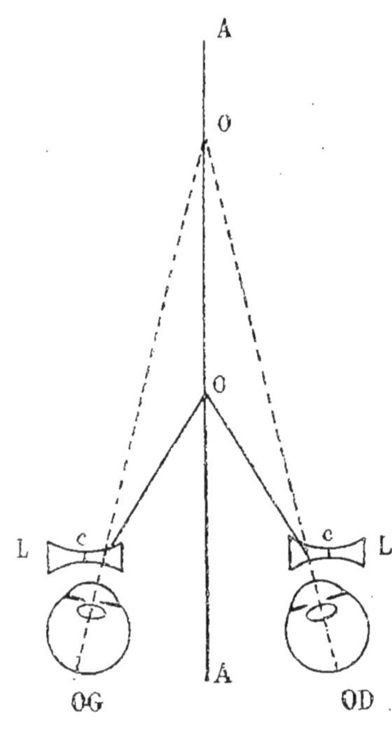

Fig. 129. — Action des verres concaves décentrés en dedans.

O, objet regardé par OD, œil droit et OG, œil gauche. O', objet vu plus éloigné à travers prisme interne et lentille.

Les verres seront tenus de champ, perpendiculairement à l'axe optique ; inclinés, ils ont une action exagérée et sphéro-cylindrique. Ils seront, en outre, bien centrés pour les cas ordinaires. Ils pourront être décentrés, à base interne, quand il s'agira de venir en aide à la convergence dans l'insuffisance des droits internes ; on y adjoindra, le cas échéant, pour soulager davantage encore la convergence, des verres prismatiques.

Dans la myopie très élevée, quand aucune amélioration par les verres concaves n'est possible, on pourra, suivant le conseil de DE WECKER et MASSELON, employer les verres sphériques convexes faibles placés à une certaine distance de l'œil, de manière que son foyer coïncide avec le remotum du patient. Ces verres donnent alors une image renversée, il est vrai, mais nette des objets, et cet artifice permet à certains myopes forts de voir avec netteté des objets éloignés, comme un nom de rue, un détail de tableau, etc. La netteté de l'image compense l'inconvénient de la percevoir renversée.

Traitement des complications. — Il est souvent nécessaire.

L'insuffisance des droits internes demande qu'on vienne en aide à la convergence. On emploiera, suivant le degré, le décentrage des verres en dehors, les prismes à base interne, l'avancement capsulaire ou musculaire du droit interne, enfin le reculement du droit externe.

Le décollement de la rétine exige un traitement spécial.

Les lésions chorio-rétiniennes, les staphylomes, les troubles du vitré, les cataractes relèvent du traitement médical ou chirurgical correspondant.

Traitement chirurgical. — Le traitement chirurgical de la myopie a pour objet, dans les degrés élevés, d'éviter des complications et d'améliorer la vision à distance. Il est palliatif ou curatif : le traitement palliatif comprend la section des droits externes (DE GRÆFE, ABADIE), leur reculement tendineux et aponévrotique (MOTAIS), la sclérotomie et l'iridectomie (DRANSART) ; le traitement curatif de la myopie est constitué par la destruction *in situ* ou l'ablation du cristallin, la discision ou l'extraction.

EXTRACTION DU CRISTALLIN. — Le traitement palliatif est peu important et offre de rares indications ; il suffit ici de le mentionner. Le traitement curatif, récemment appliqué, mérite quelques détails. Depuis longtemps, en opérant certaines cataractes avec myopie, on avait remarqué qu'on supprimait à la fois la myopie et la cataracte ; mais on n'en avait pas déduit un traitement chirurgical de la myopie. DESMONCEAUX dès 1776, WEBER en 1857, l'auraient cependant indiqué. Leur proposition fut alors fort mal accueillie. La susceptibilité inflammatoire des yeux myopes et les dangers de l'intervention ne permettaient guère, à cette époque, une telle audace thérapeutique.

De nos jours, les progrès de l'antisepsie ayant diminué considérablement les risques opératoires, on est revenu sérieusement à cette idée. VACHER (d'Orléans), en 1891, FUKALA (de Pilsen), en 1889, ont pratiqué, dans la myopie forte ou compliquée, la destruction ou l'ablation du cristallin.

FUKALA a surtout employé la discision chez des myopes de 10 à 20 dioptries, âgés de moins de vingt ans, possédant une vision relativement bonne et ne présentant comme lésions choroïdo-rétiniennes que des staphylomes plus ou moins étendus. L'extraction a été faite par VACHER. Les résultats ont été favorables. L'acuité a augmenté considérablement ; les patients sont devenus légèrement hypermétropes ou bien sont restés légèrement myopes.

Jusqu'en 1900, 1620 opérations ont été faites par 80 oculistes : par extraction directe 140 fois, par discision et évacuation des masses, 1480 fois (BAILLIART). De l'examen de ces cas, de la discussion des faits, on peut tirer les conclusions suivantes (DE FONT RÉAULX) :

1° *Résultats immédiats.* — Si l'on fait abstraction de ce fait que souvent il faut faire : « une discision, une extraction, deux capsulotomies, et une extraction partielle de la capsule », si l'on fait abstraction des complications possibles telles que glaucome, trouble ou issue du vitré, irido-cyclite, hémorragie intra-oculaire, pincement de l'iris, etc., le résultat immédiat se manifeste dans une amélioration de la réfraction et de l'acuité visuelle. Ce double résultat, suppression à peu près complète des verres forts pour voir au loin, vue doublée, triplée, quadruplée (de 0,1 à 0,4) justifie l'opération dans les cas appropriés. Toutefois, sur les 1 620 cas, il y a 73 aggravations, 55 cas stationnaires et 1 492 améliorations, comme résultats immédiats. Les résultats pratiques obtenus sont meilleurs, quand on opère sur des myopes au-dessus de 20 D (DE FONT-RÉAULX).

2° *Résultats éloignés.* — On a cherché dans la suppression du cristallin transparent une action prophylactique sur la progression de la myopie. En effet, l'axe antéro-postérieur cesse presque toujours de croître et peut même se réduire un peu chez des jeunes sujets, mais non chez les adultes (expériences de TRUC sur les jeunes lapins, 1895). L'opération fait disparaître la cause mécanique active surajoutée, mais elle laisse persister la cause efficiente de la maladie, elle atténue la maladie en supprimant l'attitude vicieuse de la tête, la congestion des yeux, les efforts de convergence et de l'accommodation, mais elle ne la guérit pas.

On ne peut pas se prononcer prématurément sur l'avenir oculaire des patients. Il n'est pas établi, en effet, que les lésions choroïdiennes se modifient avantageusement d'une façon durable, ni que le décollement rétinien se trouve certainement conjuré. On a même pu dire le contraire en ce qui concerne le décollement. Il semble bien, d'ailleurs, ainsi que le soutient PARINAUD, que les myopies fortes, progressives, soient sous l'influence d'un travail pathologique bien plus que sous celle des efforts accommodatifs et que la myopie s'exagère davantage par la prédisposition morbide et le développement général de l'individu que par le travail oculaire.

Malgré tout, l'expérience démontre que l'ablation du cristallin dans la myopie est une opération acceptable et rationnelle. Elle le devient d'autant plus qu'on s'adresse aux myopies très fortes et compliquées, qu'on agit sur un seul œil et que les risques opératoires sont aujourd'hui minimes.

Souvent l'œil opéré serait alors préposé à la vision de loin et l'autre à la vision de près. La discision est le procédé de choix, qui convient aussi bien aux jeunes gens qu'aux adultes. L'opération sans iridectomie semble avantageuse au point de vue de l'accommodation irienne et de l'esthétique. Elle expose moins, en outre, à l'infection, au prolapsus du vitré ; par contre, elle rend la sortie du cristallin plus laborieuse, plus difficile et plus imparfaite. Les larges incisions sont recommandées par VACHER. Une discision ultérieure est toujours possible, mais ne sera que rarement nécessaire chez les opérés jeunes.

CHAPITRE IV

ASTIGMATISME OU ASTIGMIE, AS

L'astigmatisme ou mieux (G. Martin) astigmie — ἀ et στιγμή, point — est cet état de réfraction oculaire dans lequel les rayons parallèles incidents ne vont concourir nulle part en un même point focal. L'œil astigmate, ou mieux astigme, est un œil à méridiens inégaux ou irréguliers.

La cornée régulière a la forme d'un ellipsoïde à trois axes inégaux, mais il est rare que ses divers méridiens aient absolument la même réfringence. Le cristallin devrait être placé perpendiculairement à l'axe de l'œil, mais il ne l'est pas toujours exactement. L'As est donc en quelque sorte normal. On ne considère toutefois comme vraiment astigmes que les yeux dans lesquels la différence de réfraction des méridiens principaux est suffisante pour troubler notablement la vision.

L'As est aujourd'hui bien établi, mais il a été longtemps méconnu ou négligé. La première observation remonte à Th. Young qui, en 1800, reconnut l'inégalité de réfraction de ses méridiens oculaires principaux. Il constata, en outre, que cette anomalie était d'origine cristallinienne, car en plongeant son œil dans l'eau et en supprimant ainsi la réfraction cornéenne, l'inégalité réfringente des méridiens persistait. Il put même juger qu'elle résultait d'une obliquité de 10° de son cristallin par rapport à l'axe oculaire. Fischer, de son côté, avait constaté sur ses propres yeux une inégalité de courbure cornéenne. L'horloger Chamblant avait aussi employé utilement, sans s'en rendre compte d'ailleurs, des verres correcteurs cylindriques. Cassas, élève du peintre Gros, « ennuyé de voir son maître ajouter toujours des traits horizontaux sur ses dessins », se fit tailler par l'opticien Suscipi, à Rome, des verres qu'il montra plus tard à Javal, et qui, sphériques convexes d'un côté, affectaient sensiblement, de l'autre, une forme torique concave. Airy, en 1827, détermina, comme Young, la réfraction et l'orientation de ses méridiens oculaires principaux. En 1845, Sturm établit la théorie complète de l'As régulier. A partir de cette époque plusieurs observations furent publiées, mais n'entraînèrent que des applications exceptionnelles. Il faut arriver au colonel du génie Goulier, alors capitaine et professeur à l'École d'application de Metz, pour voir indiquer la fréquence de l'As et mettre couramment en œuvre des verres correcteurs cylindriques. Dès le 12 juillet 1852, dit Javal, il consignait le résultat de ses observations dans un pli cacheté qu'il fit ouvrir en 1865, et dont le contenu fut alors reproduit dans les Comptes rendus de l'Académie des Sciences.

Malgré tout, l'As était peu connu; mais les travaux de Helmholtz, de Donders et surtout de Javal ont particulièrement développé son étude et accéléré ses progrès. En 1853, en effet, Helmholtz construit son ophtalmomètre permettant de mesurer exactement l'image cornéenne d'un objet de dimensions connues, la distance de l'objet à la cornée, et d'apprécier le rayon de courbure du méridien suivant lequel l'objet est examiné. Les divers méridiens de la cornée peuvent être ainsi successivement mesurés. DONDERS publie en 1862 son grand travail sur l'astigmatisme et les verres cylindriques, œuvre magistrale et complète sur la question. JAVAL seul, dès 1862, puis JAVAL et son élève SCHIÖTZ, en 1881, construisent leur ophtalmomètre si pratique et vulgarisent ainsi la notion, la mensuration et la correction de l'As. Les Mémoires d'ophtalmométrie réunis et publiés par cet auteur il y a une dizaine d'années montrent le chemin parcouru et les notions acquises. Actuellement, grâce surtout aux efforts de JAVAL, l'As est très exactement et rapidement apprécié par les opthalmologistes; il est connu des médecins et même des malades. Sa nature, ses variétés, ses complications, sa thérapeutique sont assez généralement précisées.

Divisions. — L'As est cornéen ou cristallinien. Il est *cornéen* lorsque la réfraction des méridiens cornéens est seule en cause; il est *cristallinien* lorsque la réfraction des méridiens cristalliniens est exclusivement en jeu; il peut être enfin combiné, c'est-à-dire à la fois cornéen et cristallinien.

L'As est régulier ou irrégulier : *régulier*, quand l'œil présente les deux méridiens de courbure maxima et minima perpendiculaires entre eux; *irrégulier*, quand il existe de multiples inégalités dans un même méridien. On le dit *conforme à la règle* quand, des deux méridiens principaux, le vertical est le plus réfringent ou le plus courbe; on l'appelle *contraire à la règle* si le méridien vertical est le moins réfringent ou le moins courbe.

L'As régulier est, enfin, divisé en simple, composé et mixte. Dans l'As *simple*, l'un des méridiens principaux est emmétrope, et l'autre myope ou hypermétrope. Dans l'As *composé*, les deux méridiens principaux sont inégalement myopes ou hypermétropes. Dans l'As *mixte*, l'un des méridiens principaux est myope et l'autre hypermétrope.

Conditions physiques. — L'œil astigme est un œil sans foyer, à vision irrégulière. Les objets, en effet, ne sont vus nettement que si chacun de leurs points émet des rayons lumineux allant former foyer sur la rétine. Dans l'emmétropie, ces points présentent leur foyer sur la rétine; dans l'hypermétropie, en arrière; dans la myopie, en avant; dans l'As, ils n'ont leur foyer nulle part. Il se produit sur la rétine des cercles irréguliers de diffusion et la vision, en dehors de la correction, est défectueuse à toute distance. Examinons les rayons émis par un point lumineux et traversant un œil dans lequel deux méridiens principaux, sensiblement perpendiculaires entre eux, sont inégalement réfringents. Les rayons incidents contenus dans leurs plans respectifs vont, après réfraction, couper l'axe de l'œil, ceux du méridien le plus réfringent en un point plus rapproché que ceux du méridien le moins réfringent. Tous ces rayons, en outre, rencontrent deux droites situées dans les plans des méridiens principaux et perpendiculaires entre elles, les droites focales. Les diverses sections perpendiculaires à l'axe, formées par les rayons réfractés entre ces deux droites focales, seront différentes le long de l'axe et représenteront des figures dans lesquelles les deux axes varie-

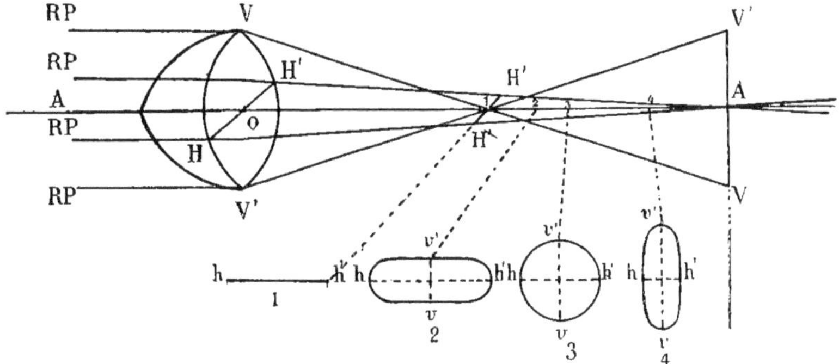

Fig. 130. — Coupes du faisceau lumineux astigmique réfracté, en divers points de son axe.

RP, rayons parallèles. — VV', méridien vertical plus réfringent. — HH', méridien horizontal moins réfringent et lignes droites focales correspondantes. — 1, 2, 3, 4, 5, section du faisceau lumineux réfracté.

ront depuis un point jusqu'à l'ellipse verticale ou horizontale, depuis le cercle jusqu'à la ligne droite.

La vision de l'astigme, trouble dans son ensemble, peut devenir nette cependant dans la direction d'un méridien déterminé.

Soit deux lignes perpendiculaires, l'une horizontale et l'autre verticale, vues par un astigme. Chaque ligne peut être considérée théoriquement

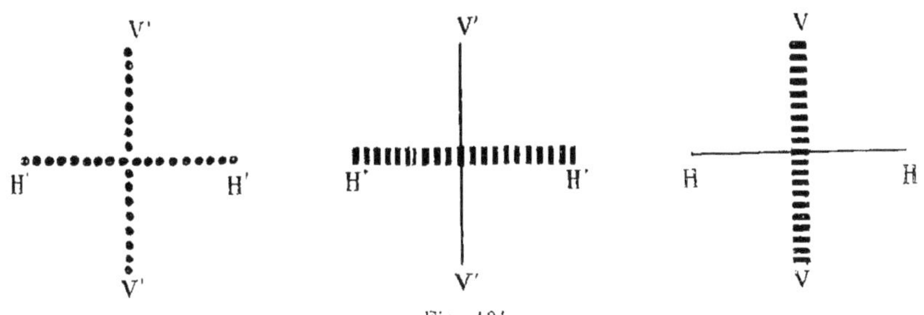

Fig. 131.

Lignes croisées décomposées en points.

Lignes vues par l'œil adapté dans le méridien horizontal.

Lignes vues par l'œil adapté dans le méridien vertical.

comme formée par une série de points juxtaposés. Si le méridien vertical de l'œil astigme est adapté pour la vision exacte de la figure, le méridien horizontal ne le sera pas ; chaque point de la ligne verticale et de la ligne horizontale donnera une image nette dans le sens vertical et diffuse dans le sens horizontal, comme un point dans le sens vertical et comme un trait dans le sens horizontal. Les petits traits horizontaux se superposent pour la ligne verticale et donnent une image en forme d'échelle, ces mêmes traits horizontaux se continuant bout à bout pour la ligne horizontale. La ligne verticale, qui donne une ligne continue, sera donc vue large, diffuse, et la ligne horizontale nette, sauf aux extrémités.

Donc l'œil astigme, adapté pour le méridien vertical, voit nettement dans le sens du méridien horizontal pour lequel il n'est pas adapté et confusément dans le méridien vertical pour lequel il est adapté. Ce fait, d'apparence para-doxale, est très important à retenir, car il est la base de la correction astig-mique. Il nous explique, en outre, pourquoi certains astigmates inclinent, pour voir les objets en totalité, latéralement la tête à droite ou à gauche, et pourquoi il clignotent si souvent. Ils inclinent la tête pour voir nettement l'objet suivant les méridiens principaux successivement ; ils clignotent pour réaliser la fente sténopéique. Ces considérations sont applicables aux diverses formes d'As cornéen ou cristallinien. Toutefois, l'As irrégulier échappe à toute systématisation.

Le punctum proximum ou remotum est différent pour les divers méri-diens de l'œil astigme. L'amplitude accommodative est également variable suivant les formes et les sujets.

Conditions cliniques. — L'As léger, inférieur à 1^d, est spontanément cor-rigé et gêne ordinairement peu la vision. L'As moyen, de 1^d à 2^d et l'As fort, au-dessus de 3^d, la troublent considérablement.

La myopie ou l'hypermétropie concomitante, l'imperfection congénitale du système nerveux oculaire contribuent largement à l'amblyopie astig-mique. Le sujet présente une asymétrie faciale parfois notable et incline volontiers la tête ; le clignotement est habituel ; la lecture n'est possible qu'à petite distance, ce qui fait croire à tort à de la myopie. L'As existe ordinai-rement aux deux yeux, souvent d'une façon inégale ; un seul œil toutefois peut être affecté. La largeur de la pupille a une grande influence sur la net-teté des images astigmiques. Cela peut être démontré et même mesuré à l'aide de la photographie (Broca et Sulzer). Par contre, la déformation de ces images est indépendante de la largeur pupillaire. En effet, la netteté de l'image dépend de la longueur des lignes focales qui est fonction du dia-mètre pupillaire, tandis que la déformation de l'image dépend du grossisse-ment des différentes sections d'un dioptre astigmique qui est indépendant de l'ouverture pupillaire (Broca et Sulzer).

L'As, en général, entraîne certains troubles dont l'interprétation peut être discutée. Du larmoiement, du blépharospasme, diverses kératites, la kératite scrofuleuse en particulier, le glaucome (G. Martin), en seraient la consé-quence. La cataracte même pourrait en être la suite (Javal, Vacher). Il est bien possible que la contraction répétée du muscle ciliaire entraîne chez les sujets prédisposés une irritabilité spéciale, une excitation réflexe du triju-meau et des troubles fonctionnels ou nutritifs de l'œil, mais il est probable que les phénomènes inflammatoires en restent indépendants.

Astigmie irrégulière. — L'œil, s'il était un instrument d'optique parfait,

c'est-à-dire s'il était limité par la surface régulière d'un ellipsoïde de révolution, aurait un foyer unique constitué par un point rigoureusement mathématique. Il n'en est pas ainsi ; et nous ne percevons jamais comme un point
l'image d'un point. La preuve c'est que ces points lumineux que sont les
astres nous apparaissent comme des figures étoilées, ce qui leur vaut leur
nom d'étoiles. C'est la diffusion astigmique et astigmique irrégulière de l'image
des astres qui donne les rayons que nous voyons entourer de toutes parts leur
image. Si notre œil était un instrument d'optique idéal, s'il ne présentait pas
certaines irrégularités de courbure, nous verrions les étoiles comme des
points lumineux. HELMHOLTZ a cité cependant un nommé SCHOEN qui vivait au
XVIe siècle et qui avait la faculté de voir les étoiles comme des points. Cet
homme offrait le rare exemple d'yeux exempts d'astigmie irrégulière. Non
seulement donc la réfraction des méridiens principaux est différente, mais
encore les divers points d'un même méridien sont inégalement réfringents.
Les rayons lumineux incidents sont irrégulièrement réfractés et donnent des
images absolument troubles.

Dans l'astigmie irrégulière accentuée, la vision est très défectueuse. La
lecture est parfois impossible, et elle a lieu, en tout cas, de très près,
comme dans la myopie, car les patients ne pouvant obtenir des images
nettes les recherchent grandes. Des troubles de la cornée, des déviations
strabiques, des lésions intra-oculaires compliquent fréquemment cette
variété d'astigmie irrégulière.

ASTIGMIE CRISTALLINIENNE. — Elle est constituée par la position vicieuse
ou l'inégalité de réfraction des méridiens principaux du cristallin. On l'a
constatée en supprimant l'As cornéen et mesurée en cherchant la différence
de l'As total et cornéen. DOBROWOLSKI a remarqué, en effet, que chez des
astigmes, le muscle ciliaire se contractait plus dans un méridien principal
cristallinien que dans l'autre et qu'il pouvait ainsi corriger, dans certains
cas, tout ou partie de l'As cornéen. On observe d'ailleurs fréquemment,
pour certains astigmes cornéens, une vision nette et simultanée de toutes
les lignes d'un cadran ; l'As cristallinien compense alors exactement l'As
inverse de la cornée. Si l'accommodation est supprimée par l'atropine, les
mêmes astigmes voient inégalement les lignes du cadran ; c'est que la correction astigmique du cristallin n'a plus lieu. On rencontre aussi de l'As qui se
manifeste seulement à l'âge de la presbytie, alors que la rigidité du cristallin
ne peut plus corriger l'astigmie de la cornée. Enfin, l'As cornéen étant fixe,
l'As total varie assez fréquemment chez les jeunes sujets, par suite des contractions astigmiques du cristallin.

Si les muscles droits ou les paupières ne semblent pas pouvoir modifier
ainsi les courbures de la cornée, l'action astigmique du cristallin semble
aujourd'hui incontestable. Elle n'est pas toujours, d'ailleurs, correctrice de
l'As cornéen. On a observé, en effet, un As total supérieur à celui de l'As cornéen ou de sens contraire. L'As cristallinien peut tenir du reste à la statique
vicieuse de la lentille. On sait, d'après TSCHERNING, HELMHOLTZ, YOUNG, etc.,

que parfois l'axe du cristallin ne coïncide pas avec la ligne visuelle ; il y aurait alors obliquité, le plus souvent latérale, de la lentille autour d'un axe vertical, le côté externe étant porté en arrière et le bord supérieur venant en avant.

Des contractions ciliaires ou autres peuvent même changer la position du cristallin et modifier, dans un sens ou dans l'autre, l'As total. Nous venons de voir, enfin, que le cristallin peut présenter de l'As irrégulier.

Étiologie. — L'As simple est souvent héréditaire et congénital, lié à de l'asymétrie orbitaire, faciale et cranienne. L'As inverse se trouverait de préférence dans l'orthocéphalie, l'As conforme à la règle dans la brachycéphalie (SEGGEL). Certaines races y sont plus prédisposées. Les Juifs présenteraient particulièrement de l'As contraire à la règle, mais cela n'est pas bien démontré.

L'As peut être acquis par suite d'un développement défectueux de la cornée et de la sclérotique, mais il se montre alors plus tardivement. L'As varie avec l'âge : chez les hypermétropes, il a une tendance à la diminution pendant la croissance, chez les myopes à l'augmentation (LAGRANGE).

Les plaies opératoires ou accidentelles entraînent de l'As. Les sections cornéennes pour la cataracte, les sclérotomies ou iridectomies ont dans ce sens un effet marqué. L'As consécutif à l'extraction de la cataracte est souvent de 2^d, et peut atteindre jusqu'à 6^d et 8^d, quand les lèvres de la plaie chevauchent ; il diminue assez rapidement. C'est ainsi qu'il est de $8,5_d$ dix jours après l'opération, de 6^d trois semaines et de 4^d six semaines après l'opération (MAJEWSKI). Le degré de l'As dépend, d'ailleurs, de la position et du genre de l'incision, cornéenne ou sclérale, avec ou sans lambeau conjonctival, de sa régularité, de l'existence des complications opératoires, de l'âge de l'opéré, de la méthode opératoire, extraction simple ou combinée etc. (WICHERKIEWICZ, MAJEWSKI). Les ulcérations, staphylomes, leucomes, toutes les lésions épithéliales ou interstitielles de la cornée entraînent de l'As irrégulier.

L'As cristallinien tient à une position vicieuse de la lentille, originelle ou accidentelle, ou bien à des contractions partielles du muscle ciliaire.

Diagnostic. — Pour déterminer l'As, c'est-à-dire pour le reconnaître et le mesurer, on peut agir d'une manière subjective ou objective sur un œil avec ou sans accommodation. Chez les jeunes sujets à puissante accommodation, ou lorsqu'on soupçonne un vice cristallinien, il est nécessaire d'établir l'As avec et sans atropinisation.

MENSURATION SUBJECTIVE. — Le sujet est placé devant un cadran horaire, la myopie ou l'hypermétropie, s'il y a lieu, étant préalablement corrigée, on l'invite à observer si toutes les lignes sont uniformément noires dans les divers méridiens. Toutes les lignes sont-elles vues également noires, il n'y a pas d'As ; sont-elles vues plus noires ou plus grises, plus nettes ou plus floues dans le sens vertical, horizontal ou oblique, il y a As.

La réfraction est fautive dans la direction de la ligne vue noire et non dans la direction opposée. Si les lignes horizontales, par exemple, paraissent noires et les verticales grises, c'est que l'œil est adapté pour le méridien vertical. A la distance de l'examen, on devra donc corriger simplement le méridien horizontal. On procédera de même à diverses distances et on agira sur le méridien correspondant à la ligne noire. Les verres cylindriques correcteurs n'agissant que perpendiculairement à leur axe, on les disposera dans le sens de la ligne grise, perpendiculairement à la ligne noire. L'astigmie établie, l'axe connu, il suffira, pour en mesurer le degré, de faire passer devant l'œil des verres cylindriques concaves ou convexes. Le verre qui donne à toutes les lignes du cadran la même teinte noire est celui qui indique la nature et le degré de l'astigmie ; c'est le verre correcteur. En procédant par tâtonnement, on obtient des résultats exacts. Il est bon cependant de répéter l'examen et d'être très circonspect. Les malades ne comprennent pas toujours bien, se fatiguent vite et leur accommodation irrégulière provoque parfois des renseignements discordants.

MENSURATION OBJECTIVE. — Les procédés habituels sont ceux de l'ophtalmoscopie, de la skiascopie, des disques, du kératoscope de WECKER et MASSELON ou de HUBERT et PROUFF, et surtout de l'ophtalmomètre de JAVAL et SCHIÖTZ.

Image renversée. — Avec la loupe et le miroir, la forme de l'image renversée varie suivant l'éloignement et le rapprochement de la lentille. Tout près de l'œil, la papille figure une ellipse verticale par exemple et plus loin un cercle, plus loin encore une ellipse horizontale. On peut, d'ailleurs, mesurer le remotum ou le proximum de l'œil dans les méridiens principaux suivant la forme simple, composée ou mixte de l'As et établir ainsi leur différence de réfraction.

Image droite. — On détermine successivement la réfraction de chaque méridien principal et par ce fait la variété, la direction et le degré de l'astigmie. On cherche d'abord à l'ophtalmoscope à réfraction, avec les verres sphériques, à distinguer le fond de l'œil et à saisir comme repère un vaisseau quelconque, horizontal, vertical ou oblique. La direction des vaisseaux nettement perçus et leur normale indiqueront le sens des méridiens principaux. On obtient de la sorte avec les verres sphériques la réfraction du méridien le moins réfringent, le plus hypermétrope ou le moins myope. On détermine ensuite la réfraction du méridien le plus réfringent en suivant le procédé indiqué à l'examen de la réfraction par l'image droite.

Skiascopie. — Elle indique l'As, son axe, sa variété et son degré. Les ombres sont d'abord irrégulières, comme en chassé-croisé, et d'intensité variable en divers sens. En observant plus attentivement, on constate que le maximum et le minimum des ombres se trouvent dans deux directions perpendiculaires, verticale et horizontale ou oblique, ces directions correspondant aux méridiens principaux. La marche des ombres dans chacun des méridiens indique leur réfraction particulière et par conséquent, suivant leur nature, la variété de l'As. Enfin, en interposant devant l'œil les verres-limites sphériques concaves ou convexes qui changent la direction des ombres dans les deux méridiens principaux, on obtient le degré d'amétropie de chacun de ces méridiens ; une simple soustraction entre ces verres indiquera le degré de l'astigmie. On peut aussi, pour déterminer directement la réfraction de chaque méridien, employer les verres cylindriques correspondants.

En pratique, on corrige exactement par un verre sphérique convexe le méridien le plus hypermétrope ou par un verre sphérique concave le méridien le moins myope ; on corrige ensuite l'autre méridien par un verre cylindrique convexe ou concave, à axe perpendiculaire à sa direction.

Disque de Placido. — Les cercles de l'appareil, réfléchis et considérés sur la cornée, seront réguliers sur une cornée à courbure méridienne partout égale, et irréguliers sur une cornée à courbure méridienne inégale. Si le méridien vertical est plus courbe que le méridien horizontal, par exemple, l'image du disque sera moins développée verticalement qu'horizontalement, et les cercles paraîtront elliptiques. Le verre cylindrique interposé entre l'œil et le disque qui rend les axes de l'image égaux, c'est-à-dire qui fait redevenir circulaire cette image elliptique, indique, par son axe et son numéro, la direction et le degré de l'As.

Kératoscope de de Wecker et Masselon. — Le carré parfait projeté sur la cornée donne en image un carré parfait sur l'œil non astigme et un rectangle sur l'œil astigme. Dans ce dernier cas, on tourne le kératoscope sur son axe

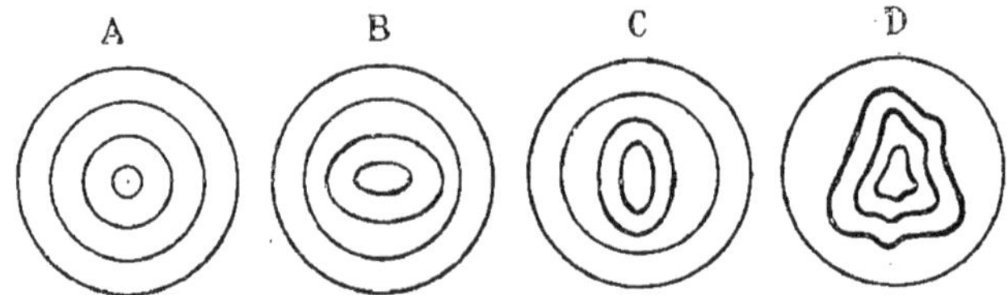

Fig. 132. — Images kératoscopiques du disque.

A, œil non astigme. — B, astigme conforme à la règle. — C, astigme contraire à la règle.
D, astigme irrégulier.

jusqu'à ce que l'image soit verticale, et la vis de l'appareil dans un sens ou dans l'autre, jusqu'à ce que l'image rectangulaire devienne carrée. Le nombre de divisions parcourues par l'aiguille de la vis indiquera en dioptries le degré de l'As, et l'inclinaison donnera la direction des axes principaux.

Ophtalmomètre de Javal et Schiötz. — Les mires restant dans la même situation relative dans tous les méridiens, il n'y a pas d'As ; se rapprochant l'une de l'autre ou s'en éloignant, il y a As. Le nombre de dents superposées indiquera le degré en dioptries de l'As et l'aiguille donnera la direction des méridiens principaux.

L'*As irrégulier*, affaiblissant considérablement l'acuité, est difficilement apprécié par les verres. Au disque, au kératoscope ou à l'ophtalmomètre, on constate que les images cornéennes sont irrégulières, zigzaguées, parfois à peine visibles. Toute mensuration exacte est souvent impossible.

L'*As cristallinien* est apprécié par la différence de l'astigmatisme subjectif total et de l'As objectif cornéen. On peut le mesurer subjectivement chez les jeunes gens par la différence de l'As total, avant ou après l'atropinisation.

Notation de l'astigmie. — Cette question a été plusieurs fois discutée et n'est malheureusement pas encore tout à fait résolue. Dans le cadran de la lunette d'essai, les uns veulent une notation symétrique pour les deux yeux et les autres, distincte pour chaque œil ; ceux-ci prennent toute la circonférence et comptent de 0° à 360°, ceux-là ne considèrent que le demi-cercle et vont de 0° à 180° ; le 0° est placé à droite ou à gauche, etc. L'entente se fera un jour. En attendant, la notation le plus généralement admise est celle de JAVAL. On note pour chaque œil ou pour les deux yeux, suivant le cas, l'inclinaison du cylindre, puis sa nature et son numéro ; on indique à la suite, s'il y a lieu, le numéro et le degré du verre sphérique. L'inclinaison est exprimée en degrés, de 0° à 180°, en allant de gauche à droite, dans le sens direct, le patient vu de face. Le 0° est donc à gauche, le 90° en haut et le 180° à droite par rapport à l'observateur.

Pour un As droit simple myope de 2 dioptries, l'axe incliné à 45°, on écrirait OD = 45° — 2^d ; pour le même As avec myopie de 3 dioptries, on aurait OD = 45° — 2^d — 3^d ; etc.

Les lunettes donnant aux verres une position axiale constante conviennent mieux aux astigmes ; des pince-nez remplissant les mêmes conditions ont été toutefois préconisés et sont avantageux (correcteur, MOTAIS, etc.) dans la pratique mondaine.

Traitement. — L'As *régulier* est corrigé par des verres cylindriques. Associé à la myopie ou à l'hypermétropie, il est corrigé par les verres sphéro-cylindriques. L'axe doit être placé perpendiculairement à la ligne vue nette sur le cadran. Il n'est pas très rare cependant de voir certains As faibles corrigés spontanément ou par des verres sphériques. La correction spontanée est obtenue par des contractions partielles du muscle ciliaire agissant seulement sur les méridiens les moins réfringents, de manière à compenser la réfraction inverse de la cornée ou du cristallin et à égaliser la réfraction des méridiens principaux de l'œil. La correction par les verres sphériques a lieu souvent inconsciemment en tenant les verres inclinés plus ou moins en avant. Non seulement les verres inclinés ont alors une réfrac tion totale plus forte, mais encore ils acquièrent une réfraction supplémentaire dans le sens vertical. On voit parfois de l'As hypermétropique faible corrigé avec des verres sphériques convexes. Un astigme hypermétrope de 1 dioptrie, par exemple, porte un verre sphérique convexe de 1 dioptrie et produit ainsi une astigmie inverse hyperope de 1 dioptrie, qu'il compense ensuite spontanément avec son accommodation.

L'As *irrégulier* peut être corrigé dans une certaine mesure par le trou ou la fente sténopéique, supprimant l'inégalité des méridiens et même l'inégalité de courbure d'un même méridien. On a aussi réussi à régulariser la surface cornéenne en la recouvrant d'une coque régulière en verre contenant une solution physiologique de chlorure de sodium. On peut supporter plusieurs heures ces verres de contact et améliorer ainsi considérablement la vision (SULZER). On a, enfin, pratiqué des iridectomies ou des iridotomies étroites vers les points les moins déformés ou irréguliers.

CHAPITRE V

ANISOMÉTROPIE

L'anisométropie — ἀ, ἴσος, égal, μέτρον, mesure — est constituée par la réfraction inégale des deux yeux. Ses variétés sont nombreuses. Un œil est emmétrope et l'autre myope, hypermétrope, astigme, ou bien l'amétropie d'un côté est d'une autre espèce, d'un degré différent du côté opposé.

L'anisométropie est congénitale ou acquise : congénitale, elle coïncide avec des anomalies diverses ou une dissymétrie faciale ou cranienne manifeste : acquise, elle résulte de plaies, de lésions inflammatoires pendant la vie intra-utérine, l'enfance ou l'adolescence. Les kératites strumeuses nous paraissent devoir être souvent incriminées. L'aphakie traumatique ou opératoire monoculaire constitue une anisométropie considérable et fréquente.

Conditions physiques. — Elles sont, pour chaque œil, celles de l'amétropie correspondante. Les images sont inégales, mais parfois superposées. La vision, dans une certaine mesure, peut être binoculaire, mais elle est d'ordinaire monoculaire.

Conditions cliniques. — La vision est diminuée. Si l'acuité est également faible dans les deux yeux, la vision est réalisée tantôt par un œil et tantôt par l'autre, un œil myope voyant de près et un œil emmétrope ou hypermétrope, de loin ; si l'acuité est plus diminuée d'un côté, la vision se produira seulement du côté opposé, et l'œil inactif se déviera en dedans ou en dehors.

Vision monoculaire simple, vision monoculaire alternante, vision binoculaire : telles sont les conditions habituelles. En tout cas, le champ visuel reste à peu près normal.

Il est difficile d'obtenir la vision binoculaire dans l'anisométropie à cause de l'inégalité de l'acuité, des dimensions différentes des images produites par l'amétropie ou les verres correcteurs et des relations assez étroites de la

convergence avec l'accommodation. Certains sujets, d'ailleurs, ne s'en plai-
gnent pas et ce n'est que fortuitement, en couvrant accidentellement le
meilleur œil, qu'ils ont constaté leur anisométropie; mais d'autres en sont
incommodés.

Traitement. — Le traitement rationnel serait la correction individuelle de
chaque œil. Théoriquement, l'égalisation emmétropique des deux yeux est
parfaite ; pratiquement, elle n'est nullement satisfaisante. Dans les degrés
élevés d'anisométropie, la plupart des patients refusent les verres correcteurs
ou ne les acceptent que pour le meilleur œil. Il en est, d'ordinaire, ainsi pour
l'aphakie consécutive à l'extraction de la cataracte. Dans les degrés moindres, la correction binoculaire est tolérée. Une correction partielle de l'œil
le plus amétrope est parfois avantageuse. Il faut toujours, en l'espèce, s'en
rapporter à l'appréciation et à la convenance des patients. Certains de nos
anisométropes préfèrent la correction totale, quelques-uns la correction
partielle, la plupart la non-correction. Nous nous contentons alors des
mêmes verres correcteurs pour les deux yeux ou de la seule correction du
meilleur œil pour voir soit de loin, soit de près.

CHAPITRE VI

APHAKIE

Conditions physiques. — L'aphakie ou absence du cristallin, diminue la
réfraction oculaire de celle de la lentille cristallinienne. Celle-ci doit être
évaluée à 15 dioptries environ. Il en est souvent ainsi chez l'emmétrope. Le
cristallin de l'hypermétrope ou du myope a une valeur réfringente probablement différente, faible chez le premier, forte chez le second. On a vu fréquemment l'ablation du cristallin chez le myope entraîner une diminution de
réfraction de 15 à 18 dioptries. N'y aurait-il pas, en l'espèce, outre l'aphakie,
retrait du globe et raccourcissement de son axe antéro-postérieur (TRUC) ?
Le plus souvent l'aphakie entraîne de l'hypermétropie et même une
hypermétropie élevée. L'emmétrope et le myope ordinaire deviennent ainsi
hypermétropes ; le myope fort, de 15 à 20 dioptries est seul rendu emmétrope
ou légèrement hypermétrope. La réfraction statique est diminuée et la
réfraction dynamique supprimée ; le cristallin enlevé ou détruit, il n'y a plus
d'accommodation possible, au moins dans sa quantité utile. On a prétendu
que la pupille et même les muscles droits produisaient une sorte d'accommodation ; c'est peu admissible. La vision distincte n'est possible, à une
distance donnée, qu'avec des verres appropriés.
On doit donc considérer l'aphakie comme un état de réfraction statique

généralement hypermétropique, sans correction accommodative, c'est-à-dire comme une hypermétropie absolue.

La différence de réfraction entre l'œil pourvu d'un cristallin et l'œil aphaque se manifeste encore d'une autre façon. Alors que dans un œil avec cristallin tout allongement de l'axe de 1 millimètre provoque une augmentation de réfraction de 3D, cet allongement dans l'œil aphaque ne fait augmenter la réfraction que de 1,6 D. A chaque dioptrie d'augmentation de réfraction correspond un allongement de l'axe de 0,33 mm. dans l'œil complet et de 0,6 mm. dans l'œil aphaque.

Conditions cliniques. — Les signes objectifs de l'aphakie sont les suivants : 1° les images de Purkinje-Sanson font défaut ; 2° à l'éclairage oblique, la pupille apparaît d'un noir foncé, par suite de l'absence du reflet cristallinien ; 3° la chambre antérieure est plus profonde ; 4° il y a souvent (mais pas toujours) du tremblotement de l'iris (irido-donésis).

Les variétés cliniques de l'aphakie les plus importantes sont : aphakie par luxation du cristallin, aphakie par extraction du cristallin transparent chez les myopes, aphakie après l'opération de la cataracte.

Il est facile de comprendre que si un myope de 18 dioptries devient emmétrope après l'extraction du cristallin, un emmétrope qui a subi la même extraction (par exemple à cause d'une cataracte) n'ait plus besoin que de 11D sous forme de lunettes pour remplacer son cristallin. C'est que la correction de 18D correspondait à un œil complet, tandis que la correction 11D correspond maintenant à un œil aphaque. En général, la correction d'un œil aphaque sera deux fois (plus exactement 1,8 fois) plus faible que celle de l'œil complet. Cette correction, après extraction du cristallin, se composera de deux éléments : de la correction de l'amétropie pré-opératoire et de la correction de l'absence du cristallin qui est de 11D environ. Si donc un myope de 18 dioptries a subi l'extraction du cristallin, il aura besoin de — 18 : 1,8 = — 10D pour corriger sa myopie et + 11D pour remplacer son cristallin, il aura donc besoin d'un verre de + 1D.

En réalité, dans l'aphakie consécutive à l'extraction du cristallin, intervient un nouveau facteur qui modifie la réfraction : c'est l'astigmatisme cornéen consécutif à la plaie opératoire. Cet astigmatisme est conforme à la règle dans les cas où la section cornéenne est faite en haut ou en bas, contraire à la règle, si cette section est en dehors ou en dedans. Il peut varier de 10 à 2 dioptries et diminue à mesure que la cicatrice opératoire se consolide. Très prononcé quelques jours après l'opération, il ne mesure plus que 2 à 3 dioptries 4 à 6 mois après l'extraction. Il est plus prononcé dans les grandes incisions que dans les petites, surtout dans les incisions en traits d'escalier ; son importance dépend encore de la position de l'incision, plus grande dans les incisions en dedans du limbe qu'en dehors, de l'absence ou présence d'un lambeau conjonctival, de la présence d'un enclavement de l'iris, de l'existence des accolements de l'iris aux lèvres de la plaie, etc. L'âge de l'opéré influe également sur le degré de l'astigmatisme.

L'acuité visuelle de l'œil aphaque bénéficie de ce fait que la distance focale antérieure étant augmentée, les images subissent un grossissement correspondant. Les malades peuvent encore augmenter ce grossissement en éloignant les verres convexes des yeux. En tenant un verre faible loin des yeux, les malades peuvent obtenir l'effet d'une lunette de Galilée. Soit un œil aphaque de 12,5 dioptries d'hypermétropie. En plaçant un verre de + 2,5 D à 32 centimètres de l'œil, le malade obtient un grossissement environ 6 fois plus fort qu'un œil normal.

Traitement. — L'*aphakie* exige, en dehors d'une myopie antérieure très élevée, des verres convexes pour les diverses distances. Un astigmatisme concomitant de 2^d ou 3^d demande une correction supplémentaire. Les verres ordinaires d'aphakie, chez l'emmétrope, sont pour voir de loin de 10 à 12 dioptries, et pour voir de près, de 15 à 16 dioptries. Plus encore que dans l'H simple, il faut ici tenir compte de la convergence et du centrage des verres. On doit, enfin, inviter les patients à regarder toujours par le milieu du verre, dirigeant la tête dans le sens des mouvements oculaires, en bas, en haut, en dedans, en dehors. Si l'œil seul se meut, le regard passe par le bord du verre qui représente un prisme assez fort et se trouve dévié. Les images sont alors déplacées, les objets ne sont pas vus à leur place véritable, ce qui peut être une source d'accidents. On se trouvera bien, pour éviter l'action prismatique très forte des convexes de l'aphaque, quand il regarde par le bas de son verre, pour marcher, descendre un escalier, etc., de lui conseiller des verres périscopiques.

CHAPITRE VII

PRESBYTIE

La presbytie — πρέσβυς, vieillard — est l'état de l'œil qui ne distingue plus sans effort les caractères d'imprimerie à la distance ordinaire de la lecture. Le moment de la presbytie est donc conventionnel. Il est plus ou moins précoce. On l'observe généralement vers cinquante ans, mais on peut le rencontrer à tout âge. D'une part, en effet, certains vieillards ne sont jamais presbytes ; d'autre part, quelques enfants le deviennent de bonne heure. C'est que la presbytie, au sens clinique du mot, a comme facteurs non seulement la réfraction dynamique, mais encore la réfraction statique. Le schéma de DONDERS le fait bien comprendre et montre en outre le rôle des diverses amétropies.

Pour lire couramment à la distance de 33 centimètres, il faut au moins 4 dioptries de réfraction disponible, 3 dioptries pour voir à 33 centimètres, et 1 dioptrie en réserve pour prolonger le travail de lecture. Quand la réfraction disponible est inférieure à 4 dioptries, la lecture ne peut être soutenue, et il y a presbytie.

Cette situation se présente pour l'emmétrope, d'après le tableau de DON-DERS, vers quarante-cinq ans ; elle se produira avant, pour l'hypermétrope, et après, pour le myope. L'hypermétrope, en effet, doit employer tout ou partie de son accommodation à combler le déficit de sa réfraction statique. Un hypermétrope de 2 dioptries n'aura donc 4 dioptries disponibles qu'avec 6 dioptries d'accommodation et sera presbyte vers trente-cinq ans ; de même un hypermétrope de 6 dioptries aura besoin de 10 dioptries d'accommodation et deviendra presbyte à quinze ans. Le myope, au contraire, présente un excès de réfraction qu'il peut utiliser pour la vision de près. Un myope de 3 dioptries n'aura ainsi à fournir que 1 dioptrie d'accommodation et ne sera presbyte que vers soixante ans. Un myope de 4 dioptries et au-dessus ne sera jamais presbyte.

L'insuffisance de réfraction statique dans l'hypermétropie hâte la presbytie ; l'excès de cette réfraction dans la myopie la retarde en proportion directe du degré de l'amétropie. La faiblesse ou la paralysie de la réfraction dynamique favorise ou précipite l'apparition de la presbytie ; l'aphakie, en dehors d'une myopie de 20^d au moins, l'entraîne toujours.

Réfraction statique et réfraction dynamique doivent donc être considérées en bloc dans l'appréciation de la presbytie, de son degré et de sa correction.

Conditions physiques. — La presbytie représente, pour la vision de près, une hypermétropie fonctionnelle. L'œil emmétrope, par exemple, réunit sur sa rétine, en dehors de l'accommodation, des rayons incidents parallèles venant de près, mais il ne peut y réunir les rayons divergents. L'accommodation est-elle capable de la réfraction nécessaire pour transformer ces rayons divergents en rayons parallèles, il y a vision nette et pas de presbytie ; est-elle insuffisante, les rayons restent plus ou moins divergents et se réunissent en arrière de la rétine, produisant sur elle des cercles de diffusion, il y a vision trouble et presbytie. L'hypermétrope à réfraction dynamique insuffisante présente des cercles de diffusion plus marqués. Le myope aura des cercles de diffusion moins considérables ; si même l'excès de la réfraction statique est égal au déficit de la réfraction dynamique, la vision est parfaite. L'œil myope réunissant sur sa rétine les rayons divergents, venant de près, pourra donc voir nettement certains objets rapprochés. L'astigme presbyte verra dans les conditions de l'emmétrope, de l'hypermétrope ou du myope, suivant la réfraction correspondante de ses divers méridiens oculaires.

Conditions cliniques. — Le presbyte est un adulte ou un vieillard, parfois un jeune homme ou un enfant. La première manifestation de la presbytie est une gêne, un malaise oculaire. Elle se produit d'ordinaire le soir, à la lumière, à l'occasion de la lecture ou d'un travail prolongé, parfois après une fatigue générale, un embarras gastrique, etc., ayant entraîné de l'affaiblissement accommodateur.

Le travail de près doit être quitté fréquemment, le livre de lecture tenu plus éloigné. Veut-on persister, les lettres se brouillent, la vue se trouble, les yeux rougissent et pleurent ; il peut survenir de la céphalalgie, des douleurs péri-orbitaires vives et, chez les nerveux, des accidents divers. Ce sont là les symptômes de l'*asthénopie accommodative*. La presbytie est-elle le fait du cristallin ou du muscle ciliaire ? Le cristallin seul reste ordinairement en cause, car le muscle ciliaire ne se modifie pas avec le temps ; en tout cas, il ne doit pas plus s'affaiblir que les autres muscles de l'économie. Le cristallin, au contraire, subit des altérations notables. Il devient plus dense, plus dur, moins souple, moins élastique. La sensation pénible de l'asthénopie accommodative peut être même expliquée (IMBERT). En effet, le cristallin, moins élastique, se bombe moins sous l'action du muscle ciliaire, l'accommodation est insuffisante et la vision devient trouble. Le cerveau, au début, ignorant l'état cristallinien, croit à l'action trop faible du muscle ciliaire, et l'incite à agir plus activement ; les contractions se répètent, mais le cristallin se maintient rigide ; elles redoublent vainement jusqu'à ce qu'il y ait fatigue et malaise manifestes. Ces contractions excessives du muscle ciliaire se produisent d'abord pour les travaux minutieux à une distance un peu inférieure à celle de la vision nette de près, puis à une distance plus grande ; elles se répètent, s'exagèrent et, par leur excès même, provoquent du côté des yeux les symptômes précédents.

Pronostic. — La presbytie produit non seulement des troubles visuels, mais encore elle entraîne des phénomènes congestifs plus ou moins graves. Il importe de l'éviter et de la corriger d'autant plus vite et mieux que le sujet est plus occupé à des travaux délicats, que sa réfraction statique ou l'amplitude d'accommodation est plus faible.

L'hypermétrope sera surtout gêné, car l'insuffisance de réfraction n'étant plus suffisamment compensée, la vision de loin elle-même sera défectueuse.

L'astigmatisme latent deviendra ordinairement manifeste. Certaines professions (broderie, typographie), exigeant une vision rapprochée constante, seront particulièrement pénibles. Enfin, la convalescence, l'anémie, la neurasthénie et tous les états généraux dépressifs, en diminuant la puissance accommodative, hâteront l'apparition de la presbytie ou l'aggraveront notablement.

Diagnostic. — L'âge des sujets et les troubles asthénopiques font songer à la presbytie. Il importe, toutefois, de distinguer la presbytie ordinaire de la parésie ou de la paralysie accommodative et de l'aphakie. L'absence des images de Purkinje dans l'aphakie, la diminution et la disparition de l'amplitude d'accommodation dans la parésie et la paralysie, permettront d'éviter toute erreur.

Le degré de la presbytie sera indiqué par l'insuffisance de réfraction totale, dynamique et statique, calculée sur l'amplitude d'accommodation ou représentée par le numéro dioptrique du verre exactement correcteur pour la vision de près.

On fait lire les sujets à la distance de 25 à 30 centimètres. La lecture est-elle suffisante et soutenue, il n'y a pas de presbytie ; est-elle difficile ou impossible, il y a presbytie. Les verres convexes les plus faibles qui permettent à cette distance la lecture normale indiquent le degré de la presbytie.

Le grand principe est toujours en l'espèce de considérer la réfraction oculaire dans son ensemble, réfraction statique et dynamique en bloc, afin de réserver, pour soutenir le travail, une certaine quantité d'accommodation disponible. Les chiffres qu'on a établis dans ce sens n'ont qu'une valeur moyenne et s'appliquent seulement au presbyte emmétrope travaillant à la distance de 25 à 30 centimètres. Acceptables pour l'emmétrope, ils sont nécessairement défectueux pour l'amétrope, trop forts chez le myope, trop faibles chez l'hypermétrope.

Traitement. — Les verres correcteurs de la presbytie sont les verres convexes. Il faut tenir grand compte de la distance et de la finesse du travail. Un presbyte qui exige 3^d quand il travaille à 25 centimètres n'a besoin que de 2^d à 33 centimètres, de 1 dioptrie à 50 centimètres, etc. Enfin, il faut aussi considérer en l'espèce la distance pupillaire, la convergence et l'habitude. La distance interpupillaire doit être égale à l'intervalle des centres des verres. La convergence sera soulagée au besoin en décentrant les verres en dedans. Les rapports de la convergence et de l'accommodation sont variables, et les habitudes individuelles difficiles à modifier ; on devra, si des verres forts sont d'emblée nécessaires, commencer par prescrire des verres un peu plus faibles et n'arriver aux autres que progressivement.

On croit volontiers dans le public que l'usage des verres presbytes doit être retardé le plus possible, et l'on paraît craindre d'en épuiser la série et d'en manquer un jour ; il y a là plutôt un peu de coquetterie et le désir de dissimuler à soi-même ou aux autres le premier sentiment de la vieillesse. Il importe de réagir contre ce fâcheux préjugé, car il est préférable d'employer les verres trop tôt que trop tard. Les verres forts valent même mieux que les verres faibles ; ils réservent une plus grande accommodation et facilitent le travail ; faibles, ils épuisent la réserve accommodative et fatiguent assez rapidement.

CHAPITRE VIII

LUNETTES ET PINCE-NEZ

Les lunettes comprenant les lunettes proprement dites, pince-nez, faces-à-main, etc., ont une grande importance. Comme les médicaments, ils sont des agents thérapeutiques qui méritent d'être prescrits avec discernement, préparés avec soin et employés avec circonspection ; comme eux, en effet, ils présentent des indications précises, des avantages, des inconvénients, voire quelques dangers. Nous examinerons successivement les verres, les montures, leur emploi et les quelques points de fabrication ou d'entretien qui s'y rapportent.

Verres. — Les verres sont numérotés en dioptries et analogues à ceux de la boîte d'oculiste : plans sphériques, cylindriques, sphéro-cylindriques, prismatiques ou hyperboliques, coniques et toriques.

Les verres *plans* ont leurs faces parallèles : ils sont à surface plane ou courbe, simples ou en forme de coquilles.

Les verres *sphériques* sont convexes ou concaves des deux côtés, bicon-

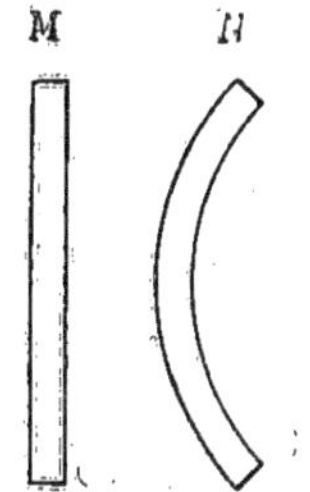

Fig. 133. — Verres
plans.

M, ordinaire. — N, coquille.

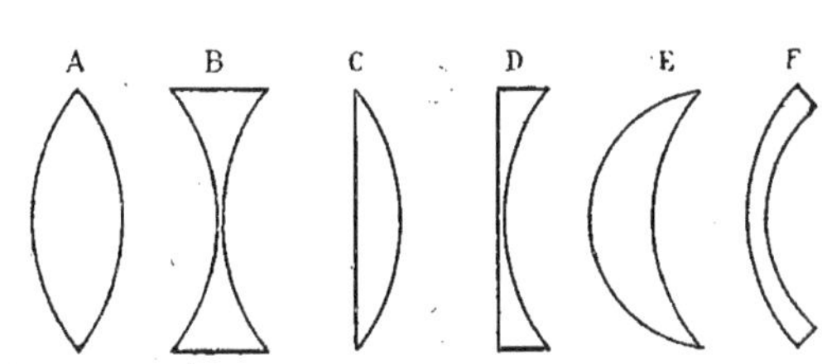

Fig. 134. — Verres sphériques.

A, biconvexe. — B, biconcave. — C, plan convexe. — D, plan concave. —
E, périscopique convexe. — F, périscopique concave.

vexes ou biconcaves ; convexes ou concaves d'un côté et plans de l'autre, plans convexes ou plans concaves ; périscopiques, c'est-à-dire ayant deux courbures, l'une plus forte ou plus faible que l'autre et formant ménisque convexe ou concave.

Les verres *cylindriques*, taillés sur un cylindre parallèlement à l'axe, sont d'un côté concaves ou convexes et de l'autre cylindriques, plans ou

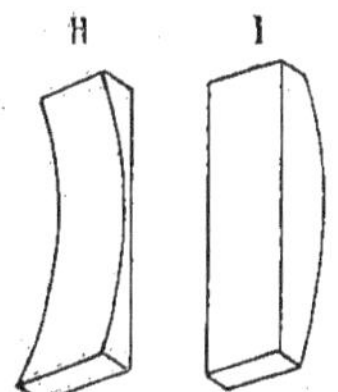

Fig. 135. — Verres cylindriques.

H, concaves. — I, convexes.

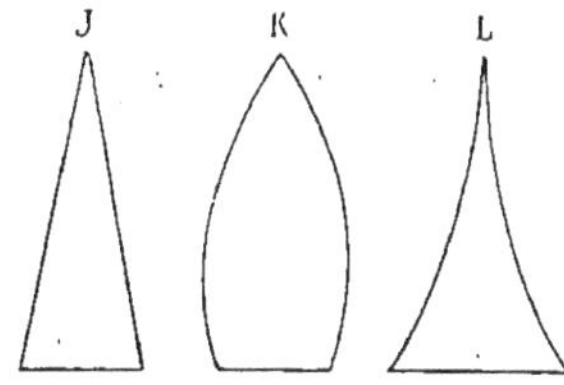

Fig. 136. — Verres prismatiques.

S, simple. — K, convexe. — L, concave.

sphériques. Les cylindres croisés, dits à la CHAMBLANT, sont cylindriques sur les deux faces, convexes-concaves ou concaves-convexes, et à axes perpendiculaires.

Les verres *sphéro-cylindriques* sont sphériques convexes ou concaves d'un côté, et cylindriques concaves ou convexes de l'autre.

Les verres *prismatiques* sont taillés de manière que les deux faces font

entre elles un angle de 1° à 10°. Ils ont leurs faces planes, concaves ou convexes, et peuvent se combiner avec les précédents.

Les verres *coniques* sont taillés de façon que la concavité augmente de
la périphérie au centre.

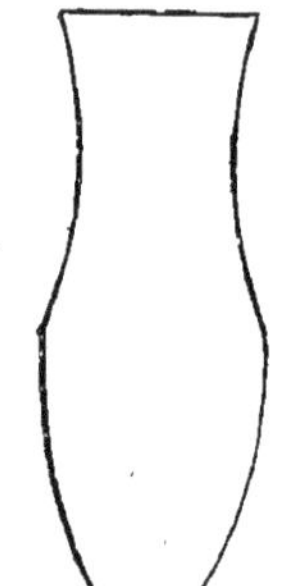

Fig. 137. — Verre
FRANKLIN, concave
en haut et con-
vexe en bas.

Les verres *hyperboliques* ont une surface telle que la
courbure s'accroît de la périphérie au centre conformément à une courbe d'hyperbole.

Les verres *toriques* sont taillés avec des courbures
concaves ou convexes différentes dans le sens horizontal
et vertical.

Les verres coniques et hyberboliques sont appliqués
au kératocone ; les verres toriques et cylindriques à
l'astigmatisme ; les sphériques, à la myopie ou à l'hypermétropie ; les verres combinés, à des états de réfraction
complexes. SULZER recommande l'usage des verres à la
CHAMBLANT dans l'aphakie et, d'une façon générale, toutes
les fois qu'il s'agit de verres convexes forts et quand il
faut corriger très exactement l'astigmie. On connaît
encore les verres à la FRANKLIN, à foyers inégaux, par exemple moitié supérieure concave, moitié inférieure convexe pour myopes faibles devenus presbytes et chez lesquels les verres à double foyer sont utiles pour voir alternativement de loin et de près.

Matière. — Les matières employées dans la fabrication des verres sont
le verre de vitre, le crown-glass, le flint-glass, le cristal de roche.

Le verre de *vitre* est composé, entre autres éléments, de silicates de soude
et de chaux ; le *crown-glass*, de silicate de potasse ; le *flint-glass*, de silicate
de plomb ; le *cristal de roche* est à l'état natif (quartz hyalin). Le crown-glass
est usité presque exclusivement pour les lunettes d'astronomie ou de spectacle ; le flint-glass s'emploie seulement pour les verres forts achromatiques ;
le cristal de roche est peu rayable et assez bon conducteur de la chaleur,
mais il est aussi biréfringent, sauf, chose incertaine dans le commerce, quand
on l'a taillé perpendiculairement à l'axe.

Les verres de glace première qualité, extra-blancs, extra-fins ou fins,
sont très bons ; ceux de deuxième qualité présentent quelques défauts ; ceux
de troisième qualité paraissent travaillés avec peu de soin et sont très irréguliers. Les meilleurs, en réalité, sont en verre à glace, extra-fins ou de première qualité, vendus par les opticiens estimés. Ils doivent être transparents, parfaitement travaillés, soigneusement polis et exactement centrés.

Le cristal de roche, que l'on reconnaît avec la pince à tourmaline, est
rarement taillé perpendiculairement à l'axe et ne mérite pas la faveur dont
il jouit. Il n'est vraiment indiqué que pour les pays chauds à l'état hygrométrique accusé où son emploi est presque indispensable parce qu'il ne se
couvre pas de buée.

Les verres plans ou coquilles ont souvent des surfaces non parallèles et produisent alors des effets prismatiques très gênants ; la première qualité, verre travaillé à l'outil, vaut mieux que la deuxième, simplement soufflée.

Les verres colorés en bleu, gris, noir, jaune, sont plus ou moins foncés et, pour les verres non plans, inégalement colorés suivant l'épaisseur correspondante.

Les verres achromatiques obtenus par la combinaison du flint et du crown paraissent d'une utilité assez discutable.

Les verres opaques, généralement plans, sont des verres ordinaires dépolis.

Enfin, quelles que soient leur nature, leur forme ou leur qualité, les verres de lunettes sont plus ou moins volumineux, circulaires, elliptiques, quadrilatères, etc.

Fabrication. — Les verres de lunettes sont *soufflés* et présentent alors des irrégularités de courbure ou d'épaisseur qui les rendent imparfaits, déformants et même gênants, ou bien ils sont travaillés à l'*outil*. L'outil est en bronze, en forme de bassin pour les verres convexes ou de balle pour les verres concaves ; on use sur lui, par frottement mécanique, avec de l'émeri mouillé, des plaques de verre jusqu'à ce qu'elles s'y appliquent exactement. On peut avec des outils spéciaux obtenir tous les verres indiqués ; certaines formes cependant exigent de la part de l'ouvrier une réelle dextérité et une grande expérience.

Montures. — Les montures sont très diverses et caractérisent les lunettes, pince-nez, monocles, faces-à-main, etc. Elles doivent être construites de manière que le foyer des verres occupe une position précise par rapport aux pupilles. Il faut donc tenir compte, dans l'indication d'une monture de lunettes, de certaines particularités du sujet : largeur de la tête, hauteur et

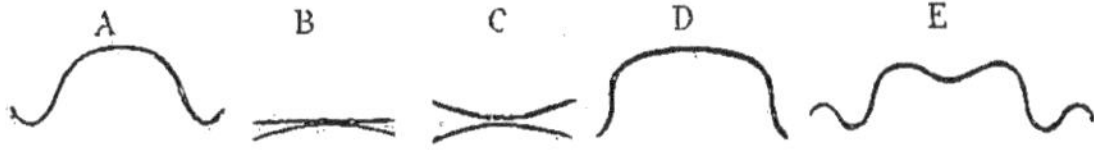

Fig. 138. — Nez ou pont de lunettes.

A, forme selle. — B, forme K. — C, forme X. — D, forme C. — E, forme chinoise.

largeur de la racine du nez, distance pupillaire, développement des oreilles nature des occupations, physionomie générale, etc.

La monture comprend les yeux, le nez et les branches.

Les *yeux* entourent les verres, les reçoivent dans leur rainure ou y pénètrent ; quelquefois, ils n'existent pas et les verres sont attachés simplement par des vis aux branches et au pont.

Le *pont* ou *nez* est en forme d'X, de K, de C, de M, (nez indien ou Bismarck), etc. Le pont en selle, dit chinois, convient au plus grand nombre et semble plus gracieux que celui en K que l'on préfère souvent ; le C est pour les sujets à nez très vigoureux, l'indien pour les enfants surtout, et l'X pour les cas où l'on doit retourner les lunettes.

Les *branches* sont simples, doubles, en corde métallique.

La *face-à-main* est montée sur manche et tenue à la main.

Le *pince-nez*, au lieu d'appuyer sur le dos du nez, s'y maintient par pression latérale et comprend les yeux, les plaquettes, le ressort.

Les yeux, comme dans les lunettes, correspondent aux verres. Le ressort est plan ou recourbé, la pression sur le nez se fait par des plaquettes mobiles simples ou doubles, etc. Enfin, pour les verres cylindriques dont l'axe doit être à direction constante et ne se déplacer qu'horizontalement, il existe vers le pont un ressort à glissement ; il en est ainsi pour la monture MOTAIS, et le correcteur CURRY et PAXTON.

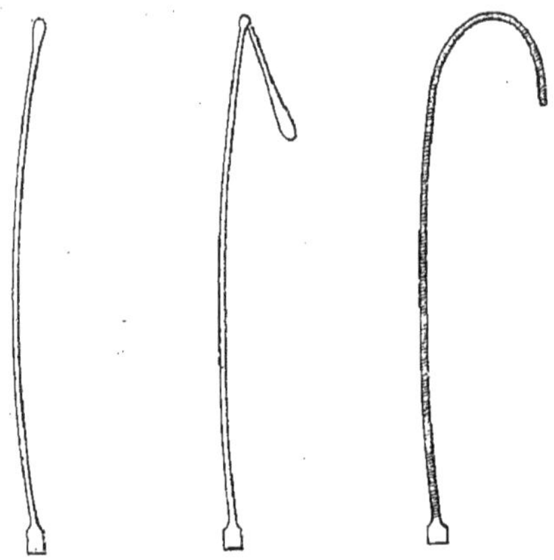

Fig 139. — Branches de lunettes.

A, droites. — B, coudées. — C, cordes.

Pour certains sujets, il vaut mieux que le plan des verres soit antérieur à celui des plaquettes, alors obliques et saillantes en arrière ; c'est la monture angulaire.

Le *monocle* est maintenu devant l'œil par la contraction ou tonicité de l'orbiculaire et la pression du sourcil.

Quant aux *lorgnettes*, elles peuvent être construites pour myopes, astigmes ou hypermétropes.

Les montures sont en or, en argent, en acier, en écaille, etc.

Les lunettes et les pince-nez seront placés dans des *étuis* spéciaux en bois, en métal, en cuir, et de formes diverses.

Les verres et la monture doivent être essuyés fréquemment soit avec un mouchoir sec, soit avec un morceau de drap ou de velours ; on évitera soigneusement les rayures centrales, préjudiciables à la vision.

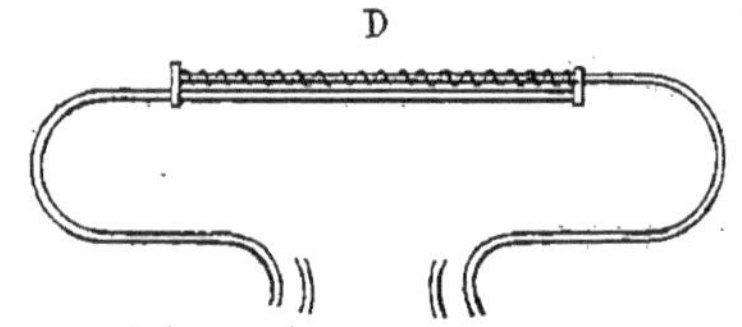

Fig. 140. — Monture genre MOTAIS ou correcteur.

Les lunettes ou pince-nez seront placés de manière à ne pas toucher les cils, car leur contact est pénible et irritant, et maintenus fixes, car leur action varie en les éloignant ou en les rapprochant des yeux. Les opérés de cataracte, avec les même verres et en les promenant sur le nez, ont une adaptation variable, une sorte d'accommodation mécanique.

On placera les verres franchement verticaux pour le regard à distance et inclinés pour le regard de près, de façon que les rayons traversent perpendiculairement le centre du verre. Certaines personnes cependant portent habituellement leurs verres inclinés. Il y a là parfois quelque avantage, mais le plus souvent il en résulte de sérieux inconvénients et même quelques dangers, car les verres inclinés en avant sur leur axe horizontal, acquièrent une puissance réfringente plus grande, réfringence qui augmente dans tous les méridiens et surtout dans le méridien vertical. Young autrefois avait noté ce fait et calculé les modifications résultant de l'inclinaison ; Bull a dressé à cet égard un tableau fort utile à consulter. Avec un verre sphérique de 10 dioptries incliné, chose fréquente, à 30°, on obtient l'effet réfringent d'un verre sphérique de 11 dioptries combiné avec un verre cylindrique de 3,5 dioptries. Avec des verres moins forts, la différence est moindre, mais elle existe toujours. Une augmentation analogue se produit en inclinant les verres cylindriques.

Si donc, un myope ou un hypermétrope astigme peut obtenir avec des verres sphériques simples l'action correctrice des verres sphéro-cylindriques, un myope ou un hypermétrope simple produit une astigmie fâcheuse. Quand il y a de l'astigmie, il vaut d'ailleurs toujours mieux la corriger avec des verres appropriés que par des manœuvres empiriques et mal réglées. La position inclinée des verres est, en somme, à rejeter absolument.

Centrage et décentrage des verres. — Les verres centrés sont ceux dans lesquels le centre de courbure coïncide exactement, dans le regard, avec le centre de la pupille. Cette distance intercentrique sera donc égale à la distance inter-pupillaire suivant les individus, l'âge, la vision de loin ou de près. La moyenne chez l'homme est de 62 millimètres, plus faible chez les femmes et chez les enfants ; elle est plus grande de loin où les yeux sont en parallélisme que de près, où ils convergent. Les verres sphériques ou sphéro-cylindriques non centrés agissent comme des prismes en raison directe de leur puissance réfringente et aussi de leur décentration en dedans ou en dehors.

Les verres convexes décentrés en dedans et les verres concaves décentrés en dehors éloignent les images des objets vus à travers et peuvent aussi soulager la convergence ; décentrés en sens inverse, ils approchent ces objets et peuvent fatiguer la convergence. Dans l'insuffisance de convergence, on devra donc décentrer les verres concaves en dehors et les verres convexes en dedans.

En principe, les lunettes valent mieux, car leur stabilité est plus grande, leur obliquité moindre, l'écartement des verres plus constant. Toutefois, le pince-nez paraît plus élégant, plus accepté, plus maniable, plus commode. D'ordinaire, nous conseillons les lunettes pour le travail, chez les enfants, pour les verres cylindriques et le pince-nez toutes les fois qu'on doit le prendre et le quitter souvent, l'employer comme face-à-main ou l'ajouter à des lunettes. On tiendra compte, dans la mesure du possible, des goûts et des convenances des sujets.

Le monocle n'est utile que lorsqu'un seul œil doit être corrigé. La face à main est réservée spécialement aux dames.

Prescription des lunettes. — Elle a trait aux verres, à la monture et aux conditions dans lesquelles on doit s'en servir. On indiquera les particularités suivantes :

Lunettes. — 1° La couleur et le numéro des verres ;
    2° L'écartement pupillaire pour voir loin et de près ;
    3° L'écartement des branches et leur longueur ;
    4° Le genre de pont et autres particularités ;
    5° L'usage qu'on en doit faire.

Pince-nez. — 1° La couleur et le numéro des verres ;
    2° La distance interpupillaire ;
    3° Le genre de monture ;
    4° L'usage qu'on en doit faire.

Détermination des verres. — Un verre étant donné, il faut en reconnaître la nature, le numéro, le centre, les qualités de fabrication. Cette détermination est souvent nécessaire.

Verre neutre. — Il est plan, ne grossit, ne rapetisse et ne déplace nullement les images des objets vus à travers ; mal construit, il présente une légère action prismatique.

Verre sphérique. — Le sphérique *convexe* est bombé, il grossit les objets et déplace les images en sens inverse de ses mouvements. Le sphérique *concave* est creux, rapetisse les objets et déplace les images dans le sens de ses mouvements.

Verre cylindrique concave ou convexe. — Il est creux ou bombé, grossit ou rapetisse les objets et déplace les images seulement dans le sens perpendiculaire à son axe. Si l'on regarde deux lignes parallèles assez longues pour que leur milieu soit vu à travers la lentille et leurs extrémités en dehors de la lentille, on voit que les extrémités ne sont plus dans la direction du milieu. En faisant tourner le verre, les lignes du milieu sont obliques, puis un instant verticales en dehors ou en dedans du milieu et un autre instant sur le prolongement exact. Quand les lignes sont continues, la lentille a son axe horizontal ; quand les lignes sont verticales, plus ou moins espacées au milieu qu'aux extrémités, la lentille a son axe vertical ; quand, enfin, les lignes sont obliques au milieu et verticales aux extrémités, l'axe est oblique.

Verre sphéro-cylindrique. — Les déplacements des images des objets ont lieu dans tous les sens, directement ou inversement, mais ils sont toujours plus marqués dans un sens que dans l'autre.

Verre prismatique. — Les prismes déplacent plus ou moins, suivant leur force, les images des objets vers le sommet.

Numéro des verres. — On le détermine par tâtonnement avec les verres de la boîte d'essai. On applique exactement un verre de signe contraire contre le verre à mesurer et on regarde, à travers l'ensemble qu'on fait osciller, des objets quelconques ; leur immobilité, leur déplacement direct ou leur déplacement inverse indique la nature de l'ensemble ; on augmente ou on diminue le numéro du verre ajouté jusqu'à ce que l'ensemble ne déplace plus les objets. A ce moment, le verre à déterminer et le verre appliqué connu se neutralisent exactement ; ils sont donc de signe contraire et de même valeur. Le numéro du verre à déterminer est égal et de signe contraire au verre choisi. On peut agir ainsi pour les verres concaves, convexes, cylindriques ou combinés en ayant soin de tenir compte pour ces derniers de la direction de l'axe.

Ce procédé de détermination des verres par la boîte d'essai, dit procédé des opticiens, est très pratique et très rapide pour les numéros inférieurs à 5 ou 6 dioptries ; au-dessus, il est un peu moins exact, mais reste toujours suffisant dans la pratique.

On se sert aussi volontiers, pour reconnaître le numéro et l'axe des verres sphériques concaves ou convexes, du sphéromètre et pour les verres cylindriques du phacomètre de Genèva qui est très commode et très rapide.

La détermination classique avec les phacomètres de Snellen ou de Badal est plus méthodique, mais non plus exacte. Ce sont là, d'ailleurs, plutôt des instruments de laboratoire que de clinique ou de cabinet.

Centre des verres. — Pour déterminer le milieu de courbure d'un verre, on le place devant l'œil, puis on regarde deux lignes perpendiculaires entre elles et assez longues pour que leur intersection soit vue au travers et les extrémités en dehors ; on déplace alors le verre jusqu'à ce que les lignes intérieures se continuent directement avec les lignes extérieures. Le point d'intersection médiane correspond au centre du verre.

Qualités de fabrication. — Les verres neutres ont souvent leurs faces non parallèles et constituent de véritables prismes qui fatiguent beaucoup les sujets impressionnables. On constate aisément cette fâcheuse disposition. Il suffit de regarder avec le verre une ligne verticale ou horizontale assez longue pour que le milieu soit vu au travers et les extrémités en dehors du verre ; quand on fait tourner celui-ci, on voit les lignes brisées et non continues, ce qui n'arriverait pas si les deux faces étaient parallèles. Non seulement, d'ailleurs, les verres neutres présentent fréquemment des faces obliques, mais encore celles-ci sont plus ou moins inégales ; à leur action prismatique s'ajoute alors une action astigmatique irrégulière. Il en est ainsi pour la plupart des verres fumés plans ou coquilles que l'on colporte sur la voie publique. On devra généralement s'en méfier et préférer, autant que possible, les verres taillés aux verres soufflés.

QUATRIÈME PARTIE

PATHOLOGIE GÉNÉRALE

CHAPITRE PREMIER

SÉMÉIOLOGIE

I. — SYMPTOMES INFLAMMATOIRES ET INFECTIEUX

Douleur. — La douleur est un phénomène qui retient toute l'attention des malades ; pour la plupart d'entre eux, c'est le seul symptôme important. Nous voyons fréquemment des patients perdre placidement leur vue sans consulter le médecin : ils ne souffraient pas, disent-ils. La douleur, d'ailleurs, est un élément précieux d'appréciation, car elle est essentiellement variable dans son acuité, sa durée, ses rémissions, son siège et sa durée. Elle fournit des renseignements importants et entraîne des indications spéciales. Il est même des cas où elle constitue un phénomène prédominant et impérieux, comme dans le glaucome aigu, subaigu, irritatif, l'ophtalmie électrique, etc.

L'œil possède une sensibilité lumineuse et une sensibilité douloureuse. Le nerf optique irrité, sectionné, la rétine piquée (MAGENDIE), frappée (phosphène), ne réagissent que par la lumière. Le nerf ophtalmique par contre est d'une exquise sensibilité générale. La sensibilité lumineuse est donc réservée au fond de l'œil et la sensibilité ordinaire, à tout le globe, surtout au segment antérieur. On sait que la richesse nerveuse de la conjonctive, de la cornée, de l'iris et du corps ciliaire est considérable. Enfin, les excitations douloureuses des nerfs ciliaires se répercutent dans tout le trijumeau et en particulier dans les branches de l'ophtalmique ; la réciproque existe dans une certaine mesure, car l'on voit les névralgies dentaires, nasales ou faciales entraîner des irradiations douloureuses dans le globe et les annexes, même des perturbations visuelles.

La douleur est d'origine nerveuse et circulatoire, physique, chimique ou mécanique.

1° *Origine nerveuse.* — Les tumeurs cérébrales, la méningite et surtout l'hystérie provoquent parfois de violentes douleurs. La céphalalgie, la migraine, la kopiopie sont de cet ordre. La congestion oculaire aggrave encore le mal.

2° *Origine physique*. —La lumière, simple ou électrique, la réverbération des neiges produisent parfois de violentes douleurs. Les brûlures sont toujours très douloureuses.

3° *Origine chimique*. — Elle est très vive dans les cautérisations diverses, les brûlures par les acides concentrés, les vapeurs, etc.

4° *Origine mécanique*. — Les corps étrangers sont toujours une cause de douleurs aiguës qui cèdent à leur ablation rapide. Dans les inflammations oculaires, la douleur est plus ou moins intense suivant la forme, le degré, les individus.

Les *affections superficielles* sont plus douloureuses que d'autres, à cause de la richesse nerveuse des membranes. Les conjonctivites catarrhales et surtout phlycténulaires sont souvent pénibles. Les complications kératiques ou iriennes provoquent volontiers des douleurs péri-orbitaires par irradiations ciliaires. Les lésions de la cornée semblent même d'autant plus douloureuses qu'elles sont plus superficielles, comme dans l'herpès, le zona, les phlycténules ; par contre, les abcès, les granulations ou les cautérisations ignées sont peu sensibles.

Dans l'iritis, la sensibilité est plutôt marquée autour de l'orbite, surtout s'il y a cyclite ; il en est de même dans les formes aiguës et subaiguës du glaucome.

Les *maladies profondes* de l'œil sont peu douloureuses. Les rétinites, choroïdites exsudatives, les névrites ne manifestent qu'une sensibilité minime. Toutefois, les choroïdites exsudatives aiguës, les ophtalmies purulentes, les affections sympathiques, les corps étrangers profonds sont très douloureux.

Les *affections nerveuses*, névralgie ciliaire, hyperesthésie rétinienne, asthénopie accommodative ou musculaire sont parfois pénibles. Pour G. Martin, l'astigmie est la cause des migraines chez les sujets prédisposés.

La douleur a, par elle-même, une réelle portée, car elle entraîne des indications spéciales. Des troubles nerveux (kopiopie), des névralgies iritiques, le glaucome, l'ophtalmite suppurée, par la douleur qu'ils provoquent, peuvent pousser à un traitement radical. Elle peut aussi éclairer le diagnostic. Les douleurs péri-orbitaires impliquent souvent de l'iritis ou de la kératite, du glaucome ; par contre, l'anesthésie cornéenne est significative dans la kératite neuro-paralytique.

Le traitement tiendra compte des causes initiales et des manifestations oculaires. Général, il consistera dans l'administration des narcotiques, des bromures, etc. ; local, dans l'obscurité, le repos de l'œil, l'occlusion, la chaleur ou le froid, l'atropine, la cocaïne.

Rougeur oculaire. Hyperémie. Congestion. — Toutes les parties de l'œil peuvent se congestionner, s'hyperémier, présenter de la rougeur.

Les *paupières*, dans les fièvres exanthématiques et l'érysipèle, sont non seulement œdématiées, mais encore plus ou moins rouges. Dans les blépharites et les conjonctivites, le trachome, les tumeurs diverses, la rougeur est variable et parfois minime; certains sujets lymphatiques, par les temps frais surtout, présentent seulement les paupières congestionnées; la région des glandes de MEIBOMIUS est particulièrement colorée dans la blépharite ciliaire. La peau qui recouvre le sac lacrymal rougit plus ou moins dans les dacryocystites aiguës. La congestion du *fond de l'œil* est caractérisée par la réplétion des vaisseaux et une teinte rosée variable de la papille.

Les phénomènes les plus importants siègent dans le segment antérieur. L'*iris* paraît comme rouillé, surtout autour de la pupille.

La *cornée* est entourée de vaisseaux qui s'avancent vers le centre. Elle peut être tout entière recouverte par un lacis vasculaire plus ou moins épais constituant le *pannus;* celui-ci est mince ou *tenuis*, épais, sarcomateux ou *crassus*.

Le pannus est constitué par un lacis vasculaire dont les anses anastomosées se dirigent vers le centre de la cornée et s'amincissent graduellement. Dans la kératite phlycténulaire, il est souvent limité à certaines zones cornéennes et pointé de vésico-pustules. Il est souvent marqué en bas, en dedans, en dehors. Dans l'ophtalmie granuleuse, il occupe spécialement la partie supérieure, le fornix étant le siège préféré du trachome; il paraît lui-même granuleux.

La cornée panneuse n'est pas seulement recouverte de vaisseaux; elle est pénétrée par eux. Dans le trachome, ces vaisseaux vont sous la couche épithéliale, altèrent la membrane de BOWMAN, ravagent l'épithélium. Ils peuvent disparaître, mais laissent ordinairement à leur suite des altérations cicatricielles indélébiles.

La *conjonctive palpébrale* est, dans toutes les inflammations de la muqueuse, plus ou moins rouge suivant leur intensité. Toutefois, la conjonctive pseudo-membraneuse ou diphtérique paraît plutôt pâle, car les vaisseaux sont comprimés, comme étouffés par l'infiltration. La vascularisation est extrême dans certaines conjonctivites strumeuses.

La *conjonctive bulbaire* présente un état de rougeur à caractères différents suivant les cas. Dans les conjonctivites, la vascularisation est constituée par un gros réseau de veines et artères conjonctivales venant des culs-de-sac, et s'amincissant vers la cornée; la rougeur diminue, s'estompe des culs-de-sac à la cornée.

Dans les kératites et uvéites, la vascularisation représente un fin réseau de veines et d'artères ciliaires venant de l'insertion antérieure des muscles droits et s'amincissant du côté des culs-de-sac; la rougeur diminue, s'estompe de la cornée vers les culs-de-sac: Elle forme un anneau rosé autour de la cornée (*cercle périkératique*).

Le développement du réseau conjonctival est un signe de conjonctivite; il est surtout coloré du côté où existe le maximum d'inflammation. Le développement du réseau périkératique indique de la kératite, de l'iritis, de la cyclite ou de la choroïdite, car les vaisseaux ciliaires extra-oculaires se continuent avec les ciliaires intra-oculaires. La prédominance de la rougeur sur un point quelconque implique une inflammation correspondante plus marquée, externe ou interne.

Dans le *glaucome*, la tension du globe gênant la circulation intra-oculaire, les vaisseaux ciliaires sont gonflés, tortueux, tire-bouchonnés et viennent en tête de clou plonger à travers la sclérotique à quelques millimètres de la cornée. Comme les veines portes accessoires dans la cirrhose hépatique, elles sont le siège d'une circulation supplémentaire. Les *sclérites et épisclérites* provoquent de fines rougeurs sous-conjonctivales sur fond ardoisé.

Les *inflammations chroniques* de la conjonctive, l'état congestif général, l'âge même enlèvent à l'œil son aspect bleuâtre ou blanchâtre et le marbrent de traînées vasculaires plus ou moins ténues, parfois tortueuses, souvent en bandelettes au niveau des commissures palpébrales.

L'hyperémie oculaire, suivant ses causes et son caractère, se modifie plus ou moins rapidement et complètement. Elle est amendée par la suppression inflammatoire causale et les dérivations générales, purgations, ventouses scarifiées, sangsues, par les réfrigérants ou caloriques, enfin par des scarifications conjonctivales. Nous avons souvent recours à ces scarifications et nous nous en trouvons bien. On doit ménager toutefois les vaisseaux qui, au niveau d'une ulcération, paraissent apporter les matériaux nutritifs de réparation cicatricielle.

Œdème. — C'est le gonflement des tissus consécutif à une infiltration séreuse de leur trame conjonctive ; on l'observe dans toutes les parties de l'œil, mais particulièrement autour du globe, aux paupières, sur la conjonctive et dans la région orbitaire.

La sclérotique et la cornée ne sont guère affectées ; la cornée, toutefois, à la période présuppurative ou à la suite d'inflammation grave, présente un gonflement caractérisé ; sa transparence diminue, l'épithélium est imbibé et s'élimine partiellement.

L'*œdème des membranes profondes*, papille, choroïde et rétine, est caractérisé par un trouble diffus qui les recouvre et masque plus ou moins leurs éléments apparents. Tout peut revenir à l'état normal. Les névrites, rétinites et choroïdites diverses sont la cause de cet œdème.

L'*œdème des milieux* n'est pas démontré. On ne peut appeler ainsi l'exagération de la sécrétion de l'humeur aqueuse et l'inflammation du vitré ou hyalite, car, même à la période présuppurative, l'infiltration n'est pas assez caractérisée.

Le *tissu cellulaire de l'orbite* s'imbibe aisément de sérosité dans les inflammations directes ou propagées. Le gonflement est plus ou moins considérable et entraîne de l'exophtalmie. La protrusion du globe est directe ou latérale selon que le trouble est postérieur ou latéral. L'œdème est parfois si consistant que l'œil est immobile, comme figé dans l'orbite ; les plis orbito-palpébraux sont effacés. La résolution lente ou rapide et la suppuration constituent les terminaisons habituelles.

L'œdème du tissu cellulaire orbitaire s'observe à la suite des infections traumatiques rétro-oculaires graves, avec ou sans corps étrangers ; dans la ténonite ou capsulite rhumatismale et grippale, véritable lymphangite infectieuse ; dans la périostite de l'orbite ; dans le phlegmon oculaire, à la suite du cathétérisme ; dans la strabotomie, etc.

Les mercuriaux, des compresses froides ou chaudes, des sangsues à la tempe, des ponctions au besoin, suivant l'intensité de la lésion, sont généralement indiqués.

La *conjonctive* s'infiltre plus ou moins dans l'œdème simple ; la membrane est boursouflée, un peu jaunâtre, comme gélatineuse. Les vieillards, les cardiaques, les albuminuriques avec hydropisie générale y sont particulièrement exposés. Chez les jeunes sujets, la tonicité des tissus résiste à l'infiltration simple.

L'œdème inflammatoire de la conjonctive se manifeste ordinairement sur le segment antérieur, autour de la cornée, où il constitue le *chémosis* : celui-ci est plus ou moins marqué et vascularisé. Il est parfois excessif (phlegmon, blennorrhagie oculaire, ténonites) et recouvre presque toute la cornée. Sa consistance est variable, molle, ferme, dure, comme lardacée (conjonctivite blennorrhagique et diphthéritique). On ne l'observe guère chez le nouveau-né (ophtalmie purulente) et rarement chez les jeunes sujets. La disparition du chémosis est en rapport avec celle de la lésion causale. Les inflammations suppuratives de l'œil ou de l'orbite, les corps étrangers, les ténonites diverses sont la cause habituelle de l'œdème conjonctival.

Des compresses chaudes ou froides et des scarifications peuvent être utiles.

Les *paupières* sont souvent œdémateuses. Le gonflement est limité aux bords ciliaires ou envahit toute leur étendue. Il peut être excessif et s'opposer à l'ouverture palpébrale. Il est mou ou dur. Le doigt y fait ordinairement empreinte.

L'œdème des paupières est consécutif à certaines affections générales, cardiopathies, néphrites, anémies, ou à des lésions locales inflammatoires ou traumatiques des paupières, des voies lacrymales, du globe et de l'orbite. Les suppurations oculaires ou péri-oculaires les produisent souvent. Certains œdèmes anormaux apparaissent parfois sans cause appréciable. La marche de l'œdème est liée à l'affection causale.

L'œdème est parfois compliqué d'*ecchymoses* que l'on reconnaît à leurs plaques rouges, noires ou jaunâtres. L'*emphysème* se distingue à la fine crépitation neigeuse que l'on perçoit à la pression et est produite par les traumatismes des cavités aériennes (sinus frontaux, cavités nasales, fausses routes lacrymales, etc.).

La compression légère et soutenue, des mouchetures au besoin sont utiles. Une résection partielle conviendrait aux hypertrophies consécutives et gênantes.

Adénopathies. — Suivant le siège de l'affection oculaire, on trouvera un retentissement ganglionnaire dans les ganglions préauriculaires, parotidiens ou sous-maxillaires. Ces adénites s'observent surtout dans les infections de la conjonctive, des voies lacrymales, des paupières. Aux infections de la moitié temporale de ces annexes correspondent des adénopathies préauriculaires, parotidiennes ; à celles de la moitié nasale, des tuméfactions des ganglions sous-maxillaires. On connaît bien en clinique les volumineuses adénopathies du chancre palpébral ou conjonctival, de la tuberculose conjonctivale, de la conjonctivite infectieuse de PARINAUD ; on ignore trop les petites adénopathies de valeur sémiologique moindre, mais plus fréquentes.

On peut, avec POULARD, diviser les affections de la conjonctive, des voies lacrymales, des paupières en affections avec adénites nulles, avec adénites petites et avec adénites grosses. Mais avant de conclure à la nature d'une lésion d'après les satellites ganglionnaires, il faut être bien fixé sur les relations de cette lésion avec cette adénopathie. A ce point de vue, les ganglions sous-maxillaires sont de valeur moindre parce qu'ils sont tributaires, outre la moitié nasale des paupières et de la conjonctive, encore d'une partie de la langue, des gencives, des lèvres, du nez qui peuvent recéler des affections profondes, bien cachées. Les ganglions parotidiens ressortissent, il est vrai, aux régions plus superficielles, plus faciles à explorer, mais ils siègent dans le creux parotidien et sont difficiles à palper. Seul le ganglion préauriculaire, placé au-devant et un peu au-dessous du tragus, repose sur un plan résistant et constitue un élément d'une haute valeur sémiologique, dépourvu d'équivoques et d'accès facile à la palpation. Voici la classification adoptée par POULARD :

1° AFFECTIONS CONJONCTIVALES. — a) Adénopathies volumineuses dans : le chancre syphilitique, la tuberculose, la conjonctivite infectieuse de PARINAUD, certaines streptococcies surtout monolatérales, certaines conjonctivites granuleuses infectées.

b) Adénopathies petites dans : les conjonctivites de WEEKS, les conjonctivites à pneumocoques, à staphylocoques, à gonocoques, les conjonctivites phlycténulaire, granuleuse, lacrymale à streptocoques.

c) Pas d'adénopathies dans : les conjonctivites subaiguës diplo-bacillaires, l'infection lupique, certaines tuberculoses, l'ancienne conjonctivite granuleuse.

2° AFFECTIONS DES VOIES LACRYMALES. — a) Adénopathies volumineuses dans : le chancre syphilitique, la tuberculose, certaines streptococcies.

b) Adénopathies petites dans : la péricystite phlegmoneuse.

c) Pas d'adénopathies dans la plupart d'affections des voies lacrymales, y compris le lupus.

3° AFFECTIONS DES PAUPIÈRES. — a) Adénopathies volumineuses dans : l'abcès à streptocoques, le chancre syphilitique.

b) Adénopathies petites dans : l'orgelet, l'abcès à staphylocoques.

En somme, l'adénite témoigne de l'origine infectieuse de certaines affections oculaires et peut même permettre de préciser la nature de cette infection, du moins dans certains cas, par l'étude attentive « du volume, de la localisation, de l'étendue, de l'évolution, de la sensibilité à la pression » de ces ganglions (Poulard).

Suppuration. — L'inflammation suppurative est aujourd'hui assez bien connue. La prolifération des éléments conjonctifs de Virchow, la diapédèse de Cohnheim se sont accrues de la découverte des agents pyogènes et de l'étude de la phagocytose de Metchnikoff. Les travaux de Leber, qui ont porté exclusivement sur l'œil, nous intéressent spécialement.

Les microbes pyogènes, staphylocoques, streptocoques ou pneumo=coques, etc., produisent la suppuration ; celle-ci peut résulter de certains autres agents. L'aspergillus fumigatus inoculé dans la cornée entraîne de l'infiltration purulente et de l'hypopyon tout comme les staphylocoques et streptocoques. En outre, ces microbes n'agissent pas directement, mais chi=miquement, par les produits solubles qu'ils sécrètent. En injectant ces pro=duits solubles, on a la même action suppurative qu'en inoculant les microbes pyogènes vivants. Certaines substances chimiques, or, argent, verre, fer, cuivre, mercure, plomb, arsenic ; des substances organiques comme la gomme-gutte, l'huile de croton, l'essence de térébenthine, la cantharidine, le jéquirity, l'indigo, l'acide urique, etc., ont été examinées par Leber au point de vue phlogogène.

Le cuivre, le plomb, le mercure, l'indigo sont très pyogènes et phlogo=gènes par dissolution dans les tissus. Les autres sont directement phlogo=gènes. Le fer, le cuivre, le plomb en quelques jours produisent dans le vitré un ratatinement marqué, des ruptures et un décollement rétinien. Leber a vu en outre chez l'homme des suppurations aseptiques produites par péné=tration de fragments de cuivre.

L'inflammation suppurative est donc le fait de phénomènes divers, sep=tiques et aseptiques.

Les globules de pus proviendraient surtout des vaisseaux et du sang par diapédèse. Dans la cornée, la suppuration débute par la périphérie au niveau des vaisseaux marginaux ; l'irritation phlogogène exerce une attraction, vers son foyer, des leucocytes ; une faible action phlogogène attire fortement les leucocytes et une forte action les attire faiblement.

Dans l'hypopyon, les agents phlogogènes qui entrent par effusion dans la chambre antérieure y attirent les leucocytes non pas de la cornée, mais de l'angle de la chambre antérieure. Le pus, au moins au début, serait exempt de microbes, et ceux-ci resteraient dans l'ulcère cornéen ; ce qui prouve que ce pus n'est pas un produit infectieux à proprement parler, c'est la façon dont il est supporté par l'œil. Malgré un séjour prolongé dans la chambre antérieure, il ne se produit que de faibles iritis, et, chose plus extraordinaire encore, aucune infection des tissus profonds de l'œil, pas d'hyalite. La pano=phtalmie n'existe pour ainsi dire jamais dans les ulcères à hypopyon propre=ment dits, malgré l'abondance du pus dans la chambre antérieure, tandis que les bords d'une plaie infime de la cornée, s'ils sont infectés, suffisent à la produire. Il y a évidemment résorption continue ; il est possible que plus tard, la membrane de Descemet déchirée, les microbes envahissent la chambre antérieure.

Pour que le pus soit liquide, il faut que les tissus envahis subissent une sorte d'histolyse et que les liquides exsudés ne se coagulent pas. Les leucocytes sécréteraient un ferment ; celui-ci détruit, la liquéfaction serait arrêtée. L'histolyse survient surtout quand la phlogogenèse est intense ; toutes les parties atteintes gravement se détruisent, et une ligne de démarcation s'établit entre les parties mortifiées et les autres.

La destruction des microbes pyogènes par phagocytose, si considérable d'après Metchnikoff, Bouchard, etc., serait le processus essentiel de défense, mais Leber lui fait jouer un rôle insignifiant. Pour lui les leucocytes n'incorporent les microbes que lorsque ceux-ci sont morts, car quand les microbes de la cornée pullulent, il n'y a pas de phagocytose.

Dans certaines ophtalmies septiques graves consécutives à des fièvres typhoïdes ou puerpérales, il survient des suppurations dans lesquelles on a trouvé des streptocoques, des staphylocoques. Dans l'ophtalmie puerpérale, il se fait des amas de streptocoques sous les vaisseaux, et ces amas produisent des embolies qui entraînent une suppuration diffuse dans le parenchyme lésé.

Parasites. — Les parasites oculaires ne paraissent pas nombreux. Ils sont animaux ou végétaux.

Les *trichines* envahissent parfois les muscles de l'œil et provoquent alors des douleurs, des paralysies musculaires. On a observé, en outre de la myose, de la paralysie accommodatrice. On sait, enfin, que l'œdème des paupières est un des symptômes initiaux de la trichinose.

La *filaire de Médine* a été trouvée sous la conjonctive.

Le *demodex folliculorum* aurait été vu dans plusieurs cas de chalazion et observé fréquemment dans les glandes pilo-sébacées.

Les *échinocoques* se rencontrent surtout dans l'orbite. On les reconnaît à la présence des crochets et d'un liquide clair. Renfermés dans des poches kystiques, ils constituent des tumeurs, comme dans le cerveau ou le foie.

On voit aussi les kystes hydatiques sous la conjonctive, principalement dans les culs-de-sac, surtout l'inférieur.

Les *cysticerques*, fréquents en Allemagne, en Portugal, où l'on mange beaucoup de viande de porc crue, sont parmi nous exceptionnels. On les rencontre surtout dans et sous la rétine, dans le vitré, la chambre antérieure, l'orbite et le tissu sous-conjonctival. Dans le fond de l'œil, on constate à l'ophtalmoscope une petite tumeur kystique et parfois la tête du cysticerque ; d'autres fois, la coloration blanchâtre du centre de la tumeur et l'irisation des bords font faire le diagnostic. Dans l'humeur aqueuse, le kyste à cysticerque est petit et ordinairement attaché à l'iris. Ailleurs, la tumeur est variable. On doit pratiquer l'ablation des cysticerques même dans le vitré et sous la rétine si l'œil n'est pas trop altéré ; l'énucléation est de règle dans le cas contraire.

Les *poux de corps* ont été observés sur les paupières et les *poux du pubis* dans les sourcils et les cils.

Les *parasites végétaux* sont l'achorion, le trichophyton, qu'on trouve dans les paupières, et le mycosis, qu'on rencontre dans la cornée où il produit une kératite à hypopyon à surface jaune et sèche.

Contagion. — La contagion, transmission morbide d'un individu à un autre, résulte de l'action microbienne ou parasitaire ; elle est, dans les maladies oculaires, relativement fréquente.

Les agents infectieux qui émanent de l'individu malade atteignent l'individu sain par contact direct, indirect, médiat ou immédiat. La durée de l'incubation nécessaire au développement de la maladie varie suivant la nature, la quantité, la vitalité des agents infectieux, d'une part, la race, l'âge, la vigueur constitutionnelle, les maladies antérieures du patient, d'autre part.

Les maladies contagieuses peuvent être *épidémiques* ou *endémiques*. Les lésions oculaires des fièvres éruptives, du choléra, de la fièvre typhoïde, de la diphtérie, de l'influenza, le trachome, certaines conjonctivites catarrhales sont ainsi développés d'une manière diffuse en de vastes régions ou en certains centres seulement. On ne peut cependant parler d'épidémie ou d'endémie lorsqu'il n'y a pas infection apparente ou bien lorsque la cause morbide réside dans l'alimentation défectueuse, le surmenage et de vicieuses conditions de travail.

Les maladies contagieuses sont souvent *inoculables*. La syphilis, la blennorrhagie, la tuberculose, la diphtérie, la septicémie, la conjonctivite catarrhale, etc., peuvent être transmises directement d'un sujet malade à un sujet sain. Le trachome paraît être dans le même cas.

Les maladies oculaires contagieuses sont assez nombreuses : syphilis, tuberculose, lèpre, érysipèle, diphtérie, charbon, trachome, blennorrhagie, catarrhe, trichophytie.

La syphilis, la tuberculose, la lèpre peuvent envahir l'œil primitivement, mais d'ordinaire la lésion est secondaire et consécutive à l'infection générale. L'érysipèle, la diphtérie oculaire peuvent être primitives, mais sont aussi plus souvent secondaires. La blennorrhagie, le trachome, le catarrhe conjonctival sont le résultat d'une infection locale par les doigts, les linges, la literie, la cohabitation intime. Le trichophyton se transmet aussi localement, par action directe ou indirecte.

Les localisations oculaires des maladies contagieuses générales relèvent du traitement local, mais surtout du traitement général. Il en est ainsi pour la syphilis en particulier.

Les localisations primitives de ces maladies générales comportent un traitement destructif énergique, charbon, diphtérie, peut-être la lèpre et la syphilis ; on pourra ainsi détruire ou atténuer l'infection générale. Quant aux manifestations oculaires exclusivement locales, blennorrhagie, trachome, conjonctivite catarrhale, elles comportent essentiellement des topiques modificateurs, antiseptiques, caustiques, astringents. Un traitement général n'est vraiment utile qu'à la longue, pour modifier le terrain organique, le rendre plus résistant aux atteintes infectieuses et plus énergique dans ses réactions nutritives.

AFFECTIONS OCULAIRES DANS LES TRYPANOSOMIASES. — *Chez les animaux*, on observe des blépharo-conjonctivites, des kératites, des iritis ou iridocyclites à la suite d'une infection générale par les trypanosomes (nagana, surra, dourine, souma, mal de Cadéras). Dans la sécrétion purulente des yeux on décèle le trypanosome par la méthode de GIEMSA ou de MARINO. Les kératites, ulcérations superficielles ou kératite interstitielle, peuvent régresser ou aboutir à la cécité. Dans la kératite interstitielle des chiens atteints de surra ou de dourine, MORAX a montré la présence du trypanosome dans la cornée. L'iritis ou irido-cyclite accompagne quelquefois la kératite à hypopyon. Les lésions du fond de l'œil sont inconnues (MORAX).

Chez l'homme, on a constaté de l'œdème des paupières ; quant aux cas signalés d'iritis et de chorio-rétinite, ils paraissent douteux (MORAX).

II. — TROUBLES SENSORIELS

Photophobie. — La photophobie — φῶς, lumière, φόβος, crainte — est constituée par la gêne ou la douleur que détermine l'action de la lumière sur l'œil. Elle est plus ou moins marquée et tient à des causes nerveuses. On l'observe dans quelques affections rétiniennes, la dilatation excessive de la pupille, les kératites et les kérato-conjonctivites. On la rencontre dans l'hystérie avec hyperesthésie rétinienne (nyctalopie), et la vision peut être alors meilleure la nuit que le jour.

Les *rétinites* diverses entraînent rarement la photophobie. Chez certains sujets nerveux, irritables, la grande lumière est très désagréable ou fort pénible ; l'obscurité et le demi-jour sont alors recherchés.

La *dilatation large de la pupille*, produite par les mydriatiques ou la paralysie du sphincter, entraîne plutôt de l'éblouissement que de la photophobie véritable ; celle-ci cependant est parfois réelle, mais elle disparaît rapidement.

Les *conjonctivites* et les *kératites* superficielles, surtout strumeuses, provoquent une photophobie notable, souvent excessive, accompagnée de larmoiement et surtout de blépharospasme. Le moindre éclairage est douloureux ; les petits malades marchent tête baissée, les paupières serrées, recherchant l'obscurité complète. La lumière électrique, le reflet prolongé d'une neige éclatante déterminent aussi une certaine photophobie par hyperesthésie rétinienne.

L'*hystérie* compte également la photophobie parmi ses symptômes. Le début est brusque, la marche irrégulière, la fin parfois subite. La pression en certains points, la distraction, le repos la modifient plus ou moins. Il n'y a pas de lésion oculaire notable, mais il existe d'autres manifestations nerveuses caractéristiques.

La photophobie offre ceci de particulier qu'elle n'est pas toujours, presque jamais, en rapport avec l'intensité des lésions. Une ulcération petite et superficielle provoquera parfois plus de réaction nerveuse qu'une destruction entière de cette membrane. Certains enfants avec des lésions identiques sont photophobes et d'autres pas. Cela tient au tempérament névropathique du sujet et aussi à ce fait anatomique que les lésions superficielles irritent plus les terminaisons des nerfs que les lésions profondes.

La photophobie est un symptôme gênant et fâcheux qui, par le blépharospasme qu'il entraîne, mérite grande attention. On doit en établir la cause par un examen général et local attentif. Le traitement est celui de la maladie initiale, conjonctivite, kératite, mydriase, hystérie. Chez les jeunes sujets, l'anesthésie est parfois nécessaire pour l'application des moindres topiques. Les verres fumés sont utiles. Le demi-jour est favorable, mais, sous peine de prolonger inutilement la photophobie, il faut habituer rapidement les patients à la lumière.

Photopsies. — Les photopsies — φῶς, lumière, ὄψις, vue — sont des sensations lumineuses purement subjectives, non provoquées par des images extérieures, mais par des excitations mécaniques ou morbides des éléments rétiniens.

L'excitation mécanique de la rétine par une piqûre d'aiguille (Magendie) ou un choc quelconque produit une sensation lumineuse. Si l'on presse brusquement le globe, on obtient des photopsies spéciales, des phosphènes (Serres d'Uzès).

L'excitation inflammatoire produit aussi des photopsies. Les choroïdites exsudatives, les rétinites au début irritent les éléments nerveux et entraînent des photopsies. Des tumeurs ou des lésions cérébrales peuvent les produire également (hallucinations visuelles).

Les photopsies sont simples ou colorées (*chromopsies*). Elles ont la forme d'étincelles, de croissant, de boule, etc. Ces phénomènes attirent fortement l'attention des patients et les effrayent souvent. Ils impliquent une excitation anormale de l'appareil nerveux visuel et contribuent à la détermination des affections oculaires ou générales causales.

Mouches·volantes ou myodesopsie. — La myodesopsie — μυιώδης, semblable aux mouches, ὄψις, vue — ou les mouches volantes sont la manifestation habituelle d'un trouble du vitré ou plutôt de l'inflammation des parties voisines, rétine, choroïde, nerf optique.

Les mouches volantes sont connues depuis longtemps ; elles ne sont cependant bien étudiées que depuis la découverte de l'ophtalmoscope. Donders a établi une division essentielle, en les classant en mouches physiologiques et en mouches pathologiques.

Les *mouches physiologiques* sont fines, légères, généralement subjectives et constituées par des petits corpuscules qui nagent dans le vitré, près de la rétine. On les rencontre sous forme de petites images irrégulières, de séries annulaires, de groupes divers, de chapelets, de points, de filaments plus ou moins réfringents. On les observe aisément quand on regarde un fond blanc ou bleu très clair, mais elles ne sont visibles que par le porteur.

À l'ophtalmoscope, on ne distingue abolument rien.

On a localisé justement ces mouches dans le vitré ; elles ont des mouvement lents ou rapides en rapport avec la liquéfaction du milieu. Les filaments de mucus dans les états lacrymaux constituent des corps flottants identiques aux mouches volantes, mais un clignement de paupières les fait disparaître.

Les *mouches pathologiques*, d'après DE WECKER, sont des opacités résultant de l'immigration et de l'organisation des cellules ambiantes et des opacités provenant des éléments du tissu propre, éléments fibrillaires ou cellulaires du vitré.

Au point de vue clinique, il faut admettre trois formes : 1° poussières ; 2° filaments et flocons ; 3° membranes.

Les *poussières* sont fines et donnent au vitré, par les mouvements de l'œil, un aspect trouble, jumenteux ; les *flocons* et les *filaments* sont neigeux, ou branchus, irréguliers, et plus ou moins épais ; les *membranes* sont souvent larges, épaisses, ou minces comme des toiles d'araignées.

Certaines lésions du nerf optique et de la rétine, surtout de la choroïde, peuvent produire des corps flottants. Des hémorragies se répandent parfois dans le vitré et, suivant leur abondance, leur étendue, leur organisation, y laissent des flocons, filaments ou des membranes. Les cyclites, les choroïdites, les hyalites syphilitiques sont la cause fréquente des opacités poussiéreuses constituant l'état jumenteux du vitré. La myopie, surtout la forme progressive avec staphylomes et liquéfaction du vitré, montre des corps flottants multiples et très abondants. Le décollement rétinien en est souvent précédé.

Les mouches volantes sont parfois très mobiles et brillantes. Quand elles parcourent librement et rapidement le vitré, c'est que celui-ci est très fluide, ramolli (*synchisis*) ou bien décollé en avant ou en arrière. Des lésions graves susceptibles d'entraîner des troubles de nutrition, rétinites, choroïdites, myopie, coexistent habituellement. On observe encore du tremblement irien et parfois de l'hypotonie ; on trouve, enfin, dans certains cas de synchisis, à l'ophtalmoscope, des corps brillants, dorés, étincelants, produits par de la tyrosine, de la cholestérine et des phosphates (*synchisis étincelant*).

Les mouches volantes sont visibles avec le miroir plan ou concave. On les distingue mieux, quand elles sont fines, avec le premier, et, dans le cas contraire, avec le second. Pour bien les apprécier, on les examine à l'image droite, avec une forte loupe de 20^d en arrière du miroir ; c'est ainsi qu'on voit le mieux les cristaux dorés du synchisis étincelant.

On les distingue aisément du canal de CLOQUET, des corps étrangers ou des entozoaires du vitré. La *persistance du canal de Cloquet* donne l'apparence d'un cordon antéro-postérieur entier ou rompu, doué d'une transparence relative. Les *corps étrangers* entraînent souvent des troubles intenses, de l'iridocyclite ou de la panophtalmie, mais quelquefois ils s'enkystent et restent fixés au fond du vitré, où on peut les voir plus ou moins nettement. La *filaire* de l'œil est exceptionnelle; le *cysticerque* est moins rare. Il est plus ou moins fixe et d'aspect caractéristique.

Les mouches volantes se modifient lentement. Elles peuvent disparaître entièrement si elles résultent d'hémorragies, de lésions spécifiques; le plus ordinairement, elles persistent longtemps ou toujours, mais se modifient dans leur forme, leur étendue, leur siège.

Les mouches sont en relation étroite avec les lésions originelles. Quand, chez un myope, elles se multiplient, on doit songer à la possibilité d'une prochaine complication (décollement).

Le *traitement* est basé sur celui des lésions causales. On peut, en outre, hâter la résorption des exsudats par des laxatifs, des sudorifiques (pilocarpine), des diurétiques, des révulsifs (vésicatoires), etc. Les courants continus ont été préconisés, mais sont d'une utilité douteuse. Des paracentèses ont pu être exceptionnellement indiquées.

Polyopie. — La polyopie — πολὺς, multiple et ὄψις, vue, — est la vision multiple, la perception simultanée de plusieurs images d'un seul objet; elle peut être monoculaire ou binoculaire. Dans la polyopie monoculaire, l'image est double, triple, quadruple, etc., et variable suivant la distance ou l'étendue des objets considérés. On l'observe dans les vices de réfraction, les lésions des membranes et des milieux, dans divers troubles des centres nerveux. BARRAT, dans sa thèse, en a dressé le tableau suivant :

I. — POLYOPIE PAR VICE DE RÉFRACTION

1° *Cornéenne :* astigmatisme irrégulier ; opacité de la cornée ; liquides divers étalés sur la surface de la cornée ; myopie.

2° *Cristallinienne :* hypermétropie ; cataracte ; luxation cristallinienne ou ectopie.

3° *Irienne :* polycorie, occlusion pupillaire incomplète.

II. — POLYOPIE PAR TROUBLES NERVEUX

1° *Dans les névroses :* hystérie ; épilepsie.

2° *Dans les lésions nerveuses proprement dites :* par syphilis cérébrale ; tuberculose ; néoplasme ; épanchements sanguins ; paralysie de la troisième paire d'ordre réflexe.

La polyopie par vice de réfraction ou lésions des membranes et des milieux résulte de l'irrégularité dioptrique de la cornée, de l'iris ou du cristallin entraînant la formation et la perception d'images multiples.

La polyopie nerveuse, est produite généralement par la contraction irrégulière du muscle ciliaire, généralement chez des astigmates (PARINAUD, GALEZOWSKI), et exceptionnellement, en dehors de tout spasme accommodatif, par hallucination (LAGRANGE).

Diplopie. — La *diplopie* — δίπλοος, double, ὄψ, œil — est la polyopie double monoculaire ou binoculaire. On réserve plutôt le mot de diplopie pour la vision double ou binoculaire. La diplopie est alors causée par la perception cérébrale distincte des images de chacun des deux yeux. Elle apparaît dans les paralysies ou parésies oculaires, et ses caractères varient avec le degré ou le siège de ces paralysies; son étude est très importante pour le diagnostic, le pronostic et le traitement.

La diplopie est *homonyme* quand l'image de l'œil droit est vue à droite, et celle de l'œil gauche vue à gauche; elle est *croisée,* au contraire, quand l'image gauche est vue à droite et réciproquement. La même distinction est applicable aux images supérieures, inférieures ou obliques.

L'image est homonyme dans la déviation paralytique convergente et croisée dans la déviation divergente.

Une déviation en bas donnera une image plus élevée du côté paralysé et une déviation en haut une image moins élevée. Une déviation oblique donnera de même une image inverse de l'œil paralysé.

Nous reviendrons, dans l'étude des paralysies ou du strabisme, sur les particularités de ces diverses images. Disons seulement que la distance des images s'accroît quand les yeux se dirigent du côté du muscle paralysé et diminue dans le cas contraire; si la distance des deux images est petite, il y a chevauchement ou simple élargissement; si la distance est excessive, une image est perdue de vue et la diplopie disparaît; enfin, avec le temps, une image est négligée par le cerveau, et il n'y a plus de diplopie. On découvre dans les cas légers ou anciens la diplopie en plaçant devant l'un des deux yeux, d'ordinaire le meilleur, un verre coloré, qui rend plus manifestes les deux images. On peut apprécier le degré de la diplopie par la valeur du prisme qui la supprime entièrement pour une distance et une déviation données. Un traitement médical est parfois suffisant, mais un traitement chirurgical, avancement, reculement musculaire, est souvent nécessaire.

Scotomes. — Les scotomes — σκότος, ténèbres — sont des lacunes du champ visuel produites par des zones correspondantes d'insensibilité rétinienne. Leur étude périmétrique est d'une grande importance diagnostique et pronostique. Les scotomes sont simples ou colorés, négatifs ou positifs, absolus ou relatifs.

Les scotomes *simples périphériques,* constituant le rétrécissement du champ visuel, se rencontrent dans les névrites et atrophies optiques, les glaucomes, les rétinites pigmentaires; *colorés,* on les observe dans les mêmes affections, l'épilepsie, la sclérose en plaques, l'hystérie où ils deviennent, par leurs irrégularités et l'inversion des couleurs, absolument caractéristiques. Les scotomes *annulaires* ou *zonulaires* existent dans certaines chorio-rétinites spécifiques et dans la dégénérescence pigmentaire de la rétine. Les scotomes *disséminés* se voient surtout dans la rétinite et la choroïdite en plaques. Les scotomes *centraux simples* se présentent dans les altérations maculaires : atrophies, exsudats, apoplexies. Les scotomes *centraux colorés* existent surtout pour le rouge et le vert dans le diabète.

les intoxications tabagique, alcoolique, par le sulfure de carbone, etc. Les myopes à staphylome offrent des scotomes *paracentraux* plus ou moins étendus.

La papille, *punctum cæcum*, donne un scotome *normal* de 5° ou 6° à 15° en dehors et à 3° en dessous de la macula. Ces divers scotomes sont variables suivant l'étendue et la nature des lésions. Ils doivent donc être recherchés fréquemment.

Dyschromatopsie. — Les troubles chromatiques — χρῶμα, couleur — sont fréquents en oculistique et correspondent à l'amblyopie ou l'amaurose pour les couleurs.

L'*achromatopsie totale* constitue la cécité complète pour toutes les couleurs ; elle peut être congénitale, mais elle est ordinairement acquise. L'*achromatopsie partielle* porte sur une ou plusieurs couleurs. Le plus souvent il y a anérythropsie ou daltonisme, car DALTON n'était aveugle que pour le rouge.

La *dyschromatopsie* est la cécité incomplète pour une ou plusieurs couleurs. Ces divers troubles de perception colorée sont liés à des lésions cérébrales, optiques ou rétiniennes. Les intoxications alcooliques et nicotiniques, l'hystérie (CHARCOT), les traumatismes craniens (FAVRE) en sont les causes habituelles.

Dans les dyschromatopsies congénitales, les couleurs sont mal vues et les sujets ne se doutent pas ordinairement de leur infirmité ; dans les dyschromatopsies acquises, les patients ont généralement conscience de leur situation et voient disparaître successivement le vert, le rouge et enfin le bleu. Le champ visuel permet de préciser exactement l'étendue des troubles chromatiques.

Héméralopie. — L'héméralopie — ἡμέρα, jour, ὄψις vue — est un état dans lequel la vision, bonne pendant le jour, devient mauvaise pendant la nuit. La vision normale à la lumière ordinaire, est normalement affaiblie avec un faible éclairage. C'est le contraire dans la nyctalopie.

L'héméralopie est souvent *symptomatique.* On la rencontre, en effet, dans diverses affections toutes les fois que l'appareil visuel est affaibli, altéré profondément, ou que la pénétration de la lumière est insuffisante. On l'a notée, par exemple, dans le xérosis de la conjonctive, la kératomalacie, les opacités périphériques de la cornée ou du cristallin, dans certaines affections profondes, mais surtout la rétinite pigmentaire ou dégénérescence pigmentaire de la rétine ; dans certains états généraux débilitants : ictère, impaludisme, alcoolisme ; enfin, on la rencontre sous forme épidémique ou endémique par excès de lumière, par fatigue, par alimentation insuffisante ou défectueuse. C'est ainsi qu'on l'observe dans les pénitenciers, sur les navires, dans les casernes, par les temps de jeûne et de carême prolongés. Nous rencontrons parfois une série de cas simultanés parmi les jeunes recrues. C'est alors l'*héméralopie dite essentielle.* Elle débute brusquement et trouble la cas qui ne peuvent être anatomiquement spécifiés. On peut donc toujours marche ou l'orientation dès que le soleil disparaît ou que l'éclairage ambiant s'affaiblit. La gêne est plus grande le soir, à lumière égale, que le matin. A un éclairage faible, il y aurait parfois une légère dyschromatopsie et de petits scotomes périmaculaires. Tout revient à l'état normal en quelques semaines ou quelques mois par le repos, les toniques et parfois spontanément. On peut apprécier le degré de l'héméralopie en graduant l'éclairage.

L'héméralopie essentielle est bénigne et exige un simple traitement fortifiant et hygiénique ; l'héméralopie symptomatique de troubles réfringents ou de faiblesse nerveuse est plus grave et relève de l'affection causale. Dans le xérosis conjonctival, la kératomalacie, les lésions du fond de l'œil, la nutrition oculaire est très compromise et demande surtout un traitement général tonique ferrugineux et un traitement local excitant (injections de strychnine aux tempes). Par contre, dans certaines héméralopies épidémiques, GENSOUL en 1829, BLAGOWIESTCHENSKY tout récemment ont vu des guérisons par la saignée ou les ventouses scarifiées. Dans l'héméralopie d'origine hépatique, on a usé depuis l'antiquité de l'opothérapie hépatique, sous forme d'extrait de foie, de foie cru, d'huile de foie de morue, voire même de fiel de bœuf. Le séjour dans une pièce sombre donne d'excellents résultats. Le port de conserves contre la lumière excessive est utile.

Nyctalopie. — La nyctalopie — νύξ, nuit, ὤψ, œil — est un état dans lequel la vision est meilleure la nuit, avec un faible éclairage que le jour, avec une grande lumière ; c'est le contraire de l'héméralopie.

On la rencontre dans les cas de troubles centraux, pupillaires, cristalliniens, rétiniens ou chorio-rétiniens. C'est ainsi que la sténose irienne, les cataractes centrales, les scotomes maculaires la produisent souvent. On sait, en particulier, que les cataractes nucléaires au début entraînent une diminution visuelle plus marquée en plein soleil qu'au demi-jour. A la lumière vive, en effet, la pupille est contractée et les rayons lumineux sont arrêtés par le centre opaque du cristallin ; à un faible éclairage, la pupille se dilate et la vision s'effectue aisément autour de l'opacité nucléaire. Il en est de même pour les amblyopies nicotiniques, alcooliques, l'atrophie familiale du nerf optique, etc. Certains états nerveux entraînent de l'hyperesthésie rétinienne en même temps que de la nyctalopie. La marche et la gravité de la nyctalopie varient selon la nature et sa cause.

Le traitement approprié à l'état causal est seul indiqué. Les mydriatiques faibles (cocaïne, homatropine), et des verres fumés coquilles, seront utiles aux cataractés ; des verres jaunes ont été préconisés avantageusement pour les nyctalopes hyperesthésiques.

Amblyopie et amaurose. — L'amblyopie — ἀμβλύς, émoussé, ὤψ, œil — représente une diminution et l'amaurose — ἀμαυρόω, j'obscurcis — la disparition de la vision ; l'amblyopique a la vue faible, et l'amaurotique est aveugle.

L'amblyopie et l'amaurose, toutefois, s'appliquent aujourd'hui aux seuls répéter cet aphorisme humoristique, que l'amblyopie correspond aux états dans lesquels malade et médecin ne voient pas grand'chose et l'amaurose à ceux où ils ne distinguent absolument rien.

En les prenant dans leur sens visuel ancien, affaiblissement visuel et cécité mono ou binoculaire, il y a lieu de les examiner sommairement.

1° *Amblyopie.* — Elle indique une diminution de la vision, une acuité visuelle plus ou moins faible. Il existe alors une lésion des annexes, du segment antérieur, des milieux, des membranes profondes, du système nerveux ou de la réfraction. L'examen visuel au trou sténopéique indique-t-il une acuité normale, il y a seulement vice de réfraction; cette acuité est-elle améliorée, quoique imparfaitement, il y a vice de réfraction et lésion oculaire; enfin, la vision n'est-elle pas modifiée, il n'y a que lésion oculaire. L'examen à l'éclairage oblique et à l'ophtalmoscope renseigne sur l'état de l'œil. Dans certains cas, toutefois, il n'existe aucun trouble apparent. Il s'agit alors d'amblyopie hystérique, toxique, etc., relevant de troubles optiques ou centraux que l'examen du champ visuel simple ou coloré révélera. Enfin, chez les hypermétropes, les astigmates, les strabiques anciens, le fond de l'œil peut être intact et l'amblyopie notable. La simulation n'est pas exceptionnelle et l'on devra toujours s'en méfier.

2° *Amaurose.* — Elle représente la cécité complète. Il y a ou non des lésions apparentes. La pupille est large, immobile, inexcitable par la lumière directe, mais parfois mobilisable par l'excitation du congénère non amaurotique. L'examen objectif à l'éclairage oblique et à l'ophtalmoscope indiquera les lésions oculaires correspondant à l'amaurose. S'il n'existe aucune lésion notable, on devra songer à l'hystérie ou à la simulation.

III. — TROUBLES MOTEURS

Spasmes et tics. Blépharospasme. — Le blépharospasme — βλέφαρον, paupière, σπασμός, spasme — est caractérisé par la contraction morbide de l'orbiculaire des paupières. C'est le symptôme d'une irritation, d'une inflammation oculaire ou d'une maladie générale. Variable de forme, d'intensité, de durée, il est clonique ou tonique : clonique quand les contractions palpébrales sont répétées, saccadées, comme dans un clignement rapide; tonique quand elles sont prolongées, continues ou intermittentes et entraînent une véritable occlusion.

Le spasme occupe un œil ou les deux yeux et tout ou partie de l'orbiculaire. Dans certains cas bénins, la partie interne du muscle seule est animée de petites contractions, et le clignotement est minime.

Les *inflammations oculaires*, conjonctivites, kératites, iritis, surtout les ophtalmies chez les lymphatiques et les nerveux, provoquent habituellement du blépharospasme. L'ophtalmie strumeuse en est la cause fréquente chez les enfants de cinq à dix ans. L'excitation réflexe de l'orbiculaire se produit surtout au niveau des ulcérations de la cornée, des terminaisons nerveuses, et peut être alors extrême, continue et très douloureuse. Dans ces cas, l'affection ophtalmique est aggravée par un état nerveux ou anémique spécial. Chez quelques vieillards maigres, ridés, un clignement incessant est provoqué par la moindre lésion locale ; on doit s'en méfier dans l'extraction de la cataracte.

Les *affections générales* qui provoquent du blépharospasme sont l'anémie, le rhumatisme, le nervosisme, l'hystérie. Les enfants, les femmes anémiques présentent parfois des spasmes cloniques de l'orbiculaire. Le rhumatisme joue peut-être un rôle dans certains spasmes palpébraux. Dans le nervosisme, les affections les plus banales de l'œil ou des paupières entraînent du blépharospasme. Nous voyons, en effet, de la conjonctivite vasculaire simple, des blépharites banales produire alors de la photophobie, un clignotement fréquent ou même une occlusion prolongée des paupières.

La kopiopie entraîne volontiers du blépharospasme, et alors toute application à la lecture le produit fréquemment.

Dans l'hystérie, le blépharospasme est variable, souvent brusque, d'allure inégale, à terminaison parfois subite. On le modifie, on le guérit, dans quelques cas, en pressant certains points correspondant aux émergences nerveuses (sus ou sous-orbitaires, etc.), ou ailleurs. L'électricité peut donner ce résultat. Chez une jeune fille hystérique, le blépharospasme a disparu par de fines scarifications conjonctivales. La guérison est d'ailleurs habituelle, quoique généralement lente.

Le blépharospasme est plus ou moins grave et persistant suivant ses causes et son intensité. Il importe de bien établir sa nature et les conditions qui le provoquent, l'aggravent ou le suppriment. Un examen très attentif, avec anesthésie au besoin, est nécessaire pour instituer un traitement efficace.

Les corps étrangers seront recherchés avec soin et enlevés. Les lésions oculaires ou péri-oculaires ayant des indications spéciales, certaines affections nasales, dentaires ou autres seront traitées. Enfin, l'anémie, l'hystérie et le nervosisme réclameront un traitement général prolongé.

Il est des cas, toutefois, où la cause initiale échappe et où la médication rationnelle est insuffisante. Les injections de morphine, la cocaïne, les courants continus et un traitement chirurgical sont alors successivement indiqués. La section ou l'arrachement des nerfs sus ou sous-orbitaires, du nasal (BADAL), l'élongation du facial, la suspension même (DE WECKER) ont été employées avec des succès plus ou moins complets et durables. L'intervention chirurgicale est toutefois un moyen extrême. GAYET conseille la dilatation forcée avec un écarteur palpébral puissant et laissé en place quelques minutes. On essayera d'abord le moyen simple des douches froides, glacées, et fortes sur les paupières fermées. Selon une pratique ancienne, on pourra enfin immerger brusquement la figure de l'enfant dans une cuvette d'eau froide et l'y maintenir jusqu'à suffocation imminente.

Tics. — Entre les spasmes et les tics, il y a des différences essentielles

(H. Meige) : le spasme est une réaction motrice résultant de l'irritation d'un point quelconque d'un arc réflexe spinal ou bulbo-spinal. Le tic est un trouble psycho-moteur qui a une origine corticale. Dans le tic, les contractions musculaires réalisent un acte coordonné, un geste adapté à un but. C'est un acte fonctionnel, d'ailleurs exagéré et inopportun.

De même que les spasmes sont toniques ou cloniques, il y a des tics toniques ou cloniques. Par contre, dans les stéréotypies, le phénomène moteur n'a aucun caractère convulsif tonique ou clonique. Nous distinguerons, avec Meige, des tics des paupières et des tics des globes oculaires.

1° Tics des paupières. — *a)* Tic de nictitation ou clignotement (forme clonique) et tic de clignement (forme tonique), peut être supprimé par la volonté qui reste impuissante contre le spasme, le blépharotonus.

b) Tic d'écarquillement, diamétralement opposé, clonique ou tonique, deux sortes d'expressions mimiques, de colère ou d'étonnement.

A l'origine, il peut y avoir une cause irritative venue de l'extérieur (corps étranger, poussière, cil, conjonctivite), mais la cause disparue, l'effet persiste, à l'encontre du spasme.

Au point de vue du diagnostic différentiel, le tic est bilatéral et s'accompagne souvent de mouvements du globe oculaire, tandis que le spasme est unilatéral et ne s'accompagne jamais de mouvements du globe oculaire caractérisés par des mouvements de contraction de l'iris (Meige).

2° Tics des globes oculaires. — a) *Muscles extrinsèques.* — La forme clonique est réprésentée par les tics nystagmiformes, la forme tonique par l'attitude de fixité, l'expression hagarde ou distraite, par certains strabismes chez l'enfant.

b) *Muscles intrinsèques.* — La forme tonique se manifeste comme tic d'accommodation avec micropsie, la forme clonique par les tics hippiformes caractérisés par des mouvements alternatifs de contraction et de dilatation de l'iris (Meige).

Le traitement des tics consiste dans la discipline du mouvement et la discipline de l'immobilité. La correction des tics doit être contrôlée par le miroir. Chez l'enfant, la surveillance de la famille est nécessaire.

Paralysies. — Les paralysies oculaires sont intérieures, extérieures ou totales, complètes ou incomplètes.

Les paralysies intérieures comprennent celles de l'iris et du corps ciliaire. Elles sont d'origine centrale. La mydriase et la paralysie de l'accommodation en représentent les manifestations ordinaires. Les paralysies extérieures touchent le releveur palpébral, les muscles droits ou obliques.

Le releveur de la paupière peut être isolément affecté par lésion corticale (Grasset, Landouzy), mais il est ordinairement atteint en même temps que les muscles innervés par le moteur oculaire commun.

Les muscles droits ou obliques présentent des paralysies d'origine périphérique, orbitaire, basilaire, bulbo-protubérantielle. Ces paralysies sont isolées ou associées entre elles, monoculaires ou binoculaires. Quand tous les muscles de l'œil, ou les muscles des deux yeux, ou ceux innervés par des nerfs différents, sont atteints, on désigne ce syndrome sous le nom d'ophtalmoplégie. Il vaudrait mieux, d'après ABADIE, réserver ce terme aux paralysies d'origine centrale.

Les maladies générales : syphilis, rhumatisme, tabes, etc., les traumatismes, les altérations locales sont des causes fréquentes de paralysie.

Les paralysies oculaires entraînent le strabisme paralytique avec une diplopie souvent gênante et ont une marche variable suivant la cause originelle et le traitement employé.

Le diagnostic doit porter sur l'examen de la paralysie, ses formes, ses causes locales ou générales. L'observation directe, l'étude de la diplopie, le champ de fixation, la série des manifestations générales concomitantes doivent être mis en œuvre.

Le pronostic varie avec la nature, la variété, le degré, l'ancienneté et la cause locale ou générale. Les formes rhumatismales sont les plus rebelles. Les tabétiques guérissent souvent, mais récidivent volontiers.

Le traitement est général ou local. Il s'adresse à la cause de la paralysie ou à ses manifestations. La diplopie est supprimée par un verre opaque devant l'œil le moins bon, et le traitement chirurgical du strabisme rend parfois grand service.

Nystagmus. — Le nystagmus — νυσταγμός, oscillation — est un ensemble de mouvements oculaires rapides, saccadés ou de rythme déterminé. C'est une sorte de tic continu et oscillatoire des muscles de l'œil.

Le nystagmus est *horizontal*, *vertical*, *rotatoire* ou *mixte*, suivant le jeu des mouvements. Il est habituellement binoculaire, mais souvent inégal dans les deux yeux. Parfois on ne le constate que dans la position du regard élevé ou à certains moments, par intermittences. Il est d'intensité variable et s'exagère par l'attention, la fixation, les émotions diverses ; la distraction, le repos, le sommeil l'atténuent ou le font disparaître complètement.

Les yeux ont leur aspect ordinaire ; au début les objets vacillent, plus tard ils restent nets. La vision peut être minime, la réfraction normale, mais on observe souvent des troubles oculaires extérieurs (atrophie, leucomes, cataractes, albinisme, etc.), une acuité faible, de l'hypermétropie ou de la myopie, de la chorio-rétinite ou de la rétinite pigmentaire, des colobomes, enfin des vices ou des anomalies de développement, des oscillations de la tête inverses aux oscillations oculaires. Parmi les affections du système nerveux, la sclérose en plaques compte le nystagmus au nombre de ses symptômes cardinaux. Il s'observe encore souvent dans la maladie de FRIEDREICH, rarement dans le tabes, exceptionnellement dans l'hystérie (SABRAZÈS, CABANNES).

Le nystagmus se rencontre fréquemment chez les mineurs, les houilleurs surtout, travaillant avec un faible éclairage, dans une situation défectueuse et un milieu malsain.

L'insuffisance congénitale de la vision peut provoquer les mouvements indécis que présentent les yeux chez les enfants. Certaines affections, faiblesse congénitale, insuffisance des muscles oculaires, sont parfois en cause.

Les conditions de travail des mineurs semblent, chez eux, expliquer la fréquence du nystagmus, mais les avis sont très partagés dès qu'il faut faire la part de la lumière, de la position oculaire, etc. SNELL estime que le nystagmus des mineurs n'apparaît que par le fait de l'effort dans une position pénible; WARLOMONT et DRANSART l'attribuent à la fatigue excessive des élévateurs du globe; DRANSART croit même à une névro-myopathie analogue à la crampe des écrivains et au lumbago, résultant du mauvais éclairage ainsi que de la position oblique et élevée du regard dans l'attitude professionnelle. COURT pense que le nystagmus est produit par la torpeur rétinienne; DE ROMIÉE par la fatigue accommodatrice résultant de la position de travail. Enfin, s'appuyant sur le mauvais état général et la fréquence du nystagmus surtout dans les mines les plus infectées de carbures d'hydrogène délétères, PECHDO penche vers une intoxication.

Le nystagmus se reconnaît aisément aux oscillations que présente le sujet examiné; le type nystagmique est indiqué par le sens même des oscillations. BARD différencie le nystagmus congénital du nystagmus de la sclérose en plaques : au maximum de déviation latérale, il diminue ou cesse par moments, dans le premier cas, tandis qu'il augmente, dans le second.

Le nystagmus congénital s'atténue parfois avec le temps, mais ne disparaît pas complètement. L'extraction d'une cataracte congénitale double peut amener une guérison presque complète et rapide du nystagmus.

Le nystagmus des mineurs guérit souvent par la suspension du travail dans la mine.

Le traitement est exclusivement médical. Les lunettes corrigeant les amétropies, l'extraction de la cataracte, la gymnastique oculaire, etc., sont utiles. La cessation du travail souterrain est nécessaire chez les mineurs.

IV. — TROUBLES SENSORIO-MOTEURS

Asthénopie ou fatigue oculaire. — La fatigue oculaire (R. KATZ, L. DOR) dépend: 1° du nombre d'appareils oculaires participant au travail ; 2° de la durée du travail oculaire ; 3° du degré de tension de l'appareil en travail. Les deux premières conditions n'exigent pas de plus longs développements ; nous n'étudierons donc ici que la troisième.

Il y a lieu d'examiner successivement à ce point de vue : 1° l'appareil récepteur de la lumière, la rétine ; 2° l'appareil de l'accommodation et 3° l'appareil moteur des yeux.

1° **Appareil récepteur.** — La rétine se fatigue :

a) Par l'intensité trop grande de la lumière, lorsqu'elle dépasse plusieurs milliers de bougies-mètres ;

b) Par l'intensité trop faible de la lumière qui nécessite une production répétée du pourpre rétinien, l'excitation étant trop faible pour chaque production isolée.

c) Par le contraste trop vif ou trop faible entre la quantité de la lumière qu'elle reçoit et celle à laquelle elle est adaptée.

2° **Appareil d'accommodation.** — La fatigue de l'accommodation résulte de la nécessité de rapprocher les objets ou, à la distance habituelle (25 à 33 centimètres de l'œil), dans l'insuffisance de l'accommodation.

a) On est obligé de rapprocher les objets toutes les fois qu'ils sont trop petits pour être vus à la distance normale ou lorsqu'ils sont trop mal éclairés pour être visibles à cette distance. Dans l'amblyopie, c'est-à-dire quand l'acuité visuelle est diminuée, on est également obligé de rapprocher les objets comme s'ils étaient mal éclairés. Le rapprochement provoque, en même temps que de la convergence, une plus forte accommodation, ce qui conduit au surmenage du muscle ciliaire.

b) L'insuffisance de l'accommodation est absolue ou relative : absolue dans la sénilité, relative dans l'hypermétropie et l'astigmie hypermétropique, dans l'asthénopie accommodative des anémiques, convalescents, pour ne pas parler des paralysies postdiphtéritiques ou autres.

3° **Appareil moteur.** — Les conditions varient suivant le groupe musculaire que l'on considère :

a) L'*appareil musculaire de convergence* se fatigue surtout par les travaux de près ; chez les myopes le rapprochement est toujours excessif, si la myopie n'est pas corrigée, d'où asthénopie de la convergence ; elle s'observe aussi dans les cas de faiblesse générale. Elle se manifeste par une tension dans les yeux s'étendant à la tête, par une sensation de dédoublement des objets, par ce que les lettres et les lignes empiètent les unes sur les autres, etc.

b) L'*appareil musculaire qui abaisse le regard* se fatigue lorsqu'on lit en position couchée, l'*appareil qui élève le regard* se fatigue lorsqu'on travaille en regardant en haut (mineurs).

c) L'*appareil musculaire* qui commande les mouvement *de latéralité* des yeux est surtout actif dans l'acte de lecture et dans celui de copier. Les myopes qui rapprochent les objets sont obligés d'exécuter des mouvements de latéralité plus fréquents que les emmétropes. Dans la lecture en voiture ou en chemin de fer, cet appareil est particulièrement sollicité.

Symptômes. — Les symptômes de la fatigue oculaire sont d'ordre subjectif ou objectif.

1° *Les symptômes subjectifs* consistent dans une sensation de tension, de fatigue dans le globe oculaire et dans les régions voisines, dans des brouillards qui viennent obscurcir la vue et dans une sensation de chaleur, de cuisson qui est due à l'afflux du sang vers les yeux et les paupières. Cette hyperémie est le résultat du fonctionnement exagéré des organes, de l'attitude penchée de la tête et de la compression des vaisseaux du cou, de l'échauffement de la tête par la source de l'éclairage artificiel, etc.

2° Le *symptôme objectif* le plus important de la fatigue oculaire consiste dans la fréquence exagérée des clignements des paupières. R. KATZ a trouvé que pendant une lecture de dix minutes cette fréquence est de 1,8 par minute avec l'éclairage électrique de 10 à 12 bougies-mètres, de 2,8 par minute avec l'éclairage par le gaz de même intensité et de 6,8 par minute avec un éclairage insuffisant qui permet à peine de lire à la distance de 18 à 20 centimètres.

Lorsque le surmenage oculaire dure plus longtemps ou qu'on continue à travailler en dépit de l'asthénopie oculaire, on voit se dérouler la série de symptômes suivants (R. KATZ) : photophobie, larmoiement, rougeur, clignements des paupières continus, tiraillements, sensation de brûlure et de tension dans les paupières, chaleur dans les yeux et sensation de corps étranger sous les paupières, agglutination des cils après le sommeil, mouches volantes, fatigue rapide après une occupation de courte durée, irritabilité des appareils oculaires, céphalées intenses.

MOYENS DE SOULAGER L'ASTHÉNOPIE OCULAIRE. — Il y a des moyens naturels qui sont mis en jeu instinctivement et des moyens artificiels.

1° *Moyens naturels.* — Ce sont : les clignements des paupières, les mouvements des globes oculaires et les changements de la distance des yeux et de l'objet du travail et surtout le repos.

2° *Les moyens artificiels* sont : l'application d'une main froide contre les yeux, la compression des globes oculaires par les paupières, le frottement des yeux, les mouvements des yeux ; ce sont encore : les compresses, les douches oculaires, le massage des yeux et surtout la lumière plus vive.

PROPHYLAXIE. — L'étude des conditions étiologiques de la fatigue oculaire montre quelles doivent être les prescriptions hygiéniques en vue de prévenir l'apparition de l'asthénopie rétinienne, accommodative ou musculaire.

1° L'éclairage des objets de travail doit être suffisant. Sous ce rapport, les recherches expérimentales ont montré qu'il est nécessaire de disposer d'un éclairage vingt-cinq fois plus fort que celui qui est juste suffisant pour distinguer avec peine l'objet du travail (R. KATZ). Pour déterminer cette intensité d'éclairage, on se sert de verres fumés. Si un verre fumé qui ne laisse passer que 1/25 de lumière ne permet plus de distinguer à la distance normale l'objet du travail, c'est que l'éclairage est insuffisant.

2° La lumière ne doit pas éblouir les yeux, ce qu'on obtient en cachant la source lumineuse. On se sert dans ce but d'écrans, d'abat-jours, etc.

3° La source lumineuse ne doit pas être une source de chaleur pour les yeux et la tête.

4° Il ne doit pas y avoir de passage brusque entre les objets éclairés et le voisinage immédiat.

5° La lumière ne doit pas être vacillante, comme dans les becs de gaz et dans les lampes électriques avec arc voltaïque.

6° Les caractères typographiques ne seront pas trop fins, les tables auront une construction rationnelle, les pupitres l'inclinaison voulue, en un mot on se conformera aux instructions de la Société française d'Ophtalmologie exposées dans le chapitre d'hygiène (voir *Hygiène scolaire*).

7° On corrigera les vices de réfraction, en particulier l'hypermétropie et l'astigmatisme.

8° Chez les myopes, on surveillera la distance des yeux et de l'objet du travail, l'attitude de la tête et du tronc.

9° Dans les cas d'amblyopie, surtout dans les cas de taies centrales de la cornée, on interdira toute profession qui incite à un travail prolongé, on veillera à ce que l'éclairage soit suffisant et on se rappellera que la fatigue oculaire chez ces malades conduit habituellement à la myopie progressive, à la myopie maligne.

V. — TROUBLES VASO-MOTEURS

Hémorragies oculaires. — Les hémorragies oculaires sont très utiles à étudier, car elles présentent une grande portée séméiologique, diagnostique et pronostique.

Ces hémorragies sont traumatiques, accidentelles et opératoires, ou bien pathologiques, par lésions cardiaques, vasculaires, altération du sang.

Elles sont extra ou intra-oculaires. Extra-oculaires, elles ont pour siège les paupières, la conjonctive, les voies lacrymales, les muscles, les enveloppes fibreuses ou cavités orbitaires ; intra-oculaires, elles surviennent dans la chambre antérieure, le corps vitré, sur l'iris, le corps ciliaire, la choroïde, la rétine ; elles peuvent être, enfin, extra et intra-vasculaires ou coïncider avec des hémorragies en d'autres parties du corps.

HÉMORRAGIES EXTRA-OCULAIRES. — Les hémorragies traumatiques sont le fait d'une plaie ou d'une contusion qui porte sur le sourcil, les paupières, la conjonctive, les voies lacrymales, les muscles droits ou obliques, la cavité orbitaire. Elles peuvent être compliquées de corps étrangers, de fractures osseuses, d'infiltrations gazeuses, etc.

Paupières. — Dans la portion sous-orbiculaire, elles sont lâches et s'infiltrent facilement. Le sang provenant de la région ciliaire ou commissurale s'y épanche aisément et provoque du gonflement ; peu après, il apparaît une ecchymose diffuse, plus ou moins étendue, qui est d'abord bleu noirâtre, puis bleu jaunâtre, et enfin disparaît graduellement et complètement.

Conjonctive. — Elle participe aux ecchymoses palpébrales profondes ; elle s'infiltre après l'ablation des glandes lacrymales orbitaires ou palpébrales dans l'extirpation des chalazions par voie muqueuse, la sclérotomie, chez les glaucomateux très congestionnés ; il survient, enfin, des ecchymoses conjonctivales consécutives aux fractures de la base du crâne et dont l'apparition tardive a une importance diagnostique considérable.

Les efforts divers chez les artério-scléreux produisent parfois des hémorragies à signification sérieuse. On sait, enfin, que les scarifications conjonctivales sont indiquées et pratiquées dans un grand nombre de cas thérapeutiques.

Les hémorragies palpébrales ou conjonctivales sont peu graves. Dans l'hémophilie, toutefois, leur importance peut être grande. PRIESTLEY-SMITH a vu, après scarification superficielle de la conjonctive, des hémorragies incoercibles se répéter de deux à sept fois par jour pendant quinze jours. J. SHIRLEY a cité chez un nouveau-né un cas d'hémorragie mortelle, consécutive à des scarifications de la conjonctive palpébrale tuméfiée.

Voies lacrymales. — Après section du ligament interne ou stricturotomie, elles donnent parfois beaucoup de sang et produisent, si la compression n'est pas rapide et efficace, des ecchymoses désagréables.

Orbite. — Les sections tendineuses provoquent aussi une infiltration sanguine péri-oculaire excessive. L'énucléation et l'évidement orbitaire sont plus ou moins hémorragiques. Quand l'épanchement sanguin a lieu dans l'orbite autour et en arrière de l'œil, il survient de l'exophtalmie et parfois de la diplopie. Dans toutes les hémorragies extra-oculaires, les désordres sont peu graves et la guérison est obtenue rapidement. Les irrigations froides, la compression, des ligatures au besoin suffisent dans tous les cas.

HÉMORRAGIES INTRA-OCULAIRES TRAUMATIQUES. — On les rencontre fréquemment. Produites par des chutes, des coups, des instruments tranchants ou piquants, des armes à feu, elles sont plus ou moins abondantes, siègent dans la chambre antérieure, le vitré, les membranes profondes ; elles coïncident avec de graves lésions ou les provoquent directement.

La *contusion oculaire* entraîne assez souvent des hémorragies intra-globaires. Plusieurs de nos malades, à la suite de chocs violents, ont présenté des ruptures scléro-cornéennes avec hémorragies dans la chambre antérieure, le vitré, la choroïde et la rétine. Elles sont exceptionnelles dans les membranes profondes (YVERT).

On observe quelquefois des hémorragies intra-oculaires considérables après l'*extraction de la cataracte*. On les rencontre chez les sujets à tendance hémophilique ou athéromateux ; il peut se faire pourtant des hémorragies à la suite d'extraction normale et sans que rien permette de les prévoir. La perte de l'œil en est d'ordinaire la conséquence.

Dans le *glaucome*, chez quelques sujets, des hémorragies surviennent parfois après sclérotomie ou iridectomie. Ces hémorragies sont assez limitées après une sclérotomie et parfois très considérables après l'iridectomie. Elles peuvent entraîner la perte rapide de l'œil.

Pour ce motif, les interventions opératoires doivent être aussi restreintes que possible chez les glaucomateux à tendance hémorragique ou avec lésions vasculaires marquées. L'écoulement de l'humeur aqueuse sera produit lentement pour éviter une détente oculaire et vasculaire trop brusque ; enfin, l'ergotine en injection ou en potion sera souvent un adjuvant précieux.

Expérimentalement, les hémorragies intra-oculaires ont une destinée variable. Chez les lapins, du sang extrait de la veine auriculaire et immédiatement injecté dans le vitré (PROEBSTING) se résorbe assez rapidement. Il se décolore bientôt et présente à peine quelques points ou stries rougeâtres et constitue une masse blanchâtre qui se transforme en tissu connectif et se ratatine plus ou moins vite. Le tissu connectif néoformé siège surtout autour de la masse sanguine et au point de pénétration de l'injection. Son retrait s'accompagne de dégénérescence du vitré et de décollement rétinien et choroïdien. Les fibres de Müller elles-mêmes subissent une prolifération marquée. Ces conditions expérimentales s'éloignent un peu des conditions pathologiques habituelles ; elles s'en rapprochent cependant par la production des masses organisées et par la rétinite proliférante qu'on observe quelquefois chez l'homme.

HÉMORRAGIES INTRA-OCULAIRES PATHOLOGIQUES. — Ces hémorragies peuvent avoir leur siège dans la chambre antérieure, le vitré ou les membranes profondes ; leur origine est essentiellement variable et liée d'ordinaire à des troubles cardio-vasculaires ou à une altération du sang.

Chambre antérieure. — L'hémorragie y constitue l'hyphéma. Elle est insidieuse, parfois subite, plus ou moins abondante. Rarement l'iris est en cause ; le plus souvent le sang provient de la chambre postérieure, de la choroïde ou des gaines optiques à travers le vitré.

Vitré. — Les hémorragies dans le vitré sont assez fréquentes. On les observe chez les jeunes sujets après un effort, une vive émotion, le passage brusque d'une température froide à une température élevée ou inversement. Chez les soldats, les enfants, elles surviennent dans les deux yeux, à la partie antérieure de la rétine, et envahissent le vitré vers ses parties antéro-latérales. Le sang peut remplir toute la cavité oculaire et abolir rapidement la vision, ne laissant que la perception lumineuse. Ces hémorragies mettent quelquefois beaucoup de temps à se résorber ; parfois cependant, elles disparaissent rapidement. Les troubles cardiaques ou vasculaires, le rhumatisme, la fatigue, l'insolation, une alimentation insuffisante, des troubles gastro-intestinaux (PANAS), semblent provoquer de telles lésions. ESSAD, chez de jeunes soldats au Val-de-Grâce, n'a pu généralement saisir aucun motif appréciable. Le point de départ des hémorragies profuses du fond de l'œil n'est pas toujours facile à établir. Les vaisseaux rétiniens ou choroïdiens peuvent être en cause, mais, en dehors de certaines particularités de forme ou d'étendue, on ne saurait les différencier ; il peut même se faire que les vaisseaux des gaines optiques soient lésés. On estime généralement que les grandes hémorragies choroïdiennes ne pénètrent dans le vitré qu'à travers une déchirure de la rétine. De Wecker ne croit pas cette déchirure habituelle, car le sang peut très bien se frayer un passage vers la papille en écartant les fibres optiques ; on ne constate guère, d'ailleurs, ultérieurement de déchirure rétinienne.

Choroïde. Rétine. — Les hémorragies que l'on rencontre le plus souvent sont limitées et siègent au fond de l'œil sur les membranes chorio-rétiniennes. Celles de la choroïde sont profondes, plus ou moins arrondies ou diffuses. On voit parfois les vaisseaux rétiniens passer en avant, et la vision être peu modifiée. Ces hémorragies ont été vues entre les couches de cette membrane que le sang avait dissociées. Les hémorragies de la rétine sont fréquentes et liées à des lésions générales assez bien déterminées telles que le diabète, l'albuminurie, les affections cardio-vasculaires, et en particulier l'athérome des petits vaisseaux, l'ictère, le scorbut, la fièvre urineuse (Nicati), l'établissement de la puberté, etc.

De Wecker observe que l'hémorragie chez les jeunes sujets se rencontre de quinze à vingt-cinq ans, aussi bien chez les filles que chez les garçons, et présentent deux types généraux : le premier, dans lequel le sang s'étale en larges plaques vers la macula, dure peu et se résorbe sans troubles graves ; le second, où le sang constitue des taches qui s'irradient autour de la papille, le long des vaisseaux, envahissent le vitré, et où il survient, après plusieurs récidives, de l'atrophie légère du globe avec cataracte capsulo-lenticulaire.

D'une façon générale, les hémorragies rétiniennes sont multiples, groupées autour de la macula, le long des vaisseaux et plus ou moins disséminées, de coloration brunâtre, rougeâtre ou noirâtre, pâles dans l'urémie. Elles sont petites, arrondies, fusiformes ou largement étalées. Les hémorragies punctiformes, ou en *pointillé*, sont souvent agglomérées vers la macula et compliquent la rupture des capillaires rétiniens. Les hémorragies fusiformes, en *flammèches*, proviennent des gros vaisseaux déchirés ou altérés. Les hémorragies diffuses, *en nappe* souvent, sont paramaculaires et se font dans les régions profondes des vaisseaux chorio-rétiniens. Elles occupent un siège plus superficiel, par rapport à l'observateur qui pratique l'examen à l'ophtalmoscope, que les deux autres variétés qui se produisent dans l'épaisseur des couches de la rétine. Il faut faire exception pour de vastes nappes hémorragiques qui sont d'origine choroïdienne et qui soulèvent la rétine tout entière.

Les hémorragies peuvent se résorber, mais elles entraînent fréquemment des atrophies chorio-rétiniennes caractérisées par des plaques blanchâtres bordées de pigment. Très abondantes, elles peuvent occasionner des décollements ou des déchirures de la rétine et, par l'invasion brusque du vitré, la destruction atrophique du globe. Des cicatrices membraneuses irrégulières et blanchâtres peuvent résulter de leur organisation. Les troubles fonctionnels sont généralement en rapport avec le siège, l'étendue et les suites de ces hémorragies. Dans les rétinites, les exsudats séreux, les foyers de dégénérescence compliquent les traumatismes et contribuent à donner à l'image ophtalmoscopique une signification spéciale. Des épanchements sanguins peuvent enfin se faire dans les gaines optiques ou les envahir secondairement et se diffuser jusque dans la rétine. Une amblyopie subite par compression brusque du nerf et des neuro-rétinites consécutives ont été fréquemment observées.

Glaucome. — Il entraîne assez souvent des hémorragies oculaires. Tantôt il existe un glaucome chronique, et il survient ultérieurement des hémorragies ; tantôt un glaucome aigu se complique d'épanchement sanguin ; tantôt, enfin, le glaucome apparaît consécutivement à des manifestations de rétinite hémorragique. C'est alors le véritable glaucome hémorragique (Valude et Dubief). Le plus souvent le glaucome consécutif à des hémorragies est provoqué comme ces dernières par une maladie générale cardio-vasculaire ou diathésique.

Le sang est épanché vers la papille et la macula, plus ou moins abondant et en plaques irrégulières.

Les hémorragies oculaires en général ont une grande importance sémiologique, suivant leur siège, leur abondance et leur signification générale.

Les *hémorragies traumatiques* sous-cutanées impliquent des contusions, des plaies, des opérations régionales ; elles sont en rapport fréquent avec des fractures de l'orbite ou de la base du crâne.

Les *hémorragies pathologiques* ont parfois une signification considérable. Les apoplexies conjonctivales chez les vieillards, après la toux, le moucher, ou survenues spontanément, indiquent des lésions cardiaques ou vasculaires, de l'artério-sclérose, et peuvent faire présager d'autres accidents hémorragiques dans l'œil et le cerveau. Dans le vitré, la chambre antérieure, on doit craindre des altérations graves du fond de l'œil. Des hémorragies rétiniennes autour de la macula font songer à la possibilité du diabète, de l'albuminurie, et portent à examiner les urines. Que de fois l'ophtalmoscope révèle des lésions rénales ! On devra, dans ces conditions, toujours examiner le cœur, les vaisseaux, le sang, et souvent on constatera des altérations générales, des cardiopathies plus ou moins graves et jusque-là méconnues.

Pronostic. — Il découle des considérations précédentes et varie suivant le siège, l'étendue de la lésion et l'importance de la cause. Extra-oculaires, les hémorragies ont une portée locale minime et sont surtout fâcheuses au point de vue esthétique. Traumatiques, elles guérissent sans difficulté et le plus souvent sans laisser de traces. Pathologiques, elles comportent souvent les réserves tirées de l'état général ou cardio-vasculaire. Intra-oculaires, enfin, ces hémorragies sont rarement bénignes.

Dans la chambre antérieure, le vitré, sur la rétine, etc., les hémorragies peuvent se résorber entièrement ; mais, d'ordinaire, elles provoquent de l'iritis, des corps flottants, des atrophies plus ou moins étendues et capables de compromettre la vision. Profondes et abondantes, elles sont rarement compatibles avec une guérison complète. Les états généraux qui provoquent les hémorragies pathologiques viennent particulièrement assombrir le pronostic total.

Traitement. — Il faut tenir compte de l'état local et général. Localement, les hémorragies extra-oculaires exigent seulement quelques compresses boriquées ou sublimées chaudes, parfois un léger massage, un peu de compression ou de contention douce. Quant aux hémorragies intra-oculaires, elles sont améliorées par l'ésérine, la pilocarpine, et parfois, chez les jeunes sujets, l'ésérine et l'atropine alternativement.

Le massage oculaire est rarement indiqué et sera toujours discret. La compression est parfois avantageuse ; il en est de même des ventouses sèches à la tempe et des injections sous-cutanées d'ergotinine ou d'ergotine.

On ne doit guère, sauf exception, intervenir chirurgicalement contre l'hémorragie produite. Si du glaucome apparaissait ou si l'œil se vidait, comme dans certaines hémorragies après l'opération de la cataracte, une paracentèse, l'énucléation ou l'évidemment pourraient être cependant indiqués.

Au point de vue général, il faut tenir compte des troubles sanguins, cardio-vasculaires, infectieux, de l'âge, des conditions individuelles (anémie, congestion) habituelles ou momentanées. Les sudatifs, les laxatifs, les diurétiques, etc., seront aussi des adjuvants utiles ; l'iodure de potassium, chez les athéromateux, est particulièrement indiqué.

VI. — TROUBLES SÉCRÉTOIRES

Epiphora ou larmoiement. — Le larmoiement est caractérisé par l'écoulement des larmes hors des voies naturelles, le long des joues ordinairement. Dans les degrés élevés, l'écoulement est abondant ; il est surtout marqué aux périodes de froid, de vent, d'irritations diverses. Dans les degrés minimes, cet écoulement reste insignifiant ; c'est parfois un simple excès d'humidité oculaire, l'œil mouillé. Il est même absolument nul dans certains états lacrymaux latents (Truc).

Le larmoiement est d'origine réflexe et présente une véritable importance. Il est abondant dans le pleurer de cause morale (émotion, peine, joie) ou mécanique (corps étrangers, cils) ; il est généralement modéré dans les états inflammatoires.

Les lésions kératiques, conjonctivales, bléphariques, les rétrécissements et irritations des voies lacrymales, les excitations nasales, dentaires, rétiniennes, etc., produisent du larmoiement. C'est, avec la photophobie qui l'accompagne, un signe révélateur important du début de l'ophtalmie sympathique. On l'observe aussi dans les névralgies du trijumeau, certains tabes et quelques paralysies faciales périphériques. Par contre, la *siccité lacrymale* se rencontrerait dans les paralysies *complètes* du facial (GOLDZIEHER) ou du trijumeau.

On doit exactement apprécier le degré et les caractères du larmoiement et en établir la cause. Les déviations ou les sténoses des voies lacrymales les inflammations oculaires, les troubles nerveux faciaux ou sensitifs seront soigneusement recherchés ; enfin, dans les cas où les causes ordinaires feront défaut, on devra inspecter attentivement les cavités buccale, pharyngienne et surtout nasale. L'injection lacrymale exploratrice avec la seringue d'Anel et au besoin le cathétérisme termineront l'examen. Un diagnostic complet permettra d'apprécier exactement le larmoiement et d'appliquer de bonne heure un traitement efficace.

VII. — TROUBLES STATIQUES

État de la fente palpébrale. — Elle peut être agrandie ou diminuée, d'un côté ou des deux côtés :

1° L'*agrandissement* bilatéral de la fente palpébrale a le plus souvent une cause générale. C'est ainsi que dans le goitre exophtalmique, le tabes, la paralysie générale, la syringomyélie, l'hystérie, la maladie de Parkinson, la cause du phénomène réside dans l'excitation du sympathique oculaire qui produit la contraction du muscle palpébral de Müller. Si le facial est paralysé, un nouveau phénomène se surajoute, le malade ne peut plus fermer les yeux. Enfin, les nerfs de la 3e, 4e, 6e paires peuvent produire le même effet par paralysie des muscles droits et des obliques.

L'agrandissement unilatéral de la fente palpébrale a généralement des causes locales, bien que des causes générales puissent également agir de préférence sur un seul côté. Ces causes sont palpébrales (plaies, cicatrices), bulbaires (buphtalmie, staphylome antérieur), orbitaires (exophtalmie, hypertrophie graisseuse, tumeurs). Il y a encore des cas d'excitation transitoire (FRENKEL) ou durable (CHEVALLEREAU et CHAILLOUS, TRUC) du sympathique oculaire, en dehors de maladies classées. Il y a, enfin, des causes morphologiques, malformations congénitales des paupières, du bulbe, de l'orbite qui peuvent donner lieu à ce symptôme.

2° La *diminution* de la fente palpébrale peut être bilatérale, ce qui est plus rare, ou monolatérale. Dans les deux cas il s'agit d'une contraction de l'orbiculaire ou d'une paralysie des muscles lisses orbito-palpébrales, ou enfin d'une affection organique des paupières, du bulbe, de l'orbite.

Le spasme de l'orbiculaire s'observe le plus souvent dans les affections douloureuses du globe, kératite, abcès, infiltration de la cornée, iritis, etc. ;

dans les névroses, surtout dans l'hystérie. La contraction volontaire est provoquée comme moyen de réaliser la fente sténopéique chez les myopes, astigmates. La paralysie des muscles lisses de Müller est plus rare dans certaines maladies nerveuses, tabes, paralysie générale, ou après la section du sympathique au cou (opérations). Enfin, des tuméfactions et tumeurs des paupières, l'atrophie du globe, la disparition de la graisse orbitaire sont autant de causes pour diminuer la fente palpébrale. Elle peut, d'ailleurs, être rétrécie d'un côté ou des deux par une sorte de malformation congénitale ou par une habitude physiologique, et nous connaissons tous des exemples de ce genre dans notre entourage, ce qui est important à connaître pour comprendre certaines inégalités de la fente palpébrale.

Exophtalmie. — L'exophtalmie ou exorbitisme est constituée par la saillie excessive du globe oculaire. A l'état normal, l'œil est plus ou moins saillant suivant la race, l'individu, l'ouverture palpébrale, sans qu'il y ait vraiment exophtalmie.

La canthoplastic, le reculement exagéré des muscles dans l'opération du strabisme, l'instillation de cocaïne découvrent aussi l'œil sans produire l'exophtalmie proprement dite. Dans certains cas douteux, il est bon, pour dire qu'il y a exophtalmie, de comparer la saillie particulière des deux yeux.

L'exophtalmie résulte d'un rétrécissement de l'orbite, du gonflement de l'œil ou de la propulsion de l'organe par des productions intra-orbitaires.

1° L'orbite peut être rétrécie par une hypertrophie osseuse ou périostique. Elle peut aussi subir un arrêt de développement. L'œil et la cavité orbitaire grandissent parallèlement ; que pour un motif pathologique ou traumatique le globe soit de bonne heure détruit ou énucléé, et l'orbite cessera de se développer ; plus tard, cette cavité sera minime et aura de la peine à contenir le globe. Les fractures de l'orbite entraînent aussi l'insuffisance cavitaire et l'exophtalmie.

2° L'œil peut se développer, devenir buphtalmique, staphylomateux, et faire entre les paupières une saillie excessive. Un état semblable peut exister dans certaines irido-choroïdites purulentes, phlegmoneuses, dans la panophtalmie.

3° Le plus ordinairement, l'exophtalmie reconnaît pour cause une tuméfaction péri ou rétro-oculaire qui propulse directement ou latéralement le globe. La lymphangite péri-oculaire ou ténonite, les abcès orbitaires, les tumeurs liquides ou solides qui naissent dans l'orbite ou y aboutissent par les orifices naturels sont la cause la plus habituelle de l'exophtalmie. Enfin, le goitre exophtalmique ou maladie de Basedow compte l'exorbitisme au nombre de ses symptômes cardinaux.

L'exophtalmie est uni ou bilatérale, légère ou considérable. A peine remarquée dans certains cas, ou appréciable seulement par comparaison d'un œil à l'autre ou au moyen du statomètre, elle est parfois extrême. On a vu parfois de véritables luxations du globe à la suite d'un violent coup de pouce ou d'un instrument pénétrant dans l'orbite et produisant une sorte d'énucléation. On observe, enfin, des différences d'un moment à l'autre, sous des influences variables.

La signification morbide de l'exorbitisme est toujours sérieuse et souvent grave parce que cette affection comporte des modifications fâcheuses du côté de l'orbite. Ses particularités ont une grande portée séméiologique. L'exophtalmie directe, lente, progressive et bilatérale se rencontre dans la maladie de Basedow ; elle coïncide alors avec l'hypertrophie thyroïdienne et la tachycardie. La femme est plus fréquemment affectée que l'homme. A la longue, il peut se produire des ulcères de la cornée, des troubles du fond de l'œil et des désordres généraux. Il s'agit probablement, en l'espèce, de troubles neuro-vasculaires cardio-sympathiques et non de la prolifération du tissu celluleux rétro-oculaire.

L'exophtalmie par ténonite, infiltration orbitaire, est unilatérale, aiguë ou subaiguë, caractérisée par le chémosis, la gêne des mouvements oculaires. Elle est directe ou oblique ; il en est de même pour les tumeurs. On peut dire en principe que l'exorbitisme direct a pour cause une tumeur rétro-oculaire, et l'exorbitisme oblique, une tumeur des parois orbitaires.

GAYET fait cependant observer avec raison que les tumeurs de la capsule de Tenon, par la tension de celle-ci, entraînent parfois des déviations latérales analogues à celles des tumeurs des parois. Dans ces conditions et en dehors de la propulsion directe ou de la déviation latérale, le globe est plus ou moins immobilisé ; certains nerfs sont paralysés ; on constate des douleurs profondes résultant de la compression nerveuse ou oculaire, du tiraillement du nerf optique, surtout s'il s'est produit rapidement ; enfin, il survient des troubles de la vue par compression du nerf et neuro-rétinite. Les conditions les plus pénibles sont réalisées par les tumeurs qui ont leur siège dans le cerveau, vers les régions maxillaires ou nasales. Les gliomes, les polypes naso-pharyngés sont en effet graves par leur volume et leurs prolongements centraux et orbitaires. Il existe, parfois, avec les tumeurs vasculaires, de véritables pulsations, des souffles rétro-oculaires et une réduction du globe plus ou moins marquée sous l'influence d'une pression soutenue.

L'exorbitisme est par lui-même, sauf dans ses degrés minimes, facile à établir ; au début, la comparaison des deux yeux est toujours utile et le statomètre peut devenir nécessaire. On tiendra grand compte de l'état normal antérieur.

Mais il ne suffit pas de constater l'exophtalmie, il faut découvrir encore sa cause.

La coexistence de l'hypertrophie thyroïdienne et de l'hypertrophie du cœur fait songer à la maladie de Basedow. Il n'est pas rare, toutefois, de voir cette triade symptomatique (goitre, cardiopathie, exophtalmie) plus ou moins incomplète.

Un chémosis notable, aigu ou chronique, avec induration conjonctivale, immobilité relative de l'œil, avec propulsion directe, font penser à la ténonite ou au phlegmon rétro-oculaire.

Dans les abcès orbitaires, l'exophtalmie est latérale et se produit en sens inverse du siège du mal.

L'exorbitisme par le fait de tumeurs est assez habituel. La propulsion du globe est parfois directe, mais, le plus souvent, latérale, et du côté opposé au siège de la tumeur. Il en est ainsi dans les tumeurs pharyngiennes ou cérébrales qui envahissent l'orbite en dedans, en haut ou en arrière ; dans les collections liquides ou sarcomateuses des sinus sphénoïdaux, maxillaires, frontaux, ethmoïdaux, de la fosse temporale ; dans les kystes parasitaires ou ceux siégeant dans le tissu ténonien ou rétro-ténonien ; enfin, dans les tumeurs bénignes ou malignes de la région orbitaire. Il existe parfois des battements, du souffle ; les vaisseaux péri-oculaires et intra-oculaires sont très congestionnés ; enfin, la tumeur se réduit plus ou moins par la compression. On constate la réduction en appliquant la main sur l'œil saillant et en pressant lentement, progressivement ; l'exophtalmie se reproduit aussitôt après. On peut aussi mettre une flèche de papier sur la paupière et percevoir des pulsations. Le stéthoscope indique alors soit un souffle intermittent, synchrone du pouls, soit un souffle continu avec renforcement, soit un frémissement continu plus ou moins marqué suivant la pression de l'instrument. Il s'agit dans ces cas d'un anévrysme ophtalmique, artério-veineux ou de quelque tumeur très vasculaire. On connaît, d'ailleurs, des cas d'anévrysme caverneux carotidien causés par des fractures du crâne et la blessure de l'artère carotide dans le sinus caverneux.

L'exophtalmie et son degré constatés, ses variations, ses changements observés, le siège et la cause seront donc assez facilement établis.

S'agit-il de la maladie de Basedow, pas de trop grande difficulté. Lorsque l'exorbitisme est direct, la lésion siège en arrière de la capsule de Tenon sur le sommet orbitaire, le nerf optique, les autres nerfs, les vaisseaux, les muscles ; si l'exorbitisme est latéral, il y a tumeur des parois osseuses ou du périoste. L'âge, l'état général, les signes locaux, les phénomènes de voisinage éclaireront avantageusement la situation morbide. L'ophtalmoscope, le stéthoscope, la ponction exploratrice seront parfois indispensables. La réductibilité indique une tumeur liquide, mais la non-réductibilité ne l'exclut pas. Les bruits de souffle sont vasculaires, artériels ou artério-veineux. Les mouvements de l'œil, leur gène, les paralysies d'un ou de plusieurs muscles sont aussi utiles à considérer. Enfin malgré tout, quelques cas resteront obscurs ; on en sera alors réduit à des hypothèses et on devra recourir à la ponction ou à l'incision exploratrices.

Le *pronostic* de l'exorbitis est donc grave, car il coexiste souvent avec des lésions importantes. Le siège et surtout la nature de la tumeur sont les éléments essentiels d'appréciation. Les tumeurs bénignes n'entraînent pas nécessairement la perte de l'œil. On peut enlever des tumeurs rétro-oculaires et même optiques en conservant le globe. Les tumeurs malignes entraînent toujours la perte de l'organe et trop souvent la mort, par récidive ou généralisation.

Les collections purulentes, kystiques, etc., guérissent aisément si l'on intervient de bonne heure et largement. Enfin, les tumeurs vasculaires, anévrysmales sont d'un pronostic variable, mais grave en tous cas ; ils comportent souvent la compression prolongée et la ligature de la carotide.

Exophtalmie intermittente, à volonté. — C'est une anomalie congénitale plutôt qu'une affection orbitaire. Mackenzie, Groning, Vieusse, etc., en ont publié des cas intéressants.

Le sujet, par effort ou inclinaison de tête, fait saillir plus ou moins un œil ou les deux yeux. La compression ou la cessation de l'effort le remet progressivement en place. Pas de douleur, mais sensation de plénitude orbitaire. Aucun bruit de souffle. Il s'agit évidemment en l'espèce de dilatations veineuses, et l'exorbitisme est la conséquence de la stase sanguine. Le pronostic est bénin et le traitement nul ou prophylactique.

Énophtalmie. — C'est l'enfoncement anormal de l'œil dans l'orbite, le contraire de l'exophtalmie. L'enophtalmie se produit dans des conditions bien différentes, physiologiques, pathologiques ou traumatiques.

L'enophtalmie *physiologique* a été observée chez des sujets très maigres naturellement ou émaciés par le jeûne, le travail, les veilles excessives ; il s'agit d'anémie ou de réduction graisseuse. On l'a rencontrée aussi dans quelques cas de statique oculaire défectueuse où, sans lésion, il se produisait, la tête penchée ou relevée, tantôt de l'exophtalmie, tantôt de l'enophtalmie.

L'enophtalmie *pathologique* résulte d'une émaciation extrême comme dans certains cas de choléra, de fièvre typhoïde, de carcinose, à la suite de résorption graisseuse et d'anémie. La paralysie du sympathique cervical, par relâchement des fibres lisses du muscle orbitaire de Sappey, amène le même résultat.

L'enophtalmie *traumatique* est produite par des coups, des chocs violents de la région orbitaire ayant entraîné des altérations plus ou moins graves de l'œil et de la vision. L'enophtalmie est directe ou latérale, de 1 à 5 ou 6 millimètres et plus. On a invoqué pour l'expliquer l'inflammation intra-orbitaire avec rétraction fibreuse consécutive, des adhérences oculo-orbitaires, la luxation du muscle grand oblique, etc. ; mais on ne sait encore rien de positif sur ce sujet.

VIII. — ECTASIES ET ATROPHIES DU GLOBE

Staphylomes. — Les staphylomes — σταφυλή, grain de raisin — sont des ectasies de la cornée ou de la sclérotique. La saillie de l'*iris* à travers une plaie représente une hernie plutôt qu'un staphylome ; le développement général du globe constitue une affection spéciale qui n'a aucun rapport avec le staphylome et prend le nom de *buphtalmie* — βοῦς, bœuf, ὤψ, œil.

Le *staphylome de la cornée* est transparent ou opaque. Transparent ou pellucide, il est assez régulier et forme le kératocone ou le kératoglobe, déformation résultant d'un vice de nutrition congénital ou acquis ; dans certains ramollissements pathologiques de la cornée, il est plus ou moins irrégulier. Opaque, le staphylome est consécutif à des leucomes inflammatoires adhérents avec exagération de la tension oculaire ; il est souvent doublé de l'iris et en contact avec le cristallin altéré.

Le *staphylome de la sclérotique* siège en avant, dans le voisinage du limbe, vers l'équateur ou tout à fait en arrière.

Le *staphylome antérieur*, vers le limbe ou la région ciliaire, résulte de plaies ou d'inflammations scléro-choroïdiennes ; on le rencontre à la suite des inflammations sclérales profondes et répétées de la goutte et du rhumatisme.

Le *staphylome équatorial*, assez rare, est consécutif à des contusions ou des inflammations déterminant chez les jeunes sujets des poussées glaucomateuses.

Le *staphylome postérieur* se présente presque toujours dans les myopies fortes, progressives, héréditaires, et résulte d'une scléro-choroïdite. C'est une tache atrophique plus ou moins étendue en largeur comme en profondeur, qui borde en dehors et parfois en tous sens la papille, provoque des troubles visuels, des scotomes, et favorise la production de complications redoutables comme le décollement rétinien.

Les staphylomes antérieurs sont directement visibles à l'œil nu, à l'éclairage oblique ou kératoscopique ; ils nécessitent des traitements locaux variables avec leur siège, leur degré, leur origine. Les staphylomes postérieurs sont appréciables à l'ophtalmoscope et comportent seulement le traitement optique de la myopie concomitante et le traitement médical de la scléro-choroïdite originelle.

Atrophie du globe. — L'atrophie ou la phtisie oculaire sont constituées par l'amoindrissement du globe. On a voulu les différencier : l'atrophie correspondrait à la rétraction lente de l'organe et la phtisie, à sa rétraction rapide. La distinction est subtile et ne mérite pas d'être maintenue. Il vaut mieux ne conserver que le terme d'atrophie. La diminution de volume est parfois régulière, l'œil conserve sa forme générale et représente un œil en miniature, comme dans certains cas de microphtalmie congénitale ; on y reconnaît la cornée, l'iris, le cristallin, etc. On observe cette atrophie à la suite de certaines inflammations du tractus uvéal, iritis, cyclites, choroïdites.

La diminution de volume peut être partielle, produite par la destruction des membranes internes et même de certaines portions de la coque. Il en est ainsi dans la suppuration localisée au segment antérieur et dans la panophtalmie. GAYET et MASSON en ont tracé un tableau complet.

L'atrophie du globe survient parfois à la suite de certaines maladies internes et sans cause bien appréciable ; atrophie, phtisie essentielle (DE GRÆFE). L'œil se ramollit (*ophtalmomalacie*), se rapetisse, se ratatine. On observait cet état après certains troubles généraux ou locaux mal définis ; toutefois, en dehors des fistules cornéennes ou sclérales, de blessures, de staphylomes, etc., la phtisie essentielle est exceptionnelle ; DE WECKER, sur plus de cent mille malades, ne l'aurait jamais observée.

En outre de cette forme spéciale, on rencontre l'atrophie du globe dans diverses circonstances : panophtalmie traumatique, opératoire, immédiate ou consécutive au leucome adhérent, métastatique, etc. ; suppuration de la cornée avec ou sans issue du cristallin et d'une partie du vitré ; plaies du globe avec lésions simultanées du cristallin et issue plus ou moins abondante du vitré.

Panophtalmie, suppuration cornéenne, plaie profonde de la cornée et de la sclérotique entraînent l'atrophie du globe dans des conditions différentes qu'il faut examiner.

1° Dans la *panophtalmie*, les membranes internes et les milieux oculaires sont profondément désorganisés, infiltrés par des exsudats et des éléments pyogènes. La capsule de Tenon, dans la plupart des cas, est également envahie, et les espaces sus et sous-scléroticaux communiquent à travers des perforations. Dans la panophtalmie consécutive à la méningite cérébro-spinale, les perforations sont exceptionnelles ; il en est de même dans les irido-choroïdites consécutives aux leucomes adhérents. En tout cas, petit à petit, la cornée se détruit ou se ratatine, la sclérotique se plisse, et le globe prend une forme plus ou moins chiffonnée : c'est un véritable moignon.

2° Dans la *suppuration cornéenne*, la cornée et la chambre antérieure sont détruites, mais l'iris, le cristallin et le vitré peuvent persister ; parfois le cristallin et une portion du vitré ont été expulsés.

Quand la cornée et la chambre antérieure sont seules détruites, l'œil peut conserver un volume considérable et une tension presque normale. Il en est ainsi dans la fonte purulente de la cornée consécutive aux opérations kératiques, aux ophtalmies purulentes, aux grands ulcères à hypopyon.

Si le cristallin et une partie du vitré ont été expulsés après la destruction cornéenne, l'atrophie du globe est très grande. Les muscles droits réduisent l'œil, le plissent pendant que la cicatrice du segment antérieur s'affaisse. Entre les plis de la sclérotique, soit à l'extérieur, soit à l'intérieur, il se produit des exsudats qui les soudent entre eux. La sclérotique même s'épaissit considérablement et ses faisceaux constitutifs deviennent très ondulés ; les vaisseaux et les nerfs sont plus ou moins conservés.

La partie antérieure du moignon correspondant à la cornée détruite, aux lambeaux d'iris, aux restes du vitré se rétracte en attirant au centre tous les éléments voisins. Le moignon oculaire offre alors l'aspect d'une masse cubique à angles arrondis, étroitement serrée par les quatre muscles droits.

Dans son intérieur, on trouve le tractus uvéal profondément altéré. L'iris est comme étouffé dans la gangue cicatricielle, mais souvent reconnaissable à ses éléments pigmentaires. A peine existe-t-il quelque vestige de chambre antérieure. Le corps ciliaire devient fibreux, sauf dans la région musculaire, s'isole de la sclérotique et s'infiltre de produits hématiques. La choroïde se détache plus ou moins de la sclérotique, surtout au niveau des plicatures.

Elle tend à l'atrophie de dedans en dehors. La lamina fusca est relativement peu altérée.

Il existe dans les vieux moignons des masses oculaires, végétations verru-queuses phosphatiques décrites par Poncet, et aussi des points d'ossification plus ou moins typiques. Là encore, les vaisseaux et les nerfs sont parfois conservés et à peine altérés. Du hile cicatriciel antérieur formé par l'iris, la zonule et la capsule constitués en magma informe, part un tractus qui aboutit à la papille et est formé par la rétine tassée en fuseau ou en cordon ; celle-ci est profondément désorganisée. Le vitré disparaît et se trouve

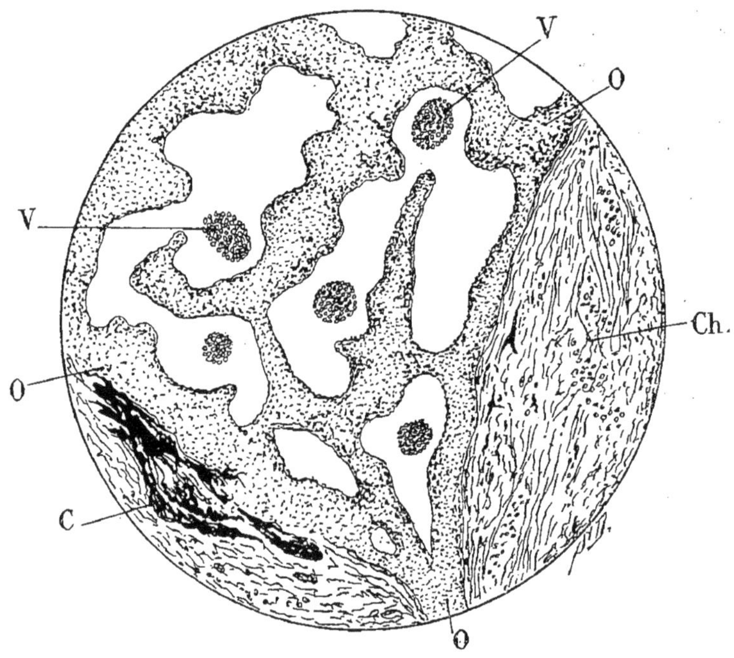

Fig. 141. — Ossification de la choroïde (Faible grossissement).

O, Os de nouvelle formation. — VV, section des vaisseaux choroïdiens remplis de sang. — C, Corps ciliaire. — Ch. Choroïde.

remplacé par un exsudat qui remplit la coque oculaire et se coagule aisé-ment.

3° Dans les *plaies profondes de la cornée* avec perte du cristallin et d'une partie du vitré, il survient des hémorragies considérables puis, consécuti-vement à l'irido-cyclite traumatique, une atrophie plus ou moins grande. Les lèvres cornéennes sont inégales, dénivelées, mais les lames et les épithé-liums sont parfois conservés dans leur ensemble. L'iris est plus ou moins engagé dans la plaie et altéré. Les membranes profondes sont réduites à des vestiges, plissées, irrégulières.

4° Dans les *plaies profondes et larges de la sclérotique* avec conservation du cristallin et perte du vitré, la forme atrophique est inégale, déprimée dans la plaie sclérale. La cornée, la sclérotique se rétractent vers la région cristallinienne ; la rétine est ordinairement décollée ; quant au cristallin, il est déplacé et plus ou moins cataracté.

5° S'il existe un *corps étranger*, il a pénétré au niveau de la partie anté-térieure ou postérieure du globe, à travers ou en dehors du cristallin.

Dans le cas de pénétration antérieure à travers le cristallin, celui-ci est à peu près détruit et l'iris adhérent à la capsule ou à la cornée ; la rétine et la choroïde sont réduites à un simple cordon antéro-postérieur et les hémorragies généralement abondantes.

Dans le cas de pénétration postérieure en dehors du cristallin, les parties antérieures sont primitivement intactes, mais subissent ultérieurement des altérations trophiques avec retrait central.

Au point de vue clinique, les yeux atrophiques sont de volume très variable. On observe de bonne heure l'empreinte des muscles droits et la déformation quadrilatère du globe. La tension est amoindrie et les mouvements restent limités. La conjonctive bulbaire, d'abord injectée, revient ultérieurement à l'état normal. La cornée peut être conservée ou bien complètement détruite, remplacée par un bourrelet fibreux cicatriciel. L'aspect est blanchâtre, laiteux ou blanc jaunâtre.

Le moignon est d'ordinaire, au début, un peu douloureux. Dans les atrophies suppuratives, les douleurs finissent par disparaître ; dans des irido-cyclo-choroïdites exsudatives, il persiste souvent une sensation pénible à la pression ou durant les mouvements. L'œil reste d'abord larmoyant, irritable, puis tout rentre dans l'ordre. Des moignons longtemps indolores deviennent cependant sensibles lorsqu'ils sont le siège d'incrustations calcaires ou osseuses. L'œil est alors très dur et susceptible de provoquer du côté opposé de l'irritation sympathique : larmoiement, photophobie, amblyopie.

Les troubles oculaires directs ou sympathiques sont plus ordinaires quand il y a une irido-cyclite plastique ou corps étranger. De longues années après, l'irritation peut toujours redevenir menaçante. Ces accidents sont plus redoutables, en dehors de certaines lésions ciliaires, chez l'adulte et le vieillard que chez les jeunes sujets. On voit rarement, après suppuration totale du globe, de l'irritation sympathique : l'œil le plus suppuré est le mieux guéri.

On pourra conserver un œil atrophié s'il ne provoque pas de gêne ou d'irritation sympathique, mais il faudra toujours le surveiller. A la moindre alerte, l'énucléation ou l'énervation sera pratiquée. Le moignon est-il indolore, on pourra appliquer sur lui un œil artificiel. Le volume et la mobilité du moignon constitueront alors de bonnes conditions pour la prothèse.

IX. — SÉMIOLOGIE GÉNÉRALE DE LA VISION

L'appareil nerveux central de la vision comprend (GRASSET) : 1° un appareil sensorio-moteur, formé par l'appareil centripète visuel et par un appareil centrifuge de direction, de protection et d'accommodation ; 2° un appareil sensitivo-moteur accessoire.

1° L'*appareil sensorio-moteur* est formé de plusieurs étages de neurones : les neurones rétiniens, les neurones bulbaires, les neurones des centres primaires optiques (tubercules quadrijumeaux) et les neurones corticaux (région calcarine et lobule pariétal inférieur). A ces divers étages correspondent les réflexes inférieurs et les réflexes supérieurs (automatiques). Les voies centripètes sont les nerfs hémioptiques, droit et gauche, chacun conduisant à l'hémisphère homonyme les impressions d'une moitié des deux rétines. Les voies centrifuges sont formées . 1° pour la direction du regard, par les nerfs hémioculo-moteurs (dextrogyre et levogyre), les nerfs rotateurs de la tête et les nerfs directeurs en haut et en bas ; 2° pour la protection de l'œil, par les nerfs d'ouverture et de fermeture des paupières et par les nerfs de resserrement et de dilatation de la pupille ; 3° pour l'accommodation, par les nerfs qui modifient la courbure du cristallin.

2° L'*appareil sensitivo-moteur* a ses voies centripètes dans le trijumeau et ses voies centrifuges formées à la périphérie par le facial et les oculomoteurs et leurs centres corticaux dans la région péri-rolandique.

Voies sensorielles optiques. — On peut diviser, au point de vue clinique, les voies centripètes ou sensorielles en quatre segments : le nerf optique depuis sa sortie du globe jusqu'au chiasma ; le chiasma ; les voies optiques confinant aux corps genouillés, aux tubercules quadrijumeaux et au carrefour sensitif de la partie postérieure de la capsule interne ; le centre cortical de la vision. A chacune de ces parties correspond une symptomatologie propre.

1° Les *lésions du nerf* jusqu'au chiasma se manifestent par de l'amblyopie avec rétrécissement du champ visuel ou par de l'amaurose de l'œil correspondant avec quelques particularités suivant que le nerf est atteint au niveau de la papille (névrite ascendante) ou dans son trajet intra-orbitaire (3 centimètres), intra-canaliculaire (1 centimètre), intra-cranien (1 centimètre). La névrite rétro-bulbaire se reconnaît, en effet, par son scotome central en rapport avec la lésion du faisceau maculaire. Suivant le siège de la lésion, on aura des symptômes associés : exophtalmie pour les lésions orbitaires ; céphalées, paralysies, pour les lésions intra-craniennes. La névrite optique, généralement unilatérale dans les affections orbitaires, peut être double dans les lésions intra-craniennes.

2° Les *lésions du chiasma* se caractérisent par l'hémianopsie bitemporale dans la majorité des cas (tumeur de l'hypophyse, acromégalie), exceptionnellement par l'hémianopsie binasale (tumeurs symétriques aux deux angles externes).

3° Les *lésions de la bandelette optique* donnent lieu à une hémianopsie homonyme (moitié temporale d'un côté et moitié nasale de l'autre) avec abolition du réflexe lumineux lorsqu'on éclaire le côté insensible des deux rétines (signe de WERNICKE). Cette variété d'hémianopsie peut s'accompagner des paralysies par lésions nerveuses à la base du crâne.

4° Enfin, les *lésions du centre cortical* de la vision se caractérisent par une hémianopsie homonyme avec conservation du réflexe à la lumière, même si l'on éclaire la moitié hémianopsique des deux rétines. Lorsque la lésion est bilatérale, ce n'est pas la cécité absolue qui s'observe toujours, mais la double hémianopsie, avec persistance d'un peu de vision autour du point de fixation. Le centre cortical de la vision semble être l'écorce de la scissure calcarine et de ses lèvres, le coin et le lobule lingual (rétine corticale de Munk et Henschen). La fréquence clinique de cette localisation des lésions s'explique par ce fait que l'artère occipitale est l'artère de la sphère visuelle et, en particulier, sa troisième branche, la branche postérieure, est l'artère de la rétine cérébrale.

Un syndrome analogue est créé par les lésions qui siègent au niveau des radiations optiques (radiations de Gratiolet) qui viennent de la pointe occipitale et des lobes lingual et fusiforme.

L'hémianopsie corticale qui a son siège dans l'écorce calcarine s'accompagne assez souvent de la cécité verbale qui a son siège dans le lobule pariétal inférieur gauche, au voisinage du pli courbe. Tantôt, il y a lésion simultanée de l'aphasie sensorielle et de l'hémianopsie, tantôt il y a symptômes en rapport avec une lésion du faisceau longitudinal inférieur.

Voies motrices. — Les voies motrices de l'appareil visuel comprennent les nerfs directeurs du regard, les nerfs protecteurs de l'œil et les nerfs de l'accommodation.

1° Les *nerfs directeurs du regard sensorio-moteurs* dirigent le regard à droite et à gauche, ou en haut et en bas.

Les nerfs directeurs à droite et à gauche comprennent les directeurs du globe oculaire et les rotateurs de la tête. Il n'y a pas de centre cortical pour chacun des nerfs qui concourent à la direction du regard et de la tête, mais il y a un centre pour le mouvement de tous ces nerfs associés. L'étude clinique de la déviation conjuguée de la tête et des yeux montre qu'il y a un appareil rotateur des deux yeux à droite (dextrogyre) et à gauche (levogyre). D'après Grasset, le centre de la déviation conjuguée des yeux siégerait dans l'étage inférieur du lobe pariétal : lobule pariétal inférieur et pli courbe. Cet auteur admet un nerf hémioculo-moteur ou rotateur du globe oculaire qui aboutit au droit externe d'un côté et au droit interne de l'autre côté. La lésion de ce nerf entraînerait la déviation conjuguée comme la lésion du nerf hémioptique entraîne l'hémianopsie. La conception de ce nerf hémioculo-moteur oblige d'admettre qu'il subit une semi-décussation comme le nerf hémioptique.

Il en est de même des nerfs rotateurs de la tête dont le centre est dans le lobule pariétal inférieur et qui envoient leur innervation aux muscles par des fibres croisées des nerfs cervicaux et par des fibres directes du spinal. En somme, le centre cortical de chacun des nerfs hémioculo-moteurs et rotateurs de la tête a une action croisée, tandis que le centre bulbaire a une action directe sur une moitié des deux globes oculaires (Grasset).

2° Les *nerfs directeurs du regard sensitivo-moteurs* ont probablement leur centre cortical rapproché du centre sensitif général (région pré-rolandique), de même que le centre moteur visuel est rapproché du centre visuel sensoriel (lobe pariétal inférieur et région calcarine). En effet, certains faits expérimentaux et cliniques montrent que le centre de la déviation conjuguée de la tête et des yeux paraît être sur le pied de la deuxième frontale.

Rappelons que, pour BARD, la déviation conjuguée des yeux est créée par des mouvements actifs du côté sain, en rapport avec la perte unilatérale des perceptions centrales ou du pouvoir réflexe des centres sensorio-moteurs.

3° Les *nerfs protecteurs de l'œil* sont les nerfs sensorio-moteurs des paupières, les nerfs sensitivo-moteurs des paupières et les nerfs de la pupille.

Les nerfs des paupières comprennent un nerf d'ouverture et un nerf de fermeture des paupières. Nous traiterons longuement la sémiologie du nerf d'ouverture à l'article ptosis. La sémiologie du facial supérieur tire son intérêt de ce fait que le noyau commun du facial reçoit son innervation d'une double source : partie inférieure de la zone rolandique pour le facial inférieur, lobule pariétal inférieur pour le facial nerf de l'œil. Lorsque, dans l'hémiplégie cérébrale, le facial est atteint, le facial supérieur l'est à un degré moindre que le facial inférieur. Peut-être l'intégrité relative du facial supérieur est-elle due aussi à ce fait que les deux nerfs du facial supérieur des deux côtés sont synergiques (MIRALLIÉ).

Il faut distinguer dans les mouvements des paupières les mouvements réflexes, automatiques et volontaires. Dans un cas de paralysie pseudo-bulbaire, GRASSET a vu la paralysie des mouvements volontaires de fermeture des yeux, avec persistance du réflexe du clignement et de la fermeture automatique pendant le sommeil.

Le centre sensorio-moteur pour l'ouverture et la fermeture des yeux est dans le lobule pariétal inférieur ; le centre sensitivo-moteur pour les mêmes mouvements siège probablement dans la zone péri-rolandique (GRASSET).

X. — SÉMIOLOGIE PUPILLAIRE

La mydriase — μυδρίασις, dilatation (?) — est la dilatation de la pupille et la miose — μείωσις, contraction — ou myose — de μύειν, cligner — sa contraction.

L'examen de la pupille est très important et doit être fait avec le pupillomètre ou à l'œil nu.

On notera ses dimensions : grandes, moyennes, petites, soit approximativement, soit en millimètres ; sa mobilité sous l'influence de la lumière, de l'accommodation ; sa forme circulaire, elliptique, irrégulière ; sa transparence, etc. Il est en outre nécessaire de rapporter ces états à la notion d'acuité, de réfraction, de champ visuel, de chromatopsie. Il importe, enfin, d'examiner chaque œil individuellement, car des mouvements pupillaires peuvent se produire sous l'influence des réflexes du congénère : la pupille d'un œil amaurotique sera immobile sous l'influence de la lumière, l'autre œil étant fermé ; elle deviendra mobile si le congénère est découvert.

ÉTAT NORMAL. — A l'état physiologique, les dimensions pupillaires sont variables selon les individus, l'âge, l'état de réfraction, la distance de fixation et un grand nombre de conditions contingentes. La pupille est plutôt dilatée chez l'enfant et l'adulte ; elle tend à se rétrécir chez le vieillard. L'emmétropie et surtout la myopie entraînent la mydriase ; l'hypermétropie, la myose. La pupille subit des modifications pendant la respiration ; elle se dilate pendant les profondes inspirations et se rétrécit pendant l'expiration. Le travail intense ou prolongé, la peur, la douleur, l'excitation sexuelle, les idées érotiques, les lectures passionnelles dilatent plus ou moins la pupille ; elle est contractée pendant le sommeil naturel ou anesthésique. Pendant l'agonie, la dilatation pupillaire est la règle ; elle est moins constante après la mort.

La pupille peut être congénitalement agrandie (anirie, aniridie), multiple (polycorie), déplacée (corectopie), irrégulière (dyscorie), déformée (colobome).

ÉTAT PATHOLOGIQUE. — Il peut y avoir des modifications consécutives à de états pathologiques inflammatoires ou traumatiques, comme dans les leucomes adhérents, les synéchies postérieures, les déchirures, les iridodialyses, après les opérations sur l'iris et le cristallin.

L'aspect pupillaire est, en effet, modifié par de nombreuses lésions oculaires siégeant sur l'iris, le cristallin (cataracte), le vitré, les membranes profondes ; sa couleur est alors blanche, verte, noire, bleuâtre, etc. La pupille, en outre, se meut d'une manière irrégulière, lente, paresseuse, sous l'influence de la lumière ou de l'accommodation.

On a, enfin, signalé quelques très rares cas d'*hippus*, caractérisés par le resserrement et la dilatation alternatifs et spasmodiques de la pupille. Toujours symptomatique. l'hippus est habituellement sous la dépendance de l'hystérie. On l'a trouvé, au moment de l'établissement de l'amaurose, chez des aveugles de naissance, chez des albinos (MEYER). Il existe souvent chez les sujets atteints de nystagmus. On peut distinguer (AURAND et BREUIL) : 1° un hippus par hyperexcitabilité des centres nerveux ; 2° un hippus synchrone avec la respiration ; 3° un hippus dans les paralysies de la 3e paire en voie de guérison ; 4° un hippus rythmique dû probablement à l'excitation des centres nerveux périphériques autonomes de l'iris.

Nous étudierons, dans ce chapitre, les réflexes pupillaires, les mouvements associés, les modifications de grandeur des pupilles, l'inégalité pupillaire, l'irrégularité pupillaire.

I. — RÉFLEXES PUPILLAIRES

Appartiennent à ce chapitre : le réflexe pupillaire à la lumière, la contraction pupillaire associée à la convergence et à l'accommodation, les réflexes sensitivo-sensoriels, la réaction paradoxale de la pupille à la lumière ou à l'accommodation, le réflexe psychique de HAAB.

Réflexe pupillaire à la lumière. — Ce réflexe a pour substratum anatomique un arc réflexe avec sa voie centripète et sa voie centrifuge bien connues et son centre de réflexion encore discuté.

a) *Voie centripète.* — Ce sont les fibres pupillaires qui suivent le nerf optique, subissent la semi-décussation dans le chiasma, se continuent dans les bandelettes optiques jusqu'aux corps genouillés externes, s'infléchissent en dedans vers les tubercules quadrijumeaux antérieurs et arrivent au voisinage du noyau du sphincter pupillaire.

b) *Centre de réflexion.* — Pour beaucoup d'auteurs, le noyau du sphincter pupillaire est le véritable centre du réflexe lumineux. On sait que ce noyau est pair, est composé de petites cellules et occupe la partie antérieure et externe du groupe cellulaire qui constitue la portion antérieure de la chaîne nucléaire du moteur oculaire commun (BRUCE, BERNHEIMER). Les autres opinions trouveront leur place à propos du signe d'Argyll Robertson.

c) *Voie centrifuge.* — Les fibres centrifuges sont contenues dans le tronc de la 3e paire jusqu'au moment où la branche du petit oblique s'en détache ; puis accompagnent cette branche jusqu'au voisinage du ganglion ciliaire dont elles forment la racine courte. Le ganglion ciliaire constitue un relais pour la voie centrifuge. Ici se termine le neurone central et commence un nouveau neurone, périphérique. Ce sont les nerfs ciliaires courts qui partis du ganglion ciliaire se terminent dans le muscle constricteur de l'iris.

EXAMEN DES PUPILLES. — L'examen de la réaction pupillaire peut se faire à la lumière du jour (SCHIRMER), dans la chambre noire à l'aide de l'éclairage artificiel (BACH) ; à l'aide d'une bougie (BABINSKI). Quelques oculistes emploient volontiers le miroir concave, ce qui est à rejeter dans les cas où le réflexe est affaibli. On peut chercher le réflexe photomoteur à la fenêtre, le réflexe dilatateur dans la chambre noire (H. COPPEZ). En tout cas, il faut laisser l'œil s'adapter aux conditions d'éclairage, c'est-à-dire le tenir couvert (avec le bandeau ou avec la main) pendant deux à trois minutes, avant d'y projeter la lumière. On découvre d'abord l'œil droit et on note l'existence de la réaction (réaction directe), on découvre ensuite l'œil gauche et on note encore l'existence d'une réaction à l'œil *droit* (réaction consensuelle). On couvre de nouveau les deux yeux, on les laisse couverts deux à trois minutes, on découvre alors l'œil gauche et on note sa réaction (directe), puis on découvre l'œil droit et note la réaction (consensuelle) de l'œil gauche.

Réaction hémianopique. — On examine les yeux avec une bougie, en projetant la lumière dans chaque œil successivement, d'abord du côté temporal, puis du côté nasal. Si le réflexe est conservé par l'éclairage d'une moitié de la rétine et aboli à l'éclairage de l'autre moitié de la rétine, et cela aux deux yeux sans qu'il y ait lésion rétinienne, on se trouve en présence de la réaction hémianopsique, réaction qui ne s'observe jamais sans hémianopsie concomitante.

ABOLITION DU RÉFLEXE A LA LUMIÈRE. — a) *Lésions de la voie centripète :*

1° Lésion du nerf jusqu'au chiasma : amaurose unilatérale avec abolition du réflexe direct du même côté et du réflexe consensuel de l'autre pupille et avec conservation du réflexe consensuel du même côté et du réflexe direct de l'autre pupille.

2° Lésion de la bandelette optique : hémianopsie homonyme avec réaction hémianopsique.

3° Lésion de centre cortical de la vision : hémianopsie homonyme sans réaction hémianopsique.

b) *Lésions nucléaires.* — 1° Lésion des noyaux des sphincters seuls : généralement les deux noyaux sont atteints ; il y a mydriase paralytique et le signe d'Argyll-Robertson, sans troubles visuels, sans trouble du réflexe à l'accommodation ;

2° Lésion des noyaux des sphincters et du noyau de l'accommodation : il s'agit d'une ophtalmoplégie interne dont les signes sont toujours bilatéraux, abolition du réflexe à la lumière, abolition du réflexe à l'accommodation, mydriase paralytique double, paralysie de l'accommodation des deux côtés, avec conservation de la vision.

c) *Lésions de la voie centrifuge* — Depuis les noyaux jusqu'au sphincter de l'iris : pas de troubles visuels, mais mydriase moyenne avec abolition du réflexe direct et consensuel d'un côté et conservation du réflexe direct et consensuel de l'autre côté ; l'accommodation et le réflexe à l'accommodation sont abolis.

LE SIGNE D'ARGYLL-ROBERTSON. — On appelle ainsi l'abolition du réflexe à la lumière avec conservation du réflexe à l'accommodation et à la convergence, sans amaurose. Car si la vision était abolie, on pourrait mettre l'absence du réflexe sur le compte de la lésion des voies centripètes.

Quand le signe d'Argyll-Robertson est exceptionnellement unilatéral, il y a abolition du réflexe direct et consensuel d'un côté et conservation du réflexe direct et consensuel de l'autre côté, comme dans une ophtalmoplégie nucléaire, mais sans mydriase unilatérale obligatoire.

On a donné diverses explications pour le signe d'Argyll-Robertson :

1° La lésion siégerait dans la commissure entre le centre du sphincter pupillaire et le centre de l'accommodation. Cela expliquerait pourquoi dans le tabes il peut y avoir plus souvent myosis, car si la lésion siégeait dans le noyau même, il devrait y avoir mydriase paralytique.

2° La lésion siégerait dans le noyau même. L'absence de mydriase paralytique s'expliquerait par la lésion concomitante du centre du sympathique qui donne un myosis paralytique.

3° L'existence de deux neurones centrifuges aiderait à comprendre le signe d'Argyll-Robertson. Si le relais dans le ganglion ciliaire n'existait pas, l'excitation du centre d'accommodation ne pourrait pas se transmettre sur les voies centrifuges du sphincter en cas de lésion du noyau sphinctérien, il n'y aurait donc pas de syndrome d'Argyll-Robertson. Avec l'existence d'une station au niveau du ganglion ciliaire, on conçoit que l'excitation du centre de l'accommodation puisse se diffuser au niveau du ganglion ciliaire sur les fibres sphinctériennes (Baas).

4° Marina a trouvé, dans le tabes et la paralysie générale, avec signe d'Argyll-Robertson, des lésions du ganglion et des nerfs ciliaires qui faisaient toujours défaut, dans les mêmes affections, lorsque la réaction de la pupille à la lumière était normale. D'après lui, le signe d'Argyll-Robertson aurait pour cause une altération (dégénérescence avec chromatolyse) des cellules du ganglion ciliaire.

Valeur sémiologique du signe d'Argyll-Robertson.— Cette valeur est très considérable. On savait que ce symptôme ne s'observe guère que dans le tabes, la paralysie générale et dans la syphilis cérébrale. Babinski a précisé ainsi la signification de ce symptôme : « L'abolition des réflexes des pupilles et plus particulièrement du réflexe à la lumière, quand elle est permanente et n'est liée à aucune altération du globe oculaire ou du nerf optique, ou à une paralysie de la 3° paire, constitue un *signe de syphilis acquise ou héréditaire* presque (sinon tout à fait) pathognomonique. Cette abolition du réflexe pupillaire indique que le système nerveux central est atteint de syphilis et le sujet qui en est atteint est candidat au tabes, à la méningo-encéphalite diffuse ou à la syphilis cérébro-spinale. »

Deux autres signes ont la même signification, lorsqu'ils accompagnent le signe d'Argyll-Robertson, et corroborent pour ainsi dire le diagnostic ; ce sont la lymphocytose céphalo-rachidienne et la dilatation aortique (Babinski). Mais la lymphocytose céphalo-rachidienne n'est nullement constante dans le tabes et la paralysie générale. Quant à la dilatation aortique, elle est assez rare.

Réflexe pupillaire à l'accommodation et à la convergence. — C'est en réalité un mouvement associé qui consiste en ce que l'excitation de l'un des deux centres voisins, de la convergence et de l'accommodation, entraîne non seulement la convergence et l'accommodation, mais encore la contraction pupillaire. Le centre de l'accommodation est unique pour les deux yeux et occupe probablement le groupe médian à grosses cellules de la portion antérieure de la chaîne des noyaux de la 3° paire. Aussi l'accommodation et le réflexe à l'accommodation sont-ils toujours bilatéraux. De même que l'éclairage de la rétine fait contracter la pupille et l'obscurcissement fait dilater la pupille, de même l'accommodation pour le près et la convergence provoquent le myosis, et l'accommodation pour le loin et la divergence produisent la mydriase.

L'abolition du réflexe à l'accommodation et à la convergence s'accompagne toujours de paralysie accommodative et le plus souvent aussi de l'abolition du réflexe à la lumière. Il existe cependant des cas rares où l'abolition du réflexe à l'accommodation ne s'accompagne pas d'abolition du réflexe lumineux, dans le tabes et la paralysie générale. Dans la paralysie du tronc de la 3e paire, il y a non seulement rigidité pupillaire (à la lumière et à l'accommodation), non seulement paralysie de l'accommodation et dilatation pupillaire, mais encore paralysie des muscles de l'œil extrinsèque. Si ces paralysies extrinsèques font défaut, il s'agit d'une ophtalmoplégie interne, c'est-à-dire d'une lésion nucléaire. Si, au contraire, les muscles extrinsèques (excepté le droit externe et le grand oblique) sont seuls paralysés, avec intégrité de l'accommodation et du sphincter et des réflexes pupillaires, il peut s'agir aussi bien de lésions du tronc de la 3e paire, que de lésions nucléaires.

Réflexes sensitivo-sensoriels. — Schiff a montré que si l'on soumet à une excitation douloureuse un nerf sensitif ou, plus généralement, à une excitation forte un nerf centripète quelconque, les deux pupilles se dilatent. Ce qui est vrai pour les nerfs sensitifs, s'applique aux nerfs sensoriels et aux excitations psychiques. La voie centripète est empruntée au nerf excité, la voie centrifuge est celle du grand sympathique et des nerfs ciliaires longs. Si l'excitation sensitive ou sensorielle porte sur un seul côté du corps, seule la pupille du côté correspondant se dilate.

Le centre dilatateur de la pupille ou centre cilio-spinal de Budge se trouve dans les grosses cellules des cornes antérieures de la moelle, à la jonction de la moelle dorsale et cervicale, d'où les fibres dilatatrices pénètrent dans les racines antérieures des 7 et 8 vertèbres cervicales et des 1 et 2 vertèbres dorsales, se rendent par les rameaux communicants et la partie supérieure du sympathique dorsal au premier ganglion thoracique, puis par la moitié antérieure de l'anneau de Vieussens au sympathique cervical. Au niveau du ganglion cervical supérieur, elles se séparent des fibres vaso-dilatatrices qui accompagnent la carotide pour arriver au ganglion de Gasser. D'ici, par la branche ophtalmique de Willis, elles se rendent aux nerfs ciliaires longs qui enveloppent le ganglion ophtalmique et avec lesquels elles pénètrent dans l'iris.

La sémiologie des réflexes sensitivo-sensoriels ne présente un intérêt clinique que dans les cas où ces réflexes sont plus prononcés d'un côté, en provoquant une inégalité pupillaire réflexe.

Réaction paradoxale à la lumière. — On a donné le nom de réaction paradoxale de la pupille aux cas où la pupille, au lieu de se contracter, se dilate sous l'influence de la lumière. En réalité, la réaction de la pupille dite paradoxale ne présente rien de paradoxal. Dans presque tous les cas publiés, il s'agissait soit d'ataxie locomotrice, soit de paralysie générale, soit de syphilis méningée ou encéphalique. Dans presque tous ces cas, le réflexe de la pupille à la lumière était éteint, avec conservation du réflexe à l'accommodation. Dans la plupart des cas, la dilatation pupillaire était due aux mouvements associés avec la divergence, à la faveur d'une parésie des muscles adducteurs de l'œil (FRENKEL), dans d'autres cas la dilatation était secondaire à de l'hippus réflexe, ou encore des influences sensorielles et psychiques ont provoqué une dilatation passagère de la pupille; enfin, la réaction orbiculaire des pupilles ou phénomène de WESTPHAL-PILZ peut également simuler une réaction paradoxale à la lumière (PILZ). On a observé aussi un cas de réaction paradoxale à l'accommodation (VRSIN) où la pupille s'est dilatée au moment de l'accommodation.

Réaction tonique (neurotonique ou myotonique) de la pupille. — Dans certaines affections organiques du système nerveux central, on observe quelquefois que la pupille après une contraction (lente ou rapide) à la suite de l'excitation par la lumière, reste contractée quelque temps et ne se dilate que lentement. Dans d'autres cas, c'est le réflexe à l'accommodation et à la convergence qui se manifeste par une contraction lente et une dilatation tardive de la pupille. La même anomalie peut s'observer dans le phénomène orbiculo-pupillaire (PILZ, STRASBURGER, SAENGER, NONNE). La réaction tonique a été constatée dans la paralysie générale, le tabes et la sclérose en plaques.

Réflexe psychique de Haab. — HAAB a montré que sans changement de la convergence et de l'accommodation, on peut provoquer du rétrécissement pupillaire des deux côtés, en dirigeant l'attention du sujet sur un objet clair qui se trouvait déjà dans le champ visuel avant l'épreuve. Si le sujet pense, au contraire, à un objet obscur, ses pupilles se dilatent (PILZ).

II. — MOUVEMENTS ASSOCIÉS DES PUPILLES

Nous avons déjà parlé des mouvements associés à la convergence et à l'accommodation. Il nous reste à mentionner le mouvement associé à la contraction de l'orbiculaire des paupières.

Phénomène orbiculo-pupillaire. — Si l'on invite un sujet à contracter son orbiculaire des paupières, et si en même temps on l'empêche de fermer les yeux (avec un écarteur ou plus simplement avec les doigts), on peut voir que la pupille se contracte (DE GRÆFE, GALASSI, GIFFORD, WESTPHAL, PILZ). Habituellement, le globe oculaire se dévie en même temps en haut, il est donc bon de recommander au sujet de maintenir son regard dirigé au loin sans aucune déviation de l'œil. Chez les sujets normaux, l'existence du réflexe à la lumière rend un peu plus malaisée cette constatation, si l'on ne procède pas de façon à *empêcher* la fermeture des yeux. Chez les malades avec signe d'Argyll-Robertson, il suffit de faire exécuter plusieurs contractions successives de l'orbiculaire, pour voir apparaître le resserrement pupillaire.

La valeur sémiologique de ce phénomène est nulle en elle-même, mais la connaissance de ce mouvement associé est utile pour interpréter judicieusement certaines constatations pupillaires (certaines réactions « paradoxales », certaines inégalités pupillaires à bascule, etc.).

Il y a encore d'autres mouvements associés qu'on peut observer occasionnellement et sur lesquels nous ne pouvons insister ici.

III. — MODIFICATIONS DE LA GRANDEUR DES PUPILLES

A l'état normal, les pupilles ont un diamètre de 2 à 4 millimètres; au-dessous de 2 millimètres on parle de myosis, au-dessus de 4 millimètres de mydriase. La mydriase moyenne est celle où la pupille mesure de 5 à 7 millimètres, la mydriase extrême où le diamètre pupillaire atteint de 7 à 9 millimètres. Myosis et mydriase sont unilatérales, et alors il y a inégalité pupillaire, ou bilatérales ce qui n'empêche pas que même dans ce cas il puisse y avoir inégalité pupillaire, comme par exemple chez les tabétiques chez lesquels le myosis bilatéral s'accompagne généralement d'anisocorie.

La mydriase peut être spasmodique, par excitation des filets sympathiques pour la pupille (nerfs ciliaires longs), ou paralytique, par paralysie des filets du moteur oculaire commun (nerfs ciliaires courts). Le myosis peut être spasmodique, par excitation du moteur oculaire commun, ou paralytique, par inhibition du sympathique oculaire ou seulement pupillaire.

1° *Mydriase spasmodique.* — Les réactions de la pupille à la lumière, à l'accommodation et à la convergence sont conservées. L'excitation faradique de la peau n'amène pas toujours une nouvelle dilatation de la pupille. L'épreuve des collyres (Bach, Frenkel, H. Coppez) donne les résultats suivants : l'atropine provoque une mydriase maxima, la cocaïne est sans action et l'ésérine rétrécit la pupille, mais moins que dans la mydriase paralytique. Enfin, on observera d'autres symptômes oculaires de l'excitation sympathique. à savoir de la dilatation de la fente palpébrale, de la protrusion du bulbe, quelquefois de l'exagération de la sécrétion lacrymale ; parfois il y aura aussi des symptômes vaso-moteurs, pâleur d'un côté de la face, anémie de la rétine du même côté, etc.

Le type de la mydriase spasmodique est donné par l'action de la cocaïne sur l'œil.

2° *Mydriase paralytique.* — Les réactions de la pupille à la lumière, à l'accommodation et à la convergence sont abolies. La mydriase est de moyenne intensité et les excitations cutanées et sensorielles d'un côté peuvent exagérer la mydriase. La cocaïne a le même effet, de même l'atropine. L'ésérine rétrécit la pupille, si la paralysie de la 3e paire s'arrête, ce qui est la règle, au relais du ganglion ciliaire (H. Coppez). On constatera le plus souvent de la paralysie de l'accommodation ; dans les lésions non nucléaires, il y a aussi paralysie des autres branches du moteur oculaire commun.

Le type de cette variété de mydriase est donné par les ophtalmoplégies internes ou mixtes.

3° *Myosis spasmodique.* — La pupille est fortement contractée, à peine influencée par la plus forte lumière ou par la convergence et l'accommodation. L'atropine dilate la pupille, la cocaïne est sans action, l'ésérine est également sans action (Coppez). On constatera en outre du spasme de l'accommodation.

Le myosis spasmodique est assez rare. Baas croit, à tort selon nous, que le myosis des tabétiques est de nature spasmodique. Après les contusions de l'œil, on peut voir cette variété de myosis, ainsi que dans les affections où la 3e paire est simplement irritée.

4° *Myosis paralytique.* — La pupille est contractée, mais peut encore réagir à la lumière et à l'accommodation ou à la convergence. Pour s'en assurer, il suffit de la dilater avec la cocaïne (Heddaeus, Guillery). En effet, l'atropine dilate modérément et la cocaïne dilate aussi la pupille, si les terminaisons nerveuses dans le dilatateur sont intactes (Coppez). L'ésérine produit du myosis maximum. Les excitations cutanées et sensorielles sont sans effet sur le myosis paralytique. L'accommodation n'est pas troublée. On constatera, en outre, des signes de paralysie du sympathique oculaire : diminution de la fente palpébrale, rétraction du globe oculaire, diminution de la sécrétion lacrymale, congestion de la rétine, ainsi que des phénomènes vaso-moteurs de la face, congestion unilatérale, etc.

Dans les affections du sympathique au cou, la pupille paraît moins contractée que dans les affections de la moelle cervicale avec paralysie du sympathique, probablement parce que les fibres dilatatrices ne passent pas toutes dans le sympathique cervical, une partie se rendant directement dans l'œil avec le nerf trijumeau.

Pour le diagnostic de la variété de la mydriase ou du myosis, les réactions pupillaires sont les plus importantes ; viennent ensuite les symptômes concomitants du côté du sympathique ou de la 3e paire ; enfin, en ce qui concerne les collyres, ceux qui provoquent la mydriase sont seuls utiles. On instillera la cocaïne dans l'œil dont la pupille est plus large ou l'atropine dans l'œil présumé pathologique, si la pupille est plus étroite (Coppez).

IV. — INÉGALITÉ PUPILLAIRE

La recherche de l'inégalité pupillaire exige certaines précautions : il faut que les deux pupilles soient éclairées d'une façon égale et uniforme ; pour cela on place le sujet en face de la fenêtre, si la lumière vient par une seule fenêtre ou on répète l'examen dans différentes positions par rapport à la source lumineuse, si la lumière vient des différents côtés. En deuxième lieu, il faut répéter l'examen avec un éclairage faible et avec un éclairage intense. En effet, le faible éclairage permettra de voir l'inégalité pupillaire quand un côté est en myosis, tandis que l'éclairage intense est utile pour voir l'inégalité pupillaire par mydriase unilatérale.

On reconnaît, en général, quel est le côté pathologique par ce caractère que la pupille pathologique ne réagit pas soit à la réaction lumineuse et accommodative, soit aux excitations sensitivo-sensorielles, soit aux collyres. Si toutes ces épreuves sont négatives, je veux dire si elles donnent les mêmes réactions des deux côtés, alors l'inégalité pupillaire est physiologique ou plus exactement morphologique, congénitale.

Nous distinguerons trois grandes classes d'inégalité pupillaire : inégalités pupillaires organiques, fonctionnelles et morphologiques.

L'inégalité pupillaire organique est l'expression d'une lésion directe ou indirecte soit du moteur oculaire commun, soit du nerf sympathique, ou tout au moins de leurs filets pupillaires. Cette variété reconnaît pour cause une lésion anatomique à siège intra-oculaire, intra-orbitaire, intra-cranien, intra-rachidien ou extra-cranien et extra-rachidien.

a) *L'anisocorie d'origine intra-oculaire* a des causes surtout vaso-motrices. Les affections qui s'accompagnent de congestion du tractus uvéal entraînent du myosis ; celles qui provoquent une augmentation de la tension intra-oculaire donnent lieu à la mydriase. Les influences nerveuses dans le glaucome, l'irido-cyclite, l'irido-choroïdite sont probables, mais peu connues dans leur rapport avec l'anisocorie. L'amblyopie et la cataracte en elles-mêmes ne déterminent jamais de l'inégalité pupillaire. De même, ni les taies de la cornée, ni les différences de pigmentation de l'iris, ni l'inégalité de réfraction (HEDDAEUS, RECHE, FRENKEL) ne peuvent être mis en rapport avec l'inégalité pupillaire.

b) *L'anisocorie d'origine intra-orbitaire* est due à des tumeurs ou à un traumatisme. On est en présence de paralysies associées de la motilité de l'œil intéressant les muscles internes et quelques-uns des muscles externes, souvent avec amaurose ou amblyopie. La déviation du globe oculaire et la limitation de ses mouvements compléteront le tableau.

c) *L'anisocorie de cause intra-cranienne* peut être due à une lésion extra-cérébrale ou intra-cérébrale. Dans le premier cas, il s'agit d'une ophtalmo-plégie mixte totale ou partielle, dans le deuxième cas l'ophtalmoplégie est dissociée, ophtalmoplégie interne seule ou avec participation de quelques muscles extrinsèques. Toutefois, cette distinction n'est pas absolue. Dans la paralysie générale, chez certains aliénés, dans certains cas de polio-encé-phalite (polio-encéphalite supérieure de WERNICKE), dans certains cas d'hémorragie ou de ramollissement, de tumeurs, etc., la lésion porte sur le noyau de l'iris ; dans d'autres cas, les fibres nerveuses sont excitées ou paralysées. Mais il faut savoir que des lésions siégeant assez loin de la voie anatomique du constricteur de l'iris, notamment dans les tumeurs et les hémorragies abondantes, peuvent provoquer de l'inégalité pupillaire.

Dans cette classe d'anisocorie, il n'est pas toujours facile de démêler s'il s'agit d'une altération des constricteurs ou des dilatateurs de la pupille. C'est ainsi que dans le tabes, il s'agit plus souvent de myosis paralytique que de myosis spasmodique.

d) *L'anisocorie de cause intra-rachidienne* relève toujours d'une lésion ou d'un trouble d'innervation des fibres pupillaires longues qui viennent du sympathique cervical. La sémiologie de l'inégalité pupillaire dans les affections de la moelle épinière et de ses enveloppes est tout aussi riche que celle des affections de l'encéphale, mais elle est plus univoque : il s'agit toujours d'une mydriase spasmodique ou d'un myosis paralytique.

e) Dans *l'anisocorie extra-rachidienne*, la lésion porte soit sur les racines (7e ou 8e cervicale, 1re ou 2e dorsales) antérieures, soit sur les *rameaux communicants*, soit sur la portion inférieure du plexus brachial, soit enfin sur le sympathique cervical. En outre des traumatismes (luxations, fractures, paralysie obstétricale du plexus brachial), des tumeurs agissant directement sur un point quelconque du parcours des fibres pupillaires, on observe fréquemment de l'anisocorie, par action *directe*, *organique*, sur le sympathique, au cours des affections de l'appareil circulatoire et lymphatique et de l'appareil respiratoire.

f) Parmi les affections de l'*appareil circulatoire*, les anévrysmes et les dilatations de la crosse de l'aorte, du tronc brachio-céphalique, quelquefois de l'artère carotide gauche, ainsi que certaines péricardites peuvent produire de l'anisocorie organique. Dans beaucoup de cas, l'anisocorie et la dilatation aortique ne sont pas en relation de cause à effet, mais sont la conséquence de la même cause, la syphilis cérébrale (BABINSKI), mais dans d'autres cas la conception classique conserve ses droits. Parmi les affections du *système lymphatique*, les tumeurs et les suppurations des ganglions cervicaux et bronchiques produisent de l'anisocorie organique au même titre que les tumeurs et les hypertrophies du corps thyroïde, ou le cancer du médiastin. Parmi les affections de l'*appareil respiratoire*, la tuberculose du sommet gauche, les pleuro-pneumonies du sommet sont celles qui amènent le plus souvent de l'anisocorie organique. Par contre, les pneumonies, les pleurésies de la base donnent lieu à de l'anisocorie que nous qualifions de fonctionnelle.

L'inégalité pupillaire fonctionnelle est toujours due à une excitation du sympathique, à une mydriase spasmodique unilatérale. Dans un grand nombre d'affections unilatérales soit du tronc, soit des membres, on voit les pupilles inégales, la pupille la plus large correspondant au côté atteint. L'inégalité n'existe généralement que si les pupilles sont dilatées ; cette anisocorie n'est donc pas généralement continue, mais passagère. Quand elle est latente, on peut la provoquer par la faradisation de la peau du front. Elle s'observe dans les maladies infectieuses, dans les intoxications, dans les névroses. Il serait fastidieux d'énumérer toutes les maladies au cours desquelles elle a pu être observée.

L'inégalité pupillaire morphologique a pour caractère d'être indépendante de toute affection appréciable, quelle qu'elle soit, de se présenter avec l'intégrité de toutes les réactions, qu'on s'adresse à l'arc réflexe du nerf pupillo-constricteur ou à celui du nerf pupillo-dilatateur. Elle n'est pas due ni à l'inégalité de réfraction, ni à l'inégalité de l'acuité visuelle ; elle n'est pas non plus en rapport avec les asymétries craniennes et faciales et ne constitue pas un signe de dégénérescence. Sa fréquence peut être estimée provisoirement à 1 p. 100 des sujets sains.

L'inégalité pupillaire à bascule peut être spontanée ou provoquée.

a) La variété *spontanée* est toujours due à une excitation du sympathique oculaire alternativement d'un côté et de l'autre. Elle peut être, à son tour, organique dans les affections du système nerveux (paralysie générale, tabes, sclérose en plaques) ou dans les lésions extra-rachidiennes qui agissent sur le sympathique. Elle peut être encore fonctionnelle (névroses).

b) La variété *provoquée* s'observe toutes les fois où l'excitabilité réflexe de la pupille à la lumière, à l'accommodation ou à la contraction de l'orbiculaire est plus faible d'un côté que de l'autre. Cela a lieu dans les affections s'accompagnant du signe d'Argyll-Robertson unilatéral, de la paralysie accommodative unilatérale ou de l'abolition du phénomène orbiculo-pupillaire d'un seul côté. Enfin, ce phénomène peut s'observer aussi dans les cas avec intégrité des réflexes pupillaires, par un défaut de technique, quand l'éclairage latéral provoque une bonne contraction de la pupille éclairée et une médiocre contraction du côté opposé.

V. — L'IRRÉGULARITÉ PUPILLAIRE

Dans les affections organiques du cerveau et de la moelle (paralysie générale, tabes, etc.) on observe souvent une forme irrégulière de la pupille, en dehors de toute affection locale de l'œil (adhérences de l'iris) (Joffroy et Schrameck). On ne confondra pas avec cette irrégularité pupillaire certaines formes ovoïdes ou pyriformes qui présentent une anomalie congénitale, ainsi que les cas d'ectropion de l'uvée qui pourraient simuler l'irrégularité pupillaire. La valeur sémiologique de l'irrégularité pupillaire est assez considérable pour le diagnostic des affections cérébrales.

Il en est de même de la forme spéciale d'atrophie de l'iris en secteur (Dupuy-Dutemps) qui donne à la pupille un aspect particulier rappelant l'irrégularité de la pupille. Ici, la partie du bord pupillaire qui appartient à la zone atrophique est celle dont la courbe est de plus grand rayon. Cette atrophie de l'iris en secteur serait due à des lésions d'une partie des filets ciliaires qui se rendent à l'iris. Il s'agirait d'une lésion du neurone périphérique (Dupuy-Dutemps). Le signe de Dupuy-Dutemps s'observe dans le tabes et la paralysie générale.

CHAPITRE II

RAPPORTS DES AFFECTIONS OCULAIRES AVEC LES CONDITIONS INDIVIDUELLES ET AVEC LES TOXI-INFECTIONS

Les relations anatomiques et physiologiques de l'œil lui font supporter les influences ou les manifestations morbides diverses de l'économie et rattachent étroitement l'ophtalmologie à la médecine générale. L'oculistique ne saurait donc être une spécialité absolue, et celui qui s'y applique doit être et rester toujours foncièrement médecin.

En raison de leur importance, les rapports des affections oculaires avec les maladies générales méritent une étude particulière.

Tous les oculistes les ont indiqués, mais on y a surtout insisté dans ces derniers temps. ARLT, DE WECKER, PARINAUD, KNIES, SCHMIDT-RIMPLER, etc., ont publié des travaux importants, E. BERGER a réuni dans son traité la plupart des notions actuellement acquises. Nous suivons ici, dans ses grandes lignes, l'exposition si complète de l'ouvrage de BERGER, et nous examinerons successivement les troubles oculaires suivant les conditions individuelles, les états toxiques, infectieux, et les états morbides digestifs, respiratoires, circulatoires, génito-urinaires, nerveux ou cutanés.

I. — CONDITIONS INDIVIDUELLES

Age. — Il a une importance pathologique réelle.

Chez le *nouveau-né*, on rencontre des malformations du côté du nez, des voies lacrymales, des paupières, du globe qui peuvent entraîner des dacryocystites, des blépharites, des conjonctivites, des kératites, des tumeurs diverses.

A travers le conduit utéro-vaginal infecté, le nouveau-né contracte parfois l'ophtalmie blennorrhagique.

Chez l'*enfant*, les ophtalmies strumeuses sont favorisées par le lymphatisme, les éruptions et les souillures oculo-cutanées ; des cataractes zonulaires s'observent quelquefois. Les traumatismes kératiques, iriens, cristalliniens ne sont pas rares. Le strabisme concomitant se montre à partir de trois, quatre et cinq ans.

Dans l'*adolescence*, les mêmes affections peuvent apparaître et les traumatismes se produisent fréquemment ; la tuberculose, la syphilis se manirestent quelquefois. On rencontre en outre de fréquentes hémorragies intra-oculaires. La myopie se développe plus ou moins rapidement.

L'*adulte* est exposé aux accidents divers, aux troubles diathésiques, aux lésions de la syphilis acquise, aux complications myopiques, aux inflammations profondes, au glaucome ; des désordres professionnels ou sexuels se montrent fréquemment. La cataracte n'est pas rare. Les amblyopies nicotinique et alcoolique de l'homme se rencontrent surtout vers la quarantaine, l'âge critique masculin. Les accidents de travail sont l'apanage de cette période de pleine activité professionnelle.

Le *vieillard* est plus ou moins affecté suivant son état vasculaire, nerveux, général. On constate une sclérose plus ou moins marquée de la périphérie cornéenne (gérontoxon, cercle sénile), l'opacification des couches corticales du cristallin, de l'atrophie irienne, une diminution de la chambre antérieure prédisposant au glaucome, des lésions rétiniennes comme la dégénérescence cystoïde, des altérations vasculaires artério-scléreuses de la rétine ou de la choroïde qui entraînent des troubles du vitré, surtout du cristallin, et du glaucome. On a signalé aussi des modifications hyperplasiques ou régressives de l'épithélium uvéen.

La vieillesse est, enfin, la période de l'asthénopie accommodative, de l'hypermétropie progressive, de la presbytie, de la diminution de l'acuité visuelle, du rétrécissement du champ visuel et des tares oculaires professionnelles ou diathésiques.

Sexe. — Le sexe a une valeur étiologique incontestable. L'appareil génital est la cause de nombreuses infections oculaires, caractérisées par des conjonctivites purulentes ou catarrhales, des iritis, des irido-choroïdites plastiques et des lésions exsudatives ou hémorragiques profondes. L'hystérie féminine est aussi un facteur morbide important. Chez l'homme, les infections blennorrhagiques ou syphilitiques ont à peu près exclusivement une origine génitale. L'onanisme agit dans les deux sexes, chez les adolescents surtout, et provoque des troubles oculaires nerveux et nutritifs divers.

Chez tous les individus, le surmenage génital est préjudiciable. Il produit en effet de l'asthénopie, des mouches volantes, des obnubilations visuelles ; à un âge avancé, il peut survenir, par la fatigue du coït, des exsudats profonds, des hémorragies et des décollements rétiniens.

Habitudes. — Elles favorisent la production de certains troubles ou les aggravent. Nous avons indiqué les inconvénients des excès sexuels. Le travail de près, exagéré, prédispose à la myopie ou à l'asthénopie ; il en est de même pour le travail avec un mauvais éclairage, et l'on sait que la lecture au lit provoque de la fatigue musculaire, de l'asthénopie accommodative. Enfin, et en dehors même des intoxications étudiées ailleurs, la fumée du tabac, les veillées, irritent les paupières, la conjonctive, de même que les boissons alcooliques les congestionnent.

Professions. — Elles ont une action variable suivant les conditions de travail et la résistance des sujets.

La myopie se développe volontiers chez les individus prédisposés par une application prolongée, dans un milieu mal éclairé. Les typographes, les couturières, les brodeuses deviennent plus fréquemment myopes que les cultivateurs. Les hommes qui travaillent longtemps dans les mines présentent du nystagmus.

Les individus exposés au froid, à la chaleur, à la lumière forte offrent des lésions congestives. Les charretiers, les plâtriers, les scieurs de long, etc., présentent des conjonctivites catarrhales ; les charbonniers, les forgerons, les tailleurs de pierre, etc., reçoivent souvent des corps étrangers dans les yeux ; les cultivateurs, pendant la récolte des blés, la fenaison, le sulfatage, le soufrage, offrent des ophtalmies diverses ; sous l'influence d'une éraillure cornéenne et d'un état lacrymal, il se produit aisément des ulcères à hypopyon.

Les cuisinières seraient prédisposées aux blépharites du fait de la chaleur ; les paysans du Midi vivant en plein soleil présenteraient fréquemment la cataracte ; les verriers, exposés à une température élevée et à une sudation excessive, en seraient affectés cinq ou six fois sur cent. On sait, enfin, que la lumière électrique provoque des conjonctivites violentes avec gonflement palpébral, larmoiement, sécrétion catarrhale, scotome central, anesthésie rétinienne. Hansell, à la suite d'un coup de soleil, a constaté des troubles méningés passagers avec fièvre et diplopie, dans un cas, maux de tête, amblyopie et rétrécissement du champ visuel, dans l'autre.

Conditions sociales. — Par leur influence coutumière ou ancestrale, elles agissent sur la nutrition et provoquent des lésions spéciales. Les soldats sont exposés aux infections épidémiques de la fièvre typhoïde, de la variole, du choléra, etc. ; les hommes de cabinet sont portés aux troubles congestifs ou accommodatifs ; les voyageurs subissent la réflexion irritante de la neige, des poussières, du froid, etc. ; les manouvriers ont des accidents professionnels plus ou moins caractérisés ; certaines affections sont particulières à divers groupes sociaux. L'ophtalmie granuleuse s'observe surtout chez les pauvres, par lymphatisme et contagion. L'ophtalmie phlycténulaire est vingt fois plus fréquente à l'hôpital que dans la clientèle, par le fait du lymphatisme, de la contagion, de la malpropreté. Les affections blennorrhagiques se rencontrent partout, mais plus fréquemment dans la classe ouvrière peu soigneuse. Le rhumatisme et la syphilis sont de toutes conditions, mais la goutte est essentiellement l'apanage de la classe aisée.

L'alcoolisme, le tabagisme atteignent presque tous les sujets ; toutefois, les gens bien nourris y résistent mieux ; les amblyopies toxiques diverses frappent les travailleurs.

L'alimentation défectueuse, de mauvaise nature ou insuffisante, la misère physiologique sont une cause de déchéance générale et oculaire bien connue. On a noté, dans certaines agglomérations, hospices, casernes, lycées, etc., de nombreux cas d'amblyopie et d'héméralopie.

Hérédité. — Les *tempéraments*, les *diathèses*, les *malformations* sont le fait de l'*hérédité*. Celle-ci a une importance réelle dans les vices de réfraction, la myopie en particulier. La cataracte, le glaucome se rencontrent souvent dans la même famille. Dans une famille dont la généalogie a été rapportée par J. GREEN, 21 personnes sur 64 ont été atteintes de cataracte (7 hommes sur 24 et 14 femmes sur 37). On observe des cas où la cataracte zonulaire se présente chez plusieurs frères et sœurs en même temps que chez les ascendants.

L'exemple le plus intéressant de l'hérédité est celui de la généalogie publiée par CUNIER en 1838 concernant 628 personnes appartenant à 7 générations parmi lesquelles 83 étaient atteintes d'héméralopie. TRUC a pu continuer des recherches sur les descendants de cette famille répandue dans la région montpellérienne et a montré qu'en dehors de l'héméralopie, l'état oculaire était normal, emmétropique et sans trace de pigmentation rétinienne.

L'atrophie optique héréditaire de LEBER, le daltonisme et le développement, chez les consanguins, de la rétinite pigmentaire, sont bien connus. La choroïdite, tout au moins certaines formes, peut être héréditaire, de même que le nystagmus. Parmi les lésions familiales de la cornée, signalons les opacités, surtout marginales, certaines kératites nodulaires et réticulaires et même les opacités progressives, la buphtalmie et le kératocone. On connaît, enfin, l'influence de l'hérédité sur la production des tumeurs bénignes ou malignes de l'œil et des annexes.

La *consanguinité* elle-même relève absolument de l'hérédité. Le père et la mère additionnent parfois leurs tares individuelles et les transmettent à leurs enfants. Le lymphatisme est pour nous la cause générale ou le terrain du trachome, de l'ophtalmie phlycténulaire et de certaines kératites lacrymales.

Les *diathèses* arthritique, lymphatique, les infections syphilitiques, tuberculeuses entraînent des lésions multiples que nous étudierons plus longuement dans un des chapitres suivants.

II. — INTOXICATIONS

Les phénomènes oculaires que l'on observe dans les intoxications sont variables suivant la nature des agents toxiques, leurs doses, leur durée, leur mode d'absorption et aussi la susceptibilité organique des individus.

On note généralement des modifications pupillaires, mydriase ou myosis, des rétrécissements du champ visuel, des scotomes, des parésies ou des paralysies de l'accommodation et des muscles externes, de l'amblyopie, de l'amaurose avec ou sans lésions caractéristiques des membranes profondes et du nerf optique ; parfois, mais rarement, des inflammations conjonctivales, kératiques ou cristalliniennes sont constatées. Les symptômes oculaires sont concomitants ou successifs aux troubles toxiques généraux.

Les *ptomaïnes* des viandes altérées produisent des paralysies musculaires.

Le *chloroforme* amène d'abord de la mydriase, puis de la myose ; celle-ci est le signe d'une anesthésie soutenue, comme l'abolition du réflexe oculo-palpébral, celui d'une anesthésie complète. Une dilatation brusque de la pupille implique un collapsus critique qu'il ne faut jamais négliger. Le *chloral* a une action analogue, mais plus faible que le chloroforme.

Les *mydriatiques* comme la belladone, l'atropine, l'homatropine, la daturine, l'hyosciamine, la duboisine, la scopolamine provoquent de la dilatation pupillaire, de l'hypertonie, de la paresse accommodative, de la macropsie, des troubles visuels plus ou moins marqués. Ces accidents surviennent d'ordinaire par administration interne excessive, mais peuvent aussi être le fait de simples instillations conjonctivales. On a relevé quelquefois des hallucinations, du délire, etc. Plusieurs enfants, après instillation de quelques gouttes d'atropine ou de scopolamine, ont été pris de délire et de convulsions graves.

Nous avons remarqué que l'intoxication par les collyres survient surtout quand les voies lacrymales sont très perméables et que les patients, au moment de l'instillation, renversent la tête en arrière ou sont dans le décubitus dorsal. La pénétration toxique dans la gorge provoque alors des accidents rapides relevant de l'absorption digestive.

Les *myotiques*, fève du Calabar, ésérine, jaborandi, pilocarpine amènent, outre le myosis, le spasme de l'accommodation, l'hypotonie. La pilocarpine provoque ensuite du larmoiement, de la salivation et une diaphorèse marquée. RÉMY a cité, mais sans preuves certaines, deux cas d'accidents consécutifs aux injections ordinaires de pilocarpine ; il y a eu mort dans le premier et accidents graves dans le deuxième.

Les *médicaments internes*, comme l'opium, la morphine, l'aconit, l'ergoline, les mercuriques ont une action oculaire secondaire et peu fréquente.

La *quinine* provoque assez volontiers, à fortes doses, le rétrécissement du champ visuel, l'anémie rétinienne et de l'amblyopie. La quinine est un poison électif des cellules multipolaires de la rétine (DRUAULT). L'extrait de *fougère mâle* produirait parfois la cécité à la dose de 8 à 10 grammes plusieurs jours de suite ; il en est de même expérimentalement chez les chiens (MASIUS).

L'*iode*, administré à l'intérieur en même temps que le calomel, est appliqué sur la conjonctive, détermine la formation d'iodate et d'iodure mercuriques qui cautérisent fâcheusement la muqueuse : la *naphtaline*, étudiée par BouCHARD, PANAS, DOR, provoque des troubles chorio-rétiniens et une cataracte molle rapide. Chez l'homme, la cataracte naphtalinique a été observée par LETZENIUS.

Les produits chimiques comme le phosphore, le sulfure de carbone, le plomb ont des effets oculaires variés. Le *phosphore* produit de la dégénérescence graisseuse des vaisseaux, des exsudats et des hémorragies de la rétine. Le *sulfure de carbone*, bien étudié par Delpech, amène de l'amblyopie et des scotomes. Le *plomb* produit des paralysies, surtout de la 6e paire, des névrites suivies d'atrophies et de la rétinite albuminurique.

L'*alcool*, par intoxication chronique, détermine de la névrite rétro-bulbaire avec scotomes centraux pour le rouge d'abord, puis de l'amblyopie et une atrophie variable des nerfs optiques. D'après Nuel, il s'agirait, dans l'amblyopie toxique, non d'une névrite interstitielle primitive, mais d'une lésion initiale de la macula lutea. La pupille est généralement rétrécie ; il survient des paralysies musculaires et l'insuffisance de la convergence.

Le *tabac* produit un scotome paracentral, du myosis ; les autres symptômes sont les mêmes que pour l'alcool.

L'intoxication est souvent d'ailleurs *mixte*, nicotinique et alcoolique, et alors d'autant plus importante que le sujet est plus éprouvé au point de vue général.

Pour plus de détails sur l'action des toxiques sur l'œil, nous renvoyons le lecteur à l'important ouvrage de Lewin et Guillery.

III. — INFECTIONS

Les infections sont d'origine microbienne. Du côté de l'œil, elles se produisent par diffusion générale, par propagation de voisinage ou par embolie septique.

Le *charbon* est rare, se manifeste surtout au niveau des paupières, par inoculation directe, et peut se propager en surface et en profondeur à tout l'appareil oculaire.

La *morve* est exceptionnelle. Dans un cas de Græfe, les paupières étaient rouges, tuméfiées, puis devinrent gangreneuses, et la cornée suppura ; il existait des éléments morveux dans la choroïde. Tedeschi a inoculé la morve à des animaux et a produit la cécité en quatre ou cinq jours. Les yeux présentaient des hémorragies maculaires, la rétine était dégénérée et la papille boursouflée, infiltrée de leucocytes. Inoculée dans la chambre antérieure, l'infection est considérable dès le troisième jour et toutes les parties oculaires sont envahies. Les nodules morveux sont microscopiquement analogues aux nodules tuberculeux, et la distinction doit se faire surtout au point de vue clinique et biologique.

La *septicémie* et surtout la *pyohémie* ont produit de la suppuration intra-oculaire, iritis, choroïdite, rétinite. Gayet a cité dans l'endocardite ulcéreuse des panophtalmies métastatiques consécutives à des embolies septiques.

L'*érysipèle* de la face détermine parfois des abcès cornéens, des phlegmons orbitaires, de la névrite, etc. Par contre, comme pour le lupus, on a vu l'érysipèle agir favorablement sur certains pannus et le trachome, même produire en quelques jours une guérison presque complète.

La *blennorrhagie* éclate par transport purulent sur la conjonctive oculaire et entraîne fréquemment des abcès de la cornée et la perte de l'œil. Elle produit aussi de l'iritis. Des conjonctivites variées peuvent être le fait d'infection indirecte ou mieux directe par contamination avec du pus de blennorrhée plus ou moins virulente. PANAS a cité un cas d'atrophie optique.

Dans les *oreillons*, on a rencontré de la dacryoadénite, et celle-ci a été bien étudiée par HIRSCHBERG, DUFOUR, DOR, LERICHE. On observe de la rougeur, de la douleur, de l'œdème des paupières, de la conjonctivite, du gonflement de la glande ; l'amélioration survient très rapidement. Il peut y avoir du larmoiement, mais pas de pus. La fièvre n'est pas constante. La guérison s'obtient en une quinzaine de jours.

Le *tétanos* produit des troubles divers remis en lumière par FROMAGET. HIPPOCRATE avait déjà signalé le larmoiement et le strabisme. BERGER indique la mydriase, la myose. L'orbiculaire peut se contracturer le premier ou se paralyser. Le strabisme a été observé en diverses directions. On a rencontré aussi des paralysies musculaires. Presque toujours il y a myose, bien que JACOBSON ait, une fois, noté de la mydriase. Dans un cas de BADAL, malgré la myose, on trouvait l'amplitude d'accommodation normale au début de l'affection. LARREY, KARKNESS ont cité des cas d'amblyopie.

Le *rhumatisme* articulaire aigu, la *pneumonie,* la *coqueluche* ont une action rare et insignifiante sur l'appareil de la vision ; toutefois, dans cette dernière maladie, on observe assez fréquemment des ecchymoses sous-conjonctivales produites par les efforts, par les quintes de toux. Les yeux sanglants chez les enfants permettent parfois de diagnostiquer la coqueluche à distance.

La *diphtérie*, en dehors de la conjonctivite et de ses complications, occasionne surtout des troubles paralytiques des muscles intrinsèques ou extrinsèques.

La *dothiénentérie* entraîne des troubles visuels plus ou moins importants et transitoires. On a observé des abcès cornéens, des paralysies oculaires et de la névrite rétro-bulbaire.

L'*impaludisme* détermine des hémorragies, de l'amblyopie, des névralgies, des neuro-rétinites et parfois de la kératite dendritique et parenchymateuse.

Les *fièvres éruptives*, scarlatine, rougeole, varicelle, variole, sont une cause fréquente d'ophtalmies.

La *scarlatine* produit une hyperémie conjonctivale intense avec état catarrhal plus ou moins marqué. On a vu, consécutivement, de la paresse accommodatrice, et, par complication méningée, de l'obnubilation visuelle complète.

La *rougeole* débute presque toujours par une conjonctivite significative avec photophobie intense. Des phlyctènes, des ulcères de la cornée en sont parfois la suite. En dehors de l'infection et de la faiblesse générale produites par la rougeole, il faut faire jouer un certain rôle à l'infection externe résultant de l'absence de toilette oculaire et digitale des malades.

La *variole* est la cause ou l'occasion des plus graves complications oculaires. Avant la vaccination, elle produisait le tiers des cas de cécité; depuis la vaccination, la proportion des aveugles varioleux est tombée à 6, puis à 2,5 p. 100 (Magnus). La peau des paupières est fortement touchée par l'éruption, mais la conjonctive rarement. Les pustules conjonctivales sont d'ailleurs petites, disséminées, et il ne semble pas que la cornée soit envahie. Les infiltrations et les abcès qui s'y montrent surviennent à la période ultime, pendant la dessiccation, et résultent de l'infection conjonctivale, palpébrale ou digitale. L'absence habituelle de soins oculaires pendant la période variolique est la cause fréquente des accidents oculaires. On peut atténuer les complications cornéennes par l'emploi prophylactique du bleu de méthylène (Rollet). Il arrive cependant, dans la variole confluente ou hémorragique, que des suffusions séreuses ou sanguines se montrent dans la conjonctive et qu'il survienne une véritable kératomalacie. Ces complications graves surviennent habituellement dans les cas mortels et perdent, par ce fait, de leur importance. L'iritis séreuse, le glaucome, les rétinites, les parésies musculaires sont choses exceptionnelles.

Dans l'*influenza*, on a noté de l'œdème et des abcès des paupières, des ténonites, de la cellulite orbitaire, une atrophie des nerfs optiques, des kératites vésiculaires ou ulcéreuses, de l'atrophie optique, des amblyopies, des dyschromatopsies. Nous y avons nous-même observé bon nombre de blépharites, conjonctivites folliculaires, kératites ulcéreuses, ulcères à hypopyon, atrophies optiques, dacryoadénites et rétinites albuminuriques. Ajoutons que l'influenza paraît être la cause occasionnelle ou directe de certaines affections profondes à développement lent, car, depuis l'épidémie de 1889 et jusqu'ici, plusieurs malades ont noté expressément que leurs troubles visuels remontaient à l'infection grippale. Uhthoff a réuni les résultats de la grande enquête sur les complications oculaires de l'influenza instituée en Allemagne à la suite de l'épidémie de 1889.

Le *choléra* produit de la cyanose palpébrale, des ulcères et du ramollissement cornéens. Les pupilles d'abord dilatées se rétrécissent ensuite; une faible réaction pupillaire serait, d'après Coste, un signe certain de terminaison fatale; Gaillard est moins absolu, car sur 53 malades à pupille immobile, il a compté encore 12 guérisons. Les artères rétiniennes sont amincies et il survient de l'amblyopie à la période algide.

L'*ictère*, outre la xanthopsie, d'ailleurs assez rare, l'héméralopie, peut-être quelques hémorragies rétiniennes, et de la sclérose atrophique, ne présente rien de particulier du côté des yeux.

L'*urémie*, bien étudiée par Bouchard, produit des troubles pupillaires, de l'amblyopie, de l'amaurose. La pupille est le plus souvent contractée; l'amblyopie et l'amaurose, très nettes pendant les accès, disparaissent plus ou moins rapidement. On observe des troubles oculaires urémiques surtout dans les néphrites parenchymateuses aiguës et la néphrite interstitielle, dans l'éclampsie, parfois même dans certains états circulatoires, cardiaques ou vasculaires, entraînant une excrétion urinaire insuffisante.

La *tuberculose* et surtout la *syphilis* sont une source intarissable de lésions oculaires, mais nous les étudierons plus loin.

La pathogénie des troubles oculaires précédents est assez obscure. L'hyperthermie, les altérations du trijumeau, les altérations vasculaires nous expliquent les complications oculaires des maladies fébriles comme la pneumonie, la dothiénentérie, l'influenza, etc. La propagation par continuité des tissus ou communications vasculaires ou lymphatiques, se produit dans les inflammations consécutives aux érysipèles de la face, aux méningites, aux lésions des sinus péri-oculaires. L'infection par transport survient dans la blennorrhagie, le trachome. Dans certains cas de kératites et d'iritis, de parésie musculaire, de troubles neuro-rétiniens, d'amblyopies, etc., il faut faire intervenir l'action des ptomaïnes.

Enfin, dans les troubles oculaires ictériques, urémiques, entériques, etc., on doit faire intervenir l'auto-intoxication par les produits toxiques de l'économie.

CHAPITRE III

RAPPORTS DES AFFECTIONS OCULAIRES
AVEC LES MALADIES DES ORGANES ET APPAREILS

1. — SYSTÈME DIGESTIF

Si quelques ophtalmies peuvent provoquer des névralgies dentaires, les affections des dents entraînent parfois des troubles oculaires variés. COURTOIX les a longuement étudiés. La carie, la périostite alvéolo-dentaire, l'extraction laborieuse ou infectante, les corps étrangers, les appareils prothétiques, l'évolution normale ou pathologique des dents ordinaires ou de la dent de sagesse sont les causes fréquentes des irritations de l'œil.

La parésie accommodative, le blépharospasme, l'amblyopie, les paralysies musculaires, les infections conjonctivales, kératiques, iriennes, orbitaires constituent les lésions oculaires habituelles. On les observe surtout dans les irritations du maxillaire supérieur et à toutes les périodes d'évolution dentaire. Les accidents de la dent de l'œil (canine) ne sont pas toujours imaginaires.

La carie est une cause rare, mais grave de complications oculaires. Dans plusieurs cas étudiés par A. TERSON, il est survenu de la phlébite qui s'est communiquée par le plexus ptérygoïdien, le trou ovale, le sinus caverneux et la veine ophtalmique jusqu'à l'œil, entraînant rapidement la cécité et la mort. D'autres fois les dents, canines et molaires surtout, produisent de la sinusite maxillaire, de la périostite orbitaire et de la suppuration oculaire.

Les troubles oculaires d'origine dentaire sont réflexes quand ils restent fonctionnels et infectieux quand ils deviennent organiques. La pulpite dentaire entraînerait surtout les lésions du segment antérieur, et la périostite alvéolodentaire, celles du segment postérieur (DESPAGNET).

L'*amygdalite* peut provoquer des lésions infectieuses oculaires, et on a observé un cas de suppuration totale consécutive à une infection amygdalienne. MENACHO (de Barcelone) a fait connaître un fait de cécité consécutive à l'hypertrophie amygdalienne et guérie par excision de la glande. PANAS et TRUC en ont publié des exemples analogues.

L'asthénopie, l'amblyopie, l'ischémie rétinienne, certaines paralysies musculaires, le glaucome, les troubles pupillaires ont été notés exceptionnellement dans les affections de l'appareil gastro-intestinal. DE LAPERSONNE rapporte certaines iritis consécutives à des troubles gastro-entériques ; il s'agirait alors d'auto-intoxication.

Les hématémèses abondantes, la diarrhée prolongée ont produit de l'anémie rétinienne ; la constipation, par les efforts d'expulsion, peut provoquer le glaucome ; on connaît enfin l'action mydriatique et réflexe des vers intestinaux qu'on a rapprochée de celle de l'hystérie.

LANDOLT a vu deux fois la *cirrhose du foie* accompagnée de rétinite pigmentaire et a montré l'analogie des processus anatomo-pathologiques de l'affection oculaire et hépatique.

VINCENT établit certains rapports habituels entre l'œil et le foie. Les sarcomes hépatique et choroïdien coïncident souvent ; l'épisclérite, l'iritis, l'asthénopie et les amblyopies ont été constatées. Des hémorragies rétiniennes se rencontrent dans la lithiase biliaire.

On connaît l'héméralopie des affections du foie, surtout de l'ictère chronique et des cirrhoses avec ictère.

Les relations morbides de l'œil et du *pancréas* ne sont pas encore bien étudiées. On sait pourtant que les lésions ou l'ablation du pancréas entraînent de la glycosurie. La présence du sucre dans l'œil a été toujours constatée après la dépancréatisation chez le chien (HEDON et TRUC). A. TERSON et GLEY ont même signalé, à la suite de cette opération, quelques troubles oculaires. Par suite des modifications générales et de la glycosurie qui résultent de l'ablation du pancréas, on peut admettre une certaine influence de cet organe sur la nutrition et les lésions de l'œil.

II. — SYSTÈME RESPIRATOIRE

Les affections oculaires sont fréquemment sinon dépendantes, au moins connexes de certaines affections des fosses nasales, des sinus avoisinant et des voies respiratoires.

Dans les troubles respiratoires, la toux, l'éternuement provoquent parfois, par la gêne circulatoire que produit l'effort, des hémorragies punctiformes ou diffuses sur les paupières, la conjonctive bulbaire ou dans l'intérieur de l'œil. L'artério-sclérose les favorise particulièrement. Elles ont dans ce cas une signification fâcheuse, mais aussi peuvent être utiles en mettant en garde contre des hémorragies ultérieures ou des apoplexies cérébrales et en faisant instituer un traitement prophylactique.

On note ces diverses hémorragies dans la *pendaison*, l'*étranglement*, chez les *nouveau-nés* à circulation initiale laborieuse, etc.

L'*asthme*, le *catarrhe bronchique*, l'*emphysème*, par les troubles de l'hématose et de la circulation qu'ils entraînent, sont la cause fréquente de congestions oculaires et d'hémorragies profondes.

L'œil et le nez ont des relations pathologiques très étroites. Les rapports anatomiques, les réflexes communs impliquent, dans une large mesure, des processus morbides communs.

Le *coryza* produit ordinairement de la conjonctivite et du larmoiement par gonflement de la pituitaire, oblitération relative de l'orifice lacrymal inférieur ou gonflement de la muqueuse du canal nasal. Il a provoqué une véritable ténonite.

MOAURO, CIRINCIONE ont constaté plusieurs fois anatomiquement le trachome dans les canaux lacrymaux; DESPAGNET a étudié une rhinite trachomateuse concomitante avec l'ophtalmie granuleuse.

On peut toutefois observer avec BERGER que les microbes trouvent dans la muqueuse nasale un terrain moins favorable que dans la conjonctive, et que cette conjonctive est plus souvent menacée par l'infection nasale que la muqueuse nasale par l'infection conjonctivale.

On signale encore des troubles oculaires variés dans la rhinite chronique hypertrophique, les polypes du nez, l'ozène, l'impétigo et les ulcères de la muqueuse nasale.

Les troubles oculaires provoqués par la *rhinite chronique hypertrophique*, photophobie, larmoiement, rougeur conjonctivale, blépharospasme, rétrécissement du champ visuel, amblyopie, asthénopie, et même glaucome, sont des troubles réflexes dus à l'irritation des terminaisons du trijumeau. On les observe, en effet, dans la névralgie trifaciale typique.

L'*ozène*, d'après les travaux de PANAS, ABADIE, TROUSSEAU, VAN MILLINGEN, RAMPOLDI, SULZER, est une source d'infection oculaire spontanée ou opératoire. On trouve à peu près constamment dans les fosses nasales, et souvent sur la conjonctive (A. TERSON et GABRIELIDÈS), le microbe de Lœwenberg, qui ressemble beaucoup au pneumo-bacille encapsulé de Friedländer. La suppuration oculaire peut en être la conséquence, et il y aurait lieu, pour l'extraction de la cataracte, d'oblitérer provisoirement par ligature (EVERSBUSCH) au catgut, ou mieux par cautérisation des points lacrymaux, toute communication avec les fosses nasales. L'extirpation du sac lacrymal donne encore plus de sécurité.

L'*eczéma*, l'*impétigo*, *les ulcères des narines ou de la muqueuse nasale* produisent souvent l'ophtalmie phlycténulaire. AUGAGNEUR estime qu'il y a contagion directe par les voies lacrymales. Sans nier ce mode d'infection, nous croyons que l'ophtalmie phlycténulaire se développe ordinairement par infection externe chez les lymphatiques et par l'intermédiaire des doigts des enfants qui, armés souvent d'ongles longs, vont chercher dans le cuir chevelu, le nez, la bouche, les habits, les germes qu'ils portent ensuite dans les yeux.

Affections des sinus. — Le rôle considérable que jouent les sinusites dans l'étiologie des maladies des yeux et des annexes est resté pendant longtemps ignoré. Et cependant il suffit de réfléchir que la cavité orbitaire est entourée de cavités à air dont les muqueuses sont susceptibles de s'infecter, que ces cavités ne sont séparées de l'orbite et du nerf optique que par des parois très minces, que ces parois offrent elles-mêmes des déhiscences, des solutions de continuité fréquentes (paroi supérieure de l'antre de Highmore (ZUCKERKANDL), lame papyracée des cellules ethmoïdales (HYRTL), pour comprendre la fréquence des complications orbitaires et oculaires, dans les diverses sinusites (1 sur 500 malades, d'après DE LAPERSONNE). On peut diviser ces diverses complications, avec DE LAPERSONNE, en lésions orbitaires, annexielles et oculaires.

1° Les complications *orbitaires* consistent en abcès et collections liquides à marche et évolution en rapport avec l'origine et surtout avec la virulence des microbes qui leur ont donné naissance. Les anaérobies jouent probablement un grand rôle dans ces infections, presque toujours mixtes. Tantôt la sinusite est elle-même consécutive à une maladie infectieuse (grippe, rougeole, érisypèle), tantôt il s'agit d'une ancienne affection méconnue d'un sinus, affection qui fait brusquement irruption dans la cavité orbitaire. L'infection de l'orbite peut à son tour évoluer rapidement vers la méningite, la thrombose des sinus et la mort, ou bien il se forme une collection purulente avec tendance à perforer au dehors. Il y a dans ce cas déviation du globe oculaire en bas (sinusite frontale), au dehors (sinusite ethmoïdale), en haut (sinusite maxillaire), en avant (sinusite sphénoïdale), exophtalmie, œdème palpébral intense et des phénomènes généraux, fièvre, abattement, accélération du pouls, etc. Dans la forme lente du phlegmon orbitaire, l'abcès se fraye une issue au dehors, avec formation de fistules au niveau de l'angle supéro-interne ou, plus rarement, supéro-externe de l'orbite (sinusite frontale), en dedans, au-dessus ou au-dessous du tégument palpébral interne (sinusite ethmoïdale) ; la fistule est plus rare dans les sinusites maxillaires. Dans certains cas, le pus décolle le périoste, attaque l'os et donne lieu à une ostéite nécrosante. Le pronostic des complications orbitaires est toujours grave : en outre de la thrombose des sinus veineux et de la méningite, la mort peut survenir par abcès du cerveau, tandis que dans les cas non mortels l'atrophie du nerf optique est un accident fréquent.

2° Les complications du côté des *annexes* concernent les voies lacrymales, ainsi que les muscles de l'œil. Les dacryocystites par suite d'une rhinite hypertrophique qui elle-même est liée à une sinusite maxillaire (plus rarement à une sinusite frontale) sont extrêmement fréquentes. On conçoit l'intérêt qu'il y a à dépister l'origine de cette dacryocystite où même l'extirpation du sac ne donne pas de sécurité pour l'œil. Du côté des muscles de l'œil, on signale des paralysies, transitoires ou définitives, du grand oblique (interventions chirurgicales par voie orbitaire), du releveur de la paupière supérieure, du droit supérieur, du droit interne.

3° Les complications *oculaires* proprement dites sont également fréquentes, bien que leur origine puisse être quelquefois discutée. Les infections *cornéennes* avec hypopyon sont presque toujours dues à une dacryocystite, les kératites herpétiques sont plus discutables. Les affections du *tractus uvéal* peuvent être très variées : on connaît les iritis après empyème maxillaire (Ziehm, Fromaget, Kuhnt), les chorio-rétinites septiques (de Lapersonne), tandis que la cataracte corticale postérieure par lésions choroïdiennes (Ziehm, Kuhnt) a pu être attribuée à la syphilis (Morax). Du côté du *nerf optique* on a signalé l'hyperémie de la papille par troubles circulatoires ; la névrite optique unilatérale, passagère ou durable, si fréquente dans les sinusites sphénoïdales, mais commune aussi dans les sinusites ethmoïdales et maxillaires ; la thrombose de la veine centrale de la rétine (Kuhnt) ; la névrite rétro-bulbaire avec amaurose subite (Berger, Parinaud). Toutes ces affections peuvent aboutir à l'atrophie du nerf optique.

La névrite rétrobulbaire canaliculaire et l'atrophie optique d'origine nasale ont fait l'objet de recherches étendues du Pr Onodi (de Buda-Pest). Ses préparations anatomiques montrent les rapports intimes entre le nerf optique et le chiasma avec la cellule ethmoïdale postérieure et le sinus sphénoïdal, la minceur parfois extrême de la cloison osseuse entre le nerf et les cavités accessoires du nez, la longueur du canal optique au milieu de ces cavités, — le tout expliquant très bien le retentissement des affections des sinus sur le nerf optique.

Onodi distingue 35 formes anatomiques diverses relatives aux rapports variables entre le nerf optique et les cavités ethmoïdale et sphénoïdale.

Enfin, on observe dans les affections des sinus des troubles oculaires purement fonctionnels, tels l'asthénopie accommodative (de Lapersonne), la diminution de l'acuité visuelle avec rétrécissement du champ visuel ; ces troubles peuvent être bilatéraux malgré que la sinusite est unilatérale.

La pathogénie de ces complications oculaires et péri-oculaires est également restée longtemps obscure et, comme toujours, on a parlé de troubles réflexes. Il semble bien qu'on doive incriminer toujours l'infection (de Lapersonne). La succession des phénomènes la plus habituelle est celle-ci : d'abord rhinite aiguë ou chronique, puis sinusite, enfin complications orbitaires ou oculaires ; à cela vient s'ajouter encore l'infection intracranienne (quelquefois simultanément avec l'infection orbitaire).

La voie par laquelle s'est propagée l'infection est variable : 1° L'envahissement de l'infection peut se faire par voie osseuse, de la muqueuse du sinus à travers les canaux de Havers vers le périoste orbitaire. 2° Il peut y avoir invasion directe, à la faveur de la déhiscence osseuse, ou thrombose septique intra-osseuse. Les voies veineuse et lymphatique interviennent alors à leur tour. 3° La propagation peut se faire par la gaine du nerf optique dans la sinusite sphénoïdale. Quant à la théorie réflexe, elle semble aujourd'hui abandonnée et on explique même les troubles fonctionnels par l'intoxication purulente.

III. — SYSTÈME CIRCULATOIRE

Les troubles cardiaques ou vasculaires, les altérations sanguines, provoquent fréquemment des troubles de l'organe de la vision.

Affections cardiaques. — Les affections cardiaques et oculaires peuvent comporter des relations étroites ou une simple coïncidence. La plupart des cardiopathes, d'ailleurs, ne présentent aucune lésion oculaire. On comprend cependant que les perturbations de la pression sanguine retentissent sur la circulation locale de l'appareil visuel. Les troubles oculaires peuvent même être la première manifestation de la gêne du cœur (VALUDE).

L'action cardiaque peut être amoindrie ou exagérée. Est-elle affaiblie, comme dans la dégénérescence graisseuse, l'anémie, la syncope? les vaisseaux rétiniens sont pâles, grêles, presque exsangues, et l'on constate de l'amblyopie. Est-elle accrue, comme dans l'hypertrophie? les vaisseaux sont pleins, volumineux, colorés, tendus, et il survient des exsudats, des hémorragies.

Dans les *lésions valvulaires*, droites ou gauches, dans l'insuffisance mitrale, tricuspidienne, on observe de la pâleur ou de la congestion rétinienne, et parfois, comme dans l'insuffisance aortique, les battements du pouls sur l'artère centrale de la rétine. Les affections auriculo-ventriculaires gauches, insuffisance ou rétrécissement de la valvule mitrale, produisent des hémorragies oculaires. La petite circulation est gênée, le cœur droit engorgé et, partant, la circulation veineuse de la tête et de l'œil entravée.

Les hémorragies oculaires d'origine cardiaque sont des hémorragies veineuses, disséminées, équatoriales, maculaires ou péripapillaires ; elles restent d'ordinaire unilatérales. Ces hémorragies oculaires coïncident avec des lésions artério-scléreuses des vaisseaux.

Dans la fièvre typhoïde, après de violentes hémorragies, après certaines épistaxis ou métrorragies fortes, dans le choléra, dans tous les cas où la circulation cardiaque est diminuée ou ralentie, on note de l'ischémie rétinienne, avec obnubilation visuelle, amblyopie ou amaurose.

Les embolies ou les thromboses suspendant la circulation dans une, plusieurs ou bien toutes les branches rétiniennes, produisent une cécité totale ou partielle nettement délimitée par le siège de la lésion et le département vasculaire correspondant. Elles seraient relativement fréquentes (PRUNET). Les embolies septiques peuvent entraîner le phlegmon de l'œil. Il en a été ainsi dans un cas de GAYET étudié anatomiquement par l'un de nous et consécutif à une endocardite infectieuse.

Les troubles cardiaques peuvent aussi provoquer une attaque de glaucome. De Bourgon, sur treize cas de glaucome hémorragique, trouve quatre affections cardiaques, et presque toujours de l'artério-sclérose. La valeur séméiologique des troubles circulatoires de l'œil, au point de vue cardiaque, est considérable. Toutes les fois que l'on constatera de l'ischémie, de l'hyperémie, des exsudats, et surtout des hémorragies rétiniennes, on devra interroger le cœur, et on constatera souvent des lésions cardiaques plus ou moins graves.

Affections vasculaires. — La *circulation artérielle* est profondément modifiée par l'athérome et l'artério-sclérose. Au toucher digital, les radiales, les temporales sont dures, et l'on peut constater directement l'état des vaisseaux rétiniens. Les artères sont sinueuses, à parois épaisses, à bordure blanchâtre, à lumière étroite ; elles sont parfois très rétrécies, et peuvent même s'oblitérer complètement, se thromboser.

L'artério-sclérose complique fâcheusement les troubles cardiaques (Koenig). Outre les désordres qu'elle peut entraîner dans l'œil (ischémie, thrombose, hémorragies), elle comporte une situation générale, et surtout cérébrale, fâcheuse. On voit fréquemment des apoplexies cérébrales se produire chez les artério-scléreux et provoquer des hémiplégies ou des morts subites. L'examen rétinien révèle ou confirme cette grave prédisposition. De simples hémorragies oculaires constituent ainsi un sérieux avertissement et commandent un traitement général préventif. Bernheimer pense même que l'artério-sclérose de l'artère centrale de la rétine peut causer à la longue, par compression, de l'atrophie optique.

Dans les anévrysmes de la crosse de l'aorte ou des gros vaisseaux émergents, on a noté le pouls artériel rétinien du côté correspondant.

La *circulation veineuse*, gênée dans les affections du cœur droit, dans les maladies pulmonaires, dans certaines affections rénales, hépatiques, utérines ou autres, entraîne souvent de l'hyperémie, de la congestion veineuse, et même des hémorragies rétiniennes.

La thrombose du sinus caverneux, outre les symptômes extra-oculaires, l'exophtalmie et le chémosis, produit l'œdème de la papille et la dilatation des veines rétiniennes.

Les *altérations sanguines* qui caractérisent certaines affections entraînent fréquemment des troubles oculaires caractéristiques.

Dans l'*albuminurie*, il se produit des exsudats et des hémorragies rétiniennes.

La *glycosurie* produit aussi des hémorragies multiples, disséminées dans le fond de l'œil.

L'*anémie* provoque, avec un rétrécissement des vaisseaux et le pouls artériel, de l'hypertonie, des hémorragies rétiniennes, des corps flottants du vitré, de la fatigue accommodative et une amblyopie plus ou moins notable.

Les déperditions sanguines considérables, quelle que soit leur origine, produisent de l'ischémie rétinienne, de l'amblyopie et parfois une amaurose définitive. On croit que la perte de la vision est le fait d'une dégénérescence graisseuse optique résultant de l'arrêt de la circulation.

L'*hémophilie* peut entraîner des hémorragies intra ou extra-oculaires.

La *leucocythémie* produit une rétinite spéciale et donne aux vaisseaux une teinte très claire.

La tension oculaire est en rapport direct avec la pression sanguine. Il peut arriver cependant que la tension oculaire augmente ou diminue isolément. Dans le premier cas, le sang artériel pénétrera difficilement dans l'œil, et il y aura de l'anémie ; dans le second cas, le sang entrera largement dans l'œil, et il se produira de la congestion. Par suite d'un excès de tension oculaire, comme dans le glaucome, la circulation veineuse de l'œil est gênée, et les vaisseaux correspondants sont engorgés. La tension diminuant brusquement, comme après les paracentèses et les ruptures scléro-cornéennes, les vaisseaux rétiniens ou choroïdiens ne sont plus soutenus par le vitré, et, pour peu qu'il existe de l'altération vasculaire, il se fait d'abondantes hémorragies.

On doit donc, en l'espèce, éviter la diminution brusque de la tension oculaire et, dans les opérations chez les vieillards, chez les glaucomateux en particulier, faire sortir lentement l'humeur aqueuse.

IV. — SYSTÈME GÉNITO-URINAIRE

Affections génitales. — Les conditions génitales *de l'homme* n'ont qu'une action problématique sur l'appareil de la vision. En dehors de la syphilis, de la blennorrhée, qui peuvent atteindre la conjonctive, et de l'iritis, qui survient quelquefois dans le cours de l'uréthrite aiguë ou chronique, surtout chez les rhumatisants, les troubles visuels consécutifs aux uréthrites, cystites, prostatites, sont exceptionnels et d'ailleurs généralement contestables. BRUN a cependant publié un cas de rétrécissement de l'urèthre où, en sept ans, il s'est produit six fois une poussée d'iritis pendant les accidents urinaires.

Les excès vénériens, l'onanisme, véritable surmenage génital et nerveux, affaiblissant l'économie, provoquent parfois de la fatigue accommodative, des corps flottants.

Les conditions génitales *de la femme* retentissent plus aisément sur l'appareil visuel que celles de l'homme. L'excitabilité nerveuse plus grande, l'étendue, la multiplicité et la nature spéciale des fonctions sexuelles de la femme l'expliquent aisément.

COHN, puis JANOT, ont publié des travaux d'ensemble importants sur la question des rapports de l'œil et de l'utérus. JANOT relate des faits nombreux de troubles visuels dépendant des états physiologiques et des états pathologiques de l'appareil génital féminin. La monographie la plus récente est celle de E. BERGER et R. LŒWY.

La *menstruation* peut retentir sur l'œil par voie réflexe, par auto-intoxication, par troubles de la circulation, par aggravation d'une névrose ou d'une affection oculaire préexistante. On connaît la teinte bistrée ou bleuâtre des paupières ; on a noté des cas d'œdème palpébral, d'orgelets à répétition, de conjonctivites, d'herpès palpébral ou cornéen, d'hémorragies sous-conjonctivales, d'hyphéma et d'hémorragies rétiniennes, d'iritis, d'asthéno-pie accommodative, musculaire ou rétinienne. Enfin, presque toutes les affec-tions oculaires peuvent s'aggraver pendant la période menstruelle.

La *puberté* peut être l'occasion de développement de kératites (panneuse, interstitielle), d'iritis, d'hémorragies dans le vitré, d'amblyopies et d'amau-roses avec atrophie du nerf optique dus à l'hémorragie et guérissant avec l'apparition du flux cataménial.

La *dysménorrhée* soit d'origine locale, soit par affection générale, s'ac-compagne souvent de manifestations oculaires de nature hystérique, ou de phénomènes tels que l'épisclérite, l'iritis ou l'irido-choroïdite, l'hémorragie dans la chambre antérieure, la névrite rétro-bulbaire toxique, les migraines ophtalmoplégiques périodiques qui font penser à une véritable auto-intoxi-cation menstruelle.

La *ménopause* peut entraîner des accidents oculaires, surtout du côté du tractus uvéal.

De Wecker a observé fréquemment l'iritis cataméniale, Grandclément, l'uvéite, et nous avons nous-mêmes rencontré bon nombre de cas analogues. Généralement les malades, vers la ménopause ou à la suite de règles labo-rieuses, notent une légère diminution de la vue. On constate alors quelques adhérences irido-capsulaires sans réaction inflammatoire ou avec quelques poussées vasculaires, de la tension, et une certaine lourdeur péri-orbitaire (iritis, irido-choroïdite, tendance glaucomateuse). L'état oculaire s'aggrave plus ou moins rapidement, puis, quand la ménopause est bien établie, il devient stationnaire. Le cristallin, toutefois, peut présenter alors quelques opacités corticales. Les cataractes consécutives à ces inflammations uvéennes sont irrégulières, diffuses, à marche généralement lente.

La *grossesse*, en dehors des lésions oculaires glycosuriques et albuminu-riques, peut provoquer des kératites, des hémorragies, du glaucome, des amblyopies et des amauroses, du rétrécissement du champ visuel et de la dyschromatopsie. Elle peut aggraver l'hystérie ou la maladie de Basedow. Elle peut provoquer des phénomènes d'auto-intoxication d'origine rénale et surtout l'amaurose urémique et la rétinite albuminurique.

Les lésions ont paru parfois assez graves (Valude, Knaggs) pour légitimer l'avortement ou l'accouchement prématuré.

Pendant l'*accouchement*, les troubles oculaires sont surtout congestifs ou hémorragiques. De ce nombre citons les ecchymoses de la conjonctive, les hémorragies dans le vitré ou dans l'orbite, voire même l'exophtalmie pul-satile (Sattler).

Après les couches, diverses lésions oculaires ont été observées : hémio-pie, choroïdite, névrite, etc.

La *lactation* peut provoquer de l'amblyopie, de l'asthénopie, mais d'une manière exceptionnelle. Fuchs a publié un cas typique de névrite rétro-bulbaire avec papillite et cécité passagère. Il s'agirait là de troubles toxiques, d'une auto-intoxication.

Une de nos malades a présenté, sans autre cause apparente, un décollement de la rétine (Truc). Finkelstein a constaté que le rétrécissement du champ visuel s'accentuait davantage chez les femmes affectées de *dysménorrhée* que chez les autres.

L'aménorrhée complète et surtout la *suppression des règles* ont amené parfois de l'iritis et surtout des troubles neuro-rétiniens, des hémorragies profondes, de l'amblyopie et même de l'amaurose.

On connaît en outre quelques rares cas de règles supplémentaires par la conjonctive (larmes de sang). S'agit-il toujours de règles, ou bien y a-t-il congestion et hémorragies morbides ? On doit se défier, en l'espèce, de la simulation.

L'avortement est rarement indiqué comme cause d'ophtalmie. Cohn en cite à peine deux ou trois cas où l'hémorragie paraît seule en cause. Truc a rapporté le fait d'une irido-choroïdite plastique double consécutive à un avortement clandestin dans lequel l'origine infectieuse de la lésion oculaire paraît être la manœuvre abortive et le point de départ dans l'utérus. Albert Suède en a publié deux faits analogues.

Les *maladies utérines* actionnent fréquemment les affections oculaires. La conjonctivite, l'épisclérite, les kératites, les lésions du tractus uvéal, les hémorragies rétiniennes, les névrites et les troubles nerveux de l'œil que l'on observe dans l'hystérie peuvent être le fait des affections antérieures. Les métrorragies, les flexions, les versions, les tumeurs, les métrites diverses et surtout le cancer (Litten) de l'utérus, sont des occasions morbides fréquentes pour l'appareil visuel.

Les cas rares des troubles oculaires signalés après la *castration* sont plutôt des accidents hystériques (amblyopie, kopiopie, amaurose transitoire), des aggravations d'un état antérieur ou des coïncidences (atrophie optique).

Les *hémorragies utérines* provoquent souvent soit des troubles visuels dus à l'affaiblissement général, comme l'asthénopie accommodative ou musculaire, soit des troubles graves, amblyopie ou amaurose transitoires ou persistantes qui sont presque aussi fréquentes que les accidents analogues consécutifs aux hémorragies du tube digestif. Ils sont dus à l'ischémie rétinienne, à une hémorragie dans les gaines, à une thrombose de l'artère centrale, à une auto-intoxication (Bergen), à une infection (de Lapersonne, Terrien, Assicot). Dans ces cas d'amaurose post-hémorragique, les injections massives et précoces de sérum artificiel sont de rigueur (A. Terson).

Comment se produisent les troubles oculaires d'origine génitale, chez la femme en particulier? On a pensé que les troubles fonctionnels étaient sous la dépendance habituelle de l'état nerveux ou hystérique, de l'anémie, de la fatigue ou de la déchéance générale des sujets. L'anémie et la congestion ont servi ensuite à expliquer les lésions inflammatoires. Depuis la communication de TROUSSEAU en 1890, la notion de l'infection est entrée en ligne de compte et semble devoir s'appliquer à un grand nombre des cas (JANOT). On peut l'admettre dans les iritis ou les irido-choroïdites génitales de l'homme ; on doit l'accepter, chez la femme, pour les inflammations iriennes, choroïdiennes et autres exsudats ou suppurations consécutives à des lésions métritiques importantes ; nous y croyons le plus souvent et en particulier dans notre observation citée d'avortement criminel. Peut-être, cependant, faut-il accepter en outre les intoxications par des produits microbiens ou, comme l'indique GRANDCLÉMENT, une auto-intoxication par insuffisance d'excrétion rénale.

Au point de vue oculaire, on devra en tout cas, pour le diagnostic, le pronostic et le traitement, tenir compte des troubles génitaux.

Affections urinaires. — Les affections des voies urinaires. rétrécissement, tumeurs, calculs, inflammations par l'infection lente, la déchéance organique et les complications qu'elles entrainent souvent, peuvent provoquer des troubles oculaires ou leur exagération, mais ils sont mal connus et difficiles à préciser.

Les *maladies des reins* ont une influence plus nette. L'albuminurie et la glycosurie déterminent des hémorragies, des rétinites et des névrites spéciales. L'asthénopie accommodative, l'iritis, la rétinite, des embolies sont signalées dans les néphrites, l'albuminurie, l'urémie et la glycosurie. Mais c'est surtout des rétinites consécutives à des lésions vasculaires que l'on observe.

La cataracte albuminurique est très contestée ; par contre, la cataracte diabétique se présente assez souvent.

V. — SYSTÈME NERVEUX

Les affections oculaires qu'on rencontre dans les maladies du système nerveux sont relativement nombreuses et fréquentes. Leur importance est incontestable, car elles complètent, confirment ou établissent le diagnostic de la lésion nerveuse.

BOUCHUT, le premier, chercha à trouver dans la rétine l'expression figurée des lésions intra-cérébrales. La « cérébroscopie » ne pouvait certes donner tout ce qu'en attendait son inventeur ; mais l'examen ophtalmoscopique apporte des renseignements précieux dans toutes les maladies en foyer du cerveau et surtout de la base encéphalique. L'école de la Salpêtrière, avec CHARCOT et PARINAUD, a développé cette étude et obtenu de brillants résultats diagnostiques. L'état actuel de nos connaissances sur la neurologie de l'œil est exposé d'une façon magistrale dans l'ouvrage classique de WILBRAND et SAENGER.

Les manifestations oculaires dans les maladies du cerveau, du cervelet, de la moelle et dans les névroses sont plus ou moins fréquentes et ont une valeur clinique inégale. Nous indiquerons ici leur importance relative, nous les apprécierons sommairement et nous renverrons, pour l'étude des plus considérables, névrites des tumeurs, atrophies méningitiques, atrophies médullaires, manifestations hystériques, aux chapitres pathologiques correspondants.

Maladies du cerveau. — La *congestion*, l'*anémie* exercent volontiers une action correspondante sur la rétine, mais le fait n'est pas constant.

Les *apoplexies*, que l'on peut parfois pronostiquer à la suite des altérations des artères rétiniennes ou de leur rupture, ne produisent guère de lésions oculaires consécutives. Les inégalités pupillaires, les paralysies palpébrales, des névrites sont les seuls phénomènes observés ; on a indiqué les hémiopies, mais elles ne sont pas encore bien établies.

Les *méningites* provoquent des troubles pupillaires, la myose, puis la mydriase, du strabisme, de la congestion papillaire, de la névrite ou de la neuro-rétinite ; ces troubles sont même fréquents. La névrite optique dans la méningite aiguë de l'enfance se caractérise par l'œdème de la papille, par des phénomènes d'étranglement, par son apparition simultanée dans les deux yeux et par son développement parfois très rapide. Anatomiquement, elle se caractérise par l'absence des rapports entre la lésion des nerfs optiques et les altérations cérébrales qui peuvent les intéresser dans leur parcours intra-cranien, par la présence constante de l'hydrocéphalie, par l'hydropisie de l'espace sous-vaginal, par les altérations microscopiques de l'œdème et par la limitation de ces lésions à l'extrémité périphérique du nerf (PARINAUD). En somme, la névrite optique, dans la méningite aiguë de l'enfance, offre tous les caractères cliniques et anatomiques de la névrite étranglée telle qu'on l'observe dans les cas où la pression intra-cranienne est augmentée. Elle n'est pas le résultat des lésions inflammatoires, mais de l'hydrocéphalie qui accompagne souvent la méningite aiguë et qui accompagne toujours la névrite dans ces cas (PARINAUD). OPIN a constaté, en outre de la dilatation des gaines, une mononucléose témoignant que les modifications toxiques du liquide céphalo-rachidien doivent jouer un rôle important dans la pathogénie de ces névrites.

La *méningite chronique*, presque toujours basilaire et tuberculeuse, peut produire très insidieusement de la névrite et de l'atrophie optique.

Les *encéphalites* présentent des troubles très inconstants, mais surtout de l'hémiopie, de la névrite, des atrophies ; les symptômes oculaires ont une réelle portée sémiologie.

Les *tumeurs cérébrales* offrent une grande valeur diagnostique et produisent la papille étranglée que nous examinerons plus tard en détail.

L'*hydrocéphalie* entraîne surtout la névrite et l'atrophie optiques, mais d'une manière exceptionnelle.

Méningites, encéphalites, tumeurs, hydrocéphalies produisent donc des lésions oculaires variables, allant de la simple congestion à la névrite intense, de l'amblyopie minime à la cécité complète.

Il est possible de faire le diagnostic rétrospectif de méningite en constatant un peu d'atrophie optique avec des vaisseaux tortueux et un léger halo autour de la papille.

Les *maladies mentales* provoquent souvent des troubles circulatoires extérieurs et ophtalmoscopiques, anémie ou congestion ; il en est ainsi chez les maniaques, les persécutés, les mélancoliques (Royet), les déments, mais surtout chez les paralytiques généraux. Dans la paralysie générale, il y a fréquemment de l'inégalité pupillaire et le signe d'Argyll-Robertson, mais ces symptômes se rencontrent ailleurs. Les névrites, rétinites, scotomes, perceptions colorées, hallucinations visuelles, paralysies musculaires se rencontrent assez souvent et s'ajoutent aux éléments médicaux pour établir le diagnostic ou le pronostic.

Les *dégénérés,* idiots, imbéciles, présentent des malformations, des lésions ou des insuffisances fonctionnelles fréquentes tenant aux vices de développement du crâne ou du globe. Chez les *microcéphales* et les *hydrocéphales,* la microphtalmie, la cataracte, l'atrophie optique, la paralysie et le strabisme sont assez ordinaires ; d'après Schleich, l'hypermétropie serait de règle parmi les idiots. Guibert distingue chez eux des troubles physiques et des troubles psychiques. Les troubles physiques sont congénitaux ou acquis. Le strabisme se rencontrerait, l'insuffisance musculaire comprise, 60 fois sur 100 ; l'achromatopsie serait normale chez les imbéciles et imparfaite chez les idiots. Les troubles psychiques s'atténuent de l'idiot à l'imbécile et suivant les individus. L'idiot est, comme le nouveau-né, sans mémoire visuelle ; il présente une sorte de cécité mentale qui le rend irresponsable. L'éducation visuelle est très utile et l'on doit regarder comme incurable l'idiot aveugle.

Les *criminels,* suivant Parisotti, Lombroso, présenteraient souvent du rétrécissement du champ visuel, de l'inégalité pupillaire, des malformations oculaires diverses.

Maladies du cervelet. — Les troubles oculaires dans les lésions du cervelet sont encore peu connus. Bruna a rapporté un cas d'abcès de l'hémisphère gauche et de la paroi correspondante du vermis supérieur avec hémianopsie homonyme occupant le quadrant supérieur droit de chaque champ visuel. On admet dans ce cas de simples phénomènes de compression ; on peut aussi penser à des rapports de conduction du cervelet et de la rétine. Enfin. Verrey a cité un fait de paralysie pour le regard en haut et en bas qu'il a cru pouvoir localiser dans les tubercules quadrijumaux.

Maladies du bulbe. — Les lésions qui se produisent du côté du bulbe, les poliencéphalites diverses, scléroses, tumeurs, hémorragies, donnent lieu à des paralysies musculaires, des ophtalmoplégies, des modifications pupillaires et palpébrales de grande valeur diagnostique et séméiologique que nous examinerons avec les paralysies des muscles de l'œil.

Maladies de la moelle. — Les méningites médullaires, les myélites diverses déterminent des troubles pupillaires ou amblyopiques, de l'achromatopsie, des rétrécissements visuels, du nystagmus, de l'atrophie optique.

La *sclérose en plaques* paralyse fréquemment le droit externe et atrophie le nerf optique. Le *tabes dorsalis* présente des lésions oculaires typiques capables au début d'établir le diagnostic général. C'est, d'ailleurs, une forme spéciale de cette maladie que le tabes oculaire caractérisé surtout par la dégénérescence des nerfs optiques ; dans cette variété, les douleurs fulgurantes existent toujours, tandis que l'incoordination peut manquer, parfois jusqu'à la fin. Dans bien des cas même, les futurs ataxiques se présentent chez l'oculiste avant d'aller chez le médecin, et certaines atrophies optiques ne sont que les premières manifestations du tabes. E. Berger vient de signaler des troubles de sensibilité, anesthésie ou fausse localisation, dans la cornée, la conjonctive, les paupières, le pourtour de l'œil. Ces troubles peuvent exister sans atrophie optique, mais leur coïncidence avec l'atrophie porte à rapporter celle-ci à l'ataxie locomotrice.

Les troubles musculaires, pupillaires, accommodatifs et optiques seront étudiés ultérieurement. Disons seulement que Guillery estime que la myose du tabes n'est pas due à une lésion du centre cilio-spinal, mais bien à une altération de la tête du centre de la 3e paire et qu'il existe souvent des paralysies latentes inaperçues.

L'*ataxie héréditaire* ou maladie de Friedreich s'accompagne de nystagmus dans 70 p. 100 des cas (Rouffinet).

La *syringomyélie* comporte des troubles visuels médullaires et cérébraux. Les troubles cérébraux, rares, sont l'anesthésie du trijumeau, le nystagmus, l'amblyopie, l'amaurose, l'hémianopsie (Galezowski), des manifestations associées de l'hystérie (Koenig, Rouffinet). Les troubles médullaires, plus fréquents, sont surtout pupillaires avec inégalité, myose, mydriase.

Névroses. — Dans la *maladie de Parkinson*, Koenig a observé, pendant l'occlusion de la paupière supérieure, un tremblement vibratoire et régulier manifeste. Il existait, en outre de ces troubles, des mouvements associés d'élévation de l'œil et de la paupière avec spasme de l'accommodation, chromatopsie normale ; pas de lésions profondes.

L'*épilepsie*, en dehors de l'attaque, entraîne fréquemment du rétrécissement du champ visuel, de la dyschromatopsie ; souvent on ne constate aucun trouble pendant la crise. D'autres fois, les pupilles sont dilatées, immobiles, sans réaction à la lumière, puis il apparaît de la myose. On découvre de l'anémie optique et rétinienne. Dans le vertige épileptique, il y a dilatation moyenne de la pupille (Bosc). L'aura paraît pouvoir siéger dans l'œil même et s'accompagner de manifestations visuelles particulières.

L'hétérochromie irienne (Féré) et l'astigmatisme (Féré et Vignes) seraient fréquents chez les épileptiques.

La *neurasthénie* provoque de l'asthénopie accommodative ou musculaire et des troubles oculaires inconstants ou fugaces : diplopie, rétrécissement visuel, érythropsie.

L'*hystérie* est la cause de paralysies oculaires, de spasmes, d'amblyopies, de dyschromatopsie, de polyopie, de migraine ophtalmique et surtout de rétrécissement du champ visuel avec inversion ou confusion des couleurs.

Des affections organiques diverses, sclérose en plaques, syringomyélie, tabes, paralysie générale, etc. étant fréquemment associées à l'hystérie (KŒNIG), les troubles oculaires peuvent se combiner et présenter des caractères complexes.

La *suggestion* peut produire des troubles oculaires divers.

Le *goitre exophtalmique* est caractérisé par l'exophtalmie, les parésies oculaires, l'insensibilité de la cornée, la congestion rétinienne, les signes de GRÆFE (paupière supérieure non abaissée quand l'œil regarde en bas) et de STELLWAG (rétraction de la paupière supérieure).

La *paralysie du trijumeau*, la *névralgie du trijumeau*, la *paralysie faciale* produisent des modifications palpébrales et oculaires bien connues sur lesquelles il est inutile d'insister.

VI. — TÉGUMENTS

L'*érythème* atteint les paupières et produit de la conjonctivite vasculaire ou catarrhale.

La *pellagre*, à forme érythémateuse, entraîne des troubles de nutrition de toutes les parties de l'œil, ulcères de la cornée, rétinite, etc.

L'*herpès* se développe sur la cornée, la conjonctive et les paupières ; il fait parfois alors partie du syndrome complet de zona ophtalmique, ou bien, dans certains cas, existe seul ; l'*herpès circiné* s'observe sur les paupières.

L'*eczéma*, l'*impétigo* provoquent, par irritation de voisinage ou infection secondaire, des troubles oculaires conjonctivaux ou bléphariques.

Le *pityriasis* détermine de la blépharite chronique.

Le *pemphigus* péri-oculaire est rare ; on a cité plusieurs cas où il siégeait sur la conjonctive comme sur les muqueuses nasale, buccale et même pharyngée. L'affection est tenace, produit parfois du symblépharon et a pu entraîner la perte de l'œil.

L'*urticaire*, d'origine toxique (BOUCHARD), coïnciderait parfois avec de l'iritis, de la parésie accommodative. Les lésions oculaires ne seraient pas le produit de l'urticaire, mais résulteraient de la même intoxication.

Le *psoriasis* est rare sur les paupières, mais il peut s'y montrer. Il provoque alors de la conjonctivite catarrhale plus ou moins intense.

La *trichophytie* ciliaire se rencontre avec la trichophytie de la face. Elle occupe souvent un seul côté ou une seule paupière. Son aspect est celui de la blépharite eczémateuse, mais la présence de cils cassés et de spores permet de l'en distinguer.

Le *sycosis* atteint parfois les cils et les sourcils ; il en est de même du *favus*.

Le *milium*, le *molluscum*, le *xanthélasma* s'observent aux paupières. Ce dernier, encore assez fréquent, siège surtout à la partie interne de la paupière supérieure, symétriquement des deux côtés. Il n'est pas, quand il reste limité à cette région, absolument symptomatique d'une affection hépatique comme le xanthélasma généralisé.

Le *furoncle* et son diminutif congénère l'*orgelet* attaquent la paupière, le premier la paupière supérieure et le second le bord marginal des deux paupières.

Le *bouton d Alep* se localiserait surtout (BERGER) au niveau de l'angle interne de l'œil.

Le *lupus* se propage vers les paupières et à la conjonctive ; la *tuberculose* et la *syphilis* envahissent en outre l'intérieur du globe.

Le *purpura* s'observe sur la peau, la conjonctive et les membranes profondes.

L'*alopécie* atteint les cils (*madarosis*) et les sourcils.

Les *poux* de tête, les poux de corps, les poux du pubis surtout, se rencontrent dans les sourcils et jusque dans les cils.

Inutile d'ajouter que les tumeurs malignes de la peau se propagent à l'œil et que les brûlures, directement ou par irritation de voisinage, produisent souvent de graves désordres immédiats et consécutifs.

Les *exanthèmes fébriles* de la rougeole, de la scarlatine, de la fièvre typhoïde, etc. peuvent se manifester aussi du côté des paupières, de la conjonctive et même de la cornée, dont tous les épithéliums sont d'origine ectodermique. On observe alors de la rougeur, des vésicules, des pustules. Des abcès kératiques se rencontrent souvent. Ils sont considérés comme d'origine métastatique mais, dans bien des cas, proviennent aussi d'infection externe. La malpropreté, la stagnation du pus, du mucus, ou de larmes septiques autour de l'œil, la macération, le peu de résistance générale des malades ou des convalescents, constituent des conditions très favorables aux érosions épithéliales et à l'inoculation kératique. La prophylaxie oculaire, dans ces maladies générales, est importante puisque la variole, avant la vaccine, faisait 35 p. 100 des aveugles et n'en donnait plus, après, que 7 p. 100. La toilette et le traitement oculaires ne sont pas moins importants.

CHAPITRE IV

RAPPORTS DES AFFECTIONS OCULAIRES
AVEC LES MALADIES GÉNÉRALES OU DIATHÉSIQUES

Il nous reste à étudier les rapports des maladies de l'œil avec celles qu'engendrent certains états généraux, diathésiques ou infectieux comme le nervosisme, le rhumatisme, la goutte, le lymphatisme, la tuberculose, la lèpre, la syphilis et celles qui relèvent de causes communes, pathologiques, originelles ou traumatiques, comme les tumeurs, les anomalies et les blessures.

Nous les passerons successivement en revue dans des paragraphes spéciaux.

I. — NERVOSISME

Il en est du nervosisme comme du lymphatisme ; ses limites sont indécises et sa compréhension paraît incertaine. Cependant, en clinique, le nervosisme a un sens. Il indique une certaine vivacité d'allure chez les patients, de l'impressionnabilité, une grande sensibilité, parfois des réflexes excessifs. Les sujets sont remuants, brusques, loquaces. Ils battent fréquemment des paupières et sont affectés de spasmes, de vertiges, etc. Leurs yeux sont très mobiles ; ils sont très sensibles aux impressions physiques ou morales. Les enfants et les femmes sont fréquemment nerveux, ou lymphatico-nerveux ; de même les sujets secs, maigres, adultes ou vieillards.

Les affections oculaires diverses prennent chez ces malades des caractères exagérés. La douleur, les réflexes, les spasmes sont très marqués ; nous rencontrons de simples conjonctivites qui, par le fait du nervosisme, sont une cause de tourments sérieux et entraînent une impotence visuelle notable. Une sorte de kopiopie s'observe également. Certains blépharospasmes n'ont pas d'autre origine. Beaucoup de strabiques sont des nerveux ou des névropathes. L'hystérie est au sommet de l'échelle du nervosisme sans en présenter toujours les allures. Les nerveux sont de puissants réactionnels et ils compliquent parfois l'aspect de certaines affections banales : conjonctivites, blépharites, kératites. Ils peuvent, enfin, déterminer de graves accidents opératoires pendant l'extraction de la cataracte, l'iridectomie. Il convient avec eux d'être toujours en garde, de donner préalablement du chloral, du bromure, et, dans les cas graves, de pratiquer l'anesthésie générale.

II. — RHUMATISME OCULAIRE

Certaines manifestations oculaires du rhumatisme sont aujourd'hui bien établies ; d'autres restent encore discutées.

STOLL (1809) indique la conjonctivite ; la sclérotite, l'épisclérite, la ténonite, l'iritis, les choroïdites, les rétinites, les névrites, les paralysies musculaires sont ensuite étudiées à ce point de vue par les auteurs.

Les ophtalmies rhumatismales sont assez communes. On les observerait surtout dans les climats brumeux et par les temps humides. Les adultes semblent particulièrement atteints, les hommes aussi bien que les femmes.

Les diverses formes de rhumatisme articulaire, aigu, chronique et abar ticulaire, présentent des localisations, surtout du côté des séreuses et des fibreuses de l'œil (de WECKER).

Le *rhumatisme articulaire aigu* est rarement en cause (CHARCOT). On y rencontre cependant la conjonctivite, l'iritis. La blennorrhagie est une cause occasionnelle, car on voit des rhumatisants, à chaque écoulement, être affectés simultanément de troubles articulaires et oculaires.

Dans le *rhumatisme articulaire chronique,* les ophtalmies sont plus fréquentes et plus graves que dans le rhumatisme aigu. L'iritis s'observe souvent dans la forme noueuse ; viendraient ensuite, par ordre de fréquence, la sclérite, la conjonctivite et l'irido-choroïdite.

Dans le *rhumatisme abarticulaire,* les lésions oculaires sont moins caractéristiques et tendent, chez l'adulte et le vieillard, vers les formes goutteuses. Les alternances avec les poussées musculaires ou névralgiques restent cependant significatives.

A côté de ces trois formes rhumatismales, il en existe quelques autres plus ou moins larvées dans lesquelles des lésions oculaires peuvent également se manifester.

D'autre part, de même que certaines formes de rhumatisme sont aujourd'hui reconnues comme appartenant à la tuberculose (rhumatisme tuberculeux de PONCET), on tend à lui attribuer les affections oculaires correspondantes (tuberculides, tuberculies de L. Don).

Toutes les parties de l'œil étant influencées par la diathèse ou l'infection rhumatismale, nous étudierons à ce point de vue les conjonctivites, sclérites et épisclérites, ténonites, kératites, iritis, choroïdites, rétinites, névrites, et les paralysies musculaires.

Conjonctivites. — On les observe dans toutes les manifestations du rhumatisme. La cause générale intervient soit pour favoriser le développement de la conjonctivite, soit pour l'entretenir ou l'aggraver. Une cause locale, provocatrice, comme des écarts de régime, les veillées, les fatigues, les poussières, est fréquemment constatée.

Les formes cliniques sont variables :

1° *Conjonctivite simple.* — Elle est caractérisée par une vascularisation serrée, épisclérale, des saillies folliculaires de la conjonctive, de la rougeur et surtout des sensations de gravier et de lourdeur palpébrale. Il y a peu ou pas de sécrétion, une sensation de sécheresse marquée. Pas de complications ; allures chroniques.

2° *Conjonctivite catarrhale.* — On constate de la rougeur conjonctivale, de l'œdème des paupières et un écoulement catarrhal ou même catarrho-purulent plus ou moins abondant. Il coexiste volontiers des poussées rhumatismales articulaires d'une certaine intensité. Il y a souvent des complications kératiques ou iriennes.

3° *Conjonctivite blennorrhagique catarrho-rhumatismale.* — Elle survient sous forme catarrhale chez les blennorrhagiques sous l'influence (FOURNIER) ou en dehors (PANAS) du virus blennorrhagique. Cette variété est contestable. On peut toujours penser dans ces cas à une infection blennor-rhagique atténuée directe et on doit rechercher s'il n'existe pas de gono-coques dans les sécrétions.

4° *Conjonctivite herpétique, eczémateuse* et *érythémateuse*. — On les observe dans les blépharo-conjonctivites. Elles sont caractérisées par des vésicules, des croûtelles, des squames furfuracées ou encore de la simple rougeur. Il coexiste souvent de l'eczéma humide ou sec ; dans certains cas de susceptibilité excessive, en dehors des instillations de cocaïne ou d'atro-pine, etc., on peut sans préjudice d'infection septique, faire intervenir la diathèse arthritique (PANAS).

5° *Conjonctivite purulente*. — Elle présenterait, d'après MAURICE PERRIN, toutes les allures de la conjonctivite purulente ou catarrho-purulente, et parfois celles de l'ophtalmie blennorrhagique. Il coexisterait des lésions rhumatismales. On doit se préoccuper de la présence des gonocoques.

Sclérite. — Rare, elle atteint surtout le segment antérieur de l'œil et se caractérise par des plaques ardoisées diffuses.

Episclérite. — Elle est moins rare que la sclérite. On l'observe chez les adultes, hommes et femmes, rhumatisants ou goutteux. Elle est caractérisée par des rougeurs périkératiques irrégulières, parfois boutonneuses, et des marbrures violacées avec des douleurs plus ou moins vives et une vascula-risation parfois considérable. Il survient des poussées multiples et de nom-breuses récidives. La vision est souvent indemne, mais, à la longue, il se fait des lésions sous-jacentes de la sclérotique, et il peut se développer des staphylomes. On observe, enfin, des complications kératiques, iriennes et profondes.

Ténonite. — C'est l'inflammation de la séreuse péri-oculaire. Sa nature rhumatismale est fréquente et paraît assez bien établie par PANAS. On observe ici, comme dans les autres ténonites, de l'œdème palpébral, du chémosis des douleurs péri-orbitaires, souvent une légère exophtalmie et de la stase rétinienne. Les degrés sont plus ou moins marqués. L'œdème peut être peu considérable et l'exophtalmie manquer absolument. Un seul œil ou les deux yeux sont affectés. Il existe toujours des symptômes de rhumatisme ou les attributs généraux de la diathèse arthritique.

DRANSART a publié des cas d'amplyopie et d'amaurose que l'on doit proba-blement rapporter à des ténonites rhumatismales sans chémosis.

Kératites. — Elles prennent l'aspect de la kératite interstitielle (PARI-NAUD), mais elles sont moins diffuses, plus localisées. On constate une infil-tration irrégulière des espaces cornéens, de la sclérite, des lésions rhuma-tismales, articulaires ou autres. La guérison survient plus ou moins vite. L'absence de syphilis, la présence de sclérite, l'action du froid, la conco-mitance des manifestations et de l'hérédité rhumatismales établissent la nature de la kératite.

Iritis. — C'est une forme fréquente (25 p. 100) d'ophtalmie rhumatismale.

Elle est séreuse ou plastique : plastique, elle se caractérise par des exsudats iriens, des adhérences irido-capsulaires et les troubles ordinaires de l'iritis, rougeur périkératique, aspect terne, diminution de la vue, irrégularité pupillaire ; séreuse, elle constitue la descemétite, aquo-capsulite ou kératite ponctuée avec le trouble de l'humeur aqueuse et les dépôts kératiques piquetés. Parfois il survient des complications choroïdiennes. La marche est lente, l'affection souvent monoculaire et les récidives restent assez fréquentes (iritis à répétition).

Cyclites. — Exsudatives ou purulentes, elles sont exceptionnelles, mais incontestables (MARSEILLE et BOUCHERON).

Choroïdites. — Elles sont relativement rares et prennent diverses formes. La choroïdite exsudative disséminée offre les signes habituels relevant d'autres causes et siège dans toute l'étendue de l'œil, parfois dans les parties équatoriales. Tout le tractus uvéal peut être affecté et présenter alors les formes diverses de l'irido-choroïdite ou de l'irido-cyclo-choroïdite. Il survient aussi de la tension glaucomateuse. Les choroïdites peuvent guérir complètement, mais elles sont généralement graves par tension excessive, distension chorio-rétinienne, troubles du vitré, etc. L'atrophie a été constatée.

Névrites et rétinites. — Les *rétinites* sont rares et consécutives à des lésions de sclérites, d'iritis, ou à des troubles circulatoires cardiopathiques. Elles présentent des signes, ophtalmoscopiques ordinaires et se modifient assez rapidement. La *névrite aiguë* est plus souvent observée, à début brusque, monoculaire d'après PARINAUD, toujours binoculaire, selon DE WECKER.

Paralysies musculaires. — Elles sont assez communes et précédées parfois de névralgies. Tous les muscles peuvent être touchés, mais le moteur oculaire externe semble plus fréquemment atteint. Il ne faut cependant pas admettre d'emblée la nature rhumatismale des paralysies musculaires, car elles sont souvent les premières manifestations du tabes, de la sclérose en plaques ou de la syphilis ignorée.

PATHOGÉNIE. — Les troubles humoraux et surtout l'infection spécifique nous permettent de concevoir les rapports du rhumatisme et des lésions oculaires. Les tissus séreux et fibreux sont affectés ici comme ailleurs. L'espace de Tenon, l'épisclère, le tractus uvéal, les gaines optiques sont dans des conditions analogues à celles des espaces séreux articulaires ou péri-articulaires.. A la suite de fatigue, de froid, de congestion et d'injection circulatoire de l'œil, celui-ci peut être affecté. Il y aura une aggravation par des poussées rhumatiques ou alternance avec elles. La démonstration, toutefois, ne sera absolue que lorsque les agents chimiques ou microbiens du rhumatisme auront été rencontrés dans les affections oculaires comme dans les cavités synoviales ou articulaires.

DIAGNOSTIC. — Les affections oculaires de nature rhumatismale ne présentent pas toujours des caractères très accusés. On constate des lésions

oculaires et des troubles rhumatisants d'une part, et l'absence, d'autre part,
de toute cause habituelle, syphilis, scrofule. Il y a parfois alternance entre
les manifestations oculaires et articulaires. Enfin, l'état général, la marche,
les récidives et les modifications thérapeutiques corroborent le diagnostic.

PRONOSTIC. — Il doit être en rapport avec la nature, le siège et l'intensité
des manifestations ; il est bon d'être réservé sur la durée et l'extension des
lésions, car des récidives et des complications inattendues s'observent
fréquemment.

TRAITEMENT. — Dans des ophtalmies rhumatismales, le traitement doit
être local, mais il importe aussi d'instituer un traitement général.

Localement les conjonctivites catarrhales seront améliorées par les
lavages chauds, les douches, les collyres au cuivre, au zinc et à l'alun. Les
conjonctivites purulentes ou catarrho-purulentes relèvent surtout du nitrate
d'argent. Les ténonites, les épisclérites se trouvent bien parfois de scarifications et fort mal des caustiques chimiques. L'application réitérée des pointes
de feu est un bon traitement de l'épisclérite. L'adrénaline à 1 : 5000 en
instillations, plusieurs fois par jour, les injections sous-conjonctivales d'air
stérilisé (KÖSTER) agissent également très bien dans l'épisclérite. Les kératites
sont justiciables de la dionine, des injections sous-conjonctivales de NaCl,
tandis que les iritis demandent, sauf tension excessive, des mydriatiques.
Enfin, les choroïdites et les neuro-rétinites sont modifiées par les injections
sous-conjonctivales de salicylate de soude. L'immobilité, le repos, un faible
éclairage sont indiqués. Dix à douze sangsues aux tempes sont souvent
utiles.

Au point de vue général, on conseillera les sudorifiques, les diurétiques,
les laxatifs, les purgatifs, les révulsifs. Le bicarbonate de soude (2 à
5 grammes), le salicylate de soude ou l'aspirine (2 à 5 grammes) dans la
phase aiguë, le salicylate de lithine à la période de déclin des accidents
(2 grammes), l'iodure, l'arsenic, la colchicine (ABADIE), le sulfate de quinine,
les calmants ont des indications multiples. Pour compléter la guérison ou
éviter les récidives, l'hydrothérapie, les eaux de la Bourboule, Néris, Vichy,
Vals, Plombières, Royat seront parfois conseillées.

III. — L'ARTÉRIO-SCLÉROSE OCULAIRE

La définition de l'artério-sclérose est malaisée ; on s'accorde à dire
qu'elle est constituée par une endo-périartérite scléreuse des petits vaisseaux
coïncidant à peu près toujours avec l'athérome des plus gros (RÖHMER). Mais
l'artério-sclérose, affection des petits vaisseaux souvent très étendue et
l'athérome, affection des gros vaisseaux plus limitée appartiennent-elles au
même processus morbide ? On sait qu'il est facile de reproduire l'athérome
à l'aide de l'extrait capsulaire ou l'adrénaline (JOSUÉ) et qu'il est plus

difficile de reproduire les lésions de l'artério-sclérose. Toujours est-il que l'artério-sclérose est un produit de surmenage artériel, de l'hypertension qui pèse sur les parois vasculaires et qui en provoque la réaction endo-périartérielle (HUCHARD).

Les causes qui déterminent ces modifications d'abord fonctionnelles et ensuite anatomiques sont d'abord les infections (syphilis, grippe, paludisme), ensuite les intoxications (alcoolisme, tabagisme, saturnisme, auto-intoxication alimentaire et par surmenage), enfin les troubles de nutrition (goutte, diabète, rhumatisme, hérédité). Quant à la sénilité, il est évident que l'âge intervient dans ce sens que les lésions installées à un moment de la vie, de par leur tendance à progresser, seront plus prononcées chez le vieillard. Mais comme tous les vieillards n'ont pas la même hérédité, ni les mêmes infections et intoxications, ni surtout les mêmes habitudes alimentaires (alimentation carnée, alcoolisme), tous ne présentent pas les mêmes altérations.

Malgré cela, les premières recherches de l'artério-sclérose oculaire ont porté sur les altérations séniles (DONDERS, MÜLLER), comme aussi plus tard les recherches sur l'artério-sclérose uvéale (KERSCHBAUMER), rétinienne (KUHNT) se sont adressé à l'œil sénile. A signaler encore les travaux de LORING, NETTLESHIP, GALEZOWSKI, HAAB, STREIF, v. MICHEL, HERTEL, etc.

Nous examinerons avec RÖHMER, rapporteur de cette question à la Société française d'ophtalmologie, session de 1906, l'artério-sclérose oculaire en général et l'obstruction des vaisseaux du fond de l'œil, réservant les hémorragies rétiniennes et les rapports de l'artério-sclérose oculaire avec le glaucome pour les chapitres concernant ces affections.

Artério-sclérose oculaire en général. — L'endartérite des artères du fond de l'œil constitue la base de l'affection (E. HERTEL). Cette endartérite est due à une prolifération de l'endothélium vasculaire, à une multiplication des fibres élastiques et conjonctives dans les couches moyenne et interne des artères et des veines, pouvant aller jusqu'à l'endartérite oblitérante. On a voulu rattacher à l'artério-sclérose oculaire la cataracte sénile en incriminant l'athérome de la carotide (v. MICHEL), mais les recherches sur la tension artérielle dans la cataracte ont toujours donné une pression normale (FRENKEL, GARIPUY, MÉO). De même, l'obstruction des artères ciliaires, par conséquent de la choroïde, par embolie des vaisseaux ciliaires, est encore peu connue. Par contre, les anévrismes des vaisseaux rétiniens, surtout les anévrismes miliaires, sont intéressants à étudier.

Si l'on suit les artères depuis la papille jusqu'à la périphérie de la rétine, on ne laissera échapper aucune des petites hémorragies répandues le long des vaisseaux. Elle se différencient par leurs limites irrégulières et par l'absence du reflet central qui se voit sur l'anévrisme miliaire. On ne confondra pas la coudure d'un vaisseau avec une dilatation localisée. Souvent les anévrismes apparaissent rangés le long d'un vaisseau, comme des perles enfilées sur une ficelle ; ils sont le point de départ fréquent des hémorragies rétiniennes. Si pendant la vie, on recherchait attentivement l'état des artères rétiniennes, on les découvrirait plus souvent qu'on ne l'a fait jusqu'à présent.

Les angionévroses avec leurs contractures et les troubles passagers de la vision (Grœnouw, Braunstein) sont peut-être un premier stade de cette affection. Ici appartient probablement l'amaurose épileptiforme de Jackson. De même beaucoup de cas de thromboses ou d'embolies de l'artère centrale avec signes d'amaurose passagère peuvent s'expliquer par une angionévrose ou spasme par hypertension, et par sclérose vasculaire. Les contractures peuvent disparaître, mais elles peuvent aussi amener une thrombose de l'artère centrale et la cécité (Wagenmann).

Les symptômes ophtalmoscopiques sont loin d'être constants ou même fréquents. On a signalé l'aspect rétréci, serpentant des vaisseaux, des pulsations sous forme de déplacements et courbures latérales, des tortuosités, des étranglements artériels, etc. ; dans les phases plus avancées, un épaississement fusiforme de la paroi vasculaire. Les veines sont relativement élargies et offrent par places des rétrécissements et des dilatations variqueuses. Enfin, dans les phases les plus avancées, les artères sont transformées en filaments blancs dépourvus de tout contenu sanguin, avec quelquefois des dépôts brillants le long des parois, avec atrophie papillaire.

On sait que l'hémorragie rétinienne est souvent un avertissement d'une hémorragie cérébrale possible (de Lapersonne). Inversement, l'artério-sclérose cérébrale s'étend souvent aux vaisseaux du nerf optique et de la rétine dont elle amène l'œdème périphérique (Felsen). Le mauvais pronostic vital des hémorragies rétiniennes est admis par beaucoup d'oculistes ; par contre, les hémorragies spontanées sous-conjonctivales ne paraissent avoir aucune signification fâcheuse (Trousseau).

Obstruction des vaisseaux du fond de l'œil. — Depuis la description faite par de Graefe (1859) de l'embolie de l'artère centrale de la rétine, on confondait sous ce nom toutes les obstructions vasculaires et les hémorragies de la gaine du nerf optique. Mauthner a montré que la thrombose peut donner le même tableau clinique. Au point de vue microscopique, Raehlmann, Wagenmann, Haab et ses élèves Reimar, Streif, Welt, Galinowska, ont montré le rôle de la prolifération endothéliale dans la genèse de ces accidents. Le travail récent le plus complet sur cette question est dû à Harms.

Il résulte de toutes les recherches modernes que l'embolie est exceptionnelle, bien que possible aux deux yeux simultanément (van Duyse), et que l'obstruction des vaisseaux rétiniens est due à une thrombose par endartérite proliférante. .

Au début, il y a prolifération endothéliale avec desquamation et prolifération du tissu conjonctif de la tunique externe, et cela aussi bien quand il y a endartérite qu'en cas d'endophlébite. Plus tard, l'endothélium fait saillie dans la lumière du vaisseau qui peut même être obstruée; la couche élastique se multiplie et se plisse, la couche musculeuse et adventice s'épaississent, dans les artères à un degré bien plus prononcé que dans les veines. La thrombose est le résultat fatal de telles altérations des parois (HARMS).

Les altérations anatomiques de la rétine consécutives à l'obstruction des artères consistent dans l'atrophie des couches internes y compris la couche moyenne des grains. Les couches externes de la rétine ainsi que l'épithélium pigmentaire restent intactes. Le nerf optique subit une légère atrophie des fibres nerveuses en amont, tandis que vers la rétine il y a prolifération du tissu interstitiel, avec diminution de la névroglie, d'où aussi réduction de l'épaisseur du nerf. Cette atrophie serait mécanique, par compression, d'après BERNHEIMER, inflammatoire d'après OPPENHEIM et SIEMERLING.

Les *symptômes* consistent en une amaurose subite, souvent précédée de cécités passagères. A l'ophtalmoscope, on trouve une étroitesse extrême des artères, un trouble blanchâtre de la rétine autour du nerf optique et de la macula, une tache rouge cerise au niveau de la macula. Dans la thrombose, le plus souvent le calibre des vaisseaux est interrompu par des portions blanches alternant avec des colonnes sanguines. Dans une période plus avancée, le trouble rétinien disparaît, ainsi que les hémorragies qui auraient pu se produire sur la macula, la rétine redevient transparente. Les vaisseaux se transforment partiellement en cordons blancs. La papille dont les limites sont redevenues nettes offre l'aspect atrophique avec une étroitesse spéciale des vaisseaux. Dans l'obstruction isolée des branches collatérales, les mêmes altérations sont limitées au département rétinien privé de circulation. Mais on peut aussi observer l'image de l'infarctus hémorragique.

L'obstruction peut se produire de quatre manières différentes : 1° par obstacle mécanique ou anatomique (rare), 2° par endartérite proliférante (c'est le cas le plus fréquent), 3° par œdème des parois du vaisseau (cause adjuvante), 4° par contraction ou par affaissement des parois vasculaires.

En somme, les accidents les plus fréquents d'obstruction vasculaire sont produits par l'endartérite proliférante.

Le *pronostic* est variable suivant les cas. Il n'est pas rare que la cécité reste définitive et complète. Quand il s'agit d'une obstruction incomplète du tronc, la vision peut être conservée, au moins en partie, pendant des mois. D'ailleurs, la lésion primitive peut être suivie des obstructions dans d'autres départements artériels qui peuvent compromettre l'existence.

Le *traitement* est généralement impuissant ; on a essayé la digitale à l'intérieur, la ponction de la chambre antérieure, l'iridectomie, le massage, la compression de l'œil dans l'orbite, la ligature de la carotide, sans que les résultats soient encourageants pour renouveler ces tentatives (RÖHMER).

IV. — GOUTTE OCULAIRE.

On a nié l'influence de la goutte dans les maladies oculaires. La plupart des auteurs, médecins ou oculistes, l'admettent cependant comme cause générale dans les ophtalmies externes ou internes.

Barthez, Stoll, Sichel, Garrod, Galezowski, Guéneau de Mussy, Verneuil, Zychon, dans sa thèse, et beaucoup d'autres lui font jouer un rôle étiologique assez important. *Totum corpus est podagra*, disait Sydenham. Le ralentissement de la nutrition (Bouchard), l'excès d'acide urique qui en résulte ne sauraient laisser l'œil indifférent.

Les localisations oculaires de la goutte peuvent se faire dans les annexes ou les diverses membranes de l'œil.

On a exceptionnellement observé des *concrétions calcaires* et uratiques près du bord ciliaire, dans l'épaisseur de la muqueuse ou à l'orifice des glandes de Meibomius. La paupière est congestionnée, la conjonctive injectée, il survient de la photophobie et des douleurs. En renversant les paupières, on voit des petits points blanchâtres que l'on peut enlever avec une aiguille.

La *blépharite pityriasique* relèverait parfois de la diathèse goutteuse.

La *conjonctivite* a été rencontrée chez des goutteux. Dans plusieurs cas, Morgagni, Lecorché, Galezowski ont observé des inflammations plus ou moins vives de la conjonctive brusquement guéries par l'apparition d'un accès de goutte. Des hémorragies conjonctivales ont été également constatées.

La *kératite* goutteuse est rare. On observerait habituellement, d'après Peter, le cercle sénile. Galezowski a indiqué la dégénérescence calcaire de la cornée. Il existerait une bantelette nuageuse dans le diamètre horizontal qui empiéterait lentement vers la pupille et diminuerait progressivement la vision des deux côtés. On y rencontrerait des fines granulations calcaires comme semées dans l'épithélium et que l'on enlève par raclage. Les sujets présentent tous des attributs de la goutte. Dans un cas, d'ailleurs, Chevallereau a pu y déceler des cristaux d'acide urique.

La *sclérite* goutteuse est beaucoup moins rare et constitue parfois la première manifestation diathésique. Garrod a constaté dans trois faits des dépôts scléroticaux d'urate de soude. Il se produit une saillie boutonneuse sur un ou plusieurs points de la sclérotique antérieure avec vascularisation notable ; l'iris et la cornée s'enflamment et les douleurs sont vives. A la longue, la rougeur fait place à une teinte ardoisée, et toute inflammation disparaît. De nouvelles poussées peuvent se produire. Enfin, l'inflammation scléroticale alterne parfois avec un accès de goutte articulaire. Abadie aurait même observé, dans certaines scléro-choroïdites antérieures, de petites élevures, au moment des crises, et analogues à des tophi.

L'*iritis* goutteuse est assez fréquente, d'après Galezowski, et caractérisée par des violentes douleurs. Il existe ordinairement des exsudats pupillaires qui entraînent des adhérences irido-capsulaires. La forme séreuse a été observée. On a rencontré de l'hyphéma. « Chaque fois que vous verrez une iritis hémorragique, a dit GALEZOWSKI, cherchez la goutte. » L'iritis goutteuse est sujette à de fréquentes répétitions et aboutit parfois au glaucome ou à l'atrophie complète du globe. Les sangsues, au début, une iridectomie plus tard sont parfois utiles.

La *choroïdite* et la *cyclite* ont été notées soit comme affections primitives, soit surtout à la suite de l'iritis. Des hémorragies, des flocons vitréens, de l'atrophie consécutive ont été indiqués par GALEZOWSKI.

Les *chorio-rétinites, rétinites, neuro-rétinites* ont été décrites par HIRSCHBERG, BULL. Les troubles étaient binoculaires. Les vaisseaux rétiniens ou choroïdiens présentaient de l'artério-sclérose. Les couches internes de la rétine, surtout vers la macula, étaient infiltrées par un exsudat jaunâtre.

La *cataracte* goutteuse n'offre pas de caractères spéciaux. On sait seulement qu'elle n'est pas rare dans la goutte et que les complications opératoires y sont plus fréquentes.

Le *glaucome* goutteux a été indiqué par BEER, SICHEL, etc. La diathèse goutteuse doit, en effet, jouer un rôle fâcheux dans l'excrétion des liquides oculaires ; mais on ne l'a jamais bien démontré.

Les *thromboses* consécutives à l'endartérite semblent parfois d'origine goutteuse. La *migraine ophtalmique* serait fréquemment liée à des accidents goutteux variés.

On devrait, enfin, rapporter à la goutte quelques *paralysies de la troisième et de la sixième paire* dans lesquelles la paralysie est consécutive à un accès de goutte ou alterne avec lui.

Le diagnostic de la nature goutteuse des troubles oculaires que nous venons d'indiquer repose sur les antécédents héréditaires ou personnels, sur l'analyse des urines, du sang ou des concrétions, enfin sur leurs rapports avec les accidents goutteux.

Le traitement local sera approprié à la lésion oculaire, mais le traitement général spécifique ne sera jamais négligé.

V. — LYMPHATISME OCULAIRE

Le lymphatisme est un état constitutionnel à retentissement oculaire fréquent. Mal défini nosologiquement, il est, en clinique, suffisamment caractérisé par ses manifestations extérieures. Il va du lymphatisme simple à la strume, à la scrofule et à la tuberculose. Au point de vue constitutionnel, il n'y a en l'espèce qu'une question de degré.

Le lymphatisme est ordinairement, mais à tort, identifié avec la scrofule ; on le considère comme son équivalent ; ce n'en est qu'un diminutif. La scrofule, aux temps hippocratiques, était un état purement local et correspondait aux écrouelles. Plus tard, elle fut considérée comme une affection générale, une viciation organique. De notre temps on établit ses rapports avec la tuberculose. Hérard, en 1849, considère la scrofule comme une maladie constitutionnelle à manifestations locales diverses, offrant de grandes affinités avec la tuberculose, mais devant en être distinguée. Bazin, en 1861, insiste sur son caractère constitutionnel, héréditaire et l'étend jusqu'à comprendre la tuberculose. Actuellement les uns, les cliniciens surtout, maintiennent la scrofule à côté de la tuberculose, et les autres, les anatomo-pathologistes et les biologistes de préférence, suppriment la scrofule au profit de la tuberculose.

Arloing (1884), au point de vue expérimental, cependant, ne veut pas de confusion. Il établit que des produits tuberculeux ganglionnaires inoculés au lapin et au cobaye les rendent tous deux tuberculeux, tandis que des produits scrofuleux tuberculisent le cobaye, mais laissent le lapin indemne. Pour lui, ou bien la scrofule et la tuberculose sont des affections voisines, mais causées par des virus différents, ou bien elles dérivent d'un même virus dont l'activité est plus ou moins modifiée dans la forme scrofuleuse.

Il en est en oculistique comme en pathologie générale : la scrofule y est fortement contestée. Augagneur et Désir de Fortunet ont essayé de la rayer définitivement de la nosologie oculaire et la même tendance règne dans les travaux de rhinologistes comme Ziem (de Dantzig), Couetoux (de Nantes), Röhrer (de Zürich), etc. D'après ces auteurs, la syphilis héréditaire tardive et la tuberculose ont dépossédé la scrofule de ses principaux attributs ; ils lui enlèvent aussi les affections oculaires et les adénopathies. Pour eux, la scrofule oculaire n'existe pas plus que la scrofule cutanée, ganglionnaire, osseuse, etc. Toutes les lésions dites scrofuleuses sont syphilitiques, tuberculeuses ou infectieuses. C'est une exécution un peu sommaire. La scrofule disparue, d'ailleurs, le lymphatisme doit-il sombrer avec elle ? Nous ne le croyons pas.

Que certaines lésions dites autrefois scrofuleuses soient reconnues aujourd'hui comme syphilitiques ou tuberculeuses, que d'autres deviennent microbiennes, le fait est certain, mais qu'importe ! L'infection n'exige-t-elle pas un terrain propice et toute graine ne réclame-t-elle pas son terrain ? Le lymphatisme est le terrain de diverses infections, et, à ce titre, il mérite sa place parmi les états constitutionnels morbides. La scrofule n'étant peut-être qu'un état exagéré du lymphatisme, doit aussi, jusqu'à preuve du contraire, bénéficier de ces considérations. Il s'agit en fin de compte, de la grande influence des états généraux en pathologie oculaire, influence si bien établie par l'enseignement de l'école de Montpellier et les travaux répétés de Verneuil.

On peut considérer le lymphatisme comme une véritable diathèse ou, mieux, comme un état constitutionnel. On admet alors pour lui sinon la création de toutes pièces, sans adjuvant extérieur (Grasset), de certaines affections, au moins son influence préliminaire ou prédisposante à certaines localisations ou à certaines infections (Bouchard).

Nos prédécesseurs ne doutaient guère de la scrofule oculaire. Arlt, Galezowski, de nos jours, se sont faits les ardents défenseurs de cette origine.

Nous abandonnons la scrofule proprement dite, mais nous retenons comme terrain morbide le lymphatisme, qui contient d'ailleurs la scrofule comme la tuberculose, et nous admettons son influence morbide constitutionnelle au même titre que l'influence morbide constitutionnelle du rhumatisme et de la goutte.

Si l'hypothèse du lymphatisme comme diathèse est excessive ou dangereuse en tant qu'elle porte à négliger ou à mettre au second plan la lésion locale, la notion du lymphatisme comme terrain d'infection est éminemment nécessaire en pathologie comme en thérapeutique.

Le lymphatisme, en général, est caractérisé par la prédominance des éléments lymphatiques, « des humeurs ». La blancheur et la finesse de la peau, la mollesse des chairs, l'abondance de la graisse, parfois la bouffissure de la face, le développement ganglionnaire et l'excès des globules blancs en constituent les symptômes fondamentaux. Ils sont plus ou moins développés et atteignent toute leur ampleur dans la scrofule tuberculeuse où des abcès ganglionnaires, des ulcérations cutanées, la rhinite, les lésions blépharriques ou kératiques donnent un cachet particulier au terrain lymphatique.

Le lymphatisme est héréditaire et provient de parents tuberculeux, syphilitiques, alcooliques, miséreux, âgés, etc. C'est le produit banal de toutes les dégradations organiques des ascendants immédiats. On l'observe chez les enfants, parfois chez les adolescents; l'adulte et le vieillard portent cependant des traces d'un lymphatisme excessif, et nous retrouverons parfois son influence morbide. Les femmes sont plus lymphatiques que les hommes et le restent plus longtemps.

Les affections qui s'observent chez les lymphatiques sont très nombreuses. Celles qui s'y rattachent le plus ordinairement sont la blépharite, la conjonctivite purulente pseudo-membraneuse, la kératite phlycténulaire, certains états lacrymaux, le trachome.

La *blépharite* est très vasculaire ou glandulo-ciliaire, caractérisée par le gonflement marginal et la pustulation ciliaire.

La *conjonctivite* présente une fine vascularisation émaillée de vésicules ou de pustules; elle est surtout localisée à la région tarsienne et bulbaire. Dans la conjonctivite intense des enfants, on note parfois la forme purulente ou muco-purulente à jetage excessif (VALUDE), et la forme pseudo-membraneuse à membrane superficielle grisâtre. Peut-être ces formes exsudatives sont-elles liées à une infection spéciale; elles ne s'observent guère, néanmoins, que chez les sujets jeunes et lymphatiques.

La *kérato conjonctivite* strumeuse, pour nous *lymphatique infectieuse*, est microbienne, mais surtout lymphatique. La blépharite, la conjonctivite, les lésions cornéennes qui la caractérisent sont en raison directe du degré lymphatique des sujets.

Il en est de même pour certaines *kératites lacrymales* (TRUC). Le même état lacrymal qui chez des sujets vigoureux, secs, nerveux ou sanguins, n'entraîne aucune lésion cornéenne ou aucun abcès froid, produit, chez les lymphatiques, des ulcères superficiels à répétition et des leucomes consécutifs. Il s'agit de jeunes sujets ou d'adultes très lymphatiques. La désinfection lacrymale des ulcères cornéens permet habituellement d'éviter les récidives.

Le *trachome* est souvent, quoique microbien, à terrain lymphatiqne. Il se développe surtout chez les enfants, les femmes, les sujets jeunes. Dans les familles granuleuses, les individus lymphatiques sont frappés et les autres restent indemnes; enfin, les complications, kératites et pannus sont plus en rapport avec l'état lymphatique qu'avec l'étendue ou l'ancienneté des granulations. Un traitement anti-strumeux favorise la guérison granuleuse. La forme de l'ophtalmie dépend du lymphatisme, car, tandis que les granulations lymphoïdes se présentent surtout chez les sujets lymphatiques, les granulations scléroïdes abondent chez les autres.

Le même sujet, en vieillissant, c'est-à-dire en modifiant ses tissus, passe de la forme lymphoïde à la forme scléroïde.

L'état général seul fait, en somme, la forme et les complications du trachome.

Le diagnostic de l'état lymphatique est surtout général et formé sur l'habitus extérieur du sujet. Les rhinites, les éruptions eczémateuses ou impétigineuses, les cicatrices cutanées ou adéniques coïncidant avec les affections oculaires permettent d'en établir la cause générale.

Le pronostic est aggravé par le lymphatisme excessif, qui entrave la guérison locale, mais il est surtout établi par la nature et le degré des lésions oculaires.

Le traitement est d'abord local, antiseptique, et variable avec les manifestations oculaires. Il doit être aussi général. Les iodures, les phosphates, de l'huile foie de morue, les bains de mer, les frictions cutanées, une bonne alimentation, de l'exercice seront les meilleurs moyens de modifier à la longue la constitution des sujets et d'éviter les récidives.

VI. — TUBERCULOSE OCULAIRE

L'œil est un terrain expérimental favorable à l'inoculation tuberculeuse. Défendu à l'extérieur par des conditions biologiques défavorables au bacille de Koch, il permet à celui-ci un rapide développement dans son intérieur. L'humidité, la chaleur et l'alcalinité légère de la conjonctive favorisent le développement microbien sous-conjonctival, et, malgré le courant lacrymal, entretiennent, comme on dit, une riche flore bactérienne; mais le bacille de Koch n'y prospère pas.

On a vainement déposé sur la conjonctive du lapin des cultures tuberculeuses; avec ou sans plaies, malgré la suture palpébrale, l'inoculation a échoué (VALUDE). Par l'injection sous-conjonctivale ou l'infection spécifique d'une large plaie, on obtient une inoculation fréquente, et, au bout de quinze jours, une éruption tuberculeuse manifeste.

PANAS et VASSAUX ont inoculé la cornée et indiqué les stades suivants d'évolution :

Pendant huit à dix jours, pas de trouble cornéen, *incubation*; les tubercules *évoluent* du huitième au vingt-deuxième jour dans l'épithélium, puis produisent des colonies diffuses et aboutissent à l'*ulcération*; enfin, du douzième au quarante-quatrième jour, il se fait de la vascularisation, la plaie se déterge, se répare et se *cicatrise*.

Les inoculations cornéennes ont peu de tendance à se généraliser. Dans les expériences précédentes, la cornée seule a été affectée et, malgré l'observation des animaux pendant six et huit mois, il n'y a pas eu d'infection générale.

La chambre antérieure est un milieu fertile pour la tuberculose. Dès 1877, Cohnheim, en y portant des matières tuberculeuses, obtint des résultats complets. Comme il est aisé de le constater, la marche infectieuse est très régulière.

Les matières tuberculeuses provoquent une faible réaction et sont résorbées; vers le vingtième jour chez le lapin et le douzième chez le cobaye, on voit une iritis, et simultanément, ou quelques jours après, il survient des nodosités tuberculeuses. Dès lors, les tubercules se développent, envahissent l'iris, la plaie cornéenne expérimentale, perforent l'œil et subissent la dégénérescence caséeuse. Le corps ciliaire et la choroïde sont souvent infectés. Gillet de Grandmont a inoculé avec succès à un lapin du tubercule pris sur un sujet mort depuis quarante-huit heures ; le tubercule avait été préalablement plongé dans une solution alcoolique phéniquée au quart. Deutschmann a injecté avec une seringue de Pravaz, à de jeunes animaux, du pus tuberculeux sous la voûte cranienne ; il s'est produit de la méningite tuberculeuse, de l'œdème et de la rougeur, puis de l'atrophie papillaire, sans tuberculose des membranes de l'œil.

La tuberculose oculaire primitive ou secondaire est relativement rare. Elle est connue depuis longtemps, mais n'a été étudiée que depuis la découverte du bacille de Koch. Elle est aussi très rare dans la tuberculose généralisée d'une manière certaine. Les cas publiés en Allemagne sont plus nombreux qu'en France, non parce qu'on les reconnaît mieux, mais parce qu'on a pris pour tuberculeuses des lésions différentes (Vossius).

Guéneau de Mussy, dès 1837, signalait dans la choroïde d'une jeune fille morte phtisique de petits grains jaunâtres. En 1869, Gradenigo a relaté un cas de tuberculose irienne et Bouchut un autre de tuberculose optique. Des conjonctivites, des sclérotites, des kératites du même ordre ont été publiées depuis que A. Koehler, élève du professeur Rohmer, de Nancy a fait de la question une étude complète que nous mettrons largement à profit.

L'œil est rarement tuberculeux; il le devient par infection primitive ou secondaire. La conjonctive, la cornée, les voies lacrymales sont, d'après l'observation et l'expérimentation (Valude), assez réfractaires à la tuberculose, tandis que la chambre antérieure est un milieu de prédilection pour l'inoculation bacillaire. L'introduction de débris tuberculeux, nous l'avons souvent constaté, produit à peu près toujours une iritis spécifique. Le tubercule oculaire est blanchâtre, jaunâtre ou constitue une ulcération irrégulière à fond grisâtre. Histologiquement, il présente des cellules géantes entourées d'une couronne épithélioïde et de cellules embryonnaires. La cellule géante n'est pas pathognomonique, car elle peut manquer, se rencontrer dans la gomme, le lupus, le sarcome, et nous avons publié un cas de prétendue tuberculose optique qui n'était autre que du sarcome. Au point de vue biologique, le tubercule est caractérisé par le bacille de Koch. Il peut se faire qu'on ne trouve pas de bacille dans une tumeur et que cependant celle-ci, inoculée dans la chambre antérieure d'un lapin, produise une iritis et une généralisation bacillaire.

Les caractères tuberculeux résident donc dans l'aspect clinique, dans la structure anatomique, et surtout dans la réaction biologique. La présence de bacilles tuberculeux impose définitivement le diagnostic.

La tuberculose se rencontre, excepté le cristallin, sur toutes les parties de l'œil.

Conjonctive. — ROSTED a signalé le premier cas de tuberculose conjonctivale en 1873 ; il en existe aujourd'hui de nombreuses observations.

La conjonctivite bacillaire se présente sous diverses formes : folliculaire, nodulaire, ulcéreuse.

On trouve, suivant les cas, sur la conjonctive du cul-de-sac, des élevures grisâtres ou gris-jaunâtres et de petits points miliaires sur la région tarsienne et même au niveau du bulbe ; ou voit aussi parfois de petites tumeurs ; enfin, quand la fonte survient, il existe des ulcérations cratériformes anfractueuses à fond jaunâtre.

On rencontre parfois au début, dans la forme miliaire, de l'œdème palpébral, de la photophobie, du larmoiement et même un écoulement catarrhopurulent ; cet état se montre encore, avec quelques douleurs, à la période ulcéreuse ; presque toujours, les ganglions maxillaires et surtout auriculaires sont engorgés ; souvent enfin le sujet est strumeux et présente des cicatrices ou des lésions tuberculeuses concomitantes.

La tuberculose conjonctivale pourrait être confondue avec la conjonctivite folliculeuse et trachomateuse. Les points tuberculeux sont, toutefois, plus jaunâtres, arrondis, et font place à des ulcérations ; les ganglions sont engorgés ; cependant dans certains cas, le diagnostic est difficile et doit être appuyé de recherches anatomiques et biologiques. Cette tuberculose quoique assez grave, peut guérir complètement, mais donne lieu à de fréquentes récidives. Les lésions primitives sont plus redoutables que les lésions secondaires.

Cornée. — La tuberculose de la cornée se produit généralement par propagation. Elle est constituée par des nodules jaunâtres ou grisâtres, des ulcérations irrégulières, caséeuses, allant toujours de la phériphérie au centre.

Au début, la cornée devient nébuleuse, puis il apparaît un point blanc jaunâtre qui fait saillie sous l'épithélium cornéen ; parfois, d'après PANAS, les nodules primitifs ne déterminent aucune réaction kératique. Plus tard, les nodules se ramollissent, se vident et laissent un ulcère cornéen qui, d'abord atone, se vascularise et guérit en laissant un leucome. L'évolution des nodules se fait volontiers par poussées successives; la récidive est fréquente.

Dans bien des cas, la tuberculose cornéenne est facilement soupçonnée ; il en est ainsi quand il existe de la tuberculose pulmonaire, ganglionnaire ou périkératique; d'autres fois, l'aspect jaunâtre et la fonte cellulaire donnent de précieuses indications. Toutefois, l'examen bacillaire et l'inoculation seront seuls démonstratifs.

Cette affection est relativement bénigne et n'entraîne que des leucomes superficiels.

Sclérotique. — La tuberculose scléroticale est presque toujours secondaire. Elle se présente sous la forme nodulaire ou boutonneuse, comme dans la sclérite et l'épisclérite banales, rhumatismales ou syphilitiques, mais aboutit à l'ulcération. Il existe souvent un ou plusieurs tubercules; d'ordinaire, tout le segment antérieur est plus ou moins envahi; on connaît, enfin, des faits dans lesquels la tuberculose occupait le segment postérieur autour du nerf optique. Certains auteurs allemands croient cette affection relativement fréquente, mais ils attribuent la sclérite syphilitique et beaucoup de sclérites ou épisclérites rhumatismales à l'infection tuberculeuse.

La tuberculose est grave surtout quand elle est produite par propagation irienne ou ciliaire; elle entraîne fréquemment alors de l'atrophie bulbaire consécutive.

Tractus uvéal. — KOEHLER, de 1880 à 1892, sur quatre-vingts observations, constate la tuberculose à tout âge, mais surtout avant vingt ans; il observe aussi qu'elle est à peu près toujours secondaire, consécutive à une infection générale préexistante, ne survient, en un mot, que chez des tuberculeux.

1° *Iris.* — L'iritis tuberculeuse peut être tout d'abord d'allures banales, mais elle présente ultérieurement une infiltration miliaire, de vrais tuberculomes.

Chez les enfants, les granulations tuberculeuses ont une marche rapide et constituent des tumeurs grisâtres, peu vascularisées, qui augmentent de volume et remplissent la chambre antérieure en provoquant des troubles de l'humeur aqueuse, la disparition de la vision, le ramollissement et l'atrophie de l'organe; il y a parfois ouverture spontanée. La lésion évolue généralement en quelques mois. Chez les adultes, les nodules tuberculeux sont très irritants et provoquent une violente iritis avec aquo-capsulite, ou bien, chose fréquente après trente ou trente-cinq ans, les nodules apparaissent insidieusement et subissent une marche régressive. On a, enfin, décrit une forme bénigne de tuberculose irienne atténuée, qui pourrait guérir complètement, rapidement et sans traitement chirurgical.

L'iritis tuberculeuse est caractérisée par des nodules, par leur fonte ou leur régression. Les nodules sont plus ou moins agglomérés, peu volumineux et situés à la périphérie, vers le corps ciliaire. Les gommes sont peu nombreuses et paraissent surtout fréquentes vers l'iris.

Les lésions de voisinage ou viscérales, les antécédents constituent des éléments diagnostiques importants ; l'examen bacillaire et les inoculations en sont les facteurs démonstratifs.

Cette affection est assez grave au point de vue local et fonctionnel, puisque l'organe est souvent perdu, et aussi, au point de vue général, par les conséquences de la généralisation. Toutefois, il s'en faut qu'elle soit toujours funeste, car les tubercules de l'iris peuvent s'amender et disparaître sous l'influence du traitement général et même spontanément (SILEX).

2° *Corps ciliaire.* — La tuberculose ciliaire, généralement secondaire, prend les allures de la cyclite séreuse, purulente ou plastique ; elle est

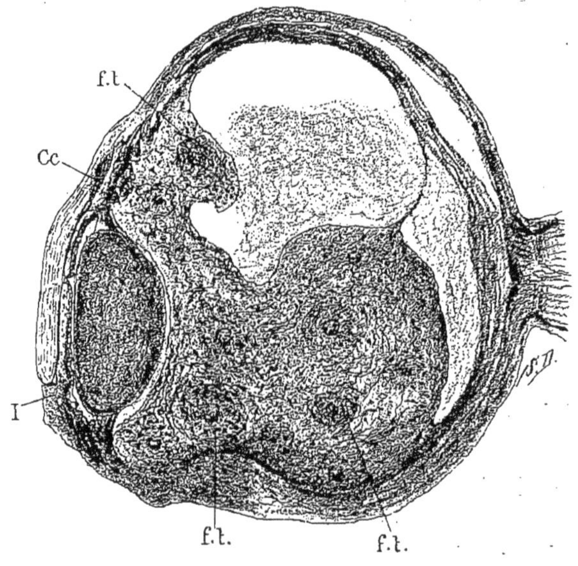

Fig. 142. — Tuberculose oculaire. (Faible grossissement) (VIEUSSE).

I, iris. — Cc, corps ciliaire. — *f. t*, follicules tuberculeux conglomérés.

ordinairement reconnue à l'examen post-opératoire ; elle nécessite l'énucléation, mais celle-ci est d'un effet incertain contre la propagation et la généralisation bacillaires.

3° *Choroïde.* — La tuberculose choroïdienne est circonscrite ou diffuse, unilatérale ou bilatérale. COHNHEIM prétend qu'elle est le précurseur certain de la tuberculose miliaire aiguë généralisée.

Dans la choroïdite tuberculeuse miliaire, les tubercules sont petits, arrondis, grisâtres, multiples, de 2 à 40 et même 50. Cette lésion serait fréquente dans les méningites tuberculeuses. Dans la choroïdite tuberculeuse chronique, les nodules sont plus ou moins nombreux vers la macula et la papille, d'aspect blanc jaunâtre ou rosé, saillants et accompagnés d'hémorragies ou de lésions pigmentaires. Ils siègent surtout vers la chorio-capillaire.

On observe la tuberculose choroïdienne dans la granulie pulmonaire, insidieuse dans la forme disséminée, plus bruyante dans la forme confluente.

Il existe souvent de l'hypotonie et de l'atrophie du globe ; les récidives sont fréquentes.

Les exsudats purulents, le gliome ou le sarcome de la choroïde, dans certains cas et au début, peuvent en imposer pour une tuberculose choroïdienne ; mais la marche de l'affection est généralement plus lente.

Le diagnostic général de la tuberculose uvéenne repose sur l'existence des nodules grisâtres ou gris jaunâtres de l'iris, de la choroïde, et l'irrégularité ou l'infiltration irrégulière et chronique de la cornée, etc. ; elle est surtout établie par la constatation du tubercule, du bacille de Koch, et le

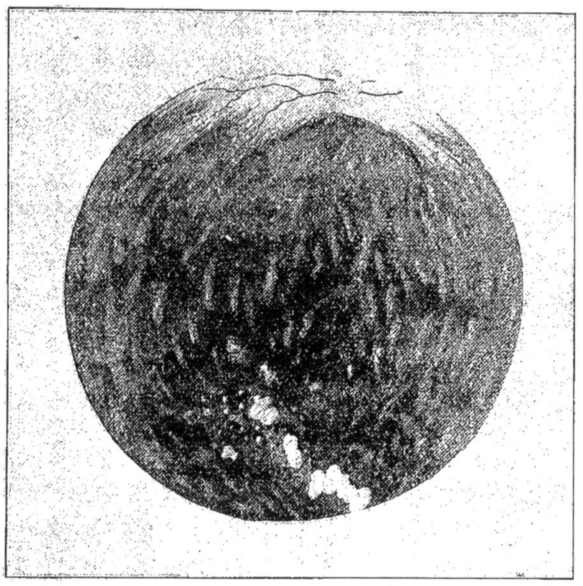

Fig. 143. — Tuberculose de la choroïde (Rollet et Aurand).

résultat positif de l'inoculation aux animaux. La preuve biologique est seule péremptoire.

Le pronostic découle du siège, de l'étendue des lésions et du traitement plus ou moins radical appliqué. La tuberculose primitive conjonctivale ou kératique est relativement bénigne, celle de l'iris est variable. Quant aux lésions bacillaires secondaires ou profondes, elles aboutissent à la perte de l'œil et à la généralisation tuberculeuse.

Corps vitré. — Il peut être tuberculeux primitivement ; mais il est d'ailleurs plutôt infecté par propagation de l'iris ou du corps ciliaire. C'est exceptionnel.

Nerf optique. — Le nerf optique est influencé par la tuberculose méningée, mais d'une manière banale ; il présente alors des troubles inflammatoires ou mécaniques des tumeurs. Il peut devenir cependant

tuberculeux ; on possède quelques observations démonstratives où il existait des infiltrations tuberculeuses primitives ou consécutives à une
méningite bacillaire. Toute la papille peut être rouge jaunâtre et montrer
des nodules rougeâtres. La lésion a été généralement constatée à l'autopsie, et le diagnostic se base sur les lésions concomitantes et les antécédents spécifiques des malades.

Rétine. — La tuberculose rétinienne serait toujours secondaire. Les
nodules occuperaient les couches nerveuses de la rétine. La perte de l'œil
est à peu près certaine et l'infection générale probable.

TRAITEMENT. — Le traitement de la tuberculose oculaire doit être local
et général. Le traitement *géneral* a pour objet l'accroissement de la résistance de l'organisme à l'infection totale et la destruction des bacilles par
son action propre. Il comporte des toniques, des iodiques, des arsenicaux ;
on a conseillé l'iodoforme à l'intérieur (0^{gr},05 par jour), l'hygiène musculaire
et respiratoire.

Le traitement *local* vise la destruction directe des foyers tuberculeux.
Si l'infection est générale, très étendue, et la lésion oculaire un simple épiphénomène avant-coureur de la terminaison prochaine, on devra réserver
toute action chirurgicale ; dans le cas contraire où la lésion oculaire est la
première manifestation tuberculeuse, il y aura lieu d'agir localement par
une exérèse complète des parties infectées. Sur les paupières, la conjonctive, la sclérotique, la cornée, les ulcérations tuberculeuses seront modifiées par la curette et surtout le fer rouge, simple, galvanique ou thermique.
Les nodules tuberculeux simples seront traités de même ; dans certains
cas, on pourra en pratiquer l'ablation totale.

Dans les cas d'iritis tuberculeuse localisée, on a préconisé l'iridectomie
simple, et TERSON, dans un cas, n'a pas constaté de récidive douze ans
après. DE WECKER a même prétendu que l'ablation partielle pouvait suffire.
On a toutefois observé la récidive rapide, dans la plaie. La diffusion des
granulations tuberculeuses, l'extension de quelques-unes, leur récidive
commandent l'énucléation. Il ne faut pas oublier cependant que le traitement général a suffi parfois pour produire la guérison. Les moyens médicaux toujours, l'iridectomie dans la tuberculose irienne bien délimitée,
l'énucléation dans les autres cas sont les moyens graduellement indiqués.

On doit se tenir dans la réserve chirurgicale la plus absolue à l'égard
des tubercules de la choroïde et du corps ciliaire.

La tuberculose ciliaire n'implique guère que l'énucléation, et la tuberculose choroïdienne, malgré l'énucléation, s'est toujours développée dans
l'autre œil, produisant des méningites et de la généralisation. Il en est de
même pour la tuberculose rétinienne et optique où le diagnostic est difficile
et incertain. La tuberculine de Koch, employée dans un certain nombre de
cas, n'a donné que de médiocres résultats et mérite, jusqu'à nouvel ordre,
d'être abandonnée.

VII. — LÈPRE OCULAIRE

La lèpre occupe fréquemment les paupières et envahit le globe oculaire. Poncet (de Cluny) admet trois formes : léonine ou tuberculeuse, antonine ou nerveuse, lazarine ou ulcéreuse. Il a rencontré des microbes analogues à ceux de la tuberculose dans les cellules et en dehors des cellules. Hansen, puis Neisser, les avaient décrits. Philipsen a constaté des bacilles surtout à la périphérie des cellules. Ils sont courts et composés de deux moitiés séparées au centre par une ligne pâle.

Les microbes de la lèpre produisent toutes les lésions de cette maladie, les tubercules de la peau palpébrale, de la conjonctive comme de la cornée. Ils pénètrent progressivement dans l'œil et le désorganisent lentement. Peut-être cependant, chose douteuse, la lésion locale est-elle initiale et représente-t-elle le foyer d'infection (Poncet). S'il en était ainsi, l'ablation s'imposerait et permettrait d'obtenir une guérison complète.

Les poils des sourcils, des cils, sont altérés et tombent ; les paupières, la conjonctive sont farcies de gros tubercules ; la cornée elle-même très épaissie, est infiltrée en nappe et en foyer ; dans un cas de Meyer, examiné anatomiquement par Berger, elle était transformée en une tumeur lépreuse. L'iris, le corps ciliaire, la choroïde et la rétine sont successivement envahis. Le canal de Schlemm et l'espace de Fontana sont particulièrement affectés. La sclérotique est peu touchée, mais l'épisclère l'est parfois.

Les tumeurs lépreuses ressemblent beaucoup à des tumeurs fibro-sarcomateuses ou tuberculeuses (Berger). Il importe, en l'espèce, d'être prudent et de bien déterminer, par l'examen histologique, microbien et biologique, la nature des lésions et des bacilles.

L'affection est ordinairement bilatérale, et le tiers des lépreux devient aveugle. D'après les observations de Hulanicki, dans les léproseries de Dorpat et de Riga, près des trois quarts des sujets présentent des lésions oculaires. Le globe est cependant bien moins souvent affecté que les paupières.

Le traitement général ou local de la lèpre ne donne pas encore de brillants résultats. Le traitement des nodules lépreux des paupières est identique à celui des lésions lépreuses des autres parties du tégument. On peut employer la cautérisation. Dans les infiltrations épisclérales, cette cautérisation est particulièrement utile. L'infiltration cornéenne pourrait être enrayée, le plus souvent, par la kératotomie. La cicatrice de la section cornéenne faite dans les parties transparentes de cette membrane, au delà de l'infiltration lépreuse, formerait un obstacle souvent infranchissable pour la propagation du trouble cornéen. Il importe de traiter de bonne heure la lagophtalmie et l'ectropion par la blépharorraphie ou la blépharoplastie, de manière à éviter le plus longtemps possible les ulcérations cornéennes.

VIII. — SYPHILIS OCULAIRE

La syphilis oculaire revêt des formes multiples et offre une grande fréquence. Elle atteint toutes les parties de l'œil et provoque des manifestations diverses ; elle survient à toutes les périodes de l'infection, mais surtout à la période secondo-tertiaire et tertiaire ; elle est, enfin, héréditaire ou acquise.

Nous étudierons d'abord la syphilis acquise dans ses localisations et périodes diverses, puis la syphilis héréditaire.

Syphilis acquise. — La syphilis acquise peut se manifester pendant toute l'existence de l'individu. Depuis l'accident primaire, qui est le chancre, jusqu'à la période quaternaire ou de cachexie, les yeux peuvent être atteints.

Les lésions vont généralement de la surface à la profondeur des organes. Le chancre sera cutané ou muqueux, les lésions internes sont souvent tertiaires. Il est vrai que des gommes se montrent aux paupières et que l'iris est surtout touché à la période secondaire ou secondo-tertiaire ; mais, d'une manière générale et avec le temps, les parties les plus délicates, les nerfs, les centres nerveux sont affectés aussi.

Paupières et conjonctive. — Elles peuvent présenter des chancres, des plaques muqueuses, des papules diverses et des gommes.

Le chancre syphilitique des paupières et de la conjonctive est exceptionnel (1 sur 800). « C'est un accident, dit RICORD, qui ne saute que rarement aux yeux, et ce n'est pas, dans tous les cas, celui qui rend le plus ordinairement l'amour aveugle. » On l'observe chez l'adulte, mais on l'a rencontré chez l'enfant ; il est souvent d'origine professionnelle (médecins, accoucheuses).

On peut diviser le chancre en palpébral ou cutané, marginal et commissural externe ou interne. Le premier est parcheminé ; le second, à forme ulcéreuse ; le dernier, l'interne surtout, représente plutôt une sorte de tumeur (FOURNIER). Quoi qu'il en soit, comme le dit ROLLET, il est toujours induré, à bords arrondis, taillés à pic où à l'évidoir. GALEZOWSKI croit qu'il débute généralement par la conjonctive ou le bord marginal. Le chancre conjonctival est soit marginal, soit muqueux, d'aspect ulcéreux ou opalin dans les diverses formes. Le gonflement est plus ou moins marqué ; les ganglions auriculaires et maxillaires sont engorgés.

La lésion disparaît plus ou moins rapidement, d'ordinaire en quelques semaines.

L'ulcération chancreuse ressemble à celle de l'épithélium ; mais celui-ci apparaît chez les vieillards, ses bords sont irréguliers, parfois déchiquetés, à marche lente, sans infection ganglionnaire. La tumeur commissurale interne rappelle la mucocèle, mais sans troubles lacrymaux; enfin, l'évolution rapide de la vérole et les accidents secondaires lèvent bientôt tous les doutes diagnostiques.

Les *papules* se rencontrent parfois avec leurs caractères cuivrés ou brunâtres sur la peau des paupières et la conjonctive (MEYER). Sur la conjonctive, ce sont plutôt des érosions superficielles siégeant sur le bord marginal ou les commissures ; sur les paupières mêmes, on peut rencontrer, sous l'influence de l'humidité, comme au niveau des commissures digitales, sous le sein ou au niveau des plis cutanés, de véritables plaques muqueuses.

Les *gommes* s'observent dans le tissu cellulaire sous-cutané ou, comme l'a bien indiqué BOUISSON, dans les muscles palpébraux. Elles sont plus ou moins volumineuses, semi-fluctuantes. Elles ressemblent aux kystes sébacés, mais le manque de point noir glandulaire, leur multiplicité, les antécédents spécifiques évitent toute confusion.

DE WECKER a rencontré un cas de gomme conjonctivale.

Les lésions palpébrales prennent parfois la forme *serpigineuse* ou *tuberculeuse*. On constate alors, comme sur le front, le nez, les joues, ou les lèvres, des élevures multiples qui, à la longue, s'ulcèrent, s'étendent, se recouvrent de croûtes et détruisent largement les parties sous-jacentes, puis constituent de graves cicatrices. En s'appuyant sur le mode de début, les allures, les antécédents, on ne les confondra pas avec l'épithélioma. Tandis que le chancre, les papules et même les gommes sont des lésions relativement bénignes, les syphilides tuberculeuses et serpigineuses sont absolument malignes et entraînent, au point de vue esthétique ou fonctionnel, des conséquences fâcheuses.

Appareil lacrymal. — Les *glandes* lacrymales sont peu affectées. On a cité quelques cas de dacryo-adénite avec gonflement plus ou moins marqué. BULL a rencontré un cas où les douleurs étaient si vives qu'il fallut pratiquer l'ablation de la glande. Les éléments conjonctifs sont seuls hypertrophiés.

Les *voies lacrymales* sont assez rarement syphilisées et les parois osseuses sont plus souvent atteintes que les parties molles. Dans tous les cas il s'agit d'infiltration gommeuse. LAREBIÈRE a publié divers faits dans lesquels il y avait tumeur et fistule lacrymales ; on a constaté plusieurs fois l'ulcération de la tumeur avec des bords grisâtres ou rougeâtres, légèrement indurés ou stationnaires. TAYLOR, d'après JULIEN, a rapporté deux cas d'infiltration gommeuse des caroncules lacrymales. Dans l'un on crut à un cancer et on fit l'ablation ; dans l'autre la résolution fut obtenue, mais il survint de l'atrophie avec larmoiement persistant.

Les *parois osseuses lacrymales* présentent parfois des gommes. Elles siègent sur la partie supérieure du canal osseux, sur l'unguis, le maxillaire et le frontal, généralement à l'union du canal nasal et du sac lacrymal. La périostite et l'ostéite syphilitiques, l'hypcrostose et l'exostose des parois lacrymales se rencontrent encore. Dans les gommes osseuses lacrymales, on constate de la tuméfaction, de l'empâtement et du larmoiement avec une sténose plus ou moins grande des conduits. Dans l'ostéite et la périostite, outre ces phénomènes, on note de la dénudation des parois ; dans les hyperostoses et l'exostose, des irrégularités et de la sténose des conduits. Les antécédents, la concomitance des phénomènes spécifiques et surtout les rapides résultats du traitement ioduré sont les meilleurs éléments du diagnostic.

Muscles. — La syphilis provoque des paralysies musculaires. Rollet a cité un cas de gomme, mais cela est exceptionnel. Les impuissances fonctionnelles consécutives aux tumeurs osseuses spécifiques sont généralement mécaniques. Presque toujours, il s'agit de paralysies portant sur les centres nerveux ou les cordons périphériques.

Les paralysies musculaires sont fréquentes. Ricord les considérait comme « la signature oculaire de la vérole ». Elles attaquent presque exclusivement la troisième et la sixième paire, moins souvent, peut-être, la quatrième. Elles sont reconnues par leurs caractères objectifs étant le plus souvent partielles et même parcellaires (Fournier) ou subjectifs, et leur cause est établie surtout par les antécédents du sujet ou le traitement spécifique.

Orbite. — On y trouve seulement des lésions tertiaires, périostiques ou osseuses : exostoses, hyperostoses, périostoses. Le début est périostique ou osseux et de nature gommeuse. Peu à peu il survient de l'hypertrophie ou de la néo-formation osseuse. Dans l'hyperostose, il existe de l'épaississement, du rétrécissement orbitaire avec gêne des mouvements, propulsion du globe et lésions oculaires. Dans l'exostose, on constate une ou plusieurs saillies osseuses dans l'orbite, surtout à la partie supéro-interne ou supérieure qui devient le globe oculaire et entraînent de la diplopie, des troubles optiques, etc. L'exostose peut être spongieuse ou compacte ; elle est généralement éburnée. L'existence de la tumeur orbitaire est facile à constater par la déviation oculaire, la sensation digitale, une ponction au besoin. Sa nature est indiquée par les caractères et les antécédents du sujet. Les périostoses et les hyperostoses sont curables parfois au début par le traitement spécifique ; les exostoses exigent d'ordinaire à la période ultime une ablation complète, d'ailleurs très grave, à cause des prolongements craniens et des désordres céphaliques opératoires.

Cornée. — On constate sur la cornée de l'inflammation interstitielle diffuse et des gommes. La kératite interstitielle est surtout héréditaire. Les gommes de la cornée ont été récemment observées ; elles sont toutefois exceptionnelles. Dans un cas de Denarié et Gayet, on trouvait à la face postérieure de la cornée, soulevant la membrane de Descemet, une tuméfaction blanc jaunâtre constituée par des cellules embryonnaires. Les troubles locaux sont ceux des abcès et des infiltrations de la cornée : vue trouble, photophobie, larmoiement, etc. Fournier a signalé à la circonférence de la cornée des petits points jaunâtres, papulo-vésiculeux, du volume d'une demi-tête d'épingle, et qu'il rattache à la syphilis. Des syphilides diverses, les antécédents, l'action iodo-mercurique établiront surtout le diagnostic. La résolution complète est toujours possible.

On a publié plusieurs cas d'*épisclérite* gommeuse.

Cristallin. — Le cristallin peut être atteint par la syphilis. Non seulement il peut exister, consécutivement aux gommes du corps ciliaire ou aux adhérences irido-capsulaires, des cataractes capsulaires, mais encore des cataractes lenticulaires. D'après Bos, la syphilis toucherait le cristallin comme la rougeole, le diabète ; il s'agirait là de lésions d'origine ectodermique au même titre que l'alopécie, l'onyxis, et on devrait les rattacher à la période secondaire. On peut toutefois se demander si le trouble cristallinien ne serait pas le fait d'un vice nutritif se produisant insidieusement et primitivement sur le tractus uvéal ; la fréquence des troubles choroïdiens spécifiques permet de le penser.

Tractus uvéal. — L'*iritis* syphilitique est très fréquente, car plus de la moitié des iritis sont syphilitiques. Elle présente trois formes : séreuse, plastique, parenchymateuse. Les deux premières sont banales et ressemblent aux formes correspondantes du rhumatisme, de la blennorrhagie ; la dernière est tout à fait caractéristique.

L'iritis parenchymateuse est condylomateuse ; c'est une affection secondo-tertiaire ou tertiaire précoce ; elle apparaît durant les deux premières années, dès le second semestre ; elle peut aussi survenir très tardivement, exceptionnellement dans la syphilis héréditaire. Elle est bilatérale dans la moitié des cas.

On la rencontre dans les syphilis malignes. Le début est parfois insidieux, la marche lente, presque torpide ou bien franchement aiguë, douloureuse, même glaucomateuse. On observe fréquemment des complications ciliaires ou choroïdiennes qui constituent des irido-cyclites, des irido-choroïdites, etc. C'est une affection grave qui exige un traitement spécifique énergique et l'application de moyens médicaux ou chirurgicaux dirigés contre l'iritis ordinaire.

La *cyclite* survient dans le deuxième semestre de la syphilis ou quelques années après. Outre qu'elle peut compliquer l'iritis ou la choroïdite, la cyclite spécifique est parfois primitive. Elle est constituée par des gommes, des amas de cellules rondes qui entraînent l'amincissement, la saillie et la perforation de la sclérotique correspondante, provoquant de la rougeur, de vives douleurs et conduisant à l'atrophie globaire. C'est une affection grave. Un traitement énergique peut enrayer sa marche destructive et amener, sauf lésions définitives, une résolution complète ou partielle.

Les frictions hydrargyriques, les injections sous-conjonctivales de sublimé, les injections mercurielles sous-cutanées ou intra-musculaires sont nettement indiquées et peuvent éviter un désastre oculaire.

La *chorio-rétinite* est une affection secondo-tertiaire et tertiaire, se montrant plusieurs années après le début du chancre initial. On l'observe, à l'inverse de l'iritis, plutôt chez les femmes ; si les hommes irritent leurs yeux par le froid et les poussières, les femmes les fatiguent par les travaux minutieux de la couture et de la broderie. C'est un accident des syphilis malignes ; il est souvent précédé de poussées iriennes.

Très bien étudiée par DE GRAEFE, FOERSTER, et plus récemment par MASSELON, elle est très importante à connaître. On observe des lésions du vitré et des membranes profondes ainsi que des troubles fonctionnels.

Les *troubles du vitré* sont d'intensité variable, depuis un simple brouillard jusqu'à un état pulvérulent ou filamenteux du fond de l'œil. L'état pulvérulent est presque pathognomonique. Le trouble vitré est plus ou moins intense suivant les poussées choroïdiennes et les mouvements de l'œil qui déplacent les exsudats.

Les *troubles chorio-rétiniens* sont ophtalmoscopiques. On observe au niveau de la papille un halo à travers lequel apparaît le disque nerveux comme la lune à travers un nuage, ou un bec de gaz à travers un brouillard ; ce halo s'estompe et disparaît vers la périphérie où le fond de l'œil est transparent. On note parfois des lésions analogues vers la macula. Celle-ci est rougeâtre ou brunâtre, entourée d'un cercle grisâtre qui disparaît progressivement vers la périphérie : c'est une rétinite centrale ou maculaire récidivante et que DE GRAEFE a bien observée.

Les lésions chorio-rétiniennes ne sont pas exclusivement papillaires ou maculaires. On rencontre encore des formes pigmentaire, atrophique et fibreuse.

La *forme pigmentaire* est caractérisée par des taches de pigment occupant la périphérie rétinienne d'une manière irrégulière et offrant au centre de l'atrophie rétinienne, à travers laquelle apparaît le blanc de la sclérotique. Les lésions sont plus ou moins larges, massives ou discrètes ; elles sont toujours inégales et comme le produit d'un bouleversement pigmentaire. L'atrophie papillaire consécutive est fréquente.

La *forme atrophique* est précédée d'une éruption blanchâtre sous-vasculaire, peu saillante, entraînant l'atrophie plus ou moins rapide des points rétiniens affectés et du nerf optique.

La *forme fibreuse* est la conséquence des hémorragies chorio-rétiniennes qui surviennent par altération vasculaire qui souillent la rétine, la choroïde, et qui inondent le vitré. Les plaques fibreuses sont diffuses, irrégulières, rétractiles et destructives.

Dans toutes ces formes, la vision diminue et on a pu observer de la micropsie, de la métamorphopsie et de la dyschromatopsie ; l'héméralopie n'est pas rare ; les scotomes scintillants, d'après DE WECKER, sont fréquents. Les douleurs oculaires ou péri-oculaires semblent peu considérables.

L'affection a une allure grave mais sautillante ; les rechutes sont fréquentes. Les lésions oculaires entraînent souvent une amblyopie ou la cécité. Les lésions maculaires sont surtout redoutables au point de vue fonctionnel. Il y a lieu de surveiller l'apparition possible de manifestations cérébrales.

Le traitement spécifique doit être énergique, vigoureusement et longuement continué. Il est bon d'y ajouter les sudorifiques, les toniques, le repos oculaire, etc.

Nerf optique. — Il peut être affecté directement, ou bien indirectement, sous l'influence de lésions et tumeurs cérébrales. Il survient de la névrite, puis de l'atrophie. Au début, la papille est congestionnée, un peu floue, puis tout à fait diffuse, et ses bords en sont effacés. Ultérieurement le nerf peut s'atrophier. L'affection est grave, mais peut guérir. Un traitement actif amène, en effet, s'il est appliqué à temps, une résolution totale ou partielle.

Le pronostic général des lésions syphilitiques oculaires est assez grave (FOURNIER). Malgré un traitement spécifique énergique, les accidents tertiaires apparaissent dans la moitié des cas. La syphilis oculaire est souvent suivie à plus ou moins longue échéance d'accidents cérébraux. Il existerait aussi certains rapports entre telle lésion oculaire et tel accident tertiaire. L'iritis serait suivie plus souvent de lésions osseuses, tandis que la chorio-rétinite a donné plus souvent occasion à des lésions nerveuses. La névrite optique est suivie 8 fois sur 9 d'accidents cérébro-médullaires (MOTAIS).

Syphilis héréditaire. — L'hérédo-syphilis apparaît d'ordinaire à la naissance, dès les premiers mois de la vie ; on la voit aussi se manifester tardivement, pendant l'adolescence et même l'âge mûr (AUGAGNEUR, CHEVALLEREAU). Quand elle est tardive, il importe de la différencier de la syphilis acquise, et il faut alors mettre en œuvre les manifestations diathésiques les plus diverses.

La face supérieure est souvent déprimée et la racine du nez aplatie avec engorgement lacrymal. La voûte ogivale est très incurvée ; les incisives de la seconde dentition sont crénelées en V, en W, espacées, souvent cariées. On note parfois sur les os, sur les tibias surtout, des indurations indolores ; les ganglions sont durs, mobiles ; il y a de la dureté de l'ouïe, une intelligence débile ; des cicatrices spécifiques peuvent se rencontrer surtout aux commissures des lèvres. Ces diverses lésions sont plus ou moins significatives et indiquent l'origine de celles de l'œil ; parfois celles-ci sont par elles-mêmes démonstratives.

Les syphilitiques héréditaires présentent quelquefois des lésions cutanées ou muqueuses herpétiques, tuberculeuses ou croûteuses. On a noté des syphilides impétigineuses dans les sourcils. La périostose et l'ostéite naso-lacrymales se rencontrent assez souvent.

La *kératite interstitielle* est relativement fréquente. Elle débute chez les enfants de 6 à 15 ou 20 ans par des opacités irrégulières, diffuses, siégeant dans la trame cornéenne et provoquant une faible réaction kératique ou péri-kératique qui se prolonge plus ou moins longtemps et aboutit généralement, avec du temps, à une guérison presque complète. Il existe de l'infiltration granulo-graisseuse des corpuscules de la cornée. Cette affection, entrevue au point de vue étiologique par VELPEAU, a été rattachée dès 1857, par HUTCHINSON, à la syphilis héréditaire. Avec l'altération des dents qui sont crénelées, irrégulières, et avec les troubles de l'ouïe, la kératite interstitielle constitue la triade hérédo-syphilitique. Les auteurs s'accordent à admettre dans ce cas la syphilis héréditaire deux fois sur trois. PANAS, PERRIN et quelques ophtalmologistes nient toutefois sa spécificité. PANAS la considère surtout comme une affection hérédo-cachectique. ROLLET distingue trois cas : 1° la kératite est d'origine banale, non spécifique, chez un descendant de syphilitique guéri ; 2° il y a kératite dans une hérédo-syphilis dystrophique ; 3° il y a kératite dans une hérédo-syphilis virulente.

On a cité quelques cas de *cataractes* dans l'hérédo-syphilis.

L'*iritis* est exceptionnelle, mais non douteuse (HUTCHINSON), dans les premiers mois après la naissance.

Les *choroïdites*, *rétinites* et *névrites* ont été observées, mais très rarement. GALEZOWSKI rattache la rétinite pigmentaire plus souvent à la syphilis qu'à la consanguinité. Il lui rapporte aussi volontiers les malformations de l'orbite, des paupières, des voies lacrymales, des membranes profondes, la paralysie des nerfs ou des centres moteurs, enfin certaines anomalies comme l'astigmatisme.

Les *stigmates rudimentaires* de la syphilis congénitale (ANTONELLI) tels que le cadre pigmentaire, partiel ou total, de la papille, la teinte ardoisée de la région péri-papillaire, la pigmentation grenue de la région équatoriale se rapprochent des modifications analogues décrites comme variétés du fond de l'œil normal. De même, certaines altérations fonctionnelles considérées comme amblyopies congénitales, certaines amétropies et strabismes peuvent être d'origine syphilitique ; de même encore, certains cas de myopie monoculaire avec chorio-rétinite unilatérale.

L'hérédo-syphilis oculaire présente une réelle gravité au début de la vie, soit pour la vision, soit comme signification générale ; plus tard, dans la seconde enfance et l'adolescence surtout, ses manifestations sont moins redoutables.

Les lésions syphilitiques héréditaires sont assez caractéristiques (kératite interstitielle) ; cependant, en dehors des jeunes sujets, on doit toujours se préoccuper d'une infection récente. Les attributs généraux de l'hérédo-syphilis seront alors très importants pour le diagnostic.

Le traitement des affections syphilitiques de l'œil est différent suivant leur période. leurs caractères, leur siège. On employait autrefois le mercure par la voie dermique ou gastrique ; dans ces derniers temps, la thérapeutique hydrargyrique est devenue à la fois locale et générale. On a de la tendance à recourir aux injections mercurielles sous-conjonctivales et sous-cutanées. Au point de vue général, les sels solubles sont plus pratiques ; le sublimé, le peptonate, l'oxycyanure et le cyanure, maniés prudemment, n'offrent aucun inconvénient sérieux. Toutefois, on ne peut dénier que dans certains cas rebelles l'injection intramusculaire d'huile grise ou de calomel insoluble, soit plus active. ABADIE vient même de préconiser chaudement, dans les cas graves, les injections intraveineuses de bichlorure ou d'oxycyanure de mercure, et nous les avons employées depuis sans aucun inconvénient.

Il faut, en outre, prescrire l'administration énergique de l'iodure de potassium dans la période tertiaire. On a contesté à tort son efficacité. Pour CHIBRET, l'action est insignifiante contre les lésions spécifiques, et, avec NELSENS, il estime qu'il sert seulement à éliminer le mercure et à atténuer son action ; il lui reconnaît cependant de bons effets sur la cornée et la choroïde. Pour ABADIE, l'iodure est nuisible dans la chorio-rétinite spécifique. GALEZOWSKI insiste toujours sur le mercure en frictions cutanées de 2 grammes prolongées régulièrement pendant deux ans.

IX. — TUMEURS ET ULCÉRATIONS

On peut diviser cliniquement en bénignes et malignes les tumeurs de l'œil et des annexes.

Tumeurs bénignes. — Elles sont franchement ou relativement bénignes. Quelques-unes guérissent aisément et ne déterminent que des lésions minimes comme les granulations, les gommes, les lipomes, les kystes ; d'autres entraînent des désordres assez graves ou récidivent volontiers comme le tubercule. Toutes cependant restent en dehors de la classe des tumeurs progressives, envahissantes, récidivantes et métastatiques, des cancers.

Nous indiquerons ici les lésions suivantes : chalazions, gommes, tubercules, lipomes, ostéomes, kystes et encéphalocèles, dermoïdes, angiomes, pinguecula.

Les abcès, les orgelets, les ptérygions, les chancres sont des affections qui ne peuvent entrer dans la classe des tumeurs proprement dites et que nous étudierons plus tard.

Chalazions. — Ce sont de petites tumeurs fréquentes, consécutives à l'inflammation des glandes de Meibomius et qui siègent sur le bord ou dans l'épaisseur des paupières. Leur nombre et leurs dimensions varient beaucoup. On les observe chez les sujets strumeux, lymphatiques et arthritiques, à la suite des conjonctivites et des blépharites. Ils déterminent de la gêne et entretiennent une certaine irritation ambiante. Ils font saillie du côté de la muqueuse, de la peau ou du bord marginal. On les reconnaît à la vue et au toucher. Ils restent parfois tout petits, mais le plus souvent ils se développent par poussées ou, ayant acquis un certain volume, demeurent stationnaires ; quelques-uns aboutissent à l'ouverture spontanée ou à la suppuration et guérissent par retrait cicatriciel.

Ils sont constitués par un amas de petites cellules analogues à celles des gommes, des granulations ; on y trouve aussi des débris des glandes meibomiennes. On doit d'ordinaire en pratiquer l'ablation ou le curettage.

Gommes syphilitiques. — On les rencontre aux paupières, sur l'épisclère, la cornée (DÉNARIÉ), l'iris et le corps ciliaire. Elles sont fréquentes sur l'iris, autour de la pupille, exceptionnelles sur la cornée et la conjonctive, plus ordinaires quoique rares sur les paupières et les sourcils. Elles apparaissent à la période secondaire ou tertiaire sur l'iris et à la période tertiaire partout ailleurs.

Les gommes palpébrales présentent des dimensions parfois assez considérables, une consistance d'abcès froid, une régression lente. Les gommes sclérales et cornéennes s'ulcèrent et prennent l'aspect cratériforme.

Les gommes iriennes ou ciliaires ressemblent à de petits sarcomes arrondis, grisâtres ; autour de la pupille, ce sont de petites saillies rougeâtres, multiples, à évolution relativement rapide.

Les gommes sont constituées par une agglomération de petites cellules, de noyaux et de substance grenue sans enveloppe ; les vaisseaux y sont rares et subissent la dégénérescence hyaline. Le centre se ramollit et aboutit à l'ulcération ou à la régression sous l'influence d'un traitement spécifique énergique et hâtif.

Tubercules. — On les observe sous forme d'élevures, plates, un peu grisâtres sur la conjonctive et d'ulcérations à bords blanchâtres sur la cornée. Leurs caractères cliniques n'ont rien de pathognomonique. L'iris, le corps ciliaire, la choroïde sont surtout susceptibles d'être infectés. Les tubercules iriens sont analogues aux gommes, aux sarcomes, grisâtres, volumineux, mais entourés de petits points jaunâtres ou rougeâtres. Les tubercules ciliaires envahissent volontiers l'iris. Enfin, les tubercules choroïdiens sont papuleux, jaunâtres ou jaune rougeâtre.

Les tubercules sont constitués par des follicules ordinaires avec leurs cellules géantes et leur collerette épithélioïde ; on y trouve ordinairement le bacille de Koch.

La marche lente des ulcères, l'état général des sujets, des manifestations tuberculeuses extra-oculaires et surtout la présence du bacille de Koch ou les résultats positifs de l'inoculation permettent un diagnostic certain.

Le pronostic est grave, sauf pour la conjonctive, la cornée et même l'iris, où une guérison médicale ou chirurgicale est toujours possible. Le raclage, l'iridectomie sont alors indiqués. Pour le corps ciliaire et la sclérotique, l'énucléation s'impose, à moins que l'état ne soit devenu trop mauvais pour une telle intervention.

Lipomes. — Ils existent parfois sur les paupières, dans l'orbite, sous la conjonctive. Les lipomes palpébraux et orbitaires sont très rares et de consistance molle, lobulée. Les lipomes sous-conjonctivaux s'observent généralement en dehors ou en haut, dans l'espace compris entre le droit externe et le droit supérieur. Ils sont du volume d'un haricot, mobiles, pseudo-fluctuants. Leur origine paraît congénitale. L'ablation n'est indiquée que par le désir des malades ou la gêne palpébro-oculaire. On les extrait facilement et on les trouve souvent confondus avec la graisse orbitaire. Ce sont des lipomes purs, à cellules graisseuses, ou des fibro-lipomes à cellules graisseuses et fibres conjonctives nombreuses.

MITVALSKY a publié un cas de *myxome polypeux* de la cornée.

Ostéomes. — Ce sont des ossifications irrégulières que l'on rencontre dans les vieux moignons, sur l'iris, le corps ciliaire. On en a signalé dans la conjonctive, mais il s'agit là de simples curiosités anatomiques. Il n'en est pas ainsi des *exostoses* qui s'observent sur la paroi orbitaire supérieure ou interne, vers le sinus frontal et d'un seul côté. L'ostéophyte s'accompagne souvent d'hyperostose. Il peut être pédiculé ou libre. Les exostoses sont parfois volumineuses et pénètrent jusque dans la boîte cranienne (BERLIN). Les adhérences sont généralement faibles, mais exceptionnellement très grandes (PANAS).

L'extirpation est grave et la mort par méningite assez fréquente. Les causes de ces tumeurs sont mal connues et encore discutées. Leur structure est celle du tissu osseux éburné.

Kystes. — Ils sont très variables dans leur siège, leurs dimensions, leur aspect et leur structure.

L'*orbite* présente des kystes séro-hématiques, séreux, dermoïdes, hydatiques. Les kystes *séro-hématiques* sont rares. Les kystes *séreux* sont plus fréquents. Ils siègent sous la paupière inférieure, en bas et en dedans, sont congénitaux et coïncident avec l'anophtalmie ou la microphtalmie. Leur contenu est séreux et la poche offre une structure épithéliale. Il s'agit probablement d'une inclusion fœtale muqueuse ou dermique pendant l'évolution du globe. La ponction suffit rarement à la guérison. L'ablation après dissection profonde est justement préférée. Les *kystes dermoïdes* sont surtout internes et du volume d'une noisette. La poche est tapissée d'épithélium dermique et présente des poils, des glandes sébacées ou sudoripares. Le contenu est graisseux, huileux, sébacé. Il s'agit d'inclusion ectodermique au niveau de la fente branchiale naso-lacrymale. Les *kystes hydatiques* sont rares et présentent une paroi avec des vésicules fines et un liquide clair, riche en chlorures et pauvre en albumine.

La *queue du sourcil* est le siège de *kystes dermoïdes* congénitaux d'aspect cutané, du volume d'un pois, d'un haricot, d'une noix. Ces kystes sont rénitents et adhèrent par un prolongement à l'os sous-jacent. Le contenu est graisseux ou huileux ; il renferme souvent des poils. La paroi est dermique, à épithélium stratifié, avec glandes sébacées et glandes sudoripares. L'ablation avec dissection et raclage du pédicule est seule efficace.

Les *paupières* portent souvent de petits kystes transparents sur le bord ciliaire, du volume d'une tête d'épingle, provenant probablement des glandes de Moll (PONCET).

La *conjonctive* est le siège de kystes *séreux* simples ou *hydatiques.*

Au niveau du *limbe scléro-cornéen*, on a signalé des *kystes séreux congénitaux.*

L'*iris* présente des kystes séreux et des kystes perlés, dermoïdes. Les *dermoïdes* sont exceptionnels ; les *séreux* résultent peut-être d'une accumulation d'humeur aqueuse dans une invagination irienne (DE WECKER) ; les *perlés* proviendraient de traumatisme et de greffes épithéliales sur l'iris

(Masse). L'expectation ou l'ablation du kyste par iridectomie sont habituellement indiquées.

L'*encéphalocèle* siège presque toujours en haut ou en dedans de l'orbite.
L'orifice de communication a pu correspondre à la voûte orbitaire, à la fente
sphénoïdale, au trou optique ; mais, d'ordinaire, la hernie méningée ou
méningo-encéphalique se fait entre le frontal et l'ethmoïde. La tumeur est
fixe, fluctuante, réductible, à moins d'oblitération du conduit de communication. On la distingue aussi du dermoïde ; une ponction peut, d'ailleurs, être
nécessaire. L'expectation est généralement conseillée.

Dermoïdes. — En dehors des tumeurs kystiques de la queue du sourcil,
de l'angle interne, de l'iris, on observe des tumeurs dermoïdes de la conjonctive au niveau du *limbe scléro-cornéen.* Le dermoïde siège d'habitude à
la partie externe. Il est d'aspect grisâtre, du volume d'une lentille ou d'une
fève. Sa structure est franchement cutanée avec glandes sébacées, sudoripares, poils. Il se développe surtout vers la puberté.

L'ignipuncture et l'ablation constituent le traitement habituel.

Angiomes. — Ils siègent dans l'orbite, sur les paupières, la conjonctive,
l'iris, la choroïde. Ce sont ordinairement des nævi *muqueux* ou *cutanés* qui
sont congénitaux, se gonflent durant les cris, les efforts. Ils sont constitués
par des capillaires dilatés et anastomosés. Capables de guérir spontanément,
ils se développent d'ordinaire avec les années.

Les *nævi iriens* sont exceptionnels et ceux de la choroïde correspondent
fréquemment aux *angio-sarcomes.*

Pinguecula. — C'est une petite élevure jaunâtre située dans le diamètre horizontal du globe sur la conjonctive qui confine au limbe scléro-
cornéen, surtout en dedans. On la rencontre chez le vieillard. Il s'agit,
d'après Fuchs, de dégénérescence hyaline des fibres conjonctivales de la
conjonctive, de l'épisclère et des couches superficielles de la sclérotique.
C'est une production dystrophique sénile qui n'entraîne aucun inconvénient, si ce n'est de prédisposer au ptérygion, et qu'on doit ordinairement
respecter.

Tumeurs malignes. — Ces tumeurs constituent dans leur ensemble
le *cancer de l'œil.* Celui-ci est très fréquent. Après la mamelle, l'utérus et le
testicule, l'appareil oculaire est le plus souvent affecté. J. Tanchon donne la
proportion relative de 1 sur 400. A la clinique de Montpellier, nous trouvons
un cancer oculaire sur 250 malades. Le cancer siège sur les annexes, sur
l'œil même ou dans son intérieur.

On considérait autrefois seulement les formes cliniques squirreuses,
encéphaloïdes et mélaniques. Les recherches de Knapp, Hirschberg, Poncet,
Panas, Fuchs, Lagrange permettent d'établir des formes histologiques plus
nombreuses : l'épithélioma, le carcinome, le sarcome, le lymphome, le
gliome ou les diverses combinaisons : fibro-sarcome, glio-sarcome, lympho-
sarcome etc. Nous les étudierons successivement.

Épithélioma. — Il s'observe particulièrement sur les glandes lacrymales, la conjonctive, la caroncule et surtout les paupières.

Les épithéliomas *lacrymaux* et *caronculaires* sont des adéno-épithéliomas et d'ailleurs très rares. Les épithéliomas de la *conjonctive* siègent de préférence sur la muqueuse bulbaire et le limbe scléro-cornéen externe. La structure habituelle est franchement épithéliale ; dans les formes à marche rapide, on y observe des cellules embryonnaires. Des coccidies s'y rencontrent également. Enfin, il existe parfois du pigment.

Ces tumeurs sont végétantes, papilleuses et peuvent recouvrir complètement le globe oculaire sans l'altérer. Quand elles siègent vers le limbe scléro-cornéen, ces tumeurs deviennent mûriformes, petites, plates et se développent plus lentement. Elles marchent longtemps en surface, rarement en profondeur. Si elles pénètrent dans l'œil, c'est par la zone scléro-cornéenne (Lagrange). L'envahissement de l'iris et du corps ciliaire est généralement tardif.

Il est facile de distinguer les épithéliomas conjonctivaux ou épibulbaires des mélano-sarcomes, à l'aspect et à la structure, et des dermoïdes dont la surface est cutanée et pilifère. L'ablation rapide et la cautérisation ignée du point d'implantation sont indiquées. On doit cautériser s'il se fait des récidives et n'enlever l'œil qu'à la dernière extrémité.

L'épithélioma *palpébral*, ou *cancroïde*, débute par le bord marginal, le plus souvent vers l'angle interne ; il peut toutefois affecter primitivement la conjonctive et même les glandes conjonctivo-palpébrales. On trouve des cellules épithéliales ramifiées, tassées en îlots et entourées d'éléments conjonctifs ; il affecte le type plat, phagédénique, végétant ou papillomateux.

Dans tous les cas, les bords sont durs, le fond est irrégulier, sec ou sanieux, la marche progressive. L'épithélioma muqueux et glandulaire est envahissant. La propagation se fait en surface et en profondeur, et d'autant plus vite que les parties muqueuses sont plus touchées ; au niveau de l'angle interne, les voies lacrymales sont rapidement atteintes. Le retentissement ganglionnaire est nul ou tardif. La généralisation résulte de l'envahissement des vaisseaux sanguins et lymphatiques par des cellules épithéliales. La marche du cancroïde est également lente et sa durée longue, surtout chez les vieillards. Elle est toutefois fatale, quoique à échéance parfois tardive, il est vrai, à moins d'intervention précoce et large.

Le traitement médical par le chlorate de potasse (Perrin), l'acide chromique, le bleu de méthylène (Darier), l'acide arsénieux (Cerny et Trunecek), les rayons X, le radium est très utile quand le cancroïde est superficiel. Le traitement chirurgical, dans toute autre condition, est le seul curatif. Les caustiques ayant une action trop incertaine, l'ablation totale est préférable. Il est bon, vers l'angle interne, de poursuivre les dernières traînées épithéliomateuses au thermo-cautère du côté lacrymal. Il faut enfin pratiquer l'énucléation de l'œil dès qu'il est atteint un peu profondément. L'autoplastie palpébrale immédiate ou consécutive est indiquée.

SOURDILLE a décrit l'épithélioma primitif des glandes de Meibomius. L'aspect est celui du chalazion, mais plus dur, à marche lente; on l'observe surtout chez le vieillard. ROLLET a attiré l'attention sur l'épithélioma primitif du sac lacrymal. L'ablation rapide et large est généralement nécessaire.

Sarcome. — Le sarcome se rencontre dans toutes les parties de l'œil : paupières, conjonctive, cornée, iris, choroïde, rétine, nerf optique et orbite. Il est plus fréquent sur le tractus uvéal, la choroïde en particulier, et dans l'orbite.

Les sarcomes sont blancs ou mélaniques, ces derniers de beaucoup les

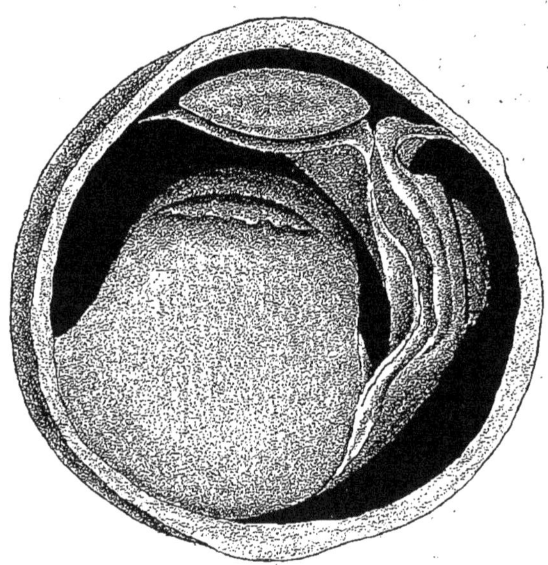

Fig. 144. — Sarcome mélanique de la choroïde.

plus fréquents. Les leuco-sarcomes présentent des cellules rondes, en fuseau, grandes, qui ont fait établir les formes globo-cellulaires, fuso-cellulaires et giganto-cellulaires. Les vaisseaux, les éléments conjonctifs sont aussi variables et modifient considérablement l'aspect, la consistance, la structure générale de ces tumeurs. Des éléments myxomateux ou gliomateux s'y adjoignent en certaines régions. L'âge, la structure, le siège impriment des caractères différents à ces néoplasmes et modifient leur gravité. La récidive et la généralisation sont à redouter, surtout dans les formes mélaniques ou très embryonnaires.

Le *tractus uvéal* est inégalement affecté dans ses diverses parties. FUCHS, sur 250 sarcomes, trouve 217 choroïdiens, 22 ciliaires, 11 iriens.

Le *sarcome de la choroïde* est assez rare. Nous le notons à Montpellier 1 fois sur 2 000 malades, presque toujours chez l'adulte. Les leuco-sarcomes sont plus rares encore que les mélano-sarcomes; ils siègent surtout en avant. Le début a lieu dans la chorio-capillaire. Le développement est plus ou moins rapide. La tumeur soulève la rétine, produit du glaucome, de la panophtalmie et se propage à travers la sclérotique le long des vaisseaux et des nerfs.

Au début, la tumeur se reconnaît à l'ophtalmoscope à son aspect arrondi et surtout à un fin réseau néo-vasculaire que l'on distingue des vaisseaux rétiniens. L'âge des malades, les antécédents, à défaut des caractères propres, les différencieront des gommes ou des tubercules. Le microscope seul établira la variété pigmentaire de ces néoplasies. L'énucléation précoce est toujours indiquée.

Les *sarcomes du corps ciliaire* sont encore plus rares. On les reconnaît moins rapidement que ceux de la choroïde, car ils restent masqués par l'iris. Cependant, ils poussent en avant cette membrane et on peut les observer, après large dilatation de l'iris, au moyen de la loupe et d'un prisme. Ils offrent les caractères des sarcomes choroïdiens. L'énucléation hâtive est encore de rigueur.

Les *sarcomes de l'iris* sont presque toujours consécutifs aux précédents. Primitifs, ils constituent de petites saillies brunâtres à évolution assez rapide. La forme est surtout pigmentaire. Le diagnostic avec les tubercules, les gommes, est parfois difficile ; cependant le sarcome est plus foncé et d'aspect régulier.

L'ablation doit être immédiate et complète. L'iridectomie peut exceptionnellement suffire, mais l'énucléation est généralement nécessaire.

Le *sarcome de l'orbite* est relativement fréquent. Blanc ou mélanique, à cellules rondes, fusiformes ou gigantesques, à stroma fibreux, envahi par des éléments vasculaires, cartilagineux, osseux, calcaires, à dégénérescence graisseuse ou colloïde, ses caractères anatomiques sont très variables. On rencontre le sarcome fibro-cellulaire à côté du globo-cellulaire, sur des enfants comme sur des adultes. Les jeunes sujets présentent généralement des formes très embryonnaires, et ce genre de tumeurs marche chez eux avec plus de rapidité.

Carcinome. — Il est exceptionnel.

Lymphome. — A structure adénoïde, il occupe l'orbite et provient, par propagation, des fosses nasales.

Gliome. — C'est une tumeur fibro-celluleuse molle que l'on rencontre exclusivement chez l'enfant. Elle débute dans les couches externes de la rétine et se développe rapidement. La tumeur grandit et envahit le nerf optique ou le vitré, les deux souvent. Elle est au début blanchâtre, irrégulière, comme cotonneuse ; elle prend dans la suite des reflets blanc jaunâtre chatoyants qui rappellent les reflets brillants de l'œil du chat vu dans certaines conditions. Il apparaît de bonne heure de l'irido-choroïdite et plus tard du glaucome. Enfin, la tumeur se développant, envahit tout l'œil, le perfore, fait saillie au dehors et prend un aspect fongueux. Il y a aussi envahissement du nerf optique, de l'orbite et des cavités faciales ou cérébrales. La mort est alors à peu près fatale, car le diagnostic précoce est relativement rare, et les parents hésitent trop longtemps devant une intervention radicale.

Le diagnostic, au début, se basera sur l'existence d'une masse blanchâtre ou blanc jaunâtre qui rappelle certaines choroïdites, mais les enfants ne se plaignant pas, on est rarement consulté à ce moment. Plus tard, la pupille est dilatée et on note des reflets brillants jaunâtres. A ce moment, on ne peut confondre le gliome qu'avec une choroïdite ou une hyalite purulente, car les décollements rétiniens sont très exceptionnels ; enfin, la dureté de l'œil vient lever tous les doutes. A la période de perforation ou de généralisation, l'âge du sujet et l'ensemble symptomatique laissent peu d'hésitation.

La guérison est possible, mais seulement par une intervention hâtive. Nous avons obtenu un résultat complet et durable dans un cas de glio-sarcome.

L'énucléation avec résection optique au début, l'évidement orbitaire, plus tard, et les palliatifs, en dernier lieu, constituent tout le traitement.

PROPAGATION ET MÉTASTASE CANCÉREUSES. — Les tumeurs malignes de l'œil peuvent se propager d'abord aux parties voisines, puis, par métastase, envahir les autres points de l'économie. Le foie, le poumon, le cerveau, les reins, la rate, la colonne vertébrale ont été atteints secondairement par les carcinomes ou les sarcomes. Inversement, les tumeurs péri-oculaires ou éloignées peuvent se propager à l'œil, comme le lymphome rhino-pharyngien, ou l'atteindre par métastase.

L'orbite a été envahie à la suite de sarcomes du sein, du testicule, de la peau. Le carcinome de la parotide, de la glande mammaire, du foie, de la peau s'est développé dans le tractus uvéal. Dans 17 cas de cancer choroïdien, BOUQUET constate la lésion initiale dans l'estomac, le poumon et surtout le sein. On trouve de petits nodules plats gris jaunâtre au fond de l'œil qu'il faut distinguer des tubercules, des sarcomes et des gliomes.

Les manifestations métastatiques sur le tractus uvéal ont apparu de quelques semaines à deux ans après l'extirpation de la tumeur initiale. Nous avons observé un cas de sarcome orbitaire où la colonne vertébrale paraît avoir été envahie peu après l'énucléation.

La propagation vasculaire est rare ; elle est plus fréquente par les lymphatiques. L'embolie serait exceptionnelle à cause de l'angle droit que fait l'ophtalmique en quittant la carotide (KNAPP). Dans un cancer choroïdien, il y a lieu de songer à la métastase, car si la lésion est secondaire, il est généralement superflu d'opérer.

Ulcérations. — Elles sont souvent primitives ou consécutives à des tumeurs diverses ; les *éruptions*, les plaies, les brûlures cutanées ou muqueuses les produisent quelquefois ; les *inflammations septiques* de la cornée ou de la conjonctive en sont la cause habituelle.

Dans la *syphilis* palpébrale ou conjonctivale, les plaques muqueuses sont rares et s'accompagnent d'adénites spécifiques ; les gommes ulcérées sont exceptionnelles.

La *tuberculose* ulcérative peut attaquer les paupières, la conjonctive, la sclérotique et la cornée. L'ulcère est jaune rougeâtre, et il présente les caractères biologiques habituels (bacille de Koch et inoculation positive).

L'*épithélioma* ulcéré est plus fréquent sur la conjonctive et surtout vers le bord marginal et l'angle interne. Il est à bord dur, noueux, à marche lente chez le vieillard.

Les *sarcomes* et *gliomes* ne s'ulcèrent qu'à la période de perforation ; ils sont saignants, fongueux, ganglionnaires, à marche rapide et conduisent à la cachexie.

Le diagnostic de ces ulcérations est généralement facile par les caractères locaux et généraux. Le pronostic reste variable. Le traitement est médical pour les ulcères bénins ou spécifiques, et chirurgical pour les lésions cancéreuses.

CINQUIÈME PARTIE

PATHOLOGIE SPÉCIALE

La pathologie spéciale comprend l'étude particulière des maladies oculaires. Nous suivrons ici l'ordre anatomique comme étant le plus simple et le plus rationnel. Nous passerons en revue successivement les affections de l'orbite, des muscles, de l'appareil lacrymal, des paupières, de la conjonctive, de la cornée et de la sclérotique, du cristallin, de l'iris, du corps ciliaire, de la choroïde, du vitré, de la rétine, du nerf optique, enfin les amblyopies nerveuses.

D'une manière générale, nous exposerons, en des paragraphes successifs, les traumatismes, les inflammations, les tumeurs, les anomalies.

CHAPITRE PREMIER

MALADIES DE L'ORBITE

I. — BLESSURES

Les blessures de l'orbite sont produites par des instruments contondants, piquants, tranchants ou des armes à feu qui frappent les os, les parties molles ou le globe oculaire; il peut s'y ajouter la présence de corps étrangers.

Lorsque le *rebord orbitaire* est fracturé à la suite d'une chute ou d'un coup quelconque, on constate une douleur localisée, de la mobilité, parfois de la crépitation. Si les cavités voisines, sinus, fosses nasales, sont ouvertes, de l'emphysème se manifeste. L'hémorragie, des ecchymoses profuses sont habituelles.

Des instruments pénétrants, fleurets, sabres, des projectiles, de violentes contusions entraînent parfois, sans lésion marginale, des *fractures des parois orbitaires* ou du *canal optique*. Une hémorragie abondante, de l'exophtalmie, des lésions vasculo-nerveuses, la compression optique qui en résultent produisent de graves troubles visuels. Le globe oculaire peut être en

partie arraché ou luxé. La luxation traumatique de l'œil est souvent la suite
de coups de pouce; c'est là une manœuvre qui serait familière aux lutteurs
de certains pays lors de rixes sérieuses. Chez le nouveau-né, l'application
du forceps peut être suivie de luxation du globe.

Les projectiles déterminent, quand ils sont volumineux, des lésions généralement graves; petits comme des grains de plomb, ils s'enkystent parfois
sans grand dommage.

Les *parties molles de l'orbite* peuvent être diversement lésées par des
contusions ou des corps pénétrants. La contusion détermine souvent la section des parties molles sur le rebord tranchant de l'orbite. Les corps pénétrants déchirent les muscles, les vaisseaux, les nerfs ou le globe oculaire. Un
hématome volumineux, des paralysies immédiates, le strabisme, l'amblyopie
ou la cécité résultent des lésions profondes. On a observé maintes fois, dans
ces cas, des *anévrysmes de l'artère ophtalmique*, ou *artério-veineux* du sinus
caverneux et de la carotide. L'exophtalmie, le souffle et des battements isochrones du pouls sont alors significatifs.

Le *globe oculaire* contusionné ou perforé est plus ou moins altéré suivant
la violence, l'étendue et la profondeur de la lésion. Depuis les éraillures de
la cornée ou de la sclérotique jusqu'aux plaies du cristallin, de l'iris, des
membranes profondes et à la destruction totale, tous les degrés de traumatismes sont observés. Les corps étrangers ne sont pas rares.

Le diagnostic des blessures de l'orbite est facile, mais l'appréciation exacte
des lésions devient souvent délicate. On devra examiner successivement les
os, les parties molles, le globe. La douleur, les hémorragies, l'exorbitis, les
mouvements de l'œil, l'état visuel permettront de se rendre compte des
désordres produits. Le pronostic dépend de la blessure même et des complications oculaires ou infectieuses. Il est prudent d'être réservé au début,
car des troubles tardifs restent longtemps possibles.

Le traitement comprend l'antisepsie locale, les sutures, le drainage au
besoin et, s'il y a lieu, l'extraction des corps étrangers assez volumineux ou
peu susceptibles d'enkystement.

II. — PÉRIOSTITE ET OSTÉITE

L'ostéo-périostite orbitaire présente des symptômes différents suivant
que la lésion affecte le rebord extérieur ou les parois profondes de la cavité.
Vers le rebord orbitaire, elle se manifeste par les signes suivants : empâtement de la région, douleur, chaleur, puis fluctuation s'il survient de la suppuration, enfin ouverture extérieure, issue d'un pus plus ou moins bien lié, établissement d'une fistule (fistule malaire).

La forme chronique revêt des symptômes plus atténués que la forme
aiguë; les deux principaux sont le gonflement et la douleur sourde continue
avec exacerbations nocturnes.

La périostite ou l'ostéo-périostite profonde offre un ensemble différent de symptômes et ceux-ci sont en général graves. Si elle est aiguë, c'est l'apparence d'un phlegmon de l'orbite avec une protrusion très considérable du globe oculaire et des douleurs extrêmement vives. Il n'y a guère que la dénudation osseuse lors du débridement du foyer suppuratif qui permette de fixer exactement le diagnostic.

L'ostéo-périostite chronique est plus difficile encore à reconnaître, et on peut dire de celle-ci qu'elle est ordinairement méconnue jusqu'à la ponction exploratrice. Les symptômes sont ceux d'une tumeur solide : protrusion lente du globe avec exophtalmie directe ou latérale, battements profonds et douleurs sourdes, absence de rougeur de la peau, mais dilatation veineuse considérable, comme on l'observe dans les néoplasmes malins. Aussi les erreurs de diagnostic des abcès sous-périostiques de l'orbite pris pour des cancers de la région sont-elles ordinaires ; il en est même de célèbres.

Les ostéo-périostites, quand elles n'aboutissent pas à la suppuration, peuvent amener une hypertrophie de certains points des parois osseuses de l'orbite.

Le traitement des formes aiguës, antiphlogistique au début, comporte l'incision et l'évacuation du foyer purulent dès qu'il sera constitué, enfin le grattage des parties osseuses s'il s'agit d'une ostéite tuberculeuse (fistule de l'os malaire).

Dans les formes chroniques, souvent d'origine syphilitique, le traitement spécifique sera institué. S'il s'agit d'une ostéite tuberculeuse, outre l'établissement d'un régime reconstituant approprié, injections de gaïacol, phosphate de chaux, huile de foie de morue, etc., on bourrera la plaie cavitaire suppurante de gaze simple ou iodoformée.

Quand l'ostéo-périostite provient d'une altération des parties osseuses voisines de l'orbite ou d'une suppuration des sinus, chose fréquente, il est indiqué de s'attaquer à cette cause infectieuse par des interventions directes et des lavages antiseptiques.

III. — TENONITE

C'est l'inflammation de la bourse séreuse rétro-oculaire qui emboîte l'œil en arrière et lui constitue, avec la capsule de TENON, comme une séreuse articulaire.

Un chémosis occupant la moitié inférieure du globe, une limitation des mouvements du globe avec douleur, une légère exophtalmie *directe*, sont les signes cardinaux de cette affection.

La tenonite est spontanée et primitive, ou bien secondaire.

La tenonite *primitive* ou *spontanée*, presque exclusive à l'adulte, est de nature rhumatismale. A la suite de l'exposition à un courant d'air froid, on voit d'un côté se produire une légère exophtalmie directe, un peu de chémosis ; on observe surtout que les mouvements du globe sont limités et particulièrement douloureux. Généralement l'affection, qui débute par un seul

œil, devient bilatérale après quelques jours. La résolution est la règle. On a-
rapproché cette affection, avec raison, d'un hygroma ou d'une hydartrose
aiguë (PANAS).

Ordinairement, la papille optique offre un léger nuage, indice d'une certaine gêne circulatoire par le fait de la compression, mais la vision reste
conservée. Parfois pourtant, quand la tenonite relève de causes plus graves
que le rhumatisme simple, dans l'influenza ou l'érysipèle, par exemple, on
voit des lésions optiques sérieuses se produire.

Le traitement de la tenonite simple consistera dans un pansement chaud
à sec appliqué sur les yeux et dans l'administration du salicylate de soude.

La tenonite *secondaire* est constituée par une inflammation de la poche
séreuse rétro-oculaire. Elle succède à une infection de voisinage : inoculation accidentelle dans les cas de plaie avec ou sans corps étranger, inoculation opératoire parfois lors d'intervention sur la capsule de Tenon, dans
l'opération du strabisme notamment, etc.

La tenonite secondaire s'accompagne de chémosis avec douleur, exophtalmie légère et immobilité du globe. Tout peut se terminer par résolution ; toutefois, s'il survient de la suppuration, le pus perfore en général la
séreuse rétro-oculaire, se répand dans le tissu cellulaire de l'orbite et l'affection se confond alors avec le phlegmon orbitaire proprement dit.

IV. — PHLÉBITE ORBITAIRE ET THROMBOSE DU SINUS CAVERNEUX

On peut les réunir dans un même chapitre parce que l'une est la conséquence directe et forcée de l'autre. D'ailleurs, cette affection symptomatique,
dans son ensemble comme par ses origines, se rapproche de l'inflammation
générale du tissu cellulaire de l'orbite que nous allons étudier sous le nom
de phlegmon.

La phlébite orbitaire survient à la suite d'une infection du voisinage qui
peut provenir du nez, du pharynx, du périoste alvéolo-dentaire, des sinus,
de toutes les parties qui avoisinent l'œil, mais spécialement du sac
lacrymal.

Ses symptômes consistent principalement en une exophtalmie considérable, avec stase veineuse et œdème, qui offre ce caractère particulier de
s'étendre jusqu'à la région temporale. Le début de ces phénomènes est
annoncé par des frissons. Il en résulte souvent une fonte purulente du contenu de l'orbite, du globe, et la mort se produit par méningite ou septico-
pyohémie aiguë.

Le diagnostic est basé sur l'œdème étendu à la tempe et à la joue, l'exophtalmie et surtout la bilatéralité de la lésion. C'est là un signe capital, et il
est ordinaire de voir des signes d'exophtalmie, encore qu'atténués, se manifester de l'autre côté avec de la douleur.

On modifiera énergiquement le foyer infectieux initial, puis on administrera des calmants, des résolutifs et des mercuriaux.

V. — PHLEGMON ORBITAIRE

Il survient à la suite de traumatisme accidentel (plaie de sourcil surtout) ou opératoire, d'affections générales pyohémiques et même sans cause nettement appréciable. Les symptômes débutent par un malaise général et des frissons, de la gêne péri-oculaire, de la douleur, de l'œdème palpébral, du chémosis, parfois de l'exophtalmie et de la fièvre. La rougeur localisée, la fluctuation indiquent une suppuration superficielle et l'issue prochaine du pus. Celui-ci peut toutefois n'être révélé que par une ponction. La suppuration péri-oculaire ou rétro-oculaire étant évacuée spontanément ou chirurgicalement, l'amélioration est ordinairement rapide. L'œil peut rester plus ou moins intact, mais il subit quelquefois de la compression bulbaire, surtout de la compression optique capable d'être suivie d'une atrophie complète du nerf.

En certains cas très infectieux, le phlegmon revêt la forme grave du phlegmon diffus gangreneux, gagnant la fosse temporale, les paupières, et pouvant entraîner la mort par méningite ou septicémie aiguë.

On reconnaît aisément le phlegmon orbitaire à la période d'acné, mais, au début, le diagnostic est plus difficile. L'œdème palpébral ou conjonctival, la tenonite séreuse peuvent y faire croire ; dans ces cas, la marche paraît moins aiguë et moins grave.

Dans la thrombose des sinus caverneux, l'exophtalmie, double souvent, est aussi plus marquée et il existe de la stase dans les veines orbitaires et rétiniennes ; en outre, on constate de l'œdème de la région mastoïdienne et des symptômes cérébraux graves. La thrombose peut succéder d'ailleurs au phlegmon, mais le plus ordinairement elle le précède et est consécutive à des pyrexies infectieuses graves, scarlatine, érysipèle, ou à des inflammations de voisinage, nasales, faciales, pharyngées, dentaires.

L'incision, le drainage, les lavages sont surtout indiqués.

VI. — TUMEURS

Elles offrent, dans l'orbite, une très grande variété en raison de la diversité des tissus et des organes que renferme cette cavité : glandes, muscles, tissu conjonctif, graisse, os, vaisseaux, etc. On trouve dans l'orbite des kystes, des tumeurs vasculaires, des néoplasmes bénins et malins.

Toutes ces tumeurs présentent des symptômes communs : d'abord en première ligne, l'exophtalmie directe ou latérale, puis la déviation de l'œil, des troubles de motilité du globe et de la gêne circulatoire de la région. On peut souvent aussi reconnaître la tumeur à la palpation directe en insinuant le doigt entre l'œil et le rebord orbitaire.

Chacune des variétés de tumeur, suivant son genre, présente en outre des signes distinctifs particuliers.

Kystes. — Il faut distinguer les kystes à entozoaires, les kystes séreux et les kystes dermoïdes.

Les *kystes à entozoaires* sont rares, surtout les kystes à cysticerques qui ne se voient guère que sous la conjonctive.

Les kystes hydatiques sont moins exceptionnels; ils occupent le tissu cellulaire rétro-bulbaire et occasionnent de l'exophtalmie. On peut soupçonner ces lésions par la fluctuation et surtout la ponction et l'examen microscopique. Les crochets, la composition du liquide sont caractéristiques. La ponction suivie de l'issue d'un liquide clair comme de l'eau de roche suffit déjà à renseigner. Ces kystes hydatiques peuvent suppurer ; le pus, fusant dans le tissu cellulaire de l'orbite, occasionne souvent des dégâts étendus.

Les *kystes séreux* se rencontrent sous la paupière inférieure, au lieu d'élection, en bas et en dedans. Ils sont peu volumineux et coïncident ordinairement avec la micropthalmie ou l'anophtalmie et reconnaissent une origine variable (MANZ) : l'hydrophtalmie produisant une dégénérescence cystoïde du bulbe ; kyste dermoïde fusionné avec la cavité oculaire ; kystes sous-palpébraux. Congénitaux, ils résultent peut-être d'une invagination de la muqueuse sous-nasale ; ils sont liés à des troubles de développement du globe oculaire (PANAS).

Comme traitement, l'extirpation pure et simple est préférable à la ponction.

Les *kystes dermoïdes* sont analogues à ceux de la queue du sourcil. On les rencontre surtout en bas et en dedans, puis en haut et en dehors.

Leur volume est petit et leur consistance mollasse. On y trouve des poils, des glandes, un épithélium atrophié. Il s'agit d'invagination ou d'inclusion ectodermique au niveau de la fente brachiale naso-lacrymale.

Les troubles oculaires sont nuls. On constate seulement une légère tuméfaction palpébrale. Beaucoup de malades préfèrent conserver leur kyste ; mais l'extirpation peut être pratiquée, surtout pour des motifs d'esthétique.

Les *méningocèles* et les *méningo-encéphaloïdes* offrent l'*aspect kystique*. On constate à leur niveau de la fluctuation et, à la ponction, on retire du liquide céphalo-rachidien. Parfois même, si la communication de la méningocèle avec la cavité cranienne est oblitérée, l'illusion est complète. Il s'agit ici de perforation des parois craniennes au niveau de la suture ethmoïdo-frontale. On peut reconnaître, en l'effet, l'ouverture cranienne, percevoir les pulsations cérébrales et réduire à l'intérieur le liquide de la tumeur ; au besoin, une ponction confirmerait le diagnostic. Les méningocèles ou encéphalocèles sont très rares. L'expectation est la règle, mais, avec l'antisepsie actuelle, elle peut devenir moins absolue qu'autrefois.

Tumeurs vasculaires. — Elles comprennent les varices, les angiomes, les anévrysmes.

Les *varices* sont exceptionnelles. On les reconnaît à une tuméfaction variable et pâteuse, vers l'angle interne, mais cette tuméfaction peut manquer. Dans tous les cas, on observe une exagération de la saillie oculaire quand le sujet fait effort ou baisse la tête. On ne doit pas désigner cette affection sous le nom d'exophtalmie pulsatile. On n'aurait à intervenir que si l'exophtalmie était excessive ou le globe altéré. L'extirpation, la ligature ou l'électrolyse seraient, dans les cas graves, aujourd'hui indiquées.

Les *angiomes* sont variqueux et surtout caverneux ou kystiques. Ils forment des tumeurs de volume variable et généralement encapsulées. On peut les voir débuter sous forme de nævi à la paupière, ou bien ils prennent naissance dans la cavité orbitaire et alors dans le fond de l'entonnoir musculaire de l'œil.

Les angiomes superficiels sont souvent animés de battements et aussi réductibles à la pression. Ceux qui occupent le fond de l'orbite, étant emprisonnés dans une gangue fibreuse, peuvent perdre toute réductibilité et ne donnent lieu à aucun bruit anormal.

L'exophtalmie est plus ou moins prononcée, suivant le volume de la tumeur vasculaire. Du degré de cette exophtalmie dépend l'état du globe oculaire lui-même. Le nerf optique peut être comprimé et atrophié ; parfois au contraire il conserve une intégrité remarquable. La cornée, exposée à l'air, peut s'ulcérer et l'œil tout entier subir les plus graves altérations ou s'atrophier.

L'ablation de l'œil, suivie d'extirpation de la tumeur vasculaire, est le procédé de choix quand le globe est atteint de lésions irrémédiables. Quand l'œil a conservé sa forme ou ses fonctions, l'électrolyse est indiquée, même si l'angiome est situé au plus profond de l'orbite (THOMPSON, VALUDE).

Les *anévrysmes* siègent sur l'artère ophtalmique ou résultent le plus souvent encore de la communication du sinus caverneux et de la carotide. Les angiomes et les sarcomes télangiectasiques présentent parfois absolument les caractères des anévrysmes. Toutes ces affections, souvent difficiles à reconnaître sur le vivant, sont comprises sous la dénomination d'*exophtalmie pulsatile*.

Les anévrysmes artériels sont rares dans l'orbite. Les anévrysmes artério-veineux sont ceux qu'on observe ordinairement. On les voit survenir à la suite de traumatisme, mais ils peuvent se développer spontanément.

Il existe à peu près constamment, d'un seul côté, de l'exophtalmie ; celle-ci diminue par la pression directe sur le globe ou la compression de la carotide. L'œil est très congestionné. Il y a de la stase papillaire, des troubles oculaires variables, et souvent une cécité complète. La région est le siège de douleurs parfois vives avec des exacerbations.

L'auscultation fait entendre un souffle continu avec redoublement, la main éprouve la sensation de battements isochrones au pouls, avec thrill ou frémissement spécial. Les patients perçoivent des bruits de forge, de locomotive, etc.

La terminaison de cette affection est quelquefois favorable, spontanément, sans qu'aucun traitement soit intervenu. Plus souvent l'anévrysme suit une marche progressive, avec des ruptures vasculaires et des désordres cérébraux qui finissent par entraîner la mort.

Le traitement consistera surtout à agir sur la carotide, soit par la compression digitale, si l'affection est prise dès le début, soit par la ligature de ce vaisseau. L'électro-puncture pourra être essayée, avec de grandes précautions pour éviter les accidents, étant donné qu'on opère sur des vaisseaux qui communiquent largement avec ceux du cerveau.

Néoplasmes bénins. — Les tumeurs bénignes de l'orbite sont le fibrome, le lipome, l'enchondrome, le névrome plexiforme, l'ostéome.

Le *fibrome* n'est guère pur. L'*enchondrome* est exceptionnel. Le *névrome* se développe plus souvent du côté des paupières. Le *lipome*, dit lipome sous-conjonctival, offre l'aspect d'une masse jaunâtre, un peu diffuse, et située vers la région supéro-externe du globe. Cette masse graisseuse se continue avec le tissu propre de l'orbite et l'intervention consiste à en faire l'ablation discrète. L'*ostéome* est le plus fréquent. Il se présente comme une *exostose* d'origine frontale. La tumeur est de volume variable, pédiculée ou sessile, généralement éburnée. Parfois son pédicule, s'il est mince, se rompt et la tumeur devient libre en quelque sorte dans la cavité orbitaire. Ce sont là des circonstances favorables à l'extirpation, mais elles ne doivent pas conduire à considérer l'opération comme la règle, car souvent la tumeur, par une large base d'implantation, repose sur la paroi osseuse cranienne, qui, très mince en cet endroit, se rompt pendant l'opération, exposant le malade à une mort quasi certaine ; d'autres fois, la tumeur a même poussé un prolongement dans la cavité cranienne. Elle se développe dans l'orbite en refoulant l'œil en avant, en dehors ou du côté des cavités voisines de la face, sinus, fosses nasales, crâne. Il ne faut pas se presser d'opérer. L'ablation n'est indiquée que lorsque la tumeur prend des proportions notables ou entraînerait de graves désordres oculaires. Elle est généralement laborieuse et doit être faite avec les plus grandes précautions ; car, si sa base d'implantation est large, elle peut entraîner l'ouverture de la boîte cranienne. Un traitement médical est inutile, l'affection ne relevant d'aucune diathèse.

Néoplasmes malins. — Les tumeurs malignes sont surtout les carcinomes et les sarcomes.

Les *carcinomes*, très rares, naissent aux dépens de la glande lacrymale ; il en est de même de certains *épithéliomas polymorphes* (DIANOUX).

L'envahissement orbitaire se fait d'abord en dehors et en haut, en gâteau, entre le globe et l'orbite. Plus tard, tout peut se prendre. Les adultes et les vieillards sont exclusivement affectés. Ces ganglions s'engorgent rapidement, surtout dans le carcinome.

Le *sarcome* de l'orbite est relativement fréquent ; c'est le mélano-sarcome et le leuco-sarcome qui s'y observent le plus souvent.

Le *mélano-sarcome* d'origine orbitaire, non choroïdien, présente un pigment d'origine hématique.

Le *leuco-sarcome* est à cellules rondes, fusiformes, gigantesques. Les formes mixtes ou à prédominance fibreuse, vasculaires, kystiques ne sont pas rares. Les sarcomes à cellules rondes se rencontrent chez les enfants et les sarcomes fusiformes, souvent mélaniques, restent plus volontiers l'apanage de l'adulte. Les sarcomes orbitaires débutent, soit par le périoste, soit par le tissu cellulaire de la cavité, soit par les gaines du nerf optique ou la glande lacrymale.

La tumeur, d'abord localisée, envahit progressivement toute l'orbite. Il n'y a d'abord pas de douleur, mais seulement de la gêne. L'œil est projeté en exophtalmie directe si la tumeur est comprise dans l'entonnoir musculaire; l'exophtalmie est latérale dans le cas, plus habituel, où le néoplasme débute sur l'une des parois de la cavité orbitaire.

Quand le sarcome prend naissance dans l'entonnoir musculaire ou dans le fond de l'orbite, qu'il se développe aux dépens du tissu cellulaire de la cavité ou sur la gaine du nerf optique lui-même, la proximité du nerf optique fait que l'on observe des troubles visuels précoces, si hâtifs qu'ils précèdent même la protrusion du globe. En même temps que de l'amblyopie, on constate des altérations du côté de la papille : s'il y a simple névrite irritative, on pensera que la tumeur siège en arrière de la pénétration de l'artère centrale dans le nerf optique ; s'il y a trouble de la papille, c'est que le néoplasme est situé plus en avant et qu'il comprime le nerf en un point où l'artère l'a déjà pénétré.

Parallèlement à ces troubles papillaires et pour permettre le diagnostic du néoplasme, en l'absence de l'exophtalmie ou avec une protrusion très légère de l'œil, on trouvera des parésies oculaires variées, surtout celle du releveur de la paupière et du droit supérieur.

Les tumeurs qui prennent naissance sur les côtés de la cavité orbitaire présentent, comme premier symptôme apparent, l'exophtalmie et la déviation de l'œil. La compression du nerf optique n'est qu'un phénomène ultime apparaissant seulement lorsque toute l'orbite est déjà remplie par le néoplasme.

A la longue, en effet, la cavité est comblée par la progression de la tumeur, et l'œil lui-même est envahi ou se détruit par compression ou plutôt par le fait de son exposition permanente à l'air qui résulte de son exophtalmie. Les expansions de la tumeur se font par les cavités voisines et le cerveau ; on observe, enfin, des métastases viscérales et ce sont elles qui déterminent la mort.

On pensera au sarcome de l'orbite lorsqu'on aura affaire à une tumeur d'apparence solide non inflammatoire et de montée rapide. Chez les enfants, c'est la tumeur maligne habituelle ; chez l'adulte, il en est souvent de même ; pendant le jeune âge, le sarcome de l'orbite ou fongus provient parfois d'un glio-sarcome intra-oculaire qui a perforé la coque de l'œil et poussé des prolongements en dehors.

Le *carcinome* débute par la région lacrymale, s'accompagne de ganglions précoces et paraît assez rare.

Toutes les formes du sarcome sont graves, mais le pronostic se déduit surtout de l'existence ou de l'absence d'infections ganglionnaires et de métastases viscérales.

Y a-t-il métastase? il n'est pas question d'intervention; s'il existe déjà des ganglions, l'opération n'offre guère de chances de succès. Aussi, pour se placer dans des conditions favorables, l'extirpation du mal doit-elle être précoce. Tout au début, on pourra essayer de conserver le globe de l'œil, mais pour peu que la tumeur ait quelque étendue, il est nécessaire d'enlever l'organe et même de vider l'orbite de tout son contenu, d'en pratiquer l'exentération.

Les récidives sont fréquentes ; il faut alors, sans cesser d'espérer, pratiquer de nouvelles opérations et poursuivre le mal en le détruisant par des applications de thermo-cautère.

On a pu, à plusieurs reprises, évider l'orbite à des malades qui, grâce à ces interventions, ont obtenu une survie parfois très considérable (Combalat).

Diagnostic différentiel des tumeurs de l'orbite. — Ce diagnostic est toujours difficile. On devra cependant distinguer les tumeurs liquides des tumeurs vasculaires ou solides, enfin les divers néoplasmes entre eux.

Les *tumeurs liquides*, kystes séreux, hydatiques, hydro-hématomes, sont fluctuantes ou mollasses et donnent, par la ponction, des produits caractéristiques : les kystes séreux, de la sérosité ordinaire ; les kystes hydatiques, un liquide très transparent sans albumine, riche en chlorures, avec des crochets ; les hématomes, du sang ou du liquide sanguinolent.

Les *tumeurs vasculaires* se gonflent dans l'effort, sont plus ou moins réductibles à la pression et présentent des battements et des souffles caractéristiques. Parfois cependant, dans les tumeurs vasculaires encapsulées, aucun de ces signes n'est apparent.

Les *tumeurs solides* sont bénignes ou malignes : *bénignes*, elles restent localisées, se développent lentement, ne se généralisent jamais (lipomes, dermoïdes, ostéomes) ; *malignes*, elles se développent toujours, souvent rapidement, envahissent les parties voisines et peuvent se généraliser (carcinomes, sarcomes).

Les *dermoïdes* des paupières se reconnaissent souvent par leur siège habituel vers la queue du sourcil ; ceux de l'orbite, à leur siège à l'angle interne et tous deux à leur congénitalité, à leur développement lent, à leur contenu dermique.

L'*encéphalocèle* sera fluctuant, réductible vers la région supéro-interne de l'orbite.

Le *lipome sous-conjonctival* est jaunâtre, situé vers le droit externe ou au-dessus et à peu près stationnaire.

Le *fibrome* est absolument exceptionnel.

L'*ostéome* présente une dureté pierreuse significative.

Le *tubercule* est rare et semble partir des gaines optiques.

Le *sarcome* blanc ou noir se rencontre à tout âge et marche toujours assez rapidement. Il est mou, arrondi, envahissant, avec ou sans pigment.

On doit tenir grand compte du genre et de la marche de l'exophtalmie dans le diagnostic général.

Dans le phlegmon de l'orbite, l'ostéite, la périostite, la dacryo-adénite aiguë ou subaiguë, cette *exophtalmie* se fait hâtivement et s'accompagne d'inflammation vive, diffuse ou localisée. Dans la maladie de Basedow, l'exophtalmie est bilatérale et coïncide avec des troubles cardiaques et thy-roïdiens. Les anévrysmes offrent du souffle et des battements. Les épanche-ments séreux, sanguins, emphysémateux, sont d'origine traumatique et caractérisés par leur fluctuation, la pression, une ponction au besoin. Les dermoïdes, les kystes séreux, les méningo-encéphalocèles produisent peu d'exorbitisme. Les sarcomes entraînent une exophtalmie rapide, progres-sive, oblique, et des troubles de compression oculaire. Le siège sera dans l'entonnoir musculaire si l'exophtalmie est directe, sur les côtés de l'orbite ou de la capsule de Tenon si elle est oblique. On doit toujours explorer les cavités voisines, sinus, fosses nasales, pharynx, et distinguer, par les troubles constatés du côté de l'orbite et de ces cavités, si les tumeurs orbitaires sont primitives ou secondaires. Il importera enfin de recon-naître les prolongements des tumeurs dans les diverses cavités et dans le crâne.

La tumeur vient-elle se montrer à l'extérieur et peut-on la palper direc-tement ? On diagnostiquera l'ostéome à sa dureté ; le sarcome à sa résis-tance, ses bosselures, l'absence de fluctuation et de battements, les phéno-mènes de compression; enfin, les kystes séreux à leur fluctuation, etc.

Il est souvent difficile d'être exactement fixé sur la nature, l'étendue, les prolongements et le point de départ des néoplasmes. Malgré la mise en œuvre de tous les symptômes, malgré les ponctions exploratrices, l'opération et le microscope réservent bien des surprises aux plus expérimentés. On devra donc rester toujours dans une sage réserve.

VII. — GOITRE EXOPHTALMIQUE

Appelé encore maladie de Graves, de Basedow, elle est caractérisée par de la tachycardie, du gonflement thyroïdien, de l'exophtalmie et du tremble-ment. On la rencontre surtout chez la femme.

L'*exophtalmie* est généralement directe, bilatérale, plus ou moins mar-quée. Cette exophtalmie est parfois légère, mais elle peut devenir excessive et empêcher les paupières de recouvrir la cornée (*lagophtalmie*).

La *tachycardie* est précoce. Le pouls est à 100, 120, 150 pulsations. Des bruits de souffle peuvent se produire.

L'*hypertrophie du corps thyroïde* est régulière et bilatérale. Elle varie fréquemment de volume. L'auscultation permet de sentir des battements et un souffle systolique ou continu.

Le *tremblement* siège surtout aux membres supérieurs : il est oscillatoire, très fréquent et même constant, d'après Charcot. L'émotion l'exagère toujours.

Le développement est plus ou moins lent et progressif; des poussées aiguës, sous forme d'accès, ne sont pas rares.

L'état général est troublé ; il y a souvent des malaises, de l'anémie, des troubles gastriques, urinaires, respiratoires, génitaux, du nervosisme ou de l'apathie, des troubles psychiques. A la longue, la céphalalgie survient et les lésions oculaires s'accentuent.

Un symptôme précoce, mais passager, est l'apparition d'une tache pigmentaire, brune, uniforme qui recouvre toute l'étendue des paupières sans s'étendre aux conjonctives (Jellineck, Teillais).

Il y a agrandissement de la fente palpébrale par excitation du sympathique oculaire, ce qui joint à l'exophtalmie donne aux malades un air étrange allant du simple étonnement à la frayeur.

On rencontre des paralysies des muscles oculaires. La paupière supérieure ne suit plus les mouvements d'élévation ou d'abaissement du globe (*symptôme de* de Græfe), le clignotement est rare (*symptôme de* Stellwag), la convergence est rendue difficile (*signe de* Möbius), les paupières doucement fermées sont animées d'un tremblement rapide, fibrillaire (*signe de* Rosenbach), on éprouve une résistance aux essais de retourner la paupière supérieure (H. Gifford), il y a diminution de la résistance électrique de la peau (*signe de* Vigouroux). Dans les cas extrêmes, à la suite de l'exophtalmie la cornée peut se dessécher, s'altérer, s'abcéder et une fonte purulente se produire.

On ne sait rien de positif sur l'origine de cette affection, car les lésions anatomiques font généralement défaut. On admet provisoirement un trouble fonctionnel du grand sympathique.

Mais ce trouble du sympathique est-il primitif ou consécutif à l'hyperthyroïdisation ou encore à un défaut de la sécrétion interne de la glande thyroïde ou plutôt des glandules parathyroïdiennes, ce sont là autant d'opinions qui ont eu et ont encore des partisans, sans que la question de la pathogénie soit éclaircie d'une façon définitive.

Cette affection, quand elle est considérable, se reconnaît aisément à la triade symptomatique (exophtalmie, goitre, tachycardie), à sa marche, à son développement continu, etc. Dans les cas où elle a quelque chose d'insolite, il faut songer à la possibilité d'une tumeur, d'un épanchement, etc.

La guérison est rarement complète et définitive. Il persiste généralement de l'exophtalmie et la récidive est fréquente. La mort survient dans un dixième des cas, par complications centrales, cardiaques, ou par cachexie générale.

Le traitement est souvent inefficace et purement symptomatique. Général, il comprend l'iode, les ferrugineux, les arsénicaux, le salicylate de soude Chibret), l'hydrothérapie, les courants continus, les courants de haute tension (Valude et Allard) sur le sympathique, la compression du globe, la blépharorraphie en cas d'exophtalmie excessive, enfin l'antisepsie contre les lésions cornéennes.

L'organothérapie a été expérimentée sous ses modes les plus divers : sérum de veaux éthyroïdés (Moebius), lait desséché de chèvres éthyroïdées, à la dose de 30 à 60 grammes par jour (Lanz), hémothyroïdine (Hallion), extrait de thymus (Owen, H. et L. Dor), avec des succès variables. On a encore recommandé les rayons X (Murray, Beck, Stegmann, Widermann) et même le radium (R. Abbé). Enfin, on a essayé la cure de déchloruration (Alt).

Le traitement chirurgical s'est adressé tour à tour aux corps thyroïdes, aux artères thyroïdiennes, au sympathique cervical. La thyroïdectomie partielle, l'énucléation et l'exothyropexie de Poncet et Jaboulay sont des opérations graves, peu efficaces contre le vrai goitre exophtalmique et n'empêchent pas les récidives. La ligature des artères thyroïdiennes est peu pratiquée. La résection du sympathique cervical, surtout la résection totale et bilatérale est, d'après Jonnesco, l'opération de choix, car elle seule permettrait d'enlever la plupart des nerfs accélérateurs cardiaques et d'agir sur tous les nerfs vaso-constricteurs encéphaliques.

VIII. — ANOMALIES

L'orbite varie notablement dans sa forme, ses dimensions. On rencontre des cas de perforation antérieure de ses parois avec ou sans kyste congénital. On trouve des *kystes dermoïdes* (huileux, cébacés), des *encéphalocèles* (antérieurs ou naso-orbitaires, rarement postérieurs ou sphéno-orbitaires) des *tératomes* divers. La fusion des deux orbites a été observée, et elle entraînait celle des deux globes oculaires ou *cyclopie*.

CHAPITRE II

MALADIES DE L'APPAREIL MOTEUR

I. — STRABISME

A peine mentionné par Hippocrate, sommairement indiqué par les Arabes, le strabisme n'est guère étudié qu'à partir du xviiie siècle, où l'on signale les causes probables de l'affection. Saint-Yves note alors l'absence de diplopie et Buffon observe que la vision s'effectue ordinairement par l'œil le meilleur, non dévié. On admit, pour son explication, le défaut d'équilibre musculaire, la disposition asymétrique de la macula ; la croyance populaire accuse la direction vicieuse du regard des enfants au berceau qui convulsent leurs yeux pour regarder du côté de la lumière.

Plus tard STROMEYER (1838), DIEFFENBACH et FLORENT CUNIER (1839), JULES GUÉRIN (1849), BONNET (1842), LUCIEN BOYER (1842-43), DE GRÆFE (1857), observèrent de plus près le strabisme, ou plutôt sa mécanique, et appliquèrent les sections musculaires ou tendineuses à sa guérison.

DE GRÆFE, DONDERS, JAVAL, LANDOLT, DE WECKER, SCHWEIGGER, MOTAIS, PARINAUD et beaucoup d'autres, ont étudié soigneusement, de nos jours, les conditions de production et de traitement du strabisme.

Parmi eux, DONDERS a surtout mis en relief les rapports de la convergence avec l'accommodation et prouvé l'influence fréquente de l'hypermétropie dans l'étiologie du strabisme. JAVAL a démontré la portée thérapeutique de la vision binoculaire et des exercices orthoptiques. DE WECKER a contribué largement au perfectionnement du traitement chirurgical. Enfin, PARINAUD a établi l'importance de l'influence nerveuse centrale originelle sur la production, la forme et la curabilité de la déviation. Le strabisme est, d'ailleurs, une question encore à l'étude qui, sur un grand nombre de points, a besoin d'être complétée ou précisée.

Caractères généraux. Divisions. — Le strabisme est l'état dans lequel la vision binoculaire fait défaut par déviation de l'un des deux yeux ; c'est un vice de fonctionnement central oculo-moteur dont la déviation est le symptôme principal.

Normalement, en effet, les deux yeux se dirigent ensemble vers l'objet fixé et leurs lignes visuelles s'entre-croisent exactement en ce point. Dans le strabisme, les lignes visuelles ne s'entre-croisent plus sur l'objet visé ; l'une passe par cet objet et l'autre est déviée. Le strabisme constitue la loucherie pour le public ; dans les degrés légers, c'est un faux trait de la vue (BUFFON) et c'est d'ailleurs un faux strabisme.

Le strabisme est paralytique ou vrai, optique, fonctionnel ou concomitant. Le strabisme *paralytique* est causé par la paralysie d'un muscle ou d'un groupe musculaire. Le strabisme *concomitant* est lié à un trouble fonctionnel non paralytique ; c'est le strabisme proprement dit, celui dont nous nous occuperons d'abord exclusivement.

Le strabisme est latent ou apparent : *latent*, il correspond à l'insuffisance des droits internes ou externes et n'est mis en évidence que dans certaines conditions artificielles ; *apparent*, il se manifeste extérieurement de diverses façons.

Le strabisme est appelé *périodique* ou *intermittent* quand il ne survient qu'à certains moments ; il est *permanent* ou *fixe*, quand il existe toujours.

Le strabisme est *alternant* s'il affecte, sans préférence marquée, chacun des deux yeux ; il est *monoculaire* s'il siège exclusivement et toujours sur le même œil.

Le strabisme, enfin, est *convergent* dans la déviation en dedans, *divergent* dans la déviation en dehors, *vertical* dans la déviation en haut (strabismus sursum-vergens) ou en bas (strabismus-deorsum vergens) et *oblique*, dans les directions intermédiaires.

Symptômes communs. — Ce sont les suivants : 1° le parcours des mouvements oculaires, ou champ d'excursion des yeux, est normal ; 2° la déviation primitive, celle de l'œil strabique, est toujours égale à la déviation secondaire, celle de l'œil sain ; 3° la diplopie manque presque toujours par neutralisation habituelle de l'image de l'œil dévié ; 4° la vision monoculaire existe seule.

L'existence du strabisme s'affirme par la simple inspection de la physionomie. Mais il n'est pas si facile, au premier abord, de reconnaître quel est l'œil qui se dévie. Voici comment on arrivera à ce résultat : couvrant l'un des yeux avec une main, on engagera l'autre à fixer un objet quelconque, le doigt à 30 centimètres, par exemple, de la ligne médiane ; puis on découvre le second œil. Si l'œil qui était occupé à fixer se dévie pour laisser l'autre entrer en fixation, c'est que cet œil fixant est l'œil strabique.

Le strabisme alternant se reconnaît à ce que, par l'expérience précédente, l'un et l'autre œil sont également capables de conserver la fixation.

Mesure de la déviation. — Cette mesure s'obtient par approximation ou mieux avec des instruments strabométriques divers, en millimètres ou en degrés.

La *déviation linéaire*, ou en millimètres, s'établit en rapportant, pour chaque œil, le milieu ou le bord de la cornée sur la paupière correspondante

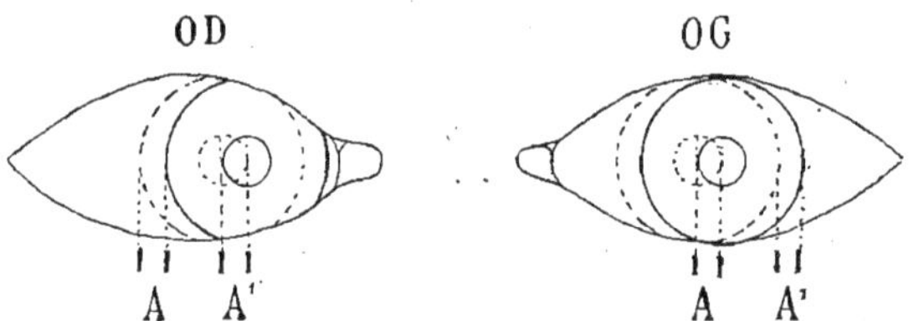

Fig. 145. — Mesure de la déviation linéaire.

OD, déviation primaire. — OG, déviation secondaire. — A, déplacement du bord cornéen. — A', déplacement du centre de la pupille.

pendant la vision au loin, d'abord en position directe, puis en position déviée. L'œil gauche normal regardant au loin, on note d'un petit trait, sur la paupière inférieure, le centre ou le bord cornéen de l'œil droit dévié ; on couvre ensuite l'œil gauche, on fait regarder au loin l'œil droit qui se redresse et on note de nouveau d'un petit trait sur la paupière le centre ou le bord de la cornée. La distance des deux traits palpébraux indique la déviation strabique linéaire.

On peut employer également le strabomètre monoculaire de Lawrence, les strabomètres de Galezowski, Meyer, etc.

La *déviation angulaire* ou en degrés se mesure au périmètre en faisant fixer un objet éloigné par l'œil sain et en recherchant avec une bougie le

point périmétrique qui correspond exactement au centre cornéen de l'œil
dévié, placé au zéro de l'instrument.

On peut procéder par simple ou par double réflexion.

Dans le premier cas, l'œil normal regardant directement au loin et l'œil
dévié étant placé au centre de l'instrument, on promène le long de son arc,
à partir du zéro, une bougie allumée jusqu'à ce que l'image de la flamme
occupe exactement le centre de la pupille. L'angle périmétrique parcouru
par la bougie indique la déviation strabique.

Dans le second cas, les yeux étant dans la même position, mais la bougie

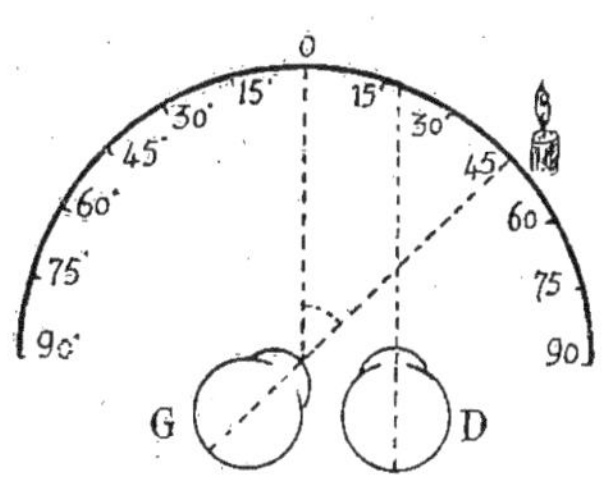
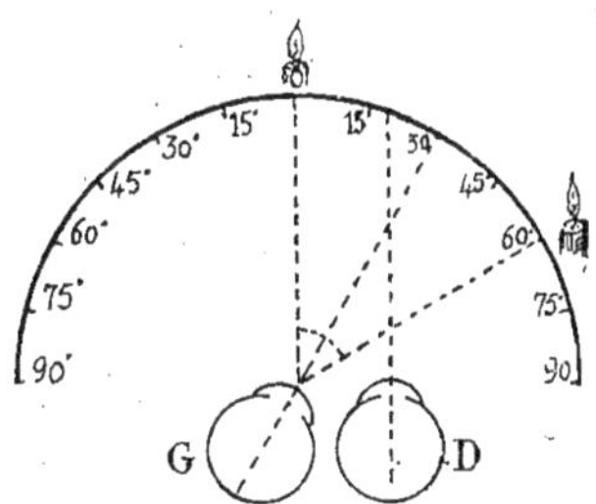

Fig. 146. — Mesure de la déviation angulaire, par simple réflexion, par double
réflexion.

allumée se trouvant maintenue au zéro du périmètre, on cherche, le long de
l'arc gradué, le point où l'image de la flamme occupe exactement le centre
de la pupille. L'angle périmétrique parcouru par l'observateur correspond
au double de la déviation strabique.

Le périmètre de LANDOLT ou l'arc kératoscopique de DE WECKER et MAS-
SELON sont surtout employés.

Étiologie. —Malgré les nombreux travaux publiés sur cette question, elle
n'est pas encore définitivement établie.

L'étiologie du strabisme est en effet complexe, car elle embrasse à la fois
des troubles d'innervation, les anomalies de la réfraction ou de l'accommodation, les malformations ou les lésions oculaires, des causes anatomiques,
embryologiques, physiologiques et cérébrales (LANDOLT, PARINAUD). On peut
dire, néanmoins, qu'il s'agit d'un vice de fonctionnement de l'appareil de la
vision binoculaire et que tout ce qui entrave cette vision binoculaire peut
devenir une des causes efficientes du strabisme.

Les causes initiales sont relatives à la convergence, à l'accommodation
et au fusionnement des images rétiniennes.

Le strabisme n'est d'abord, dit PARINAUD, qu'un vice de la convergence
et les causes cérébrales qui le produisent sont des maladies cérébrales, des
troubles oculaires accommodateurs ou visuels. La convergence est déterminée par l'accommodation et la tendance au fusionnement, mais elle est
gênée ou empêchée par les troubles qui modifient fâcheusement cette
accommodation et ce fusionnement, comme les amétropies ou les amblyopies.

On peut donc dire que le strabisme est autant d'origine cérébrale que d'origine oculaire, et que la mécanique y joue un rôle secondaire ou consécutif.

Les déplacements de la macula, les malformations oculaires ou musculaires, les taies, les amétropies, l'amblyopie, les troubles cérébraux, les vices héréditaires sont des causes prédisposantes.

Notons spécialement les rapports défectueux entre la convergence et l'accommodation.

Toutes ces causes, qu'elles soient périphériques ou centrales, qu'elles portent sur l'appareil visuel moteur ou sensitif (PARINAUD), agissent en modifiant l'innervation de la convergence, innervation aujourd'hui nettement démontrée à l'état normal et à l'état pathologique dans les paralysies ou les contractures. Il existe, enfin, en dehors des causes premières du strabisme, des modifications secondaires qui portent sur les appareils moteurs ou nerveux et qui, une fois produites, peuvent entretenir et modifier le strabisme :

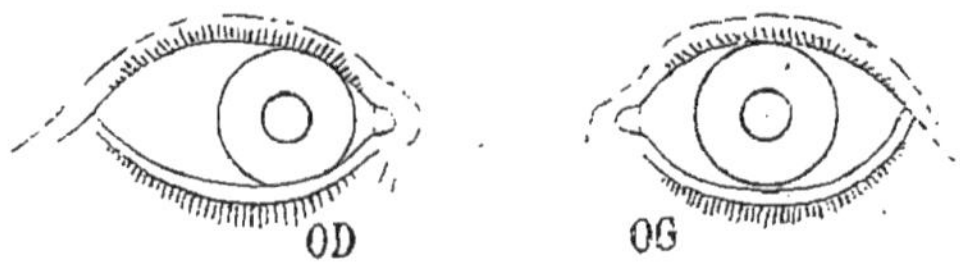

Fig. 147. — Strabisme convergent de l'œil droit.

veux et qui, une fois produites, peuvent entretenir et modifier le strabisme : rétractions aponévrotiques, lésions musculaires ou nerveuses.

En résumé, dans le strabisme, on rencontre des facteurs pathogéniques d'ordre fonctionnel ou anatomique que l'on peut classer, avec PARINAUD, dans l'ordre suivant : 1° influence de l'accommodation par excès ou par défaut ; 2° influence du défaut de fusionnement ; 3° altération plus ou moins définitive de l'innervation de convergence ; 4° rétraction de l'aponévrose fibreuse ; 3° modifications secondaires des muscles ; 6° modifications de l'appareil sensoriel. Tous ces éléments, diversement combinés, produisent une grande variété dans les formes et les degrés de strabisme dont il faut, au point de vue pathologique et thérapeutique, tenir le plus grand compte.

Strabisme convergent. — Le strabisme convergent se développe sous l'influence de causes multiples :

1° *Amblyopie monoculaire.* — L'œil le plus faible se dévie parce qu'il gêne l'autre dans la vision ordinaire. Très souvent l'amblyopie constatée est consécutive au strabisme et provient en partie du défaut d'usage visuel, *ex non usu.*

2° *Leucomes centraux.* — L'œil atteint se dévierait pour conduire les rayons vers la macula, à travers les parties transparentes de la cornée. CUIGNET croyait que les leucomes déterminaient de la photophobie et des reflets gênants pour l'autre œil qui dès lors, pour les éviter, se déviait.

3° *Occlusion prolongée d'un œil.* — On l'observe, dans ces conditions, à la suite d'ophtalmies phlycténulaires, purulentes, etc.

L'exagération de la convergence, les positions vicieuses de la tête sont peu importantes.

4° Affections générales. — Les convulsions, les méningites, les fièvres éruptives, les angines à suites paralytiques, les diverses tares nerveuses chez les ascendants aliénés, alcooliques, etc. constituent une prédisposition évidente.

5° Hérédité. — Les strabiques l'invoquent souvent et à juste titre. Elle peut agir directement sur la forme de l'œil en aplatissant la cornée (angle α), en modifiant la forme du globe ou en influençant le fonctionnement cérébral.

6° Hypermétropie. — L'influence de cette amétropie est bien connue et c'est certainement la cause majeure du strabisme convergent; elle est du moins très fréquente.

Les recherches de DONDERS ont nettement démontré que l'hypermétropie existe 77 fois sur 100 dans le strabisme convergent, soit dans les trois quarts des cas. Les relations étroites de la convergence et de l'accommodation en donnent facilement la raison.

L'hypermétrope a son œil normalement adapté pour la vision au delà de l'infini. Pour voir nettement à l'infini, il a déjà besoin d'accommoder et il accommode, en plus que l'emmétrope, de toute l'étendue de son hypermétropie. Mais, tandis que l'œil de l'hypermétrope accommode pour l'infini, ses muscles convergent en proportion de l'accommodation et les lignes de regard ne sont plus parallèles. Accommodant pour la vision de près, il converge en conséquence. Il est bientôt pris dans un cercle vicieux : s'il converge convenablement, il n'accommode pas assez ; s'il accommode assez, il converge trop ; dans les deux cas, la vision n'est pas nette et les objets rapprochés se brouillent. Ne pouvant surmonter la difficulté, le sujet hypermétropique la tourne : un *seul œil* se dirige vers l'objet rapproché, *l'autre œil* est entraîné par son muscle convergent et se dévie en dedans. L'hypermétrope, ne pouvant jouir de la vision nette binoculaire, adopte donc la vision monoculaire, au prix d'un strabisme interne.

GIRAUD-TEULON, PANAS, n'admettent pas complètement cette théorie; ils font intervenir, dans le strabisme convergent, l'insuffisance des muscles divergents, des droits externes. D'après ces auteurs, les muscles de la convergence et de la divergence sont dans un état d'antagonisme perpétuel. Si l'insuffisance des droits externes par rapport aux droits internes n'est pas trop grande, le strabisme n'apparaît pas. Pendant que l'accommodation nécessaire se produit, les droits externes empêchent l'excès de convergence : le muscle ciliaire de l'hypermétrope est seul surmené, il y a de l'asthénopie accommodative, mais pas de strabisme. Par contre, si l'insuffisance des droits externes par rapport aux droits internes est excessive, ceux-ci l'emportent et le strabisme convergent se manifeste.

La théorie de DONDERS d'ailleurs ne s'applique pas à tous les cas. Et d'abord, on observe le strabisme convergent en dehors de toute hypermétropie, chez l'emmétrope et même le myope (5 p. 100); enfin non seulement tous les hypermétropes ne louchent pas, mais encore les hyperopes forts louchent moins souvent que les hyperopes faibles.

Pourquoi donc beaucoup d'hypermétropes ne louchent-ils pas? Parce que la relation entre la convergence et l'accommodation n'est pas si étroite qu'on pourrait le croire. Il y a entre elles une certaine indépendance qui constitue l'accommodation ou la convergence relatives; c'est-à-dire que pour un degré donné d'accommodation, il existe une certaine latitude de convergence, comme pour un même degré donné de convergence une certaine latitude d'accommodation.

Cette indépendance entre la convergence et l'accommodation est surtout remarquable dans les diverses formes d'amétropie. Chez la plupart des sujets amétropes, presbytes, etc., il se produit, pour les besoins de la vision binoculaire, un *compromis* incessant entre la convergence et l'accommodation. S'il y a accord, pas de strabisme; dans le cas contraire, le strabisme apparaît.

C'est néanmoins à juste titre qu'on étudie le strabisme convergent hypermétropique comme une classe spéciale de strabisme et que, en clinique, tout strabique convergent doit être soupçonné d'hypermétropie, examiné et, le plus souvent, traité comme tel pour guérir de son affection. Mais il faut ajouter que si l'hypermétropie est un des facteurs principaux, le plus important même, du strabisme convergent, elle n'en est pas la cause unique. Elle a besoin de causes accessoires ou occasionnelles. Pour REYMOND et STILLING, le strabisme serait constitué par le retour à la position de repos de l'œil exclu de la vision directe. Cette position de repos ou d'équilibre étant quelquefois le parallélisme, rarement la divergence et presque toujours la convergence chez l'hypermétrope, le strabisme hypermétropique serait généralement convergent, mais quelquefois divergent.

D'ailleurs, le strabisme convergent n'est pas forcément hypermétropique; il peut résulter et il résulterait souvent, d'après les recherches de G. MARTIN, de l'existence de l'astigmie. Le strabisme astigmique, produit par le même mécanisme que le strabisme hypermétropique, serait, d'après cet auteur, plus fréquent qu'on ne le pense.

Début. — Le début du strabisme convergent se produit dans la première enfance, vers deux, trois ou quatre ans, au moment où les enfants s'intéressent aux objets, les considèrent de près et mettent simultanément en jeu leur convergence et leur accommodation.

Certaines affections infectieuses et dépressives, telles que les fièvres éruptives, la diphtérie, la dothiénenterie, etc., amenant un état de fatigue, ou même une parésie (JAVAL) du muscle ciliaire, exigent un effort accommodatif plus puissant et partant un excès de convergence strabique d'où résulte la loucherie. Enfin, des causes accidentelles, ophtalmies, émotions, affections cérébrales avec *convulsions*, etc., peuvent occasionner l'éclosion du strabisme convergent.

Marche. — Sa marche est progressive ou régressive.

D'abord intermittent, puis stationnaire, alternant puis monoculaire, le strabisme convergent se modifie souvent avec l'âge, et il n'est pas rare de le voir guérir spontanément. Soit que l'amplitude d'accommodation diminue et entraîne moins de convergence, soit que l'hypermétropie se transforme en emmétropie, soit enfin que le développement des cavités craniennes intervienne, certains strabismes s'amendent et, vers quinze à vingt ans, ont à peu près disparu. Il ne reste parfois qu'une amblyopie plus ou moins forte de l'ancien œil strabique. Bien des fois néanmoins, le strabisme s'aggrave; il devient permanent, monoculaire, d'un degré élevé. La vision de l'œil resté hors d'usage s'affaiblit, le droit interne se rétracte et la situation morbide devient définitive.

En pratique, on ne doit pas néanmoins compter sur une guérison spontanée, mais toujours poursuivre de bonne heure la cure du strabisme convergent.

Diagnostic. — Il comporte les éléments suivants :

1° État général : antécédents héréditaires et personnels, diathèses, nervosisme, âge, début de l'affection;

2° État oculaire : aspect des globes, taies;

3° Acuité visuelle, réfraction statique et dynamique ;

4° Nature et degré du strabisme.

Il faut songer à retrancher ou à ajouter au strabisme, qui est une déviation pathologique, la valeur positive ou négative de l'angle α, qui constitue une déviation physiologique.

La nature du strabisme, ses caractères de persistance, d'intermittence ou d'altération, l'acuité visuelle et la réfraction de chaque œil de loin et de près ont une grande importance thérapeutique. Une notion des plus nécessaires est la puissance excursive des yeux ou la capacité des muscles de l'œil correspondant au champ de regard. On tiendra compte aussi de la marche de l'affection, aggravation, accélération, ou état stationnaire, de l'âge, des effets de l'atropine ou de la correction amétropique. Enfin, le degré du strabisme sera exactement déterminé.

Strabisme divergent. — Le strabisme divergent se développe généralement dans les conditions inverses du strabisme convergent, par insuffisance nerveuse des droits internes ou excès de puissance des droits externes.

Chez le myope, les axes oculaires trop longs gênent la convergence; or, le travail de près étant nécessaire, cette convergence ne peut être soutenue et un œil se dévie en dehors.

D'ailleurs, d'après RÉYMOND et STILLING, les yeux myopes présenteraient, comme position de repos, presque toujours de la divergence.

Le strabisme divergent est relatif, périodique, permanent.

Il est *relatif* quand il ne survient que dans la vision très rapprochée et qu'il cesse à toute autre distance.

Il est *périodique* dans deux conditions différentes : ou bien, comme chez les enfants myopes, dans le regard au loin, vague, alors que rien ne sollicite la convergence et lorsque celle-ci exige d'ordinaire un certain effort de volonté ; ou bien comme chez les sujets très myopes et plus âgés, dans la vision de près, la convergence nécessaire étant au-dessus des ressources des droits internes. Dans le premier cas, le strabisme disparaît dès que la convergence est sollicitée et, dans le second cas, dès qu'elle est relâchée.

Le strabisme divergent périodique devient *permanent*, soit qu'il survienne des causes débilitantes affaiblissant la convergence, soit que la myopie augmente et exige une convergence excessive.

Le strabisme divergent représente le vingtième des strabismes ;

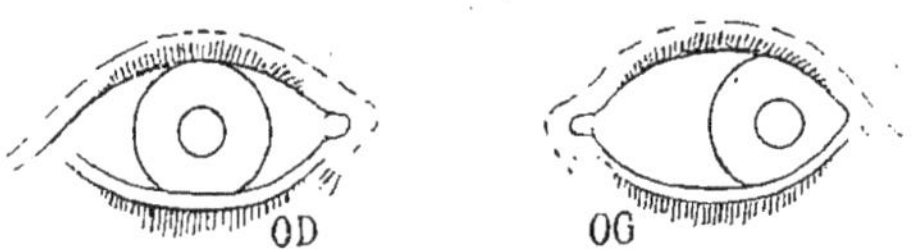

Fig. 148. — Strabisme divergent de l'œil gauche.

66 p. 100 des sujets sont myopes, 29 p. 100 hypermétropes, 5 p. 100 emmétropes.

Dans la myopie, le strabisme s'explique par la faiblesse accommodative habituelle et le peu d'excitation de la convergence. Ici comme ailleurs, toutefois, les causes oculaires sont insuffisantes pour expliquer le strabisme, et il faut faire intervenir l'insuffisance cérébrale de la convergence.

Les causes secondaires qui paraissent occasionner le strabisme convergent, amblyopie, taies cornéennes, etc., sont d'ailleurs également capables de produire le strabisme divergent. Il existerait, enfin, un strabisme divergent astigmique, mais plus rare que le strabisme convergent de même nature.

Strabisme vertical. — Il est supérieur ou inférieur. Exclusivement vertical, il est paralytique ; lorsqu'il est concomitant, il se trouve associé au strabisme latéral, surtout convergent. L'intervention contre le strabisme latéral suffit à corriger d'ordinaire la déviation verticale ; dans le cas contraire, on pourra débrider l'aponévrose en haut ou faire un léger reculement du droit supérieur. LANDOLT a préconisé la ténotomie du petit oblique à son insertion orbitaire, et MOTAIS, celle de son insertion bulbaire.

Strabisme latent. Insuffisance de convergence. — Le strabisme latent résulte, soit d'une faiblesse congénitale, soit d'une insertion vicieuse des muscles de la convergence ou de la divergence, chez les hypermétropes ou les myopes. Il est masqué par les efforts voulus ou inconscients de la vision binoculaire ; on le rend manifeste en faisant regarder de près ou de loin un objet quelconque et en couvrant un œil ; cet œil se dévie alors en dedans ou en dehors et ne revient en place que lorsqu'il est découvert. On peut observer aisément ce double phénomène en couvrant un œil avec un verre dépoli, puis en l'observant, l'autre œil étant dirigé vers un point déterminé.

DE GRÆFE nous a donné un meilleur moyen encore de reconnaître cet état. Un œil regarde simplement un point marqué sur une ligne verticale, tandis que l'autre œil considère ce point à travers un prisme à base supérieure ou inférieure. S'il n'y a pas d'insuffisance de convergence, les deux images du point sont vues sur la même ligne verticale, et s'il y a insuffisance, sur deux lignes distinctes, l'image déviée se trouvant en dedans ou en dehors, suivant que ce sont les droits externes ou les internes qui se trouvent insuffisants.

Le degré de l'insuffisance est mesuré par la force du prisme à déviation interne ou externe qui ramènera les deux points sur la même ligne verticale. Le simple prisme du professeur BERLIN, ou le double prisme à rotation de CRÉTÈS, constituent des instruments favorables au diagnostic et à la mensuration du strabisme latent.

Chez les myopes, ce strabisme constitue l'insuffisance des droits internes et entraîne de l'asthénopie musculaire dans le travail prolongé.

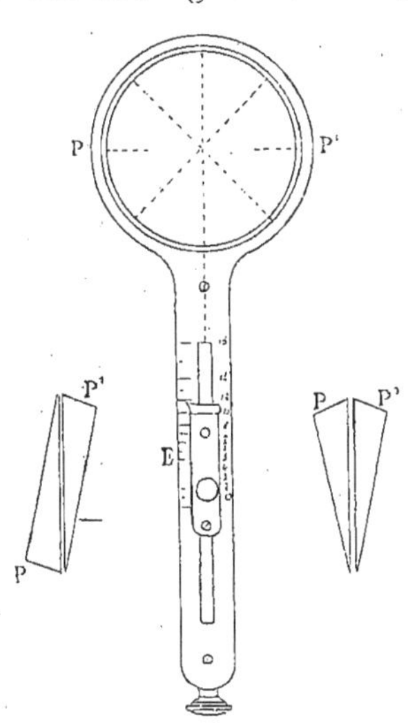

Fig. 149.—Prisme à rotation de Crétès.

PP', prismes combinés neutralisant ou additionnant leur action.

G. MARTIN prétend que l'asthénopie musculaire n'existe pas réellement et qu'on donne ce nom à des formes mal reconnues d'asthénopie astigmique.

Le strabisme latent exige souvent des verres, des prismes, parfois même la ténotomie ou l'avancement musculaire.

Traitement du strabisme. — Le traitement du strabisme a été surtout empirique (PARINAUD). Dans l'ignorance des causes ordinaires, on a eu recours aux moyens orthoptiques et surtout aux méthodes opératoires, un peu au hasard. Le redressement des yeux par l'opération ne guérit pas le strabisme, il ne fait que corriger la déviation. Actuellement, la thérapeutique tend de plus en plus à se baser sur l'étiologie générale ou locale. On ne visait qu'à la guérison cosmétique, on cherche aujourd'hui a obtenir la guérison fonctionnelle qui seule mérite le nom de guérison. Le traitement du strabisme exige donc un examen préalable complet de la vision, de la statique oculaire ou de l'état général.

Il importe aussi d'observer la marche du strabisme, l'âge du sujet et l'action des moyens antérieurement appliqués.

Le traitement du strabisme est fonctionnel ou optique et chirurgical ou opératoire.

1° TRAITEMENT FONCTIONNEL. — Le traitement fonctionnel est essentiellement étiologique. Il s'adresse seulement aux causes initiales de la déviation
oculaire, à celles qui, suivant la division de PARINAUD, agissent par l'accommodation et à celles qui se produisent par le fusionnement.

Nous examinerons successivement le traitement fonctionnel du strabisme
convergent, du strabisme divergent et de l'insuffisance de convergence.

Strabisme convergent. — Le strabisme convergent, très souvent hypermétropique, relève de l'emploi des mydriatiques, des myotiques (ULRICH),
des verres et de la stéréoscopie.

Les *mydriatiques* agissent en paralysant l'accommodation et les *myotiques* en la contracturant. Dans tous les cas, cette accommodation est
soustraite à l'action nerveuse et la convergence, qui lui est unie, devient
libre de son action. L'atropine vaut mieux que l'ésérine et permet, en outre,
chez les jeunes sujets, d'apprécier exactement la nature et le degré des
amétropies. Il est bon d'instiller la solution forte à 1 p. 100, dans les deux
yeux, tous les soirs, pendant plusieurs jours de suite. Le strabisme est ordinairement modifié et parfois supprimé. Il peut cependant rester stationnaire.
En tous cas, les modifications favorables sont significatives et préjugent
avantageusement du traitement par les verres. Il convient parfois d'employer, chez les tout jeunes enfants, les mydriatiques pendant longtemps.
Il suffit alors d'une goutte ou deux d'atropine tous les deux ou trois jours.

L'usage des *verres correcteurs* de l'amétropie, convexes pour l'hypermétropie, cylindriques pour l'astigmatisme, complète la cure d'atropine. Les
verres, d'ailleurs, peuvent amener à la longue la guérison, alors même que
l'atropine restait impuissante; il convient de corriger l'hypermétropie
totale. Si l'on ne corrige que l'hypermétropie manifeste, ils seront plus
faibles pour la vision de loin que pour la vision de près. Les verres seront
portés constamment et longtemps après la guérison. On ne les abandonnera
que graduellement, pour la vision de loin d'abord, pour celle de près ensuite.
On peut les prescrire, chez la plupart des enfants, dès l'âge de quatre ou
cinq ans.

Le traitement par les verres et les mydriatiques est capable de réussir,
surtout si on l'applique de bonne heure, avec constance, et si le strabisme
convergent a une tendance à se guérir facilement. On obtient une guérison
complète ou partielle. C'est le traitement indiqué tout d'abord chez les
jeunes sujets; et il ne faut d'ordinaire intervenir opératoirement qu'après
avoir épuisé ses effets.

L'action des mydriatiques et des verres n'est efficace, cependant, que
dans les formes où l'accommodation est spécialement en jeu. Toutes les
fois qu'une amblyopie excessive, des leucomes, des rétractions musculaires
ou capsulaires sont en cause, les moyens chirurgicaux restent seuls
indiqués.

Le strabisme convergent peut être myopique. On voit alors les verres
correcteurs le diminuer, car ils portent le point de fixation plus loin et relâchent

la convergence. Tandis que les verres, dans le strabisme convergent hypermétropique, observe Parinaud, agissent en vertu des relations dynamiques en diminuant l'effort accommodatif, dans le strabisme convergent myopique ils s'adressent à l'état statique en portant plus loin le point de fixation.

Strabisme divergent. — Il est peu modifié par les mydriatiques, les myotiques ou les verres. C'est qu'en effet, initialement, il existe de l'insuffisance de convergence, les globes s'allongent notablement et ont une grande propension à la divergence. L'absence d'accommodation excite peu la convergence et les muscles ou les centres correspondants s'affaiblissent. Au début cependant, la correction myopique totale réveille, d'une part, la convergence et, d'autre part, éloigne l'objet fixé. Les verres ne sont vraiment utiles qu'à l'origine et doivent corriger la myopie totale.

Dans l'*insuffisance de convergence* ou *strabisme latent;* le traitement par les verres concaves est avantageux, mais il doit être complété par le reculement des droits externes, ou mieux l'avancement des droits internes.

Les *prismes* pourront être essayés dans l'insuffisance de convergence et le strabisme divergent. Ils ont pour objet de reculer le point fixé et de favoriser le fusionnement des images. On place leur base en dedans et on les applique devant les deux yeux. Ils ne peuvent guère cependant donner plus d'un angle métrique de convergence, car leur force ne saurait, à cause du poids, dépasser 4° à 6°.

Les prismes sont utiles néanmoins pour compléter le fusionnement dans les cas légers d'insuffisance ou, après une opération incomplète, dans le strabisme divergent.

Dans le strabisme convergent, les prismes à base temporale rendent parfois service et permettent la fusion habituelle des images.

Le *stéréoscope*, inventé par Wheatstone, a été perfectionné par Brewster et Dubosco. Proposé par Mackenzie, vulgarisé par Javal, il rend de très grands services dans le traitement des strabismes légers ou pour le rétablissement de la vision binoculaire, après le traitement chirurgical et la guérison cosmétique. Il est basé sur la fusion cérébrale des images de chaque œil, fusion géométrique et chromatique démontrée par les expériences de Regnault et Foucault.

On peut, dans les cas où la fusion des images n'existe plus, la faciliter et la provoquer avec le stéréoscope, puis la maintenir dans la vision courante.

L'emploi du stéréoscope est, en effet, basé sur l'appétit spontané des yeux pour la vision binoculaire. Il a pour but de provoquer cette vision et de la maintenir.

Le traitement stéréoscopique comprend trois temps :
1° Production de la diplopie ;
2° Fusion des images doubles ;
3° Extension de la fusion binoculaire à toutes les positions du regard.

On produit la diplopie en couvrant le bon œil d'un verre coloré, par l'occlusion alternative de chaque œil, etc. La fusion des images s'obtient par les exercices stéréoscopiques et aussi par l'action des prismes. Pour étendre la vision binoculaire, on fait subir aux objets des déplacements progressifs.

On recherche donc successivement la perception monoculaire, puis le fusionnement binoculaire, enfin la vision binoculaire. Qu'il s'agisse d'emblée d'exercices pour la guérison directe ou d'exercices post-opératoires pour parachever ou maintenir les résultats acquis, la manœuvre reste la même.

Il faut d'abord exercer les yeux à voir binoculairement sans accommoder ou converger, comme dans la vision éloignée ; puis ensuite les habituer à converger et accommoder simultanément, comme pour la vision rapprochée, tout en conservant la vision binoculaire. Voici comment on peut y parvenir. On prend un stéréoscope, au fond duquel chaque compartiment présente, par exemple, une ligne verticale. La ligne de droite est placée au-dessus d'un certain niveau et la ligne de gauche au-dessous. Les deux lignes sont distantes de 5 à 6 centimètres, intervalle ordinaire des deux yeux. Quand la vision binoculaire existera, les deux lignes seront dans le prolongement vertical l'une de l'autre et n'en formeront qu'une. La vision binoculaire de ces lignes et le parallélisme des yeux s'obtiennent simultanément en supprimant toute accommodation.

Pour une hypermétropie de 5 dioptries, il faudrait donc munir les trous du stéréoscope de verres convexes de 5 D (corrigeant cette hypermétropie) augmentés de 6 D (accommodant à la distance des images), si la boîte a 16,6 centimètres de profondeur : soit 11 D.

Le parallélisme des regards et la binocularité établis, on tend à porter graduellement le sujet à accommoder lui-même et à converger en conséquence sans produire de la diplopie. On rapproche donc, dans la boîte, les lignes verticales de 1, 2, 3..... 6 centimètres en moyenne, pendant qu'on diminue la force des verres convexes de 1, 2, 3..... 6 D. Il faut pour cela du temps et de la patience, mais on doit y parvenir.

A ce moment, les trous du stéréoscope restent munis de verres convexes de 5 D correcteurs de l'hypermétropie du sujet. Celui-ci a donc été, petit à petit, amené à converger de 1, 2, 3..... 6 centimètres. à 166 millimètres de distance, ou, approximativement, de 1, 2, 3..... 6 angles métriques ; il a été aussi obligé d'accommoder successivement de 1, 2, 3..... 6 D, puisque nous avons supprimé des verres correcteurs primitifs (11 D) 1, 2, 3..... 6 D. Si le sujet a conservé, malgré tout, la vision binoculaire, le but est atteint : l'amétropie corrigée, il accommode et converge, pour la distance ci-dessus, comme un emmétrope. Il faudra, pour ces exercices, s'armer de patience : hâtez-vous lentement. Les moindres résultats exigent parfois de longs mois. Il conviendra également d'interrompre souvent les efforts oculaires exigés par ces manœuvres.

On a cependant voulu obtenir davantage. Profitant de la laxité relative établie entre l'accommodation et la convergence, on a tenté de porter les malades à accommoder de façon à corriger eux-mêmes leur hypermétropie sans entraîner un excès de convergence. A cet effet, on abaisse graduellement la force des verres correcteurs de l'hypermétropie et on pousse le sujet à accommoder en proportion, tout en conservant la vision binoculaire.

Malheureusement avec le temps (et ces exercices demandent parfois des années), le pouvoir accommodatif diminue, et l'on serait mal venu de demander au muscle ciliaire le plus, alors qu'il tend à pouvoir le moins. On s'exposerait d'ailleurs, en forçant l'accommodation, à faire trop converger et à voir le strabisme se produire. Quand la vision rapprochée est devenue binoculaire et simple, l'hypermétropie étant corrigée par des verres, il ne faut pas, en général, ambitionner davantage. On doit être d'autant plus satisfait qu'un tel résultat est le plus souvent difficile et parfois impossible à obtenir.

On ne peut toujours, en effet, rappeler la perception binoculaire disparue, soit que la neutralisation de l'image déviée reste psychique, ou que les connexions des rétines avec les centres visuels de la vision binoculaire soient obtuses et empêchent le fusionnement (PARINAUD). S'établirait-il secondairement de nouveaux points identiques que l'on a considérés comme primitifs (incongruence des rétines) ? Il n'y a, d'ailleurs, parfois aucune gêne diplopique et aucun désir de vision binoculaire. Certains sujets à acuité visuelle inégale obtiennent la vision binoculaire et d'autres à acuité égale ne peuvent se la procurer. Peut-être le développement des centres visuels se fait-il pour la vision alternante et non pour la vision binoculaire. PARINAUD admet, d'ailleurs, chez l'homme ces deux systèmes de vision, binoculaire et alternant, superposés.

Le but du stéréoscope est de hâter ou de conserver la vision binoculaire. Il faut en user chez les sujets intelligents et dociles, mais on doit le plus souvent s'en passer chez les autres.

Les *louchettes percées*, si employées jadis, sont plus nuisibles qu'utiles et nous les rejetons complètement.

L'*occlusion* avec la louchette *non percée* est, au contraire, très indiquée et nécessaire ; c'est le premier moyen à employer pour ramener la vision binoculaire après l'opération. On l'emploiera alternativement sur chacun des deux yeux dans le cas de strabisme alternant, et on appliquera la louchette non percée, sur le bon œil seulement, dans le strabisme fixe ; ce sera le seul procédé capable de réveiller la vision de l'œil strabique et le premier pas vers le rétablissement de la vision binoculaire. Après un usage prolongé de l'occlusion, les exercices stéréoscopiques entreront en jeu.

La *gymnastique* active ou passive (MICHEL), l'électrisation des muscles affaiblis, les exercices de convergence peuvent être conseillés, mais n'ont donné encore que de médiocres résultats.

2° TRAITEMENT CHIRURGICAL. — Le traitement chirurgical, dans le strabisme, a pour objet l'affaiblissement des muscles prépondérants ou le renforcement des muscles antagonistes. Dans le premier cas, on pratique le reculement et, dans le second cas, l'avancement musculaire ou capsulaire.

Tandis qu'autrefois on s'attaquait systématiquement aux muscles en les affaiblissant, on vise aujourd'hui à agir sur la capsule de Tenon. C'est là une tendance conservatrice et rationnelle très manifeste au point de vue opératoire.

« Primitivement, a dit DE WECKER, on voulait guérir le strabisme par des myotomies, on est arrivé à faire des ténotomics, on finira par des avancements et des reculements capsulaires, après avoir reconnu que ce n'est pas par les étroites insertions tendineuses directes que la régularisation s'opère, mais bien par la capsule, dans laquelle le globe oculaire se trouve enchâssé. »

Les opérations actuelles sont d'importance inégale. On pratique surtout la ténotomie ou reculement musculaire, puis l'avancement musculaire ou capsulaire; quant au reculement capsulaire, il est encore à l'étude.

DIEFFENBACH (1838) et CUNIER firent les premières myotomies, et BONNET, LEVEAU, BOYER, les premiers reculements tendineux. JULES GUÉRIN (1849) imagina l'avancement musculaire et DE WECKER (1883), l'avancement capsulaire. On doit à PARINAUD (1898) le reculement ou débridement capsulaire.

La *myotomie* de STROMEYER et de DIEFFENBACH est aujourd'hui abandonnée, tandis que la ténotomie de BONNET reste seule appliquée. La myotomie, en effet, a produit de tristes résultats consécutifs. Beaucoup de strabismes convergents ont été transformés en strabismes divergents et le souvenir de ces insuccès a jeté, dans le public, un long discrédit sur le traitement opératoire du strabisme.

Ténotomie. — Elle diffère de la myotomie et n'en présente pas les inconvénients. Au lieu de couper le muscle dans sa partie charnue. on sectionne son tendon au niveau de l'insertion scléroticale et on l'abandonne à sa rétraction normale.

Le tendon détaché se rétracte plus ou moins suivant le dégagement de la conjonctive, de la capsule musculaire et des ailerons ligamenteux. Son reculement ne dépasse guère, chez de gros chiens, 7 millimètres (KALT) et se trouve limité par la tension des ailerons (MOTAIS).

Le muscle reculé s'unit au globe par une sorte de gangue inflammatoire occupant le manchon capsulo-oculaire, assez analogue au manchon musculo-périostique qui, dans une fracture, formera le cal; ct, de même que le cal provisoire est remplacé par le cal définitif, de même, à la gangue succède un ruban fibreux permanent. La nouvelle soudure n'est point tendineuse ou musculaire, mais capsulaire; elle est ainsi susceptible de se distendre et de se relâcher.

La ténotomie agit en affaiblissant le muscle détaché. Qu'elle remédie chez les vieux strabiques à un défaut mécanique, ou chez les jeunes, à un simple trouble d'innervation (PARINAUD), le résultat local est toujours un affaiblissement musculaire et, pour les droits internes, une réduction de la convergence. L'affaiblissement du muscle est produit par la diminution de son enroulement autour du globe.

Avant la période tardive de rétraction musculo-aponévrotique, le strabisme est fonctionnel et résulte d'un trouble d'innervation cérébrale de la convergence. La ténotomie ne saurait corriger ce trouble que par son action musculaire. Elle est donc difficilement dosable. D'ailleurs, l'innervation de convergence se modifie avec le temps, diminue d'ordinaire, et affaiblit la tendance strabique. La ténotomie a donc une action incertaine, et elle peut être ultérieurement excessive.

On doit toujours tenir compte, dans la ténotomie, de cette incertitude, du degré de reculement et de l'âge du patient. Il est même probable, comme l'observe Parinaud, que les déviations inverses secondaires chez les jeunes ténotomisés seraient assez fréquentes sans le rétablissement de la vision binoculaire et la rétraction aponévrotique consécutive.

On peut agir plus librement et plus largement chez les anciens strabiques, sur le muscle et surtout l'aponévrose rétractée, car les lésions musculo-aponévrotiques sont notables. Pour ces motifs, la ténotomie a plus d'action chez l'enfant que chez l'adulte, et, chez ce dernier, un débridement aponé-vrotique large est à peu près indispensable.

C'est en actionnant seulement le tendon musculaire ou en débridant plus ou moins la capsule, les ailerons ligamenteux (Motais), ou les expansions cutanées prémusculaires (Boucheron) que l'on peut graduer le reculement.

La suture horizontale de la plaie conjonctivale, diverses tractions tendant à éloigner la cornée du muscle détaché et venant s'exercer, selon le cas, derrière l'oreille, à la commissure palpébrale, vers le nez, sont des moyens de diminuer le reculement ou de l'augmenter (de Græfe, Knapp).

La ténotomie bien pratiquée et graduée donne d'excellents résultats dans le strabisme. Prudemment appliquée, à partir de dix à douze ans, sur un œil d'abord, puis sur l'autre, après action thérapeutique prolongée des verres et de l'atropine, elle guérit la plupart des strabiques.

On observe parfois un strabisme inverse secondaire et, dans les recule-ments excessifs, l'enfoncement de la caroncule et l'agrandissement de la fente palpébrale. On peut y remédier par l'avancement du muscle trop reculé, l'avancement de la caroncule et la blépharorraphie.

Une certaine expérience est nécessaire pour ne pas dépasser la mesure ; d'ailleurs, il importe d'être toujours modéré dans le reculement tendineux. Dans les cas invétérés de strabisme convergent, la contraction d'un droit interne peut s'accompagner d'un changement de structure et de la perte de son élasticité. Dans les cas de ce genre, Landolt recommande d'*allonger le muscle* raccourci au lieu de le reculer.

Avancement musculaire. — Il est applicable aux droits externes dans le strabisme convergent et aux droits internes dans le strabisme divergent. Il peut être exécuté sur un seul œil ou sur les deux yeux. On l'emploie secon-dairement pour compléter, dans les strabismes supérieurs à 30°, l'action des reculements, ou bien, primitivement, dans les strabismes faibles.

On aurait de la tendance, vu ses avantages physiologiques (Landolt) et l'accroissement de la force musculaire, à l'appliquer primitivement dans tous les strabismes et à ne pratiquer le reculement que pour compléter, le cas échéant, son action insuffisante.

Pour éviter sa rétraction dans les cas où les sutures céderaient ou couperaient les tissus, on a proposé de respecter, dans le détachement du tendon, une languette médiane (Motais); c'est généralement superflu.

On joint parfois à l'avancement, pour augmenter son action, la résection plus ou moins étendue de sa partie tendineuse (Agnew).

Avancement capsulaire. — Indiqué par de Wecker (1883), il comprenait d'abord l'avancement simple de la capsule; il semble aujourd'hui se compléter par le glissement musculo-capsulaire. L'avancement a une action mécanique importante.. Il détermine une insertion supplémentaire de la capsule, une sorte de rétraction immédiate, ainsi que le raccourcissement des expansions antérieures de la capsule à l'orbite. Il exagère, enfin, le reculement de l'antagoniste à la façon des sutures de de Græfe, Knapp, et il agit par rétraction consécutive cicatricielle, comme les sutures de Gaillard. Il importe en effet de laisser ces sutures en place six à huit jours et de pénétrer, au niveau du diamètre vertical de la cornée, dans l'épaisseur de l'épisclère.

Reculement capsulaire. — Préconisé par Parinaud en 1890, il consiste dans la section de l'aponévrose musculaire au-dessus et au-dessous du muscle, lui-même respecté. On peut y joindre la ténotomie partielle du muscle rétracté ou celle de l'antagoniste. On obtient ainsi des effets de redressement pouvant aller, d'après l'auteur, jusqu'à 25°, 30° et même 40°. Cette opération, malgré qu'elle soit très conservatrice, est d'un effet trop précaire et incertain pour qu'elle devienne d'un usage courant. Elle est cependant à expérimenter.

Quelle est la *valeur relative de l'avancement et du reculement?* Landolt estime que l'avancement capsulo-musculaire est bien supérieur au reculement et constitue la méthode de choix. Tandis que la plupart des ophtalmologistes considèrent l'avancement comme un simple adjuvant de la ténotomie, dans les strabismes excessifs, il regarde la ténotomie, dans ces strabismes, comme l'adjuvant de l'avancement. Pour les autres, la ténotomie est l'essentiel, l'avancement l'accessoire; pour lui, au contraire, l'avancement est l'essentiel et la ténotomie, l'accessoire.

L'objectif chirurgical est la vision binoculaire permanente dans toutes les directions du regard. La guérison esthétique ou même optique, dans la vision directe, est bien obtenue par la ténotomie, mais elle n'existe pas d'ordinaire dans la vision latérale, le champ d'excursion étant limité du côté du muscle reculé. Quand il y a vision binoculaire en avant, on trouve de la diplopie en dedans et en dehors, homonyme dans un sens, croisée dans l'autre.

L'avancement musculaire ne présente pas ces inconvénients. L'excursion de l'œil du côté opéré augmente toujours sans qu'il y ait perte du côté opposé. La convergence et la divergence sont accrues. Il en doit être ainsi, car l'avancement fait rentrer le globe dans son entonnoir musculaire et la ténotomie l'en fait sortir ; il y a plus d'action motrice après l'avancement qu'après le reculement. Dans l'insuffisance musculaire, une intervention chirurgicale est bien moins nécessaire qu'on ne le croit généralement et l'avancement énergique d'un des droits internes suffit d'ordinaire. Il n'y a jamais surcorrection.

Enfin, dans le strabisme extrême ancien d'un œil amaurotique ou très amblyope, LANDOLT résèque une portion du tendon pour obtenir un avancement plus fort, ou bien, d'emblée, il pratique l'avancement d'un muscle et le reculement de l'antagoniste sur un œil ou sur les deux yeux.

La méthode de l'avancement n'implique pas un *dosage* aussi attentif que celle du reculement. D'ailleurs, LANDOLT n'attache pas une grande importance à cette question opératoire; on l'a du moins fort exagérée. Le vrai dosage n'est pas l'œuvre du chirurgien, mais celle de la nature bien ou mal dirigée. « La strabotomie la mieux exécutée ne donne qu'un résultat très approximatif; pour qu'il soit parfait, il faut l'aide de la physiologie, l'exercice et le fonctionnement réglé des yeux. » C'est parfaitement exact.

Indications générales. — Il resterait à déterminer les indications de chacune des opérations précédentes vis-à-vis des diverses variétés de strabisme : sujet délicat, car les auteurs sont loin de suivre les mêmes règles. Voici cependant, d'après l'expérience, quelques préceptes généraux.

Dans le strabisme *intermittent*, chez les *jeunes enfants*, jamais d'opération : traitement général, mydriatique, optique.

Dans le strabisme *alternant*, on essaiera d'abord le traitement optique et général. En cas d'insuccès, on recourra à l'opération, laquelle consistera en avancements ou en reculements prudents et bien dosés du tendon et de la capsule, pratiqués sur un œil ou sur les deux yeux.

Dans le strabisme *fixe*, le traitement optique exclusif court les plus grands risques de rester impuissant. On opérera donc, et, suivant le degré du strabisme, on emploiera soit l'avancement musculaire, soit l'avancement capsulaire dont l'action est un peu moins énergique. L'avancement capsulaire convient bien aux strabismes dont la déviation ne dépasse pas 20° ou 25°; au-dessus de ce degré, l'avancement musculaire sera préférable. On combinera le reculement de l'antagoniste à ces avancements, surtout dans les degrés élevés du strabisme ou même dans les degrés moyens, au-dessus de 30°. Ces considérations s'appliquent surtout au strabisme convergent, qui est le plus commun. Dans le strabisme divergent, l'avancement musculaire sera toujours préféré à l'avancement capsulaire, car cette forme de déviation est d'une correction beaucoup moins facile que la forme inverse. Le reculement du muscle antagoniste complétera, au besoin, le résultat.

II. — PARALYSIES

Les paralysies des muscles de l'œil s'observent dans des conditions diverses. Elles se groupent ensemble et constituent l'ophtalmoplégie, ou bien restent distinctes et comprennent les paralysies des divers nerfs ou rameaux oculaires. Elles sont pathologiques ou traumatiques, orbitaires, craniennes, centrales, médullaires. Quels que soient leur nature, leur origine ou leur siège, elles présentent un certain nombre de symptômes particuliers.

Nous indiquerons les caractères généraux des paralysies, puis les caractères spéciaux à chacune d'elles.

Les paralysies portant sur tous les muscles oculaires ou sur plusieurs muscles innervés par des nerfs différents ont été désignées sous le nom d'ophtalmoplégie et seront étudiées séparément plus loin.

Caractères généraux. — Les principaux symptômes communs aux déviations oculaires d'origine paralytique et qu'on n'observe nullement dans les déviations strabiques sont :

1° La diminution de mobilité du globe oculaire ;

2° L'excès de la déviation secondaire de l'œil sain sur la déviation primitive de l'œil malade ;

3° Le phénomène dit de fausse projection ;

4° Enfin, l'existence de la diplopie ou l'inclinaison particulière de la tête, destinée à neutraliser celle-ci.

Diminution de mobilité du globe. — Elle est aisée à constater. Quelle que soit la déviation fautive en dedans, en dehors, en haut ou en bas, le globe atteint de paralysie ne peut se tourner vers le côté du muscle paralysé. On reconnaît ce fait en fermant l'œil sain et en cherchant à faire suivre le bout du doigt par l'œil malade, dans diverses directions ; on le constate aussi en déterminant le champ du regard ou de fixation. L'excursion du globe est limitée et ne s'effectue pas ou presque pas dans le champ du muscle paralysé. Rien de pareil dans le strabisme vrai, car la déviation n'est pas due à une paralysie véritable, l'exploration montrant que les mouvements des yeux s'exécutent normalement dans tous les sens.

Excès de la déviation secondaire sur la déviation primaire. — La déviation primaire est indiquée par la déviation fautive de l'œil malade, et constitue le phénomène objectif principal de l'affection ; la déviation secondaire est donnée par la déviation de l'œil sain quand on le tient couvert et qu'on fait regarder l'œil malade du côté du muscle paralysé.

Soit, par exemple, l'abducteur de l'œil droit paralysé. Si l'on fait porter le regard en dehors, l'œil droit affecté n'obéit pas et offre une déviation dite *primaire* ; si, en même temps, on observe l'œil gauche, on constate sur lui une déviation en dedans qui représente la déviation *secondaire*.

Cette déviation secondaire est facile à comprendre. Les mouvements de l'œil gauche normal s'exécutent dans le même sens que ceux de l'œil droit paralysé, le muscle droit externe d'un œil devant agir synergiquement avec le droit interne de l'autre, et réciproquement ; sur deux yeux normaux, ces mouvements ont la même étendue, mais dans le cas de paralysie musculaire il n'en est pas ainsi. Pour que l'œil se porte, en effet, dans la direction du muscle paralysé, il faudrait que ce muscle fît un grand effort, un effort plus considérable que s'il était sain ; l'incitation nerveuse de cet œil est donc excessive et, puisqu'elle est la même sur le muscle associé de l'autre œil, celui-ci se dévie d'une manière exagérée. La déviation secondaire ou de l'œil sain sera donc plus grande que la déviation primaire ou de l'œil paralysé : ce signe est capital pour distinguer le strabisme paralytique du strabisme concomitant, et l'on peut dire que sa présence ou son absence suffit à trancher la question. Toutefois, les suites éloignées du strabisme paralytique peuvent affecter une forme absolument semblable au strabisme concomitant (ANTONELLI).

Fausse projection. — Ce phénomène est une conséquence de l'habitude que l'on a de juger de la position des objets d'après le degré de contraction des muscles destinés à diriger vers eux le globe de l'œil. Un muscle paralysé qui, pour produire un petit effet, exige beaucoup d'efforts, donne au malade une impression telle qu'il assigne à cet objet une situation fausse. Il en résulte des troubles divers ; les patients se précipitent devant les voitures croyant les éviter, éprouvent une certaine difficulté à descendre les escaliers, etc. Tous ces symptômes souvent très pénibles donnent une sensation de *vertige.* Ils se présentent naturellement quand on regarde seulement avec l'œil malade (vertige monoculaire), mais peuvent survenir dans la vision avec les deux yeux (vertige binoculaire).

Diplopie. — La diplopie ou vision double est un des plus importants et des plus précieux symptômes des paralysies oculaires. Elle est produite par cette circonstance que l'un des yeux étant dévié, les deux images ne se forment plus sur deux points correspondants des deux rétines. L'impression double transmise à l'organe récepteur ne peut plus s'y superposer, s'y fusionner, et la perception n'est plus simple.

La diplopie n'existe pas dans le strabisme, sauf parfois au début, car le cerveau du patient a pris l'habitude de négliger des images de l'œil dévié dont la vision, d'ailleurs, s'est souvent affaiblie par défaut d'usage.

Dans les paralysies oculaires, au contraire, la diplopie est la règle et le symptôme dominant. En effet, la paralysie, se produisant même lentement, amène toujours assez vite le patient à consulter le médecin et l'accoutumance n'a pas encore été assez longue pour que la fonction de l'un des deux yeux ait pu s'éteindre. Toutefois, cette diplopie existe seulement quand le regard se dirige du côté du muscle paralysé. Si, par exemple, le droit externe gauche est paralysé, on observera une déviation fautive dans le regard simultané des deux yeux à gauche, parce que l'œil gauche ne pourra suivre son congénère et s'associer à son mouvement latéral, et il y aura déviation et diplopie ; mais si l'on fait regarder à droite, le droit interne gauche, ayant toute sa force, suivra normalement le mouvement de l'œil droit, et il n'y aura, dans ce mouvement, ni déviation, ni diplopie. En l'espèce, il y a donc diplopie pour le regard dans certaines directions et vision normale dans d'autres. La diplopie augmente dans la direction du muscle paralysé et diminue dans le sens inverse.

On peut faire disparaître cette diplopie en fermant ou couvrant entièrement l'un des deux yeux, ordinairement l'œil paralysé. Dans quelques paralysies peu accentuées et portant généralement sur des muscles isolés, on peut aussi la corriger par certaines inclinaisons et rotations combinées de la tête et du cou; on supplée ainsi par les mouvements de la tête à l'insuffisance de ceux de l'œil malade. Suivant que la paralysie portera sur un muscle oblique, la tête devra être ou simplement tournée à droite et à gauche ou inclinée en diverses directions.

Ces rotations et ces inclinaisons de la tête sont très importantes à constater. D'abord elles peuvent servir à établir le diagnostic de la maladie, et telle attitude du malade permet de reconnaître dès l'abord le genre de la paralysie dont il est affecté; ensuite, dans la recherche de la diplopie à l'aide du verre coloré suivant la méthode que nous indiquerons plus loin, il importe de surveiller le malade, afin qu'il ne corrige pas instinctivement tout ou partie de sa vision fautive par des attitudes vicieuses.

En somme, la tête étant maintenue dans la rectitude, on peut dire que la diplopie est la règle et la caractéristique de toute paralysie oculaire. Elle peut cependant faire défaut quand l'un des deux yeux est amblyope, ou encore dans une paralysie de la 3e paire avec ptosis considérable, lorsque la paupière supérieure recouvre complètement l'œil et l'exclut de la vision.

Les phénomènes paralytiques que nous venons d'étudier sont surtout marqués au début de l'affection; ils s'atténuent ensuite rapidement. L'expérience ne tarde pas, en effet, à faire disparaître la fausse projection, la fausse orientation, même la diplopie. La déviation strabique seule s'accentue par la rétraction du muscle antagoniste.

Les paralysies oculaires sont plus ou moins développées, et, depuis les paralysies absolues jusqu'aux parésies les plus minimes, on observe tous les degrés. Leur marche est très variable, mais rarement rapide. Le champ de regard peut donner, à cet égard, de précieux renseignements. Les récidives ne sont pas rares. On observe en moyenne sur cent affections oculaires une paralysie musculaire (BLANC).

Etiologie. — Les causes des paralysies des muscles de l'œil sont générales ou locales, pathologiques, traumatiques ou mixtes.

Les causes *générales* ou *pathologiques* comprennent la syphilis, la glycosurie, le rhumatisme, le tabes, la sclérose en plaques, la paralysie générale, le cancer, les infections, les intoxications.

Les causes *locales* (*traumatiques, inflammatoires*) sont surtout les plaies, les fractures du crâne, les corps étrangers, les otites.

La 6e paire serait le siège le plus fréquent des paralysies traumatiques (PANAS, CHEVALLEREAU), car ce nerf, directement appliqué au sommet du rocher, est plus aisément lésé dans les fractures craniennes.

Les paralysies isolées de la 3e paire sont rares, dues probablement à la compression du nerf par un hématome, car leur évolution est lente et la guérison se produit spontanément au bout d'un à deux mois (ROLLET, GIRARDOT).

Pour PANAS, la plupart des paralysies oculaires par traumatisme du crâne dépendent de fractures de la base ou de fêlures qui peuvent exister sans désordres autrement graves. Les nerfs qui affectent les rapports les plus intimes avec les os, la 6ᵉ paire surtout, sont donc les plus fréquemment paralysés. La paralysie résulte de la compression du nerf par le fragment osseux lui-même ou par le sang extravasé consécutivement. Dans le premier cas, la paralysie est immédiate, et dans le second plus ou moins tardive. Il en existe de nombreuses observations.

Les otites aiguës, avec ou sans mastoïdite, chez l'enfant ou l'adulte, peuvent se compliquer brusquement de paralysie de la 6ᵉ paire (syndrome de GRADENIGO). Des douleurs temporales peuvent précéder ou accompagner la paralysie. Celle-ci est susceptible de guérison spontanée. Nous avons observé un cas de paralysie de l'abducteur chez un garçon de onze ans, guérie en quelques semaines, dont la cause la plus probable était une otite restée latente.

Dans l'otite moyenne suppurée, la paralysie du moteur externe peut être isolée ou accompagnée de névrite optique. Les anastomoses veineuses, lymphatiques, conjonctives qui relient la 6ᵉ paire à l'oreille moyenne par l'intermédiaire de la carotide et du canal carotidien expliquent bien la propagation de l'infection (TERSON père et A. TERSON).

Les lésions sont diverses : hémorragies, anévrysmes, foyers de ramollissement, tumeurs, scléroses, exsudats, etc. Elles siègent dans le crâne ou dans l'orbite.

Les paralysies craniennes sont corticales et, pour le releveur de la paupière, sont dues à une lésion siégeant au niveau du pli courbe (GRASSET ; LANDOUZY) ; d'autres touchent les centres d'association ou bien les noyaux bulbo-protubérantiels.

Il n'est pas jusqu'à la vulgaire hémiplégie par hémorragie cérébrale qui ne puisse s'accompagner d'une paralysie, très légère, il est vrai, du moteur oculaire commun (MIRAILLÉ, F. CHAILLOUS), dont l'intensité est en rapport avec la parésie des muscles innervés par le facial supérieur.

Les paralysies orbitaires résultent de la compression directe des filets nerveux, musculaires.

Dans ces dernières années, on a signalé une nouvelle cause des paralysies oculaires, surtout de la 4ᵉ et 6ᵉ paire : c'est l'injection de certains anesthésiques (novocaïne, stovaïne) dans le canal rachidien (CURT ADAM, LEISER, HEYMAN, BLANLUET et CARON).

Pronostic. — La gravité des paralysies oculaires est en rapport avec leur degré, leur ancienneté, leur siège et leur nature. Elle est variable, mais présente d'ordinaire un caractère sérieux. La diplopie est toujours gênante et le strabisme parfois incurable. Les paralysies hystériques, d'ailleurs rares, sont les plus bénignes.

Diagnostic. — Il faut reconnaître d'abord la paralysie et son degré, distinguer les muscles paralysés, enfin découvrir le siège et la nature de la lésion causale.

DIAGNOSTIC DE LA PARALYSIE MUSCULAIRE. — Elle est établie par les symptômes généraux précédemment étudiés.

a. *Diminution dans la mobilité du globe oculaire.* — Ce facteur diagnostique est le plus aisé et le plus prompt à mettre en usage ; c'est par lui qu'on doit toujours commencer. Il consiste simplement à laisser d'abord les deux yeux ouverts, puis à les fermer successivement en faisant suivre, avec celui qui reste libre, le mouvement du doigt dans toutes les directions. On remarquera un arrêt de l'œil paralytique dans une direction quelconque, car cet œil ne pourra suivre les mouvements excursifs de son congénère. Dans la paralysie du droit externe, l'œil ne pourra se porter en dehors ; dans celle du droit supérieur, l'œil ne pourra regarder en haut, etc.

b. *Excès de la déviation secondaire sur la déviation primaire.* — La déviation secondaire étant plus considérable que la déviation primaire, le muscle paralysé devra se trouver du côté de la moindre déviation ; mais cette recherche est souvent délicate, car la différence des déviations paraît souvent assez peu sensible.

c. *Fausse projection.* — Pour apprécier ce phénomène, on doit fermer l'œil sain et faire brusquement fixer par l'œil malade un objet rapproché, situé du côté de la paralysie. La fausse projection peut se manifester et montrer par là qu'il existe une paralysie chez le muscle qui porte l'œil vers cette direction ; mais il peut se produire également plus d'une erreur tenant soit à un défaut dans l'exécution, soit plus souvent encore au défaut d'intelligence ou de bonne volonté de la part du malade.

d. *Diplopie.* — C'est là le moyen diagnostique par excellence pour reconnaître la paralysie, son siège et son degré.

Pour rechercher la diplopie, il est indispensable de se mettre à l'abri des causes d'erreurs pouvant tenir soit à une déviation compensatrice de la tête, soit à la neutralisation de l'une des images rétiniennes. On devra donc maintenir très exactement dans la rectitude la tête du malade, puis lui faire fixer la flamme d'une bougie en couvrant l'un de ses yeux d'un verre coloré. Le malade diplope verra deux lumières de couleurs différentes ; s'il n'en voit qu'une, c'est qu'il annihile l'une des deux images formées sur ses rétines. Par une mesure de précaution qu'il est très important de ne pas négliger, on mettra le verre coloré devant l'œil qu'on jugera le meilleur. Le verre teinté, en effet, diminue déjà l'acuité visuelle, et il faut se garder d'augmenter en quoi que ce soit l'amblyopie de l'œil le moins bon, qui deviendrait alors incapable de prendre part à la vision binoculaire.

Le malade, atteint de paralysie oculaire étant ainsi placé en face d'une bougie allumée et muni d'un verre rouge, par exemple, doit voir deux lumières, une rouge et une blanche : la situation respective de ces images suffit à faire reconnaître le muscle atteint de paralysie.

La diplopie est homonyme ou croisée.

Lorsque les axes des globes oculaires sont convergents, croisés, les images sont situées du même côté, directes, et la diplopie est dite *homonyme ou directe*.

Si l'œil gauche, par exemple, s'est dévié en dedans, tourné par conséquent à droite, les axes optiques se croisent et les images sont projetées et vues directement par l'œil gauche, à gauche, comme par l'œil droit, à droite.

S'il s'agit d'un muscle élévateur ou abaisseur, agissant dans le plan ver-

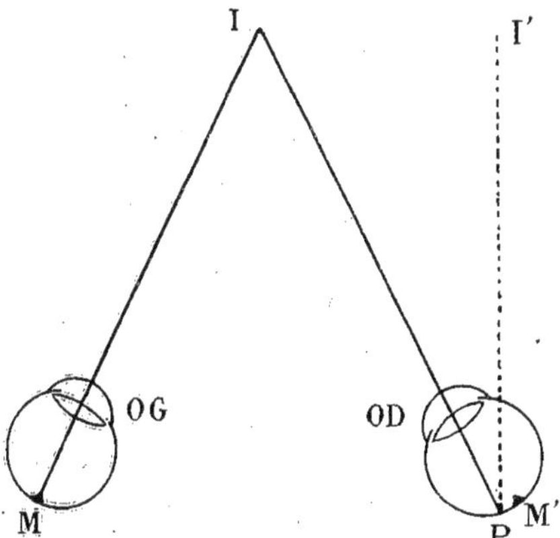

Fig. 150. — Diplopie homonyme.

OG, œil gauche normal. — OD, œil droit convergent. — I, image de OD. — I', image de OG. —
MM', macula. — P, point en dedans de la macula,
d'où l'image I est projetée en dehors, à droite, en I'.

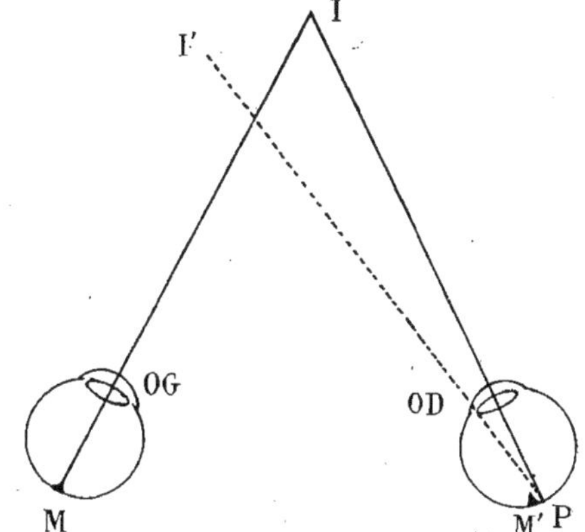

Fig. 151. — Diplopie croisée.

OG, œil gauche normal. — OD, œil droit légèrement divergent. — MM, macula. — P, point en
dehors de la macula, d'où l'image I est projetée en
dedans, à gauche, en I'.

tical, la diplopie se produira en bas ou en haut ; si, enfin, la déviation oculaire est oblique, il y aura diplopie intermédiaire, à la fois dans le sens vertical et dans le sens horizontal.

Lorsque les axes des globes oculaires sont divergents, les images sont projetées, vues, en des sens opposés, et la diplopie est dite *hétéronyme ou croisée*.

Une diplopie horizontale indiquera la paralysie d'un muscle droit, interne ou externe ; verticale, la paralysie d'un élévateur ou d'un abaisseur.

DIAGNOSTIC DU MUSCLE PARALYSÉ. — L'examen, jusque-là, a montré qu'il existait une diplopie horizontale, verticale ou oblique, et que cette diplopie tenait à la convergence ou à la divergence morbide des axes optiques. Il reste à déterminer maintenant quel est l'œil en cause dans la déviation ; pour cela, il faut ne pas oublier *que les images doubles s'éloignent l'une de l'autre quand on fait mouvoir la lumière dans la direction du muscle paralysé et qu'au contraire elles se rapprochent quand on conduit la lumière dans une direction opposée.*

Par exemple, dans une paralysie du droit externe gauche, il existe une déviation de l'œil gauche en dedans.et une diplopie homonyme et horizontale. Si on porte la lumière vers la gauche, du côté du muscle paralysé, la diplo= pie augmentera ; elle diminuera au contraire et finira même par disparaître si on porte la lumière vers la ligne médiane, puis vers la droite.

En plaçant la lumière en face du malade on reconna:t d'abord par le genre de la diplopie, par la situation respective des deux images, si l'on a affaire à une paralysie des muscles droits, horizontaux, verticaux ou, des obliques. En faisant mouvoir alternativement la lumière dans les deux directions de la diplopie, on observe ensuite de quel côté augmente l'écarte= ment des images.

Paralysie des rotateurs de l'œil. — L'inclinaison de la tête à droite ou à gauche provoque une rotation compensatrice des globes oculaires autour de l'axe optique (Nagel). Pour l'œil situé du côté de l'inclinaison, c'est le droit supérieur et le grand oblique qui entrent en jeu ; pour l'œil du côté opposé, la rotation est réalisée par le petit oblique et le droit inférieur. Si un de ces muscles rotateurs est paralysé, l'inclinaison de la tête d'un côté provoquera un écartement des images, tandis que l'inclinaison de la tête du côté opposé provoquera un rapprochement des images. Hoffmann et Bielschowski ont insisté sur la valeur diagnostique de ce signe.

A l'extrémité d'une planchette longue de 20 centimètres, large de 2 cen= timètres et perpendiculairement à elle est fixé un carton haut de 20 centi= mètres qui porte au centre et à hauteur des yeux un trait vertical. En tenant entre les dents l'extrémité libre de la planchette et en fixant le trait vertical, le malade voit deux images qui se rapprochent lorsque l'inclinai= son de la tête se fait dans le sens où le muscle paralysé entre le moins en action. Si les images se rapprochent par l'inclinaison de la tête à droite, on a affaire à une paralysie du petit oblique ou du droit inférieur du côté droit ou des antagonistes du côté opposé.

Muni de ces éléments diagnostiques, sans en savoir davantage, il est tou= jours possible de reconnaître et de décomposer toutes les diverses paraly= sies qui peuvent affecter isolément ou simultanément les muscles extrin= sèques du globe oculaire. Nous allons donc simplement donner l'énumération de ces diverses paralysies avec le genre de diplopie qui les distingue et aussi l'attitude spéciale de la tête ; celle-ci, nous l'avons vu, peut suffire dans certains cas à établir directement le diagnostic.

1° *Paralysie du moteur oculaire externe : droit externe*.
Déviation des axes optiques en dedans.
Diminution des mouvements du globe en dehors.
Déviation secondaire de l'œil sain en dedans.
Diplopie homonyme ; images horizontales parallèles.
Rotation de la tête du côté de l'œil paralysé.

2° *Paralysie du moteur oculaire commun : droit interne ; droit supérieur ; droit inférieur ; petit oblique ; releveur de paupière ; sphincter irien ; muscle ciliaire.*

Avant de donner les signes de la paralysie complète, il faut indiquer la modalité des symptômes, suivant que l'un ou l'autre de ces muscles est

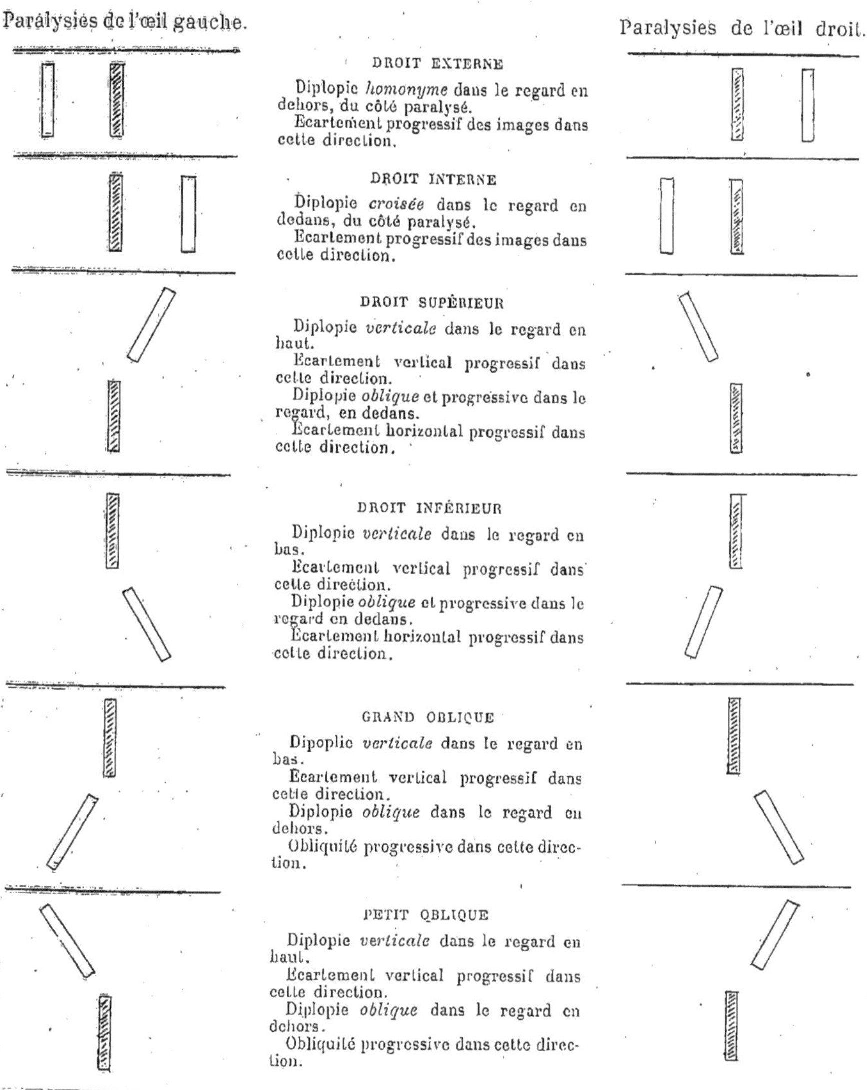

Fig. 152. — Position des doubles images dans les paralysies des muscles de l'œil : images fausses, simples ; images vraies, avec hachures (d'après Fuchs).

isolément paralysé, car la paralysie de la 3e paire peut se présenter ainsi plus ou moins dissociée, et, en outre, complète ou incomplète.

a. *Paralysie du droit interne.* — Déviation directe en dehors. Diminution des mouvements en dedans.

Déviation secondaire en dehors.

Diplopie croisée; images horizontales, parallèles.

Face tournée vers le muscle paralysé.

b. *Paralysie du droit supérieur.* — Déviation en bas.

Diminution des mouvements en haut.

Déviation secondaire de l'œil sain en haut.

Diplopie verticale; images superposées.

Direction compensatrice de la face vers le haut.

c. *Paralysie du droit inférieur.* — Déviation en haut.

Diminution des mouvements en bas.

Déviation secondaire en bas.

Diplopie verticale; images superposées.

Flexion légère de la tête.

d. *Paralysie du petit oblique.* — Déviation oblique en bas et en dedans.

Diminution des mouvements en haut et en dehors.

Déviation secondaire en haut et en dedans.

Diplopie homonyme; images superposées, celle de l'œil malade étant la plus élevée et inclinée en dehors.

Direction de la face en haut et un peu du côté sain.

e. *Paralysie totale et complète de la 3ᵉ paire.*

Chute de la paupière plus ou moins complète due à la paralysie du releveur.

Déviation en dehors et un peu en bas.

Diminution des mouvements de l'œil en dedans, en haut, en bas et dans les directions intermédiaires.

Diplopie croisée.

Direction compensatrice de la face, qui s'incline vers le côté sain et se relève légèrement.

Dilatation et immobilité de la pupille; paralysie de l'accommodation.

f. *Paralysie totale et incomplète de la 3ᵉ paire.* — Cette paralysie peut être incomplète et si difficile à diagnostiquer en certain cas, qu'on hésite à se prononcer entre une amblyopie ou une paralysie musculaire. Le ptosis manque, l'iris se contracte normalement, et il n'y a qu'une légère parésie. La diplopie est si peu accusée qu'elle se produit seulement dans le regard en dedans et que le malade voit *trouble* plutôt que *double*. L'emploi du verre coloré en analysant aussitôt d'une manière précise la diplopie, permettra cependant d'établir le diagnostic.

3° *Paralysie du pathétique: grand oblique.*

Déviation en haut et en dedans.

Déviation secondaire en bas et en dedans.

Diplopie en bas; images homonymes et superposées.

Abaissement de la tête en bas et rotation du côté sain.

Diagnostic du siège des lésions. — Les lésions intra-cérébrales de l'écorce, en dehors du pli courbe pour la paralysie du releveur palpébral, ne produisent jamais de paralysie isolée. Les déviations conjuguées révèlent des lésions des pédoncules cérébelleux moyens, de la protubérance, des tuberculeux quadrijumeaux et du pulvinar.

Les ophtalmoplégies internes sont nucléaires.

La paralysie alterne de l'oculo-moteur d'un côté et des membres du côté opposé dénote une lésion pédonculaire.

La paralysie de plusieurs nerfs importants : trijumeau, facial, optique indique une lésion basale ; celle de l'olfactif, une lésion basale antérieure. Enfin, l'hémianopsie homonyme avec conservation du réflexe à la lumière révèle une lésion centrale, corticale, de la région occipitale postérieure. La saillie du globe, sa déviation, certains souffles vasculaires, la tuméfaction, la névrite optique, une douleur fixe, démontrent parfois une lésion orbitaire.

. Pour l'oculiste comme pour le médecin général, il y a lieu, en tout cas, de tenir compte des phénomènes généraux ou locaux concomitants.

Traitement. — Le traitement des paralysies des muscles de l'œil est médical, optique et chirurgical.

On recherchera la cause initiale et on prescrira, le cas échéant, une médication appropriée à la syphilis, au rhumatisme, au diabète, à l'hystérie, etc. On devra persister surtout dans les moyens reconnus utiles au point de vue général et agir vigoureusement. Dans la syphilis, en particulier, les mercuriaux seront longtemps continués. L'onguent napolitain en frictions et les composés solubles ou insolubles en injections intra-musculaires méritent le plus de confiance.

Si la paralysie est légère, des prismes pourront fusionner les images et corriger la diplopie pour une distance donnée. Dans des paralysies graves, on se contentera de couvrir l'œil atteint d'un verre dépoli. On doit employer concurremment, dans la plupart des cas, les agents médicaux et optiques.

Ce n'est qu'après la certitude de l'incurabilité de la lésion qu'on pourra intervenir chirurgicalement. On devra alors fortifier les muscles paralysés par un avancement musculaire, avec résection tendineuse au besoin, et affaiblir, par la ténotomie, les muscles antagonistes. On peut même agir sur les deux yeux de manière à obtenir un résultat cosmétique suffisant. Jamais, bien entendu, on ne rend ainsi la contractilité aux muscles qui l'ont perdue, mais on établit un équilibre binoculaire relatif. Dans les cas extrêmes, on peut enfin compléter l'action chirurgicale par celle des prismes.

Les malades, d'ailleurs, s'habituent de bonne heure, dans le regard latéral, à suppléer l'action des muscles oculaires par celle des muscles rotateurs de la tête et du cou.

Dans le cas de double paralysie du releveur de la paupière (ptosis), on maintiendra l'un des deux yeux ouvert (pas les deux pour éviter la diplopie), à l'aide d'un petit instrument spécial appelé *pince à ptosis*. On a construit, dans le même sens, des lunettes spéciales.

III. — OPHTALMOPLÉGIES

On appelle ophtalmoplégies — ὀφθαλμὸς, œil, πλέσσειν, frapper — des paralysies associées qui affectent plusieurs nerfs ou tous les nerfs musculaires de l'œil. Abadie et certains auteurs réservent le nom d'ophtalmoplégie aux paralysies d'origine nucléaire, mais c'est là un sens trop restreint. L'ophtalmoplégie reste donc la paralysie de plusieurs muscles de l'œil innervés par des nerfs différents.

Brunner, dès 1850, puis de Græfe, enfin Hutchinson ont décrit les deux variétés interne et externe de l'ophtalmoplégie; leur étude a été surtout complétée de nos jours.

L'ophtalmoplégie est *externe* ou *extrinsèque*, quand elle porte sur les muscles droits ou obliques (musculature extrinsèque); elle est *interne* ou *intrinsèque*, quand elle atteint les muscles ciliaires ou iriens (musculature intrinsèque); *mixte,* quand elle comprend ces deux formes simultanées; *totale,* lorsque tous les muscles de l'œil, extérieurs ou intérieurs, sont paralysés.

Suivant le siège de la lésion qui a causé la paralysie, on peut enfin diviser les ophtalmoplégies en *centrales,* se subdivisant elles-mêmes en ophtalmoplégies *nucléaires* et *sus-nucléaires* ou corticales, et en *périphériques* ou *sous-nucléaires.*

Ophtalmoplégies nucléaires. — Elles ont pour siège les noyaux d'origine des nerfs moteurs de l'œil. On les avait longtemps soupçonnées, car l'on distinguait autrefois les paralysies orbitaires des paralysies centrales; mais elles ne sont connues que depuis l'observation de Gayet (1875) et les travaux des histologistes, des physiologistes et des cliniciens actuels (Hensen et Voelkers, Duval, Hutchinson, Kahler et Pick, Mauthner, Parinaud, etc.).

L'ophtalmoplégie nucléaire est aussi antérieure, extérieure ou totale, unilatérale ou bilatérale.

1° *Ophtalmoplégie externe.* — Dans cette ophtalmoplégie, les paupières sont tombantes et le malade, cherchant à les relever, contracte ses muscles frontaux, arque ses sourcils: c'est là le facies de Hutchinson. Les globes oculaires sont presque fixes; dans certains cas, l'immobilité oculaire est absolue, le regard impassible, l'œil paraît comme figé dans de la cire. La contraction pupillaire et l'accommodation restent intactes.

Le début est, en dehors d'une hémorragie ou d'un traumatisme, lent et insidieux. La paralysie est graduelle et frappe divers muscles, le plus souvent ceux de la 3° paire. Les muscles atteints exécutent encore des mouvements, mais lentement et par saccades, avant d'être complètement immobilisés (Benedikt); ce phénomène est plus ou moins marqué à certains moments, le soir plus que le matin, par exemple. On n'observerait rien de semblable dans une lésion non nucléaire, portant sur le tronc même du nerf, car les cellules, étant seulement malades, fonctionnent encore tandis que les nerfs détruits sont définitivement impuissants.

Le ptosis est à peu près constant, mais quoiqu'il ait apparu d'abord, il reste incomplet lors même que les autres muscles sont entièrement paralysés.

L'affection devient souvent bilatérale et touche parfois des muscles associés. Il n'existe d'ordinaire aucun trouble céphalique ou cérébral. La musculature interne est intacte.

Cette ophtalmoplégie extérieure est, d'ailleurs, généralement nucléaire. En dehors des névroses, rien ne permet de la considérer comme corticale ou sus-nucléaire ; l'ophtalmoplégie fasciculaire serait accompagnée de phénomènes cérébraux importants ; les troncs nerveux cependant peuvent quelquefois donner le tableau de l'ophtalmoplégie externe, mais il n'en est plus ainsi de leurs divisions dans l'orbite qui entraînent des symptômes spéciaux. S'il y a de l'ophtalmoplégie externe, de la paralysie labio-glosso-laryngée, de la polyurie, de la glycosurie, le diagnostic nucléaire s'affirme plus complètement.

2° *Ophtalmoplégie interne.* — Dans l'ophtalmoplégie intrinsèque, le sphincter pupillaire et le muscle ciliaire sont paralysés ; la pupille est moyennement dilatée et ne réagit pas à la lumière, à l'accommodation ou à la convergence. Si l'ophtalmoplégie extérieure est le plus souvent nucléaire, l'ophtalmoplégie intérieure ou totale peut l'être aussi. Il suffit, comme l'observation le démontre, que la lésion s'étende en avant aux noyaux intrinsèques. Le noyau pupillaire peut être atteint et le noyau accommodateur respecté (signe d'ARGYLL-ROBERTSON).

3° *Ophtalmoplégie totale.* — L'ophtalmoplégie totale comprend les deux formes précédentes ; elle survient d'emblée ou débute par l'une des deux autres. Dans l'ophtalmoplégie totale, on songera à une ophtalmoplégie nucléaire si les troubles cérébraux sont nuls, s'il survient une paralysie faciale, linguale, etc. Enfin, on croira à cette ophtalmoplégie si le processus a commencé par l'ophtalmoplégie inférieure.

Il ne faut donc plus, pour penser comme autrefois à une origine nucléaire, que les muscles intrinsèques soient intacts.

Il peut exister en outre une paralysie de la 3e paire avec myosis ou mydriase absolue. On observe la paralysie avec myosis dans le tabes.

L'ophtalmoplégie nucléaire, dans ses diverses formes, est chronique, subaiguë ou aiguë, enfin congénitale.

1° *Ophtalmoplégie chronique.* — Certaines formes sont absolument stationnaires. Les malades présentent une ophtalmoplégie extérieure plus ou moins complète, et, en dehors de leur état oculaire, semblent parfaitement bien portants.

Dans d'autres cas, la lésion est progressive. Elle reste alors localisée aux noyaux oculaires débutant par les noyaux extérieurs ou postérieurs, ou bien gagne le bulbe et produit des complications diverses en rapport avec les nouvelles localisations : polyurie, glycosurie, albuminurie, paralysie labio-glosso-laryngée. L'ophtalmoplégie, dans les cas compliqués, précède ou suit les complications.

2° *Ophtalmoplégie aiguë.* — Elle devient complète rapidement, et, par l'extension rapide des lésions, emporte les malades. Il existe souvent avec l'ophtalmoplégie une apathie marquée, une grande tendance au sommeil, des paralysies bulbaires.

3° *Ophtalmoplégie subaiguë.* — On l'observe à la suite des maladies infectieuses ou après certaines intoxications (diphtérie, pneumonie).

4° *Ophtalmoplégie congénitale.* — Elle est produite par un arrêt de développement des noyaux ou bien par une absence des muscles correspondants. C'est surtout la forme extérieure qui a été observée.

Ces diverses ophtalmoplégies sont généralement *bilatérales.* Toutefois, les ophtalmoplégies *unilatérales* ne sont pas rares et existent seules, ou bien sont le début d'une ophtalmoplégie bilatérale ; elles sont intrinsèques ou extrinsèques. On constate parfois d'abord de la mydriase uni. puis bilatérale, enfin de la paralysie bulbaire et de l'atrophie musculaire progressive.

Il est bon cependant, en présence d'une paralysie unilatérale, de rechercher s'il n'existe pas de cause basilaire. Si les muscles intérieurs sont paralysés, il faut songer à la possibilité d'une cause périphérique et rechercher les éléments correspondants ; si les muscles intrinsèques sont intacts, il s'agit, sauf exception, d'une ophtalmoplégie nucléaire ; si l'ophtalmoplégie est mixte d'un côté et interne ou externe de l'autre, il y a lieu de penser à l'ophtalmoplégie nucléaire ; enfin, en présence des paralysies associées de convergence ou de latéralité binoculaire, on doit admettre des lésions sus-nucléaires.

ÉTIOLOGIE. — L'ophtalmoplégie nucléaire reconnaît des causes diverses : lésions cellulaires directes, affections générales, cérébro-spinales ; troubles circulatoires, intoxications, traumatismes.

1° *Lésions cellulaires.* — Les cellules nucléaires peuvent être primitivement affectées, comme dans l'atrophie musculaire progressive et la paralysie labio-glosso-laryngée. Les noyaux des nerfs moteurs oculaires dans la protubérance et les noyaux des nerfs moteurs bulbaires représentent le prolongement des cornes antérieures de la moelle ; ces noyaux protubérantiels ou bulbaires affectés constituent donc une polyencéphalite supérieure ou une polyencéphalite inférieure, comme les cornes antérieures de la moelle atteintes forment une polyomyélite antérieure.

L'ophtalmoplégie, au moins dans les formes chroniques, peut ainsi être considérée comme une affection propre au même titre que la paralysie labio-glosso-laryngée et l'atrophie musculaire progressive. Les causes premières, dans tous les cas, sont encore très peu connues.

2° *Maladies générales.* — La syphilis n'est guère en cause. Le diabète, la tuberculose ont été rarement observés. La diphtérie, la fièvre typhoïde, la scarlatine entraînent ordinairement des formes subaiguës.

3° *Maladies cérébro-spinales.* — La sclérose en plaques, la paralysie générale, la méningite cérébro-spinale épidémique, le goître exophtalmique sont des causes plus ou moins fréquentes d'ophtalmoplégies.

4° *Troubles circulatoires.* — Ils sont produits par l'artério-sclérose ou les lésions cardiaques.

5° *Intoxications. Traumatismes.* — Les intoxications produites par l'alcool, la nicotine, le plomb, l'oxyde de carbone, les viandes altérées, amènent des ophtalmoplégies subaiguës, intérieures ou extérieures. Il peut survenir des hémorragies et des lésions nerveuses ou cellulaires. Les traumatismes craniens ou cérébraux ont aussi leur action.

Ophtalmoplégies sus-nucléaires. — L'écorce cérébrale lésée ne permet pas encore des localisations ophtalmoplégiques; GRASSET et LANDOUZY ont bien indiqué vers le pli courbe un centre dont l'altération produit la blépharoptose, mais leur localisation est contestée par un grand nombre d'auteurs (CHARCOT, PITRES, TRIPIER). La blépharoptose isolée serait donc produite par les lésions de la zone motrice corticale. Un centre spécial peut exister pour l'élévateur de la paupière au point de vue physionomique, mais en tant que muscle oculaire, il paraît être associé aux autres muscles oculaires, et il lui suffit, comme à eux, d'avoir des centres communs pour les mouvements associés.

SAUVINEAU a, dès 1892, établi l'existence des centres sus-nucléaires, en se basant sur les travaux anatomiques de PERLIA, les recherches physiologiques d'ADAMÜCK, les observations anatomo-cliniques de THOMSEN, KOJEWNIKOFF, etc. Tous les cas d'ophtalmoplégie d'origine intra-cérébrale, dit-il, sont loin d'être de nature nucléaire. Dans nombre d'autopsies, l'intégrité des noyaux est nettement spécifiée. La lésion, dans ces cas, siège au-dessus des noyaux, dans les *centres coordinateurs sus-nucléaires.* Les lésions sus-nucléaires, c'est-à-dire portant soit sur les centres coordinateurs (tubercules quadrijumeaux), soit sur les fibres réunissant ces centres aux noyaux (lésions de la substance grise sous-épendymaire) produisent des paralysies des mouvements des yeux associés et conjugués. Lorsque ces paralysies portent à la fois sur les différents mouvements associés, elles constituent l'ophtalmoplégie (SAUVINEAU).

KNIES a également cherché à établir (1893) l'origine centrale de certaines paralysies oculaires. Pour lui, il existerait trois arcs réflexes, comprenant : 1° les trois ganglions optiques primitifs (tubercule quadrijumeau antérieur, pulvinar, corps genouillé externe), pour les mouvements conjugués inconscients et involontaires; 2° les trois ganglions et le centre visuel (écorce occipitale), pour les mouvements oculaires conscients et volontaires; 3° toutes les autres couches centrales du cerveau réunies à la couche occipitale par les fibres d'association et permettant l'action de la vue sur les autres sens ou l'action des autres sens sur la vue, pour les mouvements raisonnés. Suivant KNIES, le centre optique occipital serait aussi un centre moteur volontaire et conscient provoqué par les impressions visuelles.

Cette théorie physiologique confirme la conception clinique de SAUVINEAU que les troubles moteurs oculaires ayant une origine sus-nucléaire doivent être associés ou conjugués et que, dans les lésions corticales, les mouvements oculaires (pupille) sont conservés.

Ophtalmoplégies sous-nucléaires. — Elles sont radiculaires, basilaires, orbitaires, terminales.

Ophtalmoplégies radiculaires. — Elles peuvent exister si l'on considère comme telle la simple paralysie du moteur oculaire commun. On voit alors les filets des muscles extrinsèques lésés avant qu'ils aient été rejoints par les filets des muscles intrinsèques. Les filets radiculaires des muscles extrinsèques peuvent aussi être lésés avant leur réunion. En somme, si le moteur oculaire est touché près de sa sortie, nous avons une paralysie totale ; plus en arrière, vers l'étage inférieur du pédoncule, les filets des muscles extrinsèques sont seuls et tous intéressés ; plus en haut, vers l'étage supérieur du pédoncule, ils peuvent être touchés également comme dans des lésions nucléaires.

Associées aux lésions du faisceau pyramidal pendant son trajet dans la protubérance ou dans le pédoncule cérébral, les ophtalmoplégies donnent certains syndromes caractéristiques :

a) *Syndrome de Millard-Gubler :* paralysie du moteur oculaire externe du côté de la lésion avec hémiplégie du côté opposé (lésion de la protubérance).

b) *Syndrome de Weber :* paralysie du moteur oculaire commun d'un côté avec hémiplégie du côté opposé (lésion pédonculaire).

c) *Syndrome de Benedikt :* paralysie du moteur oculaire commun d'un côté et tremblement dans les muscles du côté opposé (lésion pédonculaire).

Dans les lésions pédonculaires intéressant les filets radiculaires de la 6e paire, la paralysie du droit externe correspondant s'accompagne du spasme du droit interne associé (ophtalmoplégie de PARINAUD), tandis que si les lésions sont nucléaires, il y a paralysie du droit externe correspondant et paralysie du droit interne associé. D'autre part, la paralysie du droit interne d'un côté peut s'associer avec le spasme du droit externe du côté opposé (ophtalmoplégie de SAUVINEAU).

Ophtalmoplégies basilaires. — Ces ophtalmoplégies sont mixtes et généralement complètes, bilatérales ou unilatérales. On pourra donc les confondre avec des ophtalmoplégies nucléaires, d'autant plus que les ophtalmoplégies basilaires ne sont pas toujours mixtes, mais qu'on admet aujourd'hui l'existence d'ophtalmoplégies extrinsèques ou intrinsèques, par lésion de la base (FERRON). Dans les ophtalmoplégies basilaires, les symptômes réactionnels, céphalalgie, vomissements, sont plus ordinaires. Les lésions olfactives ou optiques auraient, dans le même sens, une réelle valeur ; de l'hémianopsie peut se montrer dans les deux catégories d'ophtalmoplégies. L'amblyopie ou l'amaurose sont plus caractéristiques.

Les ophtalmoplégies basilaires sont produites par les hémorragies méningées, les méningites tuberculeuses ou scléreuses, les tumeurs, les gommes, les anévrysmes, les névrites.

Ophtalmoplégies orbitaires. — Elles sont généralement unilatérales et relèvent des lésions nerveuses ou musculaires.

La compression des nerfs entraîne une ophtalmoplégie mixte, de l'exophtalmie, du chémosis, des douleurs. Il s'agit alors de tumeurs ou d'hémorragies.

Les névrites primitives sont possibles et les lésions musculaires directes, exceptionnelles. On a parlé de rhumatisme. Nuel a rencontré un cas où les muscles avaient subi une dégénérescence d'aspect amyloïde.

Ophtalmoplégies terminales. — On les observerait surtout dans le tabes (Déjérine). Pour Parinaud, il y aurait spasme du droit supérieur quand il y a ptosis d'origine périphérique.

Ophtalmoplégies névrosiques. — On les verrait dans l'hystérie et le goître exophtalmique. Dans le goitre, l'ophtalmoplégie est extérieure (Ballet) et peut être produite par gêne mécanique. Dans l'hystérie, il y aurait seulement paralysie des mouvements volontaires, les mouvements réflexes étant conservés.

Traitement. — Le traitement des ophtalmoplégies est surtout étiologique, c'est celui du diabète, de la syphilis, de la tuberculose, etc. Nous ne pouvons y insister ici.

IV. — SPASMES ET CONTRACTURES

Les muscles extrinsèques, droits et obliques, peuvent être secondairement rétractés à la suite de paralysie des antagonistes ou primitivement contracturés.

Les lésions dentaires, nasales, génitales, l'hystérie sont habituellement en cause.

La déviation spasmodique est souvent convergente et variable dans son degré. On doit la distinguer de la paralysie par la recherche du champ de fixation ou par l'examen pendant le sommeil anesthésique.

On supprimera la cause probable dentaire, nasale, etc. Le bromure, l'électrothérapie, la suggestion sont souvent utiles.

V. — DÉVIATIONS CONJUGUÉES

Ce sont des déviations latérales binoculaires. Elles résultent, au point de vue expérimental ou clinique, de l'excitation corticale des hémisphères cérébraux, de la région occipitale en particulier. La déviation a lieu du côté opposé à l'excitation.

Les mouvements associés des yeux sont ici spécialement en jeu et résultent des rapports nucléaires des 3ᵉ et 6ᵉ paires.

D'après BARD, la déviation conjuguée des yeux et de la tête dans l'ictus apoplectique ne dépend ni des attitudes paralytiques par lésions des noyaux bulbo-protubérantiels, ni des contractures tardives post-hémiplégiques, ni des crises toniques ou cloniques par excitation de la zone motrice corticale, mais elle est créée par des mouvements actifs de la musculature du côté sain commandés par le fonctionnement unilatéral des centres sensoriels, en rapport avec la perte unilatérale des perceptions centrales ou du pouvoir réflexe des centres sensorio-moteurs. L'hémianopsie homonyme, par lésion du centre ou des fibres de projection de la sphère visuelle, crée une dévia= tion conjuguée qui diffère de la forme commune par sa marche et son évo= lution (pas d'ictus, indépendance du coma, longue durée).

GRASSET a décrit un syndrome particulier, où la tête est déviée d'un côté et les yeux du côté opposé ; il admet que les conducteurs oculogyres et céphalogyres sont voisins, mais distincts. Une même lésion peut donc être destructive pour les voies oculogyres et irritative pour les voies céphalo= gyres. Tout en admettant la théorie de BARD pour certains cas, GRASSET pense que la déviation peut être le fait de l'adjonction de trois facteurs : la para= lysie, la prédominance de l'oculogyre du côté non paralysé et l'attitude habi= tuelle due à l'hémianopsie. On sait que, d'après GRASSET, il y a deux appa= reils hémioptiques composés chacun d'un appareil moteur dextrogyre ou levogyre des deux yeux et de la tête et d'un appareil sensoriel dextro= optique ou lévo-optique. Dans un cas de paralysie des oculogyres, on trouva un tubercule situé au-dessous des tubercules quadrijumeaux et intéressant les noyaux de la 6ᵉ paire (GRASSET et GAUSSEL).

VI. — PLAIES DES MUSCLES

En dehors des interventions chirurgicales, elles sont assez rares. Les instruments piquants ou tranchants, les projectiles peuvent cependant rompre ou déchirer les muscles oculaires. Des fractures, des écrasements orbitaires sont aussi capables de détacher les insertions musculaires vers le fond de l'orbite. Il survient des paralysies. Les traumatismes des nerfs moteurs, à la suite de fracture de l'orbite vers la fente sphénoïdale, ou de fracture de la base du crâne, produiraient le même résultat.

Il importe de préciser, par une exploration directe et symptomatique attentive, la nature et le siège de la lésion.

Si un muscle était détaché, il faudrait immédiatement ou ultérieurement le réinsérer par suture ; plus tard, on pourrait en outre agir sur l'antagoniste par reculement, s'il persistait une déviation de l'œil.

CHAPITRE III

MALADIES DE L'APPAREIL LACRYMAL

I. — BLESSURES

Les blessures sont assez rares du côté des glandes comme des voies lacrymales. Ces organes sont, en effet, très bien abrités contre les chocs et les projectiles. On a cité cependant des cas de plaies des glandes et des fistules consécutives. Il convient alors de pratiquer des sutures et d'appliquer sur les pertuis fistuleux le thermo-cautère. Les plaies des voies lacrymales au niveau des conduits peuvent être produites par des coups de feu. Le traitement, s'il y a des déviations, des rétrécissements, des sténoses de ces conduits, consistera dans l'ouverture, la dilatation des canaux et même, au besoin, l'ablation de la glande palpébrale ou orbitaire.

II. — CORPS ÉTRANGERS

Les corps étrangers des *glandes* lacrymales sont exceptionnels et généralement de nature calcaire (dacryo-adénolithes). Ceux des *voies* lacrymales peuvent être aussi calcaires, mais ce sont, le plus souvent encore, des cils, des barbes d'épis, des graines, des morceaux de fer ou d'acier, avec lesquels on trouve ordinairement des leptothrix.

Ces corps étrangers occasionnent du larmoiement, parfois un écoulement muco-purulent. Les troubles fonctionnels sont très variables, suivant la nature, le siège, le volume des corps étrangers. On les reconnaît à leur saillie par le toucher digital et le cathétérisme. L'ablation à travers les voies naturelles, par pression ou après incision préalable, est généralement facile. Il y a lieu, dans les cas anciens, de modifier l'inflammation consécutive par un traitement calmant et antiseptique.

III. — INFLAMMATIONS DES VOIES LACRYMALES

Les phlegmasies des voies lacrymales, dans leur ensemble, comprennent les maladies ou les troubles des points lacrymaux, des canalicules lacrymaux, du sac lacrymal et du canal nasal ; à part certaines lésions des points et des conduits lacrymaux qui peuvent être envisagées en particulier, on peut grouper ensemble les autres inflammations lacrymales, car elles offrent des symptômes identiques.

Les anciens, ignorant l'anatomie et la physiologie exactes de l'appareil lacrymal, en connaissaient mal la pathologie. Ils prenaient les phlegmasies du sac pour des inflammations banales du grand angle de l'œil (anchylops). Les Arabes cependant possédaient des notions déjà solides ; ils connaissaient l'utilité des voies lacrymales et la gravité des phlegmasies correspondantes (ARIFF ARSLAN). Il faut arriver jusqu'au siècle dernier pour trouver, à cet égard, quelques notions exactes. STAHL, le premier, puis HEISTER, MAITRE-JAN, reconnaissent alors la nature et le siège des affections lacrymales. ANEL pratiqua le sondage du canal nasal et imagina une seringue toujours en usage et qui porte son nom. BOWMAN établit, enfin, le cathétérisme gradué par les voies naturelles ; sa méthode fait encore le fond de tous les traitements actuels de la dacryocystite.

Les affections lacrymales ont leur siège dans les diverses parties des voies d'excrétion et comprennent les troubles des points, des conduits lacrymaux, les dacryocystites muqueuses ou purulentes, les fistules et leurs complications : ces dernières seront, dans leur ensemble, étudiées à part.

Lésions des points lacrymaux. — Les points lacrymaux sont souvent rétrécis ou oblitérés congénitalement ou par des inflammations blépharitiques et conjonctivales. Ils peuvent être, à la suite de brûlures, déviés en divers sens, surtout en dehors ; enfin, des corps étrangers, cils, débris, les obstruent parfois complètement. L'inférieur est plutôt affecté que le supérieur. Les déviations occupant le bord marginal sont aisément reconnaissables, et l'orifice lacrymal se trouve rejeté en dehors du lac lacrymal. Y a-t-il rétrécissement ? On dilatera le point avec le stylet conique ou la sonde ; existe-t-il une déviation en dehors ? On sectionnera point et conduit jusqu'à ce que l'ouverture nouvelle puisse aboutir dans le lac lacrymal.

Lésions des conduits lacrymaux. — Les conduits lacrymaux sont, comme les points lacrymaux et pour des causes analogues, déviés, rétrécis ou obstrués. Celui d'en haut est plus souvent atteint que celui d'en bas.

S'il existe de l'occlusion simple, on déterminera sa dilatation avec le stylet conique ; s'il s'agit de déviation des points ou des conduits lacrymaux, il convient d'en pratiquer l'incision avec le couteau de Weber après dilatation par le stylet conique. Il importe de sectionner surtout la paroi postéro-supérieure. Quand le point lacrymal est seul atteint, l'instrument respectera le conduit correspondant. Dans le cas où tous deux sont affectés, la section s'étendra jusqu'au sac lacrymal exclusivement.

Dacryocystites. — La dacryocystite — δάκρυον, larme, κύστις, sac — est l'inflammation du sac et du canal des larmes. Elle est muqueuse ou suppurée et résulte de causes diverses, le plus souvent combinées : prédisposition congénitale, rétrécissement, inflammation.

La prédisposition s'observe particulièrement chez les femmes, les enfants, les sujets à nez large, aplati à la racine (nez lacrymal), ou, au contraire, à nez trop effilé, à visage asymétrique. Les patients à dacryocystite unilatérale sont nombreux et offrent ordinairement un aplatissement nasal et facial du côté malade. On voit parfois plusieurs membres de la même famille présenter des états lacrymaux. Il existe, dans ces cas, des irrégularités ou des étroitesses canaliculaires qui favorisent l'inflammation et la sténose consécutives.

L'inflammation comme le rétrécissement des voies lacrymales est généralement secondaire et produite par des lésions de voisinage, oculaires ou nasales. Il s'agit, du côté de l'œil, de kératites, de conjonctivites, de blépharites, de corps étrangers et, du côté du nez, de congestions, d'ulcères, de végétations, de tumeurs, etc.

L'inflammation entraîne le rétrécissement et le rétrécissement entretient l'inflammation. Malgré leur pouvoir bactéricide, les larmes contiennent des microbes infectieux venant du nez, de l'œil, de l'extérieur. Sous l'influence de ces microbes ou des congestions voisines, la muqueuse lacrymale se gonfle, la lumière canaliculaire diminue et les liquides stagnent (œil mouillé, larmoiement). L'irritation première et la sténose congénitale favorisent cette rétention et provoquent du rétrécissement.

Dès lors, il en est ici comme pour l'urèthre, il y a une inflammation et un rétrécissement solidaires, l'un entretenant l'autre. La muqueuse lacrymale, et surtout celle du sac, s'altère, s'hypertrophie, parfois se distend et exagère ses sécrétions ; la suppuration peut survenir et, dans certains cas, envahissant la région péricystique, ulcérer la peau et se faire jour à l'extérieur.

La sécrétion reste-t-elle muqueuse, on a la dacryocystite catarrhale ; devient-elle purulente, il s'agit de dacryocystite suppurée, simple ou phlegmoneuse ; un orifice cutané accidentel persiste-t-il, c'est la fistule lacrymale.

1° *Dacryocystite simple*. — A son premier degré, elle se manifeste par un larmoiement assez peu accentué et intermittent, qui s'accroît pendant la saison froide et surtout par les temps humides et avec le vent ; dans cette première période, que les anciens désignaient sous le terme de *stillicidium lacrymarum* et que les Anglais nomment aujourd'hui *watery eye*, l'œil est simplement humide, ainsi que l'indique cette dernière expression, mais cette humidité constante, qui devient un *larmoiement* véritable dès que le malade s'expose à un froid extérieur un peu intense, ne tarde pas à être gênante et peu à peu intolérable par sa persistance même.

Il est des malades qui viennent demander le secours du médecin dès cette première période ; il en est à la vérité beaucoup plus chez lesquels l'affection ne dépasse pas ce degré initial et qui conservent négligemment, pendant de longues années, un larmoiement pénible.

2° *Dacryocystite muqueuse ou catarrhale*. — Il existe généralement du larmoiement et une saillie du sac plus ou moins marquée dans la région lacrymale. Cette saillie est de couleur normale, arrondie, rénitente et constituée par le sac rempli de mucus lacrymal. La pression digitale vide cette poche et fait passer le contenu par les conduits lacrymaux vers l'angle lacrymal ou par le canal nasal dans les fosses nasales. Il arrive parfois que la tumeur lacrymale n'est pas réductible (*mucocèle*). Soit que les conduits aboutissant au sac aient été oblitérés ou que le liquide se trouve trop épais, la pression est insuffisante pour l'évacuation. Le liquide de la tumeur est blanchâtre, filant et contient des cellules épithéliales et des leucocytes. La dacryocystite catarrhale n'est ni douloureuse ni grave ; elle peut persister des années dans le même état ou bien se transformer en dacryocystite suppurée simple ou phlegmoneuse. Les graves complications oculaires ou périoculaires sont exceptionnelles. La guérison s'obtient assez facilement par un traitement approprié.

3° *Dacryocystite congénitale.* — Chez les enfants, on observe souvent, dans les premiers mois de la vie, une sécrétion chronique, qu'on prend facilement pour une conjonctivite et dont l'évolution peut être bénigne. Chose curieuse, certains cas guérissent à la suite de l'emploi de sulfate de zinc, d'autres guérissent même spontanément, sans doute par cessation du gonflement de la muqueuse du canal. Dans d'autres cas, quelques rares cathétérismes du canal nasal suffisent pour amener la guérison. Mais il y a aussi des formes plus rebelles, et alors on songera aux malformations et aux affections osseuses (syphilis héréditaire, etc.). On a parlé de conjonctivites des nouveau-nés d'origine lacrymale (Péchin), de dacryocystite congénitale atténuée (Péchin, Frenkel et Bardoux); ce qui importe, c'est de ne pas confondre cette affection avec la conjonctivite des nouveau-nés.

4° *Dacryocystite suppurée.* — Elle est spontanée ou consécutive au larmoiement et à la dacryocystite catarrhale. La muqueuse du sac et des conduits lacrymaux est seule atteinte, ou bien les tissus péri-canaliculaires sont envahis.

Dans le premier cas, c'est la dacryocystite purulente ou muco-purulente *simple*. Il existe un peu de gonflement et du larmoiement comme dans la dacryocystite catarrhale, mais le liquide est purulent ou muco-purulent, jaunâtre ou plutôt blanchâtre et mélangé de mucus filant. Dans le second cas, c'est la dacryocystite *phlegmoneuse* avec gonflement, douleur, rougeur plus ou moins étendus. La dacryocystite purulente simple peut persister ainsi sans traitement plus ou moins longtemps, mais elle aboutit facilement à la forme phlegmoneuse.

5° Le *phlegmon lacrymal*, outre ses allures inquiétantes, fébriles, douloureuses, qui font penser facilement à une poussée d'érysipèle, est assez grave par les désordres ultérieurs qu'il entraîne. Le sac se détruit, la peau est très altérée, et il reste une large cicatrice ou une fistule. Par contre, l'inflammation destructive entraîne souvent la guérison lacrymale. On a cité des cas de *péricystite* (Parinaud) où, comme dans le rétrécissement uréthral, survient un abcès autour du sac ; les *périostites* et les *ostéites* sont assez fréquentes et peuvent entretenir un état fistulaire.

6° *Fistule lacrymale.* — Consécutive à des lésions quelconques de la région sacculaire et ordinairement à des dacryocystites négligées, elle est simple ou multiple. Au début, après l'inflammation fistulaire, il y a encore de la rougeur et un écoulement purulent ou muco-purulent ; plus tard, l'orifice anormal cutané, parfois minime, ne donne issue qu'à de fines gouttelettes de larmes. Lors de l'ouverture primitive du sac, le canal nasal est resté obstrué et les liquides sortaient par la peau ; cette situation n'ayant pas été modifiée, l'orifice cutané a persisté et est devenu fistulaire. Il n'en est jamais ainsi avec un traitement rationnel des dacryocystites Dans certains cas cependant, chez les sujets lymphatiques en particulier, il y a de l'ostéite des parois du sac, ostéite simple ou tuberculeuse, qui entretient une suppuration prolongée.

Les fistules lacrymales ne sont pas graves, mais n'ont aucune tendance à la guérison. L'écoulement anormal des larmes est gênant, irritant et demande un traitement curatif. On guérit parfois malaisément cette affection et l'on doit mettre en œuvre divers moyens chirurgicaux, mais enfin on obtient d'ordinaire un résultat suffisant.

7° Tumeur prélacrymale. — On ne confondra pas la dacryocystite avec la péricystite, assez commune, ni avec la tumeur prélacrymale (ROLLET, TERSON), plus rare, où les voies lacrymales sont intactes, mais où il y a une poche prélacrymale parfaitement close, ne se vidant ni par en haut, ni par en bas et contenant du pus. Les parois de cette tumeur prélacrymale ont une structure identique à celle du sac lacrymal ; il faut donc admettre que le sac d'abord ectasique a laissé ensuite la poche s'isoler et se clore.

TRAITEMENT. — La sténose ou l'inflammation des conduits lacrymaux exige simplement la dilatation, l'incision, l'irrigation antiseptique. Pour les dacryocystites, il faut distinguer suivant les formes que nous avons étudiées.

1° Dacryocystite simple. Larmoiement. — Lorsque la maladie est à sa période initiale, qu'il n'existe que du larmoiement, on devra se contenter de la dilatation par le cathétérisme de BOWMAN, suivant la méthode exposée plus loin, avec des séances répétées tous les deux jours et le maintien de la sonde durant 20 à 30 minutes environ. Le passage de la sonde sera rendu possible par la dilatation du point lacrymal à l'aide du stylet conique, par le débridement de ce point lacrymal, ou encore par l'ouverture du canalicule tout entier jusqu'à l'orifice externe du sac exclusivement.

2° Dacryocystite muqueuse. Blennorrhée. — Lorsque le larmoiement se complique de gonflement du sac et que celui-ci est rempli de mucus puriforme, que la maladie est, en un mot, à la période de blennorrhée, le débridement des voies devra se faire plus largement et il y faudra adjoindre la modification des surfaces muqueuses. A cet effet, on pratiquera la section du ligament palpébral interne, suivant la méthode de WEBER, ou encore la section complète des voies d'après le procédé de STILLING ; puis le sac étant ainsi largement ouvert, on touchera sa paroi interne avec un caustique porté sur un porte-caustique, ou plus simplement avec une perle de nitrate d'argent obtenue en cueillant au bout d'un stylet une goutte de cette substance fondue et liquéfiée. Dans ces cas, le traitement sera continué par le cathétérisme de Bowman, auquel on associera des injections antiseptiques pratiquées avec la seringue d'Anel ou avec la sonde creuse de de Wecker. Le cathétérisme et les irrigations antiseptiques seront continués jusqu'à cessation du larmoiement.

On pourra aussi introduire des sondes de gélatine au protargol (Antonelli) qui remplaceront les injections de nitrate d'argent.

Lorsque le sac est dilaté et épaissi, la guérison par ces simples moyens devient beaucoup plus difficile à obtenir.

L'ablation partielle ou totale du sac n'est pourtant indiquée que dans les dilatations notables ou excessives de la poche lacrymale. Il en est de même de la destruction ignée qui convient à quelques cas extrêmes.

Dans les cas ordinaires où les irrigations antiseptiques et les cautérisations restent insuffisantes, le curettage, avec ou sans cautérisation nitratée, à travers une incision de la paroi antérieure, donne alors d'excellents résultats. Une fois l'incision faite au sac, à travers la peau, on pratique un curettage énergique de l'intérieur du sac et on touche ensuite le fond de la cavité avec une solution caustique de sublimé à 1. p. 100. Bourrage de la cavité avec une mèche iodoformée qu'on remplace tous les quatre jours. Au jour du pansement, nouvel attouchement au sublimé caustique. Concurremment on rétablit, par le cathétérisme, la perméabilité des voies lacrymales naturelles.

On peut aussi, dans les cas où l'on désire éviter la moindre cicatrice cutanée, lorsque les irrigations, les instillations et la compression sont insuffisantes ou trop lentes pour guérir, faire le curettage du sac sans incision préalable. Il faut bien convenir que la crainte d'une cicatrice cutanée est excessive, car il ne persiste guère trace de l'incision. Toutefois, il est des cas où les malades ne veulent accepter qu'un traitement où il n'est pas question d'inciser la peau. Terson, Tertuferi pratiquent alors une opération qui peut certainement, s'il n'existe pas une trop grande dilatation du sac, donner satisfaction. Après section du conduit lacrymal supérieur et instillation de quelques gouttes d'une solution de cocaïne à 1/20 dans le sac et au besoin dilatation lacrymale avec les sondes simples et coniques, une curette étroite et fenêtrée est conduite d'abord dans le canal nasal, puis remontée et maintenue dans le sac, dont on pratique le curettage ou écouvillonnage. Pour finir, on fait un lavage vigoureux et de la compression.

Il faut reconnaître, toutefois, que le curettage lacrymal par les voies naturelles est plus laborieux et moins complet qu'à travers une incision cutanée directe. Ce procédé peut donner de très bons résultats dans un grand nombre de dacryocystites muqueuses et quelques dacryocystites suppurées, chez les femmes, les enfants et quelques adultes, mais il ne semble pas avantageux de s'y astreindre méthodiquement. Cela est d'autant moins nécessaire que l'incision cutanée faite de bonne heure est peu douloureuse (on peut, d'ailleurs, injecter préalablement de la cocaïne dans la peau et le sac) et que la cicatrice qui en résulte est insignifiante. Autant les cicatrices des ouvertures pathologiques sont larges, irrégulières, manifestes, autant les cicatrices des incisions sont petites et discrètes ; ordinairement même, il n'en reste aucune trace appréciable.

LAGRANGE emploie avec de grands avantages, dans la dacryocystite chronique avec blennorrhée du sac, l'électrolyse des voies lacrymales. L'électrolyse tarirait la suppuration par la désinfection puissante qu'elle occasionne et modifierait favorablement la muqueuse du canal nasal. La sonde forme l'un des pôles, et l'opération n'est pas très douloureuse, si l'on a soin de garnir la tige d'un vernis isolant de façon à limiter aux voies lacrymales l'effet électrolytique. L'emploi d'un rhéostat supprime, d'ailleurs, tout passage un peu brusque du courant.

Enfin, dans les mucocèles volumineuses, l'extirpation complète du sac sans cautérisation, avec réunion primitive ou avec drainage de l'angle inférieur est nettement indiquée et donne d'excellents résultats.

3° Dacryocystite purulente. — Le traitement de la dacryocystite purulente simple diffère peu de celui de la dacryocystite muqueuse. Là encore il convient de rétablir le cours des larmes, de désinfecter les voies lacrymales par des irrigations antiseptiques, enfin de les reconstituer par un cathétérisme convenable et assidu.

Si ce traitement est insuffisant, le curettage avec ou sans incision cutanée et la compression méthodique sont indiqués comme précédemment.

Dans certains cas rebelles où le sac dilaté et fongueux est le siège d'une suppuration intarissable, les divers curettages, avec modification caustique de la muqueuse restent inefficaces : il faut alors revenir à la pratique des anciens, ouvrir le sac par le dehors, le modifier profondément ou même le détruire avec le fer rouge.

Lorsque les fongosités sont dues au lupus des narines, il est prudent de pratiquer l'extirpation du sac pour barrer la route à l'infection tuberculeuse ascendante (DE LAPERSONNE et ROCHON-DUVIGNEAUD).

4° Dacryocystite phlegmoneuse. — Au début, quand il existe déjà de la rougeur, du gonflement, de la douleur vers la région cystique, on peut parfois juguler l'inflammation et empêcher le phlegmon de prendre de grandes proportions. Après cocaïnisation conjonctivale, on incise le conduit lacrymal supérieur ou inférieur jusque dans le sac et l'on donne issue au pus ; puis nouvelle cocaïnisation, cathétérisme avec la sonde creuse et irrigation prolongée des voies lacrymales, expression du sac et compression locale, enfin pansement deux fois par jour.

Malgré tout, l'infection phlegmoneuse peut suivre son cours, un abcès lacrymal se former et l'ouverture directe s'imposer au chirurgien.

On fera alors une incision cutanée en rapport avec l'étendue de l'abcès et on le videra par expression digitale. Le conduit lacrymal dégagé et incisé, on pratiquera le cathétérisme avec une sonde creuse, puis l'irrigation des voies lacrymales. Après avoir curetté le sac sans violence, on exprimera encore et on cautérisera vigoureusement l'intérieur au crayon de nitrate d'argent. Dernière expression, cocaïnisation et compression soutenue. Dans la journée, injection par la plaie, cocaïne et nouveau pansement. Le lende-main, expression du sac qui se vide des produits sphacélés qu'il renferme, cathétérisme, irrigation antiseptique, cocaïne et compression. Matin et soir, le pansement est ensuite renouvelé.

Le premier jour, les douleurs sont assez vives, mais dès le lendemain, elles disparaissent ; l'œdème tombe, le pus se tarit et, en huit à dix jours, quinze au plus, la plaie est fermée et l'œil à peine mouillé.

On pourrait, d'ailleurs, se passer de la cautérisation au crayon de nitrate, car les douleurs seraient beaucoup moindres ; il nous a paru cependant que l'action modificatrice du nitrate est très utile, que la rétraction du sac est plus rapide et que la guérison est plus complète. En agissant de la sorte, il n'y aura jamais de fistule consécutive.

5° *Dacryocystite fistuleuse.* — Il est indiqué d'agrandir l'ouverture, si besoin est, d'exprimer le contenu du sac, de curetter l'intérieur, de cathé-tériser les voies lacrymales, de les irriguer longuement et, enfin, de compri-mer la région malade. Le pansement est renouvelé matin et soir.

Dans les fistules anciennes, sans réaction, minimes, la cautérisation ignée, ou bien l'avivement et la suture des parois sont indispensables pour obtenir l'occlusion définitive.

Malgré la guérison de la dacryocystite avec ou sans perméabilité lacry-male, il peut cependant persister du larmoiement. Dans ces *larmoiements rebelles*, s'il existe une gêne marquée, de la conjonctivite ou des ulcérations kératiques lacrymales, il faut pratiquer l'ablation de la glande orbitaire ou palpébrale. L'extirpation de la portion palpébrale est sinon plus facile du moins plus simple et plus volontiers acceptée par les malades ; l'extirpation de la portion orbitaire paraît plus sérieuse, et l'est en effet. Toutes deux, pratiquées convenablement, sont très bénignes. Nous n'avons pas encore une opinon ferme sur leur valeur relative, mais, dans les cas sérieux, l'ablation orbitaire paraît préférable (Truc). Il est des cas où l'obstacle au passage des sondes par les voies naturelles est invincible et résulte d'un rétrécissement osseux du canal nasal : en pareille occurence, on a pu essayer de créer un canal artificiel à travers l'unguis, mais il vaut mieux s'en abstenir et prati-quer l'ablation glandulaire.

En somme, la base du traitement local de la dacryocystite et des rétré-cissements des voies lacrymales est, avec l'irrigation antiseptique, le cathé-térisme modéré de Bowman. Celui-ci doit être pratiqué avec douceur et per-sistance ; on doit le continuer jusqu'à ce que tout larmoiement ait disparu. Il importe de savoir que ce ne sont pas toujours les cas les plus simples qui aboutissent le plus tôt à la guérison ; tel larmoiement simple demandera plusieurs mois de traitement, alors qu'un phlegmon aigu disparaîtra, sans laisser de larmoiement, après quelques séances de cathétérisme.

Dans quelques cas de sténose excessive et de cathétérisme très douloureux, la sonde à demeure pourra rendre de réels services. Cette sonde sera toujours petite et faite de substance flexible, en celluloïd de préférence ; au point de vue réactionnel, son application en sera toujours étroitement surveillée.

Dans les cas de sténose fibreuse totale du canal lacrymal et dans ceux avec oblitération fibreuse du canal (BERAUD, ROCHON-DUVIGNEAUD, TARTUFERI), où le sac peut n'être pas très dilaté, l'extirpation ou la destruction du sac ont été recommandées (DE LAPERSONNE et ROCHON-DUVIGNEAUD).

Rappelons, enfin, que dans tous les cas où on est appelé à procéder à une intervention sur le globe (opération de cataracte, iridectomie antiglaucomateuse) ou à soigner un ulcère à hypopyon, une blessure du globe, etc., chez des individus atteints de dacryocystite, l'extirpation d'emblée du sac est un procédé qui rivalise victorieusement avec l'opération de STILLING. L'extirpation du sac est encore indiquée dans certaines classes sociales, chez les ouvriers exposés à des traumatismes cornéens (mécaniciens, chauffeurs, tailleurs de pierre) qui ne peuvent consacrer le temps nécessaire à un traitement conservateur ; c'est l'extirpation prophylactique beaucoup pratiquée en Allemagne depuis la loi sur les accidents de travail.

6° *Tumeur prélacrymale.* — Le traitement de la tumeur prélacrymale consiste dans l'extirpation partielle en respectant les voies lacrymales intactes, avec curetage et cautérisation ignée de la poche.

7° *Tuberculose, cancer primitif du sac.* — Dans les fistules fongueuses chez les enfants avec carie des os et à plus forte raison dans la tuberculose confirmée du sac, il faut détruire le sac au thermo-cautère, puis curetter et cautériser le canal nasal. Dans les cas de cancer primitif du sac récemment étudiés par ROLLET, l'extirpation sera radicale et suivie d'une cautérisation du canal nasal.

TRAITEMENT GÉNÉRAL. — Presque toujours, et principalement lorsqu'il s'agit d'enfants, on a affaire à des scrofuleux avérés ; on conseillera le séjour à la campagne, une alimentation substantielle, azotée, des bains salés, des préparations ferrugineuses et iodurées. L'influence de ce traitement sera réelle, surtout en cas d'altérations osseuses.

La syphilis est plus rarement en cause mais, cependant, les lésions du canal nasal peuvent tenir à des manifestations tardives de cette diathèse ; on la combattra par l'iodure de potassium à dose élevée et surtout par la mercurialisation en frictions et en injections sous-cutanées.

IV. — COMPLICATIONS LACRYMALES

En dehors des dacryocystites habituelles muqueuses, hypertrophiques et suppuratives du sac, les affections lacrymales entraînent parfois des troubles inflammatoires ou fonctionnels qui constituent de véritables complications et qu'il importe d'indiquer avec quelques détails.

Elles sont aujourd'hui bien connues quoique généralement trop négligées.

MACKENZIE, TESTELIN, DESMARRES, GOSSELIN, DE WECKER, etc., semblent avoir noté l'action irritante des liquides lacrymaux : c'est GALEZOWSKI, toutefois, qui le premier insista sur les troubles oculaires produits par le larmoiement, en nota les caractères variés et montra toutes les indications thérapeutiques qui en découlaient.

Les thèses de GUÉMENT, DRANSART, FERRAND, celle de notre élève DANIEL (1891) vinrent ensuite ; depuis lors, tous les auteurs indiquent brièvement l'importance des altérations lacrymales dans la production de certaines affections oculaires. WIDMARK, MAZET ont étudié les microbes lacrymaux ; PARINAUD et MORAX ont décrit la conjonctivite à streptocoques.

Complications cutanées et nasales. — Les larmes, s'écoulant sur les joues, sont généralement épongées par le patient et ne provoquent guère d'irritation cutanée ; toutefois, chez les enfants, les femmes, les sujets à peau fine et délicate, le larmoiement entraîne des rougeurs, des excoriations ou de l'eczéma. Chez plusieurs sujets, un eczéma sec des deux côtés, occasionné par un larmoiement ancien avec dacryocystite double et fistule d'un côté, a rapidement cédé au traitement lacrymal. On voit aussi certaines irritations de la muqueuse nasale suivre l'inflammation lacrymale ou la précéder. La prédisposition lymphatique, la nature des liquides, l'abondance et l'ancienneté de l'écoulement sont les facteurs habituels de ces excoriations cutanées ou muqueuses.

Complications canaliculaires. — Ce sont les dacryocystites, les fistules, les péricystites, les ostéites et les périostites que nous avons étudiées plus haut.

Complications palpébrales. — *L'hypérémie des paupières* et la *blépharite*, d'après GALEZOWSKI, présenteraient pour un tiers des cas une origine lacrymale. Leurs caractères n'offrent rien de particulier. On trouve toutefois, le plus souvent, un gonflement marqué de la partie médiane du bord ciliaire, des excoriations vers l'angle externe et, dans le sillon de juxtaposition oculo-marginale, une couche prismatique de liquide lacrymal. La constatation de l'œil mouillé ou du larmoiement est, d'ailleurs, le meilleur indice de la blépharite. L'âge, par le relâchement des tissus, prédispose à ces blépharites ; dans bien des cas, chez les vieillards, celles-ci se compliquent d'*entropion* de la paupière supérieure ou mieux d'*ectropion* de la paupière inférieure ; l'hypertrophie conjonctivale entre alors en ligne et aggrave la situation. Il s'établit, en effet, un cercle vicieux : la stagnation lacrymale a fait la blépharite et l'hypertrophie, ou réciproquement ; la blépharite et l'hypertrophie produisent l'ectropion ; l'ectropion exagère l'état lacrymal, etc. Enfin, des *orgelets* sont occasionnés par le larmoiement. Les staphylocoques stagnent dans les larmes et profitent de l'irritation ou de la macération marginale pour envahir les glandes sébacées. Une de nos malades affectée d'orgelets à répétition, a été améliorée par le cathétérisme et l'antisepsie des voies lacrymales, d'ailleurs très altérées.

On a dit aussi que le *chalazion* peut être la suite du larmoiement. Nous n'en avons pas observé, mais le fait est probable, puisque le chalazion paraît souvent la conséquence de la blépharite.

Complications conjonctivales. — Les *conjonctivites lacrymales* sont essentiellement chroniques, plus marquées du côté où la lésion est plus ancienne, généralement unilatérales comme elle. La paupière inférieure est surtout affectée, souvent un peu exulcérée vers les commissures. La conjonctive est d'un rouge pâle, présente des follicules plus ou moins volumineux; l'humidité ou la stagnation lacrymale sont très manifestes et l'inflammation s'amende sous l'influence des cathétérismes et des lavages lacrymaux. Cette conjonctivite lacrymale peut être simple ou combinée à la conjonctivite catarrhale et former la conjonctivite catarrho-lacrymale ; nous l'observons dans les conjonctivites lymphatiques et granuleuses avec lesquelles elle forme des *combinaisons morbides* que nous avons appelées *granulo-lacrymales* et *lympo-lacrymales* (TRUC). La part de l'état lacrymal, dans ces cas, est démontrée par l'amélioration notable et rapide produite par le traitement lacrymal.

PARINAUD et MORAX ont bien établi une *conjonctivite lacrymale à streptocoques*, d'allures catarrhales, souvent compliquée d'iritis séreuse, et que l'on observe dans certaines formes aiguës de dacryocystite. Le streptocoque y serait constant.

Le *ptérygion* est observé assez fréquemment dans certains états lacrymaux. On ne saurait le rapporter à l'action des larmes ; toutefois, on peut penser que la stagnation et l'infection de celles-ci sont des causes irritantes qui viennent s'ajouter aux autres et entrent dans l'étiologie assez obscure de l'affection.

Complications kératiques. — La cornée est souvent, très souvent, affectée dans les états lacrymaux et présente des *ulcères* plus ou moins profonds, étendus et graves. Les kératites lacrymales se présentent dans des conditions variées d'infection. Elles surviennent dans quelques affections comme les ophtalmies phlycténulaires ou granuleuses et en sont le complément morbide ou bien constituent le produit essentiel de l'infection lacrymale, comme dans les ulcères à hypopyon ou certaines infiltrations purulentes.

Certaines ophtalmies *phlycténulaires* se produisent et persistent chez des personnes adultes sous l'influence de lésions lacrymales, et donnent lieu à la production de leucomes simples, superficiels, diffus. Un traitement local ordinaire n'entraîne qu'une guérison lente et incomplète ; le cathétérisme, les irrigations des voies lacrymales donnent par contre un résultat complet. Survient-il une nouvelle poussée parce que l'asepsie canaliculaire est négligée, de nouvelles injections lacrymales donnent de bons résultats.

Certaines ophtalmies phlycténulaires aiguës, où le rétrécissement lacrymal est le fait de l'œdème muqueux, sont améliorées par le cathétérisme et les lavages lacrymaux. Les *granuleux* sont dans des conditions analogues. L'état lacrymal entretient l'infection et les complications granuleuses; le traitement lacrymal facilite et maintient la guérison.

Mais c'est surtout dans les *ulcères* graves avec *hypopyon* que l'influence lacrymale est manifeste. Les auteurs reconnaissent tous plus ou moins l'influence lacrymale, mais la plupart lui font une trop maigre part, et attribuent la prédisposition à la débilité seule ou à diverses cachexies. Les ulcères à hypopyon sont généralement, neuf fois sur dix, le résultat d'un état lacrymal, combiné ou non à un traumatisme quelconque. Le traumatisme est parfois ignoré ou méconnu. C'est un cil qui éraille la cornée, ce sont des poussières qui l'irritent, c'est du gravier, de la terre, qui ouvrent la porte à l'infection lacrymale.

Cette infection est le fait d'un rétrécissement ou de l'inflammation des voies lacrymales. WIDMARK, SATTLER, GAYET, GOMBERT ont montré que l'extérieur de l'œil est envahi par les microbes ambiants. GOMBERT, dans une thèse très remarquable, a prouvé en outre que les microbes péri-oculaires sont entraînés par le courant lacrymal. Que ce courant se ralentisse et l'on aura aussitôt stagnation et multiplication des staphylocoques ou strepto-coques pyogènes prêts à envahir la cornée par la première brèche venue. La résistance épithéliale étant parfois affaiblie par la macération, la sénilité où la cachexie, l'infection sera grave. L'état lacrymal n'est pas, en l'espèce, une cause suffisante, mais il est presque nécessaire; en tous cas, comme le prouve l'observation journalière, il est habituel.

Complications profondes. — En outre des ulcères cornéens où l'inflammation est la règle, l'*iritis*, l'*irido-choroïdite* même se rencontrent parfois dans les états lacrymaux. Il peut y avoir desquamation épithéliale simple et infection. Nous avons vu plusieurs fois des cataractes plus développées du côté du larmoiement, ou du côté où le larmoiement est le plus marqué; sans conclure, car nous avons parfois observé l'inverse, on peut se demander si l'état lacrymal n'entraînait pas des troubles qui, directement ou indirectement, favoriseraient la production ou le développement plus rapide de la cataracte correspondante.

Complications fonctionnelles. — Les troubles dus à la stagnation sont produits par l'étalement plan ou prismatique des larmes sur la cornée : irisation, photopsies, amblyopie, mouches volantes. Les troubles consécutifs aux complications sont le fait des blépharites, conjonctivites, kératites, etc.

Complications opératoires. — Les états lacrymaux entraînent de redoutables complications opératoires. On est unanime dans ces conditions à prescrire un traitement préalable; certains vont même jusqu'à obturer les points lacrymaux par des serres-fines ou l'application d'une pointe de feu. Aujourd'hui, on tend de plus en plus à pratiquer l'extirpation du sac lacrymal. D'ordinaire un traitement préalable suffit, mais il est prudent d'être

très circonspect et de n'intervenir qu'après guérison ou amélioration suffisante des voies lacrymales.

PATHOGÉNIE. — GALEZOWSKI admet une action chimique des larmes sur
l'œil et les annexes. Les larmes deviendraient plus alcalines qu'à l'état normal et produiraient avec les matières grasses meibomiennes un savon irritant favorable à l'action microbienne ; nous n'avons pas observé de modifications alcalines notables chez les lacrymaux. Il est possible cependant que
l'action bactéricide des larmes (BERNHEIMER) se modifie et s'affaiblisse. L'action microbienne serait alors plus facile et plus meurtrière. Les microbes à
l'état normal entourent l'œil et sont entravés par le courant lacrymal. Dans
les états lacrymaux, ils stagnent autour de lui et, si une brèche épithéliale
se produit, l'envahissent rapidement. En réalité, les larmes ont surtout une
action mécanique dans l'antisepsie du sac conjonctival.

WIDMARK, dans la dacryocystite phlegmoneuse, trouve le streptocoque
pyogène, les staphylocoques blanc et doré ; SATTLER, le streptocoque pyogène.
Streptocoques et pneumocoques sont surtout redoutables : les ulcères de la
cornée, les hypopyons contiennent ces éléments Toutefois, les microbes doivent ne produire de lésions graves qu'après éraillure épithéliale de la cornée.
Le staphylocoque inoculé sur la cornée par WIDMARK produit l'hypopyon ; le
streptocoque occasionne des ulcères infectieux et parfois la suppuration ;
un bacille amène des ulcères bénins. La cornée inoculée au centre résiste-
rait moins qu'inoculée à la périphérie où la nutrition paraît plus active.

L'état général, débilité, l'âge ou le lymphatisme favorisent l'infection.
Nous trouvons, à Montpellier, plus de femmes que d'hommes avec des
complications : 72 p. 100 pour larmoiements, 82 p. 100 pour dacryocystite,
84 p. 100 pour phlegmon. Nous avons aussi noté que l'infection lacrymale
de la cornée est plus fréquente chez les sujets lymphatiques, et nous pen-
sons qu'il y a chez eux une moindre résistance épithéliale.

DIAGNOSTIC. — On l'établit par l'observation, la constatation de la sténose
simple en injectant le point lacrymal inférieur et en voyant le liquide sortir
par le point supérieur, en instillant de la fluorescéine, enfin en constatant
l'amélioration rapide par le traitement, dans les attaques ou les récidives
inflammatoires.

Il arrive cependant que l'œil paraît sec avec, cependant, des complications qui font songer à un état lacrymal. On trouve alors la narine correspondante sèche et, au cathétérisme, une forte sténose. Nous avons observé
plusieurs cas dans lesquels l'état lacrymal a dû être cherché et comme
deviné, et où un traitement approprié a donné une guérison, vainement
poursuivie par des moyens ordinaires durant de longues années. Ce sont là
des *états lacrymaux latents* (TRUC).

PRONOSTIC. — Les complications lacrymales sont plus ou moins graves
suivant leur siège, leur étendue et le traitement employé. Les blépharo-
conjonctivites s'améliorent rapidement. Les dacryocystites guérissent sou-

vent par les moyens appropriés aux diverses formes que nous avons indiquées. Les lésions kératiques entraînent des leucomes fâcheux et même, dans les ulcères à hypopyon négligés, la perte complète de l'œil. Les troubles purement fonctionnels ne sont que désagréables.

En tout cas, les états lacrymaux provoquent de la gêne, des irritations ou des inflammations qui ne le cèdent en rien aux lésions morbides les plus caractérisées. Tout état lacrymal est donc grave ou peut le devenir ; il importe d'y remédier aussitôt.

Traitement. — Il comprend un ensemble de mesures variables répondant à des principes et à des moyens que nous ne saurions répéter ici et que nous nous contentons de rappeler : 1° rétablir la direction et le calibre des voies lacrymales : cathétérisme, dilatation, section des points et des conduits ; 2° désinfecter les voies lacrymales : injections, irrigations antiseptiques, instillations ; 3° modifier la muqueuse : curettage, instillations, cautérisation ; 4° ablation des glandes palpébrales ou orbitaires dans les cas de larmoiements rebelles, simples ou compliqués.

V. — INFLAMMATIONS DÈS GLANDES LACRYMALES

Les glandes orbitaires ou palpébrales peuvent être hypertrophiées ou atrophiées, présenter des tumeurs, des corps étrangers, devenir fistuleuses, etc. ; on a signalé enfin des inflammations diverses. E. Berger, dans le goître exophtalmique et dans quelques autres cas, a noté un larmoiement par excitation réflexe, par névrose de sécrétion. Les lésions glandulaires primitives sont exceptionnelles. L'inflammation ou dacryoadénite — δάκρυ, larme, ἀδήν, glande — représente l'infiltration lymphoïde habituelle, avec des altérations périacineuses et vasculaires. La dacryoadénite est aiguë ou chronique, simple ou double.

La *dacryoadénite aiguë* se rencontre dans certaines maladies infectieuses générales telles que la rougeole, l'influenza, la blennorrhagie et surtout les oreillons. On trouve d'un côté ou des deux côtés, vers la région supéro-externe de l'orbite, accompagné de douleurs et d'œdème de la paupière, un gonflement notable, dur, et une saillie correspondante de la conjonctive. Par le toucher cutané ou conjonctival, on peut reconnaître directement la glande lacrymale. La suppuration est possible, mais exceptionnelle. On doit la distinguer de la périostite et de la ténonite. Le traitement général, les résolutifs locaux, les pommades hydrargyriques ou iodurées, une ponction au besoin, permettent d'obtenir une guérison complète. Quand la dacryoadénite aiguë est unilatérale, elle est due ordinairement à une conjonctivite et c'est une infection locale remontée à la glande ; lorsqu'elle est bilatérale, elle procède d'une des infections générales que nous venons de citer.

La *dacryoadénite chronique* est très rare et caractérisée par de l'hypertrophie glandulaire variable. L'affection ordinairement représente un des accidents curieux de la syphilis ou de la tuberculose.

Elle est souvent bilatérale. On constate un gonflement de la région orbitaire externe, avec ou sans déviation et gêne oculaire, parfois de la rougeur, de l'empâtement, un peu de sensibilité. La marche est lente, la résolution plus ou moins complète. L'iodure, le mercure, l'arsenic, le massage, la compression, au besoin l'électrolyse, peuvent rendre des services.

Sous le nom de *maladie de Mikulicz*, on désigne une hypertrophie chronique symétrique des glandes salivaires ou lacrymales ou des deux systèmes à la fois. Le syndrome de Mikulicz comprend deux catégories distinctes de faits : dans l'une, il s'agit d'une leucémie portant sur les glandes ; dans l'autre, c'est une maladie infectieuse à évolution lente, analogue à l'infection ourlienne chronique.

VI. — TUMEURS DES GLANDES LACRYMALES

Les tumeurs des glandes lacrymales sont kystiques ou solides.

Les *kystes* (dacryops) sont exceptionnels. On a cité quelques cas de tumeurs conjonctivales externes à contenu aqueux, avec écoulement plus marqué pendant les excitations lacrymales directes ou réflexes, et à structure lacrymale (Dubreuil). On ne connaît pas encore de kyste *hydatique* (Panas). Le diagnostic clinique doit être confirmé par l'examen histologique. L'ablation totale ou partielle suffit à la guérison.

Les *tumeurs solides* sont bénignes ou malignes.

Les tumeurs *bénignes* sont des *adénomes* et les tumeurs *malignes*, des *sarcomes* épithéliaux ou des *lymphomes*. Les types anatomiques n'en sont pas purs. On constate au niveau des glandes lacrymales, surtout les orbitaires, d'un seul côté, une tuméfaction variable, indurée, qui se développe plus ou moins vite et envahit graduellement l'orbite en provoquant de l'exophtalmie et de la gêne dans les mouvements de l'œil. La marche est lente, tant que la capsule n'est pas détruite, mais elle devient, dès ce moment, plus rapide. La tumeur peut se propager, à la longue, dans les cavités péri-orbitaires et le crâne.

On observe des tumeurs *malignes* chez les adultes. Cependant on a rencontré l'épithéliome, le sarcome et le lymphome chez des jeunes sujets.

Le diagnostic est souvent difficile, au début surtout, quand la tumeur s'est étendue vers le plafond de l'orbite (Dianoux). Toutes les tumeurs qui envahissent cette région prennent, en effet, une forme de galette, concave en bas, convexe en haut, en rapport avec les dispositions anatomiques. On a surtout beaucoup de peine à distinguer l'origine de la tumeur, « si la glande a produit la tumeur ou la tumeur, annexé la glande ». L'examen histologique pourra seul trancher la question.

L'ablation hâtive est le meilleur traitement des tumeurs malignes.

L'exentération de l'orbite s'impose dans les périodes avancées. La récidive n'est pas rare et plusieurs interventions sont parfois nécessaires (DIANOUX).

CHAPITRE IV

MALADIES DES PAUPIÈRES

Les affections des paupières comprennent les blessures, les dermatoses, les inflammations marginales, les tumeurs et les anomalies.

I. — BLESSURES

Ce sont des plaies par instruments contondants, piquants, tranchants ; on observe aussi des blessures par armes à feu, des brûlures, des corps étrangers.

Les *piqûres* sont localement bénignes. Les *sections* horizontales peuvent couper le ligament suspenseur, le releveur de la paupière et produire de la ptose ; les sections verticales, par rétraction de l'orbiculaire, restent béantes ; les sections du bord ciliaire provoquent la formation du colobome.

Les *contusions*, vers le sourcil, produisent, par section contre le bord tranchant de l'orbite, des plaies nettes que la rétraction des fibres de l'orbiculaire maintient ouvertes. Des coups de feu déterminent parfois de graves désordres des paupières et des parties sous-jacentes.

Des *corps étrangers* divers, parfois volumineux, ont été rencontrés. Nous avons extrait un morceau de roue dentée de tournebroche de 3 centimètres de long et de 1 centimètre de large ; le malade ignorait sa présence et nous la constatâmes par hasard.

L'hémorragie traumatique peut être considérable et produire de vastes ecchymoses palpébro-conjonctivales. Il importe, en dehors de l'antisepsie, de l'hémostase et de l'ablation des corps étrangers, de suturer soigneusement les plaies et surtout d'affronter exactement le bord tranchant des paupières s'il est coupé, de manière à éviter les déviations ou les adhérences palpébrales.

Les *brûlures* chimiques ou ignées entraînent généralement de graves lésions et des cicatrices très rétractiles avec ectropion étendu. On panse la plaie comme une brûlure ordinaire, mais on cherchera de bonne heure à empêcher la rétraction cicatricielle. La blépharoplastie précoce peut être nécessaire et souvent l'opération de l'ectropion avec autoplastie devient indispensable.

II. — LÉSIONS CUTANÉES

Les éruptions, dermatoses et inflammations diverses, se rencontrent sur les paupières.

L'*érythème* s'observe à la suite d'insolation, au début de la rougeole et de la scarlatine, etc. Il est caractérisé par une teinte rouge, parfois écarlate, brillante. Il coïncide fréquemment avec de l'œdème, des phlyctènes, des abcès.

L'*eczéma* palpébral résulte le plus souvent de l'extension d'un eczéma de voisinage. Il est plus fréquent à la paupière inférieure et tend alors à en produire l'éversion. Le larmoiement et la finesse de la peau en sont la cause occasionnelle.

L'*herpès* dans le zona ophtalmique, les phlyctènes dans l'érysipèle, les pustules dans la variole se rencontrent souvent. Les poudres inertes, les pommades salolées, au calomel, à l'oxyde de zinc sont indiquées.

L'*éphidrose* est une sudation excessive des paupières et n'exige que des lavages à l'eau de Cologne, ou légèrement phéniqués.

La *chromidrose*, sécrétion colorée, brunâtre ou noirâtre de la peau des paupières, surtout de l'inférieure, se rencontre particulièrement chez les femmes hystériques et se corrige par des frictions huileuses ou alcalines avec un traitement général.

L'*hématidrose* ou sécrétion rougeâtre cutanée, sanguinolente, a été observée chez des hystériques stigmatisées.

La *séborrhée* est le produit d'un excès de sécrétion des glandes sébacées. Les lavages savonneux chauds sont utiles.

Le *xanthélasma* est constitué par des taches arrondies ou irrégulières qui encerclent les paupières sur une étendue variable. On l'observe surtout à la partie interne et supérieure, chez les femmes adultes. Il s'agirait d'une hypertrophie des éléments graisseux périvasculaires (PONCET de Cluny). E. CHAMBARD a indiqué autour des points xanthélasmiques des altérations nerveuses et vasculaires constantes. D'après l'examen histologique de VIAL-LETON et VILLARD, il y a des grains de pigment entre et à l'intérieur des cellules de la couche profonde de l'épiderme et des cellules « xanthélasmiques » caractéristiques dans la profondeur du derme. Ablation ou destruction ignée.

L'*œdème* de la paupière est assez fréquent et peut être plus ou moins considérable. La peau est tendue, luisante, résistante et garde l'empreinte digitale, à la pression. La fente palpébrale ne s'entr'ouvre qu'avec peine. Dans les cas extrêmes, de fines mouchetures peuvent être indiquées, pour amener le dégonflement.

L'*emphysème* est caractérisé par la présence de gaz sous-cutanés et leur fine crépitation neigeuse au toucher. Une légère compression suffit ordinairement à la guérison.

Les *épanchements sanguins* produisent des ecchymoses à teinte d'abord noire, puis bleue et jaunâtre. Un peu de massage ou de compression et quelques applications résolutives sont utiles.

Le *phlegmon des paupières* peut être primitif, mais il est généralement consécutif aux inflammations orbitaires, oculaires ou lacrymales. Les paupières sont rouges, gonflées, douloureuses, surtout en certains points ; quand la suppuration se localise, on perçoit de la fluctuation et, après perforation spontanée ou chirurgicale, il s'écoule un pus jaunâtre avec ou sans débris celluleux. La guérison est la règle. Les émollients antiseptiques d'abord, puis l'ouverture précoce représentent le traitement habituel.

Le *furoncle* et l'*anthrax* ont, au début, des allures phlegmoneuses, mais présentent une localisation plus circonscrite, avec une ou plusieurs élevures acuminées et des vésicules. La présence de bourbillous sphacéliques complète le tableau clinique. Le traitement doit être antiphlogistique et chirurgical. On doit toujours songer à la possibilité de complications phlébitiques sérieuses.

La *pustule maligne* se rencontre chez les sujets, bergers, bouchers, tanneurs, etc., qui se trouvent en contact avec des animaux charbonneux. Une couronne de vésicules à fond gangréneux, l'extension rapide de symptômes graves, en sont les phénomènes ordinaires.

Le pronostic local et somatique est toujours sévère.

L'incision ou l'excision large, la cautérisation profonde et des injections antiseptiques ambiantes sont les conditions de succès.

L'*érysipèle* entraîne un œdème dur et considérable des paupières. Il existe parfois des vésicules et des plaques gangréneuses. On constate le bourrelet limitant caractéristique, des ganglions engorgés, de la fièvre et un état gastrique plus ou moins marqué.

Il importe au diagnostic de constater ces derniers symptômes et d'explorer la région du sac lacrymal, car une dacryocystite phlegmoneuse peut en imposer pour un érysipèle. L'absence de bourrelet et de ganglions, l'existence d'un état lacrymal antérieur, la constatation du pus vers la commissure interne à la pression et la marche de la lésion permettront d'éviter toute erreur.

Le traitement de l'érysipèle des paupières exige simplement des purgatifs, des antipyrétiques et l'application de poudres isolantes ou de collodion riciné et iodoformé.

On a rencontré parfois le *chancre syphilitique*, des *plaques muqueuses* et des *gommes* multiples. Les antécédents, l'aspect de la lésion et l'infection générale entraînent le diagnostic et commandent le traitement spécifique.

III. — BLÉPHAROCHALASIS ET DERMATOLYSIE PALPÉBRALE

On connaissait depuis longtemps l'état de relâchement des paupières qui la faisait retomber au devant des cils, mais ce n'est que dans ces derniers temps qu'avec Fuchs, Coppez, Schmidt-Rimpler, Röhmer, Lodato et A. Terson on commence à étudier de près cette affection cutanée. C'est probablement la même affection qui est désignée successivement comme *blépharochalasis* (relâchement de la paupière, Fuchs), *angiomégalie* des paupières (Röhmer), *paupières en besace* (Frenkel), *dermatolysie palpébrale* (A. Terson).

La peau des paupières supérieures, lisse, luisante, amincie, blanchâtre ou gris rougeâtre, retombe en poche flasque, en vessie aplatie, en « gibecière vide », en besace au devant du bord ciliaire, plus longue dans la moitié externe que dans la moitié nasale et recouvrant quelquefois la fente palpébrale. Sa partie profonde paraît décollée,

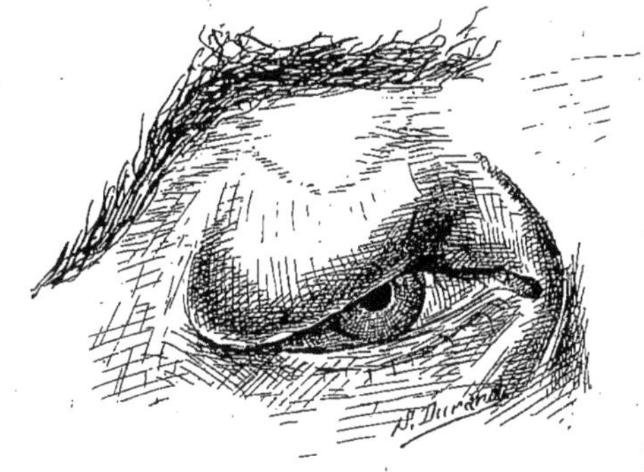

Fig. 153. — Blépharochalasis.

mais quelquefois elle contient des petits corps courts et épais, lobulés que l'examen histologique a montré être de la graisse (Frenkel). Cette affection est bilatérale, plus fréquente dans le sexe féminin, débute souvent déjà dans l'enfance et procède par poussées. Quelquefois, il y a des crises d'œdème et de congestion vasculaire.

On ne confondra pas cet état ni avec le ptosis, ni avec l'éléphantiasis, la neurofibromatose, les hernies graisseuses orbitaires, mais on peut le rapprocher de certaines paupières séniles et surtout de la dermatolysie décrite par Alibert (A. Terson) et bien connue des dermatologues. L'examen histologique a montré qu'il s'agit d'une atrophie du derme et des fibres élastiques (Lodato). On a incriminé une lésion trophonévrotique dépendant du grand sympathique et on a expliqué la ptose par la dégénérescence des filets suspenseurs de la peau allant du releveur à la face profonde de la peau (A. Terson).

Le traitement consiste dans une résection d'un ovale de peau avec création d'une adhérence avec le ligament suspenseur et le tarse à l'aide de quelques points de suture. C'est là une opération purement cosmétique, souvent impérieusement réclamée par de jeunes filles.

IV. — BLÉPHARITES

Les blépharites — βλέφαρον, paupière — sont des inflammations occupant le bord libre des paupières. Les follicules pileux, les glandes sébacées et de Meibomius, le tissu marginal, peuvent y prendre part et produire des formes morbides variées. Les troubles de sécrétion glandulaire, les affections des cils, l'irritation marginale ou même l'infection extérieure, occasionnelle ou consécutive aux affections lacrymales, sont les motifs ordinaires des blépharites. Le lymphatisme, l'arthritisme, l'herpétisme, y prédisposent beaucoup ; la lumière, les poussières, le travail assidu, les exagèrent ; enfin, les conjonctivites par extension les créent, les entretiennent ou les aggravent.

Les blépharites sont sèches ou pityriasiques, humides et ulcéreuses, avec ou sans hypertrophie marginale.

Blépharite simple. — Sèche ou pityriasique, elle est constituée par un bord ciliaire légèrement rosé, un peu épaissi, des cils déjà altérés, pigmentés ou décolorés, à pointe effilée ou dédoublée, et surtout par des croûtes plus ou moins fines, mais toujours grisâtres, adhérentes à la racine ciliaire et à la surface marginale.

Blépharite hypertrophique. — Elle coexiste d'ordinaire avec la précédente, mais parfois le gonflement marginal est le seul caractère inflammatoire constatable.

Blépharite glandulo-ciliaire. — Celle-ci peut débuter par une série de petites pustules à la racine des cils, mais d'ordinaire elle est constituée par une pustulation pilo-sébacée successive, laquelle s'éternise sous l'influence des causes centrales, générales ou locales. Il se produit alors au niveau de chaque pustule une ulcération, la chute des cils, puis du tissu inodulaire.

La réparation cicatricielle de ces pustules et ulcérations entraîne la perte définitive, partielle ou totale des cils (madarosis), l'atrophie du bord marginal et son induration (tylosis), parfois même de l'ectropion.

Blépharite ulcéreuse. — Elle est caractérisée par des ulcérations et de la rougeur. Les cils sont altérés. La bordure marginale s'hypertrophie et il se fait de l'ectropion. On observe la blépharite ulcéreuse plutôt chez les enfants, et la blépharite sèche chez les adultes. Les vieux lacrymaux offrent souvent de l'hypertrophie et de l'ectropion ciliaires. Les blépharites sont généralement chroniques. On les reconnaît aisément aux squames ou aux lamelles grisâtres et adhérentes à la racine et non, jaunâtres et agglutinant le sommet des cils, comme dans les conjonctivites, enfin aux pustules, aux ulcérations ou à l'hypertrophie marginales.

Il importe de bien constater les complications ciliaires, conjonctivales ou lacrymales qui accompagnent ou compliquent ces blépharites. Les blépharites pityriasique, ulcéreuse ou hypertrophique, sont caractérisées aisément par leurs dénominations. Elles sont assez rebelles.

Le traitement doit tenir compte de l'état général, de l'état local et des complications. La blépharite est-elle entretenue ou provoquée par une conjonctivite et celle-ci par de la rhinite, il faut les traiter ; les voies lacrymales sont-elles obstruées, on doit les dilater. En outre, il convient de débarrasser les paupières des sécrétions, des croûtes, des lamelles, qui siègent à la racine des cils. Dans ce but des cataplasmes de fécule tièdes, et une toilette minutieuse avec des tampons d'ouate imbibés d'eau boriquée ou sublimée très chaude sont indiqués. Dans la blépharite simple, on pourra faire des applications avec des solutions de carbonate de soude, de sous-acétate de plomb ou de nitrate d'argent au centième.

Dans la blépharite ulcéreuse on devrait, après toilette marginale, pratiquer l'arrachement des cils malades, puis faire des attouchements avec le nitrate d'argent à 1/100, la teinture d'iode ; la pommade à l'iodoforme réussit assez bien. Le sublimé à 1/500 ou 1/100, et même 1/50, en attouchements répétés a été beaucoup vanté (DESPAGNET, VALUDE).

Dans la blépharite glandulo-ciliaire non ulcérée, les pommades au précipité rouge, s'il s'agit d'un adulte, et jaune, s'il s'agit d'un enfant ou d'un adolescent, donneront de bons résultats. Nous employons, après lavages et ablation des cils malades, en dehors des tampons chauds et du massage du bord des paupières, la pommade jaune à la cocaïne, à $0^{gr}.20$ de chaque, pour 5 grammes de vaseline. Ce même traitement, en insistant sur le massage, les tampons très chauds et la pommade jaune, est favorable aux blépharites avec hypertrophie du bord ciliaire. Le massage local est surtout très avantageux. Chez certains malades qui ne tolèrent pas les pommades on emploiera des badigeonnages avec une solution d'acide picrique à 1/00.

Le sirop iodo-tannique, l'huile de foie de morue, l'hydrothérapie tiède, les frictions sèches seront favorables aux strumeux ; les arséniates, les alcalins, aux arthritiques et aux herpétiques.

Les opérations lacrymales ou celles de l'ectropion complètent le traitement.

V. — ORGELET

Les orgelets — hordeolum — sont de petits furoncles marginaux qui, comme leurs congénères cutanés, se développent dans les glandes sébacées. Ils prennent naissance dans les glandes ciliaires à la suite d'une infection palpébro-conjonctivale. Ils sont contagieux et souvent multiples ou successifs chez le même sujet ; ils repullulent aisément. On les reconnaît à leur siège marginal, à leur forme acuminée, à leur pointe jaunâtre et bourbillonnée, à leur réaction douloureuse.

Entre les cils, à leur base, on voit se former un bouton d'un rouge vif, dur, luisant et assez douloureux. La peau et les tissus qui l'environnent sont plus ou moins œdémateux et offrent même parfois l'aspect inquiétant d'un gonflement phlegmoneux. Toutefois, en deux ou trois jours, en général, quatre au plus, la pointe du bouton s'accuse, devient blanchâtre, puis s'ouvre pour donner issue à un bourbillon purulent. Alors tout se termine rapidement, et la réaction inflammatoire de l'orgelet, comme celle du furoncle, d'ailleurs, tombe en quelques heures.

Les cataplasmes, les douches chaudes, l'ouverture chirurgicale pratiquée avec une simple aiguille flambée, constituent le meilleur traitement.

Il sera bon, pour éviter la récidive, de traiter la blépharite ou la blépharo-conjonctivite originelle et de pratiquer une toilette antiseptique régionale, soignée et quotidienne, avec de l'eau boriquée ou sublimée *très chaude*.

VI. — TARSITE

La tarsite est l'inflammation du tarse. Les diverses lésions des glandes de Meibomius et de la conjonctive retentissent sur la nutrition et la conformation des tarses. Ceux-ci s'atrophient, s'amincissent, se recroquevillent, entraînent des déformations palpébrales, des déviations marginales et ciliaires, de l'entropion ou de l'ectropion. Il en est ainsi particulièrement dans le trachome et dans une affection très rare, observée surtout en Russie, la dégénérescence amyloïde de la conjonctive. La syphilis tertiaire produit aussi une infiltration hypertrophique gommeuse des tarses qui aboutit, par régression lente, soit à l'atrophie, soit à une guérison complète.

VII. — CANALICULITE TARSIENNE, ACNÉ MEIBOMIENNE

L'affection que Panas, dans son traité, appelle *acné meibomienne* s'observe principalement chez les adultes et beaucoup plus rarement, chez les enfants. Elle n'est pas, comme l'orgelet ordinaire, l'apanage fréquent des lymphatiques, mais se rencontre plus volontiers chez les arthritiques prédisposés aux blépharites ciliaires. Au milieu des signes ordinaires de la blépharite, on voit pousser, précisément au niveau du bord tranchant de la paupière, une petite élevure conique d'un rouge vif uniforme. Ce bouton persiste pendant des jours et même des semaines avec des modifications variables, surtout dans les sensations qu'il occasionne, mais sans disparaître complètement. On ne voit point, à son sommet, se former de pointe blanchâtre, ni sortir de bourbillon ; et cette chronicité, aussi bien que cet arrêt en quelque sorte dans l'évolution le distingue entièrement de l'orgelet.

Si l'on renverse la paupière à ce moment, l'aspect de la muqueuse du voisinage est caractéristique. Du bouton d'acné part une rougeur vive qui s'étend assez loin sur la conjonctive, en général jusque vers la moitié de la hauteur du cartilage à la paupière supérieure, et jusqu'au sommet de ce cartilage à la paupière inférieure. Au milieu de cette tache rouge formée par la conjonctive enflammée, on aperçoit un tractus blanc jaunâtre situé sous l'épithélium, et qui marque le passage du canalicule excréteur de la glande de Meibomius, apparaissant par transparence, dans lequel s'est localisé un petit abcès constitué par du pus plus ou moins concret. Quand l'affection est ancienne, le contenu du canal est même transformé en une sorte de calcul solide et constitué, d'après Panas, par des dépôts calcaires et de fines paillettes de cholestérine.

Au début, quand le canal excréteur ne renferme que des produits liquides, on peut, en pressant la paupière entre les doigts, faire sourdre le contenu des canalicules par les orifices des glandes de Meibomius. On voit alors sortir du bord des paupières des filaments blanchâtres et épais, comme du vermicelle fin.

Il n'est pas rare que ces petites inflammations des canalicules terminaux des glandes meibomiennes se repètent sur plusieurs points de la même paupière et avec des degrés divers dans l'intensité ; c'est ce qui nous a conduit à lui donner le nom de *canaliculite tarsienne* qui nous semble très caractéristique de la lésion.

Le traitement consiste à vider et à curetter chacun des canalicules meibomiens enflammés. Avec une pince de Desmarres fenêtrée, on retournera la paupière en mettant l'anneau du côté de la conjonctive, de manière à bien exposer la muqueuse tarsienne ainsi que les lignes jaunâtres formées par les canalicules distendus et enflammés.

Si la canaliculite ne s'accompagne pas de la formation d'un bouton d'acné palpébral, on se bornera à fendre le canalicule en suivant la ligne jaune visible, et à passer dans le fond de l'incision une curette fine.

S'il existe un bouton d'acné qui marque la place de l'orifice extérieur du canalicule, il faut prolonger l'incision le long de la ligne jaune. jusqu'au bord de la paupière, et ne pas craindre de l'entamer. Une fois l'incision faite du haut en bas du canalicule enflammé, on passera également dans le fond la petite curette tranchante.

L'incision donne issue à du pus, liquide ou concret, ou à un véritable amas de concrétions calcaires suivant les cas et l'ancienneté de la lésion.

Après cette petite opération, l'acné meibomienne guérit vite, sauf à se reproduire plus tard en un autre point des paupières, sous l'influence des mêmes causes que celles qui l'avaient déjà amenée. C'est alors qu'il faut mettre en œuvre le traitement des blépharites chroniques, préventif, autant que possible, de ces accidents.

Il consistera, localement, en lavages boriqués, pratiqués à une température élevée, et en application journalière de pommade au précipité rouge.

Le traitement général, surtout, devra être observé avec soin, et sera dirigé contre les deux grandes causes constitutionnelles des blépharites : le lymphatisme et l'arthritisme.

VIII. — BLÉPHAROSPASME

Le blépharospasme est la contraction clonique ou tonique du muscle orbiculaire. Il s'agit d'un simple spasme palpébral, ou d'une contraction tenace. Le blépharospasme est souvent consécutif à des corps étrangers conjonctivaux et à des lésions inflammatoires de l'œil ou des annexes ; on l'observe surtout dans les affections superficielles de la cornée, l'ophtalmie phlycténulaire en particulier. On le rencontre cependant dans l'hystérie, le nervosisme, quelques affections gastro-intestinales. Cet état est fort pénible ; il peut être rebelle et entraîner la persistance des lésions ou des troubles de nutrition de l'œil.

On devra tout d'abord reconnaître ses divers caractères et établir sa cause, générale ou locale, car le traitement en découle naturellement.

L'exploration oculaire et périoculaire permettra de voir les lésions initiales, les ulcérations, les corps étrangers, etc.; l'anesthésie générale peut être nécessaire, surtout chez les enfants. Le traitement ophtalmique, la dilatation, les douches froides locales et brutalement faites, les antispasmodiques, viennent généralement à bout de la forme symptomatique; la forme essentielle est plus tenace. L'électrothérapie, le massage local, la névrotomie des filets nerveux du trijumeau, la suggestion parfois, permettront d'obtenir des résultats satisfaisants. Il n'est pas rare, cependant, que le blépharospasme résiste; c'est alors l'affection connue sous le nom de *tic non douloureux de la face*, car le spasme est ordinairement étendu à la joue et jusqu'aux lèvres. Le nom de tic est, d'ailleurs, erronné, car il ne faut pas confondre les *tics* et les *spasmes* (H. Meige). On a préconisé en pareil cas l'élongation du nerf facial en totalité, ou seulement d'une de ses branches et tout récemment l'injection d'alcool pur au point d'émergence du nerf facial.

IX. — PTOSIS

Le ou la ptosis — πτῶσις, chute, — insuffisance ou défaut de relèvement palpébral, est complet ou incomplet, acquis ou congénital.

Le ptosis peut être paralytique ou non paralytique; c'est alors un faux-ptosis.

C'est ainsi que la chute de la paupière par œdème, tumeur ou toute autre lésion organique de la peau (éléphantiasis), du tarse ou de la conjonctive (granulations) est un faux-ptosis. Faux-ptosis encore la chute de la paupière chez les hystériques, où il ne s'agit pas d'une paralysie du releveur, mais d'un spasme de l'orbiculaire. Enfin, on ne confondra pas le ptosis avec le blépharo-chalasis.

D'après le siège, on a distingué un ptosis cortical, sous-cortical, nucléaire, fasciculaire, périphérique et musculaire; d'après la cause, un ptosis encéphalique (hémorragie, ramollissement, compression) ou névritique, musculo-dégénératif, etc.

Le *ptosis congénital* peut être simple ou héréditaire : il est dû à un faible développement du releveur, à une soudure ou insertion anormale, à une transformation conjonctive du muscle, à une absence du muscle ou du nerf.

Le *ptosis cortical* est rare. Sur les 25 cas avec autopsie relevés par Wilbrand et Sænger, la lésion siégeait le plus souvent dans le lobule pariétal inférieur ou lobule angulaire, sans que cette région puisse être définitivement considérée comme le centre cortical du releveur.

Le *ptosis bilatéral isolé* est une affection à marche progressive qui peut être héréditaire et familiale, ou non héréditaire, et qui est considérée par beaucoup comme une amyotrophie ou dystrophie musculaire (Fuchs, Kunn), par d'autres comme une atrophie musculaire progressive (Silex). Tous les cas, sauf ceux de Goldzieher, concernaient les femmes.

Le *ptosis* par lésion *nucléaire* s'observe le plus souvent dans les affections chroniques du cerveau, telles que l'ophtalmoplégie externe chronique.

progressive, dans le tabes, dans la paralysie générale, dans la syringo-myélie,
dans les affections bulbo-protubérantielles avec ophtalmoplégie, etc. Dans
le tabes, le ptosis peut être isolé ou combiné avec une paralysie de l'abducteur, ou faire partie d'une paralysie complète de la 3ᵉ paire ; il peut être un
signe de début du tabes, ou faire partie d'une ophtalmoplégie récidivante
dans le tabès ; le ptosis peut encore avoir une origine sympathique dans le
tabes (paralysie des muscles lisses du releveur innervés par le sympathique).

Dans le syndrome bulbaire, le ptosis peut inaugurer les symptômes paralytiques et l'ophtalmoplégie être suivie de la paralysie bulbaire ou inversement, ce n'est qu'un épiphénomène de la paralysie bulbaire déjà déclarée. Il
en est de même des affections spinales amyotrophiques combinées avec les
paralysies oculaires. Dans la paralysie bulbaire asthénique avec ophtalmoplégie, on connaît une forme fruste, l'ophtalmoplégie asthénique.

Dans les *maladies infectieuses*, le ptosis a été observé dans la diphtérie
(ophtalmoplégies post-diphtéritiques), dans la grippe, la rougeole, l'érysipèle, la méningite cérébro-spinale épidémique, le typhus, les pneumonies,
le rhumatisme articulaire, la maladie de GERLIER (vertige paralysant, vertige
ptosique, *kubisagari*).

Parmi les *intoxications*, on sait que l'alcoolisme donne lieu au syndrome décrit par WERNICKE sous le nom de polyencéphalite hémorragique
supérieure, que le ptosis s'observe assez souvent dans le botulisme et assez
rarement dans le saturnisme.

La *syphilis* provoque le ptosis de bien des manières : tantôt il s'agit
d'une tarsite syphilitique, d'une périostite gommeuse s'étendant à l'orbite, à
la fente sphénoïdale ou aux sinus caverneux, d'une gomme de la base avec
périnévrite ou névrite gommeuse du moteur oculaire commun ; tantôt d'une
exostose avec compression directe ou indirecte et atrophie du même nerf à
la base du crâne ; tantôt d'une lésion du tronc nerveux à la base par une
sclérose des artères cérébrales postérieures et cérébelleuses supérieures ou
par une thrombose des petites artères nourricières du tronc nerveux ; ou
bien encore d'une méningite gommeuse de la base. La syphilis peut encore
frapper la 3ᵉ paire au niveau de ses racines ou dans ses noyaux, dans ses
voies supra-nucléaires ou, enfin, dans son centre cortical.

Le ptosis s'observe encore dans le *ramollissement cérébral*, par embolie
ou par thrombose, dans l'*abcès* du cerveau (lobe temporal), du cervelet,
du bulbe ou de la moelle, dans les *tumeurs* à la base, dans les *méningites*
(tuberculeuse, cérébro-spinale épidémique, à pneumocoques, etc.), dans les
fractures de la base du crâne, dans la *thrombose des sinus*.

Le *ptosis traumatique* résulte de l'action d'un traumatisme soit directement sur le muscle releveur de la paupière ou sur ses ramifications nerveuses ou indirectement par l'hémorragie dans la paupière ou dans l'orbite ;
soit sur le nerf moteur commun dans le sinus caverneux, à la base du crâne,
par déchirure, compression, suppuration ; soit sur la région nucléaire ou le
centre cortical du releveur.

Il y a encore un ptosis par névrites périphériques, par polymyosites, et un ptosis fonctionnel, dans l'hystérie, en dehors de la contracture de l'orbiculaire. Enfin, on a signalé le ptosis dans diverses affections de l'orbite, phlegmon, gommes, tumeurs, abcès, dans l'empyème des sinus (sinus frontal, sphénoïdal), dans les tumeurs du naso-pharynx et du maxillaire supérieur.

Le ptosis peut être *complet* ou *incomplet*. Complet et bilatéral, il provoque les efforts de suppléance par le frontal qui donnent aux malades cet aspect particulier connu sous le nom de facies d'HUTCHINSON. Complet et monolatéral, il est dû le plus souvent, à une paralysie périphérique avec participation de tout le moteur oculaire commun. Le ptosis incomplet est le plus souvent bilatéral et congénital et s'accompagne d'une paralysie des muscles éleveurs du globe (droit supérieur), ou reste isolé. Les cas de ptosis d'origine nucléaire sont également incomplets.

Le ptosis peut être *passager*, comme dans le tabes au début, ou *durable* suivant les causes, le traitement institué, etc. Nous avons, dans un cas de ptosis syphilitique datant de dix-huit mois, obtenu une guérison grâce au traitement antisyphilitique poursuivi avec énergie pendant de longs mois.

Ptosis familiaux. — On peut distinguer des ptosis familiaux-malformations et des ptosis familiaux-maladies (APERT). Les premiers sont dus à l'absence, le développement incomplet, l'insertion vicieuse du releveur. Les derniers surviennent pendant la vie extra-utérine, progressent à la manière des amyotrophies, s'associent à d'autres amyotrophies oculaires. Entre les deux groupes, il y a des cas intermédiaires où le caractère congénital et stationnaire s'accompagne de la présence d'autres paralysies oculaires et même de nystagmus. Les cas de ptosis congénital ou infantile, héréditaire ou familial, avec ophtalmoplégie externe, quelquefois avec participation du facial supérieur, ont été souvent rapportés dans ces derniers temps.

Pour connaître le degré de ptosis unilatéral, on peut comparer des deux côtés la hauteur de la fente palpébrale dans le regard direct en avant ou en haut; on peut aussi mesurer la hauteur respective des paupières. Dans le ptosis bilatéral, on se contentera d'apprécier l'ouverture palpébrale et de la comparer à l'ouverture normale. Ces appréciations serviront à établir la thérapeutique. On doit distinguer le ptosis de la contraction de l'orbiculaire, puis déterminer le degré et la cause du ptosis.

Le traitement est médical ou chirurgical et, dans ce dernier cas, curatif ou palliatif.

Le traitement *médical* s'adresse surtout à la syphilis. On prescrira les mercuriaux et les iodures, et l'emploi en sera énergique et prolongé.

Le traitement *palliatif* a pour objet de relever la paupière, d'améliorer l'esthétique et de permettre une vision facile. Les bandelettes agglutinatives, le collodion, les sutures ou les pinces à ptosis, plissant la peau palpébrale, peuvent être employés, mais ne donnent que des résultats provisoires.

Le traitement *curatif* a pour but de remonter mécaniquement la paupière, d'affaiblir l'orbiculaire antagoniste du releveur, ou de suppléer celui-ci par le muscle frontal.

Le procédé des sutures sous-cutanées de DRANSART, celui de PAGENSTECHER, relèvent le bord marginal et le relient, par des tractus cicatriciels, à la région sourcilière.

Les procédés de DE GRAEFE, de DE WECKER, affaiblissent l'orbiculaire, celui de GILLET DE GRANDMONT remonte, par section, le bord marginal; enfin, celui de PANAS met en œuvre le muscle frontal par l'intermédiaire d'un tendon cutané.

Il faut tenir compte, dans le choix des procédés, du degré du ptosis, de son ancienneté, de l'état visuel.

Dans le ptosis léger, incomplet, congénital surtout, les sutures de DRANSART suffiront. Les procédés de DE WECKER, DE GILLET DE GRANDMONT, de PANAS conviennent aux cas plus marqués.

X. — RÉTRACTION DES MUSCLES RELEVEURS DES PAUPIÈRES

En dehors d'une rétraction cicatricielle des releveurs, on peut observer diverses variétés d'agrandissement de la fente palpébrale par rétraction du releveur, les unes fonctionnelles, les autres organiques.

a) Il y a des cas de spasme tonique du releveur d'origine congénitale (CHEVALLEREAU et CHAILLOUS, FORTUNATI), d'autres manifestement acquis dus à l'excitation isolée des fibres sympathiques qui se rendent aux muscles lisses de Müller et passagers (FRENKEL), monolatérales ou doubles (CHEVALLEREAU et CHAILLOUS).

b) Dans certains cas, cette rétraction peut entraîner un lagophtalmos persistant pendant le sommeil et provoquant de la sclérose du globe avec douleurs vives. Cet état peut nécessiter une intervention chirurgicale qui consiste dans le reculement du releveur (opération de TRUC).

c) Mais la grande majorité des cas de contraction spasmodique des releveurs ont une origine moins obscure, car ils font partie du syndrome d'irritation du sympathique de la tête, tel qu'il s'observe dans le goître exophtalmique ou dans d'autres affections avec symptômes sympathiques (tabes, etc.).

XI. — LAGOPHTALMIE

Le lagophtalmos — λαγὼς, lièvre, ὀφθαλμός, œil — est l'occlusion incomplète des paupières pendant leur contraction et même pendant le sommeil. On l'observe après de larges pertes de substance palpébrale, dans l'ectropion, la paralysie de l'orbiculaire, l'exophtalmie, etc. La cornée, exposée a l'air sans clignement, se dessèche, s'ulcère dans les points exposés, et il peut survenir une destruction rapide du globe.

Le traitement curatif s'adresse à la lésion mère du lagophtalmos ; le traitement palliatif comporte l'occlusion de l'œil par un bandeau, ou la blépharorraphie.

XII. — TRICHIASIS. DISTICHIASIS

Le *trichiasis* — θρίξ, poil — est la déviation des cils vers le globe, contre la cornée, qu'ils irritent. Il est total ou partiel, supérieur ou inférieur. On l'observe après les blépharites, les orgelets, la diphtérie, les brûlures, les traumatismes et surtout le trachome : celui-ci en est une cause particulièrement fréquente. Certains états congénitaux dans lesquels existent plusieurs rangées de cils déviés vers le globe oculaire, en *distichiasis*, — δις, deux fois, στίχος, rang — présentent la même disposition.

On diagnostique aisément le trichiasis. Les cils déviés sont parfois cependant assez grêles et décolorés pour qu'ils passent inaperçus : on les voit alors mieux à la loupe et, suivant leur coloration pâle ou foncée, en projection sur l'iris ou la sclérotique. Il importe de reconnaître cette affection, car elle est douloureuse et toujours plus ou moins grave par les ulcérations kératiques qu'elle détermine.

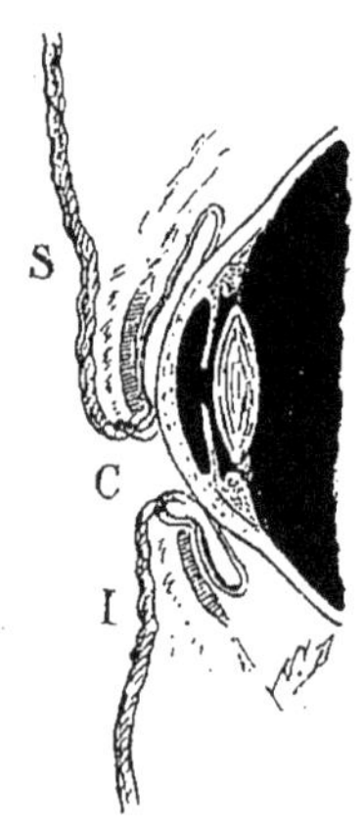

Fig. 134. — Entropion et trichiasis.

S, paupière supérieure. I, paupière inférieure. — C, cornée.

Le traitement varie avec la nature et l'étendue du trichiasis. Si quelques cils sont seuls déviés, l'épilation ou la destruction par l'électrolyse suffisent. Y a-t il une partie ou la totalité des cils déviés, on en pratique l'ablation ou mieux le déplacement en agissant sur le bord ciliaire par les procédés opératoires applicables à l'entropion.

XIII. — ENTROPION

L'entropion — ἐν, en dedans, τρέπω, je tourne — est l'inversion, le renversement de la paupière en dedans. Il est spasmodique, cicatriciel ou mixte.

L'entropion *spasmodique* se produit par la contraction de l'orbiculaire et le relâchement de la peau. Dans le blépharospasme, chez les vieillards, la contraction musculaire rétrécit la fente palpébrale et y attire la peau flasque et ridée ; le globe étant souvent petit, ou enfoncé dans l'orbite par amaigrissement, ne soutient plus les paupières qui s'enroulent et s'inversent. Il en est encore ainsi, par manque de soutien palpébral, après l'énucléation. L'entropion spasmodique siège de préférence à la paupière inférieure.

L'entropion *cicatriciel* résulte de la sclérose tarso-conjonctivale, et s'observe dans le trachome, la diphtérie, après les traumatismes, les brûlures, etc.

Ordinairement l'entropion cicatriciel, par l'irritation causée par les cils et les lésions concomitantes, entraîne du blépharospasme qui, à son tour, exagère l'entropion.

L'entropion, quelle que soit sa cause ou sa nature, occasionne du trichiasis et de graves désordres oculaires.

On le reconnaît aisément aux sensations de gravier du patient, aux lésions kératiques, à la forme des paupières, à l'atrophie marginale, à la direction des cils, etc.

On le traitera de bonne heure et énergiquement en s'appliquant à éloigner ou à corriger sa cause originelle.

L'entropion cicatriciel type est l'entropion *granuleux*. Est-il léger, on peut pincer, par une ligature (sutures verticales de GAILLARD), la peau des paupières, ou bien thermo-cautériser profondément avec ou sans incision préalable de la peau, le tarse, à quelques millimètres du bord marginal, et créer ainsi un processus cicatriciel inverse par rapport à celui de la conjonctive. Ces moyens réussissent surtout dans l'entropion de la paupière *inférieure*. Pour la paupière *supérieure*, dans les formes partielles ou totales, surtout dans les degrés moyens ; un procédé excellent est celui d'ANAGNOSTAKIS modifié par PANAS. Ce procédé consiste à disséquer la surface du tarse, après incision parallèle aux cils, et au-dessus d'eux, à sectionner le cartilage parallèlement à l'incision ; enfin, à faire basculer les deux fragments du tarse au moyen d'une suture qui embrasse, d'une part le lambeau ciliaire, d'autre part le ligament suspenseur. Ce procédé donne de bons résultats même dans les degrés élevés de l'entropion ; mais alors il vaudra mieux, d'ordinaire, recourir à l'autoplastie avec lambeau cutané à pédicule interne, externe, médian, à pont ou en anse de panier, suivant que l'entropion est interne, externe, médian ou total ; on insère ce lambeau en arrière des cils, dans le sillon du bord marginal dédoublé dans le sens de son épaisseur, en lame cilio-cutanée et tarso-muqueuse (WATSON, GAYET, JUNGKEN). On obtient par cette tarso-marginoplastie des résultats parfaits et définitifs, car on diminue l'excès de peau, on allonge la muqueuse rétractée, enfin on place comme un coin protecteur entre les cils et le globe oculaire.

L'entropion *spasmodique* habituel est l'entropion *sénile* des vieillards ridés, à peau flasque, à œil petit ou cave. C'est un entropion qui s'observe surtout à la paupière inférieure. On peut le guérir parfois en suspendant une occlusion trop prolongée ou excessive. Autrement les moyens mécaniques ou chirurgicaux simples suffisent : application d'un rouleau de coton dans le pli palpébro-jugal, collodion en badigeonnage sous les cils, raie de feu parallèle au bord ciliaire, sutures de GAILLARD embrassant un large pli vertical de peau. Le procédé de GILLET DE GRANDMONT qui rappelle l'action des sutures de GAILLARD, mais dans lequel les fils sont introduits par le cul-de-sac conjonctival, l'ablation d'un lambeau cutané enfin, etc., permet toujours de remédier à cette affection fâcheuse.

XIV. — ECTROPION

L'ectropion— ἐκτρέπω, je renverse — est constitué par le renversement des paupières en dehors. Il est total ou partiel. Ou peut le diviser en musculaire, muqueux et cutané.

L'ectropion *musculaire* résulte de la contraction spasmodique de l'orbiculaire dans les paupières séniles à peau flasque, à inflammations chroniques, ou bien s'observe dans la paralysie de ce muscle.

L'ectropion *muqueux* est produit par l'exophthalmie, les tumeurs orbitaires, l'infiltration rapide de la conjonctive, l'hypertrophie marginale consécutive aux blépharo-conjonctivités chroniques des jeunes sujets scrofuleux ou des lacrymaux invétérés et âgés. Le larmoiement joue, en l'espèce, un grand rôle, car il entretient la blépharo-conjonctivite et exagère l'hypertrophie de la muqueuse marginale, laquelle, éversant mécaniquement la paupière, aggrave, à son tour, l'état lacrymal. Le relâchement cutané et le spasme de l'orbiculaire peuvent aussi secondairement intervenir.

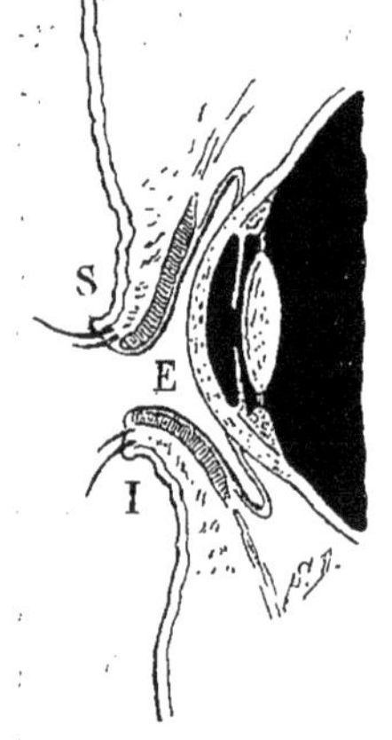

Fig. 155. — Ectropion.

S, paupière supérieure. — I, paupière inférieure. — E, cornée.

L'ectropion *cutané* est cicatriciel et consécutif à des plaies, des brûlures, des adhérences ostéitiques qui éloignent, en l'éversant, la paupière du globe oculaire. Les brûlures, surtout à cicatrices toujours rétractiles, occasionnent des ectropions excessifs. L'eczéma, l'impétigo, le lupus, ont dans ce sens une action plus modérée.

Il importe de bien établir le degré, la nature et la cause de l'ectropion, car le traitement en découle directement.

L'ectropion musculaire sera amélioré par la contention palpébrale ou la suture partielle, sans avivement des bords marginaux. L'ectropion muqueux produit par un gonflement muqueux excessif, demande une compression légère, des scarifications, parfois la canthotomie. L'ectropion avec hypertrophie de la muqueuse marginale, chez les lacrymaux, exige le traitement lacrymal, la résection de la conjonctive hypertrophique, enfin la blépharorraphie externe avec bande, une de deux sutures de SNELLEN vers les parties médianes. L'ectropion sénile est corrigé par les opérations de DIEFFENBACH, de SZIMANOWSKY. Enfin, lorsqu'il s'agit d'ectropions cicatriciels, on doit avoir recours aux procédés de blépharoplastie, appropriés aux divers cas particuliers qui peuvent se présenter (A. GUÉRIN, DIEFFENBACH, etc.).

XV. — ANKYLOBLÉPHARON

L'ankyloblépharon — ἀγκύλη, frein, βλέφαρον, paupière — correspond à la soudure plus ou moins étendue et complète des bords ciliaires des paupières.

Il est consécutif à des brûlures, des ulcères, des blépharites ou des plaies de la région marginale.

L'ankyloblépharon est rarement total et siège de préférence vers la commissure externe, déterminant le rétrécissement de la fente palpébrale ou *blépharophimosis*. Celui-ci est, d'ailleurs, plus souvent congénital.

Le traitement de l'ankyloblépharon consiste dans la section commissurale des paupières que l'on divise d'un coup de ciseaux droits et que l'on maintient séparées jusqu'à cicatrisation complète. On peut aussi suturer la conjonctive incisée à la portion de peau marginale correspondante. Dans le blépharophimosis, on pratique toujours une véritable canthoplastie, avec section de la commissure externe et suture muco-cutanée des lèvres de la plaie.

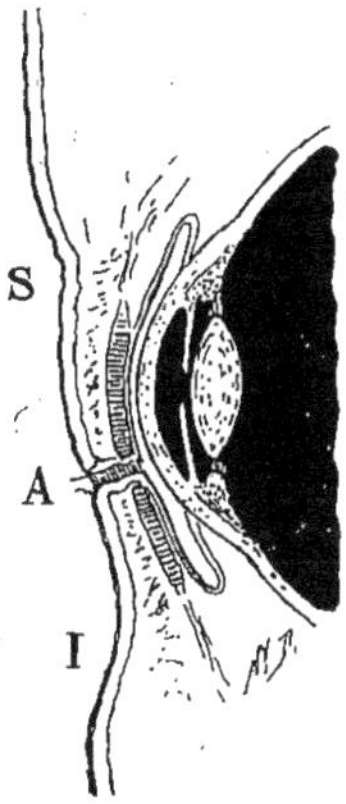

Fig. 156. — Ankyloblépharon.

S, paupière supérieure.
— I, paupière inférieure.
— A, soudure marginale.

XVI. — SYMBLÉPHARON

Le symblépharon — σὺν, avec, βλέφαρον, paupière — est constitué par l'adhérence anormale de la conjonctive palpébrale à la conjonctive bulbaire.

Les brûlures, la diphtérie, les ulcères granuleux en sont la cause habituelle. La conjonctive palpébrale adhère seulement à la conjonctive bulbaire en diminuant ou rétrécissant le cul-de-sac, ou bien elle englobe la cornée. Le symblépharon, sauf quand il atteint la cornée ou empêche l'occlusion palpébrale, n'est pas grave et gêne simplement les mouvements de l'œil; il peut cependant provoquer de la diplopie.

S'agit-il de simples brides, on les incise et on s'efforce d'empêcher, par des sutures séparées, la réunion des parties divisées. Y-a-t-il adhérence large, on dégage le globe oculaire de la conjonctive, puis on fait de l'autoplastie avec de la conjonctive, ou de la peau, suivant les procédés de TEALE, SAMELSOHN, etc.

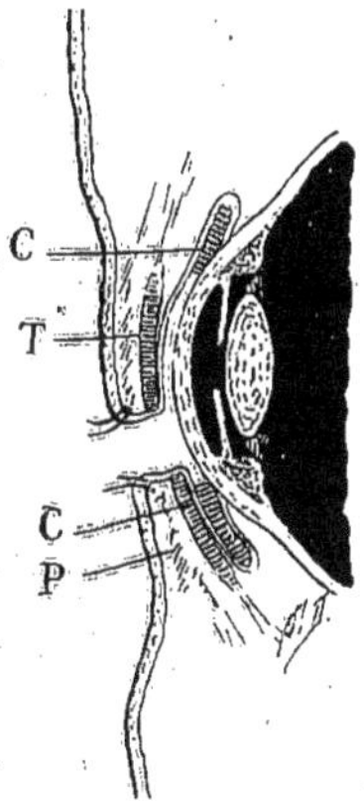

Fig. 157.
Symblépharon.

T, paupière supérieure.
P, paupière inférieure.
CC, soudure conjonctivale.

On a imaginé pour le symblépharon total divers procédés d'hétéroplastie basés sur l'emploi de la peau de grenouille, d'une muqueuse animale ou de la muqueuse buccale de l'individu. L'affection est ordinairement rebelle à ces divers moyens de traitement.

XVII. — TUMEURS

Le chalazion — χάλαζα, grêlon — n'est pas un simple kyste meibomien, mais un véritable granulome à début glandulaire et peut-être infectieux.

Tangl, Baumgarten ont soutenu sa nature tuberculeuse. Weiss, Deutsch-mann, Parisotti, n'ont jamais pu y trouver des bacilles de Koch, ni produire, par inoculation de leurs divers éléments, de la tuberculose expérimentale.

Il est constitué par une masse granuleuse qui grossit plus ou moins vite du côté de la peau, du bord marginal ou de la muqueuse en altérant profondément le tarse. On y trouve toujours des débris glandulaires (Lagrange).

On le distingue aisément de l'orgelet par son siège tarsal, son développement lent, presque indolore, son aspect arrondi, sa consistance dure, peu inflammatoire, son contenu granuleux. On en rencontre parfois un grand nombre dans certaines blépharites (Dianoux).

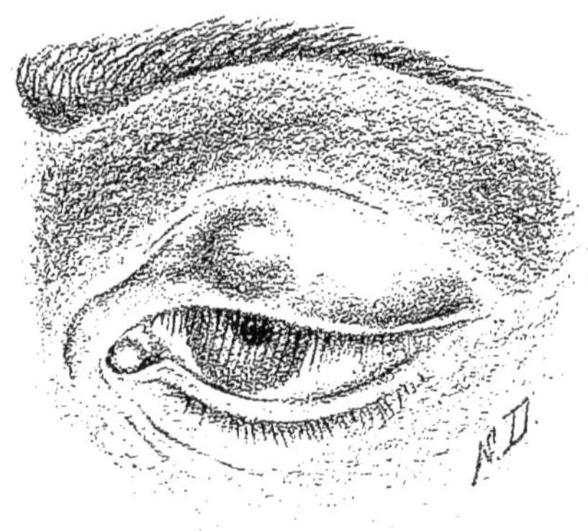

Fig. 158. — Chalazion.

Un traitement médical est toujours utile et parfois même suffisant. A la première période, les petits chalazions et l'engorgement palpébral peuvent disparaître par le massage, l'application de pommade au précipité jaune ou de teinture d'iode à l'extérieur; plus tard, l'incision et le curettage sont nécessaires. L'ablation totale est même de rigueur si l'on veut éviter les récidives; on la pratique avec la pince de Desmarres et au bistouri, par la peau ou la muqueuse. Un tamponnement modéré et un peu de taffetas adhésif suffisent à l'hémostase; les sutures sont ordinairement inutiles. Le traitement médical de la blépharite initiale est nécessaire si l'on veut éviter la production de nouveaux chalazions.

Il existe sur le bord marginal de petits *kystes transparents* du volume d'une tête d'épingle à un petit pois. Il s'agirait de kystes de l'orifice des glandes sudoripares de Moll (Panas).

L'*épithéliome* marginal est fréquent, mais siège volontiers vers les commissures. L'âge des sujets, la dureté, l'aspect ulcéreux ou papillomateux de la tumeur, sa marche permettent un diagnostic facile et imposent un pronostic sérieux, au moins au point de vue de l'extension aux parties voisines. On évitera les acides trop énergiques (sulfurique, chlorhydrique, azotique), la potasse. Les topiques électifs seront la résorcine, le chlorate de potasse, l'acide acétique, le caustique de Landolfi, l'acide arsénieux (méthode de Cerny et Trunecek), les pyoctanines, la cautérisation ignée. La radiothérapie a une certaine action, mais exige une installation coûteuse et n'est pas supérieure au traitement chirurgical.

L'ablation large est indispensable et l'autoplastie souvent nécessaire à la suite.

Trousseau a rapporté la curieuse histoire d'une malade atteinte d'épithéliome palpébral qui a guéri quatre fois, une fois par les antiseptiques, une fois par le bleu de méthylène, une fois par le chlorate de potasse et une fois par la méthode de Cerny, « sans compter une magnifique guérison sans récidive de l'ulcération cutanée par les rayons X ». Cette observation résume merveilleusement l'inanité du traitement « pacifique » des épithéliomes des paupières.

Les *papillomes* se présentent sous forme d'excroissances d'aspect corné, caractérisées par une accumulation de cellules épidermiques échaffaudées sur des papilles dermiques hypertrophiées.

Les *verrues* ne sont pas rares et sont en général multiples. Leur contagiosité est probable, car on en trouve souvent aux doigts en même temps qu'aux paupières.

Le *névrome plexiforme* se localise de préférence aux paupières. C'est

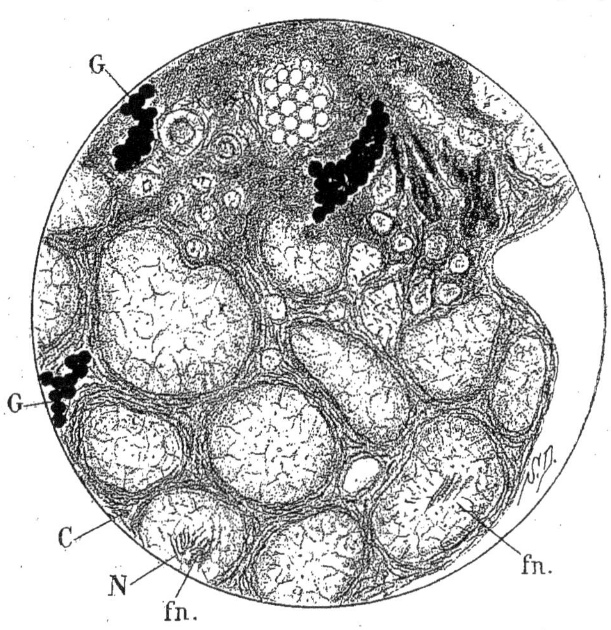

Fig. 159. — Névrome plexiforme (Fixation à l'acide osmique).

N, lobule nerveux. — f n., coupe oblique des fibres nerveuses à myéline. — C, tissu conjonctif. — G, graisse.

une tumeur de grosseur variable qui siège sous la peau des paupières ou d'autres régions du corps, affecte une forme lobulée, a une consistance ferme et peut rester longtemps stationnaire. Au toucher elle donne la sensation d'un paquet de vers. A l'examen microscopique, on reconnaît, à côté de la structure fibreuse, des faisceaux de fibres myéliniques au centre de chaque lobule.

Les *kystes dermoïdes* des paupières et des sourcils sont fréquents, du volume d'une aveline à une noix. Ils contiennent des poils, de la matière sébacée, des glandes sudoripares. L'ablation totale est leur seul traitement.

XVIII. — ANOMALIES

L'absence des paupières ou *ablépharie* est exceptionnelle; l'œil est découvert et plus ou moins saillant. Inversement, l'œil peut être recouvert de la peau allant de la joue au front, avec ou sans trace de fente palpébrale. Fuchs vient d'en publier un nouveau cas avec *cryptophtalmie*. Les paupières sont parfois affectées de *colobome*. Supérieur ou inférieur, ce colobome résulte d'adhérences amniotiques au globe oculaire. L'autoplastie, comme pour un bec-de-lièvre, donne d'excellents résultats.

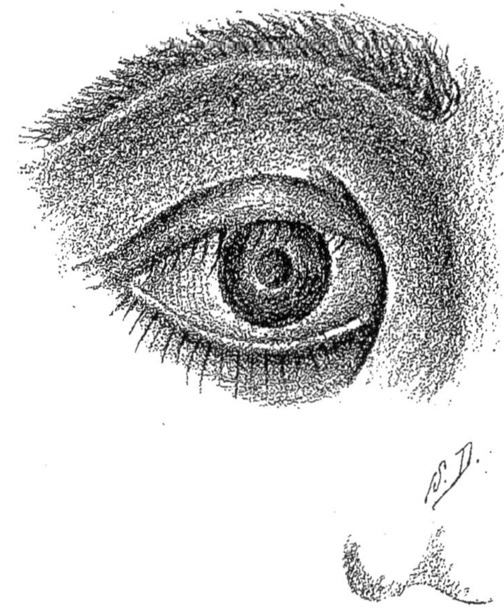

Fig. 160. — Épicanthus.

L'*épicanthus* est constitué par deux replis cutanés qui recouvrent les commissures internes. Le nez est aplati à sa racine; souvent, en outre, il existe de la microphtalmie ou du strabisme. On peut détruire les brides commissurales, ou enlever un lambeau en dehors. Il vaut mieux encore réséquer un lambeau elliptique vertical sur la racine du nez et suturer profondément. Pour éviter que les fils coupent la peau, on utilisera les aiguilles employées autrefois dans l'opération du bec-de-lièvre.

Les cas très légers sont susceptibles d'un traitement palliatif par le port d'un pince-nez qui soulève convenablement la peau commissurale.

CHAPITRE V

MALADIES DE LA CONJONCTIVE

I. — CONJONCTIVITES

Division. — Les conjonctivites peuvent être envisagées au point de vue anatomique, clinique ou pathogénique.

Les caractères cliniques, symptômes, marche, durée, ne sont pas suffisants pour la classification. Les caractères anatomiques, vascularisation, éruptions, granulations, fausses membranes, pus, etc., sont plus nets, mais séparent des affections similaires ou réunissent des affections disparates. Les caractères pathogéniques seraient plus certains; toutefois, ils ne sont pas tous encore bien déterminés.

Nous croyons donc devoir adopter une division mixte, basée sur les lésions anatomiques, mais tenant compte également de la marche clinique et des notions pathogéniques qui paraissent actuellement acquises.

Les conjonctivites sont nombreuses et caractérisées par des éléments inflammatoires divers : hyperémie, catarrhe, suppuration, exsudats, vésicules, granulations ; nous les étudierons sous les titres de conjonctivites simple, catarrhale, purulente, pseudo-membraneuse, phlycténulaire et granuleuse. Elles sont fréquemment liées à des irritations palpébrales ou kératiques, et l'ensemble prend alors le nom d'ophtalmies.

Les conjonctivites ont des causes générales et des causes locales. Le lymphatisme, la scrofulose dans les formes granuleuse et phlycténulaire, l'arthritisme, dans la forme sèche ou catarrhale, jouent un certain rôle ; les inflammations de voisinage, eczémas, rhinites, otorrhées, les irritations provenant des engorgements glandulaires, des déviations ciliaires, de corps étrangers, de stagnation lacrymale, sont des causes habituelles ; enfin, la contagion directe ou indirecte pour les conjonctivites catarrhales, purulentes, granulaires, diphtériques, phlycténulaires, est aujourd'hui démontrée.

Les inflammations conjonctivales peuvent se compliquer de kératites, d'iritis, etc. Elles s'associent parfois entre elles pour constituer des combinaisons morbides granulo-lymphatiques, lympho-lacrymales, etc.

Leur durée est très variable et leur marche rapidement modifiée par la thérapeutique.

Dès le début de l'inflammation conjonctivale, suivant ses formes, sa nature, ses complications, on doit appliquer un traitement approprié et le continuer jusqu'à guérison complète. Les formes chroniques exigent parfois beaucoup de temps et de patience.

II. — HYPERHÉMIE CONJONCTIVALE

Conjonctivite simple. — Appelée encore hyperémique, elle est plutôt un début de conjonctivite catarrhale qu'une forme spéciale, mais elle peut persister telle quelle.

Dans la forme *aiguë*, la conjonctive rougit, la rougeur est plus ou moins vive, plus marquée sur la région palpébrale que sur la région bulbaire. Les vaisseaux engorgés se dessinent vigoureusement au niveau des glandes meibomiennes et envahissent progressivement les culs-de-sac conjonctivaux. Les papilles s'hypertrophient et donnent à la muqueuse un aspect velouté ou chagriné.

Dans la forme *chronique*, la vascularisation du globe et même des culs-de-sac diminue, mais elle persiste sur la région tarsienne paramarginale. En tout cas, la sécrétion est faible et ne donne lieu à aucun écoulement appréciable.

Les malades affectés de conjonctive hyperémique accusent non de la douleur, mais de la gêne, du malaise, de la raideur dans les mouvements oculaires, de la lourdeur des paupières, surtout la nuit, et souvent des picotements ou la sensation de gravier.

Cet état est surtout marqué le matin, au réveil, le soir à la lumière ou après les veilles, le travail, les fatigues de tous genres. Dans la forme chronique, les exacerbations sont fréquentes.

La conjonctivite hyperémique aiguë guérit aisément, mais négligée elle devient fréquemment chronique et prend à la longue une allure plus ou moins catarrhale.

Le *traitement* doit remédier à la cause initiale probable et diminuer la congestion vasculaire. Les corps étrangers seront extraits, les cils déviés redressés ou arrachés, les vices de réfraction corrigés, les voies lacrymales et la rhinite traitées, etc. On devra se préoccuper de l'état général chez les arthritiques, les herpétiques et les lymphatiques. Il faudra enfin et surtout instituer un traitement local. Les lotions prolongées d'eau boriquée, boratée ou sublimée tiède, dans la forme aiguë ; les instillations de cocaïne, de collyres au sulfate de zinc ou au phénosalyl, dans la forme chronique ; au besoin quelques fines scarifications et le massage amèneront un résultat complet. Un excellent moyen consiste à passer, tous les deux jours, un crayon de cristal d'alun dans le fond des culs-de-sac conjonctivaux.

Chez les adultes et les vieillards, il est rare toutefois de voir la conjonctive revenir absolument à l'état antérieur.

Conjonctivite électrique. — Observée d'abord par le physicien FOUCAULT, en 1843, elle a été depuis étudiée par un grand nombre d'auteurs, en France comme à l'étranger. TERRIER en a donné une bonne description. Elle survient principalement chez les ouvriers qui font de la soudure électrique et qui exposent leurs yeux à un foyer électrique très puissant et très rapproché.

C'est un véritable coup de soleil électrique. On a surtout incriminé les rayons chimiques. Quelques heures après l'exposition à une forte lumière, la conjonctive devient très rouge, très congestionnée ; puis surviennent de la photophobie, du larmoiement, du blépharospasme. Les douleurs sont parfois violentes. On a noté des photopsies et des mouches volantes. L'affection est généralement binoculaire.

Les calmants généraux, les compresses froides, la cocaïne produisent une rapide amélioration ; la guérison survient en deux ou trois jours. Pour éviter cette pénible affection, on avait recommandé autrefois les verres d'urane ; on emploie avec avantage des verres rouges ou jaunes.

III. — CONJONCTIVITES CATARRHALES

Conjonctivite infectieuse aiguë. — Le début est celui de la conjonctivite simple.

Dans la *forme aiguë*, la rougeur conjonctivale est vive, la vascularisation envahit rapidement la muqueuse bulbaire qui prend une teinte vermillon, l'infiltration générale paraît très marquée, avec des plaques d'exsudation sanguine; les paupières sont un peu gonflées. Il se produit une sécrétion plus ou moins abondante, lacrymale ou séro-lacrymale d'abord, qui devient ensuite muco-purulente. Des filaments muqueux ou muco-purulents séjournent dans le cul-de-sac inférieur et s'accumulent vers l'angle interne et sur les bords des paupières. Les cils sont recouverts par des croûtes jaunâtres qui les agglutinent en pinceaux à leur sommet. On a observé des phlyctènes bulbaires et même des lésions cornéennes superficielles.

La sécrétion et l'épithélium superficiel, à leurs diverses périodes, renferment des microbes pyogènes, staphylocoques, streptocoques, surtout un bacille spécial (Weeks) ; celui-ci est très abondant, parfois en cultures pures, et paraît bien le véritable agent de la conjonctivite catarrhale. Koch l'avait déjà indiqué dans les conjonctivites aiguës d'Égypte à côté du gonocoque (1883), puis Weeks, en 1885, le retrouva dans une épidémie de *cocotte*, de conjonctivite catarrhale, décrite en Amérique sous le nom de pink eye (œil rose); enfin Kartulis, en 1887, puis (1892-94) Morax ont confirmé ces résultats et permis de considérer la conjonctivite catarrhale aiguë comme une conjonctivite spécifique.

Dans la *forme chronique*, la vascularisation oculaire est moindre, mais l'infiltration conjonctivale et l'hypertrophie papillaire sont assez marquées ; la sécrétion est très diminuée et appréciable surtout le soir ou le matin vers l'angle interne ; les yeux sont un peu chassieux, les cils et les paupières légèrement agglutinés. On retrouve ici, comme dans la forme aiguë, les mêmes microbes et le bacille de Weeks. Le bacille est inoculable à l'homme et reproduit la même affection (Morax).

Dans les deux formes, les malades accusent tout d'abord une sensation de gravier causée par le frottement des anses vasculaires volumineuses ou par de légers soulèvements épithéliaux ; la sécrétion catarrhale produit bientôt une certaine rémission douloureuse, mais gêne les mouvements de l'œil et alourdit les paupières. Les larmes, les filaments muqueux, qui passent sur la cornée ou y séjournent, troublent parfois la vision et exigent de fréquents clignements.

Le catarrhe conjonctival devient aigu après trois ou quatre jours, puis décroît progressivement et disparaît d'ordinaire en dix ou quinze jours, dans les cas simples ou bien traités ; il arrive toutefois que sous l'influence d'une prédisposition individuelle et l'action permanente de causes irritantes,

le catarrhe devienne tout à fait chronique, se prolongeant des mois et des
années.

La conjonctivite catarrhale est donc toujours le produit d'une infection
externe ; favorisée par les irritations locales, les fatigues, elle est parfois
endémique, dans un village, un quartier, une maison ou une famille. L'acuité,
le degré, la gravité relative, sont le fait de l'action réciproque du germe et
du milieu ou de divers microbes associés.

Certaines affections peuvent produire des conjonctivites à formes atténuées, des conjonctivites bénignes, torpides, comme avortées, tandis que

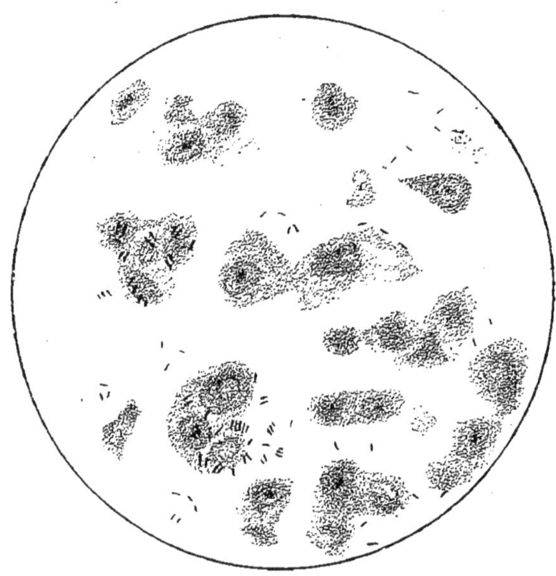

Fig. 161. — Bacille de WEEKS.

d'autres provoquent des conjonctivites très aiguës, à symptômes douloureux
ou catarrhaux accentués.

La présence constante du bacille de WEEKS, les résultats de l'inoculation,
l'étude clinique des conditions de développement des conjonctivites catarrhales, ne laissent guère de doute sur la nature infectieuse de cette maladie ;
les conditions variables de la graine et du terrain expliquent les allures
diverses de l'inflammation.

La conjonctivite aiguë contagieuse est fréquente à Paris. A Lariboisière,
on a noté en trois ans, 412 cas sur 14 500 consultants ; 57,5 p. 100 des cas
au-dessous de quinze ans et 42,5 p. 100 au-dessus de cet âge (MORAX, AUGÉ).
Tous les âges sont donc également sensibles au bacille de WEEKS. La répartition par mois de ces conjonctivites ne décèle aucune influence saisonnière.

La conjonctivite aiguë est relativement bénigne, guérit rapidement, mais
elle peut passer à l'état chronique et persister pendant de longues années.
L'écoulement reste alors muqueux ou muco-purulent, mais les phlyctènes
sont rares, et les complications kératiques exceptionnelles.

On reconnaît habituellement la conjonctivite catarrhale à son début congestif, à sa marche rapide, à la notion d'endémicité ou de contagiosité.

Dans la forme aiguë ou dans la forme chronique, on trouve toujours, avec le bleu de méthylène phéniqué ou le violet de méthyle étendu, le bacille caractéristique de WEEKS. Dans les cas douteux ou d'allures purulentes, la présence de ce bacille et l'absence du gonocoque sont significatifs.

. Le *traitement* de la conjonctivite aiguë, en dehors du repos oculaire, consiste en des cautérisations conjonctivales avec la solution de nitrate d'argent à 1/50 répétées matin et soir, puis en des instillations d'une solution à 0,05/10. Deux ou trois cautérisations, parfois une seule, donnent un résultat immédiat. Des lavages tièdes fréquents, quelques instillations de cocaïne sublimée achèvent la résolution.

La conjonctivite chronique est très tenace. On essayera des douches, on instillera des collyres astringents au sulfate de zinc, on fera des attouchements avec le cristal d'alun et du massage palpébral. Des irrigations copieuses des culs-de-sac et des voies lacrymales, des instillations de formol, parfois quelques fines scarifications muqueuses, hâteront la guérison. L'affection étant très contagieuse, il sera nécessaire d'isoler convenablement les sujets infectés. On devra tout au moins avertir les patients du danger de la contagion et les inviter à surveiller leurs mains, à éviter tout contact d'oreiller et à se servir de cuvettes et de linges particuliers.

Conjonctivite subaiguë. — Si la conjonctivite infectieuse aiguë est fonction du bacille décrit par WEEKS, la conjonctivite subaiguë, également infectieuse, est due à un diplobacille décrit en 1896 par MORAX et confirmé par AXENFELD.

L'affection débute par une injection conjonctivale et une sécrétion mucopurulente légère localisée d'abord dans l'angle interne, amenant ensuite l'agglutination des cils le matin au réveil. Au bout de deux ou trois jours, l'autre œil présente les mêmes symptômes qui n'atteignent d'ailleurs jamais une intensité très grande. Il n'y a pas d'œdème palpébral, ni de chémosis, encore moins des hémorragies conjonctivales, comme dans certaines conjonctivites à bacilles de WEEKS. Au bout de quelques jours survient de l'érythème de la peau des paupières qui peut être limité aux angles internes et externes (*conjonctivite angulaire*); la caroncule offre toujours une coloration rouge sombre qui contraste avec l'aspect normal de la conjonctive bulbaire.

Les *troubles subjectifs* se bornent à des démangeaisons des paupières, à une photophobie à l'éclairage artificiel, à un peu de larmoiement. Parmi les *symptômes objectifs* du côté de la conjonctive, on trouve des saillies folliculaires sur la conjonctive du tarse de la paupière inférieure et au niveau du cul-de-sac.

L'affection dure plusieurs semaines et même plusieurs mois, si l'on n'intervient pas, car elle n'a aucune tendance à la guérison spontanée. Elle peut se compliquer de lésions cornéennes, sans que ces dernières deviennent excessivement graves. Le *pronostic* est, en somme, assez bénin.

La conjonctivite subaiguë à diplo-bacilles de Morax est fréquente en Europe et s'observe dans tous les pays. A Paris, à Lariboisière, elle a été notée en trois ans (1903-1906) 687 fois sur 14500 consultants (Augé). La courbe saisonnière est irrégulière à Paris, les maxima tombent sur les mois de juillet et d'avril. Cette forme de conjonctivite semble plus fréquente chez l'adulte que chez l'enfant (10 p. 100 au-dessous de quinze ans, à Lariboisière). Elle s'observe dans toutes les professions, à la campagne comme en ville. C'est qu'il

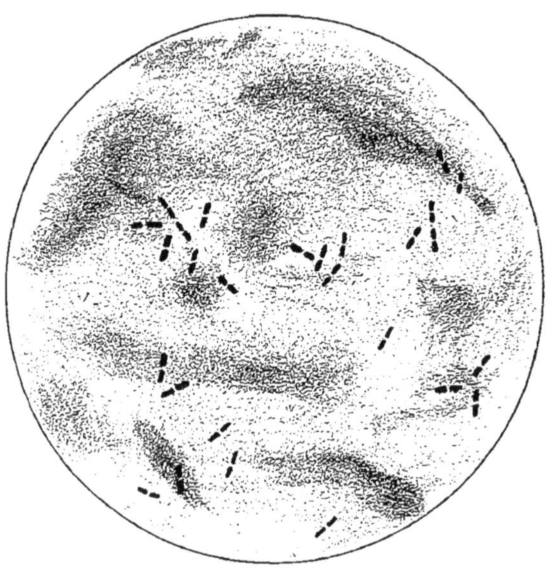

Fig. 162. — Diplo-bacilles de Morax-Axenfeld.

s'agit d'une *affection contagieuse*, comme le montre la clinique et l'expérimentation, bien qu'en raison de la symptomatologie moins bruyante, il soit plus difficile de mettre en évidence le mode de transmission. Celle-ci se fait probablement par l'intermédiaire de la sécrétion transportée à l'aide des doigts d'un sujet à l'autre. La faible résistance du diplo-bacille aux agents physiques fait supposer que la transmission se fait toujours plus ou moins directement (Morax). Ni l'état général, ni les affections locales, nasales ou lacrymales, ne paraissent jouer aucun rôle dans l'étiologie de la conjonctivite subaiguë.

Le *traitement* consiste dans l'emploi systématique du collyre au sulfate de zinc, solution forte, à 2,5 p. 100 (Morax). En présence de lésions palpébrales, on peut avoir recours aux pommades à l'ichtyol, 2,5 à 5 p. 100 et à l'oxyde de zinc 10 p. 100 (Peters). Si l'on n'arrivait pas au but avec ces deux agents, on n'hésitera pas à employer la pommade jaune à 2,5 p. 100 (Morax, Katz, Frenkel).

Conjonctivite lacrymale à streptocoques. — Parinaud et Morax l'ont observée dans les inflammations lacrymales aiguës. La congestion conjonctivale est très vive, il y a de l'écoulement catarrhal, un peu d'œdème palpébral, souvent de l'iritis séreuse, enfin de la sensibilité du ganglion préauriculaire. Les complications kératiques n'ont pas été constatées. La guérison est la règle. Comme dans la dacryocystite et la péricystite, on trouve des streptocoques. Ceux-ci peuvent exister dans le cul-de-sac sans qu'il y ait conjonctivite, mais toujours, quand il y a conjonctivite, on les trouve libres ou englobés par les phagocytes. Des cultures dans le bouillon neutre à 35° les démontrent aisément.

La présence de la dacryocystite, de l'iritis et surtout du streptocoque établit le diagnostic. Le nitrate d'argent est utile, mais moins efficace que dans la conjonctivite catarrhale contagieuse ; le sublimé au 1/1000ᵉ, le traitement lacrymal sont surtout indiqués.

Conjonctivite animale infectieuse de Parinaud. — C'est une conjonctivite muco-purulente qui paraît d'origine animale et infectieuse.

Observée en 1885, par Abadie et Brouardel, elle a été étudiée, à propos d'observations particulières, par Parinaud, Abadie, Boucher, Bertin-Sans, Chaillous. Elle est encore peu connue et ses formes sont variables. On a rencontré cette conjonctivite chez l'enfant et l'adulte, chez des individus en contact direct ou indirect avec des animaux. La lésion est monoculaire et occupe surtout la paupière supérieure. Le début est celui d'une conjonctivite catarrhale aiguë : picotements, sensation de gravier, lourdeur et gonflement des paupières, enfin écoulement catarrhal. Il y a du malaise général, l'écoulement devient muco-purulent, les ganglions auriculaires et parotidiens sont douloureux et tuméfiés. La conjonctive supérieure est tapissée d'élevures rougeâtres, framboisées, du volume d'une tête d'épingle, dont le sommet devient, après quelques jours, purulent. Avec ces végétations peuvent coexister des érosions ou des ulcérations. On observe alors l'inflammation des ganglions préauriculaires et cervicaux et même leur suppuration ; celle-ci peut être cependant évitée par un traitement énergique.

La localisation à un seul œil, les végétations framboisées de la conjonctive, l'écoulement muqueux, puis muco-purulent avec engorgement ganglionnaire volumineux et douloureux, la suppuration du sommet des végétations et celle des ganglions, représentent les symptômes successifs de l'affection et ses principaux éléments diagnostiques. La nature de la conjonctivite est évidemment infectieuse et microbienne, mais les recherches bactériologiques ou les inoculations n'ont donné encore aucun résultat. En tout cas, on ne saurait l'identifier avec l'infection tuberculeuse. Son origine animale est probable. L'affection observée par Abadie lui a paru liée à une épidémie de rouget ; Parinaud, dans ses cas, incrimine la viande de boucherie ; on a noté le voisinage d'un corroyeur ; Boucher parle d'origine équine, et de Spéville de proximité d'un tas de fumier. La question d'origine, quoique déterminée, demande encore de nouvelles études.

Le pronostic est sérieux à cause de la marche rapide de l'affection et des complications kératiques et ganglionnaires. La guérison paraît cependant la règle.

Les lavages, l'antisepsie péri-oculaire, l'iodoforme, les pommades hydrargyriques, la cocaïne et l'atropine sont indiqués ; on a recommandé aussi le traitement arsénical ; l'incision et le raclage peuvent être nécessaires. ABADIE a retiré grand bénéfice des cautérisations de la conjonctive au galvano-cautère.

IV. — CONJONCTIVITES PURULENTES

Les conjonctivites purulentes sont d'origine et de nature complexes. Elles se caractérisent, dans leur ensemble, par la suppuration et, dans leurs variétés, par la spécificité microbienne du pus.

La suppuration se rencontre dans la conjonctivite blennorrhéique des nouveau-nés, la conjonctivite blennorrhagique de l'adulte, parfois consécutivement aux ophtalmies granuleuses et phlycténulaires. Le pus renferme toujours des microbes nombreux, staphylocoques, streptocoques, pneumocoques. Dans celui des conjonctivites phlycténulaires, le streptocoque domine ; dans la forme blennorrhéique, blennorrhagique et même granuleuse, on constate le gonocoque de NEISSER.

La *conjonctivite purulente type* débute par des symptômes de conjonctivite catarrhale : rougeur, sensation de gravier, larmoiement, sécrétion séreuse ou séro-muqueuse, gonflement conjonctival, hypertrophie papillaire ; mais cette période initiale est de courte durée. L'infiltration muqueuse se propage à la peau, de l'œdème cutané survient qui alourdit les paupières, enfin apparaît la suppuration. La sécrétion, d'abord lacrymale puis louche, devient ainsi finalement jaunâtre ou blanchâtre, parfois même, dans les affections spécifiques très aiguës, verdâtre. Cette sécrétion augmente rapidement, inonde l'œil, s'accumule dans l'angle interne, déborde les paupières et se répand jusque sur la joue. Elle est parfois d'une abondance excessive et constitue un véritable écoulement.

Dans certains cas, les bords palpébraux sont agglutinés, presque lutés par les concrétions purulentes, et le pus s'accumule dans le sac conjonctival. Les paupières sont infiltrées, gonflées, tendues ; la supérieure déborde parfois l'inférieure et la recouvre en partie, tandis que l'inférieure se renverse en ectropion. La muqueuse devient très épaisse et, recouverte par la sécrétion purulente, paraît blanchâtre, comme lavée ; les papilles sont souvent effacées ; il se produit aisément des ecchymoses ou même de petites hémorragies superficielles. La conjonctive bulbaire est, chez l'adulte, plus ou moins infiltrée et chémotique. La cornée, jusque-là intacte, paraît un peu nuageuse, puis retrouve sa transparence ou s'infiltre et tend vers la nécrose. Les parties atteintes, d'abord opalines, puis grisâtres, enfin jaunâtres, desquament, se creusent en ulcère et entraînent une perforation kératique plus ou moins large. La cornée peut même être érodée circulairement et, l'ensemble restant transparent, se détache comme un verre de montre.

Dès que la perforation est établie, l'iris s'y engage et fait hernie ; il survient alors, avec la guérison des leucomes adhérents susceptibles de s'enflammer ultérieurement ou de provoquer, par irrigation ciliaire, un excès de tension, et de subir une distension staphylomateuse grave. La vision, du fait des leucomes et de l'astigmatisme irrégulier, est ensuite affaiblie ou à peu près nulle.

La conjonctivite purulente, traitée convenablement, guérit souvent en quelques semaines. La suppuration devient séro-purulente, puis mucopurulente, enfin muqueuse, et se tarit complètement. Les paupières se dégorgent, la cornée reprend sa limpidité et sa transparence normales. Il persiste parfois une certaine inflammation *chronique* analogue à celle de la conjonctivite catarrhale.

La conjonctivite purulente se développe par inoculation directe ou indirecte. Elle apparaît sur un œil, puis sur l'autre, deux ou trois jours après l'infection.

La prédisposition individuelle, les conditions variables de nutrition générale, d'irritation locale et de virulence des produits d'inoculation nous expliquent le degré, les allures inégales de la conjonctivite purulente.

Les cautérisations au nitrate d'argent et les grands lavages au permanganate de potasse sont spécialement indiqués.

La *conjonctivite phlycténulaire* à forme purulente est assez rare ; dans le cours d'une ophtalmie phlycténulaire aiguë à la suite d'une irritation banale ou thérapeutique, et le plus souvent chez les enfants très lymphatiques, il apparaît une sécrétion très abondante, muco-purulente, qui recouvre la conjonctive et les bords des paupières.

Le gonflement palpébral est assez marqué ; la conjonctive se montre rouge, villeuse, infiltrée avec de grosses phlyctènes ulcérées ; la cornée présente souvent des ulcérations diffuses. La sécrétion muco-purulente diminue lentement, et, petit à petit, la conjonctivite phlycténulaire reprend sa physionomie ordinaire.

La cautérisation nitratée est indiquée au début ; après la disparition de la suppuration, au bout de quarante-huit heures ordinairement, le traitement propre à la conjonctivite phlycténulaire reprend tous ses droits.

La *conjonctivite granuleuse* à forme purulente se rencontre également peu dans nos pays, mais c'est une variété courante dans les pays infestés de granulations. Cette forme spéciale du trachome constitue l'ancienne *ophtalmie des armées* et actuellement l'*ophtalmie d'Égypte,* dont les nombreuses épidémies ont trop souvent désolé les troupes en campagne et les équipages de marins au commencement de notre siècle. Aujourd'hui encore, un granuleux présente tout à coup une poussée inflammatoire et il s'établit une sécrétion purulente plus ou moins abondante. Les paupières se gonflent, la conjonctive s'œdématie, la cornée est recouverte d'un mucus épais et d'un exsudat purulent. On note parfois, en outre, du blépharospasme et des complications kératiques. L'écoulement peut durer plusieurs semaines et l'inflammation entraîner la perte des deux yeux. Traitée au nitrate d'argent la suppuration disparaît promptement ; elle peut même beaucoup amender les granulations et éclaircir très heureusement la cornée panneuse.

Conjonctivite blennorrhagique. — Elle est produite par infection blennorrhagique, mais présente diverses formes.

Conjonctivite blennorrhagique. — Elle se manifeste après une incubation variant, suivant le degré de l'infection, de quelques heures à deux ou trois

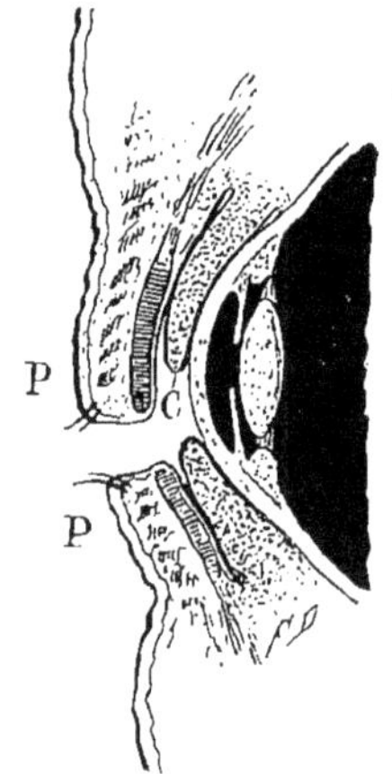

Fig. 163. — Chémosis.

PP, paupières. — C, bourrelet chémotique.

jours. La conjonctive rougit, l'œil devient larmoyant, photophobe, les paupières s'œdématient, et il s'écoule un liquide d'abord séreux, puis muqueux, enfin purulent.

En un jour ou deux, les phénomènes inflammatoires s'accentuent. Les paupières sont énormément tuméfiées, en boudins, la supérieure recouvrant l'inférieure, et on les écarte difficilement. La conjonctive est très congestionnée, gonflée et chémotique autour de la cornée. Le pus est jaune ou verdâtre, parfois si abondant qu'il s'écoule le long des joues. Il y a d'ordinaire de violentes douleurs. Les troubles sont limités à un seul œil ou se manifestent successivement aux deux yeux.

En quelques jours, surtout si un traitement actif a été mis en œuvre, les phénomènes précédents diminuent. Le pus se tarit, le chémosis et l'œdème disparaissent, la vision redevient bonne. Il ne persiste, pendant quelque temps, qu'un peu de rougeur, une sorte de conjonctivite catarrhale chronique. Il en est ainsi lorsque l'infection n'est pas trop intense ou qu'elle est heureusement combattue.

Si, au contraire, l'inflammation s'aggrave, comme le fait est trop fréquent, la virulence étant excessive, le patient consultant trop tard ou le traitement étant mal dirigé, la cornée s'ulcère au centre ou à la périphérie et se nécrose. On voit même de véritables exsudats fibrineux infiltrer la conjonctive et enserrer la cornée qui, comme étranglée, anémiée, subit une fonte complète et rapide.

E. Berger a cité des abcès palpébraux multiples qu'il rapproche, en forçant l'analogie, des abcès uréthraux de la blennorrhagie. On a constaté le bubon pré-auriculaire dans un certain nombre de cas, la cornée nécrosée, l'iris enclavé, le segment antérieur atrophié ; l'œil est alors absolument perdu. Il se produit encore, à la longue, de l'irritation ciliaire, des staphylômes qui exigent l'énucléation ou l'ablation du segment antérieur.

Conjonctivite blennorrhéique. — Elle serait produite par du pus blennorrhagique altéré ou dilué. Ses allures sont celles de la conjonctivite subaiguë. L'écoulement est purulent, mais le chémosis, le gonflement palpébral sont

minimes et les complications cornéennes moins graves et moins fréquentes.
Le gonocoque y est constant.

Certaines gouttes militaires anciennes peuvent même produire une sorte
de conjonctivite blennorrhéique très atténuée, d'allure catarrhale (AUBERT,
PARIZOT, PIRINGER).

CONJONCTIVITE LEUCORRHÉIQUE. — Elle est analogue à la précédente, mais se
rencontre surtout chez les nouveau-nés ou les petites filles. On y trouve toujours des gonocoques (WIDMARK, MORAX, A. TERSON). La contagion extra-véné-
rienne est souvent facile à démontrer.

CONJONCTIVITES BLENNORRHOÏDES. — Celles-ci, d'ailleurs mal établies, résulteraient d'une infection générale, métastatique, de la blennorrhagie (PERRIN).
C'est l'ophtalmie blennorrhagique spontanée de FOURNIER. Le gonocoque a
été constaté (MORAX), mais il est généralement absent. L'infection endogène,
quoique possible, semble peu probable.

Étiologie. — Les ophtalmies blennorrhagiques sont produites par le transport des gonocoques sur la conjonctive. L'infection est directe ou indirecte.
Chez l'homme comme chez la femme, les doigts, allant des parties génitales
à l'œil, sont les vecteurs ordinaires des microbes. Aussi le côté droit, chez
les patients, est-il plus souvent affecté que le côté gauche. On rencontre un
cas de blennorrhagie oculaire sur cinq cents ophtalmies, et, vu le nombre
considérable de blennorrhagies génitales, il est même étonnant qu'on n'en
observe pas davantage. L'infection peut cependant se faire par les linges,
l'eau de bains ou de toilette, la promiscuité familiale, etc.

Quel que soit le mode de contamination de la conjonctive, on y trouve
toujours le gonocoque de NEISSER. Le pus blennorrhagique est plus ou moins
virulent, comme dans les blennorrhagies récentes aiguës, et les ophtalmies
sont violentes ; ou bien le pus est dilué, ancien, comme dans les vieilles go-
norrhées, les leucorrhées, et il provoque des ophtalmies subaiguës, muco-
purulentes ou catarrhales ; question de quantité, de qualité, de virulence,
d'atténuation microbienne, peut-être aussi de terrain.

Les complications cornéennes résultent de la gêne circulatoire produite
par le chémosis et surtout d'une infection locale par les agents de la suppuration, gonocoques, staphylocoques, surtout les streptocoques.

Les abcès palpébraux, les adénites ou bubons se produisent par pénétration de voisinage ou transport lymphatique.

Quant aux conjonctivites blennorrhoïdes, métastases analogues aux localisations articulaires de la blennorrhagie, elles sont très contestées ; PERRIN,
ARMAIGNAC, DARIER, les ont cependant admises. Il y aurait infection locale
par localisation d'une infection générale d'origine génitale. Il ne répugne pas
plus d'admettre une conjonctivite de cette nature qu'une iritis ou une arthrite
du genou, mais la contamination digitale est si commune et si facile, qu'on
doit se tenir, à cet égard, dans une prudente réserve.

Diagnostic. — Le diagnostic de conjonctivite blennorrhagique est généralement très simple, car les sujets sont ordinairement affectés de blennorrhagie génitale. Les formes subaiguës sont moins caractéristiques. Le mode d'apparition, la marche, l'aspect de l'écoulement, le gonflement conjonctival mettront sur la voie. On pourrait songer au début à la conjonctivite aiguë,

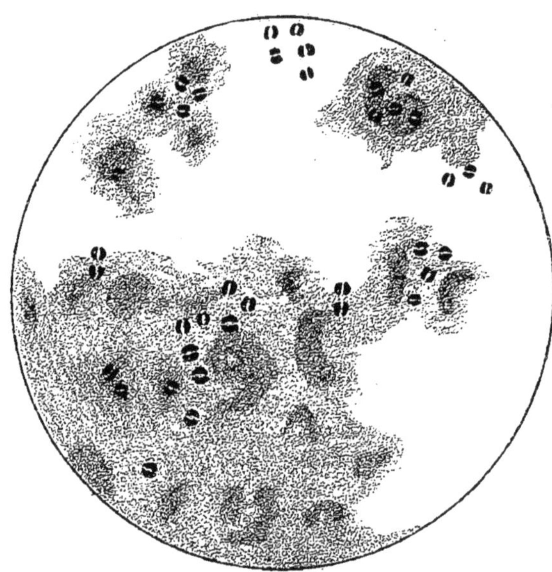

Fig. 164. — Gonocoque de Neisser.

mais l'absence du bacille de WEEKS et la constatation des gonocoques lèveront bientôt tous les doutes.

Pronostic. — Les formes aiguës sont particulièrement redoutables. L'affection est alors très grave et la perte immédiate ou consécutive de l'œil, trop fréquente. Un traitement actif ne suffit pas toujours à obtenir la guérison, ni même à préserver un œil. Les autres formes sont généralement bénignes.

Traitement. — Il est prophylactique et curatif.

Le traitement *prophylactique* consiste à éviter le contage uréthral et à se méfier de ses doigts, du linge, des liquides souillés ou infectés par le contact blennorrhagien. Les ongles maintenus courts et les ablutions manuelles, après chaque miction, constituent de sages précautions.

Un œil atteint, on doit préserver l'autre. On a voulu couvrir celui-ci avec des lanières de diachylon, du taffetas, un monocle collodionné, muni au centre d'un verre de montre pour la vision. Ces moyens sont insuffisants ; le dernier toutefois peut devenir utile. Il semble, qu'après avoir indiqué au malade le danger de contagion et les précautions pour l'éviter chez lui et autour de lui, il vaille mieux laisser les yeux complètement libres. Dans un cas, toutes précautions prises pour un œil, nous n'avons pu empêcher l'inoculation de l'autre. Par contre, depuis que, suivant l'exemple de GAYET, nous n'appliquons plus de pansement à demeure, nous constatons rarement l'infection du congénère.

Le traitement *curatif* doit être énergique et soutenu. Il faut déterger l'œil, le décongestionner, le désinfecter par des lavages palpébraux, des irrigations conjonctivales, des tampons glacés, des cautérisations nitratées à 1/30e. On a conseillé des sangsues (DE GRÆFE) nombreuses, 5 à 10 centigrammes de calomel toutes les heures, de l'onguent napolitain (DE WECKER) sur le front et les membres, etc. Au début, le nitrate est indiqué et donne de brillants résultats. Les solutions au 1/50e ou au 1/30e suffisent; les crayons, même mitigés, doivent être proscrits, car ils déterminent, par leur action excessive, des exsudats blanchâtres qui diminuent la circulation de la cornée et précipitent sa destruction. Les irrigations prolongées, tièdes, boriquées, et surtout au permanganate de potasse 1/3 000e, sont d'utiles adjuvants antiseptiques. Les scarifications diminuent le chémosis. L'ésérine peut faciliter la nutrition oculaire, et la cocaïne atténue les douleurs.

S'il survient des ulcérations de la cornée, on doit employer la teinture d'iode, le bleu de méthylène, la cautérisation ignée, même l'opération de SÆMISCH, comme dans les kératites purulentes ordinaires.

A la période de déclin, les irrigations permanganatées, les collyres faibles au nitrate à 0,5/10 seront encore utiles.

Les complications kératiques ou iriennes tardives seront traitées ultérieurement. Chez l'adulte, dans le leucome adhérent consécutif, une iridectomie précoce est avantageuse pour la vision et aussi pour prévenir la production du staphylôme ou l'apparition d'accidents glaucomateux.

Ophtalmie des nouveau-nés. — La conjonctivite purulente des nouveau-nés est, encore à l'heure actuelle, l'affection qui fournit, en France, la plus grande partie des aveugles (13 000 sur 38 000 avant 1896 ; 9 p. 100 des cas de cécité binoculaire et 13 p. 100 des cas de cécité monoculaire, d'après le rapport de TROUSSEAU de 1902).

La conjonctivite des nouveau-nés se montre du troisième au cinquième jour de la naissance. De bonne heure, il existe du gonflement des paupières qui restent fermées. Si on les écarte, on voit s'échapper un liquide clair, transparent, d'un jaune citrin parfois assez foncé : c'est la période initiale qui précède le catarrhe purulent de la muqueuse. A partir du lendemain ou du surlendemain, la suppuration est établie et devient bientôt considérable. Dès lors, les paupières se gonflent et s'agglutinent, la conjonctive s'œdématie, se congestionne et se recouvre d'une masse de pus jaunâtre ou blanc jaunâtre. Le liquide s'accumule dans le sac conjonctival et, lors de l'écartement des paupières, est parfois projeté au loin.

Vers le quatrième ou le cinquième jour, le gonflement est extrême; on renverse difficilement les paupières infiltrées et raides ; la conjonctive est épaisse, très rouge, volontiers saignante ; l'écoulement est franchement purulent, abondant, jaunâtre, parfois jaune verdâtre. C'est le moment, soit de la régression, soit des complications.

La *régression* survient spontanément ou sous l'influence du traitement. Les paupières deviennent plus souples, moins gonflées, la conjonctive se décongestionne et l'écoulement se fait plus séreux et plus rare. Ce résultat est obtenu parfois en quelques pansements. L'amélioration continuant, la suppuration se tarit, l'écoulement devient muqueux ou séro-muqueux, la rougeur disparaît, les yeux s'entr'ouvrent spontanément et il ne reste plus qu'un peu de vascularisation conjonctivale et de sécrétion nocturne catarrhale.

La guérison est obtenue en douze ou quinze jours, plus ou moins vite suivant la gravité des cas.

Complications. — Elles sont encore assez fréquentes et se produisent de la même façon et avec la même physionomie que dans l'ophtalmie blennorrhagique des adultes. L'ulcération cornéenne entraîne, si elle est profonde, un enclavement irien plus ou moins étendu et un leucome adhérent. La plaie kératique est-elle très étendue, l'iris fera largement saillie à l'extérieur sous forme de bourgeon, et il se produira un staphylome.

Ultérieurement les leucomes adhérents, les staphylomes, par l'irritation ciliaire produite et leur peu de résistance, peuvent entraîner le développement ectatique de l'œil. L'ectasie sera plus ou moins régulière et donnera lieu à de la buphtalmie. La vision, dans les cas légers, est plus ou moins altérée et, dans les cas graves, absolument abolie.

Il ne faut pas oublier cependant que les leucomes infantiles se modifient parfois avec le temps très favorablement. Dans bien des cas, les leucomes très larges au début diminuent d'une façon notable, les leucomes adhérents eux-mêmes aboutissent souvent, par atrophie des parties iriennes adhérentes, à un état voisin de la guérison. Si l'on doit être très réservé à l'égard de l'ophtalmie des nouveau-nés et de ses complications, on se gardera aussi d'un pessimisme exagéré. On attendra, pour intervenir contre les complications leucomateuses, iriennes ou autres, un temps plus ou moins long, car une certaine réparation peut se faire spontanément. On sera toujours à même de pratiquer plus tard une iridectomie ou une sclérotomie.

Nature. — L'ophtalmie des nouveau-nés est infectieuse, inoculable ou spécifique. On y constate régulièrement des gonocoques. En principe, on doit considérer toute conjonctivite, débutant chez le nouveau-né le deuxième ou le troisième jour, comme blennorrhagique grave et la traiter en conséquence, mais, en fait, on doit en rabattre.

Parmi les cas d'ophtalmie survenant dans les huit premiers jours après la naissance, la moitié est due à une infection par les gonocoques. Un petit nombre est dû à une infection par un bacille spécifique (bacille de WEEKS, diplobacille) ou par le pneumocoque ou le streptocoque, mais chez le plus grand nombre, on ne trouve aucun microbe qu'on puisse incriminer. Pour un très petit nombre de ces faits, il semble qu'on puisse invoquer une infection hérédo-syphilitique (Morax).

Parmi les cas d'ophtalmie survenant après les huit premiers jours de la vie, la proportion de l'infection gonococcique est encore plus faible que celle de la première catégorie. Ici d'ailleurs le mode de contagion n'est pas le même qu'immédiatement après la naissance ; ce n'est plus l'infection pendant le passage de la tête fœtale à travers la vulve, mais une contagion indirecte par les doigts ou les linges des personnes qui soignent la mère et l'enfant. On voit, en effet, des conjonctivites de cet ordre débuter vers le dixième ou le quinzième jour, revêtant des formes bénignes et des formes malignes. C'est que les inoculations blennorhéennes ne sont pas fatales, peuvent être évitées souvent par des lavages attentifs, détruites par un traitement prophylactique, et qu'enfin le catarrhe simple s'observe à toutes les périodes de la vie. L'infection peut avoir lieu, dit-on, jusque dans l'utérus.

Diagnostic. — Pour être rigoureux, il exigerait la démonstration du gonocoque. L'écoulement du liquide clair, citrin, au troisième ou quatrième jour de la naissance, doit pourtant être considéré comme spécifique et traité comme tel. L'humidité conjonctivale, quelques filaments muqueux, puis muco-purulents, la marche rapide de l'inflammation ne laissent d'ailleurs bientôt aucun doute.

Quand la suppuration est franche, l'aspect jaunâtre et l'abondance du pus sont caractéristiques. A la période de rémission, les anamnestiques, l'écoulement séro ou muco-purulent, les lésions kératiques sont également démonstratifs. Un diagnostic précoce est nécessaire, car le traitement doit être rapide et énergique. Les sages-femmes, en considérant les ophtalmies purulentes des nouveau-nés comme des coups d'air et en retardant l'application des spécifiques, sont la cause d'un grand nombre de cécités. Dès la moindre irritation oculaire elles devraient être contraintes d'appeler le médecin. L'obligation d'une loi édictée en ce sens, dans nombre de pays, a diminué la proportion des cécités par ophtalmie des nouveau-nés plus encore que les progrès de thérapeutique et de l'antisepsie.

Traitement. — Il est prophylactique ou curatif.

Le traitement *prophylactique* consiste en irrigations vaginales chez la mère, avant et pendant l'accouchement, avec de l'eau boriquée ou sublimée, et dans la toilette oculaire immédiate du nouveau-né. Olshausen a publié une statistique d'où il ressort que la prophylaxie exécutée avant la ligature du cordon donne des résultats deux fois meilleurs que si la méthode est appliquée après la ligature.

Avant que la ligature du cordon ne soit effectuée, on lave soigneusement les paupières avec de l'eau tiède et de la ouate hydrophile, puis on ouvre l'œil et on irrigue la cavité oculaire avec une solution boriquée.

Si l'on a des raisons pour craindre l'infection, il est bon de recourir à la *méthode de Crédé.* On instille dans les culs-de-sac conjonctivaux deux gouttes d'une solution de nitrate d'argent à 1/50 ou même au 1/100. On pourra y revenir tous les jours dans des cas très suspects. Cette instillation produit un peu de rougeur conjonctivale et parfois de l'opalescence cornéenne, mais elle ne présente aucun inconvénient sérieux. Son emploi méthodique n'offre même rien d'excessif, car dans les maternités, elle a fait tomber l'ophtalmie des nouveau-nés de 13 à 15 p. 100 à 0,5, 0,2, 0,1 p. 100 et a évité ainsi un grand nombre de cécités. Au lieu de la solution au nitrate d'argent, on a employé aussi le protargol à 10, 20 et 25 p. 100, ainsi que l'argyrol à 20 et 25 p. 100 ; nous préférons nous en tenir à la méthode de CRÉDÉ qui a fait ses preuves, tandis que les statistiques produites à l'appui de la valeur de l'argyrol ne sont pas assez étendues. On a préconisé l'emploi de l'iodoforme projeté dans l'œil à la naissance (VALUDE). Ce procédé donne aussi de bons résultats et paraît plus facilement à la portée de tous.

Lss irrigations vaginales préalables, la toilette minutieuse, palpébrale, conjonctivale, les instillations de nitrate d'argent ou l'application de l'iodoforme sont des moyens excellents qui permettent presque toujours de prévenir ou de détruire l'infection blennorrhagique de l'œil.

Le traitement *curatif* doit être minutieux, soutenu, énergique et comporter essentiellement des cautérisations au nitrate, puis des lavages au permanganate de potasse ; à ces conditions, on peut généralement compter sur la guérison.

Au début, suivant la pratique de HORNER, on doit éviter les cautérisations et se borner aux irrigations antiseptiques avec applications glacées de compresses boriquées. Si le gonflement palpébral est très accentué, à l'acide borique nous substituons la solution de naphtol (alpha) à 1/5 000, qui a pour propriété de faire tomber le gonflement.

Le sublimé est à éviter d'une manière absolue chez les enfants, comme irritant et toxique.

Avec la période d'état ou de suppuration, commence le traitement actif, on pourrait dire mathématique, de l'ophtalmie des nouveau-nés.

Deux fois, dans les vingt-quatre heures, les paupières seront retournées et la muqueuse touchée, jusqu'au fond des culs-de-sac, avec un pinceau volumineux trempé dans une solution de nitrate d'argent à 3 p. 100. Après la cautérisation, la neutralisation immédiate à l'eau salée est généralement nécessaire. Pour le pansement, l'enfant est tenu par un aide et le médecin lui prend la tête entre les genoux ; lui-même attire et renverse la paupière supérieure pendant que l'aide en fait autant à la paupière inférieure.

Dans l'intervalle des cautérisations, et pour éviter la stagnation du pus, de larges irrigations antiseptiques seront pratiquées avec une seringue ou un appareil laveur. On emploiera l'acide borique ou le naphtol. Ce qui fait encore le mieux, parce que la substance employée a une action favorable sur la suppuration qu'elle diminue, c'est une simple décoction de pavot ou, si l'on veut, l'eau thébaïsée stérilisée à 0,10 centigr. pour 1 000 grammes.

L'existence d'ulcérations cornéennes, si graves qu'elles soient, ne doit pas faire suspendre la cautérisation quand la suppuration est abondante, mais on devra redoubler de soins pour éviter de toucher la cornée et se servir des cuillers à manche de GALTIER; de plus on pansera l'ulcère cornéen par une application de pommade iodoformée à 5 p. 100 qui nous a donné les meilleurs résultats et on pratiquera l'instillation répétée d'un collyre au bleu de méthylène à 1/500.

Lorsque la suppuration a diminué et que les paupières ont perdu la plus grande partie de leur gonflement, on descend le titre de la solution de nitrate d'argent d'abord à 2 p. 100, puis à 1 p. 100. Les irrigations seront continuées jusqu'à la fin du traitement.

Il n'est pas rare, surtout s'il s'est produit des lésions cornéennes, de voir, à la suite de la phase précédente, s'établir un état chronique dans lequel la production de la suppuration continue à se faire, pas très abondante, mais constante. Les paupières ne sont pas notablement gonflées, la conjonctive est tuméfiée, plus ou moins tomenteuse, avec d'énormes sillons et des villosités constituant de multiples granulations. Ces formations sont surtout prédominantes dans le cul-de-sac conjonctival inférieur. Cet état de choses se prolonge souvent un temps excessivement long, et le nitrate d'argent ni le sulfate de zinc ne semblent plus avoir d'action favorable. En semblable circonstance, ce qui réussit le mieux, ce sont les cautérisations quotidiennes, ou répétées tous les deux jours, avec un cristal poli d'alun.

Dans ces derniers temps, on est revenu aux grands lavages conjonctivaux préconisés en 1846 par CHASSAIGNAC, et on a recommandé, comme antiseptique, le permanganate de potasse à 1 p. 4.000 (A. TERSON). Des canules diverses ont été aussi construites par KALT, BRUN, FAGE, etc. De simples écarteurs et une poire-injecteur peuvent suffire. Les lavages biquotidiens prolongés sont excellents et, à la rigueur, suffisants; mais ils ne sauraient détrôner le nitrate d'argent. Nous les considérons, dans les cas ordinaires, comme de simples adjuvants.

Les complications immédiates, ulcère de la cornée, hernies de l'iris, seront traitées discrètement, car les attouchements nitratés et les lavages antiseptiques les améliorent suffisamment; la teinture d'iode, en application directe localisée, la cautérisation ignée peuvent être toutefois utiles. Quant aux complications tardives, leucomes adhérents, staphylômes, buphtalmies, elles seront combattues de bonne heure par les moyens appropriés surtout par l'iridectomie.

V. — CONJONCTIVITE PHLYCTÉNULAIRE

C'est une inflammation boutonneuse ou pustuleuse de la conjonctive palpébrale et surtout bulbaire qu'on observe fréquemment chez les enfants et les jeunes sujets lymphatiques. Elle envahit fréquemment la cornée et constitue alors la kérato-conjonctivite ou ophtalmie phlycténulaire.

Formes. — On distingue des formes diverses : simple, miliaire et pustuleuse.

Dans la forme *simple*, il existe une ou plusieurs fausses vésicules grisâtres, transparentes, reposant sur une élevure plus ou moins marquée et vers lesquelles se dirigent quelques vaisseaux conjonctivaux.

Dans la forme *miliaire*, les pseudo-vésicules sont fines, agglomérées au niveau du limbe scléro-cornéen et entourées de vaisseaux réticulaires.

Dans la forme *pustuleuse*, on voit des vésico-pustules qui empiètent sur la cornée et produisent des ulcères plus ou moins larges et diffus. Il n'est pas possible de constater des vésicules conjonctivales, car en réalité ce sont des petits boutons constitués par des amas de leucocytes qui n'ont qu'une durée éphémère, se détruisent, et on ne rencontre plus que l'ulcération consécutive.

Symptômes. — La conjonctivite phlycténulaire est plus ou moins discrète et légère. Elle entraîne du gonflement, de la rougeur, de l'hypersécrétion de la muqueuse, de la photophobie, du larmoiement et plus ou moins de blépharospasme. Les phlyctènes sont isolées ou confluentes et généralement rompues. Elles sont parfois peu apparentes, indiquées souvent par une convergence vasculaire significative ou par une ulcération louche et puriforme. Si la cornée reste indemne, tout s'amende en peu de jours ; la guérison est rapidement complète. Le plus ordinairement, toutefois, les phlyctènes qui apparaissent sur le limbe scléro-cornéen ou sur la cornée entraînent des manifestations plus ou moins graves.

La vascularisation, très variable, localisée d'abord autour des boutons, devient bientôt presque uniforme, quand les phlyctènes sont nombreuses. Des vaisseaux volumineux s'avancent vers les phlyctènes cornéennes, qu'elles entourent, et même recouvrent d'un lacis délié et panniforme. Les bords ciliaires et parfois les paupières sont gonflés, la conjonctive est œdématiée et donne lieu à une sécrétion muqueuse et à la production de croûtes grisâtres. Il existe en outre un larmoiement très abondant.

La douleur est souvent vive et exagérée par les ulcérations qu'entraîne, sur les bords ciliaires et les surfaces palpébrales, la stagnation ou l'écoulement des larmes ; elle s'accroît encore par la lumière ou les mouvements oculaires. La photophobie est souvent considérable ; la moindre lumière provoque des plaintes, des cris et un blépharospasme parfois excessif. On voit, en effet, que beaucoup de malades tiennent la tête baissée, les yeux fermés, et qu'ils recherchent obstinément l'obscurité.

Des croûtes d'eczéma, d'impétigo, coexistent (14 p. 100) à la face; au cuir chevelu ; la rhinite (6 p. 100), l'otorrhée (4 p. 100), de l'engorgement des ganglions cervicaux s'observent également.

De nouvelles phlyctènes peuvent se produire et faire durer l'affection de longs mois et même des années.

D'ordinaire cependant, les boutons se résorbent, les pustules se détergent, la vascularisation diminue et l'œil reprend son état antérieur. Il persiste souvent de légers troubles cornéens et un peu d'irritabilité conjonctivale.

L'œil rougit plus facilement, pleure à la moindre excitation ; il peut rester ainsi plus ou moins longtemps en instance inflammatoire.

Complications. — Il survient aussi fréquemment des complications diverses qui aggravent singulièrement une affection ordinairement bénigne, et peuvent même entraîner la perte de l'œil. Nous en trouvons à Montpellier 40 p. 100 environ.

Les *complications immédiates* sont de deux ordres, les unes légères, les autres graves. Aux premières, nous rapporterons la douleur qui est quelquefois intense, bien que le mal ne soit ni étendu, ni profond ; le blépharospasme qui est parfois excessif, exagéré par la lumière, par la douleur et par les larmes. Il y a constriction énergique du muscle orbiculaire, surtout compression du globe oculaire ; et ce spasme palpébral, qui est au début une simple complication, intervient à son tour pour entretenir et aggraver l'ophtalmie. Le pannus, que l'on observe si souvent chez les trachomateux, existe aussi chez les strumeux, mais affecte une forme particulière ; il est triangulaire, son sommet aboutissant à la phlyctène ou à l'ulcération consécutive.

Du côté des paupières, il survient des ulcérations ; les larmes âcres et brûlantes inondent constamment les joues et y produisent des rougeurs, des érosions, des fissures saignantes et douloureuses qui ont de la tendance à persister.

Les complications les plus graves sont les infiltrations cornéennes et les abcès. Les infiltrations peuvent rétrocéder, et alors la cornée revient à son état normal ; ou bien elles suivent une marche progressive, s'étendent de plus en plus et forment un abcès. L'abcès, lorsqu'il guérit, laisse une cicatrice, un leucome, adhérent ou non, qui nuit d'autant plus à la vision qu'il est plus central et plus irrégulier (astigmie).

Lorsque la cornée est profondément infectée, les microbes passent à travers ses diverses couches et viennent porter leur action sur l'iris pour donner lieu à une kérato-iritis. Du pus peut également pénétrer au fond de la chambre antérieure. Il est liquide et nettement limité en haut par une ligne horizontale, ou bien il reste membraneux, concret, et sa limite supérieure paraît plus ou moins régulièrement convexe. Quand l'ulcère suit une marche progressive, il s'étend non seulement en surface, mais aussi en profondeur ; la membrane de Descemet, plus résistante que les autres lamelles cornéennes, peut alors faire hernie à travers l'ulcère et donner lieu à une kératocèle. Sous l'influence d'un effort quelconque, de la toux, de l'éternuement, de la contraction des paupières, des cris, de l'augmentation de la pression intra-oculaire, cette membrane peut éclater à son tour : l'humeur aqueuse s'échappe alors et la chambre antérieure se vide, l'iris et le cristallin venant s'appliquer contre la paroi postérieure de la cornée. L'iris peut être entraîné à travers cette perforation et faire hernie à l'extérieur ; il peut s'enflammer, s'infecter ; il se produit enfin de la cyclite, de la choroïdite qui aboutit à la phtisie du globe ou du segment antérieur.

Il survient aussi des *complications éloignées* qui résultent des modes de terminaisons ordinaires de l'ophtalmie strumeuse ; ce sont des albugos, des leucomes simples ou adhérents, etc. Il est vrai que ces complications n'existent pas toujours ; mais on peut les observer toutes les fois que la cornée est atteinte profondément. Les leucomes adhérents déterminent de la rougeur, du larmoiement et, à la longue, du tiraillement des nerfs ciliaires, d'où production de sécrétion plus abondante, laquelle donnera lieu à du glaucome, s'il s'agit d'individus adultes, à des staphylômes ou à de l'hydrophtalmie, s'il s'agit d'enfants à membranes oculaires souples et extensibles.

Les suites de l'ophtalmie phlycténulaire grave sont toujours fâcheuses. Au point de vue esthétique, on sait combien est disgracieux un vaste leucome blanchâtre recouvrant la cornée en totalité ou en partie. Les troubles visuels déterminés par les leucomes sont d'ailleurs sérieux et vont depuis la simple gêne jusqu'à la cécité complète.

Il n'est pas rare de rencontrer des cas de strabisme dus aux leucomes et aux staphylômes.

Enfin, la réfraction est d'ordinaire troublée. Les leucomes déforment l'œil, modifient les rayons de courbure de la cornée et entraînent à leur suite un degré variable d'astigmatisme irrégulier. La myopie et l'anisométropie sont également fréquentes parmi les anciens ophtalmiques. Dans le chapitre sur les myopies acquises, nous avons montré tout l'intérêt pratique qui s'attache à cette notion.

Pathogénie. — Les uns considèrent l'ophtalmie phlycténulaire comme une manifestation directe de la scrofule, du lymphatisme ; les autres en font une affection parasitaire, essentiellement locale ; nous estimons, avec plusieurs, que lymphatisme et principe infectieux externe sont deux facteurs généralement solidaires et qui jouent chacun un rôle important. L'influence lymphatique dans l'ophtalmie phlycténulaire a été presque universellement acceptée jusqu'ici et l'est encore par la plupart des ophtalmologistes. Pour MACKENZIE, la phlyctène est toujours sous la dépendance d'un état scrofuleux et, pour ainsi dire, la signature de la scrofule. Pour PANAS (1876), l'état lymphatique scrofuleux chez les enfants est la principale cause de l'ophtalmie. Quelques auteurs observent cependant que l'ophtalmie phlycténulaire se rencontre ailleurs que chez des scrofuleux, et ils se refusent à admettre une ophtalmie strumeuse ou lymphatique. FANO, MEYER, DE WECKER, etc., sont, à cet égard, très explicites. AUGAGNEUR et DÉSIR DE FORTUNET, après HORNER, vont plus loin encore et font de l'ophtalmie phlycténulaire une affection purement externe, succédant, dans presque tous les cas, à une rhinite, elle-même produite par une inoculation de cause variable, ordinairement des germes de l'eczéma ou de l'impétigo. Ceux-ci, paraissant produits par inoculation et se développant volontiers près de l'orifice nasal, provoquent une rhinite qui entraîne l'ophtalmie. Impétigo, eczéma, rhinite ou ophtalmie phlycténulaire n'auraient donc rien à voir avec le lymphatisme et seraient absolument de cause externe.

Pour nous, l'ophtalmie phlycténulaire est une affection *lymphatique infectieuse*. Le lymphatisme est habituel.

Nos malades sont presque tous, en effet, des scrofuleux, des strumeux ou des lymphatiques avec ganglions, joues grasses, peau fine, chairs molles. Il s'agit dans 60 p. 100 de femmes, et dans 98 p. 100 d'enfants au-dessous de quinze ans ; le lymphatisme est chez eux prédominant. Ajoutons que beaucoup de patients sont chétifs, mal nourris, vivent dans des habitations malsaines et sont d'une propreté douteuse. L'influence de l'état général et de la mal-propreté est telle que, à la clinique de Montpellier, la proportion des oph-talmies phlycténulaires est de 12 p. 100 et, dans la clientèle privée, seule-ment de 3 p. 100.

L'infection paraît constante. Elle peut être produite par contact direct ou indirect de produits septiques ou d'individus porteurs de croûtes d'ec-zéma, d'impétigo, de rhinite, de suppurations diverses. D'ordinaire, cepen-dant, l'infection aurait lieu par l'individu même et par action digitale.

Des microbes infectieux ont été constamment rencontrés dans l'ophtal-mie phlycténulaire. Boucheron, Duclaux et Burchardt, ont obtenu, dans cette affection, des cultures pures de microcoques. Straub a constaté les mêmes éléments dans les lésions bléphariques ou conjonctivales et les lésions cutanées. Köster, inoculant la cornée des lapins, a produit aussi des éruptions cutanées. Les microbes de l'ophtalmie phlycténulaire ne sont pas spécifiques. On a surtout rencontré des streptocoques et des staphylo-coques.

Bruns a réussi à obtenir des phlyctènes conjonctivales chez le lapin en injectant dans la carotide des bacilles tuberculeux morts ; avec des cul-tures pures, il a réussi une fois sur seize, avec celles additionnées de gruau ; les résultats positifs furent deux sur douze.

Diagnostic. — Le diagnostic de l'ophtalmie phlycténulaire doit être fait de bonne heure. Au début, il n'existe qu'un peu de vascularisation, puis se montre une petite élevure en forme de bouton. Des vaisseaux convergent à sa base. Le bouton détruit, il persiste une petite ulcération dont les vaisseaux indiquent le siège. Les vésico-pustules affectionnent la région limbaire.

Les infiltrations sont jaunâtres et deviennent le confluent de fins vais-seaux réticulés.

Les suites éloignées sont des leucomes, staphylômes, amblyopies et troubles de réfraction.

Traitement. — L'ophtalmie phlycténulaire étant causée par une prédis-position générale lymphatique et une infection de voisinage, par les doigts, les habits, etc., le traitement de l'ophtalmie strumeuse doit être général, régional et local :

1° *Général.* — Autant que possible, pour fortifier les malades, le séjour à la campagne, au bord de la mer, sera conseillé en dehors des poussées aiguës; pendant la période inflammatoire, le maintien dans une chambre convenablement chaude et aérée est préférable. Les toniques, les iodures, l'huile de foie de morue, le phosphate de chaux, la levure de bière (GINÉS-TOUS), quelques légers laxatifs sont indiqués. L'hydrothérapie discrète, à une température en rapport avec la saison, le massage répété, rendent de grands services.

2° *Régional.* — Il comprend la toilette d'ensemble, interne et externe de l'individu. Nous faisons d'ordinaire battre et changer les habits, laver à l'éponge tiède tout le corps, couper les cheveux et nettoyer le cuir chevelu, tailler les ongles et laver les mains à la brosse et au savon ; enfin, nous apportons un soin tout spécial, le cas échéant, au traitement et à l'antisep-sie des téguments, du nez, des oreilles, etc. Irrigations boriquées, insuffla-tions d'iodoforme camphré, attouchement au nitrate, dans la rhinite ; cata-plasmes de fécule et acide borique, pommade au calomel ou à l'oxyde de zinc, dans l'eczéma et l'impétigo : tels sont les moyens habituellement employés.

3° *Local.* — Ce traitement implique tout d'abord l'antisepsie oculaire la plus minutieuse, par des lavages répétés. Il faut surtout l'appliquer aux pau-pières, aux cils et souvent aux voies lacrymales ; les instillations préalables de cocaïne et, dans certains cas de gonflement muqueux ou de blépharo-spasme excessif chez les enfants, l'anesthésie générale, sont nécessaires. Les tampons chauds, les douches de vapeurs boriquées, les pommades à la cocaïne et au précipité jaune réunis sont avantageux.

Les abcès, les perforations, les staphylomes etc., toutes les complica-tions oculaires, palpébrales ou lacrymales, qui peuvent se présenter, seront traités par les moyens habituels, suivant leurs indications particulières. Il ne faut, toutefois, intervenir chirurgicalement que le plus tard possible et en dehors des périodes inflammatoires.

VI. — CONJONCTIVITE FOLLICULAIRE.

Elle est caractérisée par la présence sur la conjonctive de petites élevures arrondies, rosées ou pâles, translucides, du volume d'une tête d'épingle. Ces élevures ou follicules sont analogues aux granulations trachomateuses, mais plus foncées; comme celles-ci, elles sont constituées par des cellules rondes lymphoïdes agglomérées.

Les follicules siègent de préférence dans le cul-de-sac inférieur de la con-jonctive et y sont généralement assez nombreux; on peut en rencontrer, mais en petit nombre, sur le bulbe et dans le cul-de-sac supérieur. Il coexiste habituellement de la rougeur, une légère hypersécrétion lacrymale et un peu de catarrhe conjonctival.

Les malades accusent, à l'état aigu, de la lourdeur palpébrale, de la sensation de gravier, plus ou moins de photophobie ; à l'état chronique, la gêne est minime et il n'y a pas d'écoulement.

La conjonctivite folliculaire se rencontre ordinairement chez les sujets jeunes, assez lymphatiques, mais on peut l'observer chez des sujets âgés et vigoureux.

Elle revêt parfois un caractère épidémique ou endémique. Nous l'avons constatée souvent chez plusieurs membres d'une même famille, affectés d'influenza. D'une manière générale, surtout dans sa forme aiguë ou subaiguë, elle paraît réellement contagieuse.

Beaucoup d'auteurs, se basant sur l'aspect anatomique de la lésion originelle, l'identifient avec le trachome. CHIBRET l'a même rapprochée du catarrhe printanier ; cette notion uniciste n'est guère acceptable, et nous croyons avec DE WECKER, PANAS, jusqu'à plus ample informé, que ce sont là deux affections distinctes. L'opinion dualiste est réellement clinique. Le follicule se développe surtout sur la paupière inférieure et le trachome sur la supérieure ; le follicule disparaît sans laisser de trace, le trachome entraîne une cicatrice ; le follicule guérit facilement, le trachome est très tenace. Nous ajouterons que le follicule attaque les gens aisés et le trachome les gens pauvres ; enfin, si follicule et trachome étaient de même origine, on les trouverait côte à côte dans les familles granuleuses, tandis que nous ne les rencontrons jamais ensemble. Quant au catarrhe printanier, il paraît plus éloigné encore de la conjonctivite folliculaire. Les élevures sont papillaires, et les lésions cornéennes, plus ou moins développées, s'exagèrent volontiers vers le printemps et l'automne.

La conjonctivite folliculaire, quoique parfois tenace, guérit toujours.

Le nitrate d'argent, s'il y a un peu trop d'écoulement, la pommade au précipité jaune ou à l'acétate de plomb à 0, 10/5, les lavages boriqués, le frottage au sublimé, l'écrasement, l'incision ou l'excision des points folliculaires, le massage palpébral donnent une guérison assez rapide.

Un traitement général iodé, quelques laxatifs, l'hydrothérapie tiède sont généralement utiles.

VII. — CONJONCTIVITE PRINTANIÈRE.

SÆMISCH qui l'a bien décrite, après HORNER, l'appelle catarrhe printanier. C'est une affection qui peut déterminer des lésions graves et présente généralement une longue durée, avec rémissions et exacerbations, pendant les saisons chaudes et humides.

La conjonctive tarsale présente, surtout vers le bord supérieur des élevures multiples, volumineuses, serrées les unes contre les autres, comme recouvertes d'un vernis opalin. Elles sont dures et de structure papillomateuse.

Sur les bords interne et externe de la cornée, on rencontre d'autres élevures blanc grisâtre, comme amoncelées au bord de la cornée et s'étendant le long du limbe. Elles sont dures aussi, arrondies, fibreuses, à épithélium stratifié.

La cornée peut être envahie dans une assez grande étendue. Une masse blanchâtre aplatie, comme un pannus gélatineux, s'étend de la périphérie au centre et produit à la longue une sorte de sclérose kératique. Les lésions palpébrales, bulbaires et cornéennes, constituent tous les degrés successifs de l'affection; toutefois, les troubles kératiques graves sont exceptionnels.

La cause du catarrhe printanier est encore indéterminée. On a voulu en faire une forme de l'ophtalmie phlycténulaire. Sa physionomie est bien différente : pas de vésicules ni de douleurs notables, progression régulière, état chronique à exacerbations saisonnières. De plus, ce qui convient à la conjonctivite phlycténulaire est nuisible dans cette affection. On a cherché à la rapprocher de l'ophtalmie granuleuse, mais ses allures, ses lésions kératiques, ses élevures sont assez différentes; si l'origine est la même que celle du trachome, il faut convenir aussi qu'elle s'en distingue par plus d'un point, car c'est une maladie *sui generis* qui, lorsqu'elle atteint un individu, se représente chez lui toujours aux mêmes époques. De là le nom de catarrhe saisonnier. On la rencontre chez les jeunes sujets; plusieurs sont lymphatiques et présentent des végétations adénoïdes du pharynx et surtout de l'arrièrecavité des fosses nasales.

AXENFELD considère le catarrhe printanier comme une maladie inflammatoire qui se développe dans le tissu conjonctif. Dans la conjonctive tarsienne, elle frappe le tissu adénoïde : il y a accumulation des *Plasmazellen* et augmentation du stroma qui se transforme en tissu scléreux et hyalin. La masse principale des proliférations consiste en tissu collagène. Dans la phase régressive, les Plasmazellen dégénèrent, tandis que les *Mastzellen* se multiplient et la dégénérescence hyaline augmente. La coloration ou opacité lactescente diffuse dépend d'un épaississement hyalin de la couche sous-épithéliale du tissu conjonctif; la prolifération épithéliale peut également jouer un rôle. Au point de vue microscopique, la forme chronique rappelle le rhinosclérome ou, en quelques points, le mycosis fongoïde. L'aspect microscopique permet de penser à une affection parasitaire.

Dans les proliférations de la conjonctivite printanière, on peut trouver des *cellules éosinophiles* abondantes et, en tout cas, la sécrétion conjonctivale, là où elle existe, en contient beaucoup. D'autre part, on a signalé des altérations du sang, surtout de la lymphocytose.

Le *pronostic* est sérieux. Les lésions kératiques sont, à divers degrés, assez fréquentes; la durée est considérable.

Le *traitement* paraît généralement peu efficace.

Le sublimé, l'acide borique, le massage avec le précipité rouge ou blanc à 0,10/5, l'instillation d'adrénaline, les douches, un traitement tonique, iodé et arsénical ont été recommandés. Chez quelques malades les cautérisations au fer rouge, au galvano-cautère, les scarifications, le curettage, les injections sous-conjonctivales de cyanure de Hg acoïné ont donné des résultats. Le traitement rhino-pharyngien, utile souvent, a été, dans les cas les plus graves, absolument sans action. Il paraît cependant toujours indiqué quand il existe des végétations adénoïdes dans l'arrière-cavité des fosses nasales. Les préparations au précipité jaune sont à rejeter.

AXENFELD rappelle que, sous l'influence du bandage occlusif ou d'autres modes d'exclusion de la lumière, on a obtenu une disparition rapide des proliférations, bien qu'il soit douteux que l'on doive considérer cette affection comme l'effet de la lumière, des rayons ultra-violets. Il recommande aussi le séjour dans le climat alpin, le traitement interne et l'exploration du nez suivie du traitement individuel. Quant au traitement chirurgical, il n'est indiqué que dans les cas graves : extirpation partielle du tarse, ablation suivie de cautérisation ou de l'électrolyse, de préférence à l'ablation simple, exceptionnellement excision des proliférations du limbe.

VIII. — CONJONCTIVITE GRANULEUSE OU TRACHOMATEUSE.

La conjonctivite granuleuse ou trachomateuse était connue des anciens. Indiquée déjà par HIPPOCRATE, décrite par CELSE, elle a été surtout étudiée au XIXᵉ siècle, depuis l'expédition d'Égypte où elle s'est répandue dans les armées et a fait, en Europe, d'immenses ravages.

LARREY, DECONDÉ, HAIRION et ARLT en ont donné de bonnes descriptions cliniques. De nos jours, on a surtout étudié les lésions du trachome, recherché ses agents microbiens, perfectionné son traitement local.

SÆMISCH, RÆHLMANN, MOAURO, IVANOW ont établi son anatomie pathologique; SATTLER, MICHEL, KOCH, PONCET, STADERINI ont décrit des micro-organismes divers; SATTLER, ABADIE, DARIER et TRUC, ont remis en œuvre les traitements chirurgicaux employés autrefois et trop longtemps oubliés.

Symptômes. — La conjonctivite granuleuse ou trachomateuse est constituée par des élevures conjonctivales spécifiques qui provoquent généralement des complications multiples et compromettent gravement la vision.

Au début, les malades se plaignent de photophobie, de lourdeur palpébrale, de sensation de gravier, d'un peu de catarrhe muco-lacrymal. Plus tard, l'œil devient rouge et des vaisseaux se dessinent sur la cornée, dans sa moitié supérieure principalement. Les paupières sont un peu congestionnées, le bord ciliaire est épaissi et a de la tendance à se retourner en dedans, par la rétraction des tarses.

En dernier lieu, les yeux sont larmoyants et présentent un écoulement catarrhal ou muco-purulent épais; la cornée devient panneuse, leucomateuse, les paupières s'entropionnent. La vision s'altère progressivement, et parfois jusqu'à empêcher les sujets de se conduire.

Certains granuleux cependant n'offrent aucun trouble notable. C'est à peine s'ils constatent un peu de lourdeur palpébrale et une légère sécrétion muqueuse au réveil. D'autres présentent d'emblée les symptômes d'une ophtalmie purulente ou catarrhale intense, puis la conjonctivite passe graduellement à l'état chronique.

Tous ces malades présentent à divers degrés les caractères habituels de l'ophtalmie granuleuse. Quand on retourne leurs paupières, on trouve la conjonctive rouge, œdémateuse, avec des élevures dans le cul-de-sac supérieur et sur le tarse. La vascularisation se continue autour de la cornée et empiète plus ou moins sur elle.

Formes. — On admet classiquement des granulations simples, diffuses, mixtes, cicatricielles.

Les granulations *simples* sont nettes, détachées et reposent sur une muqueuse peu altérée; elles sont ordinairement récentes.

Les granulations *diffuses* sont perdues dans une infiltration considérable de la muqueuse, au milieu de laquelle granulations et papilles restent confondues.

Les granulations *mixtes* sont constituées par le mélange de granulations simples et de saillies papillaires sur une muqueuse plus ou moins altérée; elles sont habituellement assez anciennes.

Les granulations *cicatricielles* se caractérisent par leur effacement, par de la sclérose tarso-conjonctivale, des traînées blanchâtres, horizontales, sinueuses, plus ou moins larges, situées vers le milieu du tarse et le cul-de-sac supérieur.

En observant un grand nombre d'ophtalmies granuleuses, on ne tarde pas à noter de multiples variétés cliniques que l'on peut ramener à trois formes principales : lymphoïdes, scléroïdes et fibroïdes (Truc).

Dans la *forme lymphoïde*, la conjonctive est rouge, lisse, tendue, comme soulevée par un tissu fongueux. Après scarification du cul-de-sac, on fait sourdre par simple pression une masse pulpeuse, gélatineuse. Les sécrétions conjonctivales sont abondantes, muqueuses ou muco-purulentes; il existe de la photophobie et un blépharospasme excessif. Les complications kératiques sont presque constantes.

Dans la *forme scléroïde*, la conjonctive est plus rude, tomenteuse, irrégulière, cicatricielle. Les sécrétions restent rares et filantes. Les complications sont faibles ou anciennes, et les lésions palpébrales et lacrymales, habituelles.

Dans la *forme fibroïde*, la conjonctive palpébrale supérieure est tapissée de saillies rosées, luisantes, juxtaposées, arrondies, du volume d'une tête d'épingle ou d'une petite lentille. Pas de complications oculaires.

La forme lymphoïde, assez fréquente, se rencontre chez les adolescents, les femmes et les enfants très lymphatiques; la forme scléroïde, qui est l'aboutissant ordinaire de la précédente, se voit chez les adultes, les sujets moins lymphatiques et moins bien portants; la forme fibroïde, vraiment exceptionnelle, s'observe chez des sujets peu lymphatiques, bien nourris et d'ailleurs vigoureux.

Marche. — L'ophtalmie granuleuse peut rester stationnaire. Le plus ordinairement elle progresse pendant de longues années en présentant des périodes de rémission ou d'exacerbation.

Les saillies granuleuses durcissent et se transforment en tissu cicatriciel rétractile. A la longue, il se produit aussi de nombreuses dépressions, la muqueuse s'atrophie et se sillonne de petites traînées blanches irrégulières. Entre ces traînées cicatricielles, apparaissent des îlots charnus, rougeâtres, pulpeux. Le tarse est sclérosé, incurvé; il entraîne les cils contre la cornée, créant ainsi du trichiasis et provoquant des lésions cornéennes. Les voies lacrymales, enfin, sont souvent affectées (CIRINCIONE) et rétrécies.

Complications. — Les complications n'existent guère dans les cas traités de bonne heure, mais elles sont habituelles dans tous les autres et justifient la gravité de l'affection.

Les *complications cornéennes* sont le pannus, les ulcères, les abcès de la cornée, les perforations avec hernie de l'iris, leucomes adhérents, staphylômes, etc. On attribue généralement ces lésions à l'irritation provoquée par le frottement de la conjonctive granuleuse sur l'épithélium cornéen. C'est inexact. Le frottement palpébral ne peut ulcérer une cornée normale. On voit d'ailleurs le pannus ou les ulcères cornéens faire défaut dans le trachome fibroïde à frottement dur, et être très marqués dans le trachome fongoïde à frottement doux. En réalité, pannus et ulcères sont en rapport direct avec le processus trachomateux (RÆHLMANN) et surtout le degré de lymphatisme (ARLT). Le sujet est-il peu lymphatique, bien nourri, vigoureux, il n'y aura pas de complications cornéennes; est-il fortement strumeux, misérable, il survient des complications cornéennes. Ce n'est pas, en l'espèce, une question de mécanique, mais d'infection et de vitalité générale.

Les *complications palpébrales* sont le trichiasis avec entropion, le symblépharon, le xérosis. Elles sont causées par la rétraction progressive de la conjonctive et du tarse, par les adhérences consécutives aux ulcérations, par l'atrophie granulaire ou les troubles nutritifs consécutifs. On observe tous les degrés.

Les *complications lacrymales* sont la déviation, le rétrécissement des points ou des conduits lacrymaux et les dacryocystites diverses. Elles résultent du gonflement inflammatoire et de la rétraction inégale de la muqueuse lacrymale, produit de l'envahissement granuleux.

Les *complications purulentes* sont constituées par un écoulement purulent plus ou moins abondant, identique à celui de la blennorrhée ou de la blennorrhagie oculaire.

Nature. — Au début du siècle, on regardait les granulations comme secondaires et consécutives à l'inflammation de la conjonctive ; plus tard, avec

ADAMS et JUNGKEN, on les considéra comme l'essence même de la maladie; enfin, vers 1850, ARLT, THIRY établirent leurs caractères spécifiques et néoplasiques. De nos jours, on est revenu à ces diverses notions, mais on s'est

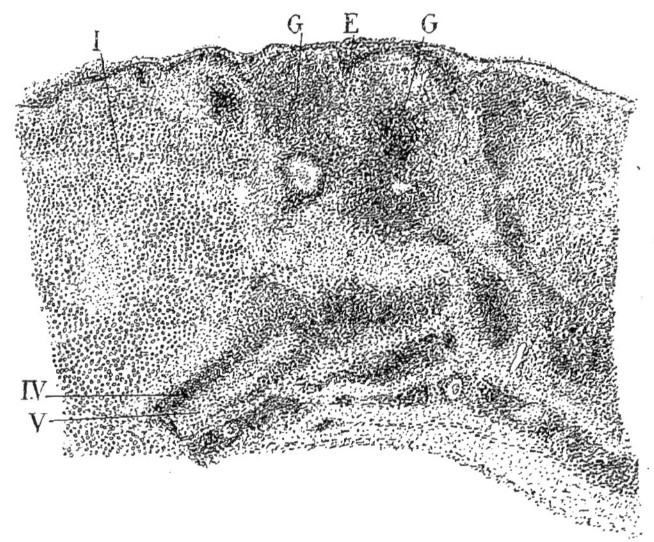

Fig. 165. — Conjonctivite granuleuse.

GG, granulations. — E, épaississement de l'épithélium conjonctival. — I, infiltration de la muqueuse par des petites cellules. — IV, infiltration périvasculaire plus intense. — V, vaisseaux.

particulièrement appliqué à la recherche des éléments microbiens. La discussion est toujours ouverte.

IVANOW a décrit des glandes tubuleuses comme caractéristiques du processus trachomateux, de sa longue durée, mais il en a exagéré la portée. Certaines, en effet, constituent de simples dépressions; d'autres proviennent d'enfoncements épithéliaux, dont le centre subit la dégénérescence muqueuse et se creuse en canal excréteur. En tout cas, pour les auteurs contemporains (NUEL, RÆHLMANN, STADERINI), ces glandes n'offrent rien de spécifique.

La granulation seule est vraiment significative.

Désignée sous les noms de grain, de nodule, de follicule trachomateux, la granulation est une petite masse ronde sous-épithéliale, de 1 à 2 millimètres d'étendue, composée de cellules à gros noyaux arrondis ou ovalaires de type lymphoïde. Elle est entourée par des éléments conjonctifs et présente à sa base des vaisseaux capillaires plus ou moins nombreux. Les lymphatiques voisins sont souvent altérés.

Le nodule trachomateux ne résulte pas de la production d'une blastème, comme on le croyait autrefois, mais de l'accumulation de cellules provenant de trois sources : diapédèse, multiplication des cellules lymphoïdes, prolifération des cellules fixes du tissu conjonctif (STADERINI, VENNEMANN).

Son caractère néoplasique paraît bien démontré.

L'évolution de la granulation est variable. Elle aboutit à la résorption des éléments cellulaires, à leur organisation fibroïde ou bien à l'ulcération. Les granulations ulcérées entraînent des cicatrices rétractiles qui altèrent la conjonctive, le tarse et produisent l'entropion.

Les altérations vasculaires favorisent l'atrophie de la muqueuse et du bord ciliaire.

Le processus cornéen, avec le pannus, est identique, au point de vue anatomique, à celui de la conjonctive ; l'ulcération nodulaire produit des leucomes diffus et une astigmie très irrégulière.

Il est probable que les éléments microbiens jouent un certain rôle dans la production des nodules trachomateux, mais on n'a pu encore découvrir d'éléments spécifiques.

Sattler, Koch, Michel, Poncet, Staderini et beaucoup d'autres ont rencontré, à la surface de la conjonctive granuleuse ou dans le tissu granulaire, des microbes divers qu'ils ont crus spécifiques. C'étaient des diplocoques analogues à ceux de la blennorrhagie, ou de petits bacilles.

Müller a isolé le bacille de l'influenza, Addario des staphylocoques. En choisissant des cas purs, Morax n'a jamais obtenu de microbe semblable à celui de Müller et s'il a rencontré exceptionnellement des microcoques pareils à ceux de Sattler ou de Michel, il faut les considérer comme des saprophytes conjonctivaux.

En Egypte et, pendant la saison chaude, en France, dans quelques granulations fluentes, on aurait toujours rencontré le gonocoque de Neisser. On pourrait ainsi considérer l'ophtalmie granuleuse comme consécutive à l'infection blennorrhagique ou compliquée par elle (Thiry). Il semble bien que la forme purulente soit une ophtalmie mixte, granulo-blennorrhéique et que l'ancienne ophtalmie purulente des armées fût de même nature. L'unicité de l'ophtalmie blennorrhagique et du trachome est une doctrine qu'affirment un assez grand nombre d'auteurs en Allemagne, et notamment l'école de Vienne (Fuchs).

En réalité, les infections purulentes auxquels les granuleux sont sujets si fréquemment, surtout en Egypte, sont des infections surajoutées (Morax) dues le plus souvent aux bacilles de Weeks, au diplobacille de Morax ou au diplocoque. De Wecker refuse même aux granulations le nom de conjonctivite en les rangeant parmi les productions néoplasiques.

Les microorganismes décrits récemment par Ræhlmann et visibles seulement à l'aide de l'éclairage ultra-microscopique de Siedentopf et Zsigmondy, n'ayant jamais été cultivés ni retrouvés par d'autres observateurs, ne sauraient prétendre à une valeur pathognomonique.

La conjonctivite granuleuse a été inoculée à l'homme avec un résultat incomplet par Sattler, au singe avec un résultat positif par Hess et Römer, Bajardi, Nicolle et Cuénod.

Contagion. — Elle est admise par la grande majorité des ophtalmologistes ;

quoique moins évidente chez nous que dans les pays chauds, elle ne semble pas contestable.

Nous l'avons étudiée en examinant systématiquement et directement tous les membres des familles infectées et en tenant compte de la profession, de l'âge, du sexe, de l'état général et local, des conditions diverses de logement, de toilette, d'alimentation, d'habitude, enfin de la filiation morbide.

La contagion s'effectue presque exclusivement chez les enfants, les adolescents, les jeunes femmes, les sujets lymphatiques. Les formes fluentes sont surtout redoutables et les formes sèches à peu près inoffensives.

L'ophtalmie granuleuse est donc cliniquement contagieuse, mais moins contagieuse qu'autrefois où il existait probablement une forme blenno-granuleuse. La contagion se fait presque exclusivement dans l'intimité de la famille, par contact direct des produits infectieux. Les formes sécrétantes, à jetage lacrymal, muqueux ou purulent, sont les seules redoutables. Les femmes, les enfants, les sujets lymphatiques, sont particulièrement exposés.

La *race* joue un certain rôle dans le développement du trachome. Les Celtes seraient moins prédisposés et rarement affectés (CHIBRET), mais leur immunité est très relative puisque le Hainaut, pays celtique, est largement infecté (DENEFFE).

L'*altitude* paraît plus importante. En Suisse, dans le plateau central (CHIBRET), au-dessus de 230 mètres, l'ophtalmie granuleuse est exceptionnelle. Ce facteur n'est pas absolu.

Les mauvaises conditions hygiéniques et alimentaires, la promiscuité expliquent la fréquence de l'affection dans les milieux pauvres et le groupement des granuleux ; à Montpellier, par exemple, on l'observe exclusivement dans les quartiers humides, peu aérés, malpropres, habités par les ouvriers ou les paysans.

Diagnostic. — Les granulations trachomateuses sont caractéristiques et bien différentes des granulations folliculaires ou papillaires.

Les granulations trachomateuses sont généralement arrondies, plus ou moins saillantes, rosées ou rougeâtres, et se développent irrégulièrement sur le cul-de-sac *supérieur* ou au niveau du tarse ; elles sont peu vasculaires, constituées par du tissu conjonctif et des amas de cellules embryonnaires intra ou sous-muqueuses ; elles font partie intégrante de la conjonctive. Nous avons vu que les follicules sont grisâtres, gris jaunâtre, ou rosés, presque transparents ; qu'on les rencontre en séries transversales vers le cul-de-sac supérieur ; qu'ils sont assez distincts de la conjonctive et constitués par des amas de cellules lymphoïdes privés de vaisseaux. Quant aux papilles hypertrophiées, elles sont plus grêles, plus minces, plus sinueuses, rouges et localisées à la conjonctive supérieure vers la région externe ; leur richesse vasculaire est plus considérable et leur développement plutôt en hauteur qu'en surface. Les granulations reposent sur une muqueuse boursouflée, infiltrée, altérée, tandis que les follicules et les papilles ne comportent presque aucune altération conjonctivale. Enfin, chose capitale, la granulation laisse une cicatrice plus ou moins marquée, tandis que le follicule et la papille disparaissent sans laisser de traces notables.

Les diverses formes que nous avons indiquées présentent des caractères spéciaux qui les font aisément reconnaître. Quant aux complications palpébrales, kératiques, lacrymales ou suppuratives, elles varient suivant leurs manifestations individuelles.

Pronostic. — Il est toujours grave à cause de la nature néoplasique, de la durée et des complications habituelles de l'affection. La confluence des granulations, les formes fongoïdes et scléroïdes, sont surtout fâcheuses. Le mauvais état général, la misère, un lymphatisme excessif, le pannus, l'entropion avec trichiasis, les leucomes épais ou adhérents constituent des conditions défavorables à la guérison. Celle-ci néanmoins reste toujours possible. Avec le temps et un traitement méthodique, on obtient des résultats tout à fait satisfaisants.

Traitement. — Ce traitement est général, régional et local.

1° *Général.* — Il s'adresse au lymphatisme, à la mauvaise constitution du sujet et comprend les iodiques, les ferrugineux, les arsénicaux, l'huile de foie de morue, les toniques, l'hydrothérapie, l'hygiène professionnelle ou d'habitation.

2° *Régional.* — Il embrasse la toilette complète, habits, linge, mains, ongles, cheveux, nez, etc.

3° *Local.* — Il vise les granulations mêmes ou leurs complications : il est médical ou chirurgical, suivant qu'on se borne à l'application de topiques ou qu'on met en œuvre des instruments divers.

Autrefois, les topiques étaient presque seuls en honneur ; on employait le cuivre, la pierre divine, l'acétate de plomb, le nitrate d'argent, l'inoculation blennorrhagique ou jéquiritique, et on réservait l'intervention armée contre les complications kératiques palpébrales ou lacrymales. Actuellement, sans préjudice des topiques anciens, on préfère les antiseptiques usuels et on agit directement sur les granulations par des moyens presque exclusivement chirurgicaux.

Le *traitement médical* des granulations ne saurait être toutefois abandonné, car il rend de très grands services et doit conserver toutes ses indications. Le cuivre est utile dans les formes scléroïdes où les granulations sont groupées, sur un lit cicatriciel, en quelques rares îlots pulpeux facilement détruits. Manié vigoureusement *en raclant*, le cristal cuprique exprime ou emporte les foyers granuleux et provoque une inflammation réparatrice des surfaces conjonctivales. On joint ainsi l'action mécanique du crayon à l'action spéciale du cuivre. Il est inutile dans les formes fibroïdes, où les granulations sont comme recouvertes d'une épaisse carapace, ou bien il doit être employé après scarification ou décapage par l'acide chromique. Il est nuisible dans

les formes lymphoïdes où il détermine une forte congestion conjonctivale
sans atteindre les masses granuleuses sous-jacentes, et il provoque alors de
violentes douleurs avec inflammation kératique.

La pierre divine (sulfate de cuivre mitigé) a une action analogue à celle
du sulfate de cuivre pur, mais elle est moins irritante.

Le nitrate d'argent est toujours précieux dans les formes aiguës, avec écoulement purulent ou muco-purulent abondant. On devra l'employer en solution
au vingtième, au trentième, et l'appliquer soigneusement, au pinceau, sur la
conjonctive exactement retournée et séchée.

L'acétate de plomb, en vogue dans les cliniques belges, a paru chez nos
malades peu avantageux.

Les pommades à la cocaïne, à l'atropine, au précipité jaune seront toujours des adjuvants précieux dans les formes lymphoïdes où l'ophtalmie,
dite strumeuse, est *combinée* à l'ophtalmie granuleuse.

Les inoculations blennorrhagiques ou blennorrhéiques sont trop dangereuses pour être employées ; quant aux applications jéquiritiques, elles sont
utiles, mais rarement nécessaires, sauf en cas de pannus excessif.

Le *traitement chirurgical* que l'on emploie de préférence depuis quelques
années ne serait, d'après PANAS, dans ses divers modes et procédés, qu'un
retour aux pratiques anciennes.

Les topiques à base de plomb, de zinc et surtout le cuivre étaient jadis fort
usités, mais sans préjudice des moyens chirurgicaux. HIPPOCRATE brossait les
granulations avec un fuseau de bois, entouré de laine non cuite. CELSE les raclait, à la période trachomateuse, avec le côté rugueux d'une feuille de figuier,
une lime ou mieux encore avec le scalpel. Plus tard, PAUL d'EGINE se servit
d'un os de seiche ou d'un instrument spécial, le blépharoxiston. SEVERUS
rejette le brossage comme nuisible et lui préfère le massage vigoureux.
ISAAC JUDOEUS et RHAZÈS pratiquaient le curettage. WOOLHOUSE réinventa,
comme aujourd'hui, le brossage avec une brosse faite de brins d'épis de
seigle. PLATNER faisait des scarifications. Avec RICHTER, enfin, on abandonne
le traitement chirurgical pour n'y revenir que de nos jours.

Le *traitement chirurgical* comprend la cautérisation ignée, l'expression,
les scarifications, le curettage, le raclage, le brossage, l'excision du cul-de-
sac supérieur et les opérations qui visent les complications palpébrales ou
lacrymales.

La *cautérisation ignée* au galvano-cautère est avantageuse dans les granulations fibroïdes que l'on ponctionne finement ; dans toute autre condition,
elle semble plus nuisible qu'utile.

L'*expression* est bonne dans les formes scléroïdes, dans lesquelles les
amas granuleux sont à fleur de muqueuse, ou dans les formes lymphoïdes,
après scarification.

Le *raclage* est indiqué dans les mêmes cas que l'expression dont il est
un mode d'application. On l'effectue avec un corps mousse (raclage), avec
la curette (curettage), ou à la brosse (brossage).

Les *scarifications* préalables, découvrant les nids de granulations sous-jacentes, sont presque toujours nécessaires. On les pratique plus ou moins profondes, obliques ou transversales, avec ou sans anesthésie. On joint à ces diverses manœuvres l'application d'une solution de sublimé au 1/1000, au 1/500, etc.

L'*ablation du cul-de-sac supérieur*, préconisée par GALEZOWSKI, est indiquée dans tous les cas où les granulations sont limitées au cul-de-sac supérieur et confluentes. Elle convient surtout aux formes lymphoïdes ou scléroïdes. Nous l'employons comme complément des scarifications, de l'expression et du raclage, alors que le cul-de-sac constitue le dernier refuge des lésions granuleuses.

Le *curettage* et le *brossage* au sublimé à 1/500 ont été préconisés par ABADIE et DARIER. Le malade étant anesthésié complètement, les paupières sont vigoureusement retournées avec une pince, après ou sans canthoplastie préalable, scarifiées dans toutes les parties granuleuses, surtout le cul-de-sac supérieur, puis brossées avec une brosse à poils raides imprégnés de sublimé à 1/500. La conjonctive est ensuite lavée et les paupières sont recouvertes de compresses froides. Pansement quotidien au sublimé avec retournement des paupières pour éviter le symblépharon. Avant ABADIE et DARIER, nous avons employé un procédé analogue. Les paupières fortement retournées avec l'écarteur à main ou une épingle à cheveux coudée, appliquée du côté cutané en haut du tarse, nous pratiquons des scarifications plus ou moins profondes, le raclage avec un cristal de cuivre, d'alun, le dos du scarificateur ou une spatule, enfin le frottage au sublimé à 1/1000.

Les complications oculaires, palpébrales ou conjonctivales ont une grande importance thérapeutique.

Les *complications oculaires* comprennent le pannus, les ulcérations cornéennes, l'iritis, etc. Le pannus, en lui-même, est chose bénigne. Il cède généralement au traitement local habituel. Pour éclaircir rapidement la cornée, on peut toutefois pratiquer la péritomie, la syndectomie, ou l'excision du cul-de-sac supérieur.

Les *ulcérations kératiques* sont le fait du lymphatisme autant que des granulations. Les lésions cornéennes se rencontrent surtout dans les formes lymphoïdes et scléroïdes; elles sont constamment en rapport avec l'état général et l'importance des granulations. L'atropine, la cocaïne, les douches chaudes et le traitement conjonctival suffisent à la guérison. L'iritis est fréquente et exige les mydriatiques, parfois la paracentèse et l'iridectomie.

Les *complications palpébrales* sont le blépharospasme, le phimosis, le trichiasis et l'entropion.

Le *blépharospasme*, fréquent dans les formes lymphoïdes, est provoqué par les lésions cornéennes; il cède à la cocaïne, à l'atropine, à l'anesthésie générale et au besoin à la dilatation ou à la canthotomie. Le *phimosis* implique la canthoplastie.

L'*entropion*, étant la conséquence de l'atrophie marginale et de la rétraction tarso-conjonctivale, est radicalement guéri par la tarso-marginoplastie latérale, médiane ou totale.

Les *complications lacrymales*, produites par les granulations et le lymphatisme, comportent le cathétérisme avec injections détersives et, dès que la sténose paraît insurmontable ou le larmoiement incoercible, l'ablation de la glande palpébrale ou orbitaire.

En résumé, le traitement de l'ophtalmie granuleuse est essentiellement variable et doit être adapté aux indications multiples fournies par l'état général, les formes morbides principales, et les complications diverses, car *il n'y a pas que des granulations, il y a surtout des granuleux* (TRUC).

IX. — CONJONCTIVITES PSEUDO-MEMBRANEUSES

Ces conjonctivites sont caractérisées par la présence de fausses membranes sur la conjonctive palpébrale ou bulbaire. Plus ou moins épaisses, adhérentes ou non à la muqueuse sous-jacente, elles ont un aspect grisâtre et fibrineux. Elles se reproduisent à diverses reprises et offrent des caractères plus ou moins contagieux.

Les fausses membranes se rencontrent dans des conditions variées et peuvent être divisées en chimiques, croupales et diphtéritiques ; il convient toutefois de remarquer que c'est là une division purement clinique, car, à l'heure actuelle, on sait que les fausses membranes ne sont pas un symptôme caractéristique de telle ou telle affection, mais la simple expression pathologique, soit d'une moindre résistance des tissus envahis, soit d'une association microbienne, soit enfin d'une virulence spéciale de l'infection.

1° *Chimiques*. — Tous les caustiques et astringents forts déterminent une altération épithéliale et une coagulation fibrineuse qui aboutissent à la production membraneuse ; l'acide chromique, l'acide phénique, le sulfate de cuivre, le chlorure de zinc, l'ammoniaque, le nitrate d'argent sont de cet ordre. La pellicule créée par le nitrate est généralement superficielle, peu adhérente et disparaît en vingt-quatre heures ; mais il arrive qu'elle soit interstitielle et profonde. SOURDILLE, avec l'ammoniaque du commerce diluée à 1/2 ou 1/3, produisit chez le lapin, suivant le degré ou la durée de la cautérisation, des conjonctivites à forme superficielle ou interstitielle. Les lésions de la première forme consistent essentiellement dans la nécrose de coagulation des cellules épithéliales avec congestion du système vasculaire sous-épithélial. On y trouve de la fibrine, des cellules lymphoïdes et des globules rouges. Les lésions de la deuxième forme comprennent, en outre une exsudation séro-globulaire, la destruction des vaisseaux et l'anémie des tissus. Ces deux formes correspondent aux fausses membranes croupales et diphtéritiques, mais n'offrent pas, entre elles, de distinction fondamentale.

2° *Croupales*. — Diverses conjonctivites produisent des fausses membranes plus ou moins épaisses et adhérentes, et celles-ci se rencontrent dans les conjonctivites aiguës ou chroniques de gravité variable. Dans les formes les plus fâcheuses, l'exsudat membraneux devient très adhérent et légèrement interstitiel. Ce sont là des formes simplement diphtéroïdes (van den Bergh).

La blennorrhagie oculaire présente parfois des fausses membranes analogues, mais qui ne constituent qu'un épiphénomène sans importance.

Morax vient de décrire une *conjonctivite à pneumocoques* qu'on observerait, rarement, chez les jeunes enfants. Cette affection est monoculaire, bénigne, présente de légères fausses membranes palpébrales, guérit rapidement

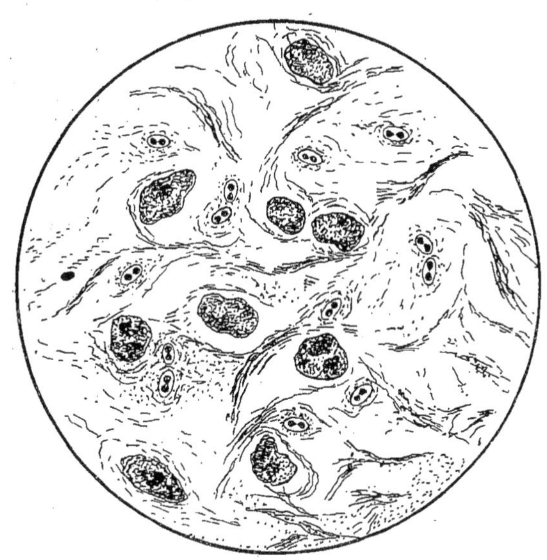

Fig. 166. — Diplocoque encapsulé de Talamon-Frænkel.

et se caractérise par la présence des pneumocoques encapsulés de Talamon-Frænkel.

3° *Diphtéritiques.* — Le bacille de Klebs-Loeffler est considéré comme caractéristique des pseudo-membranes diphtéritiques, mais il faut le rechercher de bonne heure, car, d'après Sourdille, il disparaît souvent dans les vingt-quatre heures. D'ailleurs, il importe de faire de multiples préparations avant de nier la réalité de la diphtérie ; les inoculations, ainsi que les cultures quand elles sont négatives, constituent seulement une preuve certaine de la non-existence de cette affection. On a cru pendant longtemps que les membranes interstitielles étaient seules diphtéritiques et que les formes croupales étaient les produits d'inflammations banales, mais on tend maintenant à admettre que le bacille de Klebs-Loeffler se rencontre dans toutes les fausses membranes, soit croupales soit diphtéritiques. Il y est seulement plus ou moins abondant.

Les conjonctivites peuvent donner lieu à toutes les variétés de néo-membranes, depuis la fausse membrane mince, superficielle, croupale, jusqu'à celle qui est épaisse, profonde, interstitielle. Nous comprenons dès lors pourquoi des formes croupales coïncident souvent avec les épidémies de diphtérie.

Il en est d'ailleurs pour la conjonctive comme pour le pharynx ou le larynx : l'infection diphtéritique est d'intensité variable et plus ou moins grave.

Le bacille de KLEBS-LOEFFLER est l'agent des fausses membranes typiques. L. MARTIN en a indiqué diverses variétés : bacilles longs, moyens et courts.

D'autres éléments microbiens, pouvant aussi produire des fausses mem-

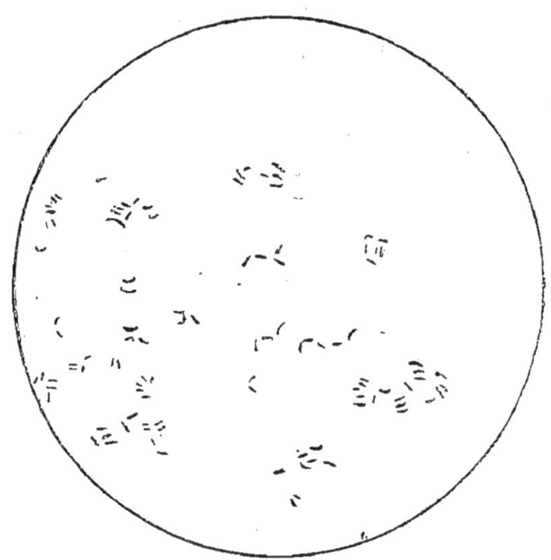

Fig. 167. — Bacilles de la diphtérie.

branes, sont assez nombreux : tels sont le gonocoque, le bacille DE WEEKS, le streptocoque, le pneumocoque (MORAX).

Tous ces microbes agissent surtout combinés. Leurs associations diverses expliquent, dans une certaine mesure, la variété des fausses membranes et les allures si différentes des ophtalmies croupales ou diphtéritiques.

Malgré l'importance de ces nouvelles notions étiologiques, on peut encore conserver, en clinique, la division des conjonctivites croupales et diphtéritiques, car les symptômes, la marche, les complications sont, dans les cas types, absolument différents.

Conjonctivite croupale. — Elle a été décrite pour la première fois par BOUISSON (de Montpellier), en 1846, avec des observations disparates, puis par CHASSAIGNAC, GOSSELIN, TROUSSEAU, qui l'ont, conformément aux découvertes postérieures, généralement rattachée à la diphtérie.

Ultérieurement, en 1854, DE GRÆFE établit une différence absolument tranchée entre les formes croupales et les formes diphtéritiques que nous rapprochons aujourd'hui.

La conjonctivite croupale présente d'abord des allures de la conjonctivite catarrhale ou catarrho-purulente aiguë. La muqueuse se recouvre ensuite, au niveau des culs-de-sac en particulier, d'un exsudat grisâtre peu épais, détachable aisément avec une spatule, une pince ou un tampon de ouate ; après l'ablation, la muqueuse apparaît rouge et sanguinolente. Les exsudats peuvent se produire ; ils diminuent au bout de quelques jours et sont entraînés par les sécrétions catarrho-purulentes ou purulentes qui se produisent. La conjonctive bulbaire est peu touchée et la cornée reste généralement indemne.

Cette conjonctivite paraît assez rare et relativement bénigne ; elle guérit en quelques semaines.

Elle est toujours aggravée par les caustiques. On a recommandé l'application du froid, du jus de citron, etc. On se trouvera mieux des lavages boriqués fréquents et tièdes, des compresses chaudes, d'une simple pommade sublimée à l'atropine et à la cocaïne, ou encore de la vaseline iodoformée. Ce qu'il faut redouter surtout, c'est l'action gravative des paupières gonflées, surchargées de fausses membranes, sur la cornée. En certains cas extrêmes, pour faire cesser une compression kératique fâcheuse, on pratiquera le débridement large de la commissure externe.

Il existe quelques formes redoutables, suraiguës, de cette affection. (VALUDE) contre lesquelles le traitement offre peu d'action ; la cornée est attaquée et détruite en un temps très court. Un traitement général fortifiant est surtout utile. Dans les cas graves ou rebelles, on pourrait appliquer la méthode des inoculations sérothérapiques comme dans la conjonctivite diphtéritique.

La conjonctivite croupale devant être considérée comme de provenance diphtéritique, une antisepsie complète du sujet et du milieu est nécessaire, pour éviter la dissémination de l'ophtalmie ou les autres manifestations de la diphtérie.

Conjonctivite diphtéritique. — La conjonctivite diphtéritique — διφθέρα, membrane — est caractérisée par la production d'exsudats interstitiels, par la nécrose muqueuse consécutive et sa gravité locale ou générale.

Le début est celui d'une conjonctivite catarrhale ou purulente subaiguë, avec gonflement, raideur, sensibilité considérable des paupières. Dans la suite, il n'y a guère d'écoulement ; la conjonctivite est recouverte d'un exsudat grisâtre ou jaunâtre, marbré de points rouges ou violacés. Cet exsudat est plus ou moins épais, inégal, infiltré, comme produit par une injection cireuse dans la muqueuse anémiée.

Les scarifications ou les incisions profondes de la conjonctive n'entraînent aucune effusion sanguine.

Quelques jours après, la réaction locale s'établit, et il survient une suppuration plus ou moins marquée. C'est la période d'élimination, qui coïncide avec une vascularisation plus développée et tend vers la réparation. La guérison s'obtient par la fonte de l'exsudat, la nécrose des portions muqueuses étranglées par l'infiltration et la cicatrisation générale ; mais elle est souvent incomplète ou entravée par des *complications* redoutables du côté de la cornée.

La nutrition oculaire, dans la conjonctivite diphtéritique, est très compromise à cause de la misère organique fréquente des patients et aussi de l'infiltration interstitielle de la conjonctive. L'exsudat enserre, étouffe les vaisseaux. Dans les cas graves, à infiltration très profonde, la muqueuse est véritablement exsangue ; la cornée s'ulcère à son centre, se détruit par points ou s'émiette parfois en quelques jours ; des hernies iriennes se produisent et, lors même que la guérison surviendrait, la vision reste fort compromise. Sourdille attribue les lésions cornéennes aux germes infectieux associés à ceux de la diphtérie, surtout aux streptocoques.

Dans la muqueuse et les exsudats on rencontre, en effet, toujours des bacilles de Klebs-Loeffler, des staphylocoques et des streptocoques. Les bacilles de Klebs-Loeffler sont plus ou moins nombreux et de dimensions variables (L. Martin).

L'état général est ordinairement mauvais. Les muqueuses buccale, laryngée, pharyngée sont fréquemment infectées par la diphtérie.

La conjonctivite diphtéritique est infectieuse, épidémique et contagieuse ; nous n'avons jamais observé cependant, à la Charité de Lyon, même pendant les plus fortes épidémies diphtéritiques, de véritable contagion directe. Elle se montre chez les enfants cachectiques, chez les adultes mal nourris et se termine, du fait des complications générales et respiratoires, fréquemment par la mort.

L'intensité de l'infiltration et de l'anémie conjonctivale, les complications cornéennes sont des symptômes graves ; une vascularisation abondante est plus favorable. La détermination microbienne peut donner, enfin, quelques indications pronostiques. Il importe, en tout cas, de distinguer les fausses membranes diverses, chimiques, croupales ou diphtéritiques.

La fausse membrane du nitrate d'argent est très blanche, celle de l'ophtalmie phlycténulaire ou blennorrhagique, mal liée, plutôt filamenteuse. La croupale est gris pâle, mince, continue, facile à enlever et tapissant une conjonctive boursouflée, vasculaire, saignante. La diphtérie est gris jaunâtre, irrégulière, infiltrée, adhérente, difficile à extraire, assez sèche, reposant sur une conjonctive pâle, anémiée, raide. Il peut y avoir des bacilles de Loeffler dans tous les cas, mais ils se montrent plus abondants et plus persistants dans la forme diphtéritique franche.

Le *traitement* de la conjonctivite diphtéritique n'est jamais négligeable, même quand la mort paraît imminente du fait de l'infection générale, car les malades peuvent toujours survivre, et il importe d'épargner leurs yeux. Au début, à la période d'infiltration, pas de caustiques ; il faut au contraire exciter la nutrition et favoriser la circulation locale.

Le froid, qui a été recommandé, paraît contre-indiqué ; les scarifications profondes de la conjonctive et la section commissurale des paupières, qui ont été conseillées, sont des pratiques détestables.

Le calomel à doses réfractées, les onctions mercurielles belladonées sont utiles. Le jus de citron a pu être favorable. A la période de réaction et d'élimination, la suppuration doit être surveillée et, s'il y a lieu, tempérée ; les lavages répétés sont de rigueur.

La réparation sera dirigée et les cicatrices régularisées ultérieurement. Les lésions cornéennes seront traitées selon leur nature et leur degré ; l'iodoforme en pommade est, à cet égard, un excellent topique.

Les complications oculaires étant produites par des agents infectieux non spécifiques, surtout les streptocoques, on doit agir contre eux avec les moyens ordinaires : iode, pyoctanine, surtout le fer rouge et les paracentèses.

En 1894, BEHRING (de Marbourg) et ROUX (de l'Institut Pasteur) ont fait connaître le traitement de la diphtérie par l'injection sous-cutanée de sérum antidiphtérique. Son action paraît, en l'espèce, d'autant plus utile que l'infection ophtalmique n'est pas localisée seulement à la conjonctive, mais aussi à la gorge, au nez, et qu'il s'agit, avant tout, d'une maladie générale localisée. C'est le traitement spécifique de l'infection. Dans les cas où on l'a appliqué, il a généralement donné d'excellents résultats (COPPEZ).

Les instillations de sérum dans le sac conjonctival préconisés par quelques auteurs ont une valeur bien plus faible et n'ont pas acquis la même faveur auprès des praticiens que les injections sous-cutanées.

X. — ECCHYMOSES. OEDÈME. EMPHYSÈME

Les *ecchymoses conjonctivales* sont fréquentes. On les observe à la suite de rupture vasculaire dans l'artério-sclérose, après un coup, une plaie de la muqueuse, même simplement par la fatigue qui résulte d'un travail soutenu. On les rencontre aussi, tardives et à la paupière inférieure, après les fractures du crâne. Elles ont alors une grande valeur séméiologique, mais ne présentent aucune gravité et se résorbent en quelques semaines. La compression et le massage hâtent leur disparition.

L'*œdème* est consécutif aux inflammations oculaires ou périoculaires graves, aux troubles rénaux ou dyscrasiques avec infiltration générale. Il devient significatif à la suite d'interventions opératoires et indique une infection profonde. Les corps étrangers peuvent le provoquer. L'œdème par lui-même ne présente aucune gravité. Une légère compression dans les cas légers, des mouchetures dans les cas excessifs, peuvent être cependant indiquées.

L'*emphysème* coïncide avec celui des paupières et résulte de fractures orbitaires, nasales ou temporales.

XI. — DÉGÉNÉRESCENCE AMYLOIDE

ŒTTINGEN a décrit une affection singulière et mal connue que l'on rencontre surtout du côté de la Russie. Elle est caractérisée, au point de vue anatomique, par l'infiltration lymphoïde, la dégénérescence hyaline, puis amyloïde de la conjonctive, et, au point de vue clinique, par l'aspect cireux de la conjonctive, qui, plus ou moins gonflée, forme un épais bourrelet autour de la cornée. Il existe comme des tumeurs agglomérées se déchirant très aisément par traction ; on dirait une conjonctive infiltrée et friable, presque exsangue. La cornée est souvent farineuse et recouverte par les paupières alourdies. Pas de troubles généraux. Le traitement local ou général est peu efficace et n'empêche guère la cécité progressive de se produire.

XII. — BLESSURES

Les *plaies* de la conjonctive sont des éraillures ou des sections plus ou moins étendues et qui s'accompagnent d'ecchymoses profuses. L'infection seule peut les rendre fâcheuses. L'antisepsie locale et, au besoin, quelques points de suture suffisent à la guérison.

Les *brûlures* sont fréquentes et souvent graves. Elles peuvent en effet produire, outre les lésions de la cornée, une désorganisation profonde de la conjonctive, du symblépharon et de l'entropion consécutifs. Les corrosions par la potasse, la chaux, sont communes et provoquent des kérato-conjonctivites aiguës, très douloureuses et même très tenaces.

Le traitement des brûlures se résume dans l'emploi des calmants, des antiphlogistiques, la conduite de la cicatrisation.

Il importe surtout de pratiquer tout d'abord une toilette soignée de la conjonctive et des culs-de-sac, de manière à ne laisser aucun résidu caustique ; l'anesthésie locale et parfois l'anesthésie générale sont indispensables. Il faut ensuite éviter l'entropion et le symblépharon. La mobilisation des paupières, des pommades et même, dans les cas graves, l'application d'une coque de verre transparent, sont recommandées pour s'opposer à la formation du symblépharon.

Les *corps étrangers* (POUCHET, YVERT) de la conjonctive sont très variés : poussières, charbons, éclats de fer, d'acier, de fonte, de pierres, débris végétaux, grains de blé, d'orge, etc., etc. Ils provoquent immédiatement une violente douleur, du larmoiement, de la photophobie, de la rougeur, et, s'il y a infection, des conjonctivites ou des kérato-conjonctivites graves. Cependant la douleur peut disparaître, l'irritation se calmer, et le corps étranger être plus ou moins bien toléré.

Les phénomènes réactionnels sont parfois ceux d'une conjonctivite catarrhale ou purulente, d'allure blennorrhéique.

Les corps étrangers peuvent s'implanter sur la conjonctive bulbaire, mais le plus souvent on les rencontre vers la région tarsale supérieure, dans les culs-de-sac conjonctivaux, où l'on doit d'ailleurs toujours les rechercher en n'oubliant pas qu'on en a trouvé enkystés depuis des mois entiers sans altération notable.

L'ablation est nécessaire et exige parfois, chez les enfants, l'anesthésie générale. On doit, dans les cas graves, traiter soigneusement les complications infectieuses consécutives.

XIII. — XÉROSIS. XÉROPHTALMIE

Dans le xérosis ou xérophtalmie, — ξηρός, sec — la conjonctive est sèche, comme parcheminée, et présente en divers points de petites taches blanches, savonneuses, squameuses. La cornée est souvent dépolie.

On rencontre le xérosis, à la suite de brûlures, d'ulcères divers, dans le trachome. Deux fois nous l'avons vu survenir après l'ablation de la glande lacrymale orbitaire. On l'observe encore dans quelques cas d'héméralopie et surtout de kératomalacie par dystrophie générale. Dans le xérosis d'origine locale, les lésions seraient profondes ; dans le xérosis d'origine générale, l'épithélium surtout se trouverait altéré (COHN).

On a décrit un bacille spécial, court, à la surface des cellules épithéliales, mais sa spécificité et surtout son action sont très contestées ; d'autres microbes coexistent souvent. L'affection est grave, car, propagée à la cornée, elle entraîne d'ordinaire la cécité.

On essayera bien des instillations, des pommades, des douches chaudes, mais il faut s'attendre au peu d'efficacité des divers traitements. On emploie aussi la solution physiologique de chlorure de sodium et la glycérine. En fait, le seul moyen sûr de guérir le xérosis est de pratiquer l'occlusion temporaire des paupières par la blépharorraphie. Il nous est arrivé, à cet effet, de coudre et de découdre alternativement des paupières, et cela pendant plusieurs années. Le traitement des affections concomitantes et de l'état général ne doit jamais être négligé.

XIV. — PTÉRYGION

Le ptérygion — πτερύγιον, drapeau, πτέρυξ, aile — est un épaississement triangulaire de la conjonctive qui occupe surtout le côté interne de la cornée, et dont le sommet (tête) s'avance horizontalement de la périphérie au centre. Membraneux ou charnu, il adhère à la sclérotique et à la cornée par sa tête et son corps, le col restant souvent libre au point d'être soulevé aisément avec une pince ou un stylet.

On observe le ptérygion chez l'adulte et le vieillard à la suite de pinguecula et d'irritations oculaires répétées. On le trouve presque toujours en dedans ou en dehors, rarement en haut ou en bas.

On y a découvert des microcoques (PONCET), mais il ne semble pas qu'ils aient une grande valeur étiologique. Le ptérygion se développe lentement, et sa tête ne dépasse guère le centre cornéen. On a accusé le ptérygium de provoquer de l'astigmie, même avant d'arriver dans la zone pupillaire (BLANCHARD, GARMY), mais cette question réclame de nouvelles vérifications.

Stationnaire, membraneux et peu gênant pour la vision, il vaut mieux le respecter. Gênant, épais ou progressif, il faut l'enlever. L'ablation ou le déplacement avec la cautérisation superficielle de son lit cornéen (G. MARTIN)

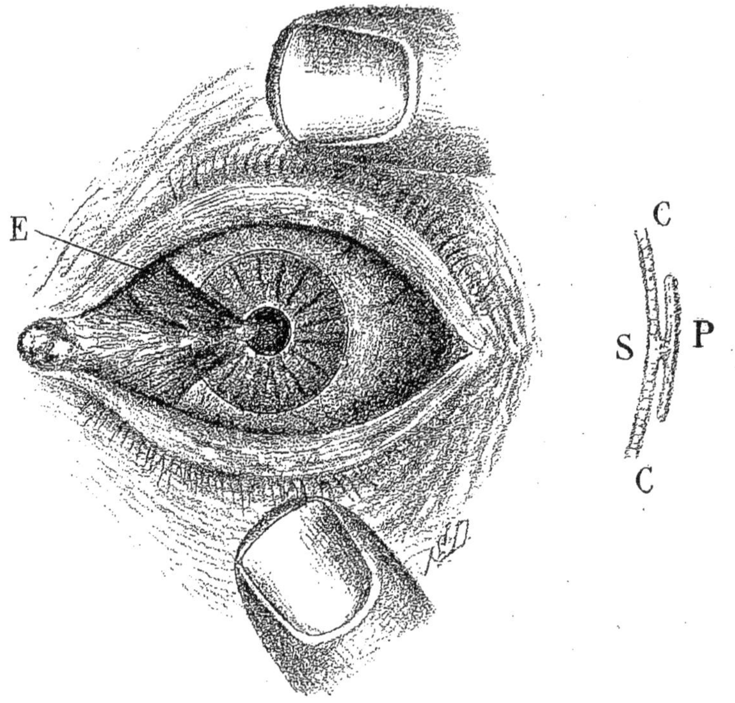

Fig. 168. — Ptérygion.

E, ptérygion interne. — CC, cornée. — S. lit cornéen. — P, ptérygion.

constitue un bon procédé opératoire. L'autoplastie conjonctivale est également recommandable (CHIBRET). Les irrigations lacrymales et conjonctivales

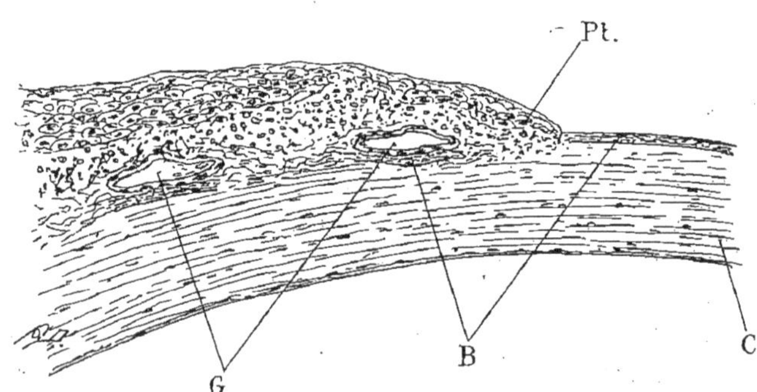

Fig. 169. — Ptérygion. Faible grossissement.

Pt, tête du ptérygion. — C, cornée. — B, membrane de Bowman. — G, coupe des gouttières séparant les bords latéraux du ptérygion de la cornée.

sont toujours utiles. Quel que soit d'ailleurs le traitement employé, la récidive est très fréquente et doit être prévue.

XV. — ULCÉRATIONS

On a signalé des bulles de *pemphigus*, des vésicules d'*herpès*, des plaques de *psoriasis*.

Le *chancre syphilitique*, des plaques muqueuses et des gommes ont été observés.

Le lupus, la tuberculose sont plus ordinaires.

Le *lupus* est rarement primitif et provient ordinairement, par propagation, des parties voisines : nez, lèvres, joues.

La *tuberculose* se montre surtout au niveau de la région tarsale, sous forme d'une perte de substance, à fond grisâtre, à bords irréguliers, entourés de points gris jaunâtre ou gris rougeâtre. L'ulcération s'étend en surface ou en profondeur, et les ganglions s'engorgent. On y découvre le bacille de Koch.

L'affection est primitive et résulte probablement d'infection externe, à la suite d'éraillure épithéliale par un corps étranger (Valude), ou bien elle est secondaire et coïncide avec la tuberculose pulmonaire, laryngée, articulaire, etc. La nature tuberculeuse est indiquée par l'aspect et la marche de l'ulcère ; elle se démontre par la présence du bacille spécifique et les résultats de l'inoculation chez le lapin ou le cobaye.

L'infection tuberculeuse est toujours grave et doit être énergiquement traitée. Primitive surtout, pour éviter la généralisation, il faut détruire au fer rouge l'ulcération ou en pratiquer l'exérèse. L'iodoforme, comme topique, reste spécialement indiqué.

XVI. — TUMEURS

On peut diviser les tumeurs en bénignes et malignes.

Les *tumeurs bénignes* comprennent les polypes, les papillomes, les granulomes, les angiomes, les lipomes, les ostéomes, les dermoïdes, les kystes.

Les *granulomes* se développent à la suite d'éraillures, de plaies accidentelles ou opératoires, surtout après la strabotomie. Pas d'épithélium, mais du tissu conjonctif, des cellules embryonnaires et des vaisseaux. Ce sont des bourgeons charnus, qui saignent facilement et peuvent colorer les larmes en rouge (larmes de sang).

Les *papillomes* représentent de simples verrucosités plus ou moins irrégulières et pédiculées, à épithélium stratifié.

Les *polypes* sont des excroissances fibreuses de volume et de nombre variables recouvertes d'un vernis épithélial.

Les *angiomes* proviennent d'ordinaire des paupières, mais on les observe aussi primitivement sur la conjonctive. Ce sont alors des nævi parfois pigmentés. La cautérisation ignée est préférable à l'ablation. Celle-ci, comme la ligature, serait applicable aux angiomes pédiculés.

Les *lipomes sous-conjonctivaux* siègent en dehors, surtout en haut et en dehors, entre les muscles droits externe et supérieur. Ils sont arrondis, pseudo-fluctuants, ordinairement congénitaux, mais se développant vers la puberté. L'extirpation est parfois nécessaire. Il importe de ne pas là poursuivre trop profondément, car la masse de la tumeur se continue souvent avec la graisse orbitaire.

Les *ostéomes* sont exceptionnels, encapsulés sous la conjonctive, en dehors. On les a rencontrés jusqu'ici chez des jeunes gens, ce qui fait croire à une affection congénitale analogue aux dermoïdes (PANAS).

Les *dermoïdes* sont congénitaux, siègent généralement vers la partie externe du limbe scléro-cornéen. Leur aspect est cutané, on y rencontre des poils follets. La structure paraît nettement dermique. Ils gênent peu la vision, et se développent à l'époque de la puberté. On les a attribués à une inclusion ectodermique ou à une adhérence amniotique (VAN DUYSE). L'ablation et la cautérisation ignée du point d'implantation amènent une guérison radicale.

Les *kystes* sont plus ou moins vésiculeux, d'origine lymphatique, lacrymale, parasitaire. Ce sont de petites vésicules remplies de sérosité claire. Les kystes *lymphatiques* se rencontrent sur la conjonctive bulbaire. Les kystes *lacrymaux* habitent surtout vers les culs-de-sac et proviennent des glandes de KRAUSE. Les kystes *parasitaires* renferment des cysticerques. Ils sont plus ou moins volumineux, mobiles, fluctuants et contiennent la vésicule et le cysticerque. Leur siège de prédilection est le sillon palpébral inférieur. L'incision simple, ou mieux l'ablation, entraîne la guérison.

La *pinguecula* — pinguis, gras — est une tumeur jaune grisâtre, qu'on rencontre chez l'adulte et le vieillard, sur la conjonctive en dedans de la cornée, dans le méridien horizontal. Elle est du volume d'une tête d'épingle à un petit pois, aplatie, à bords diffus.

La pinguecula se développe lentement ou demeure tout à fait stationnaire. Elle n'occasionne aucune gêne notable, et les malades ne s'en préoccupent que par hasard ou pas du tout. Elle semble cependant prédisposer au ptérygion.

On croyait autrefois qu'il s'agissait d'un petit amas graisseux ; on reconnut plus tard qu'il n'y avait pas de graisse, mais seulement un état dégénératif épithélial. Tantôt la lésion ne touche que l'épithélium, et tantôt elle va jusqu'à l'épisclère.

FUCHS, de Vienne, a constaté récemment une dégénérescence hyaline de la conjonctive, de l'épisclère, et même des couches superficielles de la sclérotique. Les fibres conjonctives et scléroticales dégénérées s'enroulent, formant de minuscules îlots hyalins. L'épithélium n'est presque pas altéré. Les petits vaisseaux sont oblitérés. La pinguecula résulterait donc d'une sorte de dystrophie sénile analogue au gérontoxon, provoquée par les irritations extérieures au niveau de la fente palpébrale. L'expectation est la règle, en tout cas l'ablation est extrêmement facile.

Les *tumeurs malignes* de la conjonctive comprennent surtout l'épithéliome et le sarcome.

Les recherches de PANAS démontrent la fréquence relative de l'*épithéliome*. Le pigment existe dans le tiers des cas, mais on doit rarement parler de mélanose, car dans la région limbique où il se développe ordinairement, il s'y trouve à l'état normal. La tumeur peut à la rigueur se développer en un point quelconque de la conjonctive ; toutefois, elle apparaît presque toujours sur le limbe, en dehors.

Elle est l'apanage des vieillards. Son aspect est framboisé, arrondi, aplati. Elle marche lentement et s'étend surtout en surface jusqu'à recouvrir le globe. A la longue cependant, il peut y avoir pénétration intra-oculaire ; la gêne fonctionnelle est minime ; la vision est limitée du côté de la tumeur.

Il s'agit bien ici du vrai cancer ; la structure, la marche, l'invasion ganglionnaire dans les cas particulièrement graves, la récidive ne permettent pas d'en douter. Cependant c'est une affection qui reste généralement locale et ne repullule que sur place. Le raclage et la cautérisation du pédicule compléteront l'ablation au bistouri. Le globe de l'œil ne sera énucléé que si les membranes internes sont envahies.

Les *sarcomes* de la conjouctive sont exceptionnels et ordinairement pigmentés. Ils se développent de préférence sur la conjonctive palpébrale et le limbe scléro-cornéen, là où normalement on rencontre du pigment.

L'ablation totale et précoce, comme dans l'épithéliome, est absolument de rigueur.

XVII. — LÉSIONS DE LA CARONCULE ET DU PLI SEMI-LUNAIRE

La caroncule et le pli semi-lunaire sont parfois le siège d'inflammations et de tumeurs diverses.

Les *inflammations* (*encanthis bénin*) résultent des conjonctivites chroniques (conjonctivite angulaire), d'affections lacrymales, de corps étrangers. La *suppuration* est rare. Nous l'avons observée chez un garçon d'une quinzaine d'années ; une simple incision a produit une guérison rapide. Les *tumeurs*, signalées rarement, sont l'adénome, le sarcome et surtout l'épithéliome. Les tumeurs *malignes* (*encanthis malin*) doivent être extirpées largement et de bonne heure.

CHAPITRE VI

MALADIES DE LA SCLÉROTIQUE

I. — BLESSURES

La sclérotique présente des plaies par instruments piquants, tranchants, contondants et des ruptures par éclatement, à la suite de contusions violentes. Les lésions peuvent donc se diviser en directes et indirectes.

Les *plaies directes* sont parfois larges et profondes. Si la choroïde, la rétine se trouvent blessées, il se produit une hémorragie abondante, extra et intra-oculaire, avec troubles visuels consécutifs. La cornée, le cristallin, l'iris peuvent être également atteints. Les gros projectiles produisent de larges délabrements et de véritable ruptures ; les petits projectiles, comme les grains de plomb, provoquent peu de réaction.

Les plaies pénétrantes ou linéaires simples peuvent guérir ; la cicatrisation se fait surtout par la choroïde et l'épisclère (FRANKE). Les plaies profondes et septiques entraînent parfois de violentes inflammations et même la panophtalmie. Il faut aussi tenir compte des lésions intra-oculaires et des corps étrangers.

Les *plaies indirectes* ou *ruptures de la sclérotique* résultent d'une contusion par chute, coup, projectile. Elles siègent en haut, dans les deux tiers environ des cas, surtout vers la partie médiane. Les contusions atteignent l'œil, en effet, par les parties inférieures, plus exposées. La rupture se fait un peu en arrière de la cornée, au niveau du canal de SCHLEMM et non de la région ciliaire ; la plaie reste souvent sous-conjonctivale, s'accompagne de hernie de l'iris, de luxation du cristallin, d'hémorragie intra-oculaire, etc. Il s'agit là d'une véritable fracture oculaire par contre-coup.

La cicatrisation s'effectue plus ou moins simplement par un tissu mince, peu résistant, susceptible, à la moindre pression anormale, de devenir le siège d'un staphylôme. Sauf dans les cas exceptionnels, la vision est très compromise tant à cause de la rupture scléroticale que des lésions concomitantes.

L'antisepsie, une ou plusieurs sutures, l'ablation des corps étrangers, le traitement des complications, constituent la thérapeutique des plaies scléroticales. Les sutures seront conjonctivales et le procédé de NUEL mérite d'être employé, mais elles peuvent aussi comprendre les couches moyennes ou externe de la sclérotique.

II. — SCLÉRITE ET ÉPISCLÉRITE

La sclérotique, membrane fibreuse, s'enflamme rarement. Ses irritations sont surtout secondaires, consécutives, en arrière, aux lésions de la choroïde ou de la membrane de Tenon, et en avant à celles de la cornée ou du corps ciliaire.

On décrit cependant, au point de vue clinique, des inflammations propres à la sclérotique : une sclérite superficielle ou épisclérite et une sclérite profonde ou sclérite proprement dite, dans lesquelles le segment antérieur paraît plus particulièrement affecté.

Épisclérite. — On observe, à peu de distance du limbe, une élevure du volume d'un petit pois à laquelle aboutissent des vaisseaux nombreux. Cette saillie est conique, d'un rouge vineux ou grisâtre et adhérente à la sclérotique. Elle est dure, sensible et laisse après sa disparition une cicatrice ardoisée persistante. La réaction reste assez localisée, les parties voisines sont à peine injectées.

Les épisclérites provoquent au début une gêne notable et parfois des douleurs violentes, hors de proportion avec la lésion apparente.

La *marche* de l'affection est très lente et sa guérison habituelle ; la récidive est très fréquente. Des éruptions boutonneuses se produisent de temps à autre pendant de longues années. Les adultes, les femmes vers la ménopause, sont surtout affectés. Le rhumatisme et la goutte ont été incriminés. L'épisclérite est une affection fâcheuse par ses souffrances, ses récidives et ses complications profondes.

On la reconnaît à son aspect papuleux très vasculaire, à sa marche chronique et aux plaques ardoisées de la sclérotique.

Le *traitement* est peu efficace. On doit calmer les douleurs avec les opiacés, l'antipyrine et instituer un traitement ioduré ou alcalin pour éloigner les récidives. Localement le massage, les scarifications, la cautérisation ignée surtout, pourront hâter la résolution et amener la guérison. Il est bon cependant d'en user discrètement et seulement dans les cas rebelles. Dans certains cas, on obtient de bons résultats avec l'adrénaline ou avec des injections d'air stérilisé.

Sclérite. — Il est parfois difficile de la séparer de l'épisclérite dont elle n'est souvent que le développement. Les symptômes anatomiques ou cliniques sont analogues, mais exagérés. La tuméfaction est plus large et les lésions sous-jacentes semblent plus profondes.

La sclérotique s'amincit, s'ectasie en un ou plusieurs points, prend une teinte noirâtre et forme des staphylômes ciliaires. On constate aussi des altérations de la cornée, kératite scléreuse qui produit des leucomes permanents. Enfin l'iris, le corps ciliaire, la choroïde, sont plus ou moins altérés. La vision est très compromise par les lésions intra-oculaires. Les poussées de sclérite entraînent fréquemment, à la longue, la perte de l'œil.

Le rhumatisme, la goutte jouent ici le même rôle que dans l'épisclérite. La syphilis, la scrofule sont également en cause.

Le *diagnostic* local est ordinairement facilité par la présence d'une saillie boutonneuse ou par la teinte ardoisée de la sclérotique. Les gommes tuberculeuses ou syphilitiques, un corps étranger enkysté, présentent des caractères différents. La kérato-conjonctivite lympathique provoque une plus vive réaction, s'observe chez les jeunes sujets et sa vésicule ou vésico-pustule, à vascularisation plus rosée, adhère moins à la sclérotique L'ophtalmie printanière offre des granulations conjonctivales et des exacerbations saisonnières. On doit toujours rechercher les lésions intra-oculaires.

Le *traitement* local est le même que dans l'épisclérite : calmants, topiques résolutifs, massage, fer rouge. Il ne donne pas de meilleurs résultats. La médication générale n'est pas moins incertaine. On a conseillé l'usage interne de la colchicine (DARIER), mais ce médicament doit être très surveillé.

III. — STAPHYLOMES

Ce sont des ectasies de la sclérotique ou de la cornée. Ils se trouvent liés à l'inflammation scléro-choroïdienne. On les divise en staphylômes antérieurs, équatoriaux et postérieurs ; on peut y joindre, comme staphylôme total, la buphtalmie.

Staphylômes antérieurs. — Appelés encore scléro-choroïdite antérieure, ils surviennent chez les jeunes sujets, surtout après des inflammations aiguës, subaiguës ou chroniques. La forme chronique est très insidieuse et révélée souvent par l'apparition seule du staphylôme. On les observe surtout dans le voisinage de la cornée, dans les espaces intermusculaires. Suivant leur siège, ils sont dits intercalaires, ciliaires, équatoriaux. Ils forment parfois, par leur confluence, comme une couronne godronnée péricornéenne.

Les saillies staphylomateuses sont arrondies, bleuâtres, ardoisées et de grandeur variable. La sclérotique s'amincit au niveau du staphylôme ; la choroïde est réduite à de simples vestiges et la rétine altérée.

Dans le staphylome cornéen, consécutif aux vastes ulcères de la cornée, la saillie siège en avant et l'iris atrophié tapisse la face postérieure de la cornée (fig. 170).

Dans les staphylômes péricornéens, l'iris est déplacé, le canal de SCHLEMM et les espaces de FONTANA sont plus ou moins détruits.

Le développement des staphylômes est lent et en rapport avec l'irritation inflammatoire, le jeune âge des sujets et l'excès de tension oculaire ; les staphylômes intercalaires deviennent surtout marqués après les leucomes adhérents des enfants.

Dans tous les cas, l'affection est grave et, si elle est progressive, elle entraîne la perte de la vision.

Le *traitement* est prophylactique, palliatif ou curatif.

On doit toujours, chez les sujets jeunes affectés de lésions choroïdiennes ou kératiques, surveiller la tension oculaire et, chez les adultes, songer aux altérations choroïdiennes de la goutte, du rhumatisme ou de la ménopause qui entraînent des poussées glaucomateuses et des lésions sclérales. Les myotiques, la sclérotomie, l'iridectomie surtout semblent indiqués.

Les myotiques conviennent aux formes chroniques ; les sclérotomies et les myotiques, aux formes subaiguës ; l'iridectomie devra être pratiquée toutes les fois qu'il y a leucome adhérent ou staphylôme cornéen.

Lorsque des staphylômes volumineux seront produits et que la vision

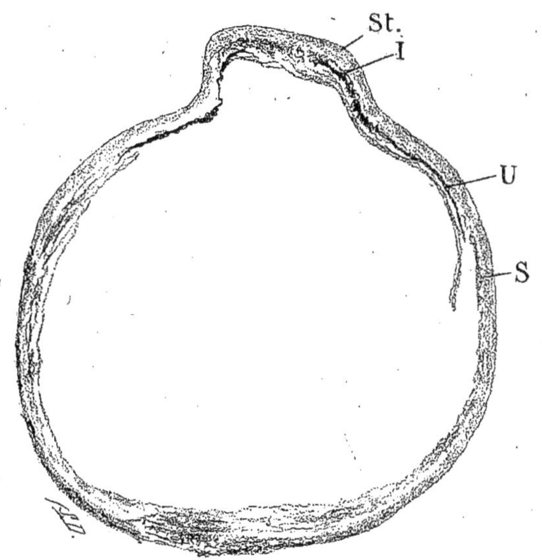

Fig. 170. — Staphylôme cornéen. Coupe antéro-postérieure.

St, staphylôme cornéen. — I, iris atrophié doublant la cornée leucomateuse et ectasiée. — U, tractus uvéal. S, sclérotique.

aura disparu, on pourra songer encore à la sclérotomie, mais dans bien des cas on sera autorisé à proposer l'ablation, l'énucléation ou l'évidement.

Staphylômes équatoriaux. — Ils constituent des sortes de bosselures bleuâtres ou ardoisées plus ou moins volumineuses. On les rencontre surtout dans les espaces intermusculaires. Pour les constater, il faut faire dévier l'œil fortement en dehors, en arrière, en haut et en bas.

Staphylômes postérieurs. — C'est ce qu'on connaît sous l'appellation de scléro-choroïdite postérieure. Les lésions surviennent consécutivement aux irritations des parties postérieures du tractus uvéal ou par suite d'une prédisposition congénitale. On les rencontre surtout dans la myopie progressive.

Une résistance insuffisante des attaches choroïdiennes vers le nerf optique entraînerait, au moment de la croissance, la formation du staphylôme ; la pression des droits externes pendant la forte convergence des droits internes, ou la pression des obliques (GIRAUD-TEULON), enfin l'action de l'accommodation ou mieux (DE WECKER) les efforts de détente de l'accommodation mettant en jeu les fibres longitudinales des muscles ciliaires produiraient le staphylôme et son développement.

Le staphylôme postérieur résultant d'un simple vice originel restera généralement stationnaire, tandis que celui qui est dû aux contractions des muscles ciliaires, des droits ou des obliques, sera le plus souvent progressif. Le staphylôme stationnaire est externe et très nettement délimité. Le staphylôme progressif est irrégulier dans ses bords et rapproché de la macula; il est souvent accompagné d'une myopie croissante et de plaques choroïdiennes maculaires ou excentriques. MASSELON a indiqué des ectasies nasales dans la myopie forte. Le corps vitré présente des flocons; le cristallin s'opa-

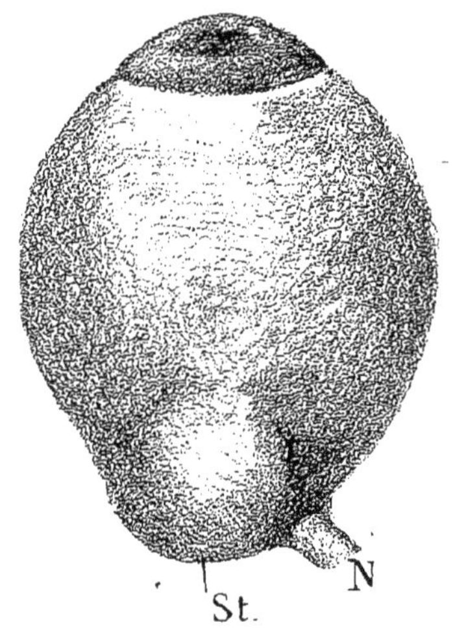

Fig. 171. — Staphylome postérieur,
vu de dehors.

St, staphylome. — N, nerf optique.

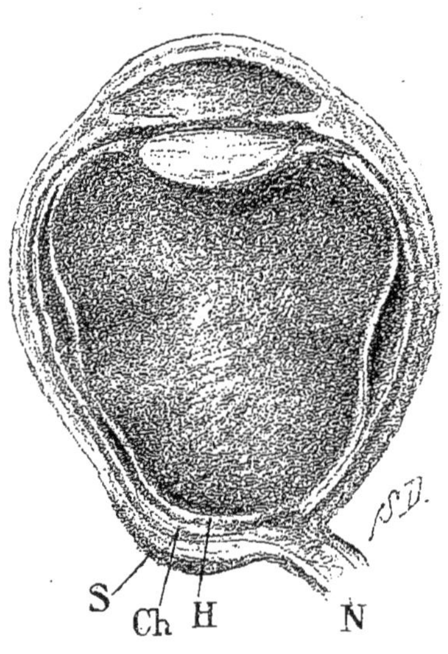

Fig. 172. — Staphylome postérieur,
coupe horizontale.

S, sclérotique. — Ch, choroïde. — R, rétine.
N, nerf optique.

cifie. L'affection est plus ou moins grave suivant le développement et le siège du staphylôme, selon les lésions concomitantes de la rétine, de la sclérotique, etc.

Le traitement de l'insuffisance musculaire, de la myopie, constituent les meilleurs moyens contre les staphylômes; les mercuriaux, la pilocarpine, les ventouses, les vésicatoires volants, le repos oculaire sont indiqués dans les cas de complications du côté des milieux ou des membranes profondes.

Staphylôme total. — On peut considérer la buphtalmie ou hydrophtalmie comme un staphylôme total du globe oculaire, mais il convient de l'étudier à part.

IV. — BUPHTALMIE

La buphtalmie, ou hydrophtalmie, correspond à l'ectasie ou dilatation générale de l'œil. Elle est congénitale ou acquise.

Dans la forme *acquise*, la cornée est globuleuse et parfois un peu opaline; la sclérotique s'amincit, offre dans certains cas des bosselures en quelques points et paraît bleuâtre à cause du pigment uvéen sous-jacent.

La chambre antérieure est agrandie, l'iris et le cristallin sont tremblotants, le corps vitré liquéfié, la papille excavée, la tension augmentée, quoique moins considérablement que dans le glaucome, à cause de la distension des tuniques de l'œil.

Dans la forme *congénitale*, la buphtalmie est presque toujours bilatérale et la vision généralement faible ou nulle. Il s'agit, en effet, le plus souvent de glaucome infantile. Si ce dernier est progressif, l'œil se perd à la suite des altérations trophiques des membranes profondes; s'il disparaît, la cornée leucomateuse s'éclaircit et la vision peut devenir assez convenable. La sclérotomie, l'iridectomie seront souvent utiles, mais le plus souvent toute intervention chirurgicale est redoutable à cause des complications immédiates et de l'atrophie éventuelle du bulbe. Le meilleur traitement de cette affection, celui qui donne, en somme, d'assez bons résultats, consiste dans l'application longtemps prolongée d'un collyre à l'ésérine et dans l'administration du glycéro-phosphate de chaux à l'intérieur.

V. — TUMEURS

Les tumeurs de la sclérotique proprement dite sont rares. On a signalé cependant quelques cas *d'hypertrophie* concentrique de ses parois avec infiltration cellulaire diffuse. Chez un malade de GAYET, la cécité était complète, les douleurs devinrent intolérables et obligèrent à une double énucléation.

VI. — ANOMALIES

La *mélanose sclérale*, assez commune chez les nègres, est rare chez les blancs, mais on en connaît quelques exemples. On doit distinguer, en l'espèce, la mélanose sclérale de la mélanose conjonctivale et des plaques ardoisées de la sclérite. Nous avons vu, dans le service de GAYET, un sarcome mélanique se développer dans l'orbite d'un individu dont le globe oculaire énucléé treize ans auparavant portait une tache de mélanose sclérale.

CHAPITRE VII

MALADIES DE LA CORNÉE

I. — BLESSURES

Elles comprennent les contusions, les plaies, les corps étrangers, les brûlures.

Contusions. — La cornée est frappée directement ou à travers les paupières, dans une chute, ou par des projectiles divers. Il se produit, en outre de l'ébranlement de l'œil et des lésions profondes, des éraillures épithéliales, des plaies variables. Il en résulte des troubles visuels, immédiats ou consécutifs, dont la gravité dépend des lésions kératiques, des altérations de l'iris ou du cristallin et des hémorragies intra-oculaires. La douleur est toujours plus ou moins vive.

Le traitement comprend le repos oculaire, les sangsues, l'antisepsie de la plaie dans les simples éraillures, la suture dans les plaies larges et, le cas échéant, la résection des hernies de l'iris.

Plaies. — Elles sont non pénétrantes ou bien pénétrantes.

Les plaies *non pénétrantes* constituent souvent de simples érosions à la suite de coups d'ongle, d'aiguilles, de plumes à écrire, de couteaux, etc. Il survient de la rougeur, de la vascularisation et de la douleur, puis la cicatrisation se fait et il persiste ou non un leucome. Elles offrent parfois de la gravité à cause des complications infectieuses provoquées par les blépharites, conjonctivites ou états lacrymaux concomitants.

Les plaies *pénétrantes* entraînent des lésions de l'iris, du cristallin, des membranes profondes. Si la section est large, l'iris fait hernie. Des caillots sanguins, des débris cristalliniens, des corps étrangers peuvent s'interposer entre les lèvres de la plaie. Les symptômes sont variables avec les lésions profondes et suivant qu'il y a, ou non, infection.

Dans les plaies *aseptiques*, la douleur, la photophobie, la rougeur sont minimes ; il ne persiste qu'un leucome simple ou adhérent. La cicatrisation se fait d'avant en arrière. L'épithélium forme d'abord une pellicule, puis la lymphe et la substance propre comblent au-dessous la solution de continuité, enfin l'épithélium se reconstitue entièrement. Les membranes de Bowman et de Descemet restent rompues.

Dans les plaies *septiques*, l'iritis, l'hypopyon apparaissent, la panophtalmie peut même entraîner la destruction totale de l'œil. L'ophtalmie sympathique, surtout s'il y a des corps étrangers, est toujours possible. L'inflammation en tout cas est violente, la douleur vive ; il persiste des lésions et des adhérences qui diminuent beaucoup la vision et peuvent ultérieurement provoquer de l'irido-choroïdite.

Il importe pour le diagnostic comme pour le pronostic, de tenir compte des caractères des plaies, de leur étendue, des lésions concomitantes, de l'infection locale et même de l'état général.

Le traitement comporte une antisepsie soignée, l'ablation des corps étrangers, parfois la résection de l'iris hernié, et au besoin, chez les adultes, l'extraction hâtive d'une cataracte traumatique.

Si l'infection survient, le fer rouge, les injections sous-conjonctivales de cyanure de mercure, seront indiqués. Y a-t-il panophtalmie ? L'énucléation ou l'évidement seront avantageux.

On diminuera la douleur par les narcotiques, la congestion par les sangsues, et on usera largement de la cocaïne sublimée. L'atropine sera souvent utile pour éviter les occlusions pupillaires et faciliter, le cas échéant, la résorption des opacités cristalliniennes.

Les *corps étrangers* compliquant les plaies de la cornée sont très fréquents : grains de poudre ou de charbon, morceaux de fer ou d'acier, débris végétaux, etc. On en observe presque journellement. Superficiels ou profonds, ils provoquent une vive douleur, de la rougeur périkératique, de la photophobie, du larmoiement, parfois du blépharospasme. Ils siègent sur l'épithélium ou dans les lames de la cornée ; certains font saillie dans la chambre antérieure. Abandonnés sur place, ils peuvent être longtemps tolérés, mais, d'ordinaire, ils s'éliminent par ulcération ou bien ils provoquent de la suppuration diffuse, de l'hypopyon, même la panophtalmie.

L'infection domine la question des corps étrangers : *aseptiques*, qu'ils soient tolérés, éliminés ou enlevés, ils laissent seulement des leucomes ; *septiques*, ou existant sur un œil souillé par l'infection blépharique, conjonctivale et surtout lacrymale, ils entraînent des ulcères à hypopyon graves.

On les reconnaît aisément à l'examen direct ou à l'éclairage oblique. L'ablation est d'abord nécessaire. Après antisepsie périoculaire et cocaïnisation, on la pratique avec la gouge spéciale ou l'aiguille à cataracte. Quand le corps étranger est très enfoncé dans la cornée, on doit parfois le dégager largement. S'il est métallique et date de plusieurs jours, il s'entoure généralement d'un cercle de nécrose cornéenne de teinte rouillée qu'il faut enlever aussi. S'il fait saillie dans la chambre antérieure, on peut, après paracentèse, le repousser en avant avec une spatule pendant qu'on le saisit avec l'aiguille ou des pinces fines. Lorsqu'il s'agit de morceaux de fer ou d'acier, l'électro-aimant est extrêmement précieux. L'ablation faite, on doit surveiller la cicatrisation, continuer l'antisepsie et traiter, le cas échéant, les diverses complications.

BRÛLURES. — Les brûlures sont fréquentes et causées par les caustiques, par la flamme, les vapeurs ou les gaz. Superficielles ou profondes, elles sont très douloureuses et provoquent de la rougeur, de la photophobie, du larmoiement.

La cornée devient blanchâtre, terne ; si la brûlure est profonde et diffuse, la cornée tout entière est blanche, porcelainique. La vision diminue en raison de l'étendue et de la profondeur de la lésion. Dans les cas légers, la réparation est rapide, et le trouble leucomateux minime, fugace. Dans les cas graves, les leucomes sont épais, l'iris peut faire hernie, le segment antérieur s'atrophier; du symblépharon se produit quelquefois; enfin, des complications infectieuses, suppuratives, peuvent aussi survenir.

Le pronostic dépend du degré, de l'étendue de la brûlure et de ses complications infectieuses.

Le traitement comprend les calmants et les antiphlogistiques généraux, la cocaïne, les pommades à l'atropine. Dans les brûlures par la chaux, il importe d'enlever soigneusement, après anesthésie générale ou locale, les moindres parcelles étrangères. Les agents susceptibles de neutraliser les caustiques (sucre formant avec la chaux un saccharate terreux), au moment tardif où on peut les appliquer, n'ont guère qu'une valeur théorique.

II. — KÉRATITES EN GÉNÉRAL. DIVISION

Les diverses inflammations cornéennes ou kératites semblent presque toujours infectieuses. Elles résultent parfois d'infection interne (métastase, embolies intra-oculaires), mais le plus souvent elles sont produites par une infection externe. Les troubles de nutrition, dyscrasiques ou diathésiques, n'agissent guère par leur seules influences, mais plutôt en produisant une déchéance physique locale qui amoindrit la résistance de la cornée aux germes extérieurs.

L'agent le plus habituel des infections cornéennes est le pneumocoque; plus rarement on a pu incriminer le streptocoque, le diplo-bacille liquéfiant de Petit, l'aspergillus. En outre de ces infections dites primitives, les microbes venus de la conjonctive, soit spécifiques (gonocoque, bacille de Weeks, diplobacille de Morax), soit banaux, ou venus du sac lacrymal (pneumocoque, streptocoque) donnent lieu à des infections cornéennes qui sont alors manifestement secondaires.

L'infection suivant la nature, le nombre des microbes ou la réaction du milieu, sera exsudative ou suppurée.

Quand une irritation mécanique ou chimique est produite sur un point de la cornée, les cellules épithéliales deviennent ternes ou dissociées, la membrane de Bowman est parfois rompue et le stroma cornéen infiltré de leucocytes et de sérosité. Il en est de même à la suite d'une inoculation septique.

L'inflammation locale se manifeste, au point de vue clinique, par du trouble; au point de vue histologique, par une diapédèse active et par une multiplication des corpuscules fixes ou cellules propres de la cornée; au point de vue bactériologique enfin, par la présence de microbes divers, pneumocoques, streptocoques, staphylocoques.

L'infiltration inflammatoire de la cornée peut se résorber intégralement, produire un ulcère simple ou bien suppurer.

La *résorption* est parfois complète. Les microbes sont détruits par l'état

bactérien des humeurs et la phagocytose cellulaire, les liquides ou les exsudats plastiques sont repris par la circulation. Si les cellules épithéliales, les
membranes anhistes et la substance propre ne sont pas foncièrement altérées, le retour à l'état normal est absolu; dans le cas contraire, il persiste un
peu de trouble cornéen.

L'*ulcération* résulte d'une destruction plus ou moins étendue des couches
de la cornée avec infiltration périphérique diffuse.

La *suppuration* est interstitielle, superficielle ou profonde. Quand elle
infiltre simplement les lames de la cornée, elle peut guérir entièrement sans
altération des couches antérieures ou postérieures ; mais, d'ordinaire, elle
entraîne leur destruction en produisant un ulcère et de l'hypopyon.

L'*ulcère* sera simple ou multiple, limité, diffus, serpigineux, etc. Il représente une perte de substance de la cornée. Son fond est cratériforme,

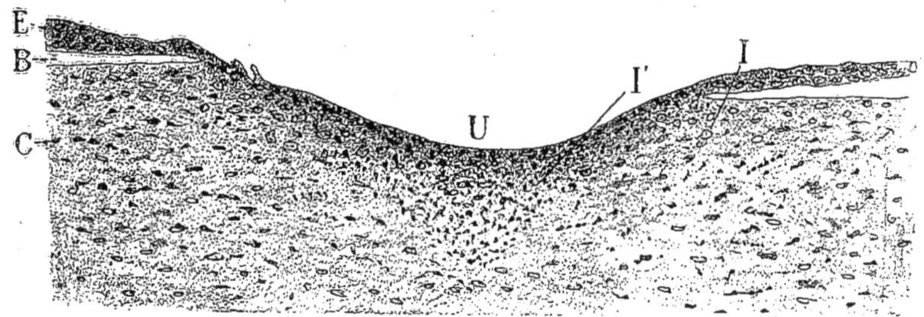

Fig. 173. — Ulcère récent de la cornée (BAAS).

U, ulcération de la cornée avec destruction de la membrane de Bowman. — I, infiltration cellulaire du bord
de l'ulcère. — I', infiltration du fond de l'ulcère. — E, épithélium superficiel. — B, membrane de Bowman.
C, tissu propre de la cornée.

sanieux, mollace ; ses bords sont troubles, irréguliers, infiltrés parfois au loin,
ainsi que le montre la diffusion de la fluorescéine ; des traînées se montrent
parfois en divers sens et jusque dans la chambre antérieure, surtout en bas.
L'abcès peut être aseptique et produit expérimentalement par l'injection de
mercure, de nitrate d'argent, d'essence de térébenthine. En clinique, il est
le résultat d'une infection directe par les microbes ou par leurs toxines.

L'*hypopyon* est formé par du pus venant de l'ulcère cornéen, du canal
de SCHLEMM et des vaisseaux péricornéens profonds (NUEL), enfin de l'iris
secondairement infecté. On voit parfois nettement la traînée kératique aboutir dans la chambre antérieure, et la source purulente n'est alors pas contestable. Une origine vasculaire, iridienne ou kératique doit être également
admise. Le pus de l'hypopyon est liquide ou membraneux, formé d'éléments
cellulaires, fibrineux et microbiens. Les staphylocoques et les streptocoques,
surtout le diplocoque de FRÆNKEL sont généralement observés ; c'est le pneumocoque qui est certainement le plus fréquent. On n'a même parfois, surtout
au début, décelé aucun microbe.

L'hypopyon s'alimente abondamment par la cornée ou la racine de l'iris
et se résorbe à travers les mailles du ligament pectiné, vers l'angle de filtration, par les espaces de FONTANA. Le pus liquide s'élimine beaucoup plus

aisément que le pus membraneux ; celui-ci peut même s'organiser définitivement en exsudat fibrillaire.

La *réparation* des abcès ou des ulcères de la cornée se fait par l'épithélium et les cellules propres, d'une part, la circulation lymphatique et vasculaire, d'autre part.

L'épithélium des bords de l'ulcère prolifère, ses cellules se multiplient
par karyokinèse et arrivent à combler intégralement la brèche. Il ne reste
aucun trouble si les tissus sous-jacents sont restés indemnes.

La membrane de Bowman ne se reconstitue jamais. Dans la substance
propre, les cellules fixes se multiplient ou résultent de l'organisation embryo-
plastiques des cellules lymphoïdes ; elles deviennent fusiformes, mais ne

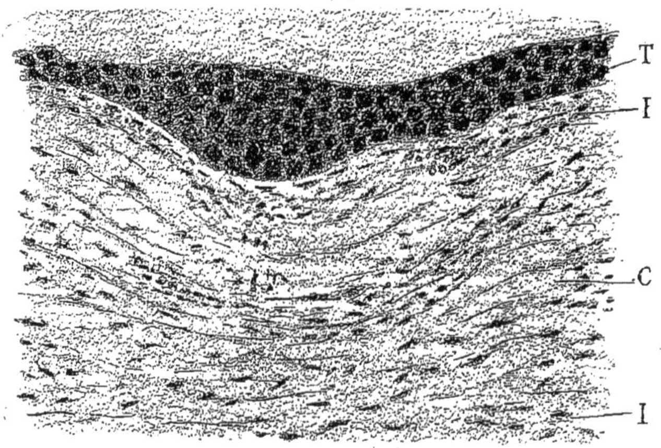

Fig. 174. — Ulcère cornéen cicatrisé (Baas).

T, tissu de remplacement formé aux dépens de l'épithélium superficiel. — C, lames du tissu propre de la cornée.
I, infiltration leucocytaire entre les lames de la cornée.

sont pas régulièrement disposées comme à l'état normal, et elles donnent
lieu à des troubles de transparence plus ou moins marqués.

Les réparations, épithéliale et interstitielle, se font d'ordinaire simultanément ; la réparation de l'épiderme est parfois même complète avant celle
de la substance propre.

La circulation est particulièrement importante à étudier. Les *vaisseaux*
apparaissent au moment où l'ulcère se déterge. Ils abordent la cornée par
la région la plus rapprochée de la lésion et y convergent directement. Ils
cheminent dans les couches superficielles de la membrane, sous l'épithélium,
et se développent en proportion de l'étendue ou de la profondeur de l'ulcère.
Ce sont des ouvriers qui vont travailler à la réparation cornéenne, et leur
nombre, leur disposition, leur activité sont en rapport avec l'importance de
leur tâche organique. Les vaisseaux sont superficiels ou profonds. Superficiels, ils sont réticulés, rouges, volumineux et fournis par la conjonctive ;
profonds, ils sont presque parallèles, très serrés, carminés, grêles, provenant de la sclérotique ou de l'épisclère. Ils diffèrent de ceux du pannus en
ce qu'ils ne forment pas une membrane vasculaire indépendante, mais

rampent dans les couches mêmes de la cornée. Les vaisseaux fins se résorbent entièrement; les autres diminuent, mais persistent pendant longtemps ou même indéfiniment.

Les *cicatrices* épithéliales disparaissent à la longue, toutefois celles qui intéressent la substance même de la cornée demeurent et forment des albugos et des leucomes. On y observe fréquemment une vascularisation notable et une grande susceptibilité irritative.

Division. — Les kératites peuvent être envisagées à divers points de vue : anatomique, pathogénique et clinique.

Anatomiquement, on distinguerait : des kératites superficielles siégeant sur l'épiderme cornéen, des kératites profondes affectant la couche épithéliale postérieure, des kératites interstitielles ou parenchymateuses atteignant la substance propre de la cornée.

Pathogéniquement, on tiendrait compte des traumatismes, des infections locales et des influences générales, dyscrasiques ou diathésiques.

On aurait alors le tableau suivant, en observant que, dans bien des cas, l'état local et l'état général ont une action commune, et que, d'une manière absolue, toutes les kératites sont d'origine infectieuse.

Kératites traumatiques : simple ou suppurée.

Kératites de causes locales : phlycténulaire, granuleuse, xérosique, blennorrhéique, ulcéreuse, paralytique, lagophtalmique.

Kératites de causes générales : 1° *accidentelles :* métastatique, typhique, scarlatinique, variolique, morveuse, lépreuse ; 2° *permanentes :* paludique, lymphatique, tuberculeuse, arthritique, herpétique, syphilitique, dyscrasique.

Cliniquement, on séparerait les kératites suppurées des kératites non suppurées et on diviserait les kératites suppurées en superficielles, interstitielles et profondes.

Les ulcères de la cornée ne sont que des symptômes de kératites et on les classe, sans grand profit, en ulcères sthéniques, asthéniques, rongeants, etc.

La division anatomique est plus didactique, la division pathogénique plus scientifique, mais la division clinique paraît plus pratique. Nous adopterons donc cette dernière, et nous décrirons successivement les principales formes suivantes :

Kératites suppurées : abcès, ulcère à hypopyon, kératite par lagophtalmos, ulcère paralytique, kératomalacie...

Kératites non suppurées : 1° *superficielles :* phlyctènes, vésicules, ulcérations, bulles, stries, pannus, filaments, mycéliums.

2° *Profondes :* ponctuées.

3° *Interstitielles :* localisées, diffuses.

III. — KÉRATITES SUPPURÉES

Abcès de la cornée. — Ces abcès sont contitués par la présence du pus dans les lames de la cornée. Sur cette membrane, on observe une zone blanchâtre, puis jaunâtre, à limites diffuses. L'épiderme est trouble, comme soulevé ; un léger halo existe sur toute la surface épithéliale. La masse purulente siège dans l'épaisseur de la cornée et y forme une sorte de disque à bords plus opaques que le centre. A la partie inférieure, le pus prend une disposition désignée sous le nom d'*onyx*, qui rappelle la lunule de l'ongle. La chambre antérieure est trouble et occupée dans la partie déclive par un hypopyon.

L'iris paraît terne, rouillé ; la pupille est irrégulière. La conjonctive est congestionnée, et les vaisseaux ciliaires forment un cercle périkératique manifeste : les paupières elles-mêmes sont parfois œdémateuses. Ces divers phénomènes offrent une intensité variable.

Les malades présentent de la photophobie, du larmoiement, accusent des douleurs notables, surtout oculaires et périorbitaires. L'infiltration purulente peut se résorber en laissant un leucome plus ou moins marqué. D'ordinaire, la suppuration s'étend, détruit les éléments cornéens en avant et forme un ulcère. La progression de l'abcès vers l'intérieur donne lieu à la rupture de la membrane de DESCEMET et à la production d'un hypopyon.

Il se produit souvent une perforation de la cornée qui donne issue à l'humeur aqueuse et à la portion liquide de l'hypopyon, s'il en existe. L'iris, d'ordinaire même, est projeté dans l'orifice et y reste enclavé. Le cristallin peut être subluxé ou faire hernie derrière l'iris. Un leucome adhérent est la conséquence habituelle des perforations cornéennes, et la vision reste plus ou moins diminuée. La destruction totale de la cornée entraîne une large hernie de l'iris, l'issue du cristallin et un staphylôme consécutif. La panophtalmie et l'ophtalmie sympathique deviennent heureusement exceptionnelles.

Les abcès cornéens sont habituellement moins graves.

L'ouverture de la chambre antérieure, l'évacuation de l'humeur aqueuse et de l'hypopyon entraînent une brusque rémission des symptômes. La détente oculaire favorise la nutrition de la cornée, accroît la résistance de ses éléments organiques. L'ulcère se déterge ; les douleurs, l'œdème, la rougeur diminuent, et la guérison s'obtient avec un simple leucome. Aussi la paracentèse rendra-t-elle de grands services thérapeutiques.

L'abcès de la cornée se reconnaît aisément à l'infiltration jaunâtre des points affectés. Son extension est démontrée par l'opalescence du tissu cornéen. Les complications iriennes sont indiquées par le trouble de l'humeur aqueuse, l'hypopyon, le dépoli de la membrane, les exsudats et les adhérences pupillaires. Il persiste, dans la plupart des cas, un leucome épais et souvent un leucome adhérent susceptible d'irritation nouvelle.

L'*abcès annulaire* (FUCHS) est une infiltration survenant très rapidement, se produisant sous forme d'anneau, suivant les bords de la cornée et entraînant en quelques jours la suppuration de la cornée et la panophtalmie. Son apparition ne paraît pas liée à la présence d'une espèce microbienne déterminée, comme le croyait HANKE, mais à la prolifération de certaines espèces microbiennes dans la chambre antérieure (MORAX). Cette condition est plus fréquemment réalisée dans les cas de plaies pénétrantes traumatiques ou opératoires que dans l'infection métastatique du globe oculaire.

Les abcès de la cornée résultent toujours d'une infection soit microbienne, soit toxique. En faisant des cultures avec du pus cornéen, on trouve des pneumocoques, plus rarement des streptocoques, des staphylocoques, etc. En inoculant ces divers microbes en quantité suffisante dans la cornée des animaux, on produit ordinairement des kératites suppuratives. Les microbes se multiplient au point d'inoculation, et des modifications anatomiques analogues à celles que nous avons décrites se produisent rapidement. Les vaisseaux péri-cornéens se dilatent, les globules blancs en sortent par diapédèse, s'insinuent à travers les espaces lymphatiques jusqu'au point contaminé et la phagocytose commence. Les éléments lymphoïdes attaquent les éléments microbiens, et la lutte se continue jusqu'à l'entière destruction des uns ou des autres. La réparation se produit, après la disparition des germes infectieux, par des vaisseaux ciliaires périkératiques. Ces vaisseaux ont amené les défenseurs organiques ; ils fournissent encore les matériaux de restauration.

L'infection de la cornée est d'origine générale ou locale, endogène ou ectogène.

L'*infection de cause externe* implique la présence sur l'œil des microbes pyogènes et l'existence d'une brèche épithéliale accidentelle ou pathologique. Les microbes vivent autour de l'œil, comme dans les blépharites, conjonctivites, blennorrhées, surtout dans les dacryocystites ou y sont apportés par le milieu, les doigts, les linges, les agents traumatiques eux-mêmes, corps étrangers, poussières, etc. L'éraillure épithéliale résulte du traumatisme, du frottement des cils et peut-être des altérations qui proviennent des fortes chaleurs, des grandes fatigues, des liquides conjonctivaux altérés. Nul doute d'ailleurs que l'état général influe plus ou moins sur l'infection locale, suivant le tempérament, l'âge, la nutrition du moment, le surmenage professionnel, etc. Telle est la kératite des moissonneurs, amenée par le traumatisme léger d'une barbe de blé, d'un grain de poussière, mais survenant chez les individus malpropres, blépharitiques, lacrymaux, surmenés.

L'*infection de cause interne* paraît le résultat d'une métastase. Les éléments pyogènes seraient portés dans l'œil par la circulation et y constitueraient des colonies infectieuses. Le milieu est d'autant plus favorable que le sujet est plus affaibli par une maladie générale. On rencontre, en effet, ces abcès cornéens après la fièvre typhoïde, la scarlatine, la variole, la rougeole, la puerpuralité, etc. On les retrouve surtout à la dernière période ou même pendant la convalescence.

Mais l'infection, en l'espèce, est-elle toujours endogène ? Le fait est douteux. On voit bien les fièvres éruptives entraîner une congestion oculaire notable, peut-être une éruption sur l'épiderme cornéen, mais on remarque aussi un défaut ou une absence totale de toilette locale.

Dans la rougeole et la variole, les yeux deviennent larmoyants, catarrheux, les paupières closes. Le mucus, le pus entourent l'œil, les liquides irritants ramollissent l'épithélium ; une infection de cause externe est donc parfaitement possible. Nous avons constaté, dans les fièvres éruptives, que les yeux sont restés intacts toutes les fois que l'on s'en préoccupait et que l'on en pratiquait soigneusement la toilette.

L'origine externe, dans les maladies générales, doit donc être admise à côté des causes internes. Cette notion présente, d'ailleurs, une grande portée thérapeutique.

Le *traitement* comporte une médication générale appropriée à l'état général du sujet et qui, le plus souvent, consistera en toniques et reconstituants.

Le traitement local est le plus important. On antiseptisera la région oculaire par des irrigations pratiquées avec une solution de cyanure de mercure ; l'emploi des mydriatiques sera indiqué pour combattre les complications iritiques. Les injections sous-conjonctivales de cyanure de mercure (une ou plusieurs gouttes d'une solution à 1/500 ou à 1/1 000, ou de chlorure de sodium à 4 p. 100 (un centimètre cube) agissent heureusement pour limiter l'infection. Enfin, le topique qu'on emploiera de préférence contre la localisation infectieuse sera l'iodoforme ou le xéroforme ou l'aïrol en pommade ou en poudre.

La cautérisation ignée a été préconisée dans ces cas, mais on ne la mettra en usage que dans les abcès à marche nettement progressive et toujours d'une manière discrète, avec un simple crochet à strabisme rougi à la lampe à alcool.

Kératite à hypopyon. — La kératite ou ulcère à hypopyon ne constitue pas une entité morbide, mais ses indications et ses caractères cliniques sont assez constants pour légitimer une description spéciale.

L'affection est constituée par une ulcération de la cornée et la présence du pus dans la chambre antérieure. Le mode de production est variable ; il y a de l'infiltration purulente, puis l'épithélium s'exfolie, les lamelles cornéennes sus-jacentes se nécrosent ; une perte de substance ou une éraillure épithéliale traumatique se produisent et s'infectent ; une vésicule ou vésicopustule se constituent et se développent.

L'ulcère est souvent central et plus ou moins étendu. Le fond paraît grisâtre, anfractueux ; ses bords sont déchiquetés, sinueux, infiltrés de pus. De la périphérie partent parfois des stries purulentes irrégulières. L'extension se fait plus ou moins rapidement ou lentement (*ulcère torpide*), en surface (*ulcère serpigineux*), en profondeur (*ulcère perforant*), ou dans tous les sens.

L'hypopyon, parfois minime, à peine visible dans la partie inférieure de la chambre antérieure, peut devenir très abondant et occuper presque la totalité ce cette cavité. Le pus y arrive à travers les lames postérieures et la membrane de DESCEMET rompue, ou bien il vient de l'iris, du canal de SCHLEMM, sous l'influence des phlogosines qui ont filtré par osmose (LEBER), à travers les membranes profondes intactes. Il existe même dans la chambre postérieure et le vitré. Les microbes pyogènes, pneumocoques, staphylocoques, streptocoques, divers agents plus spécialisés, dans les ulcères consécutifs aux conjonctivites (gonocoques, bacilles de Weeks, diplobacilles de Morax) se rencontrent bientôt dans l'ulcère comme dans l'abcès de la cornée.

Les symptômes présentés par les malades sont d'ailleurs à peu près identiques, ceux de la kératite comme ceux de l'iritis.

Il y a tout d'abord de la rougeur avec photophobie, larmoiement et parfois blépharospasme. La conjonctive est congestionnée ou chémotique. Les paupières sont légèrement œdémateuses. La vision est faible, parfois à peine quantitative. Des douleurs plus ou moins vives existent dans l'œil et la région périorbitaire. L'embarras gastrique est habituel.

Ces phénomènes divers s'amendent au fur et à mesure de l'amélioration locale ou s'aggravent en même temps que surviennent les complications.

L'amélioration spontanée se produit lentement, mais un traitement ration-

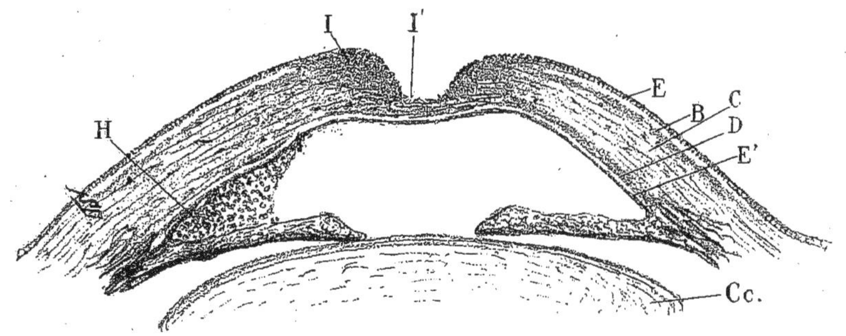

Fig. 175. — Ulcère à hypopyon (Faible grossissement).

E, épithélium antérieur de la cornée. — B, membrane de Bowman. — C, tissu propre. — D, membrane de Descemet. — E', épithélium postérieur. — Cc, cristallin. — I, infiltration des bords de l'ulcère. — I', infiltration du fond de l'ulcère. — H, hypopyon correspondant à la partie la plus déclive de la chambre antérieure.

nel peut l'accélérer. L'ulcère se déterge, l'infiltration diffuse s'arrête, l'hypopyon se résorbe, la rougeur, les douleurs diminuent, et la cicatrisation s'effectue progressivement comme dans les simples abcès.

Les *complications*, perforation et nécrose large de la cornée, fistules, leucomes adhérents et staphylômes consécutifs, se présentent ici comme dans les abcès. Elles sont d'autant plus à craindre que le sujet se trouve plus misérable, sale, lacrymal et aussi tardivement soigné.

L'ulcère à hypopyon est infectieux puisqu'on y rencontre constamment des microbes pyogènes et qu'on peut le reproduire aisément par l'inoculation de leurs cultures pures. En dehors de quelques septicémies générales, il est presque toujours de cause externe et résulte d'un traumatisme infectant. L'infection peut provenir de l'agent vulnérant ou de l'atmosphère oculaire. On sait que les microbes pyogènes sont pour ainsi dire normaux sur la conjonctive ou dans les voies lacrymales, et plus abondants dans les blépharites, les conjonctivites ou les dacryocystites catarrhales, surtout purulentes. D'ailleurs, les ouvriers, les paysans, forgerons, vidangeurs, moissonneurs, etc., par leurs occupations ou leurs habitudes, sont généralement malpropres. Le frottement digital, un éclat de fer, un grain de poussière, un cil, des vapeurs irritantes, altèrent l'épithélium cornéen, et les microbes périoculaires pénètrent dans les lames cornéennes en y produisant les altérations nécrobiotiques que nous avons indiquées.

Plus la virulence microbienne est grande ou plus la résistance organique diminue, et plus rapides ou étendues sont les lésions cornéennes.

Dans presque tous les cas que nous observons, il existe des troubles lacrymaux. Quand le larmoiement est nul, on trouve même parfois du rétrécissement des conduits. Aussi appelons-nous volontiers ces ulcères à hypopyon des *ulcères infectieux lacrymaux.*

On peut les observer néanmoins par infection traumatique directe, après l'ablation de corps étrangers septiques ou consécutivement à des vésicules ou des pustules superficielles primitivement simples.

Au point de vue de leur gravité, les ulcères à hypopyon se divisent en deux classes bien nettes : ceux qui coïncident avec de la dacryocystite suppurée ou chronique, toujours sérieux, et pouvant, malgré tous les traitements, entraîner la perte de l'œil ; ceux qui se présentent chez des sujets indemnes du côté des voies lacrymales et ordinairement assez bénins, quand ils sont soignés convenablement.

Dans la kératite à hypopyon, il importe d'ailleurs d'établir la cause, la source d'infection conjonctivale ou lacrymale et les diverses complications, iriennes, kératiques, etc.

Le *traitement* consistera surtout en une désinfection vigoureuse du foyer septique. Avec des mydriatiques, on combattra les accidents iritiques ; la cocaïne, en certains cas, sera appliquée contre les douleurs vives de l'œil.

La désinfection du foyer septique sera réalisée par une toilette soigneuse des culs-de-sac conjonctivaux et surtout des voies lacrymales. On emploiera à cet effet une solution de sublimé à 1/2 000 pour la conjonctive et une solution boriquée pour les voies lacrymales. Comme topiques, des applications d'aristol ou d'iodoforme en poudre ou en pommade, des attouchements de l'ulcère avec la teinture d'iode (CHIBRET), l'eau oxygénée (LANDOLT), le vasogène iodé, l'eau chlorée, l'acide trichloracétique à 20 p. 100, le sublimé à 1/5 000, l'eau phéniquée. On a recommandé aussi des instillations de protargol à 5 p. 100, de dionine à 5 p. 100, d'adrénaline à 1/5 000, d'acide borique à 3 p. 100, de nucléine à 5 p. 100, de formol à 1/3 000, de biiodure de mercure à 1/2 000, de sublimé à 1/1 000, d'oxycyanure de mercure à 1/1 500, de bleu de méthylène à 1/500, de collargol à 5 p. 100 ; de vaseline boriquée à 3 p. 100, de vaseline au sublimé à 1/3 000, de vaseline au collargol à 15 p. 100, de vaseline iodurée, xéroformée, aïrolée.

Dans les affections ulcéreuses de la cornée, les injections sous-conjonctivales de cyanure de mercure à 1/5 000, de chlorure de sodium à 4 p. 100, de bleu de méthylène à 1 p. 1000, donnent des résultats appréciables et ne seront jamais négligées.

Dans le même sens, en outre, on a récemment préconisé le curettage comme moins destructif que le fer rouge (DE WECKER). On enlève avec une petite curette toutes les parties molles altérées de l'ulcère (les parties saines sont résistantes), puis on touche la plaie à la teinture d'iode ou on l'irrigue fortement avec un liquide antiseptique.

Pour enrayer le mal et détruire le foyer infectieux avec la plus grande sûreté, l'emploi délicat du fer rouge (thermo, galvano-cautère, ou crochet à strabisme rougi à la lampe) est encore préférable (GAYET). Toutefois, il ne faut pas perdre de vue que le fer rouge détruit irrémédiablement les points qu'il touche; aussi ne l'emploiera-t-on que lorsque les moyens ordinaires seront impuissants à empêcher le mal de progresser.

Une fois l'ulcère modifié, on appliquera sur la surface un des topiques précédents, de préférence du bleu de méthylène et l'iodoforme, enfin un pansement sec occlusif.

Si le malade ne présente pas de dacryocystite, il sera avantageux de laisser le pansement en place pendant trois ou quatre jours. Les bénéfices de cette occlusion prolongée sont considérables dans les ulcères simples (GAMA PINTO, VALUDE) ; elle suffit à elle seule à faire résorber un ulcère que ni le fer rouge ni les topiques ne pourraient enrayer avec un pansement ouvert.

Toutefois, quand le malade est atteint de dacryocystite, le pansement fermé devient un danger. On appliquera alors un simple bandeau, et la toilette antiseptique sera renouvelée au moins une fois par jour.

Dans les cas graves d'ulcères à hypopyon, SÆMISCH avait imaginé de transfixer la cornée de part en part en dépassant les bords de l'ulcère; de cette façon l'hypopyon s'évacue et l'ulcère arrive à se déterger. Cette *kératotomie trans-ulcéreuse*, depuis que la cautérisation ignée a été introduite dans la pratique, est plus rarement employée et nous croyons que c'est à tort. Elle peut rendre de grands services dans certains cas désespérés, quand la cornée tout entière semble réduite en bouillie; l'action du fer rouge serait alors trop destructive et la transfixion de SÆMISCH a pu, dans ces circonstances, ramener des cornées à un état satisfaisant.

On doit noter que le pus de l'hypopyon étant ordinairement concret et formant une sorte de bourbillon, il faut l'attirer au dehors avec une pince spéciale, dite pince à cuiller ou à caillots. Après la sortie du bourbillon, certains pratiquent le lavage antiseptique de la chambre antérieure, mais cette manœuvre ne nous paraît avoir aucun avantage réel. Les paracentèses simples ou transulcéreuses sont particulièrement indiquées quand il y a menace de perforation spontanée ou que la tension oculaire est exagérée.

Tout récemment, ROLLET et MOREAU ont recommandé le traitement de l'hypopyon par le drainage de la chambre antérieure à l'aide d'un crin de Florence de calibre moyen.

Une *iridectomie* hâtive donne, dans le même sens, d'excellents résultats, car elle expulse le pus, détend la cornée malade, amende l'iritis et enfin constitue une pupille optique favorable à la vision ultérieure.

On a encore recommandé de transplanter la conjonctive sur la cornée pour favoriser la cicatrisation de l'ulcère. Quant à la *sérothérapie* antipneumococcique préconisée par Roemer dans l'ulcère serpigineux, l'expérience de Roemer et de Axenfeld est en faveur de ce traitement dans les cas où l'agent pathogène est constitué par le pneumocoque.

Kératite par lagophtalmos. — Elle est consécutive au défaut ou à l'insuffisance d'occlusion palpébrale dans les paralysies des paupières ou les diverses exophtalmies. Elle résulte du desséchement de la cornée et des irritations extérieures.

Les parties inférieures de la cornée découvertes deviennent troubles, opaques, se fendillent et s'exfolient. L'ulcère consécutif s'infiltre de pus et l'hypopyon apparaît. La cornée peut alors se perforer et entraîner des complications analogues à celles des autres kératites suppurées. Dans le lagophtalmos léger, le globe est instinctivement dirigé en haut, la cornée recouverte, et la kératite n'existe pas ; dans les lagophtalmos moyens, la majeure partie de la cornée est encore abritée, et l'ulcération ne se produit qu'au bas de la membrane ; enfin, dans le lagophtalmos total, comme dans certaines exophtalmies ou buphtalmies, toute la cornée finit par s'altérer.

La kératite lagophtalmique diffère de la kératite neuro-paralytique à troubles trophiques locaux et de la kératomalacie infantile à troubles de nutrition caractéristiques.

L'avenir de la cornée dépend du degré, de la durée et de la cause même du lagophtalmos.

L'humectation de l'œil avec la solution physiologique de chlorure de sodium à 7 p. 1000, l'occlusion temporaire des paupières par des agglutinatifs ou des fils dans les formes transitoires, la blépharorraphie dans les formes permanentes, constituent le seul traitement véritablement utile.

Kératite neuro-paralytique. — C'est une affection consécutive à la paralysie du trijumeau. Le centre de la cornée est terne, trouble et s'exfolie jusque près de la périphérie. D'abord grisâtre, la cornée, dans les cas graves, devient jaunâtre, puis subit la fonte purulente ; un hypopyon plus ou moins abondant se constitue. L'œil paraît sec et complètement insensible ; accès de névralgies périoculaires ; l'état général est souvent défectueux à cause des lésions centrales qui entraînent la paralysie du trijumeau et souvent d'autres nerfs, le moteur oculaire commun, en particulier. La kératite neuro-paralytique est plus ou moins étendue et surtout de gravité variable. Tantôt il se fait un simple ulcère central qui guérit rapidement, et tantôt c'est une nécrose presque totale de la cornée, laquelle aboutit à l'atrophie du segment antérieur ou à un vaste leucome adhérent.

Le plus souvent il se produit un trouble diffus de la cornée qui s'accompagne d'une réaction péri-kératique modérée et qui persiste pendant un très long temps, résistant à tous les traitements. La surface de la cornée est plus ou moins insensible, au moins par places.

Parmi les symptômes associés, les plus fréquents sont l'anesthésie cutanée et muqueuse due à la paralysie du trijumeau, les paralysies du moteur externe, du facial, l'atrophie optique, les troubles auditifs, la paralysie du sympathique cervical ou certains troubles en rapport avec une artérite ou une gomme de la base. On a signalé aussi l'iritis séreuse, l'aquo-capsulite et l'épisclérite (DE LAPERSONNE).

La paralysie du trijumeau est la cause essentielle de la kératite neuro-paralytique (MAGENDIE, CL. BERNARD). Elle serait produite par l'altération de la partie interne ou trophique du ganglion de GASSER et du nerf tri-jumeau; la partie externe qui commande la sensibilité de la cornée n'aurait aucune importance (MEISSNER). Il existerait d'ailleurs dans le bulbe, pour la portion trophique, un noyau spécial dont les lésions expé-rimentales provoqueraient les mêmes troubles que la section nerveuse (M. DUVAL et LABORDE).

D'après les recherches de BERGER et de LOEWY, les nerfs trophiques de la cornée quittent en majorité le nerf trijumeau avant le ganglion de GASSER pour se rendre au plexus carotidien et de là, par l'intermédiaire du nerf ophtalmique, aux rameaux lacrymal et sus-trochléaire de ce nerf. La coïn-cidence si fréquente de troubles vaso-moteurs dans la kératite neuro-para-lytique est due à ce qu'un processus quelconque lèse en même temps les fibres trophiques du trijumeau et les filets sympathiques du plexus caro-tidien.

SNELLEN croyait que les lésions kératiques étaient dues à l'insensibilité de la cornée restant sans défense réflexe contre les irritations externes; il abri-tait la cornée par la suture palpébrale ou un couvercle et les troubles dimi-nuaient sans disparaître. FEUER, irritant la cornée sans produire les lésions typiques, incriminait sa dessiccation et atténuait aussi les altérations en entre-tenant une certaine humidité.

On doit donc conclure que la dessiccation et l'insensibilité de la cornée favorisent les altérations kératiques, mais aussi que la paralysie trophique du trijumeau, seule, les produit réellement; si même, dans quelques cas, la cornée reste insensible et que la kératite neuro-paralytique ne se produise pas, c'est que la portion trophique du nerf est restée intacte.

La kératite neuro-paralytique diffère, d'ailleurs, de celle par lagophtalmie dans laquelle la dessiccation prédomine, et de la kératomalacie infantile à infection générale atténuée; elle débute en outre par le centre et non par la partie inférieure, comme les ulcères par infection externe. On la distingue des autres formes par son aspect terne, grisâtre, la siccité générale et sur-tout l'insensibilité extérieure de l'œil.

Le *traitement* est peu efficace. Dans les cas obscurs, on essayera à tout hasard le traitement anti-syphilitique, car dans un certain nombre de cas le syndrome neutro-paralytique est dû à une gomme de la base ou à une endartérite syphilitique. L'occlusion, la chaleur, l'atropine, les liquides anti-septiques, les injections conjonctivales de cyanure d'hydrargyre acoïné peu-vent être utiles. On essayera aussi les courants continus. A l'intérieur, on donnera des préparations arsénicales. Dans un cas Panas pratiqua, sans aucune douleur, une iridectomie et observa une cicatrisation cornéenne aussi rapide que d'ordinaire.

Kératomalacie. — Cette affection est caractérisée par le ramollissement de la cornée. L'épithélium, surtout dans le diamètre horizontal, devient terne, se fendille et se détruit. Il apparaît alors un ulcère diffus, jaunâtre, qui peut envahir rapidement toute la cornée, produire de l'hypopyon et entraîner une perforation. La conjonctive est souvent recouverte, par places, d'une fine écume blanchâtre, comme dans le xérosis.

La kératomalacie résulte d'une nutrition défectueuse. On ne l'observe guère que chez les tout jeunes enfants athrepsiques. La plupart succombent aux troubles généraux ; ceux qui survivent sont aveugles ou présentent de vastes leucomes. On la rencontre aussi, mais exceptionnellement, chez des adultes décrépits.

Un traitement général reconstituant, des tampons chauds, l'occlusion ou les antiseptiques seront utiles, quoique généralement insuffisants.

IV. — KÉRATITES SUPERFICIELLES

Kératite phlycténulaire. — Elle est caractérisée par des phlyctènes identiques à celles de la conjonctive. Celles-ci se montrent fréquemment sur le limbe scléro-cornéen, mais aussi dans toute l'étendue de la cornée. Au début, ce sont de petites élevures fugaces, transparentes, isolées ou agglomérées, qui sont situées dans l'épithélium cornéen. Ces élevures se détruisent ensuite et produisent des ulcérations multiples.

Il existe une vascularisation notable, de la douleur, du larmoiement, de la photophobie, du blépharospasme et des troubles plus ou moins marqués de la vision. La sensibilité est provoquée par la compression ou la mise à nu des terminaisons nerveuses épithéliales ; pour ce motif, elle est plus grande dans les ulcères superficiels que dans les ulcères profonds.

Quand les phlyctènes restent superficielles, la cicatrisation est habituellement rapide et complète ; à peine persiste-t-il quelque temps de légers albugos. Mais fréquemment elles se transforment en vésico-pustules qui traversent la couche épithéliale, atteignent la substance propre de la cornée et entraînent de larges ulcères. Si l'état général est défectueux, l'infection violente, le traitement tardif ou insuffisant, comme on le voit souvent dans l'ophtalmie lymphatique grave, l'infiltration purulente se développe, l'hypopyon apparaît, et il se fait une perforation de la cornée avec leucome adhérent ou staphylome consécutif.

La prédisposition lymphatique et l'infection régionale ou locale produisent les ulcères phlycténulaires. On les rencontre surtout chez les enfants strumeux, malingres, eczémateux, malpropres. Les granuleux ou les lacrymaux lymphatiques les présentent aussi en même temps que les lésions de ces maladies spéciales.

Pour Morax, la phlyctène, au début, peut être considérée comme stérile à l'égard de nos moyens d'investigation. La théorie de l'endo-infection compte également des partisans (Gendron).

La constatation des phlyctènes n'est pas toujours possible, car elles sont très éphémères, mais les ulcères consécutifs sont toujours visibles à l'éclai-

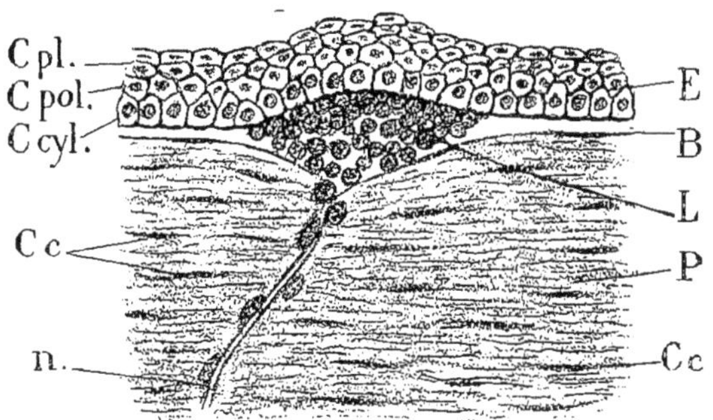

Fig. 176. — Phlyctène de la cornée (Ivanoff).

E, épithélium cornéen. — C. pl, cellules plates. — C. pol, cellules polyédriques. — C. cyl, cellules cylindriques. B, membrane de Bowman. — L, infiltration leucocytaire sous-épithéliale. La membrane de Bowman n'est pas encore décrite. — P, tissu propre de la cornée. — Cc, cellules du tissu propre de la cornée. — n, filet nerveux, autour duquel plusieurs leucocytes.

rage oblique et indiqués par une traînée (*kératite en bandelettes*) ou un véritable lacis vasculaire (*pannus scrofuleux*). Il importe, pour éviter des ulcères profonds, des leucomes épais ou des perforations avec leucomes adhérents, d'instituer un traitement actif, général, régional et local : toniques, iode, arsenic, hydrothérapie ; toilette soignée du nez, des oreilles, des cheveux, etc. ; douches oculaires chaudes, précipité jaune, calomel, atropine.

Ulcérations marginales primitives de la cornée. — Chez les vieillards on observe parfois, surtout en hiver, de petites ulcérations peu profondes, siégeant près du limbe, qui prennent par leur confluence ou par extension la forme ovalaire ou en croissant et dont les bords sont taillés à pic et infiltrés. Ces érosions ou ulcérations sont plus souvent unilatérales, mais ont une certaine tendance aux récidives. Zur Nedden a décrit un petit bacille ne prenant pas le Gram qu'il croit spécifique de cette affection. Le pronostic est bénin, car malgré l'hypopyon possible dans ces cas, il n'y a jamais perforation de la cornée et l'affection ne laisse après elle qu'une taie superficielle.

Les ulcérations marginales de la cornée consécutives aux conjonctivites, corps étrangers, traumatismes, etc., n'ont rien de commun avec cette affection primitive de la cornée.

Comme traitement on a recommandé la pommade jaune, les instillations de nitrate d'argent à 1 p. 100, les lavages antiseptiques, les compresses chaudes, l'atropine.

Kératites vésiculeuse, bulleuse. — On observe ces kératites dans certaines maladies fébriles, dans le zona, le glaucome, les taies. Dans les maladies fébriles, on rencontre des *vésicules* herpétiques sur la peau ou les muqueuses.

Il existe une notable irritation oculaire avec photophobie, larmoiement et douleur variable. La cicatrisation demande à peine quelques jours; à moins d'infiltration purulente, il n'y a pas de leucome consécutif.

Les ulcères vésiculaires du zona concordent avec des altérations analogues de la face, de la paupière, de la conjonctive. Ils provoquent une vive irritation et des troubles cornéens plus ou moins durables. On constate, à leur niveau, une insensibilité cornéenne très localisée.

Les bulles dans le glaucome, les taies, semblent d'origine trophique et provoquent une certaine réaction locale. Elles guérissent aisément, mais récidivent souvent.

La chaleur, la cocaïne, l'occlusion, des pulvérisations antiseptiques, la quinine, l'antipyrine, sont les moyens les plus usités.

Kératite dendritique. — Elle est caractérisée par des stries épithéliales ramifiées, comme racémeuses, dont les terminaisons renflées envahissent la périphérie de la cornée (Hansen-Grut). Gillet de Grandmont en a signalé une forme étoilée. La kératite dendritique paraît très rare. La marche est aiguë ou chronique, avec retentissement irien. La guérison est lente, mais de règle, avec quelques nébulosités. On a accusé le paludisme, la syphilis; il y a évidemment infection. Le mercure, la quinine, l'antipyrine à l'intérieur, l'iodoforme en topique.

Kératite filamenteuse. — Dans cette curieuse affection, on observe des filaments roulés en corde qui sont implantés au fond des ulcères vésiculeux. Leber, qui l'a décrite, attribuait ces filaments à des dépôts de fibrine. C. Hess et Nuel les considèrent comme de nature épithéliale. La partie axiale de la corde est composée de fibrilles et de noyaux; la partie périphérique est formée de cellules épithéliales; partout il y aurait des grains de substance hyaline. Il s'agirait, d'après Nuel et Hess, d'une hyperplasie de l'épithélium cornéen et conjonctival.

Kératite aspergillaire. — Depuis que Leber eut décrit en 1879 le premier cas de *kératomycose aspergillaire* comme cause de la kératite à hypopion, on a publié une vingtaine d'observations de ce genre. A la suite d'un traumatisme, la cornée s'infiltre d'abord, s'ulcère ensuite, le plus souvent au centre. Le fond de cet ulcère présente un aspect sec particulier.

L'aspect clinique est celui d'une saillie blanchâtre en forme de bouton aplati séparé d'une zone périphérique blanche de la cornée par un sillon circulaire. Il se fait toujours de l'hypopyon et la cornée finit par se perforer.

Par grattage, on peut enlever des parcelles et même la totalité de la tache infiltrée, et si on la soumet à un examen microscopique, on trouve qu'elle est constituée par des filaments de mycélium ramifiés et fortement enchevêtrés. Si l'on enlève la totalité de cette tache, la guérison peut se faire rapidement ; sinon, l'affection évolue lentement, et toute la surface de la cornée peut être envahie. Le pronostic dépend donc essentiellement du diagnostic et de l'intervention judicieuse. Il faut gratter toute la partie envahie avec une aiguille à corps étrangers ou avec une petite curette et, si l'affection récidive, comme cela arrive quelquefois, il faut répéter l'intervention.

Dans leurs expériences sur le lapin, Rollet et Aurand ont trouvé sept variétés pathogènes d'aspergillus, parmi lesquelles l'aspergillus fumigatus, flavus et oryzae se distinguent par leur virulence.

Kératite vasculaire ou pannus. — Le pannus est constitué par les vais-

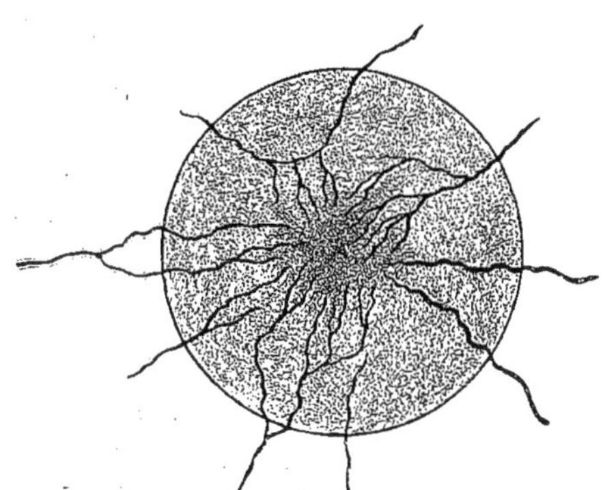

Fig. 177. — Disposition des vaisseaux dans le pannus.

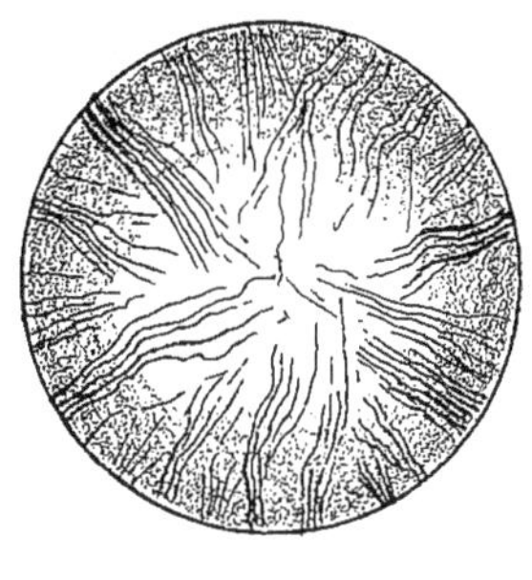

Fig. 178. — Disposition des vaisseaux dans la kératite interstitielle.

seaux qui envahissent plus ou moins la surface de la cornée. Il est partiel ou total. Dans certains cas, un petit ulcère s'étend progressivement de la périphérie au centre, suivi d'une traînée vasculaire (*kératite en bandelette*). D'autres fois, la moitié supérieure de la cornée est particulièrement affectée (trachome). Enfin, il arrive que toute la cornée est envahie.

Le pannus est léger (*tenuis*), et on le rencontre surtout dans la kératite lymphatique, ou épais (*crassus*), et on l'observe particulièrement chez le lymphatique granuleux. Nous avons vu que, dans le trachome, le pannus est encore plus en rapport avec le degré de lymphatisme qu'avec les granulations, bien qu'il soit une manifestation de celles-ci.

La cornée s'infiltre de cellules lymphoïdes et se vascularise de la périphérie au centre. Les lésions siègent d'abord dans la couche épithéliale, puis la membrane de Bowman s'érode et les lames cornéennes sont envahies. La régression se fait aussi de la périphérie au centre. Quand les altérations sont profondes, il se produit de la sclérose et des leucomes multiples qui diminuent notablement la vision. On reconnaît aisément la vascularisation du pannus et on en peut voir les détails à la loupe. Le pannus scrofuleux de l'ophtalmie lymphatique disparaît avec celle-ci et nécessite les mêmes

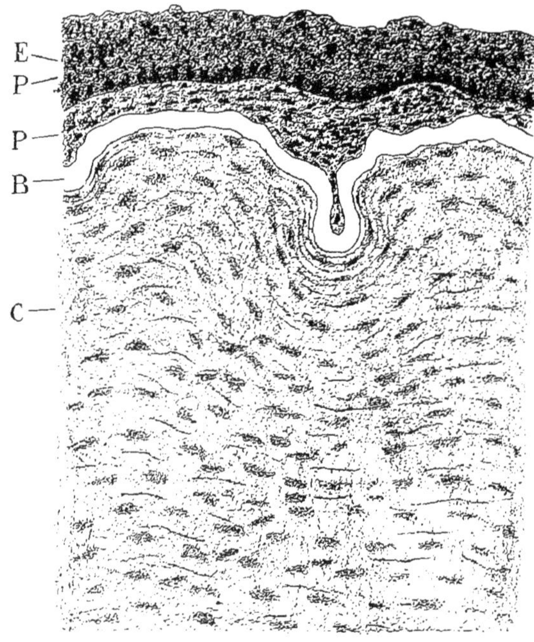

Fig. 179. — Pannus (Fort grossissement).

E, épithélium cornéen. — P, infiltration leucocytaire, en partie autour des vaisseaux, ici invisibles, au-dessous de l'épithélium cornéen. — B, membrane de Bowman. — C, tissu propre de la cornée avec ses cellules, mais sans infiltration leucocytaire et sans vascularisation.

moyens de traitement. Des scarifications sont souvent utiles. Le pannus granuleux paraît amélioré par l'ablation du cul-de-sac supérieur (GALEZOWSKI) et surtout la syndectomie (FURNARI). La péritomie simple ou ignée est très efficace. L'inflammation jéquiritique a donné de bons résultats et peut être indiquée dans le pannus très charnu. Quant à l'inoculation blennorrhéique, elle est trop répugnante pour être aujourd'hui employée.

V. — KÉRATITES PONCTUÉES

La kératite ponctuée est superficielle ou profonde.

Kératite ponctuée superficielle. — Cette affection, décrite par FUCHS, a été, au point de vue anatomique, par biopsie, l'objet de recherches importantes de NUEL. Elle présente, au début, les allures d'une conjonctivite catarrhale aiguë, puis, après quelques jours, se montrent de petites taches groupées en semis et parfois très nombreuses. Ces taches sont très superficielles, mais ne produisent jamais d'ulcères. Elles persistent des semaines ou des mois et troublent la vision en raison de leur disposition et de leur nombre. On les observe chez les jeunes sujets. La guérison survient naturellement en quelques jours ; elle est ordinairement brusque. NUEL a constaté des élevures épithéliales, contenues dans les lames de la cornée, et de l'œdème interstitiel. Pour cet auteur, ce serait une lymphangite de la conjonctive cornéenne ; on comprend dès lors l'importance de la conjonctivite initiale et l'apparition ultérieure de la kératite. Il n'a pas trouvé de microbe spécial.

La guérison se fait spontanément, brusquement, pour les phénomènes irritatifs et plus lentement pour les taches kératiques. Comme thérapeutique, NUEL repousse les irritants ; il n'a retiré aucun effet appréciable du salicylate de soude, mais considère les injections de pilocarpine comme pouvant être utiles.

Kératite ponctuée profonde. — Elle est caractérisée par un trouble grisâtre des couches profondes de la cornée et surtout par un fin piqueté gris jaunâtre de la couche endothéliale. On voit nettement que les points grisâtres siègent en arrière de la cornée. On rencontre la kératite profonde dans les altérations de la chambre antérieure, surtout l'iritis séreuse, l'iridocyclite syphilitique (MAUTHNER), certains néoplasmes ou corps étrangers de l'iris. Il s'agit évidemment de lésions épithéliales irritatives.

La kératite ponctuée profonde indique l'existence de lésions uvéennes et présente pour ce motif une signification sérieuse. On la constate aisément à l'éclairage oblique et à la loupe.

Le traitement est celui de l'iritis et de la cause locale ou générale qui paraît en jeu : atropine, révulsifs. Si le tonus est élevé, l'ésérine et des paracentèses.

VI. — KÉRATITE INTERSTITIELLE

On l'appelle encore kératite *parenchymateuse* à cause de son siège dans la substance propre de la cornée. Elle présente une forme circonscrite et une forme diffuse.

Kératite interstitielle circonscrite. — Au centre ou à la périphérie de la cornée, surtout au centre, on observe des taches grisâtres, confluentes, constituant une opacité large et plus ou moins épaisse. Ce sont des *infiltrations* lymphoïdes des couches profondes de la cornée. L'épithélium antérieur est souvent dépoli ; l'épithélium postérieur et l'iris sont parfois affectés (kératite ponctuée postérieure). Les vaisseaux ciliaires se congestionnent et le cercle périkératique s'accentue ; il y a de la photophobie et de fortes douleurs.

Les troubles cornéens persistent plus ou moins longtemps, puis tout revient progressivement à l'état normal. Certains troubles de transparence peuvent toutefois se manifester pendant de longues années.

D'autres fois, à la suite d'une sclérite antérieure, la cornée se trouble, et l'on voit, près du limbe, une opacité vaguement triangulaire, à base périphérique, qui envahit plus ou moins la membrane transparente. Des poussées successives de sclérite entraînent de nouvelles opacités. Celles-ci deviennent, à la longue, bleuâtres, ardoisées, et comme la sclérotique présente un aspect analogue, on dirait qu'elle empiète sur la cornée. Ces lésions sont persistantes.

Le rhumatisme (ARLT), la scrofule, la syphilis, diverses cachexies ont été incriminées ; la cause véritable reste parfois inconnue.

Le traitement général visera surtout le rhumatisme ou la scrofule ; localement on emploiera les mydriatiques et des cautérisations ignées ponctuées qu'on renouvellera fréquemment.

Kératite interstitielle diffuse. — Cette affection est assez fréquente chez les enfants et les adolescents, mais très exceptionnelle chez l'adulte. Elle débute par des troubles de la cornée au centre ou à la périphérie de cette membrane. L'épithélium devient terne, comme dépoli, et les couches sous-jacentes, surtout les couches profondes, sont parsemées de taches grisâtres, diffuses, souvent agglomérées. Des vaisseaux fins apparaissent autour du limbe et pénètrent, en se ramifiant, dans la substance propre de la cornée. On les reconnaît aisément à la loupe, à la lumière oblique et mieux encore, à l'image droite, avec un fort grossissement. Le trouble cornéen produit par les vaisseaux et la tache interstitielle est alors considérable, et la vision très diminuée. L'iritis, l'irido-cyclite compliquent habituellement cette kératite. L'affection atteint parfois simultanément et d'ordinaire successivement les deux yeux.

Elle dure des semaines et des mois. Les troubles subjectifs sont généralement en rapport avec le degré de vascularisation et les complications uvéales. Il y a plus ou moins de douleur, de la photophobie et du larmoiement. La céphalée est fréquente et l'embarras gastrique, habituel. Les degrés de cette affection sont d'ailleurs très nombreux et les divers symptômes, opacité, vascularisation, complications, présentent une intensité très variable suivant les sujets et aussi d'un œil à l'autre.

Il n'est pas très rare de voir la maladie rester stationnaire pendant un ou plusieurs mois, même dans le cours d'un traitement énergique, et ne céder qu'à la longue et imparfaitement. L'amélioration marche de la périphérie au centre ; des opacités centrales persistent longtemps et parfois sont définitives.

Les *troubles oculaires* de la kératite interstitielle siègent plutôt dans les parties profondes de la cornée et les parties antérieures de l'uvée.

Le stroma cornéen, surtout vers la membrane de Descemet, est infiltré de cellules lymphoïdes ; on en trouve aussi dans la chambre antérieure et au niveau de la pupille, où se forment des exsudats. Des vaisseaux de nouvelle formation se rencontrent dans les lames cornéennes. L'épithélium antérieur

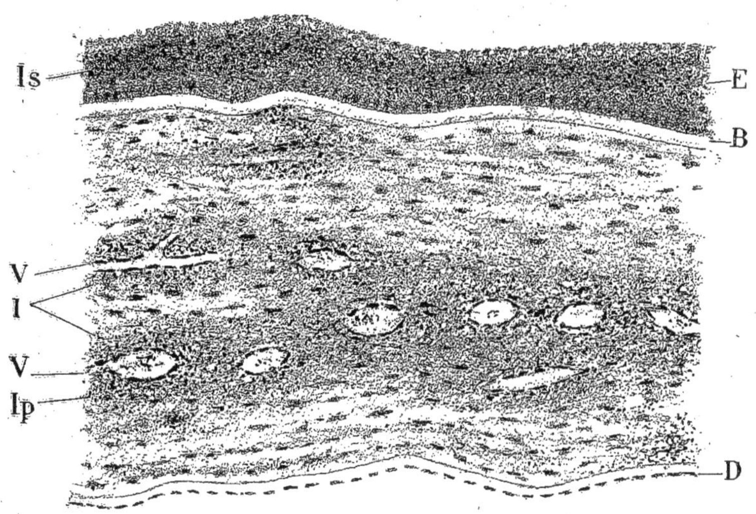

Fig. 180. — Kératite interstitielle (Baas).

E, épithélium cornéen. — Is, infiltration superficielle dans l'épithélium cornéen. — B, membrane de Bowman. — VV, vaisseaux néoformés dans le tissu propre de la cornée. — Ip, infiltration profonde, en partie périvasculaire. — D, membrane de Descemet.

s'exfolie, ce qui lui donne l'aspect chagriné, dépoli, mais il ne s'ulcère jamais. A la période de régression, les cellules d'infiltration se résorbent, les vaisseaux s'atrophient, mais il persiste souvent, vers le centre de la cornée ou la région pupillaire, des produits cicatriciels qui rendent la guérison incomplète.

Des *troubles généraux* se rencontrent ordinairement. Les sujets sont débiles, lymphatiques, rachitiques. On constate des rhinites, des pharyngites, des laryngites chroniques, des otorrhées avec affaiblissement de l'ouïe ou surdité, des arthrites, etc. ; la voûte palatine a une forme ogivale très accentuée ; le crâne présente parfois une dissymétrie marquée et les commissures labiales sont striées de plis rayonnés.

Les dents surtout sont caractéristiques. Elles sont mal ordonnées, souvent petites et écartées ; les incisives présentent, sur leur bord libre, des dentelures en V ou en W.

Dans la classe aisée, chez les enfants ou les adolescents bien nourris, l'état général paraît bon ; les traces de lymphatisme ou de rachitisme sont très affaiblies, mais il persiste presque toujours des altérations dentaires.

La fréquence, la presque constance des troubles ou lésions somatiques ont fait attribuer la kératite insterstitielle à un vice originel de développement ou de nutrition générale. MACKENSIE la rattachait à l'ancienne scrofule, HUTCHINSON à la syphilis héréditaire ; PANAS la rapporte, d'une manière générique, à une cachexie dystrophique ou dyscrasique (FOURNIER).

La scrofule de MACKENSIE renferme beaucoup de tuberculose et surtout de syphilis ; le lymphatisme conserve peut-être ici quelque valeur étiologique. La cachexie de Panas n'exclut aucune tare dystrophique ou dyscrasique. Quant à la syphilis, elle est certainement la cause la plus habituelle de la maladie et elle existe lorsqu'on retrouve nettement les trois signes qui constituent la triade symptomatique caractéristique de l'hérédo-syphilis, d'après HUTCHINSON, savoir : la kératite interstitielle, la surdité, la déformation des dents. On a constaté la syphilis héréditaire dans la moitié des cas ; la syphilis acquise reste exceptionnelle.

La kératite interstitielle syphilitique est due probablement à la présence du *spironéma* de SCHAUDINN dans l'épaisseur du parenchyme cornéen (JEANSELME, MORAX)

La kératite interstitielle à *trypanosomes de nagana* étudiée expérimentalement par MORAX chez la chèvre et qui a guéri spontanément n'est pas sans analogie au point de vue de l'évolution clinique et anatomique avec la kératite syphilitique.

La kératite interstitielle type se reconnaît à ses opacités diffuses, à sa vascularisation profonde, à ses complications uvéennnes, aux troubles de nutrition générale et dentaire, enfin à sa marche lente.

C'est une affection grave par sa signification générale, sa durée et la persistance possible de leucomes centraux.

Le traitement général et local doit être persévérant.

Les mercuriaux ne sont pas toujours indiqués dans la kératite interstitielle, et l'inefficacité du traitement spécifique est un argument à l'appui de ceux qui refusent à cette affection un caractère proprement dit de spécificité. Les injections sous-conjonctivales de sublimé ont fourni quelques résultats, mais plutôt comme topiques substitutifs. On donnera, au point de vue général, la préférence aux iodures. On usera des divers reconstituants habituels, arsenic, phosphates, hydrothérapie, etc. Localement, les compresses chaudes, les douches de vapeur, la cocaïne, l'atropine contre l'iritis ; le massage avec la lanoline hydrargyrique, dans le cours de la maladie, les courants continus, à la période de régression, accélèrent ou complètent la guérison. Les paracentèses sont rarement nécessaires.

Des verres fumés sont toujours utiles contre la photophobie ; les teintes claires sont préférables aux teintes foncées.

VII. — LEUCOMES

Les leucomes — λευκός, blanc — ou taies de la cornée sont des opacités blanchâtres consécutives aux traumatismes, aux inflammations ou aux dystrophies kératiques. Leurs caractères sont très différents, suivant leur épaisseur, leur étendue, leur siège, leurs complications. Ils se modifient et, d'une manière générale, s'atténuent quelque peu avec le temps, surtout chez les jeunes sujets à nutrition active. On appelle *néphélions* les opacités très légères, *albugos* les opacités un peu plus marquées, et *leucomes* (proprement dits) les opacités épaisses. Ces expressions, toutefois, n'ont pas, dans le langage, de valeur uniforme, et il vaut mieux ne conserver que le terme de leucome, que l'on qualifie alors de superficiel, profond, circonscrit, diffus, périphérique, central, simple, adhérent, etc.

Nous diviserons les leucomes en traumatiques, inflammatoires et dystrophiques.

Leucomes traumatiques. — On les observe à la suite de contusions et surtout de plaies accidentelles ou opératoires.

Les *contusions* de la cornée ne s'accompagnent de leucomes permanents qu'après les ulcérations immédiates ou consécutives profondes. Les lésions épithéliales produisent seulement des leucomes temporaires.

Les *plaies accidentelles,* dès qu'elles touchent aux lames de la cornée, produisent des leucomes. Leur forme, leur étendue, leur profondeur, varient avec celles de la blessure. Les ruptures cornéennes donnent naissance à des taies irrégulières et diffuses. Si la plaie est pénétrante, l'iris fait hernie, s'enclave, et il se produit un leucome adhérent.

L'aspect de la cicatrice permet parfois ultérieurement de conjecturer la portée ou l'étendue de la blessure cornéenne.

Les *plaies opératoires aseptiques* et régulières laissent peu de traces. Après les ponctions, les paracentèses, l'extraction linéaire ou à grands lambeaux, les cicatrices leucomateuses sont généralement minimes.

S'il se produit de l'*infection*, les leucomes sont beaucoup plus apparents ; leur étendue est alors en rapport avec celle de la plaie et de l'infiltration destructive.

Peu après l'opération de la cataracte, on observe une sorte de striation (kératite striée) qui, de la plaie, se dirige vers le centre de la cornée ; mais elle disparaît en quelques jours. Il s'agit probablement d'une infiltration œdémateuse des couches profondes de la cornée ou peut-être d'un plissement de la membrane de DESCEMET.

Les *lésions chimiques* avec les acides (vitriol), la chaux, entraînent des leucomes diffus, généralement profonds et d'un blanc crayeux.

Les *brûlures* sont moins fâcheuses, mais, si elles sont assez profondes, produisent des taies irrégulières.

Les *corps étrangers* laissent parfois des dépôts brunâtres (fer), ou blanchâtres (pierre, marbre, etc.), indélébiles.

Leucomes inflammatoires. — Ils sont la suite des diverses kératites suppuratives ulcéreuses ou parenchymateuses que nous avons étudiées. Les leucomes consécutifs aux *abcès* ou aux *ulcères* à hypopion sont d'ordinaire très épais et centraux ; ils peuvent occuper toute la cornée et enclavent une grande partie de l'iris. Le leucome paraît alors irrégulier et comme parsemé de points pigmentaires.

La *kératite lymphatique* produit des leucomes diffus et souvent multiples, plus ou moins épais ; ceux-ci s'éclaircissent ultérieurement, mais, en dehors des formes très superficielles, restent toujours visibles à l'éclairage oblique.

Le *pannus* laisse de fins leucomes ou une vaste opacité diffuse ; il en est de même du *ptérygion*, après guérison.

Dans la *kératite interstitielle*, les leucomes sont amincis et centraux. C'est l'inverse dans les kératites *neuro-paralytiques*, dans le *lagophtalmos* et dans la *sclérite paracornéenne*.

Les ulcères superficiels herpétiques, bulleux, etc., ne déterminent que de légers leucomes temporaires.

Leucomes dystrophiques. — Ils se produisent sans inflammation manifeste presque insidieusement, par vice de nutrition générale ou locale.

Dans le *leucome en bandelette*, ou mieux *en ceinture*, l'opacité, vers le méridien horizontal, en dedans ou en dehors, se propage de la périphérie au centre.

Elle se présente sous forme d'une infiltration gris brunâtre des couches superficielles dessinant des macules en nombre variable. Les macules occupent surtout les portions qui restent à découvert lorsque les paupières font un mouvement de clignement.

La forme *primitive* (BOWMAN, FUCHS) est rare (une trentaine d'observations) et s'observe surtout chez les vieillards. L'opacité est bilatérale et produite par une infiltration, entre l'épithélium et la membrane de BOWMAN, de sels de phosphate de chaux devenus insolubles après le départ de l'acide carbonique qui les maintenait en dissolution (KALT).

La forme *secondaire*, plus fréquente, s'observe sur des yeux anciennement atteints d'irido-cyclite, de glaucome absolu, etc.

Le traitement médical de l'opacité en ceinture qui a donné quelques résultats consiste dans des cures de raisins ou aux eaux minérales de Vittel, Contrexéville, Evian, dans le traitement anti-goutteux et dans l'usage prolongé de l'urotropine (KALT). Le traitement chirurgical sera prudent et comportera un raclage des couches superficielles de la cornée sans entamer la membrane de Bowman. Les injections sous-conjonctivales de chlorure de sodium à 4 p. 100 paraissent indiquées.

Le *glaucome* entraîne des troubles diffus de l'épithélium et même de la substance propre de la cornée dégénérée.

Dans la *buphtalmie* congénitale, la cornée est très leucomateuse ; elle s'éclaircit à la longue, mais jamais d'une manière absolument complète.

L'*arc sénile* ou *gérontoxon* se produit ordinairement dans la vieillesse, mais il survient parfois de meilleure heure chez les athéromateux, les alcooliques, les syphilitiques. C'est une bandelette grise qui entoure la cornée et qui, lorsqu'elle est incomplète, s'élargit plus en haut et en bas que vers les parties latérales. Une bandelette demi-transparente sépare toujours la sclérotique de l'arc sénile. On a cru longtemps à de la dégénérescence graisseuse des cellules de la cornée ; il existerait surtout des amas hyalins, analogues à ceux du pinguecula (Fuchs), et de la sclérose.

Atténuation des leucomes. — A la longue, les leucomes deviennent généralement moins opaques. Ils offrent des stries claires, à direction parallèle, entre-croisées ou radiées, analogues aux stries grisâtres des kératites aiguës. Fuchs croit que ces stries linéaires correspondent aux tubes de Bowman, et représentent les espaces nutritifs lymphatiques. Dans les cicatrices récentes, les lamelles cornéennes sont minces, et les espaces cornéens, larges ; ces espaces deviennent moindres dans la suite et pénètrent de plus en plus dans les leucomes. Ceux-ci sont alors, suivant l'expression de Fuchs, comme « lavés par un nouveau courant lymphatique » et s'éclaircissent progressivement. Ces modifications paraissent plus actives chez les jeunes sujets, mais elles se produisent encore à peu près dans tous les leucomes.

Complications des leucomes. — Si les leucomes s'éclaircissent avec le temps, ils entraînent parfois aussi des troubles irritatifs ou trophiques et de graves complications.

Ils peuvent *s'enflammer* et de petits ulcères cicatriciels ne sont pas rares ; leur vascularisation, dans certains cas, ne disparaît pas complètement ; de véritables congestions avec photophobie, larmoiement, se produisent à la moindre fatigue ou irritation locales.

Des *sels calcaires* (kératite chimique) s'incrustent dans l'épaisseur des opacités, excitent fâcheusement la conjonctive, produisent du clignement palpébral, provoquent des douleurs, du larmoiement, etc.

Dans les leucomes étendus ou épais, la nutrition laisse à désirer et des altérations trophiques se manifestent. Les leucomes adhérents entraînent des complications plus ou moins fâcheuses. L'iris est étranglé dans la cicatrice cornéenne et, durant les mouvements de contraction ou de dilatation du sphincter, subit des tiraillements. L'irritation ciliaire qui en résulte détermine un excès de tension.

Chez les jeunes sujets, l'hypertonie produira des staphylômes ; chez les autres, il provoquera du glaucome. Dans certains cas cependant, surtout chez les enfants, les parties de l'iris enclavé s'atrophient et n'ont aucun retentissement fâcheux. On peut, d'ailleurs, par détachement de l'iris ou iridectomie, éviter généralement ces complications.

Les leucomes adhérents aboutissent parfois à la production plus ou moins tardive d'une irido-choroïdite suppurée. On doit alors admettre, avec DESPAGNET, que les agents pyogènes sont restés dans l'œil depuis l'affection qui a fait le leucome adhérent, quelquefois plusieurs années, ou bien penser avec LEBER qu'il y a eu infection nouvelle à travers la cicatrice leucomateuse. SOKOLOFF n'a-t-il pas montré expérimentalement que le tissu leucomateux est plus perméable pour les microbes que le tissu sain ? Microbisme latent ou infection externe, les deux hypothèses sont admissibles suivant les cas particuliers.

Les *troubles visuels* causés par les leucomes sont très importants. Les leucomes larges ou épais diminuent l'acuité visuelle par défaut de transparence et par astigmatisme. Les leucomes les plus légers entraînent surtout de l'astigmatisme irrégulier ; ils sont diffus et déterminent très souvent une amblyopie plus considérable que les leucomes épais circonscrits, susceptibles d'ailleurs de tatouage.

Tous produisent des reflets lumineux gênants pour l'œil intéressé et même le congénère. Le strabisme en est parfois la conséquence ; il s'expliquerait par le reflet leucomateux qui gêne la vision du bon œil (CUIGNET) et par le travail à une distance trop rapprochée pour la vision binoculaire.

L'amblyopie, en outre, produite par les leucomes, étant notable, les sujets recherchent de grandes images et regardent les objets de très près ; il en résulte une véritable prédisposition à la myopie (42 p. 100, CHAUVEL).

Nous ne faisons que mentionner les *troubles estéthiques*, mais ils ne sont jamais à dédaigner, surtout chez les femmes.

Les leucomes sont donc toujours plus ou moins fâcheux et méritent d'être recherchés et reconnus. On les observera à l'éclairage oblique et à la loupe. Il est bon de noter leurs particularités, leurs complications et les troubles divers qui paraissent en résulter.

Traitement des leucomes. — Le traitement des leucomes est curatif ou palliatif.

Le traitement *curatif* a pour objet la suppression des opacités. Les collyres irritants qui ont été préconisés sont assez peu efficaces ; on essayera, toutefois, dans les leucomes récents, le traitement de FOLLIN qui consiste à instiller, le matin, dans l'œil, une goutte de laudanum pur et le soir, un collyre au sulfate de zinc à 1/2 p. 100 ; les pommades au précipité jaune, au calomel, le massage ne sont avantageux, à la longue, que dans les leucomes superficiels. La valeur des instillations quotidiennes de benzoate de lithine à 2 1/2 p. 100 (MAZET) ou des injections sous-conjonctivales de la même substance est encore à l'étude. A l'étude également est l'action lymphagogue de la dionine dans ses applications à la résorption des taies et des leucomes.

Les courants continus faibles et courts, de 2 à 5 milliampères pendant cinq minutes et répétés tous les deux jours, joints au massage cornéen, comme le conseille BERGER, ont donné quelques bons résultats.

L'éclaircissement des taies de la cornée peut être obtenu par l'électrolyse (pôle négatif, 4 à 7 millimètres, 4 à 6 volts) combinée à la photothérapie (séances de 20 à 90 secondes, tous les huit ou quinze jours); dans la sclérose de la cornée, la photothérapie peut être remplacée par la radiothérapie (SULZER).

La cautérisation ponctuée, les paracentèses, la sclérotomie, l'iridectomie surtout, peuvent éclaircir certains leucomes.

L'abrasion des couches opaques paraît peu utile, parce qu'elle doit être assez profonde et qu'elle donne lieu à de nouvelles taies. On peut la pratiquer sous forme de raclage quand il existe des infiltrations calcaires. BIRNBACHER a préconisé pour les carbonates et les phosphates de chaux, l'acide chlorhydrique à 5 p. 100 dont on neutralise l'excès avec du carbonate de soude, aussi à 5 p. 100.

La kératoplastie partielle ou totale ne donnera guère que des résultats insuffisants. La trépanation, entre les mains de von HIPPEL, l'ablation d'une rondelle de cornée opaque poussée jusqu'à la membrane de Descemet et son remplacement par une cornée de poule, reste un procédé d'exception.

Le traitement *palliatif* paraît souvent avantageux.

Les verres teintés diminuent l'éblouissement. La fente ou le trou sténopéique, les verres sphériques ou sphéro-cylindriques peuvent améliorer la vision dans les cas légers d'astigmie, comme les verres de contact (SULZER), dans les cas prononcés. Quand le leucome est épais, diffus, central, une étroite iridectomie, ou mieux l'iritomie facilitent la vision.

Les parties transparentes de la cornée sont-elles minimes et très périphériques, on peut, pour éviter toute cicatrice opératoire en ce point, faire l'incision du côté opposé et pratiquer l'arrachement irien, l'irido-dialyse. L'iridectomie est en outre fort utile dans les leucomes adhérents avec menace de glaucome ou de staphylôme pour diminuer la tension oculaire et favoriser la nutrition du globe.

Le *tatouage* est favorable à la vision en ce qu'il diminue l'éblouissement leucomateux et utile à l'expression de la physionomie. Pratiqué antiseptiquement, il est peu dangereux. Si l'iris est enclavé, une notable irritation devient possible; PANAS a cité un cas de panophtalmie à la suite d'un tatouage, mais c'est exceptionnel. Le tatouage peut être pratiqué non seulement avec de l'encre de chine, mais encore avec des encres de couleurs diverses adaptées à l'aspect de l'iris (CHEVALLEREAU et CHAILLOUS).

VIII. — STAPHYLOMES

Les staphylômes sont transparents ou opaques.

Staphylômes transparents. — Le staphylôme est conique ou globuleux. Dans le premier cas, il prend le nom de kératocône; dans le second, celui de kératoglobe.

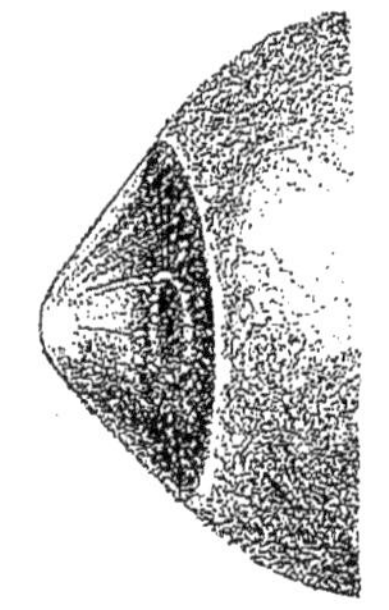

Fig 181. — Kérato-cône.

Le *kératocône* est caractéristique. Vu de profil, l'œil paraît conique au centre; vu de face, il présente un reflet central trouble assez marqué. Au miroir plan, on constate une ombre très mobile vers le sommet mousse du cône; les images réfléchies sont inégales et la kératoscopie donne des ombres irrégulières; enfin, l'image ophtalmoscopique du fond de l'œil et de la papille est très variable et très mobile. Cette affection, souvent congénitale, se développe dans la jeunesse, l'adolescence, quelquefois au cours de la grossesse (VALUDE) et s'accentue graduellement sans cause connue. Peut-être le rachitisme est-il en cause. Il existe d'ordinaire une myopie progressive d'un haut degré, mais la vision se conserve plus ou moins.

Le traitement du kératocône est peu efficace. On se borne parfois à pratiquer une pupille artificielle étroite ou une double iridésis, de manière à constituer une véritable fente sténopéique. On peut attaquer le sommet du staphylôme lui-même, par la trépanation (BOWMAN), la cautérisation simple (DE GRÆFE) ou ignée (GAYET). On a aussi conseillé des paracentèses, l'ésérine, la compression prolongée, etc. DE WECKER a songé à l'emploi de verres coniques, GALEZOWSKI à celui des verres paraboliques; KALT, enfin, a conseillé des coques taillées appliquées directement sur l'œil. Peut-être l'ablation du cristallin transparent représente-t-elle la méthode d'avenir du traitement du kératocône.

Le traitement médical le plus pratique, celui qui donne encore des résultats assez appréciables, est l'instillation prolongée de l'ésérine jointe à l'administration du phosphate de chaux.

Une petite iridectomie, la cautérisation du sommet du cône, les verres correcteurs de la myopie, sont toutefois des moyens assez avantageux.

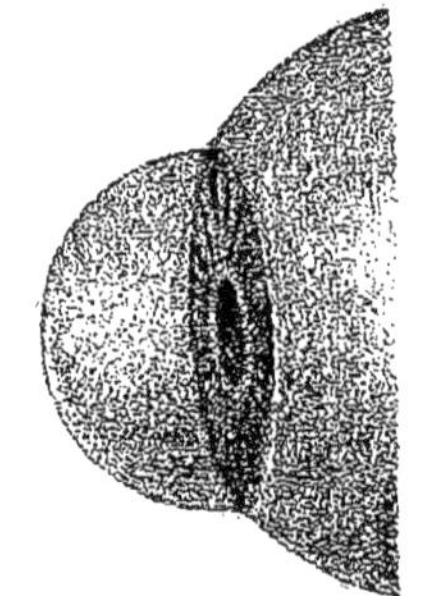

Fig. 182. — Kérato-globe.

Le *kératoglobe* est le staphylôme globuleux de la cornée. Son développement est congénital et parfois progressif, chez les enfants ou les adolescents. La transparence persiste plus ou moins parfaite. Des troubles kératiques, iriens ou cristalliniens, surviennent fréquemment.

Le diagnostic du kératoglobe se fait directement ou à l'éclairage oblique.

La profondeur excessive de la chambre antérieure, les dimensions de la cornée, sont caractéristiques.

Une iridectomie, des paracentèses successives sont parfois indiquées ; en dehors de complications iriennes ou cristalliniennes, l'expectation semble le plus souvent préférable.

Staphylômes opaques. — Leur épaisseur est très inégale. Certains sont très minces et d'autres très épais. Ils présentent constamment de grandes irrégularités. Parfois, durant l'incision, ils paraissent comme cartilagineux. Ils sont constitués, en effet, par un tissu fibreux épais, panneux, recouvert d'épithélium et tapissé irrégulièrement en arrière par les cellules pigmentaires de l'uvée.

Le tissu propre de la cornée est très altéré, reconnaissable seulement à la périphérie du leucome. Les membranes de Bowman et de Descemet ont disparu. L'iris lui-même est plus ou moins détruit, ou réduit à sa couche pigmentaire. Le corps ciliaire subit parfois des tiraillements douloureux ; le cristallin est cataracté, absent ou déplacé.

Ce qui caractérise le staphylôme, c'est la destruction de la cornée et son remplacement par du tissu fibreux. Il s'agit plutôt de staphylôme irien que de staphylôme cornéen. La cornée détruite en totalité ou en partie, l'iris propulsé obstrue la plaie et se recouvre d'éléments lymphoïdes cicatriciels. La cicatrice, d'abord plate, ne résiste pas à la tension oculaire et se bombe ; l'ectasie s'exagère d'autant plus que la résistance cicatricielle est plus faible et que la tension de l'œil devient plus élevée.

On attribue le staphylôme à l'excès de tension et partant à un processus glaucomateux. Celui-ci n'est pas absolument nécessaire et peut être consécutif à l'ectasie (Fuchs).

Il suffit que la tension, même normale, soit supérieure à la résistance de la cicatrice pour qu'il y ait staphylôme ; toutefois l'irritation ciliaire entraîne habituellement une hypertonie qui exagère l'ectasie. L'iridectomie, la sclérotomie antérieure ou postérieure, diminuant la tension oculaire, se trouveront fréquemment indiquées.

Le staphylôme opaque est partiel ou total.

Le *staphylôme partiel* présente diverses formes et une étendue variable. On l'observe surtout à la partie inférieure de la cornée. A son niveau, la cornée est blanchâtre, parfois incrustée de sels calcaires ou vascularisée ; elle paraît être bleuâtre ou noirâtre par points ; un ou plusieurs pertuis peuvent même exister. L'iris reste largement enclavé dans le leucome et modifie notablement la forme et l'étendue de la chambre antérieure. La vision est plus ou moins affaiblie. Au niveau du staphylôme, le tissu cornéen est très altéré, les membranes de Bowman et de Descemet sont détruites. La membrane transparente est alors représentée par une légère couche cicatricielle et une nappe vasculaire. Le développement de la lésion est souvent progressif et entraîne parfois la perte totale de l'œil.

Dans le *staphylôme total*, la cornée tout entière devient blanchâtre, globuleuse, tapissée par l'iris et profondément lésée. La membrane est plus ou moins vascularisée et parfois panneuse ; la tension oculaire peut être augmentée.

La vision est affaiblie et peut disparaître entièrement à la suite du trouble leucomateux ou vasculaire progressif de la cornée et aussi des lésions uvéennes profondes.

Dans les staphylômes opaques, totaux ou partiels, il faut lutter contre la tension de l'œil et l'irritation glaucomateuse. La sclérotomie, l'iridectomie,

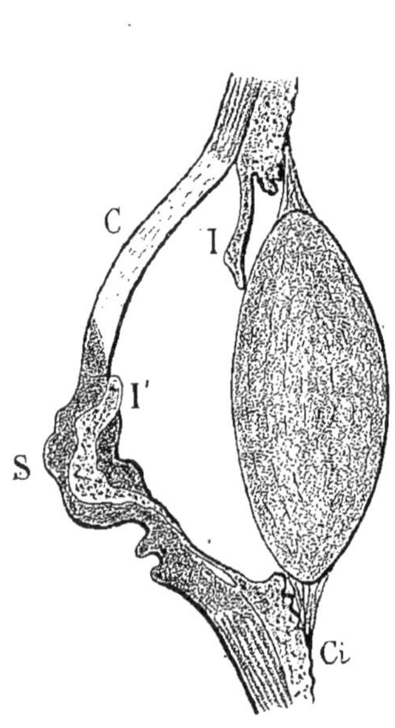

Fig. 183. — Staphylôme partiel.

C, cornée. — Ci, corps ciliaire. — I, iris normal. I', iris enclavé, dans le staphylôme S.

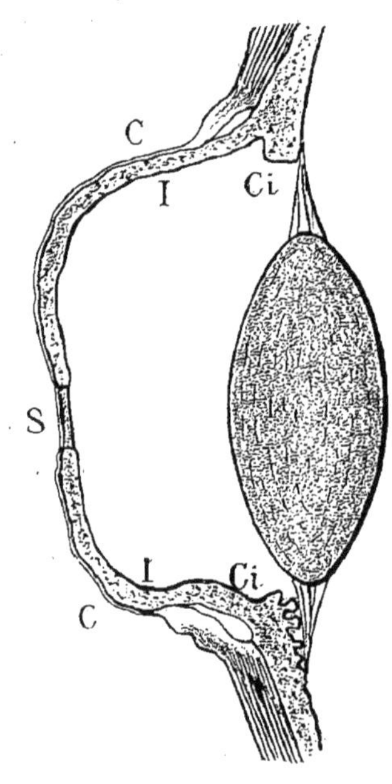

Fig. 184. — Staphylôme total.

C, vestiges de la cornée. — Ci, corps ciliaire. II, iris constituant le staphylôme S.

ou au moins les paracentèses répétées, peuvent, dans certains cas, avec l'ésérine, amener une guérison relative. La cautérisation ignée et l'ablation radicale du staphylôme seront parfois indiquées.

Il faut être plus réservé avec le staphylôme partiel et latéral que dans le staphylôme central.

Dans le staphylôme total, excessif, la vision étant nulle, l'ablation partielle ou totale s'impose. La résection suivant le procédé de DE WECKER, ou même l'amputation du segment antérieur seront généralement et avec raison préférées à l'énucléation.

Opacités cornéennes congénitales. Buphtalmie. — Les opacités cornéennes congénitales sont assez rares : un cas sur 7 000 malades à la clinique de Montpellier. Elles coexistent souvent avec la buphtalmie. Périphériques, parfois centrales, légères, bleuâtres, elles occupent les deux yeux. D'ordinaire, la cornée est très étendue, la chambre antérieure exagérée. On note de la photophobie, de la myopie ou une amblyopie considérable.

L'affection est bilatérale ordinairement, mais peut être aussi unilatérale. Les opacités diminuent progressivement et, en quelques mois ou quelques années, suivant leur importance, elles peuvent disparaître. La vision dans certains cas s'est notablement améliorée. Il survient parfois du kératocône, du kératoglobe, et il persiste plus ou moins de buphtalmie. On a parlé d'arrêt de développement, d'inflammation, de glaucome. Le diagnostic est facile ; quant au pronostic, il est réservé. En effet, ces opacités peuvent bien guérir avec une vision bonne, mais elles peuvent aussi persister et aboutir à la cécité.

L'expectation pure et simple ou médicale, l'ésérine, la sclérotomie, au besoin l'iridectomie et, si les lésions s'accroissent, l'énucléation : tels sont les moyens thérapeutiques à notre disposition.

IX. — TUMEURS DE LA CORNÉE

Elles sont rarement primitives. On a cité cependant quelques cas de fibromes, de sarcomes, de carcinomes.

Les dermoïdes, les épithéliomes conjonctivaux peuvent empiéter sur la cornée ; les épithéliomes se montrent fréquemment au niveau du limbe. L'ablation avec cautérisation ignée du lit néoplasique permet ordinairement la conservation de l'œil et souvent celle de la vision. S'il existe des prolongements intra-oculaires, l'énucléation s'imposera.

Dermoïdes de la cornée et de la conjonctive. — Généralement stationnaires jusque vers la puberté, ils se développent surtout à ce moment. Ils sont le plus souvent uniques, mais peuvent être multiples, symétriques, etc. La forme d'un cône tronqué est habituelle. La surface est blanche, grise, jaune ou brune, recouverte de poils plus ou moins longs. Parfois ces tumeurs sont scléro-cornéennes, à large base. Libres, elles peuvent adhérer à la paupière. Des malformations variées coexistent souvent.

Au point de vue histologique, ce sont de vrais dermoïdes, comme des îlots de paupière adhérant au globe.

Le développement des dermoïdes est plus ou moins lent. Il peut y avoir, à la longue, transformation épithéliomateuse.

On les distingue aisément des lipomes situés en haut entre les muscles droit externe et supérieur. Les polypes, les ptérygions, les pinguecula, etc., sont très différents.

On admet que le dermoïde enlevé ne récidive pas. L'extirpation toutefois doit être hâtive et complète.

CHAPITRE VIII

MALADIES DU CRISTALLIN

I. — CATARACTE EN GÉNÉRAL

La cataracte est constituée par l'opacité du cristallin. Elle était connue des Romains (*suffusio*) et des Grecs (ὑπόχυμα); les Chinois et les Indiens ne l'ignoraient pas davantage. Il est même probable que ces derniers avaient une notion exacte de sa nature, puisque, ainsi que l'indique FERRET, ils en pratiquaient, il y a trois mille ans, l'extraction méthodique. Pendant longtemps toutefois, on crut que la cataracte était formée par un épanchement opaque entre l'iris et le cristallin, épanchement liquide qui tombait dans l'œil (*gutta in oculo* des Latins), en avant de la lentille, siège supposé de la vision même. Le public, écho fidèle des anciennes doctrines, croit encore aujourd'hui à une petite peau obstruant la prunelle.

On parla plus tard de cataracte, quoique sans en mieux connaître le siège ou la nature. Dès le XVIe siècle cependant, on indiqua qu'elle était constituée par un trouble de l'humeur cristalline. Mais il faut arriver jusqu'en 1705 pour que BRISSEAU fils établisse, à l'Académie des Sciences, la véritable nature de la lésion ; et son opinion, appuyée sur des preuves anatomiques péremptoires, défendue par MAITRE JAN, MÉRY, SAINT-YVES, fut enfin, malgré quelques résistances, définitivement adoptée.

On reconnut progressivement les diverses espèces et variétés de cataractes, on les opéra par les méthodes actuelles, mais le côté scientifique de la question resta longtemps négligé.

L'anatomie pathologique, certains points de pathogénie ont été établis seulement à notre époque. Enfin la thérapeutique, dans ces dernières années, grâce au perfectionnement opératoire, à l'application de l'antisepsie ainsi qu'à l'anesthésie locale, a pu considérablement s'améliorer.

Divisions. — La cataracte présente de nombreuses espèces et variétés que l'on peut grouper, à volonté, d'après l'un ou l'autre des éléments suivants :

Nature : C. vraie, fausse (dépôts capsulaires exsudatifs, pigmentaires, etc.).

Origine : C. essentielle, symptomatique, choroïdienne, diabétique, congénitale, traumatique, secondaire.

Siège : C. capsulaire, capsulo-lenticulaire, lenticulaire, nucléolaire, nucléo-corticale, polaire.

Degré : C. totale, partielle, complète ou incomplète, mûre ou non mûre.

Forme : C. rayonnée, étoilée, pyramidale, zonulaire, ponctuée.

Couleur : C. blanche, grise, verte, noire, laiteuse, ambrée.
Consistance : C. liquide, molle, demi-molle, dure.
Marche : C. progressive, stationnaire.
Dégénérescence : C. de Morgagni, crétacée, aridi-siliqueuse.
Age : C. infantile, juvénile, sénile.
Complications : C simple, compliquée.

Ou encore au point de vue *pathogénique et étiologique :*

A. CATARACTES VRAIES.

- 1° C. acquises ou spontanées.
  - C. lenticulaires.
    - Totale. { Sénile. / Noire.
    - Partielle. | Polaire.
  - C. capsulaires.
    - Corticale antérieure.
    - Corticale postérieure.
  - C. capsulo-lenticulaires.
    - Demi-molle.
    - Molle.
    - Morgagnienne.
    - Aridi-siliqueuse.
- 2° C. pathologiques.
  - Choroïdienne.
  - Myopique.
  - Glaucomateuse.
- 3° C. traumatiques.
  - Directe.
  - Indirecte.
- 4° C. congénitales.
  - Laiteuse.
  - Zonulaire.
  - Ponctuée.
  - Polaire antérieure.
  - Polaire postérieure.

B. CATARACTES FAUSSES
  - Pyramidale.
  - Non adhérente.
  - Adhérente.

C. CATARACTES SECONDAIRES
  - Accidentelle.
  - Opératoire.

Ces divisions sont trop complexes pour être vraiment utiles.

Les diverses variétés de cataractes ont d'ailleurs une valeur clinique très inégale. Nous plaçant au point de vue pratique, nous les étudierons dans l'ordre suivant :

1° Cataractes *progressives :* dures, molles, liquides, capsulaires et capsulo-lenticulaires ; siliqueuses, calcaires, osseuses.

2° Cataractes *stationnaires :* partielles, ponctuées, zonulaires.

3° Cataractes *traumatiques,* avec ou sans plaie, infectées ou non infectées.

4° Cataractes *secondaires,* accidentelles ou opératoires.

Nous exposerons d'abord les caractères généraux des cataractes, leurs altérations, leurs causes, leur mode de production, puis enfin leurs caractères spéciaux.

Symptômes généraux. — Les malades remarquent tout d'abord un affaiblissement de la vue. Si la lésion est monoculaire, il arrive souvent que le trouble visuel passe quelque temps inaperçu, et qu'il n'est constaté que fortuitement, en couvrant l'œil sain.

Les opacités centrales gênent plus que les opacités périphériques ; ces dernières existent d'ailleurs, sans préjudice réel, chez la plupart des vieillards. La vision est meilleure avec un faible éclairage qu'en plein jour, car la pupille contractée par la lumière se dilate dans l'ombre et découvre les parties transparentes du cristallin.

Le trouble de la vue n'est corrigible par aucun verre. Toutefois, certains sujets deviennent myopes, diminuent la force de leurs verres convexes et ont même besoin de verres concaves. Cette myopie résulte de l'accroissement de réfraction de la lentille cristallinienne. La presbytie augmente souvent, car l'accommodation faiblit par insuffisance d'élasticité cristallinienne. On peut observer enfin, par suite des modifications lenticulaires, de la diplopie, de la polyopie, des mouches volantes, des irradiations autour des objets lumineux, etc.

Ces divers états s'accentuent progressivement ou d'une manière irrégulière, soit dans un œil, soit dans les deux yeux.

Diminution de la vision, modification de la réfraction, diplopie, etc., sont des caractères subjectifs qui échappent à bien des malades ou ne sont perçus que fort tard. Les caractères objectifs sont plus importants et absolument démonstratifs. On les constate à l'œil nu, à l'éclairage oblique ou à l'ophtalmoscope. Les mydriatiques, atropine ou mieux homatropine, cocaïne, facilitent toujours l'exploration et sont nécessaires pour l'examen des opacités périphériques.

A l'*œil nu*, on trouve, uniformément ou par places, la pupille grisâtre, bleuâtre, blanchâtre. Cette teinte occupe tout le champ pupillaire ou seulement le centre, la périphérie. Dans les cas légers, c'est un simple halo qu'on ne doit pas confondre avec l'aspect ordinaire du cristallin sénile normal.

A l'*éclairage oblique*, la pupille étant dilatée par le regard au loin ou les mydriatiques, l'opacification devient encore plus visible. L'éclairage avec deux loupes permet d'apprécier les détails particuliers de la cataracte.

A l'*examen ophtalmoscopique*, avec le miroir plan et la pupille dilatée, on reconnaît aussi les moindres troubles cristalliniens. Au travers du rouge pupillaire, il apparaît un treillis à lignes plus ou moins noires et une zone centrale nucléaire opaque. Parfois un cristallin, louche à l'œil nu ou à l'éclairage oblique, est, à l'ophtalmoscope, absolument transparent. Les opacités radiaires périphériques ne sont perçues qu'après dilatation de la pupille. Il importe donc, dans les troubles légers du cristallin, d'être réservé et de ne se prononcer qu'après examen complet et méthodique. On recherchait soigneusement autrefois les images catoptriques de Purkinje ; l'absence de l'image postérieure indiquait l'opacité du cristallin. Sanson et Laugier ont mis autrefois ce signe largement à profit, mais, sans être superflu, il est aujourd'hui devenu bien secondaire.

Darier a préconisé l'autophacoscopie qui montre au patient, regardant la lampe avec un fort verre concave, les moindres détails de sa cataracte et lui permet même de les dessiner ; toutefois ce procédé n'a de valeur que chez les malades intelligents.

Des inflammations oculaires profondes, des troubles généraux, vasculaires, urinaires, etc., se présentent fréquemment chez les cataractés ; on doit toujours s'en préoccuper.

Marche. — La marche ou le développement des cataractes est variable. Certaines sont stationnaires ou à peu près stationnaires, d'autres ont une allure plus ou moins rapide.

Nucléaire, dans la forme habituelle, la cataracte met deux, trois, quatre, six ans et plus à atteindre son entier développement. Corticale, elle envahit progressivement le centre et se complète en quelques années. Tout à fait périphérique, en aiguilles, dans certains états choroïdiens, elle peut rester

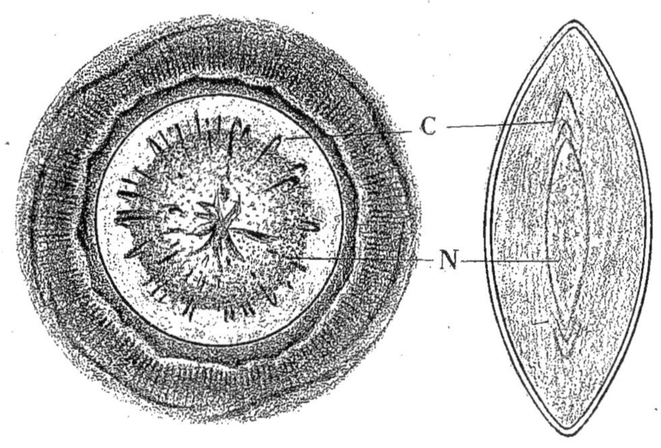

Fig. 185. — Cataracte nucléaire.

N, opacité périnucléaire. — C, cavaliers.

longtemps stationnaire. Les cataractes molles, diabétiques, vont vite et les dures, scléreuses, plus lentement ; les traumatiques deviennent parfois complètes en quelques semaines. Il n'y a là rien de fixe. Telle cataracte, qui se développait d'abord lentement, s'étend ensuite rapidement ; telle autre qui paraissait devoir marcher vite devient plus tard stationnaire. Des maladies générales, la fatigue, une nutrition défectueuse, parfois des lésions locales banales, précipitent l'opacification lenticulaire.

Dans la cataracte binoculaire, la marche d'un côté peut bien faire prévoir celle de l'autre, mais il est toujours prudent d'être réservé à cet égard.

On peut dire que normalement la cataracte tend à se développer et aboutit à la disparition de la vision. La cécité consécutive est rarement absolue. Elle dépend de l'épaisseur, de l'étendue de l'opacification, mais surtout des lésions du fond de l'œil. La lumière simple ou colorée est toujours perçue et le champ visuel reste à peu près normal. Complète, la cataracte reste stationnaire. Toutefois, on a vu la pupille reprendre sa netteté et la vision revenir spontanément. Il y a alors luxation du cristallin dans la chambre antérieure, dans le vitré ou bien résorption partielle ou totale de la substance cristallinienne.

Des phénomènes de régression sont très fréquents dans les vieilles cataractes ; les fibres cristalliniennes se désagrègent, se liquéfient et se résorbent ; des incrustations calcaires se produisent dans le sac capsulaire. Des

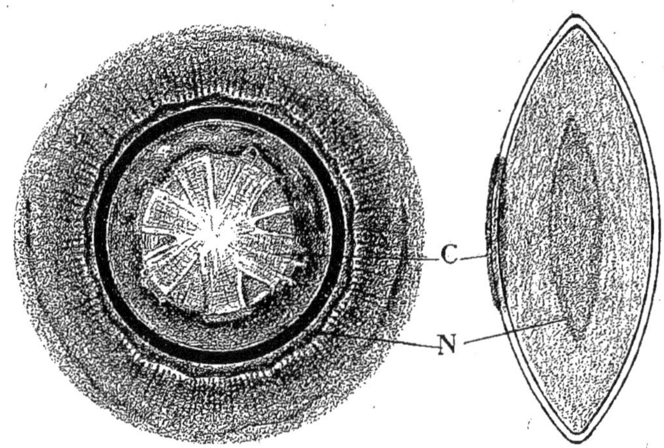

Fig. 186. — Cataracte cortico-nucléaire.

N, opacité périnucléaire. — C, opacité capsulaire.

ossifications, consécutives à la pénétration traumatique d'éléments embryonnaires, ont enfin été signalées par ALT et PANAS.

Complications. — Certaines complications, inflammatoires ou glaucomateuses, peuvent modifier fâcheusement la cataracte et altérer la vision concomitante.

Elles sont extra-oculaires, intra-oculaires, générales.

Les *complications extra-oculaires* touchent le nerf optique, les centres nerveux et les annexes de l'œil.

Le nerf, les bandelettes, les ganglions optiques ou l'écorce visuelle peuvent être lésés ; la vision est alors faible ou nulle, et sa diminution coïncide avec d'autres symptômes plus ou moins significatifs. On rencontre aussi des blépharites, des conjonctivites, des kératites, des iritis, des lésions lacrymales.

Les troubles lacrymaux surtout sont très communs et, par l'infection qu'ils peuvent créer, compromettent gravement la réussite opératoire. On constate du simple larmoiement, de l'occlusion des conduits, de la dacryocystite muqueuse ou suppurée. Les conjonctivites et blépharites consécutives sont plus ou moins accentuées et souvent compliquées d'hypertrophie muqueuse, d'ectropion, d'entropion avec trichiasis, etc.

Les *complications intra-oculaires* sont représentées par les troubles de l'humeur aqueuse, les iritis, choroïdites, chorio-rétinites, les décollements de la rétine et les lésions optiques.

Les exsudats antérieurs siègent surtout en bas. Les adhérences irido-capsulaires sont totales ou partielles et plus ou moins épaisses. Les choroïdites,
chorio-rétinites et rétinites résultant d'inflammations diverses ou de causes
générales, occupent volontiers la macula et diminuent considérablement la
vision. On les rencontre surtout dans la myopie. Le décollement de la rétine
s'observe fréquemment dans les myopies élevées. Enfin, l'atrophie optique
est liée le plus souvent aux troubles chorio-rétiniens ou au glaucome.

Les *complications générales* modifient le développement dans les conditions ordinaires de la cataracte. La glycosurie, l'albuminurie, l'impaludisme,
l'alcoolisme, l'artério-sclérose, etc., créent de fâcheuses conditions ; l'asthme,
la bronchite, l'eczéma, un nervosisme excessif entraînent des efforts, de
l'agitation peu favorables à l'opération. Ces états morbides ne constituent
pas cependant de sérieux obstacles à la guérison. Ils comportent seulement
certaines indications thérapeutiques préalables et de minutieuses précautions
antiseptiques.

Anatomie pathologique. —Les troubles observés dans la cataracte portent
sur la constitution même de l'appareil cristallinien. Ils sont surtout relatifs à
la forme sénile et encore discutés. Le cristallin se dessèche et diminue de
volume ; il perd de son eau, tout d'abord dans les formes dures, après
quelque temps, dans les formes molles ; il se sclérose et se rétracte.

La *capsule* resterait indemne (MALGAIGNE, RITTER) ; elle est au moins peu
altérée, mais son épaisseur se modifie (VIGUIER) et elle s'incruste de concrétions diverses d'origine irienne, vitréenne ; elle peut se plisser, devenir cas-
sante, lamellaire et le siège de verrucosités (MULLER) plus ou moins marquées, constituées par des cellules modifiées et étagées.

Les *cellules épithéliales* capsulaires prolifèrent toujours dans la cataracte
sénile. Elles se multiplient et envahissent toute la surface du sac cristallinien en s'accumulant en avant, en arrière et vers l'équateur. Elles se gonflent,
deviennent vésiculeuses et perdent leur noyau par dégénérescence graisseuse. Parfois elles s'agglomèrent, constituant des amas cellulaires irréguliers, appliqués contre la capsule.

Il peut se former en outre des infiltrations graisseuses, calcaires ou des
productions osseuses ; le plus souvent, toutefois, ces éléments siègent dans
les couches superficielles du cristallin. A la suite de blessures diverses, d'inflammations irido-choroïdiennes, il peut y avoir pénétration de cellules embryonnaires dans le sac capsulaire et organisation plus ou moins avancée
de tissu conjonctif.

Les *fibres du cristallin,* dans la cataracte sénile, deviennent dures, cas-
santes, irrégulières, granuleuses ; elles sont plus crénelées, dentelées ; elles
se désagrègent, subissent la dégénérescence graisseuse et s'infiltrent de
cholestérine, de carbonate et de phosphate de chaux ; elles peuvent même se
ramollir, s'émulsionner, se liquéfier, enfin se résorber presque entièrement.
D'après les recherches de Mlle TOUFESCO, toute cataracte débute au niveau
de l'équateur, mais la cause première et locale semble résider dans la grande

cellule cristallinienne centrale. Les processus dégénératifs semblent être les mêmes dans toutes les formes de cataracte (sauf peut-être dans la cataracte noire), congénitales ou acquises. Un de ces processus dégénératifs fondamentaux consiste en une dégénérescence graisseuse des éléments cristalliniens.

Le cristallin se réduit de volume ; séparé de la capsule, qui est maintenue par la zonule et ne peut suivre son retrait (PRIESTLEY SMITH), il est complètement entouré d'un espace rempli de cellules. Dans les formes dures, les fibres sont toutes sèches, irrégulières et réunies en bloc ; dans les formes demi-dures ou molles, il y a déhiscence ou mieux séparation du noyau et des masses corticales. Généralement, dans les formes secondaires, on observe de la dégénérescence graisseuse des fibres et une régression consécutive plus ou moins complète.

Dans certaines cataractes congénitales, O. BECKER et PANAS ont noté la persistance de l'artère hyaloïdienne.

Étiologie. — La cataracte survient par traumatisme, par inflammation locale et surtout par troubles généraux, séniles et dystrophiques.

Traumatisme. — La commotion, la contusion, les plaies cristalliniennes entraînent la production de cataractes par altération directe des fibres ou cellules du cristallin. La commotion ébranle la substance cristallinienne et peut la troubler même assez rapidement (foudre). On aurait amené des opacifications chez les grenouilles avec les rapides vibrations d'un diapason. Nous avons observé plusieurs cas à la suite de commotion cérébrale ou de fracture du crâne. Par contusion de l'œil, par friction et massage indirect ou direct du cristallin après iridectomie, on obtient en peu de temps de véritables cataractes. C'est alors une cataracte intentionnelle produite par *maturation artificielle*.

Après piqûre ou incision de la capsule, le cristallin s'opacifie promptement. L'étendue de la cataracte est en rapport avec les dimensions de la plaie capsulaire, la rapidité de la cicatrisation, etc. Les fibres cristalliniennes, dissociées et mises au contact de l'humeur aqueuse, se gonflent, se désagrègent et se dissolvent, surtout chez les jeunes sujets.

Lésions inflammatoires. — Le cristallin étant un organe avasculaire, parasite des membranes profondes, est lié à la nutrition de ces dernières.

Les lésions du tractus uvéal, choroïde et corps ciliaire, entraînent fréquemment la cataracte. L'atrophie choroïdienne antérieure coïnciderait d'ordinaire avec elle. L'artério-sclérose est habituelle, et c'est par elle que les diathèses diverses, l'arthritisme et la syphilis en particulier, exercent leur influence fâcheuse sur la nutrition du cristallin. Les lésions scléreuses ou artério-scléreuses se manifestent, non seulement sur les gros vaisseaux, les carotides, les radiales, mais encore sur les vaisseaux choroïdiens. Il n'est pas étonnant qu'elles entraînent des vices nutritifs dans la membrane vasculaire de l'œil et la lentille qu'elle nourrit.

La cataracte naphtalinique de Bouchard a peut-être une origine analogue. Toutefois Panas, en administrant à des lapins 3 grammes de naphtaline dans la glycérine, a produit des cataractes consécutives à des altérations dystrophiques de la rétine et du vitré. Les lésions de la rétine et du vitré auraient, d'après lui, un retentissement considérable sur les troubles du cristallin et une importance analogue à celle de la choroïde et du corps ciliaire.

Causes générales. — On a cité quelques cas de cataractes consécutives à la variole, à la rougeole, à la fièvre typhoïde, aux suppurations, aux pertes sanguines ; mais ce sont là des faits peu nombreux. Nous avons vu plusieurs cas d'opacification rapide avec albuminurie, quoique la plupart des brightiques soient exempts de troubles cristalliniens

La forme néphrétique (Deutschmann) n'est pas démontrée.

L'arthritisme, l'herpès, la diathèse urique sont avec raison incriminés ; la phosphaturie également (Teissier, Dor). Le diabète est admis comme cause d'opacité ; cependant la cataracte glycosurique n'offre rien de caractéristique par elle-même, et on décèle rarement du sucre dans le cristallin.

Enfin, on a signalé la fréquence relative de la cataracte chez les goitreux (Vossius).

La sénilité est un facteur habituel. Le cristallin, avec l'âge, tend à se scléroser dans ses parties centrales et présente un noyau ; les parties périphériques ou équatoriales s'accroissent, donnant au cristallin primitivement sphérique une forme de plus en plus discoïde.

On a prétendu qu'on trouve souvent de l'artério-sclérose chez les cataractés ; on aurait même constaté de l'athérome carotidien plus développé du côté où la cataracte est plus étendue (Michel).

Mais les recherches sur la tension artérielle chez les cataractés (Frenkel, Garipuy, Méo) ont montré que la tension est normale dans la très grande majorité des cas et qu'une tension élevée permet de soupçonner quelque état pathologique surajouté (mal de Bright, athérome, menace d'hémorragie, etc.).

L'action de la vieillesse, en l'espèce, est évidente et celle de l'hérédité absolument incontestable.

Certaines professions entraînent la cataracte. Les sujets exposés à une forte chaleur, à de grandes sueurs, semblent prédisposés. Les verriers, les cultivateurs sont très souvent atteints. Il paraîtrait que les pays de vignobles (Sœmmering) sont fertiles en cataractes, et nous partageons cette opinion. Enfin la race, le climat, les conditions sociales doivent influencer sur le développement des cataractes, car celles-ci sont plus ou moins fréquentes selon les régions. La latitude y contribuerait beaucoup. Sous le soleil brûlant des Indes, la cataracte mûrit vingt ans plutôt que chez nous (Hirschberg). La lumière elle-même ne paraît pas avoir une grande influence étiologique (Hess, Birch-Hirschfeld), mais on a incriminé les rayons ultra-violets de la lumière solaire (Schnitzler). Les Lapons seraient fréquemment cataractés, à cause de la réverbération des neiges. La géographie oculaire, toutefois, n'est pas encore assez avancée pour permettre aucune conclusion sérieuse.

Pathogénie. — La cataracte résulte de lésions traumatiques ou de troubles nutritifs locaux et généraux qui peuvent être, avec DE WECKER, groupés sous trois chefs : ralentissement du courant nourricier, appauvrissement de ce courant, soustraction trop rapide de ses éléments essentiels.

1° *Ralentissement du courant nourricier.* — Il est le fait de troubles vasculaires locaux ou généraux diminuant l'apport artériel, ou de troubles siégeant au niveau de l'espace péri-lenticulaire, de l'iris, de l'angle irido-cornéen, etc.

2° *Appauvrissement du courant.* — Il résulte d'une insuffisance de quantité ou de qualité du sang artériel par lésions vasculaires, lésions cardiaques, sénilité, cachexie, diathèses, maladies générales, etc.

3° *Soustraction des éléments essentiels.* — Elle est produite par une exosmose trop rapide, résultant de modifications chimiques des liquides périlenticulaires et surtout de l'humeur aqueuse.

Ce qui semblait dominer dans la production de la cataracte, c'est la *déperdition aqueuse* excessive du cristallin. Que cette soustraction d'eau soit liée à des troubles complexes, biologiques et chimiques, c'est possible ; mais le fait, en tant que début et cause de la cataracte, est aujourd'hui contesté. Dans la forme sénile, sans noyau distinct, où le cristallin en bloc se sclérose progressivement, DEUTSCHMANN trouve vers soixante ans, par des pesées, une perte d'eau de 5 p. 100, sans altération de l'humeur aqueuse. Dans la cataracte sénile avec noyau distinct, il y a d'abord augmentation d'eau au niveau des masses corticales, puis déperdition. L'humeur aqueuse serait même plus albumineuse (JÆGER). En tous cas, la sclérose de cristallin se fait irrégulièrement (BECKER, DEUTSCHMANN).

4° *Théorie de l'hydratation.* — Les analyses chimiques modernes, en particulier celles de MOERNER, effectuées sur le cristallin normal, de GRUNERT, DEUTSCHMANN sur le cristallin cataracté permettent d'affirmer que la théorie de déshydratation est erronée (L. Dor). MOERNER a d'abord montré que le cristallin normal contient une substance albuminoïde insoluble, l'*albuminoïde du cristallin*, plus abondante dans le noyau (64 p. 100) que dans les couches corticales (21 p. 100), et deux substances solubles, l'*α-cristalline* et la *β-cristalline* qui ne sont ni des paraglobulines, ni des vitellines, ni des myosines, mais des substances albuminoïdes particulières. L'albumine du sérum se transforme d'abord en α-cristalline, puis en β-cristalline, substances demi-fluides adaptées aux fonctions du cristallin. Les deux cristallines se transforment au cours de la vie humaine en albuminoïde du cristallin ce qui équivaut à la perte de l'élasticité, à la perte du pouvoir accommodateur. Cette évolution physiologique n'a rien à voir avec la production de la cataracte.

Le cristallin sénile qui devient jaune ambré et de consistance cornée, se caractérise par l'augmentation de sa densité due à la perte de l'eau (déshydratation), par sa richesse en carbonate de chaux et par l'oxydation de la tyrosine mise en liberté.

Par contre, la formation de la cataracte consiste non pas en une déshydratation, mais en une hydratation du cristallin. Ici la densité diminue et l'albumine spéciale qui remplit les fibres quitte le cristallin après une période dans laquelle cette substance s'est hydratée (L. Dor). Cette hydratation est directe dans la cataracte des verriers, dans la cataracte glaucomateuse (expériences de van Geuns sur la ligature des veines vortiqueuses), dans le décollement de la rétine. Elle est indirecte, provoquée par l'intervention d'un ferment hydratant dans la cataracte sénile (P. Römer). L. Dor s'est fait le défenseur convaincu de cette conception.

5° *Théorie osmotique.* — On a accusé encore des modifications dans la composition de l'humeur aqueuse par suite d'un trouble de la sécrétion, surtout des modifications dans la pression osmotique (Peters).

6° *Théorie de l'auto-intoxication.* — On a fait intervenir des phénomènes d'*auto-intoxication*. Frenkel a constaté que la sécrétion urinaire des cataractés présente un ensemble de modifications caractérisé par la diminution de la quantité, de la densité et des matières solides (urée, chlorures) de l'urine, par une diminution de la toxicité urinaire, ainsi que par un abaissement du point de congélation de l'urine ; enfin, la perméabilité rénale mesurée par l'élimination du bleu de méthylène a été trouvée amoindrie et retardée. Il y a donc une rétention dans l'organisme des substances qui devraient être éliminées par l'urine sans qu'on puisse parler de véritable sclérose rénale, puisque la tension artérielle ne se trouve pas exagérée.

7° *Théorie cytotoxique.* — D'après P. Römer, il se forme chez les cataractés dans le sang des cytotoxines (dans l'espèce, des lentitoxines) qui normalement seraient empêchées d'arriver jusqu'au cristallin, mais qui y arriveraient dans des circonstances particulières à déterminer. Les expériences avec les hémolysines montrent que l'épithélium des procès ciliaires a pour fonctions d'écarter les cytotoxines de l'intérieur de l'œil. A l'état normal, le sang ne contient pas de lentitoxines et en contiendrait-il, l'épithélium des procès ciliaires en empêcherait l'arrivée au cristallin.

Frenkel a fait des tentatives de réaliser un sérum lentitoxique, en injectant aux chiens une émulsion des cristallins des lapins pendant une longue série de jours et en injectant ensuite le sérum des chiens ainsi préparés aux lapins. Dans une autre série, il injectait des cristallins de chiens à des moutons et faisait agir le sérum des moutons ainsi traités sur les chiens. Si ces tentatives ne donnèrent pas le résultat cherché qui était d'obtenir une cataracte par une lentitoxine, c'est que l'émulsion des cristallins est trop peu toxique pour impressionner l'animal fournisseur du sérum ou que les anticorps produits se trouvaient en trop faible quantité dans le sérum pour opacifier le cristallin. Peut-être eût-il fallu en même temps injecter des cyclotoxines pour forcer la barrière de l'épithélium du corps ciliaire.

Enfin, naturellement, on a parlé de *microbes*. Les recherches jusqu'ici ne sont pas favorables à une infection locale, mais certaines formes de cataractes pourraient être influencées par elle, car bien des fois déjà nous avons remarqué une cataracte exclusive ou plus avancée du côté où il existait de la dacryocystite suppurée, un épithéliome de l'angle interne, un ectropion, etc.

Expérimentation. — On a pu produire la cataracte en soustrayant une grande quantité d'eau à des grenouilles (KUNDE), et des opacités superficielles passagères du cristallin en injectant chez des lapins de fortes solutions salines dans la chambre antérieure. Les solutions sucrées très concentrées entraînent aussi des troubles lenticulaires.

CASTORANI a introduit, dans les chambres oculaires, diverses matières colorantes et obtenu ainsi des cataractes rouge, jaune, marron, verte, violette, noire, etc.

L'ingestion de naphtaline (BOUCHARD et CHARRIN, PANAS, DOR) produit également, après quelque temps, une cataracte liée à des troubles rétiniens, choroïdiens et à des dépôts de sulfate et de carbonate de chaux dans la rétine, la choroïde et le vitré. Les troubles cristalliniens ont été observés tout d'abord et le plus souvent après ceux de la choroïde ; cependant PANAS, nous l'avons déjà dit, a vu la rétine primitivement envahie et a basé sur ce fait des considérations physiologiques intéressantes.

On a, enfin, produit artificiellement la cataracte dans un but thérapeutique en malaxant directement le cristallin, après iridectomie ou paracentèse, et en ouvrant le sac capsulaire.

Pronostic. — Au point de vue du pronostic deux questions nous intéressent ici particulièrement : ce sont la question de la guérison spontanée de la cataracte et celle de la régénération du cristallin.

GUÉRISON SPONTANÉE. — Le cristallin cataracté a pu se résorber et aboutir à une *guérison spontanée*. Dans ces cas, les fibres cristalliniennes subissent une liquéfaction complète, de la périphérie au centre, par dégénérescence granulo-graisseuse, et sont progressivement résorbées. Le noyau peut lui-même disparaître. Il ne reste plus à la longue que le sac capsulaire gonflé et transparent (C. DE MORGAGNI) ou bien aplati, incrusté de calcaire (*C. aridisiliqueuse*). Comme dans la luxation du cristallin, la vision revient alors plus ou moins complète.

RÉGÉNÉRATION DU CRISTALLIN. — Celle-ci ne saurait être absolue puisque les parties détruites ne se reconstituent que partiellement. On peut admettre cependant une régénération partielle par prolifération des cellules épithéliales antérieures au niveau de l'équateur ; c'est la continuation du développement normal. Elle se fait, d'après les auteurs qui s'en sont occupés (LEROY D'ÉTIOLLES, MAYER, VALENTIN, CADIAT, MILLIOT), exclusivement par les cellules de la cristalloïde antérieure et surtout de l'équateur ; elle est irrégulière et

d'autant plus complète que les désordres traumatiques sont moins graves
et les sujets plus jeunes. Dans aucun cas, on n'a observé la reconstitution
d'un véritable cristallin chez l'homme ; mais il y a lieu de tenir compte de
l'activité capsulaire dans la production de la cataracte secondaire.

II. — CATARACTES PROGRESSIVES

Ces cataractes présentent un développement continu et aboutissent à
l'opacification totale du cristallin. Elles sont de consistance dure, molle ou
liquide, et se rencontrent, suivant le cas, dans des conditions particulières
qu'il importe d'étudier.

Cataracte dure. — C'est la forme sénile ordinaire. On l'observe quelquefois chez l'enfant, dans la forme zonulaire, mais habituellement chez
l'adulte et surtout le vieillard. Il s'agit d'une véritable phaco-sclérose, de
l'extension à tout le cristallin de la sclérose normale et progressive du noyau.

Le développement est assez régulier et se fait à la fois au centre et à la
périphérie, tout autour du noyau.

Le *début* est souvent insidieux. Après soixante ans, le quart des vieillards,
même sans troubles visuels, en présente des traces. Les cloisons étoilées,
séparant les secteurs cristalliniens, sont plus marquées. A l'équateur, on
observe quelques lignes opaques rayonnant vers le centre de la lentille. Les
rayons centraux et périphériques se divisent, se multiplient, les espaces
intermédiaires transparents diminuent, et l'opacification se complète plus
ou moins rapidement. Dans la cataracte nucléaire de l'adulte, le noyau sclérosé reste transparent ; il en est de même pour la zone équatoriale extrême.
Le cristallin, au fur et à mesure de son opacification, se gonfle, repousse
l'iris en avant et diminue la chambre antérieure. D'abord grisâtre ou ambré
au centre et strié à la périphérie, il devient bientôt gris blanchâtre, gris
jaunâtre, gris brunâtre. La vision baisse progressivement jusqu'à devenir
seulement quantitative, et la cataracte est dite *mûre.*

A l'éclairage oblique, on constate la couleur ambrée du noyau et la teinte
grisâtre, diffuse, des couches corticales. L'opacité, dans la cataracte complète, occupe tout le champ pupillaire, tandis que, dans la cataracte incomplète, les masses corticales antérieures restent transparentes et présentent
une ombre irienne manifeste.

A l'ophtalmoscope, l'opacification se montre plus claire au centre qu'à
la périphérie. Après large dilatation pupillaire, on aperçoit d'ordinaire, vers
l'équateur, une zone rougeâtre transparente.

Chez l'adulte, la cataracte paraît plus blanchâtre, et chez le vieillard,
plus brunâtre. Elle est d'autant plus dure et sclérosée qu'elle semble plus
grise. Dans certains cas, elle devient brunâtre, acajou, noirâtre : c'est la *cataracte noire.*

Après dilatation de la pupille, à l'éclairage oblique et surtout à l'ophtalmoscope, on constate une absence totale de transparence et un bord légèrement translucide. Il n'existe que les deux images antérieures de Purkinje. Les phosphènes sont intégralement conservés. La vision est d'ordinaire seulement quantitative.

La cataracte noire se reconnaît parfois difficilement, et on a·dû, dans certains cas, l'admettre par exclusion. Elle paraît résulter d'un tassement excessif des fibres cristalliniennes ; on y a cependant trouvé, au spectroscope ou par des moyens chimiques, de l'hématine et de l'hémine. En dehors de son aspect, elle ne présente cependant aucune particularité clinique importante.

La cataracte mûre persiste longtemps sans modification notable. A la longue cependant, dans certains cas, elle présente des phénomènes de dégénérescence qui la rendent *ultra-mûre* ou supra-mûre. Les fibres cristalliniennes se désagrègent, se réduisent en une masse d'abord gélatineuse, puis liquide. Le noyau sclérosé persiste seul, mobile, dans un liquide plus ou moins fluide et il se produit la *cataracte de Morgagni*. Le liquide lui-même peut se résorber, le sac capsulaire s'aplatir, se réduire, s'infiltrer de cholestérine et de sels calcaires (*cataracte aridi-siliqueuse*).

Il peut arriver enfin que des altérations se produisent du côté du ligament suspenseur. Les fibres zonulaires s'allongent, se rompent et permettent de notables déplacements du cristallin. On a affaire alors à une *cataracte trémulante*. La rupture partielle ou totale de la zonule peut même entraîner une véritable *luxation du cristallin*.

La cataracte dure, sénile, simple, est la forme la plus habituelle. Elle est généralement binoculaire, sans lésion profonde, à marche régulière, à guérison opératoire facile. Les complications sont rares, et les phénomènes de dégénérescence, les malades se faisant soigner de bonne heure, deviennent exceptionnels.

Il importe de n'intervenir que lorsque la cataracte est complète, mûre, parce qu'elle se détache plus aisément de l'enveloppe capsulaire et permet d'éviter les inflammations et les cataractes secondaires consécutives ; mais dans les cas de cataracte à marche très lente, on peut pratiquer l'extraction soit après maturation artificielle, soit, ce qui est préférable, directement par une extraction avec ou sans iridectomie, suivie ou non de lavages intra-oculaires.

Cataracte molle. — Les cataractes molles se rencontrent fréquemment. Elles sont plus ou moins consistantes, demi-molles, demi-dures ou très molles, comme gélatineuses, visqueuses. Le noyau est d'autant plus résistant que le sujet est plus âgé, mais il n'existe véritablement que chez l'adulte.

La *cataracte molle à noyau* s'observe après quarante ans. L'opacification se fait en lignes radiées, d'abord tout autour du noyau, puis vers l'équateur. Dans certains cas elle prédomine au pôle antérieur ou au pôle postérieur et constitue la variété *corticale antérieure* ou *postérieure*.

Au début, l'opacité est paracentrale ou périphérique et gêne peu la vision. On constate alors, en avant du noyau grisâtre, un espace clair, transparent. A la lumière oblique, cet espace apparaît comme une ombre, entre l'iris et le centre du cristallin ; à l'ophtalmoscope, surtout après mydriase, il est rougeâtre, parfaitement éclairable. Plus tard, la vision est quantitative. D'ordinaire cependant, dans les cataractes très molles des jeunes sujets, la main bien éclairée est parfaitement reconnue. Tout est blanchâtre ou grisâtre ; l'ombre antérieure a disparu et l'iris semble appliqué directement contre le cristallin.

Le développement est plus ou moins rapide. La cataracte molle nucléolée peut subir les diverses régressions de la cataracte dure, se liquéfier, se résorber ou s'incruster de sels calcaires. Les masses corticales se séparent aisément du noyau. Il est bon de n'intervenir que lorsque la cataracte est mûre, mais on peut aussi, avec ou sans maturation préalable, pratiquer l'extraction de meilleure heure. Il en est ainsi à la suite de traumatismes.

La *cataracte molle sans noyau* se rencontre seulement chez les jeunes sujets. Elle se développe souvent dans la première enfance et peut être *congénitale*.

L'opacification est d'emblée diffuse, par plaques, par traînées irrégulières, et devient rapidement complète. Son aspect est blanchâtre ou blanc-bleuâtre, parfois laiteux. La vision s'affaiblit de bonne heure et finit par se réduire à la perception de la lumière ou à celle des gros objets. Une régression plus ou moins grande est habituelle. Il y a d'abord liquéfaction des fibres cristalliniennes, puis résorption et parfois incrustation de sels calcaires.

L'extraction linéaire simple suivie d'évacuation directe de la cataracte ou de son aspiration (COPPEZ) est le procédé de choix chez les enfants ; chez les adultes, il faudra craindre la présence d'un petit noyau et pratiquer une ouverture cornéenne plus grande.

La cataracte *diabétique* est le plus souvent une cataracte molle. Elle se rencontre aussi bien dans le diabète léger que dans le diabète grave. Elle peut se compliquer d'une infiltration œdémateuse de la couche pigmentaire de la face postérieure de l'iris, d'une friabilité anormale du ligament suspenseur de la membrane hyaloïde, d'une névro-rétinite, d'une névrite rétrobulbaire. On peut distinguer trois formes cliniques (VINSONNEAU) : la *forme juvénile* se distingue par son évolution rapide ; la *forme de l'adulte* présente le tableau habituel de la cararacte molle ; la *forme du vieillard* ne se distingue en rien de la cataracte sénile ordinaire.

Cataracte liquide. — La cataracte liquide est essentiellement régressive. On l'observe chez les jeunes sujets et même exceptionnellement chez le nouveau-né. Elle est blanche, *laiteuse*, constituée par de la graisse, des cristaux de cholestérine, des grumeaux mobiles accumulés dans les parties inférieures du sac capsulaire. La résorption est souvent rapide et la transformation régressive, ou aridi-siliqueuse, paraît habituelle.

Chez l'adolescent, les cataractes molles peuvent aussi plus ou moins lentement se liquéfier. Chez le vieillard, enfin, la liquéfaction est encore possible, mais le liquide cristallinien reste grumeleux et tient d'ordinaire en suspension un noyau brunâtre sclérosé (*cataracte de Morgagni*). La vision est toujours trouble, quoiqu'elle puisse rester assez considérable pour distinguer les gros objets, et même pour se conduire.

La discision, l'aspiration ou l'extraction linéaire sont les procédés opéra-

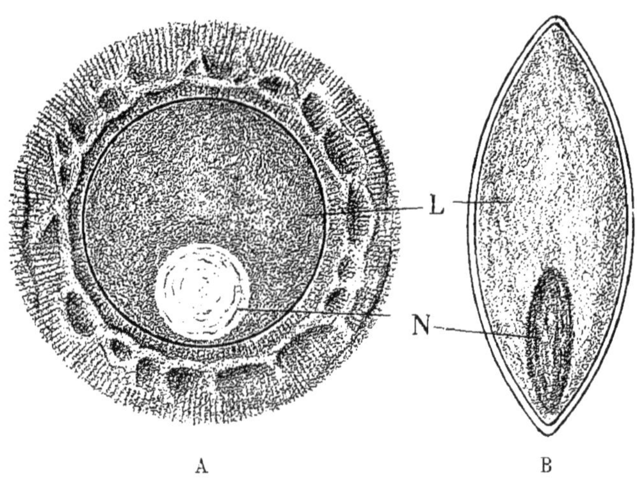

Fig. 187. — Cataracte de Morgagni.
A, vue de champ. — B, vue de profil. — L, liquide. — N, noyaux.

ratoires préférables pour les jeunes sujets ; chez les vieillards, l'ablation du noyau exige parfois l'extraction à petit lambeau.

Cataracte capsulaire. — On croyait, autrefois, que la cataracte était due à l'opacification de la capsule du cristallin. Depuis MALGAIGNE, on sait que son épithélium seul présente des altérations notables.

La capsule antérieure se plisse et devient lamellaire, s'épaissit ou s'amincit (VIGUIER), mais reste en somme transparente ; son épithélium, surtout vers les pôles, est altéré. Les cellules deviennent vésiculeuses et perdent leur noyau. Elles s'effilent et forment des plaques plus ou moins épaisses qui s'infiltrent volontiers de sels calcaires, de fibrine et de graisse. Après un ulcère perforant de la cornée, les altérations de l'épithélium capsulaire ne semblent pas rares.

Dans les cas où la cataracte est trop ancienne, on voit parfois des plaques centrales irrégulières qui tranchent sur la lentille opaque par la blancheur crayeuse. BECKER attribue cette forme à la rétraction sclérosique du cristallin.

Les cataractes capsulaires se rencontrent dans des conditions diverses : chez les enfants, chez le vieillard, après traumatisme ou dégénérescence.

Dans l'enfance, les cataractes capsulaires sont surtout congénitales et stationnaires. Nous les étudierons sous le nom de polaires antérieure ou postérieure. Chez l'adulte ou le vieillard, des dépôts calcaires se produisent en arrière de la cristalloïde antérieure dans les cataractes régressives.

Dans les cataractes traumatiques, la cicatrice capsulaire, les modifications de l'épithélium, la pénétration de corps étrangers, donnent lieu à des cataractes capsulaires variées.

Enfin, dans un bon nombre de cas, il existe des dépôts exsudatifs ou pigmentaires de l'iris sur la cristalloïde antérieure. Les ulcères perforants de la cornée, les iritis, les irido-cyclites, les irido-choroïdites entraînent des dépôts de cet ordre. Il s'agit alors de *cataractes fausses*.

La cataracte capsulaire peut se produire en même temps que la cata-

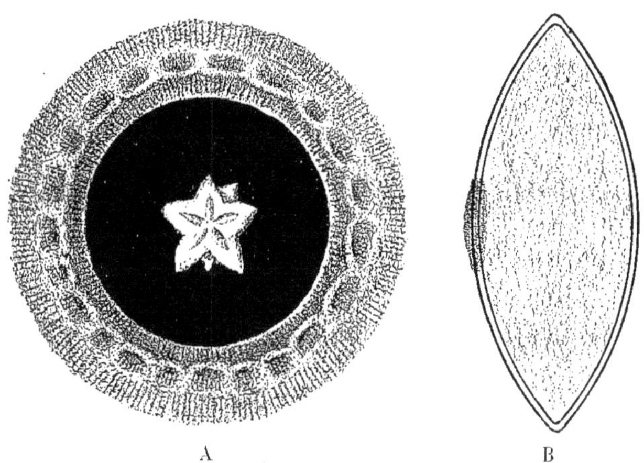

Fig. 188. — Cataracte capsulaire.
A, vue de champ. — B, vue sur coupe.

racte lenticulaire et constituer une variété *capsulo-lenticulaire* très importante.

Dans la cataracte capsulo-lenticulaire, les modifications de la capsule se produisent de préférence au niveau du pôle antérieur. Les vieilles cataractes séniles, les cataractes traumatiques se compliquent assez fréquemment d'opacités capsulaires. On constate alors, dans le champ pupillaire, une plaque blanche ou crayeuse superficielle, appliquée sur le cristallin opaque. On dirait une pièce rapportée et plaquée sur la cataracte. L'étendue, la forme, les détails de cette plaque varient, mais sa couleur est beaucoup plus blanche que la cataracte sous-jacente. On peut assez facilement séparer la portion capsulaire de la masse lenticulaire.

Les cataractes capsulaires, localisées et congénitales, restent le plus souvent stationnaires. Elles ne demandent aucun traitement ou seulement l'iridectomie optique, la discision. Les cataractes capsulaires siliqueuses comportent la discision et mieux l'ablation.

Quant aux cataractes capsulo-lenticulaires, on les considère comme relativement graves, en ce sens qu'elles impliquent parfois des lésions profondes et qu'elles exigent toujours l'ablation large de la capsule.

Cataracte calcaire, siliqueuse, osseuse. — Lorsqu'une cataracte, le plus souvent liquide, est devenue hypermure, que toutes les parties liquides se sont résorbées et les substances albuminoïdes ont subi la série de transformations régressives, il ne reste, à l'intérieur de la capsule épaissie et ratatinée, qu'une masse grumeleuse composée de matières grasses, de margarine, de cholestérine et de sels de carbonates et phosphates de chaux. C'est la cataracte *siliqueuse* qui s'observe chez des individus jeunes, dans les cataractes congénitales, traumatiques ou spontanées juvéniles. Chez les individus âgés, le dépôt de sels de chaux se fait de préférence sous la capsule dans les couches corticales, le noyau étant déjà sclérosé, d'où l'aspect bleu crayeux tout différent de la forme juvénile. Dans ces cas, on parle de cataracte *calcaire*. Enfin, dans quelques cas rares de cataracte régressive, surtout dans les cataractes compliquées (irido-choroïdite, irido-cyclite), entre les deux cristalloïdes pénètre du vitré, un tissu embryonnaire ossifiant qui donne lieu à la production d'un os dans le cristallin, cataracte *osseuse*.

Dans tous ces cas de cataracte calcaire, siliqueuse, osseuse, le volume du cristallin est diminué par suite de la résorption partielle, la zonule est plus ou moins tiraillée et peut même se rompre spontanément ou sous l'influence d'un traumatisme insignifiant. Dans les cataractes ossifiées les adhérences à l'iris sont fréquentes.

III. — CATARACTES STATIONNAIRES

CATARACTES CONGÉNITALES. — Les cataractes congénitales sont connues depuis un siècle à peine et relativement rares. On en rencontre environ 1 sur 150. Elles peuvent être nucléaires et dures, mais presque toujours elles restent molles ou liquides. On les attribue à l'inflammation ou à un arrêt de développement.

On observe, en effet, des cataractes congénitales avec concomitance de colobomes, microphtalmies, persistance de l'artère hyaloïdienne. Il doit exister, en tout cas, des troubles nutritifs de la choroïde ou de la rétine. On a cité un grand nombre de faits dans lesquels l'hérédité était manifeste. La famille royale d'Angleterre nous offre plusieurs cas de cataractes congénitales depuis son union avec une princesse de Saxe-Cobourg-Gotha. Le duc de Cumberland, George III, George IV, le duc de Glocester, le duc de Sussex, la princesse Sophie et le roi de Hanovre auraient présenté cette affection.

Les formes observées sont les formes laiteuses, zonulaires, ponctuées, pyramidales, fusiformes, polaires.

CATARACTES STATIONNAIRES. — Elles sont capsulaires ou lenticulaires et généralement congénitales. Capsulaires, elles comprennent les cataractes polaires antérieure et postérieure ; lenticulaires, elles constituent les cata-ractes fusiforme, ponctuée, striée, zonulaire.

Cataractes polaires. — La *cataracte polaire antérieure congénitale* résul-terait d'un trouble évolutif du bourgeon cristallinien (HESS). La forme qui se développe après la naissance, à la suite d'une ophtalmie des nouveau-nés est produite par la perforation centrale de la cornée, l'issue de l'humeur aqueuse et l'application temporaire du pôle antérieur de la capsule cristallinienne contre l'ouverture de la cornée. La cristalloïde et la cornée garderaient des traces de l'exsudat comme deux tartines, appliquées l'une contre l'autre,

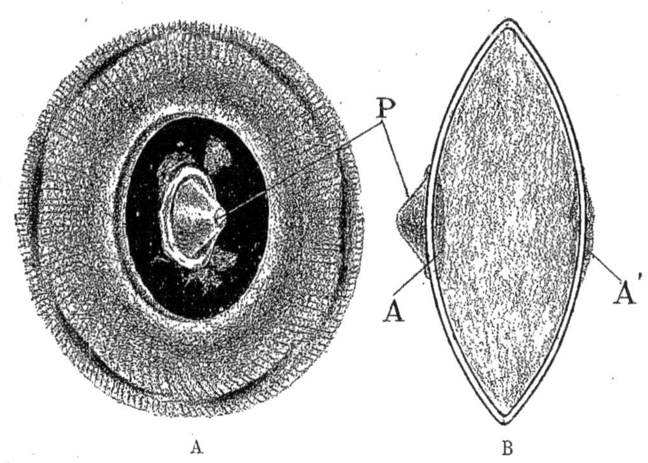

Fig. 189. — Cataractes polaires.

A, antérieure. — A', postérieure. — P, pyramidale. — A, de face. — B', sur coupe.

puis séparées, conservent le beurre ou la confiture. Mais la cataracte polaire peut se produire aussi bien en l'absence d'une perforation cornéenne (HULKE, NUEL) et cela aussi bien dans la forme congénitale, par infection intra-utérine, que dans la forme acquise, par infection extra-utérine (VALUDE). La cataracte est parfois superficielle, effilée, reliée originellement par un filament à l'ancien ulcère (*cataracte pyramidale*). Toutefois, le plus sou-vent, l'opacité est sous-capsulaire, siégeant entre la cristalloïde et la len-tille dans la couche épithéliale centrale. C'est la vraie cataracte polaire antérieure. Elle trouble la vision souvent moins que le leucome cornéen concomitant.

La *cataracte polaire postérieure* siège au centre de la cristalloïde pos-térieure et a pour origine habituelle la persistance de l'artère hyaloïdienne ou des inflammations chorio-rétiniennes. Elle représente une plaque pos-térieure circonscrite ou diffuse qui tapisse le pôle postérieur du cristallin. Les fibres voisines, à son niveau, participent à l'opacité. Elle gêne nota-blement la vision, généralement beaucoup plus que la cataracte polaire antérieure.

Cataractes fusiformes, ponctuées, striées. — La *cataracte fusiforme* va d'un pôle cristallinien à l'autre en se renflant au centre ; la *cataracte ponctuée* représente un piqueté plus ou moins fin et abondant du cristallin ; la *cata-*

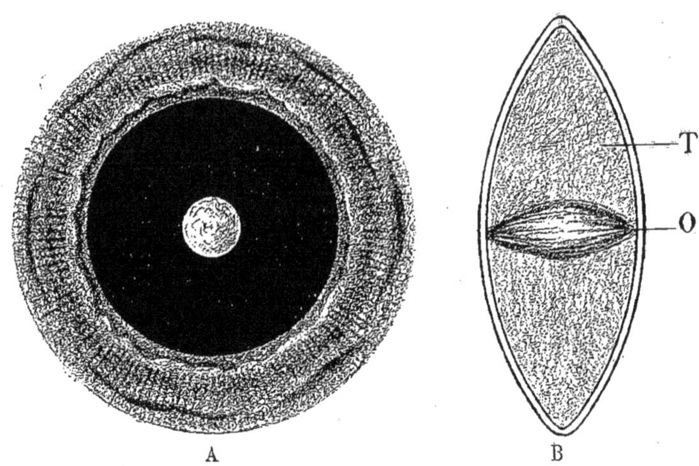

Fig. 190. — Cataracte fusiforme.

A, de face. — B, sur coupe. — O, fuseau opaque. — T, partie transparente.

racte striée est constituée par des opacifications linéaires, radiées, etc. D'autres formes atypiques ou individuelles se rencontrent encore. Ce sont des cataractes corticales antérieures et surtout postérieures, dont l'origine est liée à des affections choroïdiennes ou chorio-rétiniennes.

Ces diverses cataractes, d'abord stationnaires, peuvent devenir, à la lon-

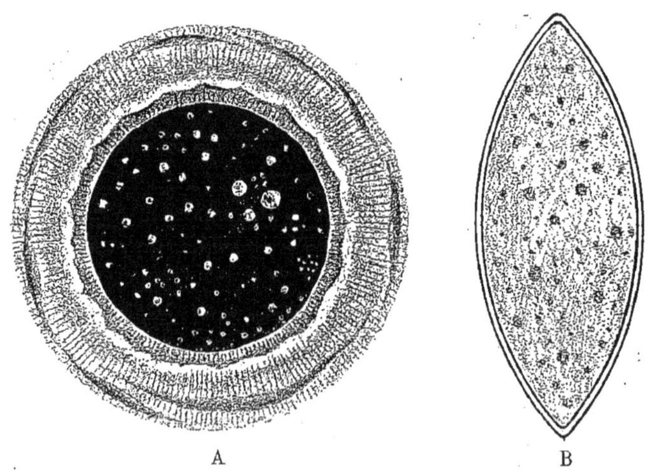

Fig. 191. — Cataracte ponctuée.

A, de face. — B, sur coupe.

gue, progressives. L'opacification se propage alors d'une manière diffuse et radiaire, lentement, autour de l'opacité primitive.

Cataractes zonulaires. — La cataracte zonulaire, plus ou moins étendue, est constituée par une zone opaque de forme discoïde et occupant les parties cristalliniennes comprises entre le centre et la périphérie. Il y a ordinairement une seule zone opaque, mais il peut en exister plusieurs concentriques (*cataracte stratifiée* de DE GRÆFE). Fréquente chez l'enfant, elle survient dès les premières années. On l'a vue exceptionnellement se former avant la naissance ou à un âge relativement avancé (neuf ans). L'hérédité est certaine, car l'on observe cette affection sur plusieurs enfants d'une même famille. On constate un trouble gris ou blanchâtre occupant le centre de la pupille et

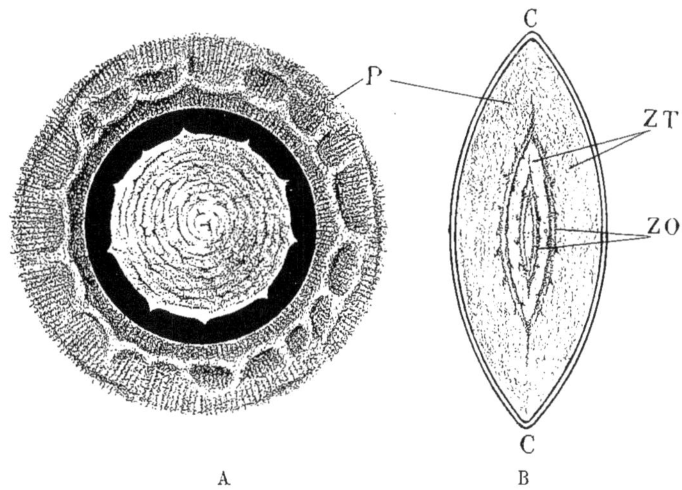

Fig. 192. —Cataracte zonulaire.

A, de face ; B', sur coupe ; CC, capsule ; ZO, zones opaques ; ZT, zones transparentes ; P, prolongements opaques.

recouvert par une couche cristallinienne transparente. Lorsque la pupille est dilatée, cette disposition est très manifeste à l'éclairage oblique. On apprécie encore mieux l'étendue de l'opacité à l'ophtalmoscoque ; on note alors une zone centrale translucide, puis une zone transparente. La périphérie de la zone opaque présente des stries plus ou moins nettes ; on y voit parfois des échancrures et des pointes qui représentent comme des rayons incomplets semblant rattacher le noyau opacifié à la périphérie du cristallin. On admet que les cataractes zonulaires ainsi garnies de rayons appelés *cavaliers*, sont destinées à devenir plus ou moins complètes dans la suite, tandis que celles dont le noyau est rond et parfaitement net, sans prolongements, resteraient toujours dans le même état.

La cataracte zonulaire peut être progressive, mais d'ordinaire elle persiste telle quelle durant de longues années et jusque dans la vieillesse.

Le trouble visuel est toujours marqué, en rapport habituel avec l'étendue et l'épaisseur de l'opacité. La dilatation spontanée ou médicamenteuse de la pupille facilite et augmente notablement la vision.

Le cristallin, sur une coupe axiale, présente une ou plusieurs zones opaques. On trouve des vacuoles autour du noyau rétracté.

Sa consistance est souvent molle, mais aussi parfois assez dure ; il peut en être ainsi même chez les plus jeunes enfants.

Cette cataracte surviendrait, d'après HORNER, chez des sujets ayant présenté du rachitisme ou des convulsions. Les zones opaques du cristallin seraient produites pendant la période de rachitisme ; celle-ci passée, de nouvelles couches transparentes apparaîtraient. Cette conception est très ingénieuse, mais implique un rachitisme dont on ne trouve parfois aucune trace. On a parlé aussi de lésions des membranes profondes ; il existe souvent, en effet, de la myopie et des staphylômes postérieurs.

La cataracte zonulaire est incompatible avec une bonne vision. On dilatera la pupille avec l'atropine, si le volume du noyau opacifié est minime. L'iridectomie ou l'iritomie convient aux cataractes zonulaires moyennes, laissant à la périphérie une zone transparente assez large ; dans tous les autres cas, ces moyens restant insuffisants, on pratiquera la discision, ou mieux, l'extraction. Les cristallins étant parfois sclérosés, l'extraction à lambeau pourra devenir nécessaire, même chez les plus jeunes sujets.

IV. — CATARACTES TRAUMATIQUES

La cataracte traumatique résulte d'une commotion, d'une contusion ou d'une plaie oculaire.

Le plus souvent, comme dans la discision opératoire ordinaire, il y a blessure directe du cristallin, produite par coups de couteaux, de ciseaux, piqûres d'aiguille ou de plume, grains de plomb, éclats de verre. Les corps étrangers n'y sont pas rares. La cataracte peut provenir d'une simple contusion oculaire ou cristallinienne. Sans aucune plaie de la cornée ou de la sclérotique, la poussée des projectiles, une pression brusque, compriment violemment l'œil, rompent la capsule, déchirent la zonule, déplacent la lentille et entraînent son opacification.

Enfin, certains ébranlements oculaires résultant de chocs violents, de chutes, de coups de foudre, etc., semblent capables de produire la cataracte, soit directement, soit par l'intermédiaire de troubles nutritifs choroïdiens.

L'opacification peut être tardive, et il n'est pas rare de voir des patients rapporter nettement leur cataracte à un coup, à un accident quelconque, remontant à plusieurs années. Un de nos malades, dix ans après une chute de cheval ayant produit une fracture du crâne, a vu survenir une cataracte monoculaire. Ces cataractes traumatiques *tardives* ont une grande importance médico-légale.

La cataracte traumatique est fréquente et s'observe surtout chez les jeunes sujets du sexe masculin. La proportion de GALEZOWSKI est de 24 p. 100 ; la nôtre de 15 à 20 p. 100. Dans une série de cas, 20 sujets ont moins de trente ans, et 15 moins de vingt ans. Nous trouvons en outre 39 hommes et 3 femmes. Le travail manuel, industriel, les jeux violents sont surtout, en effet, l'apanage des hommes et des garçons.

. La cataracte traumatique directe se produit plus ou moins rapidement, suivant l'étendue de la plaie capsulaire, l'âge du sujet, l'état antérieur de l'œil.

Une plaie étroite, par piqûre, peut déterminer un simple point de cataracte ; une plaie linéaire, une cataracte étendue ; une plaie large et profonde, une cataracte complète. Parfois la plus simple piqûre entraîne l'opacification totale.

Les cristallins jeunes et mous sont plus rapidement cataractés que les cristallins vieux et scléreux. L'imbibition des fibres lenticulaires est plus facile chez les premiers et produit des cataractes blanches et molles.

La cataracte *sans plaie capsulaire* se manifeste par un trouble cristallinien diffus. Elle est généralement molle ou demi-molle, blanchâtre ; il survient un gonflement notable du cristallin avec propulsion de l'iris, effacement de la chambre antérieure ; chez l'adulte, on observe souvent des phénomènes douloureux d'irritation ciliaire.

. La cataracte *avec plaie étroite* présente parfois un seul point opaque, qui peut s'étendre ou rester stationnaire. Quand la plaie est plus *large*, le trouble cristallinien est considérable et aboutit rapidement à l'opacification totale. Dans certains cas, cette opacification est tumultueuse. Les masses cristalliniennes gonflées, blanchâtres, très molles, font hernie à travers la plaie capsulaire, tombent dans la chambre antérieure, tapissent la face postérieure de la cornée et provoquent une notable réaction irienne ou iridocyclique. Les phénomènes irritatifs sont plus considérables dans les cataractes avec large plaie capsulaire et chez les sujets âgés. La guérison peut survenir spontanément. Ce qu'il faut surtout craindre, ce sont des complications glaucomateuses ou infectieuses. Enfin, une régression incomplète aboutit à la forme aridi-siliqueuse.

Les cataractes traumatiques par instruments piquants ou tranchants sont souvent bénignes ; celles par contusion paraissent plus redoutables. La différence du pronostic dépend évidemment des lésions profondes concomitantes. Les corps étrangers sont toujours graves. L'infection entraîne des inflammations plastiques ou suppuratives de l'iris, de la choroïde. Le gonflement rapide des masses cristalliniennes provoque, surtout chez l'adulte, des phénomènes glaucomateux. Les douleurs ciliaires ou périorbitaires, la rougeur, le gonflement cristallinien en sont les manifestations hâtives.

L'âge du patient, l'état antérieur de l'œil et les lésions concomitantes, le degré, l'étendue, les complications diverses, doivent surtout entrer en ligne de compte dans l'appréciation d'une cataracte traumatique.

Les conditions cliniques de l'opacification traumatique du cristallin paraissent surtout très différentes, suivant qu'il existe ou non des complications, soit locales soit générales.

Les cataractes *non compliquées* se résorbent souvent et ne réclament aucune intervention. L'atropine elle-même serait inutile, si le contact des masses cristalliniennes aseptiques n'irrite pas l'iris (DE WECKER). Une irritation chimique ou mécanique est cependant admissible, et l'atropine nous paraît généralement avantageuse. Parfois, l'opacification reste stationnaire. Si elle est petite et ne gêne guère la vision, il faut attendre ; si, au contraire, elle diminue beaucoup l'acuité visuelle, on peut pratiquer des paracentèses répétées, la discision ou même l'extraction linéaire (HALTENHOFF). DE WECKER attribue tout retard dans la résorption à une infection cristallinienne.

Les *complications infectieuses* sont fréquentes. Elles résultent du traumatisme ou même du traitement. Tandis que les cataractes non infectées se résorbent aisément, les autres disparaissent incomplètement ou entraînent des inflammations irido-choroïdiennes, plastiques ou suppuratives, contre lesquelles il faut agir.

Les inflammations plastiques, iritis, irido-cyclites, seront combattues par l'atropine, les injections sous-conjonctivales de sublimé, les sangsues, les compresses chaudes. Une iridectomie, l'extraction de la cataracte deviendront nécessaires si les moyens précédents restent insuffisants.

Les occlusions pupillaires, les cataractes secondaires consécutives, seront traitées ultérieurement, quand toute inflammation aura disparu. L'hypotonie, indice de lésions profondes dégénératives, est une contre-indication à toute intervention secondaire hâtive.

La panophtalmie confirmée exige, dès le début, l'évidement ou l'énucléation.

Les *accidents glaucomateux* se rencontrent surtout chez les adultes et résultent du gonflement rapide des masses cristalliniennes ou de la luxation de la lentille. Les sangsues, la glace, l'antipyrine sont utiles. Si l'irritation oculaire est modérée et le sujet jeune, les paracentèses, la sclérotomie ou l'iridectomie pourront suffire. Dans tous les autres cas, l'extraction du cristallin s'impose. L'aspiration (COPPEZ), l'extraction linéaire, l'extraction à petit lambeau avec ou sans iridectomie, seront alors préférées.

Les *corps étrangers* cristalliniens sont assez communs. En principe, on doit les extraire ; pour les débris de fer ou d'acier, l'électro-aimant rendra de grands services.

Si le corps étranger se trouve à la surface de l'iris ou du cristallin, l'extraction peut être immédiate. S'il est logé dans la lentille et bien toléré, on peut remettre à plus tard l'extraction simultanée de la cataracte et du corps étranger. Enfin, si on ne le voit pas et qu'on le suppose derrière la cataracte, on extraira d'abord celle-ci à la curette et puis, si possible, le corps étranger.

Certaines cataractes, résultant de violentes contusions ou de plaies pénétrantes, coexistent enfin avec des lésions graves de toutes les parties de l'œil, cornée, sclérotique, iris, membranes profondes. Des irrigations détersives du sac capsulaire, la résection de l'iris enclavé, la suture de la cornée deviennent parfois nécessaires ; l'énucléation immédiate peut même s'imposer. L'antisepsie large et rigoureuse est indispensable. Il est bon, enfin, de se tenir en garde contre des accidents sympathiques toujours possibles.

V. — CATARACTES SECONDAIRES

Ce sont des opacités consécutives à la suppression opératoire ou accidentelle du cristallin. La cataracte secondaire est simple ou compliquée ; simple quand seuls les débris cristalliniens retenus dans le sac capsulaire ou
la prolifération épithéliale la constituent ; compliquée, si des produits plastiques résultant d'iritis, d'irido-cycilte ou d'irido-choroïdite, y participent.

La cataracte secondaire *simple* est mince, translucide, semi-transparente;
à l'éclairage oblique, on la voit blanchâtre et ténue ; à l'ophtalmoscope, elle
ne masque nullement le fond de l'œil. La pupille reste absolument libre.

La cataracte secondaire *compliquée* est épaisse, dure, membraneuse ; à

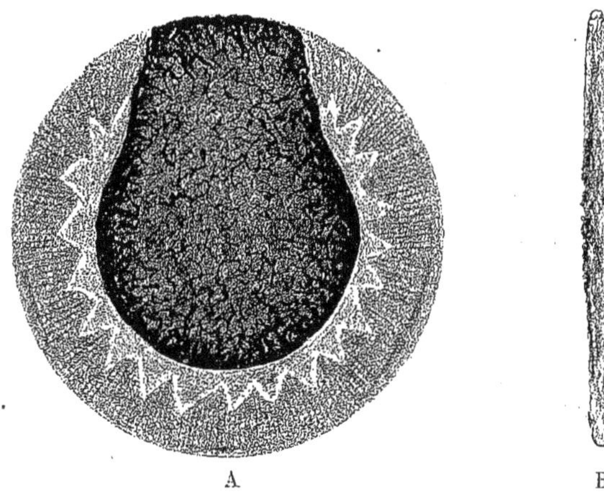

A   B

Fig. 193. — Cataracte secondaire.
A. de face ; B, sur coupe.

l'éclairage oblique, elle paraît grisâtre, crayeuse, parfois semée de points
pigmentaires et adhérente en plusieurs points au bord pupillaire.

Des accidents ayant produit la résorption du cristallin, l'insuffisance de
la toilette post-opératoire après l'extraction et l'infection sont la cause habituelle de la cataracte secondaire. Celle-ci a plutôt dé la tendance à s'épais-
sir qu'à s'éclaircir. Dans les premiers temps qui suivent l'extraction, on
aperçoit d'abord comme une mince toile d'araignée et l'on constate une
vision suffisante. Quelque temps après, il existe une membrane plus blanche, plus serrée, et la vision a notablement diminué. Cette aggravation est
beaucoup plus marquée dans les cataractes secondaires compliquées parce
que leur présence provoque des poussées irritatives qui entraînent la formation de nouveaux exsudats pupillaires.

Au point de vue thérapeutique, on doit tenir compte de l'étendue et de
l'épaisseur de la cataracte capsulaire.

Dans un *premier degré*, la capsule est transparente à l'éclairage direct et à peine visible à l'éclairage oblique. Il s'agit d'un fin réticulum constitué par le plissement capsulaire et la prolifération des cellules épithéliales. Pas d'adhérences iriennes. Vision bonne. On peut considérer cette membrane capsulaire comme un phénomène normal et s'abstenir de toute intervention. KNAPP pratique cependant la discision dès que l'acuité visuelle n'est pas parfaite.

Dans un *second degré*, la capsule est épaissie, contient d'abondants débris cristalliniens, et il existe quelques adhérences irido-capsulaires. La pupille est occupée par une membrane très facile à voir à l'éclairage oblique : l'éclairage ophtalmoscopique est trouble et la vision faible. L'extraction n'a pas eu son plein effet, et l'opération secondaire devient nécessaire. On pratique parfois, après mydriase, la discision, avec une ou deux aiguilles.

Cette discision, offrant l'inconvénient de tirailler plus ou moins la zonule, on fera mieux de sectionner la membrane d'un coup de la pince-ciseaux de DE WECKER. Lorsque la cataracte secondaire est libre d'adhérences avec l'iris on peut risquer le procédé qui consiste à extraire la membranule en totalité au moyen d'une traction opérée par une pince spéciale, dite pince capsulaire. Cependant toute traction de ce genre peut retentir fâcheusement sur la zonule. Le résultat immédiat est des plus brillants, mais les suites en sont quelquefois fâcheuses.

Dans un *troisième degré*, il s'agit de cataractes aridi-siliqueuses, d'exsudats irido-cyclitiques épais, déposés sur une capsule renfermant des débris capsulaires. La pupille est libre, présente des adhérences notables ou est totalement fermée. Si la *pupille est libre* ou n'offre que de très faibles adhérences, on pourra faire encore la discision avec deux aiguilles ou mieux la section, soit au couteau de DE GRÆFE, soit avec une serpette spéciale, à travers l'ancienne cicatrice. Dans les *adhérences pupillaires*, il faut de toute nécessité pratiquer l'irido-capsulotomie avec les ciseaux de DE WECKER ou la fourche de GIRARD. Enfin dans l'*occlusion pupillaire absolue*, avec atrophie irienne, l'irito-ectomie large et triangulaire devient surtout recommandable. Pour toutes ces opérations il est utile d'éclairer le champ pupillaire, bien dilaté par l'atropine, avec un photophore électrique.

Dans tous les cas, il est préférable de n'intervenir que lorsque toute inflammation oculaire a disparu, c'est-à-dire un ou plusieurs mois après l'extraction de la cataracte, à moins que, suivant le conseil de DE LAPERSONNE, on opère presque tout de suite après l'extraction, avant même la cicatrisation de la plaie cornéenne.

Les interventions secondaires, la discision en particulier, sont parfois graves, car le vitré déchiré vient toujours au contact de l'air, à travers la plaie cornéenne, et peut facilement s'infecter. Des inflammations plus profondes entraînant de nouveaux exsudats et l'occlusion de la pupille, des iritis ou des irido-choroïdites purulentes ont été observées.

En tous cas, la précaution essentielle pour éviter les accidents d'infection consiste à maintenir l'œil sous le pansement aussi longtemps qu'après une opération de cataracte.

VI. — DIAGNOSTIC DES CATARACTES

On doit reconnaître ou établir l'opacité du cristallin, la variété, la marche, le degré, la consistance, les complications de la cataracte et son moment opératoire. On procédera d'abord à l'œil nu, puis à l'éclairage oblique, enfin à l'éclairage direct de l'ophtalmoscope.

Opacité du cristallin. — L'opacité complète ne permet guère d'hésitation. On voit cependant chaque année un certain nombre de glaucomes simples pris pour des cataractes. L'erreur provient de l'aspect grisâtre de la pupille et surtout de l'inattention de l'observateur. A la loupe et mieux à l'éclairage direct, on constate aisément une transparence complète de la lentille ou seulement quelques stries opaques insignifiantes, en disproportion absolue avec la diminution de la vision.

La cataracte noire se reconnaît à la teinte d'encre de la pupille, à la transparence légère de ses bords après mydriase complète, à la disparition de l'image postérieure de PURKINJE.

La cataracte au début, centrale, périphérique ou superficielle, présente des opacités périphériques en stries, en plaques ou des opacités centrales nucléaires.

On distingue aisément les opacités cristallines qui restent fixes, de celles du vitré qui paraissent mobiles et indépendantes des mouvements de l'œil.

Les exsudats pupillaires sont très superficiels, membraneux ou pigmentés, et coïncident avec les adhérences irido-capsulaires manifestes durant les mouvements iriens ou après l'action des mydriatiques.

Certaines cataractes striées ou ponctuées sont, toutefois, peu apparentes et ne deviennent visibles qu'avec le miroir plan, la pupille étant dilatée, ou bien à l'image droite, avec un fort grossissement.

Variétés. — La cataracte *capsulaire* est caractérisée par des points ou des plaques à contours irréguliers, d'un blanc crayeux, directement appliqués sur le cristallin.

La cataracte devient *nucléaire* seulement vers l'âge adulte : avant, elle est exclusivement corticale ; les formes congénitales sont cependant nucléaires. Le noyau apparaît central, dense, brunâtre ou acajou et tranche plus ou moins, à l'éclairage oblique ou ophtalmoscopique, sur la masse corticale.

La *cataracte corticale* est linéaire, radiée ou centrale, et constitue des opacités irrégulières.

La *cataracte zonulaire*, après dilatation pupillaire, apparaît comme un disque opaque à centre translucide et à bords transparents, parfois munis de prolongements rayonnés.

Marche. — La cataracte est *stationnaire ou progressive*. On pourra admettre qu'elle tend à se développer si le cristallin, vers l'équateur, est fortement opaque, montre des stries larges, radiaires et atteignant presque les pôles, si enfin il présente des plaques disséminées dans la masse corticale.

Le développement antérieur d'une cataracte sur un œil pourra fournir des renseignements sur l'évolution de l'autre ; les formes corticales, chez les jeunes sujets ont une marche progressive. Les cataractes polaires, zonulaires, ponctuées, sont généralement stationnaires. Il en est de même des cataractes régressives, aridi-siliqueuses, secondaires. Quant aux cataractes molles, diabétiques, albuminuriques, elles se développent d'ordinaire très rapidement.

Degré. — La cataracte est incomplète ou complète. Dans la cataracte complète ou *mûre*, l'opacification atteint toutes les couches antérieures du cristallin. L'iris éclairé ne projette plus d'ombre lenticulaire. La vision est seulement quantitative et qualitative.

Si la cataracte devient *ultra-mûre*, la surface cristallinienne liquéfiée est plus ou moins homogène, brunâtre, laiteuse, ou présente au lieu de l'étoile antérieure, des taches irrégulières.

On appelle mûre la cataracte complète, mais on peut la considérer comme mûre, c'est-à-dire prête à être enlevée ou cueillie, sans qu'elle soit complète. C'est une question d'opérabilité. Les cataractes dures, scléreuses, brunes des vieillards, sont mûres, dès que la vision est insuffisante pour les besoins ordinaires. On les extrait sans difficulté comme sans risques spéciaux de complications immédiates ou secondaires.

On peut, d'ailleurs, pratiquer la maturation artificielle dans certaines circonstances exceptionnelles.

Consistance. — Celle-ci est d'autant plus grande que la cataracte paraît plus grise ou plus ambrée, et d'autant plus faible qu'elle se montre plus blanchâtre.

Les cataractes juvéniles sont ordinairement molles. Elles deviennent dans la suite plus compactes et, chez les vieillards, tout à fait dures. Blanches, laiteuses, elles sont molles ; grisâtres, brunâtres, elles sont dures ; noires, elles sont tout à fait dures.

Les cataractes liquides sont laiteuses ou grisâtres et d'un aspect grumelleux. Chez les sujets âgés, il y a parfois un noyau mobile, comme flottant dans les masses corticales liquéfiées (cataracte de MORGAGNI).

Les cataractes infantiles zonulaires sont souvent scléreuses.

Complications. — Les complications qu'on observe chez les individus affectés de cataracte peuvent être péri-oculaires, intra-oculaires ou générales.

Les blépharites, conjonctivites, kératites et surtout les états lacrymaux sont très fréquents.

Les iritis, les adhérences irido-capsulaires, les inflammations du tractus uvéal, du vitré et de l'appareil neuro-rétinien se rencontrent souvent.

L'artériosclérose, la goutte, le rhumatisme, la syphilis, le diabète, l'albuminurie seront toujours recherchés.

Le malade sera questionné sur ses antécédents visuels, son état de réfraction, les conditions d'apparition et de développement de sa cataracte.

On établira ensuite l'acuité visuelle, le champ visuel, la chromatopsie. Une bougie distinguée dans une pièce sombre, à 5 mètres environ, indiquera l'acuité 1, à 4 m., 4/5, etc. ; on peut même apprécier la sensibilité lumineuse en se servant d'une lampe, en faisant varier l'intensité de la flamme ou en graduant sa distance. Dans le même but, on peut enfin projeter la lumière plus ou moins vive de l'ophtalmoscope.

Le champ visuel est mesuré avec deux bougies, l'une fixée directement par le sujet, l'autre promenée successivement en haut, en bas, en dedans, en dehors.

L'existence des phosphènes indiquera aussi la sensibilité des régions rétiniennes, mais d'une manière vague et seulement chez des sujets un peu intelligents. L'œil cataracté restant immobile, on peut aussi faire reconnaître la direction de la lumière projetée en divers sens par l'ophtalmoscope.

Avec une chromatopsie normale, la couleur de la flamme produite par l'interposition de verres colorés doit être suffisamment appréciée. Un scotome central sera soupçonné si la lumière colorée n'est pas reconnue à travers un trou sténopéique ou bien à l'ophtalmoscope. Si la lumière n'est pas perçue ou paraît mal reconnue dans ces diverses conditions, le fond de l'œil n'est pas normal. Le champ visuel étant rétréci en haut, on peut songer à un décollement rétinien inférieur ; l'achromatopsie ou la dyschromatopsie révèlent des altérations du nerf optique, etc.

Malgré ces investigations, des lésions profondes importantes peuvent passer inaperçues. Nous avons vu quelques sujets à sensibilité lumineuse faible, par le fait d'un épaississement capsulaire, avoir une bonne acuité après l'extraction, et d'autres, à sensibilité lumineuse bonne, rester presque sans vision ; toutefois, les principes ci-dessus sont d'application générale.

Moment opératoire. — En principe, on ne doit opérer que lorsque la cataracte est complète. Toutefois, si le sujet ne voit plus assez pour se conduire, s'il s'agit des variétés séniles, nucléaires, stationnaires, on pourra intervenir plutôt, au besoin par la maturation de FÖRSTER si l'opacification n'est pas assez avancée pour permettre une extration complète. On attendra plus longtemps si l'autre œil est encore suffisant pour les besoins visuels, et moins dans le cas contraire.

Il ne faut presque jamais opérer les deux côtés à la fois. Une erreur d'antisepsie, un accident, un accès de délire peuvent se produire ; il serait imprudent de mettre en jeu, d'un seul coup, la vision des deux yeux.

On a dit que l'opération de la cataracte est favorable surtout au printemps ou à l'automne. Elle est bonne en tout temps si l'on agit dans un milieu convenable. Toutefois, il convient d'éviter l'hiver chez les catarrheux, et chez tous, les moments où il existe une indisposition ou une poussée diathésique quelconque.

VII. — TRAITEMENT DE LA CATARACTE

Traitement médical. — Au point de vue curatif, ce traitement est absolument illusoire et n'a été jusqu'ici que l'apanage des charlatans. L'iode, le mercure, le phosphore, etc., ont été employés. L'application de compresses ammoniacales, des collyres secs, de lunettes diverses, les courants électriques, les paracentèses répétées ont été préconisés. Le résultat thérapeutique a toujours été nul.

On a bien pu modifier quelques opacités isolées et superficielles du cristallin ou améliorer certains troubles diabétiques, jamais on n'a constaté une guérison médicale sérieuse. Les éléments cristalliniens sclérosés ou détruits ne sauraient d'ailleurs se reconstituer.

Bouisson a cité trois guérisons spontanées de cataracte ; Becker, Dufour, Brettauer, etc., en ont rapporté quelques autres. Il s'agit toujours, en l'espèce, de luxation, de régression ou de résorption cristallinienne. Récemment, Badal a signalé quelques succès obtenus dans la cataracte *commençante* par les instillations d'iodure de potassium à 2,5 p. 100 et par des bains oculaires avec la même solution, employés dans le but d'*arrêter l'évolution* de la cataracte. Verdereau dit avoir guéri des cataractes par des injections sous-conjonctivales du même sel. Il faut attendre que des nouvelles recherches viennent confirmer les résultats annoncés. Pflück qui se sert de l'acoïne pour rendre ces injections moins douloureuses a également vanté l'efficacité de la voie sous-conjonctivale.

L. Don a recommandé l'emploi de l'iodure de potassium à l'intérieur pendant les jours qui précèdent l'opération, comme moyen prophylactique de l'infection opératoire.

Le traitement médical est souvent utile pour éviter ou guérir les complications de la cataracte. Les bronchitiques, les cardiaques, les albuminuriques, surtout les diabétiques, ont parfois besoin d'un traitement préopératoire. Les nerveux, les agités seront traités par les bromures, le chloral, la morphine. Les dyspeptiques, les femmes et les vieillards, en certains cas, seront purgés, etc. Il ne s'agit donc pas, en l'espèce, de modifier l'état local de la cataracte, mais seulement de préparer ou d'assurer le traitement chirurgical.

Traitement chirurgical. — Ce traitement est seul efficace. Il a pour but de permettre l'arrivée des rayons lumineux dans le fond de l'œil, soit par le déplacement ou la suppression du cristallin opaque, soit par la constitution d'une nouvelle pupille transparente. De là plusieurs méthodes :

1° Déplacement du cristallin opaque, *abaissement;*

2° Sa destruction ou régression sur place, *discision;*

3° Son ablation, *extraction*;

4° Établissement d'une pupille transparente, *iridectomie* ou *iritomie*.

L'iridectomie n'ayant d'application que dans les cataractes centrales, incomplètes ou stationnaires, l'abaissement, la discision, l'extraction restent les trois grandes méthodes opératoires de la cataracte.

Abaissement. — L'abaissement ou dépression de la cataracte est la méthode opératoire la plus ancienne. Elle est d'antique origine. On en trouve même des traces dans les traditions les plus reculées de la vieille Égypte et de la Chine. D'après GALIEN, elle était pratiquée de son temps par des spécialistes à Rome, à Alexandrie; CELSE en trace une complète description. GUY DE CHAULIAC, AMBROISE PARÉ et leurs successeurs la pratiquaient couramment; WILBURG la modifia et en fit la réclinaison; SCARPA inventa pour elle une aiguille courbe. De nos jours, elle est devenue une méthode d'exception.

Les *résultats* de l'abaissement de la cataracte sont généralement peu brillants, car la proportion des succès plus ou moins définitifs ne dépasse guère 60 p. 100 (DE GRÆFE). Les vrais défauts de l'opération sont de produire de graves désordres oculaires et de laisser dans l'œil un organe irritant qui peut agir comme corps étranger. Le cristallin abaissé, avec ou sans capsule, ne disparaît pas, en effet, et ne se résorbe qu'exceptionnellement. WENZEL affirme que, longtemps après l'opération, les cristallins abattus conservent leur configuration et leurs dimensions ordinaires. BEER, vingt ans après, les trouve à peine amoindris. VELPEAU, chez douze opérés, fit des constatations analogues et nota, en outre, l'adhérence des cristallins à la rétine et à la choroïde, qui présentaient une sorte de nodosité longue de 5 à 6 millimètres. Il ne faut pas, malgré tout, oublier que l'abaissement a rendu la vue à des millions d'aveugles et le reléguer définitivement dans le silencieux domaine de l'histoire. On juge trop l'abaissement de seconde main, par ses accidents avant la période actuelle; l'antisepsie ne pourrait-elle pas modifier les anciens résultats? Cette méthode peut présenter encore, selon nous, une certaine utilité quand il y a lieu de craindre les mouvements intempestifs du patient, une hémorragie grave, une infection suppurative, la luxation du cristallin.

Ses *indications* pourront donc être maintenues occasionnellement chez les déments, les délirants et certains épileptiques ou alcooliques très excités; dans le cas où un œil aura déjà donné lieu à une hémorragie expulsive par altérations vasculaires et où l'on redouterait semblable accident pour le second; en présence d'une suppuration lacrymale grave qu'on ne pourra assez complètement tarir; en quelques cas, enfin, de luxation incomplète, opératoire ou accidentelle.

Ces indications ne sont pas absolues; elles ne nous ont du moins jamais paru telles jusqu'ici, mais nous les admettrions volontiers s'il y avait lieu, dans certains cas individuels. Il faut d'ailleurs que la cataracte soit dure, car dans toute autre condition on pourrait pratiquer le broiement. On s'abstiendra aussi de l'abaissement chez les sujets jeunes, chez des artério-scléreux hypermétropes, sur les yeux menacés de glaucome (TRUC, DELORD).

Discision. — La discision convient aux cataractes liquides et molles des jeunes sujets. L'ouverture de la capsule produit l'imbibition et la fonte progressive des fibres du cristallin. La résorption est plus ou moins rapide et complète suivant l'étendue, la profondeur de l'incision capsulaire et surtout suivant l'âge des patients. La cicatrisation prématurée de la capsule arrête généralement la régression lenticulaire. Plusieurs opérations peuvent ainsi devenir nécessaires. Pour éviter un gonflement trop rapide et irritant, on pratique d'abord une ouverture capsulaire étroite ; quand une partie du cristallin est résorbée, on peut ensuite sans inconvénient faire de larges discisions.

Les cataractes congénitales, infantiles ou junéviles, les cataractes albuminuriques, diabétiques, traumatiques etc., jusqu'à vingt ou vingt-cinq ans, peuvent relever de la discision ; toutefois, pour les cataractes molles de l'enfance, les chirurgiens (PANAS) préfèrent encore l'extraction linéaire. Certaines formes zonulaires scléreuses exigent même une extraction à petit lambeau. Les cataractes nucléaires ou dures se laissent difficilement imbiber par l'humeur aqueuse après discision, ou nécessitent des opérations multiples.

Au-dessus de vingt-cinq ans, en outre le gonflement cristallinien consécutif est très dangereux à cause des irritations iriennes ou glaucomateuses qui peuvent survenir. La discision est cependant pratiquée dans la maturation artificielle de la cataracte ou dans le traitement curatif de la myopie ; mais on la complète, quelques jours après, par l'extraction linéaire ou à lambeau.

Aspiration. — L'aspiration ou la succion peuvent être mises en œuvre dans les cataractes semi-liquides ou très molles des jeunes sujets. COPPEZ la préconise surtout dans les cataractes traumatiques récentes.

On peut pratiquer au préalable une large discision ou agir d'emblée. La présence manifeste d'un noyau scléreux, au delà de quarante ans, est cependant une contre-indication formelle.

L'aspiration est aussi appliquée par quelques opérateurs (DRANSART, LAGRANGE) à la toilette pupillaire dans l'extraction ordinaire, mais elle nous paraît superflue.

Extraction. — L'extraction comprend divers procédés opératoires : linéaire, à lambeau, avec ou sans iridectomie, dans la capsule ; il faut y ajouter l'extraction capsulaire.

I. EXTRACTION LINÉAIRE. — 1° *Sans iridectomie*. Elle s'appliquera aux cataractes liquides ou molles. Dans les formes demi-molles, sans noyau ou à très petit noyau, l'extraction linéaire sera aussi avantageuse.

2° L'*extraction linéaire avec iridectomie*, préconisée et vulgarisée par DE GRÆFE, est aujourd'hui généralement abandonnée. L'issue du cristallin est laborieuse, et les enclavements des angles de l'iris paraissent fréquents.

II. EXTRACTION A LAMBEAU. — C'est le procédé de choix pour toutes les cataractes nucléaires dures ou demi-dures. Le lambeau est plus ou moins grand selon les dimensions de la cataracte. On la pratique avec ou sans iridectomie.

1° *Sans iridectomie.* — Ce procédé convient à toutes les cataractes séniles ou nucléaires ; depuis quelques années, surtout en France, il est généralement préféré.

On lui a reproché d'être moins favorable à l'issue du cristallin et des masses corticales, de donner lieu plus facilement à la production des cataractes secondaires ; on lui a surtout reproché l'enclavement et la hernie de l'iris. On a dit de cet accident que c'était « le point noir » de l'extraction simple. Si l'on observe cependant qu'après l'iridectomie il se produit aussi des enclavements dans les angles de la plaie cornéenne, on deviendra moins sévère. Les hernies peuvent, d'ailleurs, se réduire à une proportion relativement faible (5 à 10 p. 100) et ne sont pas toujours fâcheuses dans leurs suites. La conservation d'une pupille ronde, mobile, paraît enfin, au point de vue esthétique ou visuel, assez avantageuse.

2° *Avec iridectomie.* — Celle-ci a été pratiquée, dans l'extraction à lambeau, exceptionnellement par DAVIEL, mais généralisée, avec l'extraction linéaire, par DE GRÆFE. Elle convient à toutes les cataractes séniles ou nucléaires.

On ne peut lui refuser quelques avantages. Elle facilite l'extraction et la toilette pupillaire ; elle évite les hernies de l'iris et donne une large pupille qui expose beaucoup moins que l'extraction simple aux cataractes secondaires et, par conséquent, aux retouches opératoires. Elle présente, par contre, l'inconvénient d'une mutilation irienne, d'une pupille large et irrégulière, enfin des enclavements iriens dans les angles de la plaie cornéenne.

L'extraction avec iridectomie est nécessaire dans les cas compliqués d'adhérence irido-capsulaire, de glaucome, chez les malades indociles, ou encore lorsqu'il se produit, avant, pendant ou après l'extraction, une tendance manifeste à la hernie de l'iris.

Mettant en balance d'un côté les hernies iriennes et la fréquence des cataractes secondaires de l'extraction simple, de l'autre, l'inégalité de la pupille au point de vue esthétique, de l'extraction avec iridectomie, on peut dire que la première des deux méthodes est plus satisfaisante pour le patient, mais que l'autre donne plus de tranquillité à l'opérateur.

L'extraction sans iridectomie représenterait donc la méthode de choix et l'extraction avec iridectomie, la méthode de nécessité ou de sécurité.

III. **Extraction dans la capsule.** — Elle constitue l'idéal opératoire, mais doit être réservée aux cas d'altération zonulaire ayant produit, soit un ramollissement du ligament suspenseur avec oscillations du cristallin (cataracte branlante), soit la luxation partielle ou totale de la lentille dans le vitré.

En dehors de ces cas compliqués, la difficulté de l'extraction, l'issue du vitré, le danger de l'infection doivent faire repousser l'extraction dans la capsule, malgré les cas favorables présentés par Pagenstecher qui est un partisan convaincu de cette méthode. Il y a l'avantage d'une guérison radicale et d'une pupille nette, mais l'inconvénient d'une opération beaucoup plus redoutable.

L'extraction dans la capsule reste donc une opération de nécessité absolue. On la pratiquera inopinément toutes les fois que l'issue du cristallin sera compromise par le ramollissement du vitré, la luxation opératoire, etc.

IV. **Extraction capsulaire.** — On la réserve, en général, aux cas où la capsule est opacifiée, et on la pratique soit au moment de l'extraction de la lentille, dans la cataracte capsulo-lenticulaire, soit postérieurement, dans la cataracte secondaire.

Dans la *cataracte capsulo-lenticulaire,* on doit d'ordinaire extraire la capsule opaque avec la pince kystitome avant l'issue du cristallin. L'extraction capsulaire peut être faite aussi quand la capsule est très dure ou très épaisse et qu'elle doit donner passage à un noyau très volumineux. On a même préconisé systématiquement son ablation large comme kystectomie, pour favoriser l'issue de la lentille opaque et éviter les cataractes secondaires (de Wecker).

Dans la *cataracte secondaire,* l'ablation n'est indispensable que si la membrane capsulaire est épaisse, inextensible. Janin la faisait par la sclérotique. On la pratique aujourd'hui par la cornée avec la pince à iridectomie. L'extraction est, toutefois, plus dangereuse que la discision et surtout que l'incision, mais, comme ces derniers, exige la disparition de toute inflammation oculaire.

Complications post-opératoires. — Les complications pré-opératoires ont été indiquées aux généralités de la cataracte. Les complications opératoires seront étudiées avec les procédés divers. Les complications post-opératoires ont ici naturellement leur place.

Ces complications post-opératoires peuvent être immédiates, prochaines ou éloignées.

Complications immédiates. — Elles surviennent dans la journée : ce sont le délire, la douleur, la non-coaptation des lèvres de la plaie cornéenne, la hernie ou l'enclavement de l'iris, l'issue du vitré, l'hémorragie.

Après l'opération de la cataracte, comme à la suite de traumatismes ou d'autres opérations chirurgicales et en dehors du *delirium tremens* ou de la folie véritable, on a constaté parfois du *délire nerveux.* Ce sont des mouvements désordonnés, l'arrachement du pansement, etc.; l'accès peut durer seulement quelques heures ou se prolonger plusieurs jours. Les suites opératoires peuvent être graves. On attribue le délire à des causes diverses, tare nerveuse, occlusion binoculaire, diète, atropine, préoccupation opératoire, etc. G. MARTIN estime qu'il est généralement provoqué par la suppression brusque de l'alcool chez des sujets habitués à en user ou à en abuser. Toutes les opinions méritent une certaine créance ; c'est une question d'individualité.

Dans un cas (VALUDE), l'ablation du bandeau occlusif fit cesser définitivement le délire ; dans un autre (TRUC), chez un enfant de huit ans, il a disparu en suspendant les instillations d'atropine. La cessation de la diète a eu souvent une heureuse influence. L'administration d'un peu d'alcool peut être utile.

La *douleur* est plus ou moins vive, cuisante, lancinante ou gravative. Elle dépend de la sensibilité du sujet, de la section parfois irrégulière de la cornée et de l'iris. Elle commence quelques instants après l'opération et dure plusieurs heures en s'atténuant. Il est rare qu'elle empêche le sommeil. Le chloral, la morphine, au besoin, suffisent à la calmer.

Pendant la nuit qui suit l'opération, il est assez ordinaire de voir les malades accuser l'existence de photopsies fort gênantes, se présentant sous la forme d'étincelles, de bouquets d'artifices et accompagnées de douleurs lancinantes assez pénibles. Ces phénomènes ne se prolongent pas habituellement au delà des premières vingt-quatre heures.

Le *défaut de coaptation* des lèvres de la plaie tient à une incision irrégulière de la cornée, à la pression des paupières, à l'hypertonie oculaire ou à l'interposition des débris iriens, de caillots sanguins ou de lambeaux capsulaires. Il y a lieu d'éviter ces divers inconvénients.

Le défaut de coaptation n'a pas de conséquences graves, mais il facilite l'infection et exagère l'astigmatisme. On pourra, s'il est très considérable, faire une douce compression oculaire ou, avec une spatule, déprimer légèrement la lèvre de la plaie qui paraît trop saillante.

La *hernie de l'iris* s'observe dans l'extraction simple à la suite, soit d'un effort de pression palpébrale, soit d'excès de tension oculaire. Elle est plus ou moins considérable, libre ou sous-conjonctivale. Si elle est minime, l'ésérine, une légère compression peuvent suffire. Dans tous les autres cas, l'iridectomie immédiate est préférable à l'expectation.

L'*enclavement de l'iris* se produit parfois aussi après l'extraction avec iridectomie et s'accompagne souvent alors d'*enclavement capsulaire*. Cet accident tient ordinairement à ce que la section de la cornée a été faite un peu en arrière du limbe et au niveau de l'insertion de l'iris. Pour se mettre en garde contre l'enclavement capsulaire, qui est surtout dangereux, il faut pratiquer la kératotomie en avant du limbe et n'exciser, pour l'iridectomie, qu'un petit lambeau de l'iris.

L'*issue du vitré* est rare. Si elle se produit, on emploiera la compression, une injection de morphine (DUFOUR), au besoin la suture cornéenne.

L'*hémorragie intra-oculaire* survient chez des sujets âgés, artério-sclé-reux, après un effort quelconque (van Duyse, Terson, Rohmer, Cabannes).

Elle provient ordinairement de la rupture des vaisseaux choroïdiens; ceux-ci, adhérant à la sclérotique qu'ils traversent (Rohmer et Jacques), ne peuvent se rétracter et saignent abondamment. Dans ces conditions, l'hé-morragie est foudroyante, *expulsive* et tout le contenu oculaire s'écoule au dehors. Les douleurs sont vives, accompagnées de nausées et même de vomissements, le globe est plein de sang et la vision irrémédiablement per-due. L'hémorragie choroïdienne expulsive est heureusement rare, mais le traitement est seulement prophylactique (ergotine) et palliatif (calmants). L'énucléation immédiate a été jugée, à tort, nécessaire.

L'hémorragie peut être aussi rétinienne et non expulsive. Elle est alors moins abondante et compatible, après résorption ultérieure, avec une vision convenable.

L'artériosclérose, l'albuminurie, l'anémie, le traumatisme en sont la cause. L'ergotine, la contention oculaire, les laxatifs sont surtout indiqués.

Enfin, de petites hémorragies provenant de l'iris, du corps ciliaire, sur-viennent pour les mêmes causes; elles sont ordinairement légères et entraî-nent simplement de l'hyphéma, parfois un peu d'iritis. L'occlusion, les laxa-tifs, l'ésérine ou l'atropine suffisent à la guérison qui est toujours lente.

Complications secondaires. — Les complications précédentes peuvent survenir dans les jours qui suivent l'opération. On se comportera, sauf pour la hernie irienne, comme il a été dit. On observe, en outre, l'absence, la rupture de la chambre antérieure, des hémorragies intra-oculaires, l'iritis séreuse ou plastique, la kératite, l'irido-choroïdite purulente, la panophtalmie.

La *hernie de l'iris* est plus ou moins volumineuse. L'agitation du malade, des efforts de toux suffisent à la provoquer. Mais la plupart du temps elle est due au gonflement des masses corticales laissées derrière l'iris. Bien entendu, la hernie irienne ou prolapsus de l'iris résulte encore d'acci-dents, assez fréquents chez les opérés de cataracte, tels qu'un coup sur l'œil par inadvertance ou pendant le sommeil. Si la hernie est très petite, on devra la respecter et laisser la cicatrisation s'opérer spontanément, avec plus ou moins de lenteur. On peut, toutefois, l'activer par la cau-térisation avec le thermo ou le galvano-cautère. Dans le cas de prolapsus complet, on exécutera la résection de l'iris prolabé, au ras de la plaie. La situation sera alors celle d'un opéré de cataracte avec une iridectomie, mais une iridectomie avec enclavement de l'iris dans les angles de la plaie.

L'intervention en cas de prolapsus irien ne doit pas être trop hâtive, car la section ou la résection en est presque aussi favorable au cinquième ou sixième jour qu'au moment de sa production. Il est donc inutile d'inspecter prématurément l'œil opéré, même si l'on soupçonne l'existence d'une hernie de l'iris. Dans bien des cas, cependant, ces moyens sont insuffisants, car la ten-sion glaucomateuse résultant de l'enclavement irien exagère la hernie. Il faut alors savoir attendre, mettre de l'ésérine et faire de la compression. S'il n'y a pas d'infection, le résultat obtenu restera bon et parfois excellent. La cicatrisation réduit la cicatrice cystoïde herniaire et, à part une astigmie élevée, tout finit par s'arranger convenablement. Beaucoup de bons opérateurs préconisent d'ailleurs, dans tous les cas de hernie irienne, l'abstention chirurgicale.

L'absence de chambre antérieure persiste parfois assez longtemps. La chambre se reforme normalement dès le premier ou le second jour, mais elle peut faire défaut pendant huit et dix jours. La présence de caillots dans la plaie, de masses cristalliniennes surtout, l'irrégularité de la plaie, la pression palpébrale en sont la cause habituelle. On ne trouve souvent aucun motif appréciable. Cet état n'entrave, d'ailleurs, aucunement la guérison. Parinaud le rechercherait même pour éviter la hernie de l'iris.

Il arrive enfin, sans qu'on sache pourquoi ou parce que le malade présente du diabète, de l'albuminurie, que la plaie reste un temps très long, plusieurs semaines, sans se fermer. En pareille occurence, une iridectomie permettrait en peu de temps la coaptation de la plaie ; mais on peut patienter. L'ésérine, une contention douce, le bromure de potassium sont toujours utiles pour faciliter la cicatrisation.

La rupture de la chambre antérieure se fait généralement à la suite d'un coup sur l'œil, de la contraction brusque des paupières ou de la pression digitale au moment du premier pansement. Il se produit souvent une petite hémorragie et un léger chevauchement des lèvres de la plaie cornéenne. L'iris parfois s'enclave ou se hernie ; le vitré même peut faire issue à travers la plaie.

L'hémorragie survient à la suite d'un traumatisme, de la pression palpébrale, ou bien spontanément. L'artério-sclérose, l'hémophilie, la menstruation sont généralement en cause. La forme expulsive, d'origine choroïdienne, est exceptionnelle ; la forme non expulsive, rétinienne, irienne ou ciliaire, plus ou moins bénigne, paraît, au contraire, assez fréquente.

L'ésérine ou l'atropine suivant la lésion oculaire, les compresses froides, la morphine, l'ergotine seront indiquées.

L'iritis séreuse ou plastique se montre du troisième au huitième et quinzième jour. Elle est plus ou moins intense et redoutable. Il survient du trouble de l'humeur aqueuse, des exsudats pupillaires qui déterminent des adhérences irido-capsulaires, des cataractes secondaires, des occlusions complètes. On constate de la rougeur oculaire, des douleurs vives péri-orbitaires, de l'œdème palpébral. La résolution est rarement parfaite et la vision reste affaiblie.

L'atropine, le duboisine, le calomel à l'intérieur, les injections sous-conjonctivales de sublimé permettent de dilater la pupille et de couper court à l'inflammation. Les discisions, l'iritomie, l'irito-ectomie, dans les cas graves, peuvent devenir ultérieurement nécessaires.

La *suppuration* est la complication la plus redoutable après l'opération de la cataracte. Elle entraîne généralement la perte de l'œil ou de la vision.

Fréquente autrefois, elle est aujourd'hui exceptionnelle. Trois conditions la favorisent : l'état constitutionnel du sujet, les complications opératoires, l'infection. Les deux premières sont des causes prédisposantes ; la dernière seule est déterminante. L'infection péri-oculaire, l'infection par les collyres ou les pansements, telles sont les causes essentielles de la suppuration. L'agent le plus fréquent de cette suppuration est le pneumocoque et le streptocoque.

Le début se fait au niveau de la cornée ou de l'iris.

La *suppuration de la cornée* se manifeste dès le second ou le troisième jour. Le patient accuse des douleurs oculaires et péri-oculaires. Les paupières sont œdémateuses, surtout vers le bord ciliaire et l'angle interne. Il survient une sécrétion lacrymale ou muco-purulente peu abondante.

La conjonctive est rouge, chémotique, infiltrée vers la plaie. La cornée, à ce niveau, devient louche, blanchâtre, gonflée. La chambre antérieure paraît trouble, parfois grumelleuse, la pupille obstruée, l'iris terne. La vision est nulle, à peine quantitative. Quand l'infection se développe, l'infiltration de la cornée, le trouble de la pupille et de la chambre antérieure, les douleurs, l'œdème, le chémosis augmentent et le tout aboutit à la panophtalmie. Si l'inflammation est jugulée, la cornée s'éclaircit, l'iris reprend une teinte plus nette, mais il persiste des adhérences irido-capsulaires épaisses, et la vision reste plus ou moins faible. L'atrophie du segment antérieur de l'œil n'est pas même rare.

La *suppuration de l'iris* coïncide avec celle de la cornée ou se fait indépendamment de celle-ci. L'aspect est analogue, mais la cornée reste transparente et plus ou moins intacte. Quand les douleurs sont vives et la vision à peu près nulle, le corps ciliaire et la choroïde participent à l'infection et l'atrophie est fréquente ; cependant la panophtalmie est peu à redouter quoique toujours possible.

Dès que la suppuration se montre, que la cornée ou l'iris sont primitivement envahis, il faut agir et pratiquer une antisepsie énergique : antisepsie générale, péri-oculaire, intra-oculaire. Le calomel, le bi-iodure, le bichlorure de mercure, le sulfate de quinine à l'intérieur, les irrigations conjonctivales et lacrymales, l'onguent napolitain autour de l'orbite, les injections sous-conjonctivales de sublimé, les instillations de sublimé, la pyoctanine, la cautérisation ignée au niveau de la plaie, sont les moyens les plus efficaces. Dans un certain nombre de cas, on leur devra le salut de l'œil. OSTWALD, HAAB préconisent l'introduction de l'iodoforme dans la chambre antérieure.

Les calmants au point de vue général, l'atropine, la cocaïne, au point de vue local, constituent des adjuvants toujours précieux.

Quand la diffusion purulente est conjurée, les opérations secondaires, si la vision profonde est en partie conservée, surtout l'iritomie, pourront ultérieurement rendre quelques services. Les troubles du vitré, les altérations de la choroïde laissent toutefois la vision finale très compromise.

Dans la *panophtalmie*, la cornée, le tractus uvéal, le vitré sont en pleine suppuration. Il apparaît du chémosis, du trouble jaunâtre de la cornée et des milieux ; les douleurs sont violentes et peuvent durer des semaines entières.

Tout est perdu, l'organe est mort, et l'on doit alors, sans tarder, faire l'énucléation, ou mieux, l'exentération, l'évidement du globe.

Complications éloignées. — Elles surviennent des semaines, des mois ou même des années après l'extraction. Ce sont les cataractes secondaires, les irido-cyclites ou choroïdites plastiques, la suppuration, l'atrophie, le glaucome, l'ophtalmie sympathique.

Les *cataractes secondaires* représentent des opacités pupillaires plus ou moins épaisses.

On ne peut appeler ainsi les fines membranules analogues à de minces toiles d'araignées que l'on constate à l'éclairage oblique quelque temps après l'extraction et qui, constituées par la capsule seule, sont compatibles avec une acuité parfaite. Celles-ci existent toujours et on les reconnaît facilement à la loupe. Les vraies cataractes secondaires, qui diminuent notablement la vision, sont formées par la capsule ou son épithélium opaque, des débris lenticulaires et même des exsudats plastiques ou pigmentés de l'iris.

Elles surviennent à la suite d'extraction incomplète ou d'inflammation intra-oculaires et coïncident généralement avec des adhérences irido-capsulaires. On doit intervenir dès qu'elles diminuent sérieusement l'acuité visuelle, mais seulement quand toute irritation est tombée, après plusieurs semaines ou plusieurs mois. Les mydriatiques, la discision simple, l'iritomie, l'irido-ectomie seront indiqués dans les degrés successifs des cataractes secondaires. Ces opérations sont assez sérieuses, mais ne doivent pas, quoi qu'on en ait dit, arrêter l'opérateur ; l'amélioration est généralement considérable.

Les *irido-choroïdites plastiques* entraînent l'obstruction ou l'occlusion de la pupille, des douleurs, de la rougeur de l'œil. Elles résultent d'une toilette insuffisante, avec infection opératoire ou post-opératoire, et présentent plus ou moins de gravité. La perte de la vision, l'atrophie, le glaucome, de l'opthalmie sympathique en sont parfois la conséquence finale.

On doit, en outre des mydriatiques, de l'onguent napolitain, du sulfate de quinine, pratiquer des injections sous-conjonctivales de sublimé.

La *suppuration* tardive est exceptionnelle, mais peut se produire par suite de l'infection première ou d'une infection nouvelle par la cicatrice mal close de la cornée, après des semaines et des mois. Il en est ici comme dans les leucomes adhérents. L'iritis purulente impliquera l'antisepsie, surtout les injections sous-conjonctivales de sublimé et des paracentèses. La panophtalmie exige l'évidemment ou l'énucléation.

L'*atrophie* sera consécutive aux irido-cyclites, aux irido-choroïdites plastiques ou suppuratives. L'œil se ramollit, se réduit de volume et perd définitivement toute vision. A la suite de la suppuration exclusive de la cornée, l'atrophie peut se borner au segment antérieur.

L'expectation est de règle. S'il se produit des phénomènes sympathiques, l'énucléation devient nécessaire.

Le *glaucome* se rencontre rarement. On l'observe à la suite des irido-cyclites ou des choroïdites avec enclavement de l'iris. L'œil est rouge, dur, douloureux à la pression, accompagné de nelvragie péri-orbitaire. Une sclérotomie, des paracentèses et l'énucléation seraient, suivant le degré ou la violence de la réaction, successivement indiquées. On peut, enfin, pratiquer l'élongation du nasal externe suivant la méthode de BADAL.

L'ophtalmie sympathique survient aussi dans les inflammations violentes du tractus uvéal, avec enclavement. L'énucléation hâtive peut suffire dans la simple irritation, mais elle est souvent impuissante contre l'inflammation du congénère. On pourrait alors recourir, pour ce dernier, aux injections sous-conjonctivales ou encore, *in extremis*, aux injections intra-oculaires de sublimé (ABADIE).

VIII. — LUXATION DU CRISTALLIN

On donne ce nom aux déplacements permanents du cristallin. La luxation est complète quand le cristallin a entièrement abandonné le champ pupillaire ; elle est incomplète et elle constitue la *subluxation* lorsque le cristallin occupe encore la plus grande partie de la zone pupillaire. Les conditions pour la luxation du cristallin sont données toutes les fois que la zonule est altérée, soit sous l'influence des inflammations chroniques du tractus uvéal, avec dénutrition et rétraction du vitré, soit par traitement (hydrophtalmies, staphylômes scléroticaux, myopie progressive), soit à la suite d'un traumatisme. La luxation est *congénitale, pathologique, traumatique*. Enfin, elle a lieu dans la chambre antérieure, dans la chambre postérieure, dans le vitré et sous la conjonctive.

Luxation congénitale. — C'est généralement de la sub-luxation, une simple *ectopie du cristallin*. On l'observe surtout en haut, et elle augmente avec le temps.

L'affection est bilatérale et symétrique. Le cristallin est ordinairement petit. On a signalé des affections diverses de la zonule, du vitré et des membranes profondes. Le colobome choroïdien, la corectopie peuvent coexister. La vision est faible, la myopie et l'astigmatisme sont habituels.

On a attribué les luxations congénitales à des lésions du ligament suspenseur et du vitré. Il s'agit propablement de vice de développement et d'hétérotopie du bourgeon cristallinien (DUVAL). L'hérédité semble manifeste dans plusieurs cas.

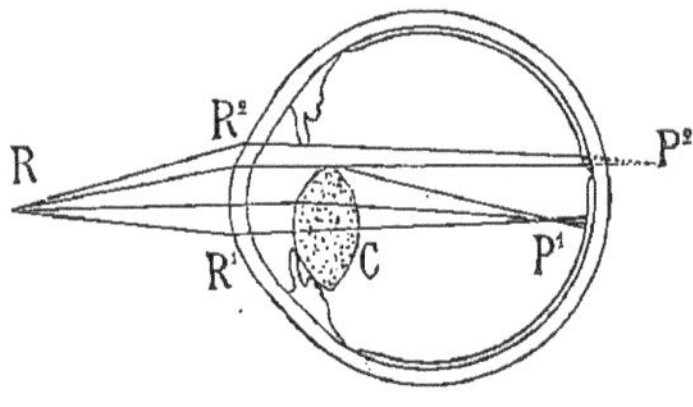

Fig. 194. — Luxation incomplète du cristallin.

C, cristallin subluxé en bas ; R, faisceau lumineux ; R¹P¹, réfraction cristallinienne : R²P², réfraction extra-cristallinienne ; P¹, foyer rétinien après réfraction cristallinienne ; P², foyer rétinien après réfraction extra-cristallinienne.

Les luxations congénitales auraient de la tendance à s'accentuer progressivement et aboutiraient d'ordinaire à la luxation complète.

Luxation pathologique. — Elle a lieu généralement en bas et souvent des deux côtés.

Le vitré est fluctuant, la zonule ramollie ou détruite, l'iris tremblotant; le cristallin, par son propre poids, descend ordinairement derrière l'iris et montre son bord supérieur dans le champ pupillaire, soit à l'éclairage oblique, soit surtout à l'éclairage ophtalmoscopique.

La vision est défectueuse ; la polyopie est fréquente à cause de la réfraction inégale des rayons lumineux à travers la partie supérieure de la pupille privée du cristallin et la partie inférieure encore pourvue de la lentille. Si le cristallin était opaque, la vision peut reparaître, après la luxation, comme dans l'anciene méthode opératoire d'abaissement; c'est, d'ailleurs, un mode de guérison spontanée de la cataracte.

On constate, à l'éclairage oblique ou ophtalmoscopique, que la lentille est descendue derrière la pupille et que son bord supérieur forme une courbe grisâtre régulière dans le rouge de la pupille. On remarque aussi fréquemment des corps flottants dans le vitré, des lésions chorio-rétiniennes, des staphylômes scléro-cornéens.

Les luxations pathologiques s'aggravent avec le temps sous l'influence de la persistance des causes initiales, de la pesantenr du cristallin, d'un traumatisme banal, parfois même sans cause appréciable.

Les modifications brusques de la vision, son amélioration notable chez le myope et parfois la cataracte mettent sur la voie du diagnostic. La constatation objective du déplacement cristallinien à l'éclairage oblique ou direct le confirme absolument. On notera aussi la position de la lentille, les conditions visuelles et les lésions profondes concomitantes.

Le cristallin luxé en avant provoque souvent des troubles glaucomateux, qui aboutissent à la perte de l'œil. En arrière, il peut être toléré pendant de longues années, mais des accidents glaucomateux sont toujours possibles.

Luxation traumatique. — Elle est plus ou moins complète. Ce peut être une simple subluxation. Elle est provoquée par un traumatisme direct ou indirect. Une chute, l'action d'un projectile, un ébranlement violent, chez les sujets prédisposés, en sont la cause habituelle. On l'observe aussi dans l'opération de la cataracte, pendant les manœuvres de kystitomie ou d'extraction.

La luxation se produit brusquement et presque toujours d'un seul côté. Elle se fait dans la chambre antérieure, dans le vitré, ou sous la conjonctive bulbaire. La lentille, en tout cas, est ordinairement sortie de son enveloppe capsulaire déchirée, mais exceptionnellement celle-ci peut être intacte.

La *luxation dans la chambre antérieure* a rarement lieu pendant une intervention opératoire. Nous l'avons cependant observée, après une large discision, chez un enfant affecté d'une cataracte zonulaire sclérosée. Un traumatisme important est presque toujours nécessaire pour la produire.

Il est facile de reconnaître cet état, soit directement, soit à l'éclairage oblique, car la lentille, même transparente, a conservé sa forme et sa réfringence ; les bords surtout sont nettement perçus. La résorption peut se produire à la longue et spontanément, comme dans notre cas ; d'ordinaire, il survient des douleurs, de l'irido-cyclite ou du glaucome qui obligent à pratiquer l'extraction du cristallin.

La *luxation dans la chambre postérieure* peut aussi avoir lieu pendant la kystitomie ou les manœuvres d'extraction de l'opération de la cataracte, mais surtout à la suite d'un violent traumatisme ou par le fait du ramollissement de la zonule ou du décollement du vitré. C'est un abaissement, un enfoncement, ou un renversement accidentel plus ou moins complet de la lentille.

La diminution de la réfraction, la coloration noire de la pupille, l'absence de reflet capsulaire et des images de Purkinje indiqueront la luxation du cristallin. L'examen ophtalmoscopique fera souvent découvrir, en bas ou latéralement dans le corps vitré, la lentille, tantôt fixe, tantôt un peu mobile. A la longue elle s'altère plus ou moins, mais on l'a rencontrée intacte après de longues années.

Les lésions de la cornée et de l'iris, l'épanchement sanguin rendent parfois le diagnostic difficile.

La *luxation sous-conjonctivale* est toujours le résultat d'une blessure oculaire avec rupture scléro-cornéenne. Elle se produit en avant des muscles droits et, suivant la violence ou le siège du choc, en haut ou en bas, le plus souvent en haut et en dedans.

Il survient de l'aphakie, un enclavement ou un arrachement irien, et l'on voit, sous la conjonctive, une petite bosselure arrondie du volume et de la forme du cristallin.

Le cristallin a pu être expulsé de l'œil et se trouver dans le cul-de-sac inférieur. Dans les traumatismes excessifs, il a même été, dit-on, projeté à distance.

On reconnaît la luxation à l'aphakie et à la petite saillie sous-conjonctivale ; s'il y a des lésions diffuses et une hémorragie abondante, le diagnostic peut rester quelque temps incertain.

Le *traitement* des luxations du cristallin varie suivant leur origine, leur degré, leur siège et leurs complications.

Les *luxations congénitales*, quand elles comportent une vision convenable, n'exigent aucun traitement spécial. L'iridectomie optique devient cependant utile dans certaines luxations, comme la discision ou l'extraction peuvent s'imposer, s'il se produit de l'opacification.

Les *luxations pathologiques*, sans réaction notable et avec vision convenable, seront respectées. Si la vision est trop affaiblie, une iridectomie peut être indiquée. L'abaissement paraît aussi devoir être avantageux, dans les cas de diplopie gênante. L'extraction doit être pratiquée dès que la vision est compromise par de l'opacification, des phénomènes d'irido-choroïdite ou des menaces de glaucome.

Les *luxations traumatiques* dans la chambre antérieure comportent l'extraction du cristallin par une incision pratiquée vers la partie inférieure de la cornée.

Si la luxation se produit dans le vitré pendant l'opération de la cataracte, on doit terminer l'extraction à la curette. Dans la luxation consécutive à un traumatisme accidentel, il vaut mieux s'abstenir de toute intervention quand le cristallin déplacé est toléré ; la guérison sera peut-être définitive, comme dans l'ancienne méthode d'abaissement de la cataracte. Si toutefois les phénomènes graves d'irido-cyclite ou de glaucome apparaissent, l'extraction sera aussitôt pratiquée. On a recommandé systématiquement l'extraction totale (GUENDE), quand il s'agit de cataractes subluxées ou branlantes.

IX. — ANOMALIES

On a rencontré quelques irrégularités du cristallin : le colobome (E. MEYER), le lenticone antérieur et même le lenticone postérieur. Des malformations s'observent alors souvent sur d'autres parties du corps ou du globe de l'œil.

Le *colobome* se manifeste sous l'aspect d'une fente triangulaire, ou en croissant, se continuant avec la bordure du cristallin siégeant en bas et visible à l'examen ophtalmoscopique comme à l'éclairage oblique.

Dans le *lenticone*, on constate une déformation placée dans le champ pupillaire qui donne des ombres irrégulières semblables à celles du kératocone. Examen fait de la cornée, on n'y trouve rien d'irrégulier. On conclut alors que la déformation siège dans le cristallin, et l'éclairage oblique peut le démontrer. Dans le lenticone antérieur, la partie déformée s'élève quand le regard se porte en haut ; dans le lenticone postérieur, l'aspect irrégulier s'observe en bas quand le regard s'élève et inversement.

CHAPITRE IX

MALADIES DE L'IRIS

I. — BLESSURES

L'iris peut être blessé par des corps contondants, piquants, tranchants, des armes à feu ; il est susceptible, enfin, de présenter des corps étrangers. Le traumatisme irien en lui-même est bénin. DESMARRES d'abord, DE GRÆFE ensuite ont démontré le peu de réaction de l'iris aux sections, aux arrachements, et DE WECKER a pu ajouter, en exagérant quelque peu, qu'il n'y a pas d'iritis traumatique. L'infection, par contre, y est grave. Le traumatisme n'est rien et l'infection est tout, mais très souvent le traumatisme entraîne l'infection et devient la cause des complications fréquentes des blessures de l'iris. Cette notion générale est ici particulièrement applicable et méritait d'être rappelée.

L'iris peut être perforé, déchiré au niveau du sphincter, détaché de ses insertions ciliaires et renversé en arrière.

Les *perforations* ont lieu par piqûre, éclat de verre, coup de feu, explosion de mine, etc.

L'iris présente une ou plusieurs ouvertures constituant une véritable

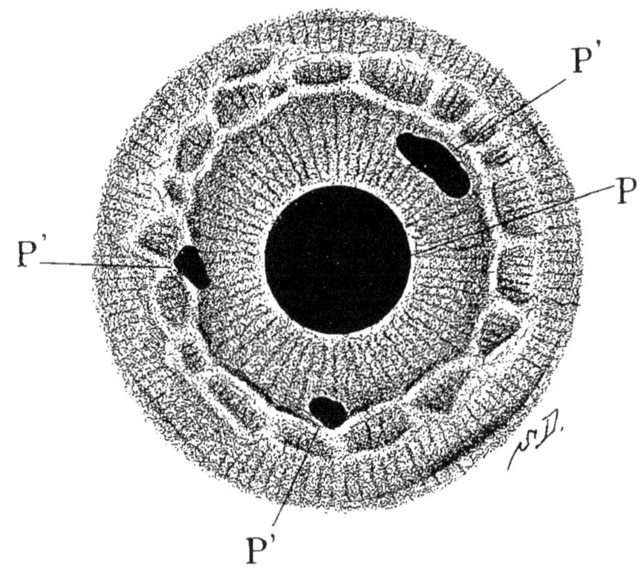

Fig. 195. — Perforations iriennes.

P, pupille normale. — P', pupilles accidentelles.

polycorie accidentelle. Des lésions cornéennes, cristalliniennes, la présence des corps étrangers, l'irrégularité des orifices sont caractéristiques.

La *déchirure du sphincter*, variable dans son étendue, peut s'étendre de la pupille au corps ciliaire. Les ruptures iriennes sont radiaires, parfois minimes, et entraînent de la mydriase, des irrégularités pupillaires. La déchirure simple et surtout l'enclavement scléro-cornéen simulent parfois le colobome. Il y a, toutefois, de l'hyperémie et des troubles de la vision.

La *rupture des insertions ciliaires* ou *iridodialyse* peut être, suivant les circonstances, partielle ou totale.

L'iridodialyse *totale* est rare et constitue l'*iridérémie* ou *aniridie* traumatique.

Un choc violent, surtout au niveau du limbe (GAYET), détache l'iris, l'enclave dans la plaie scléro-cornéenne qui s'est produite ou le pelotone dans la chambre antérieure. Il peut aussi être arraché opératoirement. Dans un cas, au cours d'une iridectomie, une malade, surprise, fit un brusque mouvement de recul et laissa son iris entier dans la pince de l'opérateur. Il survient un hyphœma parfois considérable et la vision reste très compromise.

L'iridodialyse *partielle* est commune. On la rencontre fréquemment à la suite de contusion par des grains de plomb vers la région ciliaire. Elle est alors peu étendue et entraîne un peu d'aplatissement pupillaire correspondant. Il n'y a parfois aucune lésion, mais on doit toujours réserver l'avenir du cristallin.

Les déchirures de l'iris, les iridodialyses, sont faciles à constater directement, à l'éclairage oblique ou ophtalmoscopique.

Dans les petites iridodialyses, l'ouverture périphérique peut être masquée par le limbe. Pour le diagnostic de l'aniridie, on doit songer à la possibilité d'enclavement irien, à une mydriase excessive ou même à *un renversement total de l'iris* contre le corps ciliaire, derrière le cristallin.

Les lésions de l'iris sont bénignes quand il n'y a pas ouverture de la chambre antérieure ou infection. Souvent il ne survient que des troubles visuels passagers ou insignifiants. Elles sont graves, au contraire, quand il y a infection, lésion du cristallin, rupture de la cornée ou de la sclérotique.

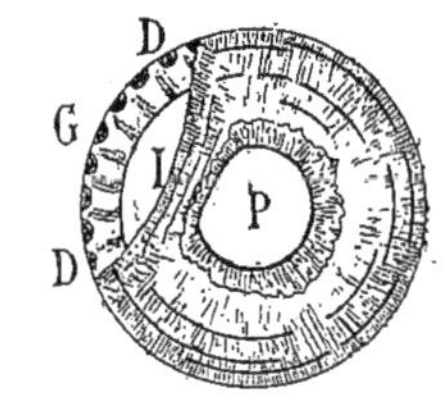

Fig. 196. — Iridodialyse.

P, pupille normale. — D, décollement irien. — I, rétraction irienne. — G, corps ciliaire.

Le traitement comporte, suivant la gravité des lésions, les sangsues, la glace, l'atropine, la cocaïne. L'enclavement irien exige parfois l'excision. Le massage et l'ésérine peuvent faciliter la réduction. L'hyphœma se résorbe spontanément.

Les *corps étrangers* de l'iris sont de nature très diverse. On rencontre surtout des grains de poussière, des débris de pierre, des éclats de verre, de fer, de cuivre, etc. On les trouve sur la face antérieure ou dans la substance propre ; ils tombent parfois dans la chambre antérieure.

On les reconnaît en général assez aisément à l'éclairage oblique ; dans quelques cas, le diagnostic devient difficile ; des amas de pigment, des dépressions, des perforations ont pu en imposer.

Les corps étrangers peuvent s'enkyster et être indéfiniment tolérés ; mais le cas est exceptionnel. L'ablation doit être hâtive, car il serait dangereux d'attendre des phénomènes inflammatoires plastiques ou suppuratifs.

' L'ablation se fait après paracentèse, à la pince ou, s'il s'agit de fer et d'acier, avec l'électro-aimant. Il est parfois plus simple et même nécessaire d'exciser le segment irien qui supporte le corps étranger.

II — IRITIS

Généralités. — L'iris enflammé est modifié dans sa constitution. La couche épithéliale intérieure prolifère, s'exfolie par points. La couche épithéliale postérieure se détruit partiellement et son pigment pénètre dans les espaces lymphatiques. Le stroma s'infiltre de cellules lymphoïdes, d'éléments pigmentaires ou fibrineux, présentant un notable développement vasculaire. Le petit cercle artériel de l'iris, autour de la pupille, paraît comme rouillé.

La pupille est encombrée de produits exsudatifs, et la chambre antérieure offre un trouble qui varie avec la forme ou le degré de l'iritis.

Ces diverses lésions sont surtout manifestes dans les inflammations aiguës ou subaiguës ; dans les formes chroniques ou torpides, elles se réduisent à des altérations épithéliales et à des exudats pupillaires.

Le corps ciliaire, la choroïde, dans les cas graves, prennent une certaine part à l'inflammation.

L'iritis présente généralement des troubles caractéristiques : injection ou cercle périkératique, quelquefois chémosis, effacement du dessin de l'iris, changement de coloration irienne, exsudats, rétrécissement, paresse ou immobilité de la pupille, irrégularité du contour pupillaire, adhérences irido-capsulaires, douleurs périorbitaires, sensibilité de la région ciliaire, photophobie, larmoiement, troubles visuels.

L'injection du cercle périkératique doit être distinguée de l'hyperémie conjonctivale. Elle est constituée par un fin réseau vasculaire, couleur de lie de vin, qui s'atténue progressivement en s'éloignant de la cornée. Ce réseau est plus ou moins régulier et situé dans l'épisclère. Il manque rarement dans l'iritis, l'irido-cyclite et l'irido-choroïdite.

L'iris enflammé devient, suivant la teinte bleue ou châtain initiale, verdâtre ou jaunâtre, terne et irrégulier ; autour du sphincter, il présente une zone rougeâtre, rouillée.

La pupille est paresseuse sous l'influence de la lumière et peu sensible aux mydriatiques ; dilatée, elle présente des irrégularités et une forme variable, mais non circulaire, à cause des adhérences irido-capsulaires.

Les exsudats sont séreux, purulents ou hématiques : séreux, ils sont formés par des débris floconneux, grumelleux, qui se déposent contre l'endothélium de la cornée (*descemélite*), flottent au fond de l'humeur aqueuse (*aquo-capsulite*) ; purulents, ils contiennent les germes habituels de la suppuration ; hématiques, ils se trouvent constitués par du sang plus ou moins coagulé.

Les douleurs siègent dans le trijumeau et occupent, suivant leur intensité, une ou plusieurs branches. les rameaux sous et sus-orbitaires, en particulier. Elles sont réduites parfois à une sensation de lourdeur, de pesanteur périorbitaire ou de plénitude oculaire, mais elles peuvent atteindre aussi une acuité excessive. Nous avons rencontré quelques malades souffrant horriblement et exigeant, en dehors des saignées ou même de l'arrachement du nasal externe, les calmants les plus énergiques. On observe encore des troubles de la vue, plus ou moins importants, de la photophobie, du larmoiement, de l'œdème palpébral ou conjonctival. On a signalé, enfin, la myopie que l'on a attribuée à une modification de l'indice de réfraction de l'humeur aqueuse ; mais, dans plusieurs cas où nous l'avons recherché, cet indice était normal.

Les troubles graves résultent de la participation du corps ciliaire et de la choroïde à l'inflammation : irido-cyclite, irido-cyclo-choroïdite. Sous l'influence de la phlegmasie, des transsudats inflammatoires riches en albumine se répandent dans le corps vitré et provoquent une diminution de la tension osmotique de ce liquide. Il en résulte que le vitré n'a plus sa turgescence, que le tonus intraoculaire diminue (Vennemann). Avec le temps, le globe se ramollit, marche vers l'atrophie.

L'iritis apparaît sous des influences causales diverses, mais généralement infectieuses.

Le traumatisme, à la suite des lésions cornéennes, cristalliniennes, iriennes, agit à tout âge. Les maladies aiguës, les fièvres exanthématiques, rougeole, variole, scarlatine, font de même. La tuberculose, la scrofule se présentent plutôt chez les enfants.

La syphilis dans la moitié des cas, le rhumatisme et la goutte, dans un tiers, chez les adultes et les vieillards, ont une action prépondérante. Le diabète et l'albuminurie, la variole, le typhus ont été incriminés.

La blennorrhagie, surtout chez les rhumatisants, est une cause rare, mais réelle d'iritis.

Les troubles sexuels chez la femme sont relativement fréquents. Trousseau et d'autres ont cité des observations démonstratives. L'un de nous a publié un cas d'irido-choroïdite à la suite d'un avortement et un autre après l'accouchement. Grandclément a indiqué l'uvéite, de Wecker l'iritis métritique que nous rencontrons fréquemment ; de Lapersonne a noté des troubles iritiques vers la ménopause.

Certaines causes banales, comme le froid, une émotion, sont parfois mises en avant ; l'inflammation sympathique envahit d'ordinaire tout le tractus uvéal.

Divisions. — L'iritis présente des formes variées, au point de vue anatomique ou étiologique.

La division étiologique est très utile, mais la division anatomique plus simple. Nous les suivrons toutes deux et après avoir considéré, d'une part, des iritis plastique, séreuse, purulente et hémorragique, nous étudierons, d'autre part, les iritis d'origine syphilitique, rhumatismale, scrofuleuse, tuberculeuse, etc. Ces diverses iritis sont primitives ; les iritis secondaires sont consécutives aux kératites, sclérites, choroïdites, tumeurs, etc.

1° Iritis séreuse. — En dehors de l'infiltration de l'iris, elle est caractérisée par du trouble de la chambre antérieure (*aquo-capsulite*), son élargissement, et surtout par un fin pointillé résultant des dépôts exsudatifs qui recouvrent la face postérieure de la cornée ; des produits cellulaires ou pigmentaires accumulés vers sa partie périphérique peuvent simuler de l'hypopyon. Quand la pupille est obstruée, l'iris est propulsé par le fait de la production dans la chambre postérieure de l'humeur aqueuse qui ne peut se frayer un chemin vers la chambre antérieure ; celle-ci alors diminue et il peut survenir des accidents glaucomateux.

Des troubles exsudatifs variables existent souvent du côté de la chambre postérieure, du corps ciliaire et du vitré. Cette diffusion inflammatoire porte à considérer l'iritis séreuse moins comme une simple iritis que comme une manifestation générale localisée sur le tractus uvéal.

Il s'agit en l'espèce d'une lymphangite oculaire (KNIES) qu'on rencontre, dans la blennorrhagie et le rhumatisme, au même titre que les localisations articulaires ou cardiaques.

Les patients accusent une douleur parfois excessive, de la photophobie, des troubles visuels marqués, pouvant aller jusqu'à la cécité complète. On remarque, en outre de la vascularisation, une notable hypertonie. A l'éclairage oblique, surtout avec la loupe, apparaît un fin pointillé sur la membrane de DESCEMET. Ce pointillé profond, les troubles de la chambre antérieure et ceux de l'iris, avant et après mydriase, sont caractéristiques de l'iritis séreuse.

Le *traitement* est général ou local : alcalins, antiseptiques, mydriatiques ; au besoin, s'il y a hypertonie, une paracentèse et l'iridectomie, celle-ci pouvant devenir ultérieurement nécessaire à cause de l'occlusion de la pupille ou des manifestations glaucomateuses.

2° Iritis plastique. — Cette iritis est aiguë, subaiguë ou absolument chronique. Elle est caractérisée par des exsudats, qui sont constitués par des éléments lymphoïdes, des débris pigmentaires, de la fibrine. Ils occupent la chambre antérieure, la surface irienne, mais surtout le bord pupillaire. Grisâtres ou gris jaunâtre ils font adhérer le sphincter irien à la capsule antérieure du cristallin et constituent des *synéchies postérieures*. Accumulés en bas, dans la chambre antérieure, ils peuvent aussi agglutiner l'iris et la face postérieure de la cornée en formant de *synéchies antérieures*. Le champ pupillaire peut en être complètement obstrué. Dès lors, l'humeur aqueuse s'amasse derrière l'iris qui, adhérant au centre et à la périphérie, se bombe, se godronne, s'ombilique (*iris en tomate*).

Les altérations propres de l'iris portent sur ses épithéliums, son stroma et ses vaisseaux ; il s'agit des exfoliations endothéliales, de l'infiltration lymphoïde et de la congestion que nous avons déjà indiquées.

Les lésions iriennes, très étendues et diffuses dans les formes aiguës, sont beaucoup moins marquées dans les formes subaiguës et presque nulles dans les formes chroniques. On constate de très larges exsudats pupillaires ou simplement de fines adhérences irido-capsulaires (uvéite de GRANDCLÉMENT). Les adhérences sont plus ou moins résistantes suivant leur degré d'organisation et surtout manifestes sous l'action des mydriatiqnes. La pupille est alors très irrégulière, crénelée, cordiforme, elliptique, etc. L'iris, dans les formes chroniques, finit par dégénérer, s'atrophier ; il devient terne, aminci, comme fripé. Ces troubles exsudatifs se manifestent dans les chambres et il survient, dans les cas graves ou anciens, des troubles trophiques du côté du cristallin ou de la choroïde.

Si l'iritis, au contraire, guérit rapidement, si surtout, par un traitement actif, on évite les synéchies, l'iris reprend sa physionomie normale et il ne reste bientôt aucune trace inflammatoire notable.

L'*iritis aiguë*, qu'on rencontre surtout dans le rhumatisme et la syphilis, offre des symptômes parfois très vifs. Il y a beaucoup de douleur oculaire et péri-orbitaire. La vision est fortement diminuée. Photophobie, larmoiement, rougeur diffuse du globe. Le cercle périkératique est toujours marqué. A l'éclairage oblique, la cornée est transparente, mais l'iris terne, comme dépoli ; la pupille, entourée d'un cercle rouillé, paraît louche, peu mobile, encombrée d'exsudats grisâtres ou brunâtres. Après action des mydriatiques, cette pupille est irrégulière. La tension peut être augmentée.

L'*iritis subaiguë*, d'origine syphilitique ou encore rhumatismale, est moins fréquente, dans ses manifestations générales ou locales. Peu de douleur, conjonctive à peine injectée, mais cercle périkératique manifeste. Iris légèrement terne, pupille avec exsudats légers et décoloration irrégulière.

L'*iritis chronique*, souvent sexuelle, est torpide. L'iris est un peu décoloré, et la pupille, paresseuse, présente de forts exsudats grisâtres ou brunâtres qui gênent la dilatation à l'obscurcissement ou après les mydriatiques. Le début est insidieux, l'évolution lente, et les malades ne s'aperçoivent parfois de leur affection qu'à la diminution de la vue.

La marche de l'iritis aiguë est rapide. Après quelques jours, les phénomènes morbides s'amendent et on arrive à l'état subaigu. Celui-ci peut toutefois survenir d'emblée. Il en est de même de l'état chronique. En dehors des formes aiguës bénignes, il persiste des adhérences irido-capsulaires fâcheuses. Des poussées successives peuvent alors se produire (*iritis à répétition*), entraîner des complications profondes, cyclite, choroïdite, glaucome, et nécessiter diverses interventions opératoires, paracentèse, iridectomie.

L'iritis plastique est donc une affection grave. Les formes aiguës ou subaiguës bien soignées sont les moins fâcheuses ; l'iritis chronique ou à répétition diminue progressivement la vision. Les complications du côté du corps ciliaire et de la choroïde menacent la nutrition du cristallin et celle du globe tout entier.

On doit savoir, au premier coup d'œil, distinguer l'iritis aiguë et subaiguë de la conjonctivite. Les douleurs péri-orbitaires, la couleur carminée, la finesse et surtout la disposition profonde et périkératique des vaisseaux, la constatation de l'état de l'iris et de la pupille, ne doivent pas permettre de méconnaître l'iritis. Dans la forme chronique, l'examen à l'éclairage oblique et à la loupe montreront les exsudats pupillaires, la dégénérescence de l'iris ; les mydriatiques, enfin, indiqueront la puissance des adhérences, leur siège et leur étendue.

Le *traitement* est symptomatique et causal. Le rhumatisme, la syphilis, les troubles utérins fournissent les indications générales. Le mercure, en onctions ou en injections sous-conjonctivales, est résolutif dans la forme subaiguë. On dilatera la pupille pour rompre les adhérences récentes ou légères. Les paracentèses, l'iridectomie seront appliquées dans les cas d'hypertonie ou d'obstruction pupillaire. La douleur sera calmée par les opiacés, l'antipyrine et les ventouses HEURTELOUP. Les sangsues à la tempe, les scarifications conjonctivales sont, enfin, utiles dans les formes très congestives ou à répétition.

3° Iritis hémorragique. — Cette forme est consécutive aux précédentes et surtout à l'iritis plastique. Le sang vient de l'iris même ou du corps ciliaire, sous l'influence d'une congestion intense, de l'artério-sclérose, du diabète, etc. Il peut aussi, à la suite d'un coup, d'une blessure, de l'opération de la cataracte, se former un épanchement sanguin qui provoque de l'iritis.

Les symptômes de l'affection sont parfois bruyants. Dans une iritis violente, il survient de vives douleurs, de la photophobie, et la vision s'obscurcit beaucoup. D'ordinaire cependant le sang épanché dans la chambre antérieure n'entraîne aucune conséquence fâcheuse. Il se résorbe rapidement et peut même se reproduire et disparaître plusieurs fois de suite. L'hémorragie peut être faible ou bien abondante et remplir la chambre antérieure. La guérison est la règle dans tous les cas. L'hyphéma que l'on constate à l'éclairage oblique caractérise l'iritis hémorragique.

Il importe de rechercher la cause de l'épanchement sanguin, soit dans l'état des vaisseaux, soit dans un traumatisme. Cette cause peut, d'ailleurs, rentrer dans une diathèse (goutte, rhumatisme, syphilis), dans les altérations du sang, dans les altérations des parois vasculaires, dans les troubles de la tension artérielle, dans les troubles de l'innervation (thèse de CAUVIN). Le pronostic dépend de ces conditions étiologiques.

Le *traitement* comprend les mydriatiques, les ventouses, au besoin une paracentèse ; enfin, quand il y a lieu, une médication générale appropriée.

4° Iritis purulente. — Elle est caractérisée par une suppuration qui a son siège dans l'épaisseur de l'iris ou à sa surface.

L'inflammation est vive. La conjonctive paraît rouge, chémotique, les vaisseaux sont très congestionnés ; l'iris même est terne ou rougeâtre, irrégulier, parfois bosselé et comme gaufré ; la pupille est plus ou moins atrésiée par une exsudation abondante jaunâtre ; la chambre antérieure est troublée par des produits grumelleux. Bientôt tous ces phénomènes s'exagèrent, l'injection oculaire augmente, la cornée se trouble ou s'infiltre, la suppuration irienne s'affirme par un hypopyon.

L'*hypopyon* est d'aspect et de consistance variables, blanc jaunâtre ou jaune, visqueux, bourbillonneux. Il siège dans la portion déclive de la chambre antérieure, qu'il emplit plus ou moins, parfois en totalité. L'exsudat purulent tapisse en partie l'iris, obstrue complètement la prunelle. On y rencontre les agents pyogènes habituels de la suppuration, streptocoques, staphylocoques, etc.

Le degré d'infection et la résistance des milieux dirigent l'iritis vers la résolution ou les complications. Dans le premier cas, l'hypopyon diminue, la pupille se dégage, l'iris reprend du brillant, la congestion oculaire disparaît. Dans le second cas, la suppuration se propage à la choroïde, au vitré et aboutit à la panophtalmie. Généralement, l'irido-choroïdite purulente consécutive entraîne seulement l'occlusion de la pupille et l'atrophie du globe. Le glaucome et l'ophtalmie sympathique sont ici rarement à craindre.

L'inflammation irienne et l'hypopyon sont caractéristiques et ne permettent aucune hésitation dans le diagnostic. Le pronostic doit être, au début, très réservé ; mais il devient généralement grave.

Quant au *traitement,* outre les moyens généraux appropriés à la cause originelle probable et l'onguent napolitain, il comporte les tampons chauds, l'atropine, des injections sous-conjonctivales de sublimé, enfin une ou plusieurs paracentèses. L'iridectomie peut être même rendue nécessaire par le fait de la violence de l'inflammation ou des adhérences capsulaires consécutives.

Variétés étiologiques d'iritis. — Ce sont surtout les iritis syphilitique, rhumatismale, goutteuse, blennorrhagique, scrofuleuse, diabétique et sympathique.

1º L'*iritis syphilitique* se présente habituellement sous la forme plastique, subaiguë ou chronique. On l'observe à la période secondaire ou, sous forme de production gommeuse, à la période tertiaire et secondo-tertiaire. L'iritis syphilitique survient des deux côtés, simultanément ou à peu d'intervalle, dès le sixième mois de l'infection spécifique et plus tard.

Elle peut débuter sournoisement, sans réaction, par des adhérences iridocapsulaires. Le plus souvent il se produit un peu de rougeur périkératique, de la pesanteur péri-orbitaire et un trouble assez considérable de la vision. Les exsudats pupillaires sont assez épais et, à moins d'un traitement énergique et rapide, produisent des adhérences, des irrégularités, parfois des atrésies pupillaires persistantes. On a signalé des excroissances iriennes cuivrées caractéristiques, similaires des papules cutanées ou muqueuses. Les allures de l'iritis syphilitique, en dehors des lésions spécifiques concomitantes, n'ont rien de pathognomonique, sauf peut-être que l'iris apparaît très terne et boursoufflé.

Les vraies gommes de l'iris sont rares. Ce qui est fréquent dans la période secondaire, ce sont des condylomes, c'est-à-dire des productions qui se voient au bord libre de la membrane irienne, au moment le plus aigu de la poussée d'iritis, et qui ont été souvent considérées à tort comme des gommes.

Les *gommes* se montrent parfois à la période secondo-tertiaire. Vers un ou plusieurs points de l'iris, le parenchyme se gonfle, se tuméfie, se recouvre de fins vaisseaux et prend une teinte grisâtre ou jaunâtre. Les tumeurs gommeuses sont plus ou moins nombreuses et volumineuses ; elles entraînent une irritation oculaire marquée et toujours une destruction scléreuse des parties affectées de l'iris.

Les troubles visuels sont en rapport avec les désordres produits, et suivant le volume, le siège, les altérations condylomateuses ou gommeuses. Ces tumeurs sont pathognomoniques de la syphilis.

L'importance des signes généraux concomitants est considérable, car la forme plastique ressemble à l'iritis plastique ordinaire, et les gommes peuvent simuler des sarcomes, des kystes perlés ou des tubercules. Les sarcomes, surtout à début ciliaire, sont isolés, évoluent sans iritis, se sillonnent de fins vaisseaux. Les kystes perlés succèdent au traumatisme. Les tubercules sont peu vasculaires, jaunâtres et entourés de petits tubercules miliaires.

Le traitement général sera pacifique et longtemps continué. Au point de vue local, compresses chaudes, atropine, puis ésérine, sangsues au besoin.

2° L'*iritis rhumatismale* survient au cours du rhumatisme aigu, chose assez rare, ou du rhumatisme chronique. On la voit aussi en dehors de toute poussée rhumatismale, chez des sujets simplement arthritiques.

Elle est généralement séreuse, apparaît insidieusement, sans fracas, et produit rapidement des exsudats, des adhérences irido-capsulaires. Moins communément que la forme précédente, elle prend des allures aiguës ou subaiguës et provoque de vives douleurs. La sclérotique et l'épisclère sont plus ou moins affectées, et la cornée est parfois intéressée au voisinage du limbe. Il survient, enfin, des poussées répétées qui produisent de nouvelles synéchies.

3° L'*iritis goutteuse* offre parfois une physionomie banale. Les iritis plastiques, syphilitiques et rhumatismales ont, d'ailleurs, souvent même aspect et mêmes allures ; les symptômes généraux ou locaux diathésiques doivent alors guider le diagnostic.

4° L'*iritis blennorrhagique*, longtemps contestée et attribuée soit à une infection secondaire, soit au réveil de la diathèse rhumatismale par l'infection blennorrhagique (DE LAPERSONNE) est aujourd'hui admise par la majorité des oculistes. Elle apparaît au cours de la blennorrhagie aiguë, subaiguë ou chronique. Ses allures sont vives, sa forme est plastique, séreuse ou mieux séro-plastique.

Dans les quelques faits que nous avons observés, les sujets présentaient, outre la blennorrhagie, des phénomènes articulaires manifestes. Il y aurait là une infection à distance analogue aux arthrites blennorrhagiques. On n'a cependant jamais constaté de gonocoques.

5° L'*iritis scrofuleuse* se montre dans la kérato-conjonctivite lymphatique, surtout dans les formes avec hypopyon, consécutivement aux perforations de la chambre antérieure. La forme habituelle est exsudative ou purulente. Chez l'adulte, et spécialement chez les femmes, il existe une forme plastique, chronique, sans rougeur ni poussées irritatives ; progressivement alors la pupille arrive à se rétrécir, à se fermer, encombrée parfois d'exsudats qui empêchent toute vision ; les adhérences irido-capsulaires peuvent être complètement rompues, chez de jeunes sujets, par les mydriatiques.

6° L'*iritis tuberculeuse* est plastique. On trouve une ou plusieurs tumeurs entourées de granulations miliaires, peu vasculaires. Les patients sont jeunes enfants ou adolescents. Il coexiste parfois de la tuberculose choroïdienne, cutanée ou osseuse. Les mydriatiques, la chaleur sont indiqués. L'ablation des tumeurs par iridectomie a donné des résultats (TERSON père). L'énucléation, dans la tuberculose confluente, peut même s'imposer. Traitement général antiscrofuleux et tonique.

7° L'*iritis diabétique* revêt d'ordinaire la forme plastique et se complique d'hypopyon. La fréquence de l'iritis dans le diabète serait assez grande pour légitimer l'examen des urines chez tous les malades, au même titre que dans la cataracte, la rétinite exsudative ou l'atrophie optique.

8° L'*iritis albuminurique* se rencontre aussi quelquefois.

9° L'*iritis sympathique* est exceptionnelle. KNIES, dans un cas d'iritis séreuse double, constata qu'une infiltration lymphoïde s'étendait, d'un côté, de l'iris au fond de l'œil et le long des gaines optiques jusqu'au trou optique et, de l'autre, jusqu'au chiasma. DEUTSCHMANN aurait pu suivre les agents infectieux d'un œil à l'autre (ophtalmie migratrice). Il s'agit presque toujours, en l'espèce, d'irido-cyclite ou d'irido-choroïdite plutôt que d'iritis.

Complications des iritis. — Les iritis plastiques peuvent, dans la forme séreuse, se propager du corps ciliaire à la choroïde, envahir le nerf optique et, dans la forme purulente, détruire le globe tout entier par panophtalmie.

Elles entraînent aussi des troubles de transparence de la capsule ou du cristallin par dépôts pigmentaires et par opacification dystrophique de la lentille. Mais ce qui complique plus fréquemment l'iritis et en assombrit le pronostic, ce sont les adhérences irido-capsulaires. Elles méritent, à ce titre, une étude spéciale.

Les *adhérences irido-capsulaires* sont plus ou moins épaisses. Limitées souvent au bord pupillaire ou à la face postérieure du sphincter, elles s'étendent aussi très loin et peuvent même produire un accolement capsulaire total. Dans tous les cas, la pupille est irrégulière. Sous l'influence de l'atropine, les fibres adhérentes sont tendues, les autres rétractées et la pupille prend des formes diverses. Elle reste entièrement obstruée si l'occlusion est totale, mais, dans d'autres cas, elle devient linéaire, elliptique, étoilée, ovalaire, réniforme, etc. Parfois les adhérences faibles ou récentes se rompent et laissent un pointillé noirâtre sur la cristalloïde antérieure.

Ces adhérences, faibles au début, deviennent ensuite très fortes et définitives. Les fonctions pupillaires sont gênées ; les tiraillements iriens qui résultent de l'accommodation sont une cause permanente d'inflammation. Aussi les rechutes sont-elles fréquentes (*iritis à répétition*.) Peut-être faut-il plutôt incriminer l'état général que les adhérences mêmes, car certains sujets ont des adhérences et pas de réaction et d'autres, des récidives sans adhérences ; mais on est porté à leur attribuer une grande importance.

On a donc cherché à dégager l'iris. La corélyse, qui a pour but de détacher le sphincter irien, n'est guère employée, car elle peut provoquer une cataracte traumatique. On préfère l'iridectomie qui libère certains points, facilite la circulation de l'humeur aqueuse et peut-être aussi la nutrition générale de l'œil. Ces diverses opérations néanmoins ne sont pas toujours efficaces, et des iritis nouvelles se produisent souvent.

L'iridectomie semble malgré tout nécessaire, quand il existe une occlusion pupillaire totale, car l'humeur aqueuse s'accumule derrière l'iris, pousse, tiraille cette membrane et le corps ciliaire, en provoquant fréquemment des accès de glaucome ou de l'irritation sympathique. La seule précaution à prendre est de n'entreprendre l'opération que quand la dernière poussée iritique est éteinte dupuis longtemps et que l'œil ne présente plus aucune réaction. Il faut attendre des mois et des années. Si l'on se hâte trop, on court grand risque de voir des exsudats se former dans la pupille nouvellement créée et de rendre ainsi l'intervention inutile.

Diagnostic des iritis. — L'iritis isolée ou compliquée de troubles conjonctivaux et kératiques se reconnaît aisément à l'œil nu ou à l'éclairage oblique. La coloration de l'iris, la paresse ou la forme de la pupille, les adhérences irido-capsulaires, les exsudats sont significatifs. Le cercle périkératique et les douleurs périorbitaires doivent toujours faire songer à l'iritis. Dans la conjonctivite, les vaisseaux sont superficiels, forment une nappe rouge vermillon à grosses mailles qui diminuent de volume des culs-de-sac vers la cornée, tandis que dans l'iritis, les vaisseaux sont profonds, en réseau fin de couleur carminée, et s'amincissent en s'éloignant du limbe.

Les troubles vasculaires de la kératite sont limités aux lésions cornéennes. Les douleurs ou la tension péri-orbitaire n'existent guère dans la conjonctivite ou la kératite. Non seulement on distinguera ainsi la conjonctivite de l'iritis, mais encore, dans les conjonctivites ou les kératites avec iritis, on fera la part de cette dernière.

Il importe, enfin, de reconnaître les formes anatomiques simples ou plastiques, purulentes, etc., comme les formes syphilitiques, rhumatismales, goutteuses, blennorrhagiques, scrofuleuses, tuberculeuses, etc. Le plus souvent, l'état général, les antécédents et les lésions locales donneront le diagnostic différentiel. On sait, d'ailleurs, que la syphilis cause les deux tiers des cas ; le rhumatisme vient ensuite, puis les autres états diathésiques ou infectieux.

L'iritis spécifique survient à la période secondaire de la syphilis et prend une allure subaiguë ou chronique en produisant des adhérences capsulaires. Les gommes à la période tertiaire sont caractéristiques. L'iritis rhumatismale est plus aiguë, très douloureuse, à répétition.

L'iritis goutteuse se complique souvent d'épisclérite, de sclérite et alterne volontiers avec les fluxions péri-articulaires ou viscérales.

L'iritis métritique est chronique, insidieuse, à évolution torpide, et produit des adhérences fines et multiples.

Les autres iritis sont indiquées par l'état général. On doit ajouter que très souvent on met sur le compte de l'arthritisme et de la syphilis des iritis qui ne s'y rapportent guère.

La recherche du sucre ou de l'albumine dans des urines, la présence d'une blennorrhée, l'existence de troubles gastriques, etc., mettront parfois heureusement sur la voie du diagnostic étiologique.

Traitement des iritis. — Le traitement des iritis est général ou local : local, il est le même, à peu près, pour toutes les formes ; général, il diffère avec chacune d'elles.

Le *traitement local*, dans l'iritis aiguë ou subaiguë, a pour but de combattre la douleur, la congestion oculaire, d'éviter l'atrésie pupillaire, les adhérences capsulaires et de faciliter la nutrition du globe.

Dans les *cas aigus*, les sangsues sont très utiles ; on en mettra cinq, dix, quinze, suivant les sujets, à la tempe et derrière l'oreille. Les tampons chauds, l'onguent mercuriel simple ou belladoné sur le front, sont justement recommandés.

La cocaïne, l'atropine, la duboisine, seront prescrites à doses élevées et répétées, car la dilatation de la pupille est une condition de la résolution inflammatoire. On sera, toutefois, plus réservé si la tension de l'œil est excessive. Une paracentèse, dans ces cas et dans ceux où l'action des mydriatiques est insuffisante, devient alors nécessaire. Les paracentèses sont indiquées dans l'iritis séreuse et purulente, s'il y a des exsudats trop abondants. Dans les iritis traumatiques infectieuses, suppuratives, avec infiltration cornéenne, le fer rouge et des injections sous-conjonctivales de cyanure de Hg acoïné ou de sublimé sont généralement très efficaces. Dans l'iritis tuberculeuse, on a vanté les injections d'air stérilisé dans la chambre antérieure (KÖSTER), les injections sous-cutanées de tuberculine (VON HIPPEL), l'excision du tubercule (TERSON). Tous ces traitements ont pu réussir dans certains cas, mais ne constituent pas une méthode générale.

Dans les *formes chroniques*, métritiques, rhumatismales ou syphilitiques, les adhérences dominent la scène et exigent l'usage répété des mydriatiques. Des paracentèses, une large iridectomie seront pratiquées s'il persiste de l'inflammation ou s'il survient des menaces de glaucome.

Le *traitement général* est toujours rationnel pour lutter contre la cause constitutionnelle de l'iritis.

Dans le *rhumatisme*, on prescrira le salicylate de soude ou de lithine, les purgations, l'iodure de potassium, la pilocarpine, des sinapismes aux jambes, des mouches de Milan aux tempes, etc.

Dans la *syphilis*, on administrera le mercure en frictions, en injections intra-musculaires ou intra-veineuses.

Dans les états métritiques, blennorrhagiques, etc., le traitement utérin ou uréthral sera un précieux adjuvant.

Y a-t-il, enfin, irritation sympathique ? On pratiquera l'iridectomie ou l'énucléation de l'œil primitivement malade.

III. — TUMEURS

Les tumeurs de l'iris sont bénignes ou malignes. Nous étudierons les kystes, mélanomes, angiomes, granulomes, gommes, tubercules, lipomes, parmi les premières ; les sarcomes, parmi les secondes.

Les *kystes* se divisent en : kystes perlés, séreux et à cysticerques.

Les *kystes perlés* (Monoyer, Masse) sont de petites élevures grisâtres, à contenu épithélial, à développement lent, consécutives à des traumatismes accidentels ou opératoires, parfois très anciens (Gayet). Ce sont de véritables greffes de cellules épithéliales produites sur l'iris par le traumatisme (Masse) ou l'irritation de corps étrangers aseptiques (Sattler).

L'expectation, si la tumeur est petite et bien tolérée, paraît à conseiller ; dans le cas contraire, on pratiquera l'ablation simple ou avec iridectomie.

Les *kystes séreux* sont analogues aux précédents, mais à contenu liquide. Leurs parois sont constituées par le tissu irien doublé d'épithélium. Ils ont l'aspect de bulles grisâtres. Leur développement est plus rapide que celui des précédents ; il peut survenir de l'iridocyclite, du glaucome. L'ablation s'impose de bonne heure.

Les *kystes hydatiques* sont exceptionnels et doivent être extirpés. La nature du liquide et la présence des crochets, le cas échéant, deviennent caractéristiques.

Les *mélanomes* correspondent à des taches, des nævi pigmentaires plus ou moins saillants. On ne doit les enlever que s'ils menacent de se développer et de prendre l'allure des tumeurs mélaniques malignes.

Les *angiomes*, très rares, paraissent encore mal connus.

Les *granulomes* sont d'origine traumatique, de structure embryonnaire, très vasculaire, d'aspect rougeâtre (Panas). On y rencontre parfois des corps étrangers. Si la tumeur est volumineuse ou provoque des complications oculaires, on en pratiquera l'ablation.

L'*ophtalmia nodosa* (Saemisch) est une altération du globe oculaire produite par le contact ou la pénétration dans son intérieur de poils de chenilles. Histologiquement, on a trouvé dans la conjonctive, dans la cornée et dans l'iris des nodules pseudo-tuberculeux avec cellules géantes (Pagenstecher), mais sans bacilles (Becker). Au centre des nodules se trouve souvent le poil de la chenille. Il peut y avoir même poussée d'irido-choroïdite et de hyalitis. Il s'agit, le plus souvent, de la chenille du pin (*Cnethocampa pityocampa*).

Les *gommes* surviennent dans les syphilis graves à la période secondo-tertiaire, se montrent surtout autour de la pupille et coïncident avec une poussée d'iritis plus ou moins légère. Elles constituent de petites tumeurs grisâtres ou gris rougeâtre parfois agglomérées. Leur structure est celle des gommes en général : petites cellules, noyaux, substance granuleuse, beaucoup de vaisseaux. La résorption est la règle, mais l'iris reste, à leur niveau, atrophié.

Le traitement spécifique doit être énergique et prolongé. Nous nous sommes bien trouvés des injections sous-conjonctivales de cyanure de Hg acoïné. Les mydriatiques sont indispensables, les sangsues, une paracentèse même seront utiles si l'inflammation est excessive ou s'il éclate, comme il arrive chez les vieillards, de l'hypertonie.

Les *tubercules* constituent de petites élevures grisâtres ou gris jaunâtres, presque translucides, que l'on observe chez les jeunes sujets tuberculeux et qui se développent en divers points de l'iris, provoquant une iritis diffuse, de l'irido-cyclite plastique et finalement l'atrophie du globe. L'hypopyon, la perforation du globe s'observent fréquemment. Les tubercules sont généralement *multiples*, mais on rencontre aussi des tubercules *solitaires*.

Les tubercules iriens constituent des tuberculoses *secondaires*, consécutives aux infections tuberculeuses d'autres régions, poumons, ganglions, articulations. On admet cependant qu'ils peuvent représenter des tuberculoses locales *primitives*. Dans ces cas, on ne trouve pas d'autre région infectée, et les sujets jouissent d'une bonne santé. Certaines formes isolées représentent des tuberculoses *atténuées*, car la guérison spontanée, sans infection générale, est survenue par régression complète.

On constate, dans tous les cas, avant la période de ramollissement, la structure du tubercule avec ses cellules géantes et ses cellules épithélioïdes et souvent la présence du bacille de Koch. On peut ponctionner la chambre antérieure de l'œil atteint de la lésion supposée tuberculeuse et injecter l'humeur aqueuse dans l'œil des lapins ou sous la peau des cobayes (Gourfein). L'inoculation en série représente le véritable critérium diagnostique.

L'âge, les antécédents des sujets, les lésions concomitantes, l'aspect gris jaunâtre des tumeurs et surtout l'examen anatomique et biologique, permettront de distinguer le tubercule de la gomme, du sarcome, des kystes.

Le pronostic est grave, car la tuberculose devient souvent générale. Il faut tenir compte cependant des tuberculoses atténuées. Dans les tubercules iriens diffus, disséminés, multiples, avec manifestation d'un état général tuberculeux, l'expectative est la règle. Le ramollissement, la suppuration, les douleurs conduiront à l'énucléation. Dans les tubercules isolés, la guérison spontanée est possible. Terson a publié un cas de guérison par iridectomie. Un traitement local et général actif est toujours avantageux.

Les *lymphomes* ont été observés dans la leucocythémie ou la lymphadénie. Ils sont analogues aux tubercules, mais ne suppurent pas. L'état général et la marche permettent, sinon de les reconnaître, au moins de les soupçonner.

Les *lépromes* succèdent généralement aux lésions similaires du limbe et siègent, au début, à la périphérie. Le bacille de Hansen est pathognomonique.

Les *sarcomes* représentent des tumeurs arrondies, gris noirâtres, qui apparaissent sur la face antérieure de l'iris et se développent assez rapidement, en provoquant des phénomènes irritatifs et glaucomateux qui amènent, à la longue, la destruction de l'œil.

On les observe chez l'adulte et chez l'enfant. Leur structure est celle des mélano-sarcomes : cellules embryonnaires, rondes ou fusiformes, vaisseaux, pigment abondant. Les leuco-sarcomes sont rares.

Le sarcome de l'iris est presque toujours secondaire, consécutif au sarcome ciliaire ou choroïdien. On le distingue du tubercule et de la gomme à l'absence de lésions concomitantes, à son aspect noirâtre, à son origine ciliaire et à son défaut de régression ou de suppuration. L'ablation hâtive et totale est de rigueur. L'iridectomie, au début, peut suffire si le corps ciliaire est envahi, l'énucléation est absolument nécessaire pour éviter la généralisation néoplasique.

IV. — ANOMALIES

L'iris présente de fréquentes anomalies de coloration, de forme, de structure ; il peut être aussi incomplètement développé ou absent.

La *persistance de la membrane pupillaire* est constituée par des vestiges

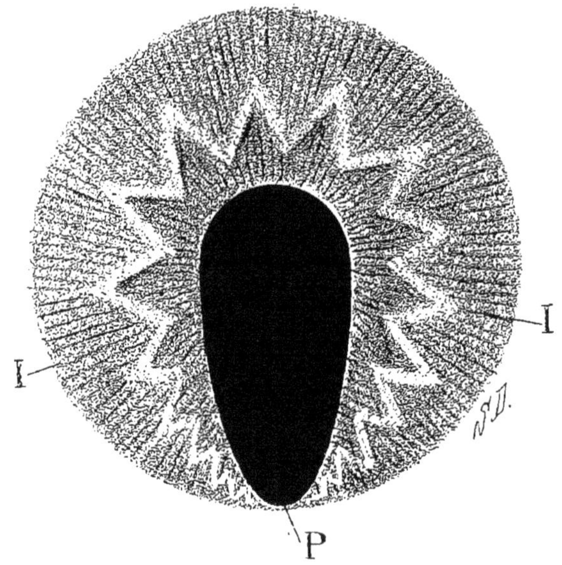

Fig. 197. — Colobome de l'iris.

I, iris. — P, pupille colobomateuse.

de la membrane vasculaire de WACHENDORF non résorbée. Ce sont des petits filaments qui recouvrent l'iris en divers sens, ou qui, rompus, flottent dans la pupille ; ils peuvent adhérer à la capsule cristallinienne. Ces filaments sont d'origine vasculaire et plus ou moins pigmentés. Ils s'implantent en dehors du sphincter et laissent généralement à celui-ci toute sa mobilité, ce qui les différencie des synéchies inflammatoires.

On les observe surtout chez les enfants, dans un œil ou les deux yeux.

Sauf exception, ils ne gênent guère la vision et ne comportent aucune intervention. Dans le cas contraire, la rupture des filaments ou une iridectomie optique seraient indiquées.

Le *colobome irien* est caractérisé par une échancrure partielle ou totale de la partie, soit inférieure, soit inféro-interne de l'iris. La pupille est ovalaire ou en trou de serrure analogue au colobome opératoire de l'iridectomie, mais dont elle diffère par la continuité du liséré pupillaire normal. Le colobome est ordinairement bilatéral et aussi héréditaire. On a attribué cette malformation à la fermeture incomplète de la fente choroïdienne; on tend aujourd'hui à y voir le résultat de troubles pathologiques intra-utérins.

L'*aniridie* ou *iridérémie* congénitale est totale ou partielle et coïncide volontiers avec des troubles oculaires qui ont fait admettre soit un arrêt de développement, soit des états pathologiques divers. Les yeux sont d'un noir charbonneux, photophobes, amblyopes et souvent astigmates. Des verres teintés, surtout fumés, peuvent être utiles contre le grand jour.

L'*albinisme* est plus ou moins prononcé. Il coïncide d'ordinaire avec la pigmentation de la peau, des cheveux, des sourcils, des cils et de la choroïde. On voit aisément le fond de l'œil, qui apparaît tout rouge, à travers les mailles iriennes. Il existe une photophobie marquée.

La *mélanose* est irrégulière et plus marquée en certains points, dans un œil que dans l'autre. L'iris peut être bleu d'un côté et marron de l'autre (*hétérochromie*, yeux *vairons*). La mélanose s'observe particulièrement chez les sujets bruns et coïncide avec une forte pigmentation du fond de l'œil.

Les *anomalies de la pupille* consistent dans son déplacement (*corectopie*) ou dans sa multiplicité (*polycorie*). Elle peut affecter la forme elliptique, ovalaire, etc.

CHAPITRE X

MALADIES DU CORPS CILIAIRE

Les lésions du corps ciliaire sont rarement isolées. Primitives ou secondaires, elles se relient généralement, d'une part, aux affections de l'iris et, d'autre part, à celles de la choroïde.

Les blessures et les inflammations ciliaires présentent cependant certains caractères assez tranchés pour être étudiées séparément. Quant aux tumeurs et aux anomalies, elles seront traitées avec celles de la choroïde.

I. — BLESSURES

Les *contusions* produisent des hémorragies ciliaires et un hyphœma plus ou moins abondant et persistant.

Les *plaies* sont variables suivant l'agent vulnérant et les atteintes des autres parties de l'œil. Elles sont toujours graves.

Les *corps étrangers*, éclats de pierre, de fer, d'acier, projectiles, etc., se logent dans le corps ciliaire et provoquent, par leur présence et leur septi-cité, de graves complications inflammatoires : exsudats, suppuration, atro-phie du globe, ophtalmie sympathique.

Le *traitement* est surtout antiphlogistique et antiseptique : glace, sang-sues, repos. Des sutures seront parfois utiles, au début, dans certaines plaies ciliaires ou sclérales antérieures.

Les corps étrangers doivent être enlevés à la pince ou à l'électro-aimant. L'évidement serait indiqué dans la panophtalmie, et l'énucléation devien-drait nécessaire s'il survenait de l'irritation ou de l'inflammation sympa-thique.

Les lésions traumatiques du corps ciliaire se reconnaissent à leur siège, à la sensibilité de la région correspondante et parfois, après dilatation pupil-laire maxima, par l'examen combiné, à l'éclairage oblique, de la loupe et du prisme.

II. — CYCLITES

Généralités. — La cyclite correspond à l'inflammation du corps ciliaire.

Comme l'iritis, la cyclite est séreuse, plastique ou purulente; elle se rattache au traumatisme et à divers états locaux, irritatifs (corps étrangers, tumeurs), infectieux (plaies) ou généraux (syphilis, goutte, rhumatisme).

La vision diminue assez rapidement et peut même disparaître assez com-plètement. De la douleur péri-orbitaire se produit, et la région ciliaire devient sensible. Les vaisseaux périkératiques se développent, la chambre antérieure et le vitré se troublent et présentent divers exsudats. La tension oculaire peut augmenter ou diminuer.

L'iritis et la choroïdite se manifestent souvent durant l'évolution de la cyclite, avec leurs caractères propres habituels.

La cyclite est une affection grave. La résolution est rarement complète, et la vision reste amoindrie. Les formes purulentes et exsudatives sont les plus redoutables. Le glaucome, l'atrophie du globe, l'ophtalmie sympathique en sont parfois la conséquence ultime.

Le traitement est général ou local : général, il s'adresse à la cause con-stitutionnelle et aux symptômes subjectifs; local, il a pour but la dilatation de la pupille, la diminution de la congestion profonde, la suppression de l'hy-pertonie, l'issue du pus, l'extraction d'un corps étranger.

1° Cyclite séreuse. — La vision se trouble et les douleurs oculaires ou péri-orbitaires sont plus ou moins violentes. L'œil est injecté, surtout autour de la cornée. La chambre antérieure devient louche, car l'humeur aqueuse tient en suspension des particules grisâtres ; ces particules tapissent aussi la membrane de Descemet. L'iris devient terne, dépoli et la pupille irrégulière. A l'ophtalmoscope, les parties antérieures du vitré paraissent troubles. La tension du globe est souvent augmentée, car l'infiltration lymphoïde occupe l'iris, le corps ciliaire, la zonule, les couches antérieures du vitré et gêne l'excrétion oculaire.

L'antipyrine, la morphine, la dionine, le jaborandi et la pilocarpine, le mercure, l'iodure, l'arsenic, sont indiqués suivant la phase de l'affection. On prescrira localement des sangsues à la tempe, les injections sous-conjonctivales de sublimé, la dionine, l'atropine, ou, au contraire, la pilocarpine, suivant qu'il y a atrésie pupillaire ou bien qu'il existe des phénomènes glaucomateux. Des paracentèses et au besoin une large iridectomie seront dirigées contre l'hypertonie ou l'atrésie de pupille.

2° Cyclite exsudative. — Elle est généralement consécutive à l'iritis et débute par des troubles pupillaires ; il s'y ajoute bientôt de fines opacités dans la partie antérieure du vitré ; enfin, une coloration vineuse, bleuâtre ou ardoisée, se montre vers la partie ciliaire de la sclérotique. La douleur et la vascularisation profondes, à ce niveau, sont très significatives. La diminution de la vision est très marquée et s'accentue au fur et à mesure que les lésions oculaires se développent. La cyclite plastique ne se résorbe qu'incomplètement et peut entraîner la perte d'œil par glaucome ou atrophie. La syphilis reste particulièrement en cause.

L'atropine, les compresses chaudes, les injections sous-conjonctivales de cyanure de Hg sont indiquées. Les paracentèses et l'iridectomie peuvent être utiles. S'il y a hypotonie, l'expectation est prudente, car toute intervention favoriserait l'atrophie du globe.

3° Cyclite purulente. — Elle est caractérisée par la présence du pus dans le champ pupillaire et surtout par l'hypopyon. L'œil est très vascularisé et offre du chémosis. La chambre antérieure paraît trouble, l'iris terne, rouillé, la pupille gris jaunâtre. Le vitré peut être envahi par des exsudats plastiques ou la suppuration. La vision est à peu près nulle. Les douleurs oculaires et péri-orbitaires sont plus ou moins considérables. La cyclite purulente résulte d'une infection générale et surtout locale. Les contusions, les plaies accidentelles ou opératoires, les corps étrangers, en sont la cause habituelle.

L'œil est gravement compromis. L'atrophie, l'ophtalmie sympathique sont possibles. On peut cependant, par un traitement antiseptique énergique, espérer encore la guérison relative tant que la panophtalmie n'est pas déclarée.

L'antisepsie locale, surtout les injections sous-conjonctivales ou intraoculaires (1 goutte) de sublimé au millième, de cyanure de mercure, la cautérisation ignée sont surtout favorables. Toutefois, l'évidement ou l'énucléation deviennent parfois nécessaires.

CHAPITRE XI

MALADIES DE LA CHOROIDE

I. — BLESSURES

La choroïde peut être rompue sur une certaine étendue. On constate alors, dès que l'œil devient éclairable, après la résorption du sang ou des exsudats, une *déchirure de la choroïde* allongée plus ou moins vers le pôle postérieur. Il s'agit évidemment de rupture par contre-coup. C'est généralement une fente blanc jaunâtre, puis tout à fait blanche, à concavité du côté de la papille, large au centre, effilée aux extrémités. Elle est irrégulière, comme branchée et bordée de pigment. Les vaisseaux rétiniens restent intacts. La réaction est parfois vive, mais n'entraîne pas toujours la perte de la vision.

Les lésions traumatiques de la choroïde sont indiquées par les troubles du vitré et, plus tard, par l'examen ophtalmoscopique. L'aspect blanc et opaque des cicatrices, leur siège, l'intégrité des vaisseaux rétiniens sont assez caractéristiques. On doit distinguer les ruptures, les hémorragies et le décollement de la choroïde.

1° Ruptures de la choroïde. — Elles peuvent se produire sans que les enveloppes extérieures soient déchirées. Elles siègent habituellement au pôle postérieur de l'œil.

Lorsque le vitré intact permet de pratiquer l'examen ophtalmoscopique, on constate alors la présence d'une déchirure simple ou multiple à forme irrégulière, jaune rougeâtre, à bords lisérés d'une infiltration sanguine; dans le voisinage, d'ailleurs, il peut y avoir hémorragie choroïdienne. Lorsque la rupture est ancienne, on rencontre une déchirure étroite, irrégulière, blanche avec irradiations des bords et bordure de pigment. Les vaisseaux rétiniens passant nettement au-devant de cette lésion, le diagnostic ne laisse aucun doute.

2° Hémorragies de la choroïde. — Celles-ci généralement consécutives à un traumatisme, sont assez analogues à celles de l'artério-sclérose et de la scléro-choroïdite postérieure. A l'ophtalmoscope, on relève l'aspect ordinaire des hémorragies rétiniennes, leur diagnostic est parfois des plus difficiles, car, sauf la forme qui est régulière et arrondie dans les hémorragies choroïdiennes et la situation des vaisseaux rétiniens passant au-devant de la tache, les symptômes sont les mêmes. Or, le premier signe est inconstant et le second est parfois impossible à constater ; on ne peut donc que rester en suspens, ce qui n'a d'ailleurs aucune importance thérapeutique. Les symptômes subjectifs consistent en scotomes dont le siège est indiqué par celui de l'hémorragie.

3° Décollement de la choroïde. — Il résulte d'accidents divers, mais le décollement de la région ciliaire est seul spontané et consécutif à l'iridocyclite. Les signes ophtalmoscopiques sont ceux du décollement rétinien mais, pour la choroïde, il n'y a pas d'irrégularité, pas de ces plis, ni le tremblotement qui se rencontrent du côté de la rétine.

Le décollement rétinien présente en outre une coloration grise avec reflet bleuâtre qui fait absolument défaut dans le décollement choroïdien. Si l'œil est très brun, on peut parfois distinguer dans la partie décollée les vaisseaux de la choroïde. Les symptômes subjectifs sont considérables, et la vision se perd complètement dans la majorité des cas. La rétine reste unie pendant un temps parfois très long à la choroïde décollée ; ce n'est que dans les périodes ultimes qu'elle se sépare de cette membrane.

II. — CHOROIDITES

Généralités. — Les lésions inflammatoires diverses se cantonnent rarement dans la choroïde. Elles se propagent aux parties voisines qui lui sont unies par des liens d'origine comme l'iris et le corps ciliaire, ou par des rapports de nutrition et de contiguïté, comme la rétine et la sclérotique. Les irido ou cyclo-choroïdites, les scléro-choroïdites, les chorio-rétinites présentent des signes d'iritis, de cyclite, de sclérite, de rétinite. Dans certains cas, cependant, on peut établir les caractères propres de la choroïdite, et dans beaucoup, ils sont nettement prédominants.

Les choroïdites surviennent à la suite de maladies générales infectieuses ou diathésiques, de plaies opératoires ou accidentelles, par propagation d'altérations du voisinage. Elles sont la cause de troubles visuels plus ou moins sérieux, de lésions ophtalmoscopiques caractéristiques.

Elles deviennent généralement graves.

On peut distinguer diverses formes de choroïdites suivant qu'on les rattache à leur cause, ou à leurs lésions anatomiques. Nous étudierons les choroïdites séreuse, exsudative, atrophique et purulente.

1° Choroïdite séreuse. — Elle s'observe en même temps que l'iritis séreuse et représente une localisation de l'inflammation lymphangitique de l'œil.

On constate un trouble du vitré limité à sa partie antérieure ou l'envahissant en totalité et coïncidant en avant avec un fin pointillé sur la membrane de Descemet, de l'injection périkératique, de l'iritis. Il existe alors de la douleur péri-orbitaire et des troubles visuels importants. La tension oculaire est souvent supérieure à la normale. Parfois l'inflammation séreuse s'exagère et aboutit à la formation d'exsudats multiples qui conduisent à l'irido-choroïdite plastique ou purulente.

On rencontre la choroïdite séreuse consécutivement à une infection traumatique de l'œil ou, chez l'adulte et le vieillard, sous l'influence de la goutte, du rhumatisme, de la syphilis.

L'affection est grave, peut entraîner la perte de l'œil ; elle exige l'antisepsie locale ou un traitement spécifique, les mydriatiques, et, à la moindre menace de glaucome, une paracentèse ou l'iridectomie.

2° Choroïdite exsudative. — Elle présente des formes très diverses : plastique, disséminée, localisée.

La *choroïdite plastique* est plutôt une irido-cyclo-choroïdite aiguë, subaiguë ou chronique. Des exsudats très abondants envahissent la chambre antérieure, le champ pupillaire et le vitré. La conjonctive est rouge, chémotique, le cercle périkératique très marqué ; l'iris terne, rouillé ; la pupille grisâtre. Il existe de vives douleurs et une abolition presque complète de la vision. Les troubles précédents peuvent survenir cependant insidieusement, sans douleur. En tout cas, si la pupille est dilatée et le cristallin transparent, on constate de larges exsudats blanchâtres dans le vitré. La guérison, même relative, est exceptionnelle. L'œil se ramollit, s'atrophie, et toute sensibilité visuelle disparaît. La cataracte consécutive est habituelle. Quand la pupille s'oblitère de bonne heure, des phénomènes glaucomateux peuvent se produire. Des accidents sympathiques ont été observés.

Cette choroïdite exsudative se montre à tout âge, à la suite de la fièvre typhoïde, de la méningite, après l'accouchement, dans l'ophtalmie sympathique. Les choroïdites exsudatives sont caractérisées par les exsudats iridiens et vitréens. On les distingue de la forme purulente à l'aspect plus blanchâtre des exsudats, comme du gliome chez l'enfant, par l'absence d'hypertonie et de néo-vaisseaux.

Une antisepsie générale et locale, l'hydrargyre, des paracentèses, l'iridectomie au besoin ; des injections sous-conjonctivales de cyanure de mercure, de chlorure de sodium, de dionine ; des sangsues, des vésicatoires, l'antipyrine, etc., seront parfois utiles. En présence de menaces sympathiques, l'énucléation s'imposerait.

La *choroïdite disséminée* est caractérisée par la production d'exsudats constituant des foyers plus ou moins nombreux sur la choroïde. Les points exsudatifs sont de grandeur, de forme et de siège variables.

Au début, ils sont jaunâtres, grisâtres, mal délimités, situés sous les vaisseaux rétiniens et masquant la choroïde correspondante ; plus tard, l'exsudat disparaît en laissant une sorte de désorganisation pigmentaire. A la dernière période, on note, par places, une atrophie totale de la choroïde et l'on y voit nettement la sclérotique blanche entourée de pigment. Le plus souvent, la rétine est altérée, non seulement dans sa couche pigmentaire, mais dans ses autres couches.

Les troubles choroïdiens entraînent des troubles rétiniens, vitrés et cristalliniens. On observe alors de l'amblyopie, des scotomes, des corps flottants et de l'opacification lenticulaire. Le soulèvement de la rétine par des exsudats irrite, déforme et détruit les éléments nerveux, d'où les photopsies, les métamorphopsies, les scotomes.

La choroïdite disséminée évolue plus ou moins lentement et procède souvent par poussées successives. Il est ordinaire de trouver simultanément des plaques anciennes, nettes, très blanches, des plaques récentes diffuses, jaunâtres, et enfin des plaques intermédiaires. Toutes les parties de la choroïde peuvent être affectées, mais le plus souvent l'inflammation reste à peu près limitée aux régions comprises entre la macula et l'ora serrata.

La syphilis, l'arthritisme, la ménopause, la sénilité, la myopie, parfois le traumatisme ont été incriminés.

La choroïdite disséminée *syphilitique* est une *chorio-rétinite spécifique* qui, par sa fréquence et ces caractères tranchés, mérite une description particulière. Elle survient dans la syphilis héréditaire, mais surtout dans la syphilis acquise. Les sujets affaiblis par l'âge, les excès ou les maladies générales sont particulièrement affectés ; on la rencontre plusieurs années après l'accident primitif et d'un seul côté.

En outre des troubles de la choroïdite disséminée ordinaire, amblyopie, scotomes, photopsies, on trouve souvent de l'héméralopie et du rétrécissement du champ visuel.

Le vitré est trouble, comme jumenteux ou poussiéreux, et l'on y découvre des cellules lymphoïdes nombreuses. Les plaques exsudatives sont larges, inégales, très noires à la périphérie. Les troubles rétiniens pigmentaires sont très marqués, plus considérables et plus tumultueux que dans la rétinite pigmentaire congénitale ; la papille optique est œdémateuse et la macula souvent altérée. On a signalé des altérations concomitantes du côté de la rétine, le long des vaisseaux, etc.

ABADIE insiste sur l'atrophie optique d'origine intra-oculaire. Il y a, en effet, disproportion fréquente entre les lésions ophtalmoscopiques de la chorio-rétinite et les troubles fonctionnels. La diminution de la vue est en raison directe de l'atrophie optique. Celle-ci se distingue de l'atrophie de cause rétro-oculaire en ce que la chromatopsie, y compris la vision du vert, est conservée, tandis que le champ visuel, malgré l'amblyopie, reste très étendu.

La chorio-rétinite spécifique diffère de la choroïdite disséminée ordinaire par les désordres pigmentaires, les altérations papillaires, maculaires, et surtout le trouble particulier du vitré. L'amblyopie précoce, l'héméralopie ne sont pas moins significatives. Enfin, on tiendra compte des manifestations syphilitiques diverses.

C'est une affection grave par les altérations concomitantes de la rétine et du nerf optique, mais qui, soignée de bonne heure par des mercuriaux, peut être heureusement modifiée.

Dans la *choroïdite aréolaire* de FÖRSTER, les plaques sont noires, charbonneuses et groupées d'abord autour de la macula et de la papille. De nouvelles plaques se montrent à la longue, en s'espaçant davantage, entre la macula et l'ora serrata. Elles s'éclaircissent progressivement au centre en refoulant en quelque sorte la bordure pigmentaire.

On l'observe chez les jeunes sujets. La syphilis, acquise ou héréditaire, est la cause habituelle de cette affection.

La *choroïdite maculaire* est constituée par une plaque exsudative au niveau de la macula. Cette plaque devient blanchâtre, blanc grisâtre, présente quelques points noirâtres et s'entoure irrégulièrement de pigment. On la rencontre à tout âge, après les traumatismes, chez les jeunes sujets affectés de syphilis, chez les vieillards, à la suite d'altérations trophiques ou vasculaires, enfin, surtout dans la myopie forte et progressive.

La *choroïdite antérieure* se manifeste à la partie antérieure de la choroïde sous forme de plaques arrondies, charbonneuses ou ardoisées multiples. L'hérédo-syphilis et la sclérite sont généralement en cause.

La *choroïdite postérieure* forme autour de la papille des croissants, des demi-cercles, des anneaux complets et d'étendue variable. On trouve parfois des zones distinctes plus ou moins épaisses et contiguës, s'étendant vers la macula. On désigne cette choroïdite sous le nom de *staphylôme posté-rieur*, parce qu'elle se produit dans la myopie élevée et qu'elle coïncide avec une ectasie du pôle postérieur. Choroïdite et staphylôme ne se confondent guère cependant, car la choroïdite confine à la papille et le staphy-lôme siège au pôle postérieur, vers la macula. La sclérotique étant altérée, il est plus exact de désigner la lésion par le terme de *scléro-choroïdite*.

Chez le vieillard et dans la glaucome, on trouve des altérations choroï-diennes autour de la papille, mais elles sont plus régulières que chez le myope.

Dans ces diverses formes de choroïdites disséminées ou localisées, la thérapeutique est peu efficace. Le traitement général spécifique est indiqué. L'iodure, les mercuriaux, les injections sous-conjonctivales de sublimé, les sangsues ou les ventouses, la pilocarpine en instillations et en injections sous-cutanées, peuvent cependant rendre quelques services.

C'est surtout dans la chorio-rétinite spécifique qu'il faut insister sur ce traitement. ABADIE préconise les injections intraveineuses de sublimé, GALE-zowski les frictions mercurielles continuées pendant deux ans, et PANAS donne jusqu'à 8 grammes d'iodure de potassium par jour. Malgré les réserves faites sur l'efficacité de l'iodure dans la syphilis et les inconvénients attribués à son association au mercure, nous employons avec fruit le sirop de Gibert additionné de 1 ou 2 grammes d'iodure par cuillerée à bouche.

3° Choroïdite atrophique. — Les diverses choroïdites exsudatives que nous avons énumérées, disséminées ou localisées, aboutissent toutes plus ou moins rapidement à l'atrophie des parties infiltrées. Les taches jaunâtres, grisâtres ou pigmentaires s'éclaircissent par le centre, le pigment se tasse à leur périphérie et l'on voit apparaître des plaques scléroticales blanches, tendineuses, bordées de noir. Parfois les gros vaisseaux choroïdiens sont respectés ; ils se montrent pâles, larges et anastomosés à la surface des plaques.

Dans quelques formes de choroïdite diffuse, la couche pigmentaire de la rétine s'éclaircit plus ou moins et laisse aussi apercevoir l'ensemble des vaisseaux choroïdiens dans tout le fond de l'œil, comme chez certains sujets très blonds ou chez les albinos.

L'atrophie péripapillaire s'observe chez le vieillard, dans le glaucome. Il en est de même après certaines contusions, déchirures ou hémorragies. L'atrophie de la scléro-choroïdite myopique est rarement complète.

4° Choroïdite purulente.

— Elle est caractérisée par la présence du pus dans la profondeur de l'œil, le vitré en particulier. La choroïdite purulente est primitive dans les infections générales où la suppuration se propage d'arrière en avant ; c'est l'*ophtalmie septique*. D'autre part, elle peut être consécutive à divers traumatismes et se développer alors d'avant en arrière, sous forme d'*irido-choroïdite*. Dans tous les cas, la totalité de l'œil est affectée, et il y a *panophtalmie*. On doit donc distinguer ici une forme spontanée à infection interne et une forme traumatique à infection externe.

1° *Choroïdite purulente spontanée ou de cause interne*. — Elle apparaît brusquement dans un seul œil, rarement dans les deux yeux. Il survient de la douleur, de l'obscurcissement visuel ; la rougeur conjonctivale, le chémosis, l'œdème des paupières se montrent dans les cas aigus. On constate alors de l'infiltration de la cornée, du trouble de la chambre antérieure, l'aspect terne de l'iris et surtout la présence d'un hypopyon et d'une hyalite purulente.

La fonte de la cornée et la désorganisation du globe se produisent ensuite. La sclérotique peut se perforer et l'espace sous-ténonien, le tissu conjonctif de l'orbite sont envahis. Il en résulte finalement l'atrophie complète de l'œil. L'inflammation suppurative est parfois moins violente. Le vitré se trouble, devient grisâtre, un léger hypopyon apparaît ; il y a de la rougeur oculaire, peu de douleur péri-orbitaire ; l'hypotonie survient et l'œil s'atrophie sans grand fracas. Il arrive même que la suppuration est très minime, comme insignifiante. Le vitré est à peine louche, la pupille se ferme, l'œil se ramollit et s'atrophie lentement. On dirait une choroïdite plastique maligne. Dans la forme aiguë phlegmoneuse, la chorio-capillaire est primitivement infectée. On y trouve de la congestion, des infarctus, des hémorragies, des amas purulents, avec staphylocoques, pneumocoques et streptocoques.

Cette choroïdite purulente peut survenir dans toutes les maladies infectieuses graves, générales ou locales.

La fièvre typhoïde, la méningite cérébro-spinale, la pneumonie, la grippe, la fièvre puerpuérale, l'avortement (PUECH), l'endocardite ulcéreuse, la septico-pyohémie, le phlegmon érysipélateux, la pustule maligne ont été signalés parmi ses causes. Nous avons observé un cas consécutif à une angine d'allures banales.

Le mode d'infection oculaire est encore discuté. On parlait autrefois de métastase, car l'on rencontre parfois, comme dans la pyohémie, des foyers purulents multiples dans le tissu cellulaire, les articulations, les viscères. L'embolie septique est probable, dans certains cas à début brusque. Les microbes, du foyer primitif d'infection, utérus, ostéo-arthrite, pénètrent dans le courant sanguin et vont s'arrêter dans l'œil où ils pullulent; c'est une simple localisation choroïdienne.

Quoi qu'il en soit de la pathogénie, l'infection est certaine, et c'est contre elle, malgré le peu d'espoir de guérison, qu'il faut agir au point de vue général et local.

Les mercuriaux, la quinine, l'antipyrine, les toniques; les injections sous-conjonctivales de sublimé, les frictions et les injections intraveineuses de collargol, l'atropine, les tampons chauds, enfin des paracentèses, au besoin, surtout dans la forme aiguë : tels sont les moyens rationnels.

L'évidement, si les douleurs sont vives, sera indiqué ; quant à l'énucléation, elle paraît inutile, à moins que l'orbite ne se trouve envahie par la suppuration.

On sera, d'ailleurs, d'autant plus prudent et réservé que l'état général est très mauvais et que des complications méningitiques mortelles sont toujours à redouter.

2° *Choroïdite purulente traumatique ou de cause externe.* — C'est la véritable panophtalmie, le phlegmon de l'œil. Tout d'abord la cornée devient nébuleuse, jaunâtre, et la vue disparaît. Il survient du trouble de la chambre antérieure, de l'iritis, de l'hyalite. La conjonctive se congestionne, devient rapidement chémotique; les paupières s'œdématient, un écoulement muco-purulent, d'abord rare, puis plus abondant, s'établit, enfin la suppuration oculaire s'affirme et l'inflammation péri-oculaire se diffuse.

Les douleurs, légères au début, croissent rapidement, deviennent lancinantes, gravatives, intolérables, surtout quand le globe est tendu, gonflé, phlegmoneux, en exophtalmie.

L'état général lui-même est altéré et la fièvre constante; on a noté du délire, des convulsions.

Après quelques jours, la cornée se nécrose, l'œil se distend, puis s'atrophie lentement; il ne reste bientôt qu'un moignon plus ou moins volumineux et mobile.

Dès que la cornée est détruite et que le pus se fait jour au dehors, les douleurs diminuent. Quand la masse bourbillonneuse constituée par les débris de l'iris, du vitré et des membranes profondes, s'est éliminée, l'accalmie est complète.

Au début, à la suite de plaies opératoires ou accidentelles, on peut parfois enrayer la suppuration oculaire et conserver une partie de la vision ; quand le vitré est envahi, la suppuration totale est à peu près fatale.

et l'œil absolument perdu. Des cas de mort par méningite ont été observés.

Dans la panophtalmie, la cornée, les membranes oculaires profondes, l'iris sont profondément désorganisées; le vitré est transformé en magma purulent épais ; le cristallin lui-même est altéré. Il n'est pas rare que la coque oculaire soit perforée et la cavité orbitaire envahie. Le globe paraît alors comme enchâssé au milieu des tissus infiltrés.

La masse purulente intra-oculaire est membraneuse, bourbillonneuse, adhérente par de nombreux tractus aux parois oculaires. Quand on incise l'œil, elle ne s'écoule pas ; son extraction exige l'emploi des pinces ou de la curette. On y trouve les microbes ordinaires de la suppuration, staphylocoques et streptocoques.

La panophtalmie traumatique s'observe après certaines opérations, celles de la cataracte ou de la cataracte secondaire principalement, très exceptionnellement après les autres ; elle apparaît rapidement en deux ou trois jours et est d'ailleurs très rare aujourd'hui. Elle peut être provoquée par une plaie accidentelle ou la pénétration d'un corps étranger.

La panophtalmie parfois est tardive et reste des semaines, des mois et même des années à se produire. L'un de nous a cité des cas remontant à cinq ou six ans. Les enclavements iriens, les leucomes adhérents, les staphylômes, les corps étrangers peuvent la provoquer.

On admet généralement, avec LEBER et WAGENMANN, l'origine ectogène. Les éraillures épithéliales, la distention glaucomateuse, les tiraillements iriens entraîneraient de petites fissures par lesquelles se produirait l'infection microbienne.

PANAS croit à la possibilité d'une infection endogène. On peut, enfin, admettre le séjour prolongé des microbes dans l'œil altéré, puis leur reviviscence pyogène sous des influences générales ou locales diverses. Il y aurait là, comme ailleurs, un microbisme latent qui suffirait à provoquer la suppuration. Nous avons surtout observé la panophtalmie tardive dans les leucomes adhérents traumatiques. Pourquoi les microbes pyogènes ne seraient-ils pas restés enclavés dans les cicatrices depuis l'accident primitif?

Tout en considérant l'origine ectogène comme habituelle, il ne faut donc pas nier la cause interne, ni le microbisme latent.

L'état général joue un certain rôle, car le lymphatisme, le diabète, l'albuminurie, l'alcoolisme, les maladies générales, ont une influence incontestable sur le terrain microbien.

Pour éviter l'infection externe, KUHNT, MEYER, recouvrent les cicatrices irido-cornéennes d'un manteau protecteur conjonctival. La cautérisation ignée rend aussi des services contre les petites hernies de l'iris ou les infiltrations de la cornée. Les injections sous-conjonctivales de cyanure de Hg acoïné constituent le meilleur moyen que nous possédions pour enrayer la marche de la panophtalmie.

Le *traitement médical* comporte les calmants, les sangsues, le calomel, l'onguent napolitain, la glace, les irrigations détersives; mais il est palliatif et insuffisant.

Le *traitement chirurgical* comprend des incisions, le curage, l'éviscération, l'évidement et l'énucléation.

Les *incisions* à travers la cornée ou la sclérotique débrident évidemment le phlegmon oculaire et soulagent le patient, mais leur action est généralement passagère. Le pus panophtalmique est épais, membraneux, retenu par de nombreux tractus dans la cavité de l'œil et en sort mal, peu ou pas. Les injections mêmes sont trop souvent impuissantes à produire une détersion efficace. La douleur revient bientôt, et le phlegmon reprend une intensité plus ou moins grande. Les incisions sont donc utiles, mais insuffisantes, et ne seront pratiquées que dans les cas où une intervention plus large sera repoussée par le malade.

Le *curage de l'œil*, après incision large de la cornée et la discision pupillaire, est vanté par Chibret; il injecte fortement le long des parois intra-oculaires un liquide antiseptique de manière à détacher et à entraîner mécaniquement le vitré purulent. L'ouverture est ici trop étroite, le pus trop membraneux et l'évacuation reste incomplète.

L'*énucléation* va droit au but et guérit radicalement en supprimant l'organe malade. L'œil panophtalmique enlevé, les tissus péri-oculaires sont débridés et désinfectés, la guérison est pour ainsi dire immédiate et définitive. L'énuclation est une excellente opération; malgré quelques cas de mort, chose rare après tout, elle représenterait l'opération de choix dans la panophtalmie spontanée, traumatique et opératoire. Il répugne cependant au chirurgien d'enlever un œil qu'il a lui-même soigné pour ophtalmie purulente, pour traumatisme, ou opéré de la cataracte; quelques malades également se refusent à cette intervention; enfin, dans certains cas, la prothèse future peut paraître insuffisante. Nous réservons l'opération aux cas où la suppuration a envahi la cavité de l'orbite.

L'*éviscération* d'A. de Græfe est une sorte de moyen terme entre l'incision simple et l'énucléation. Elle évite une mutilation, conserve un large moignon très favorable à la prothèse et constitue comme un œil moral. C'est une bonne opération et véritablement l'opération de choix dans la panophtalmie. Elle s'exécute en quelques secondes avec l'anesthésie générale au chlorure d'éthyle. On placera un drain dans la coque sclérale après l'opération.

L'*éviscération ignée* (de Lapersonne) se fait au thermocautère qui détruit le contenu purulent et les membranes en ne laissant que la coque scléroticale. Elle exige l'anesthésie générale et provoque une réaction assez vive. Les soins consécutifs durent plus longtemps que l'évidement simple (4 semaines environ).

L'*évidement* est une éviscération modifiée. Il a sur elle l'avantage d'être beaucoup moins douloureux, de dispenser de l'anesthésie générale, de provoquer une réaction faible, et de constituer une intervention extemporanée.

On pourrait craindre que les membranes internes de l'œil, n'étant pas détachées de la face interne scléroticale, soient la source d'une suppuration prolongée et d'une infection générale ou sympathique. Il n'en est rien ; la guérison est complète en dix à quinze jours, et on ne voit guère des yeux suppurés produire une inflammation du congénère. Le résultat prothétique est supérieur à celui de l'énucléation et donne une grande mobilité à l'œil artificiel (Truc).

On peut pratiquer l'évidement toutes les fois que la suppuration aura envahi le vitré et que la perte de l'organe sera irrémédiable. Si l'on intervenait trop tardivement, alors que les tissus péri-oculaires sont envahis par le pus et que l'inflammation orbitaire est considérable, il vaudrait mieux pratiquer l'éviscération.

Les incisions et le curage sont donc insuffisants ; l'évidement convient aux suppurations totales exclusivement intra-oculaires ; l'énucléation est préférable si l'inflammation suppurative est à la fois intra et extra-oculaire. Au point de vue de la prothèse et du moral des patients, l'éviscération reste toujours supérieure à l'énucléation.

III. — TUMEURS

Les tumeurs de la choroïde sont le tubercule, l'angiome, le myome, le sarcome, le carcinome et l'adénome.

La *tuberculose* choroïdienne se rencontre, comme sur l'iris, sous forme disséminée ou solitaire.

Dans la forme *disséminée*, on observe de petites élevures blanc ou jaune rougeâtre, plus ou moins confluentes et nombreuses. Leur développement est assez rapide et leur structure correspond à celle des nodules tuberculeux. Les troubles visuels sont en rapport avec le siège et l'étendue de ces lésions. Il existe toujours de la tuberculose miliaire dans d'autres organes et de ce fait l'expectation doit être la règle ; la douleur seule légitimerait l'énucléation.

La forme *solitaire* est moins caractéristique. Le tubercule est gris clair et assez volumineux. Il se constitue par l'agglomération de plusieurs follicules et coïncide aussi avec des tubercules dans divers organes. La vision est peu troublée. L'affection, insidieuse, doit être recherchée à l'ophtalmoscope.

La tuberculose choroïdienne se propage du côté du corps ciliaire et de l'iris ou dans le sens des nerfs optiques et des méninges, exceptionnellement vers l'œil opposé.

A la longue, la fonte purulente des tubercules produit de l'hypopyon ; le globe oculaire se perfore et des douleurs violentes apparaissent.

La tuberculose choroïdienne, au point de vue vital, est une affection grave, car elle représente une manifestation de la tuberculose générale. Au point de vue oculaire, elle entraîne la perte de l'organe.

L'*angiome*, le *myome* sont des raretés anatomo-cliniques.

Le *sarcome* est relativement fréquent : 1 sur 2000 malades environ. On l'observe à tout âge, mais surtout chez l'adulte et le vieillard. Il reste unilatéral. Le traumatisme a été invoqué sans cause certaine et l'hérédité parfois constatée. D'après les travaux de Fuchs et ceux plus récents de Lagrange, il s'agit ordinairement de sarcome mélanique. Le leuco-sarcome est beaucoup plus rare : 1 sur 10.

Le *mélano-sarcome* est constitué par des cellules embryonnaires et du pigment. Les vaisseaux sont plus ou moins abondants. On le rencontre dans

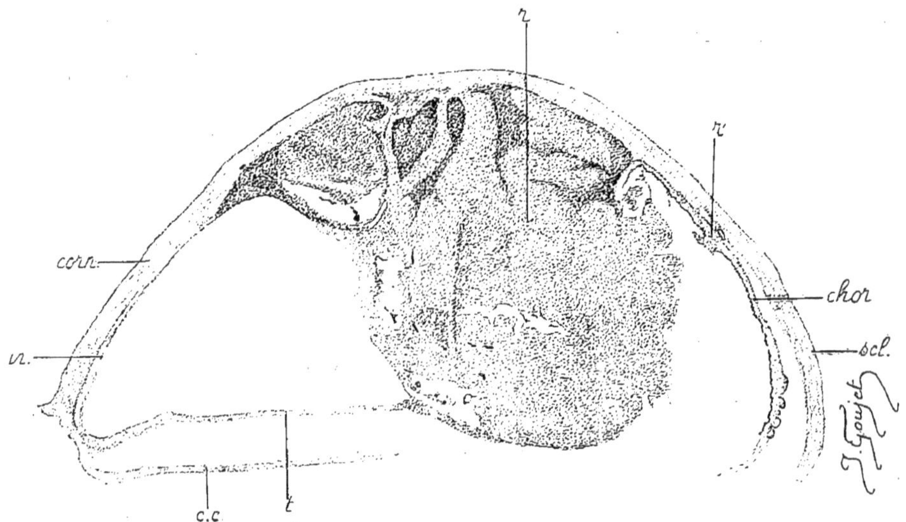

Fig. 198. — Mélano-sarcome fuso-cellulaire de la choroïde. Coupe méridienne de l'œil, faible grossissement (environ 4 fois).

corn, cornée. — *cc*, corps ciliaire. — *chor*, choroïde. — *ir*, iris. — *r*, rétine accolée à la tumeur. — *r'*, rétine libre. — *scl*, sclérotique. — *t*, tumeur.

toutes les parties de l'œil, mais plus souvent dans le tractus uvéal. Ses allures sont assez rapides. La propagation se fait à l'intérieur ou à l'extérieur par les vaisseaux et les nerfs. C'est la forme la plus redoutable, celle dont la généralisation est particulièrement à craindre.

Le *leuco-sarcome* est à cellules rondes ou fusiformes, à vascularisation variable. Il prend naissance surtout dans les parties antérieures ou postérieures de la choroïde. Le sarcome à cellules rondes est plus malin que le sarcome à cellules fusiformes. Le premier, en effet, se développe rapidement, envahit l'orbite et récidive très facilement. On l'observe de préférence chez les jeunes sujets.

Les sarcomes deviennent parfois fibreux, vasculaires, et subissent des transformations muqueuses, calcaires ou osseuses.

Le sarcome, au début, est insidieux. On le rencontre par hasard ou à la suite des troubles amblyopiques. On constate alors une tumeur noirâtre, du volume d'un pois, d'un haricot, qui provoque un soulèvement, un *décollement* de la rétine. Dans la suite, après plusieurs mois, surtout chez l'adulte et le vieillard, l'œil rougit, devient douloureux, glaucomateux. L'hypertonie

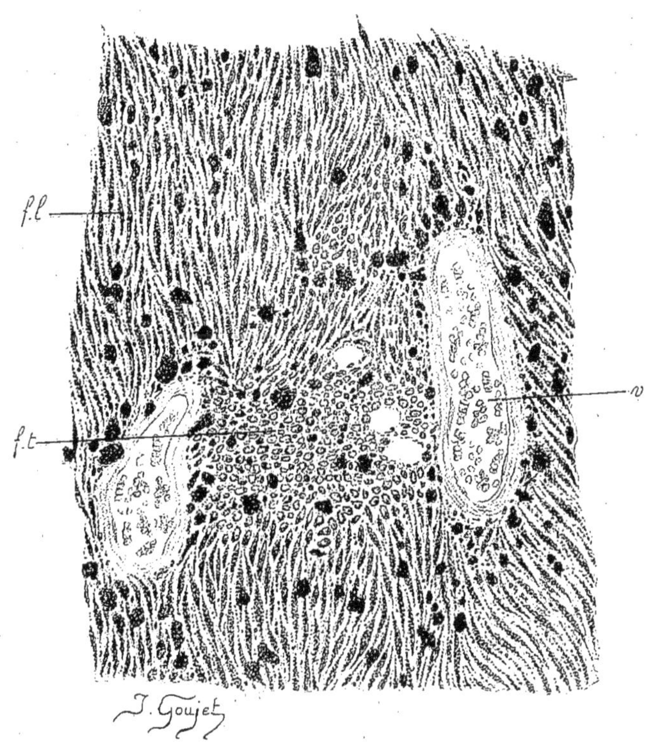

Fig. 199. — Mélano-sarcome fuso-cellulaire de la choroïde. Coupe passant par le centre de la tumeur pour montrer sa constitution histologique ; plus fort grossissement. (Oc. 2, obj. 6, Stiassnie.) (Voir fig. 198.)

f.l, faisceau de cellules fusiformes coupé longitudinalement. — *ft*, faisceau coupé transversalement. — *v*, vaisseau sanguin.

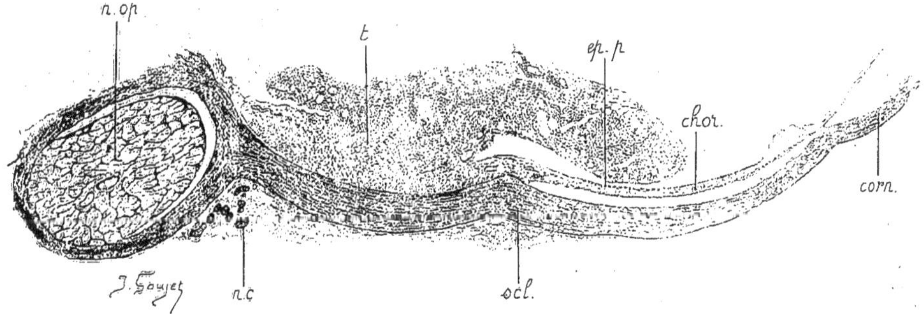

Fig. 200. — Leuco-sarcome de la choroïde. Coupe de l'œil passant par la tumeur ; faible grossissement (environ 4 fois).

corn, cornée. — *scl*, sclérotique. — *chor*, choroïde. — *epp*, grosses cellules rondes chargées de pigments (épithélium pigmentaire de la rétine). — *t*, tumeur. — *nc*, nerfs ciliaires. — *nop*, nerf optique.

peut faire défaut chez les enfants. Plus tard encore, le globe oculaire se bosselle, se perfore, une tumeur grisâtre, gris noirâtre, envahit les paupières, l'orbite devient fongueuse et saignante. Les masses sarcomateuses peuvent devenir énormes et donner aux patients un aspect horrible. Enfin, si l'on n'intervient pas, la généralisation néoplasique dans le cerveau ou le foie conduit le patient au marasme et à la mort ; celle-ci se produit par propa= gation directe ou par embolie.

Le sarcome se reconnaît au début soit à l'ophtamoscope seul, soit par le décollement, l'irido-cyclite ou le glaucome qu'il provoque. On doit donc se méfier des décolle- ments en dehors de la myopie, chez les adultes, comme du glau= come chez les jeunes sujets. On distingue la tumeur sarcoma= teuse d'un décollement simple de la rétine à sa vascularisation spéciale anastomotique, très dif= férente de la vascularisation bran- chée de la rétine ; ce caractère est pathognomonique.

Le leuco-sarcome est plus pâle que le mélano-sarcome et d'ailleurs beaucoup plus rare. L'examen microscopique seul, toutefois, établira la véritable nature, la variété et les parti= cularités vasculaires ou dégéné= ratives de la tumeur.

Le *pronostic* oculaire est fatal et le pronostic somatique assez grave, car le mélano-sarcome se généralise volontiers. Le pronos= tic du sarcome mélanique de la choroïde dépend (A. TERSON) : 1° *de la couleur ;* la variété mélanique paraît plus grave que le leuco= sarcome ; 2° *de la forme histolo-*

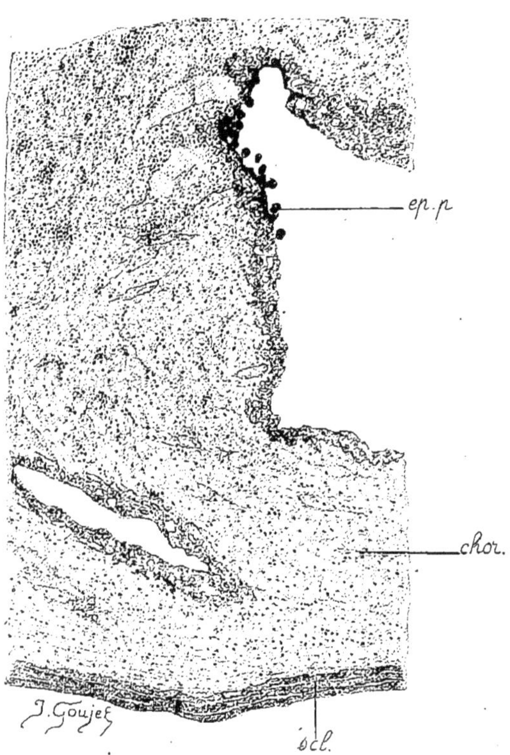

Fig. 201. — Leuco-sarcome de la choroïde. Coupe de la partie antérieure du pédicule de la tumeur pour montrer les cellules pigmentées placées contre ce pédicule ; fort grossissement. (Oc. 2, obj. 4, Stiassnie.) (Voir fig. 200.)

scl, sclérotique. — *chor*, choroïde. — *epp*, grosses cel- lules rondes, chargées de pigments (épithélium pigmentaire.)

gique ; celle à cellules rondes semble plus dangereuse ; 3° *de la période de la tumeur* au moment de l'opération ; les formes avancées récidivent avec faci= lité localement, bien que cette condition ne paraisse pas comporter un pro= nostic également défavorable quant aux métastases ; 4° *du mode opératoire ;* l'énucléation avec résection du nerf optique semble aussi sûre que les autres méthodes ; 5° *de l'âge du malade ;* les sujets jeunes semblent plus prédispo= sés aux métastases ; 6° *de la teneur en glycogène de la tumeur ;* ce signe ne paraît pas avoir une grande valeur pour les sarcomes mélaniques.

L'énucléation hâtive constitue le seul traitement. Le nerf optique et ses gaines étant envahis de bonne heure dans les formes mélaniques et globo-cellulaires, l'évidement de l'orbite sera généralement indiqué (LAGRANGE).

Le *cancer métastatique* de la choroïde a été plusieurs fois constaté, même dans les deux yeux. On l'a surtout observé à la suite d'épithéliome,

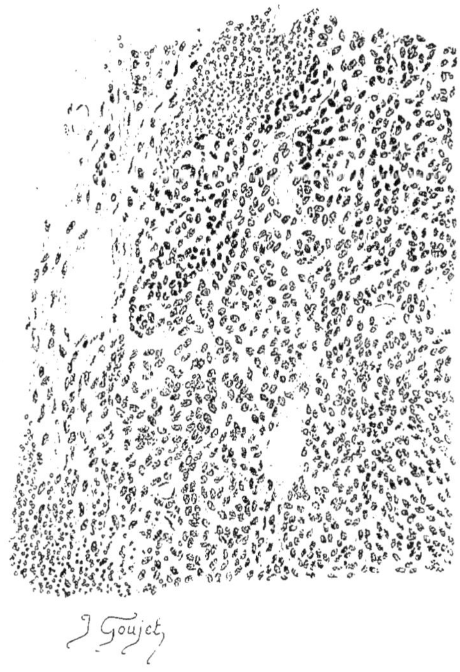

Fig. 202. — Leuco-sarcome de la choroïde. Portion de la tumeur vue à un fort grossissement. (Oc. 2, obj. 8. Stiassnie. (Voir fig. 200.)

de carcinome ou d'adénome (GAYET) du sein. Il s'agit probablement d'emboles, ce qui explique sa prédilection pour la choroïde, très vasculaire. L'expectation, sauf douleurs excessives, doit être la règle.

IV. — ANOMALIES

Elles comprennent l'albinisme et le colobome.

L'*albinisme* est constitué par la non-pigmentation des cellules choroï-diennes. L'albinisme peut être complet, incomplet ou partiel. Indépendam-ment de l'absence de pigment dans le système pileux, l'iris est dépourvu de pigment. On reconnaît, à l'examen ophtalmoscopique, tous les détails des vaisseaux choroïdiens. Le fond de l'œil, vu à la lumière directe, est rose. Il y a généralement du nystagmus joint à de l'amblyopie. La myopie concomi-tante est rare. Le traitement consiste dans l'emploi de verres bleus ou fumés et en la correction exacte de l'amétropie. Il ne faut pas oublier, d'ailleurs, que par le fait de l'âge, il peut se développer du pigment qui diminue l'amblyopie et que la guérison est presque la règle dans l'albinisme partiel.

Le *colobome* est constitué par une plaque blanchâtre, d'aspect tendineux, de dimensions variables, à forme ovalaire, triangulaire, bordée de pigment, située en bas et en dedans entre le nerf optique et le corps ciliaire. Des colobomes de l'iris, de la macula, du nerf optique, d'autres anomalies coexistent souvent. On note parfois de la microphtalmie.

L'amblyopie, les scotomes, le nystagmus sont habituels. Les phénomènes visuels dépendent de l'étendue du colobome, des lésions rétiniennes, des troubles cérébraux.

Dans le colobome choroïdien, il existe de la dépression sclérale et une absence totale de la choroïde et de la rétine ; on y a, toutefois, démontré des vestiges rétiniens.

Le colobome peut se rencontrer au niveau de la macula. Ce *colobome maculaire* est plus ou moins étendu et bordé de pigment. La vision est moins affaiblie qu'on ne serait porté à le croire *a priori*. L'origine du colobome maculaire est difficile à interpréter avec l'hypothèse générale d'un défaut de fermeture de la fente choroïdienne ; il faudrait admettre que celle-ci eût tourné d'un quart de cercle sur son axe.

Le colobome résulte, d'après les classiques, de l'occlusion incomplète de la fente choroïdienne. Les deux bords de la gouttière primitive ne se soudent pas et un mince tissu conjonctif représente seul la rétine et la choroïde. Les extrémités de la gouttière se réunissant les dernières, les colobomes optiques et iriens peuvent se produire plus longtemps et sont, en effet, plus fréquents que ceux de la choroïde. On est porté aujourd'hui à voir, dans les colobomes, des restes d'affections oculaires intra-utérines. Ces deux opinions ne sont pas, d'ailleurs, absolument contradictoires.

CHAPITRE XII

MALADIES DU VITRÉ

I. — BLESSURES

Elles comprennent les contusions ou des plaies par instruments piquants, tranchants, contondants, et par armes à feu, avec ou sans corps étrangers.

Dans les contusions simples, il survient des hémorragies plus ou moins abondantes, venant des membranes uvéales ou rétiniennes. Le sang trouble la vue, mais peut facilement se résorber. Il persiste quelque temps des exsudats filamenteux ou membraneux qui gênent la vision. Des lésions diverses peuvent coexister.

Les plaies larges entraînent une perte variable de vitré ; les plaies étroites, peu ou pas ; mais l'infection est possible et provoque alors des accidents plus ou moins graves.

L'écoulement du vitré n'est par lui-même fâcheux que s'il est abondant. Une perte minime reste sans importance ; l'issue du tiers ou de la moitié de la masse totale entraîne généralement une atrophie du globe.

Les *corps étrangers* sont très variables dans leur nature, leurs dimensions, leur siège, leur septicité. L'hémorragie traumatique les masque au début ; plus tard, si la transparence oculaire reparaît, on les reconnaît à l'éclairage simple ou ophtalmoscopique. On peut aussi préjuger de leur volume, de leur forme ou de leur siège par les commémoratifs, l'examen de la plaie, les phénomènes réactionnels. Quand il s'agit de corps magnétiques, l'emploi de l'électro-aimant sait démontrer leur présence dans l'œil ; en approchant l'aimant du globe, le corps étranger est attiré, se déplace et provoque de vives douleurs. L'extraction avec l'électro-aimant doit être toujours tentée, pour le fer et l'acier, soit par la plaie traumatique, soit à travers une incision cornéenne ou sclérale. Les résultats publiés dans ces dernières années, les statistiques de HILDEBRAND et HIRSCHBERG démontrent l'utilité de cette pratique. Il est avantageux d'agir de bonne heure, car on conserve généralement l'œil et même, dans un tiers ou un quart des cas, une vision plus ou moins convenable.

Pour tous les autres corps étrangers, l'extraction n'est utile que s'il y a réaction notable, ou si l'opération n'est pas trop risquée. Le cuivre est particulièrement dangereux.

L'extraction étant impossible ou nuisible, l'œil irrité, les phénomènes sympathiques se trouvant déclarés ou imminents, on doit procéder à l'énucléation de l'œil.

Les *entozoaires*, le *cysticerque celluleux* surtout, agissent comme corps étrangers. On les reconnaît, au début, à l'ophtalmoscope et on peut les extraire avec des pinces, des crochets, à travers une incision scléroticale méridienne.

II. — INFLAMMATIONS

Hyalites. — Les inflammations ont peu de prise sur le vitré, en raison de sa structure spéciale et de sa nutrition chorio-rétinienne. Elles sont d'ordinaire consécutives à celles du tractus uvéal ou de la rétine. Certaines irritations directes occasionnent cependant, dans le vitré, la formation de cellules lymphoïdes et peut-être provoquent le retour à l'état embryonnaire des cellules normales.

L'inflammation du vitré est plastique, suppurative, hémorragique ; elle est caractérisée objectivement par des corps flottants et un trouble général dénommé *synchisis*.

L'*hyalite plastique* est constituée par des filaments épais, des membranes larges, grisâtres, qui occupent la masse vitrée, se rétractent et entraînent des altérations des membranes profondes. Les plaies, les corps étrangers, certaines hémorragies spontanées provoquent cette affection. La régression est possible, mais seulement dans les formes bénignes. Traitement par les mydriatiques, la chaleur, la pilocarpine, etc.

L'*hyalite suppurée* est primitive et traumatique, ou secondaire et consécutive à une infection tardive par pénétration de microbes à travers un leucome adhérent. Il en résulte une atrophie ou la perforation du globe. L'évidement ou l'énucléation deviennent généralement nécessaires.

L'*hyalite hémorragique* correspond simplement aux hémorragies traumatiques et spontanées qui se produisent dans le vitré, se résorbent ensuite ou s'y organisent en flocons et membranes épaisses. Traitement général, pilocarpine.

Opacités. — Elles constituent la myodopsie ou myodésopsis (μυιωδότις, semblable aux mouches, ὄψις, vue). Ce sont les mouches volantes produites

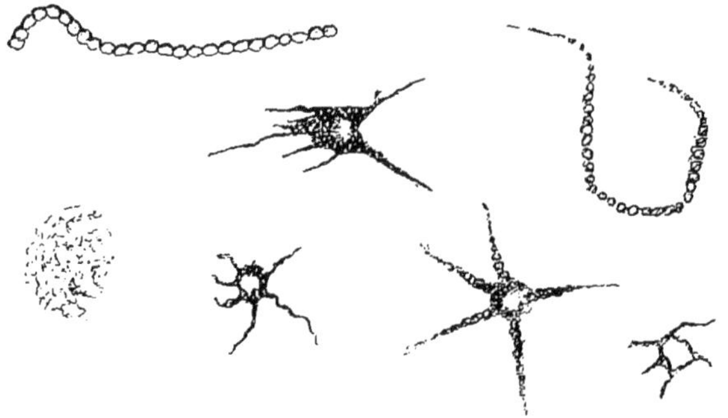

Fig. 203. — Opacités du vitré; filaments et poussières.

par des exsudats divers et résultant de l'inflammation des membranes oculaires profondes. On a d'abord cru qu'elles siégeaient dans l'humeur aqueuse ou le cristallin, puis enfin on les a localisées dans le vitré. Ce sont des poussières, des filaments, des membranes.

Les *poussières* représentent de fins corpuscules agglomérés, siégeant dans les parties antérieures ou postérieures du vitré. Troubles, elles gênent beaucoup la vision et donnent à l'humeur vitrée l'aspect jumenteux (DES-MARRES), c'est-à-dire celui de l'urine trouble des herbivores. On les observe surtout dans les choroïdites syphilitiques.

Les *filaments* rappellent des bâtonnets, des corps allongés, branchus, irréguliers qui se tassent, s'enchevêtrent et altèrent plus ou moins la vision.

Les *membranes* forment des placards flottants plissés, comme des loques en mouvement, ou encore d'épaisses toiles d'araignée. Elles traversent l'œil en diverses directions et sont accompagnées de filaments, de poussières.

Les opacités du vitré se manifestent au patient sur un fond clair et gênent la perception des objets ; elles s'interposent toujours entre eux et lui. On les constaté parfois directement avec le miroir ophtalmoscopique plan ou con-cave. On peut mieux encore les examiner par l'observation directe avec un fort verre convexe derrière le miroir. Quand le trouble oculaire est excessif, il devient avantageux de pratiquer l'examen après un repos oculaire prolongé.

Quelles que soient leur forme ou leur mobilité, les corps flottants sont constitués par des exsudats. Irilis, irido-choroïdites, rétino-choroïdites, névrites, hémorragies dans la syphilis, la cataracte, la myopie en sont la cause habituelle.

Une fois produits, les corps flottants disparaissent lentement ou persis-tent ; néanmoins les exsudats consécutifs aux épanchements sanguins se résorbent assez rapidement

Les troubles jumenteux guérissent mieux et plus vite que les troubles filamenteux ; les membranes ne se résorbent qu'incomplètement

Le *traitement* comprend les diurétiques, les sudorifiques, les laxatifs, les révulsifs, les myotiques ou les mydriatiques alternativement, enfin et surtout le repos fonctionnel et les iodures.

Les courants continus et faradiques, de courte durée et de faible inten-sité, ont donné de bons résultats.

La division ou l'ablation des larges membranes a été proposée, mais ce sont là des moyens peu favorables.

Synchisis. — Le synchysis — σύγχυσις, confusion — correspond au ramol-lissement du vitré et paraît consécutif aux inflammations des membranes profondes, choroïdites ou rétinites. Des corps flottants existent toujours et présentent une grande mobilité. Si le vitré sort de l'œil à la suite d'une opé-ration ou d'un traumatisme, il est fluide, presque aqueux.

On attribuait autrefois au synchisis le tremblotement irien ou iridonésis, l'hypotonie, etc. Il n'y a, entre ces divers états, aucun rapport habituel.

On rencontre parfois, dans le vitré ramolli, des corps brillants, miroitants qui caractérisent l'affection connue sous le nom de *synchisis étincelant*. Elle s'observe surtout à la suite d'altérations graves du fond de l'œil, mais elle peut coïncider avec une acuité normale et une intégrité parfaite des mem-branes profondes. On y a constaté des cristaux de cholestérine et de la tyrosine (PONCET). Les éléments pigmentés de la rétine et de la choroïde en seraient la source. On en trouve dans la chambre antérieure et le vitré. PANAS, dans le synchisis produit chez les lapins par la naphtaline, a prétendu que les lésions initiales se formaient sur la rétine.

Le vitré contient plus ou moins de paillettes brillantes et mobiles. On les découvre, en avant, à l'éclairage oblique, et, en arrière, à l'éclairage direct, avec l'ophtalmoscope pourvu d'un verre convexe de 15 à 20 dioptries.

Le synchisis n'est guère modifiable par les agents thérapeutiques. Trai-tement symptomatique.

Décollement du vitré. — Soit que le vitré se rétracte, soit que les membranes se distendent, soit enfin que des hydropisies partielles survien-nent, le décollement se produit quelquefois. Il existe surtout en avant ou en arrière et s'observe après les blessures, les corps étrangers, les hyalites plastiques. On a fait jouer un rôle très considérable à la rétraction du vitré dans la pathogénie de certains décollements de la rétine.

III. — ANOMALIES

Les anomalies congénitales du vitré sont le colobome et la persistance de l'artère hyaloïdienne.

Le *colobome* est exceptionnel et coïncide presque toujours avec le colobome de l'iris ou de la choroïde. On constate, en bas du vitré, une cloison blanchâtre correspondant à l'ancienne gouttière ou fente choroïdienne.

La *persistance de l'artère hyaloïdienne* est rare. Les cataractes congénitales la masquent habituellement et la font peut-être souvent méconnaître. Elle est caractérisée par un filament grisâtre qui part du centre de la papille et aboutit au pôle postérieur du cristallin ou reste flottant dans le vitré. La gaine lymphatique de cette artère, ou canal de CLOQUET, peut aussi coexister.

Dans la *persistance du canal de Cloquet*, il existerait une dilatation ampullaire de la papille et des filaments flottants dans le vitré.

Il s'agit, dans tous les cas, de vestiges de l'artère et de la gaine vasculaire qui, chez le fœtus, vont de la papille optique à l'appareil cristallin et à la pupille, à travers le vitré.

CHAPITRE XIII

OPHTALMIE SYMPATHIQUE

On appelle ainsi une irritation développée dans un œil dit *sympathisé* sous l'influence des lésions du congénère dit *sympathisant*.

Elle a été décrite d'abord par DEMOURS, quoique connue antérieurement, mais désignée sous le nom d'ophtalmie sympathique par MACKENSIE.

Depuis cette époque, les recherches, qui ont surtout porté sur la pathogénie et le traitement, se sont multipliées.

L'ophtalmie sympathique est relativement rare : 1 cas sur 500. C'est une affection généralement constituée par de l'irido-cyclite ou de l'irido-choroïdite. Toutefois, elle peut se manifester par l'inflammation ou l'irritation fonctionnelle de diverses parties de l'œil. Le tableau suivant, emprunté à GALEZOWSKI, est très compréhensif.

LÉSIONS SYMPATHIQUES. — *Forme commune* : irido-cyclite ; c'est l'ophtalmie sympathique proprement dite ; *formes rares* : conjonctivite, kératite, iritis, rétinite ou chorio-rétinite, névrite optique et atrophie papillaire, décollement de la rétine, glaucome.

Névroses sympathiques. — *Troubles de sécrétion :* larmoiement ; *troubles de mouvement,* blépharospasme ; *troubles d'accommodation :* parésie, spasme accommodateur, asthénopie ; *troubles de la sensibilité rétinienne :* amblyopie, rétrécissement du champ visuel, dyschromatopsie, photopsies ; *troubles névralgiques :* photophobie, névralgie des nerfs ciliaires et du trijumeau ; *accidents cérébraux :* attaques d'épilepsie.

Les lésions anatomiques correspondent à l'*inflammation sympathique,* tandis que les troubles fonctionnels se rapportent plutôt à l'*irritation sympathique.* Cette distinction présente une certaine importance thérapeutique.

Symptômes. — Au point de vue clinique, il faut distinguer trois formes principales : séreuse, plastique, névrosique.

1° *Forme séreuse.* — Elle correspond à l'iritis, à l'irido-cyclite et l'irido-choroïdite séreuses. On note de la rougeur périkératique diffuse, des troubles de l'humeur aqueuse et du vitré avec un dépôt piqueté à la face postérieure de la cornée, parfois un léger épanchement grisâtre. L'iris est terne, la pupille paresseuse et dilatée. Il existe souvent de l'hypertonie.

La vision est très affaiblie, mais l'amélioration et la guérison ne sont pas rares.

2° *Forme plastique.* — C'est l'iritis, l'irido-cyclite et l'irido-choroïdite plastiques. L'inflammation oculaire est vive, le cercle périkératique très marqué. L'iris paraît dépoli, le bord pupillaire rouillé, irrégulier ; la pupille est peu à peu occupée par des fausses membranes épaisses qui la font largement adhérer à la cristalloïde antérieure. Les milieux profonds de l'œil deviennent inéclairables à l'ophtalmoscope.

Les troubles subjectifs sont considérables, sans que les douleurs soient très vives et la vision devient rapidement nulle. L'inflammation peut cependant, mais assez rarement, s'arrêter avant la destruction de l'œil et permettre ultérieurement, par régression partielle, une certaine vision. C'est la forme grave et la seule qui mérite réellement le nom d'ophtalmie sympathique.

3° *Forme névrosique.* — On n'observe ici aucune lésion anatomique, mais seulement des troubles fonctionnels : amblyopie, larmoiement, asthénopie, etc.

Quelle que soit sa forme, l'ophtalmie sympathique ne débute pas brutalement ; elle s'annonce volontiers par des prodromes plus ou moins marqués, de la photophobie, du larmoiement, de la lourdeur, parfois un peu de douleur oculaire. Cette *irritation* sympathique peut persister telle quelle pendant des années. On voit des malades porteurs d'anciens moignons atrophiques ou de leucomes adhérents, avec ou sans atrophie cornéenne, présenter pendant des années seulement un excès de sensibilité à la lumière et du larmoiement.

S'il arrive que la sympathie se manifeste d'emblée par les symptômes habituels de l'*inflammation* irienne, irido-cyclique, irido-choroïdienne ou même chorio-rétinienne, on constate alors les divers phénomènes de l'iritis ou de l'irido-choroïdite séreuse ou plastique : cercle périkératique, exsudats pupillaires, sensibilité oculaire, douleurs péri-orbitaires, troubles des milieux, affaiblissement, abolition de la vision.

On note tous les degrés, de la simple poussée irienne à l'occlusion pupillaire complète, depuis la diminution visuelle légère jusqu'à l'amaurose absolue. Il peut se produire une ou plusieurs poussées inflammatoires ; si même un traitement radical n'est pas appliqué, on observe des poussées successives et de l'atrophie de l'œil sympathisé.

Étiologie. — L'ophtalmie sympathique est généralement consécutive à une irido-cyclite traumatique, accidentelle ou opératoire, avec ou sans corps étranger. Elle survient à des époques variées. D'ordinaire, elle se montre à la période inflammatoire de l'œil primitivement affecté et cette période inflammatoire peut survenir plus ou moins longtemps après la première atteinte. On voit des yeux blessés, enflammés, atrophiés, subir des poussées irritatives tardives après un calme prolongé et provoquer de la sympathie. Enfin, l'œil sympathisant peut avoir encore une certaine valeur visuelle et même la conserver, alors que, par son action morbide, l'œil sympathisé sera devenu complètement aveugle.

On a remarqué que les yeux foncièrement détruits sont peu dangereux pour leurs congénères. Un œil panophtalme provoque rarement de la sympathie ; il en est de même pour les atrophies considérables, à moins que des incrustations calcaires ou des productions osseuses n'y existent.

Les atrophies du segment antérieur sont, aussi, peu sympathisantes. Par contre, les enclavements iriens, les plaies scléro-cornéennes provoquent fréquemment l'ophtalmie sympathique.

Pathogénie. — Plusieurs théories ont été émises pour l'interprétation des phénomènes de l'ophtalmie sympathique : théories optique, ciliaire, parasitaire.

1° Mackensie pensait que l'inflammation, partie de l'œil sympathisant, suivait, pour aboutir à l'autre œil, le nerf optique et le chiasma. On abandonna ultérieurement cette hypothèse en remarquant que l'inflammation sympathique ne revêt pas toujours la forme d'une névrite ou d'une neuro-rétinite ;

2° Plus tard, avec Donders, les nerfs ciliaires, nombreux dans le tractus uvéal, très nombreux dans sa partie antérieure dont les lésions sont si souvent cause de sympathie, furent accusés ; les ciliaires des deux yeux n'étant pas en rapport immédiat, on admettait une voie réflexe ;

3° Les vaisseaux sanguins furent également mis en cause, mais sans démonstration suffisante. Motais a récemment insisté sur les anastomoses veineuses comme voie de propagation de l'ophtalmie sympathique. Les espaces lymphatiques, allant manifestement d'un œil à l'autre, ont été surtout incriminés ;

4° L'infection fut indiquée par Snellen, puis défendue par Deutschmann. Ce dernier a fait une série d'expériences qui l'ont amené à conclure que l'ophtalmie sympathique est infectieuse et provoquée par le transfert de germes d'un œil à l'autre, à travers les espaces lymphatiques qui entourent le nerf optique. Il surviendrait ainsi, dans l'œil sympathisé, une lymphangite dont la source se trouverait dans l'œil sympathisant. Il s'agirait d'une véritable ophtalmie par migration de germes à travers les voies lymphatiques ; Deutschmann l'appelle *ophtalmie migratrice*. Malheureusement, les recherches de cet auteur ne sont pas confirmées, au contraire. On ne constate pas, en effet, dans le second œil, les microbes injectés dans le premier et on ne produit pas d'ophtalmie sympathique par ce moyen. Non seulement on ne trouve pas de microbes, mais encore l'absence de fièvre fait penser que leurs produits de sécrétion ne sont pas plus qu'eux-mêmes la cause de cette redoutable affection.

L'infection pourrait, d'ailleurs, être transmise d'un œil à l'autre par les vaisseaux, les nerfs ciliaires et optiques aussi bien que par les espaces lymphatiques. Mais, quoique probable, elle n'est pas encore suffisamment démontrée. Il est possible que le microbe de l'ophtalmie sympathique soit inconnu à cause de sa petitesse. Raehlmann croit l'avoir vu dans le corps vitré d'un œil atrophique fraîchement énucléé, en se servant d'un grossissement de 2 400 diamètres obtenu à l'aide de l'éclairage ultra-microscopique de Siedentopf et Zsigmondy. D'après Römer, l'ophtalmie sympathique de l'homme donne l'impression d'une infection pathogène pour l'œil, mais indifférente pour le reste de l'organisme et qui pénètre dans l'autre œil par métastase. Leber, zur Nedden rappellent que l'ophtalmie sympathique s'accompagne quelquefois d'une méningite.

Des deux conditions nécessaires à l'ophtalmie sympathique, existence d'une influence sympathisante et transmission à l'autre œil, laquelle est la plus difficile à réaliser? Schirmer pense que c'est cette dernière, tandis que Fuchs ne croit pas que la transmission exige un temps si long, mais que le microbe sympathisant se cultive seulement dans certaines conditions.

Les principaux problèmes à résoudre sont, d'après Fuchs, la découverte de l'agent pathogène de l'ophtalmie sympathique, de la voie de sa transmission à l'autre œil et surtout le diagnostic de l'ophtalmie sympathisante. C'est ce dernier problème qui est le plus important. Sur 100 yeux énucléés, 13 seulement étaient sympathisants, donc on a énucléé 87 yeux qu'on aurait pu laisser. Malgré cela, en l'absence de toute certitude qu'un œil donné ne deviendra pas sympathisant, Fuchs n'hésite pas à conseiller fermement l'énucléation dans tous les cas suspects.

Pronostic. — L'ophtalmie sympathique est une affection d'une extrême gravité puisqu'elle peut entraîner la cécité complète. Cependant, une guérison absolue ou relative est souvent obtenue par un traitement hâtif. On peut dire, en outre, que le pronostic dépend de la forme même de l'ophtalmie sympathique. Il est favorable dans la simple irritation névrosique, assez bon dans l'iritis séreuse, et détestable dans l'irido-choroïdite plastique.

Diagnostic. — L'ophtalmie sympathique ne présente véritablement aucun caractère typique, *sui generis ;* en attendant un critérium microbien, il s'agit donc d'un simple diagnostic de probabilité. On songera cependant à cette affection quand, après lésion d'un œil, l'autre œil présente des phénomènes irritatifs : larmoiement, photophobie, amblyopie, etc. On l'admet quand elle entraîne de la rougeur, des exsudats irido-choroïdiens et une diminution extrême de la vision ; enfin, on doit la prévoir en présence d'une plaie irido-ciliaire, d'un corps étranger, etc. La forme irritative sera aisément distin-guée, à l'examen direct, de la forme séreuse ou plastique.

Traitement. — Le traitement est médical ou chirurgical. *Médical*, il est constitué par le mercure en frictions, le calomel, les sangsues, les injections sous-conjonctivales de sublimé ainsi que dans le moignon (Abadie). Le malade sera maintenu dans l'obscurité ou mieux l'œil couvert d'un bandeau noir. *Chirurgical*, il comprend l'énucléation, la névrotomie optico-ciliaire, l'éviscération. La névrotomie et l'éviscération ne sont pas suffisantes ; l'énu-cléation, jusqu'à nouvel ordre, doit être préférée.

On énucléera si l'œil atteint est détruit ou menace le congénère, s'il y a irritation ou inflammation sympathiques. Dans quelles limites l'énucléation préventive met-elle à l'abri de l'ophtalmie sympathique ? Il n'existe aucune observation authentique d'ophtalmie sympathique développée après l'énu-cléation préventive plus tard que la 7ᵉ semaine (Dianoux).

Quand la sympathie est déclarée, il faut énucléer l'œil sympathisant et traiter médicalement, comme il est indiqué plus haut, l'œil sympathisé. A ce moment, toutefois, il est déjà bien tard, car non seulement l'inflammation sympathique n'est pas toujours enrayée, mais encore on peut la voir s'ag-graver.

CHAPITRE XIV

GLAUCOME

On désigne sous le nom de glaucome une affection complexe dont le phé-nomène primordial est l'augmentation de la tension intra-oculaire.

L'état glaucomateux survient sans lésion oculaire antérieure apparente et constitue le *glaucome primitif*, appelé simplement glaucome ; ou bien il est consécutif à une lésion oculaire antérieure et forme le *glaucome secon-daire*.

Le glaucome primitif est aigu, subaigu, irritatif ou chronique ; il présente souvent des *prodromes ;* enfin, il aboutit à la perte totale de la vision, *glau-come absolu*, et parfois à la *dégénérescence glaucomateuse* du globe.

Les anciens pensaient que le glaucome siégeait dans le cristallin. Brissɛau en fit une lésion du vitré et Wenzel une maladie de la rétine et du nerf optique ; Sichel père, d'après Cannstadt et Chelius, croyait à de la choroïdite. Cette dernière idée n'est pas encore tout à fait abandonnée.

Weller nota le premier l'hypertonie. Avec l'ophtalmoscope, les notions sur le glaucome se développèrent. Jæger, puis de Græfe admirent toutefois que la papille était bombée, mais à la suite des recherches de Foerster, de Weber, H. Müller et de Græfe même (1857), on reconnut son excavation.

Guérin, de Lyon, et Mackenzie pratiquaient des ponctions scléroticales et Desmarres père, des paracentèses pour diminuer le trop-plein de l'œil. Toutefois, c'est à de Græfe que revient le mérite d'avoir solidement établi la symptomatologie et le traitement du glaucome ; c'est à lui encore que l'on doit l'heureuse application de l'iridectomie à cette affection. Priestley Smith, Quaglino, de Wecker ont largement contribué à compléter l'œuvre de de Græfe, et ces derniers ont placé, à côté de l'iridectomie, la sclérotomie qui rend parfois d'assez bons services.

D'une manière générale, on peut dire que le glaucome n'est pas une véritable entité morbide, mais simplement un syndrome caractérisé par l'hypertonie, la diminution de la vision et l'excavation du nerf optique.

L'*hypertonie* est plus ou moins marquée. Faible dans les formes aiguës, elle est parfois excessive dans les formes chroniques. Elle entraîne d'ordinaire, par compression des nerfs ciliaires, des douleurs péri-orbitaires et de l'insensibilité cornéenne. On doit l'attribuer à un excès de sécrétion ou à une insuffisance d'excrétion, en tout cas à la rupture de l'équilibre normal entre la sécrétion et l'excrétion intra-oculaires. L'hypertonie domine la symptomatologie du glaucome et en explique les diverses manifestations.

La *diminution de la vision* est plus ou moins rapide suivant l'acuité du glaucome ; elle procède par crises ou survient progressivement. Elle porte sur l'acuité et le champ visuel du côté nasal. La compression neuro-rétinienne et les troubles consécutifs de nutrition l'expliquent aisément.

L'*excavation du nerf optique* se manifeste au niveau de la papille ; elle est produite par l'insuffisance de résistance de la lame criblée. Cette excavation est caractéristique. Elle est en effet profonde, en marmite, et les vaisseaux papillaires font un crochet marqué sur ses bords ; elle se distingue de l'excavation physiologique qui reste légère et centrale, comme de l'excavation atrophique qui se fait en pente douce et coïncide avec une atrophie nerveuse complète.

Prodromes. — Ils sont constitués par de l'obnubilation visuelle, l'existence de cercles irisés tout autour des lumières, la dureté de l'œil, une certaine faiblesse accommodative, une dilatation moyenne de la pupille, la lourdeur ou la douleur péri-orbitaire, avec plus ou moins d'injection oculaire. On constate parfois, dès ce moment, de l'excavation papillaire et des pulsations artérielles au niveau de la papille.

Ces manifestations surviennent après des excès de fatigue, de travail, de table, à la suite de suppression de flux hémorroïdal, par le fait d'une gêne circulatoire, d'une dilatation pupillaire ; elles sont plus ou moins durables. On les constate pendant plusieurs heures et elles disparaissent lentement ou brusquement, d'ordinaire pendant le sommeil. Elles reviennent parfois périodiquement, mais aussi à des périodes variables, après des semaines ou des mois. C'est le *glaucome intermittent*.

D'après Bitzos, le glaucome débuterait toujours par une papillite. Les troubles fonctionnels sans lésion n'existeraient pas, et le glaucome prodromique n'aurait pas sa raison d'être, à moins que l'on n'appelât ainsi l'ensemble des phénomènes glaucomateux qui précèdent l'hypertonie.

La *crise prodromique* passée, tout rentre dans l'ordre : la vision se rétablit, les cercles irisés et le trouble cornéen disparaissent, la tension diminue, etc. Il n'est pas rare, toutefois, de constater une paresse accommodative progressive et un peu de varicosité des vaisseaux ciliaires antérieurs. Enfin, dans un certain nombre de cas, l'œil ne revient pas complètement à l'état normal, mais conserve l'aspect glaucomateux ; l'acuité diminue, la papille s'excave et il s'établit l'état qui caractérise le glaucome chronique simple.

Le glaucome prodromique a une extrême importance, car il est modifiable par le repos, les moyens généraux, l'ésérine (Laqueur) ou la pilocarpine, au besoin la sclérotomie ; enfin, bien qu'il puisse rester isolé, il fait prévoir et aussi permet de prévenir le glaucome aigu, le glaucome irritatif et le glaucome chronique. Il reste parfois stationnaire pendant des semaines, des mois, même des années.

Glaucome aigu. — Il peut survenir brusquement, comme brutalement, et abattre la vision d'un œil ou même des deux yeux en quelques heures. Assez souvent toutefois, surtout chez les sujets peu âgés, la *crise* ou l'*attaque* est précédée d'une période prodromique plus ou moins significative.

Il est caractérisé par des symptômes objectifs : rougeur oculaire, sécrétion lacrymale, trouble de la cornée, dilatation ovoïde de la pupille, diminution de la chambre antérieure et hypertonie ; par des symptômes ophtalmoscopiques : troubles des milieux, congestion papillaire, pulsations veineuses et artérielles, parfois excavation papillaire ; enfin, par des symptômes fonctionnels : diminution ou abolition de la vue, troubles de réfraction, rétrécissement du champ visuel, cercles irisés autour des lumières, douleurs péri-orbitaires.

Les *douleurs* sont violentes, oculaires et péri-oculaires, s'irradiant sur toutes les branches sensitives du trijumeau et provoquant parfois une agitation extrême, des vomissements, etc.

Le *champ visuel* est très rétréci, surtout du côté nasal, et l'*acuité* peut être réduite à la seule perception de la lumière.

La *rougeur oculaire* est considérable ; on note souvent une injection conjonctivale intense, portant principalement sur le bulbe et la zone périkératique. Les *paupières* peuvent être œdémateuses et la conjonctive chémotique.

La *cornée* paraît dépolie, trouble, et reste peu sensible ou tout à fait insensible au toucher.

La *chambre antérieure* est diminuée, parfois même nulle ; l'*iris* est terne, appliqué contre l'angle péricornéen, et la pupille dilatée, immobile, gris bleuâtre, glauque.

La *tension de l'œil* devient excessive ; le globe est dur, parfois comme une pierre.

Les *milieux* sont troubles, souvent inéclairables. Pas d'excavation papillaire, sauf après plusieurs attaques ou après une période prodromique prolongée.

L'attaque de glaucome aigu dure plus ou moins longtemps ; elle est capable d'entraîner les plus graves désordres Petit à petit, surtout avec un traitement approprié, la vascularisation diminue, la tension baisse, les douleurs s'évanouissent, puis tout revient à l'état normal. D'ordinaire, surtout après plusieurs accès, il persiste une certaine gêne oculaire, une vision amoindrie, et un habitus oculaire caractérisé par la dilatation variqueuse des veines sclérales.

Glaucome irritatif. — On retrouve ici les symptômes atténués du glaucome aigu, et il se produit de petites attaques. L'irritation oculaire est peu vive, les troubles oculaires et fonctionnels sont moindres. On constate l'excavation de la papille et, sur ses bords, des pulsations artérielles. La résolution est souvent incomplète. L'œil reste amblyope, dur, un peu congestionné. Les crises se multiplient et sont plus ou moins intenses.

Il est rare qu'il ne persiste pas, en outre, même durant les périodes d'accalmie, un trouble visuel notable, de la tension oculaire et de la lourdeur péri-orbitaire. Dans ces cas, l'excavation papillaire est assez marquée. Une attaque aiguë ou subaiguë est toujours imminente.

Glaucome chronique. — Désigné encore sous le nom de glaucome chronique simple, c'est la forme la plus commune, celle qu'on rencontre presque journellement dans les cliniques et que les débutants confondent souvent avec la cataracte. Elle comprend, d'ailleurs, un certain nombre d'atrophies optiques d'origines diverses, avec excavation papillaire, et qui n'ont aucun rapport direct avec le glaucome.

L'affection débute sournoisement et se développe progressivement. Il peut survenir une poussée aiguë ou subaiguë, mais d'ordinaire la marche reste absolument régulière.

Les deux yeux sont simultanément ou successivement atteints, mais ils se trouvent, le plus souvent, frappés inégalement, et à intervalle de un ou deux ans.

L'œil affecté de glaucome simple conserve tout d'abord un aspect normal, puis la vision diminue, l'accommodation s'affaiblit, la sensibilité cornéenne devient obtuse, la pupille se dilate et paraît plus ou moins glauque, les vaisseaux ciliaires antérieurs se gonflent, la tension oculaire augmente, le champ visuel se rétrécit en dedans et en bas, enfin les milieux se troublent et la papille s'excave.

La plupart des malades accusent simplement un peu de diminution de

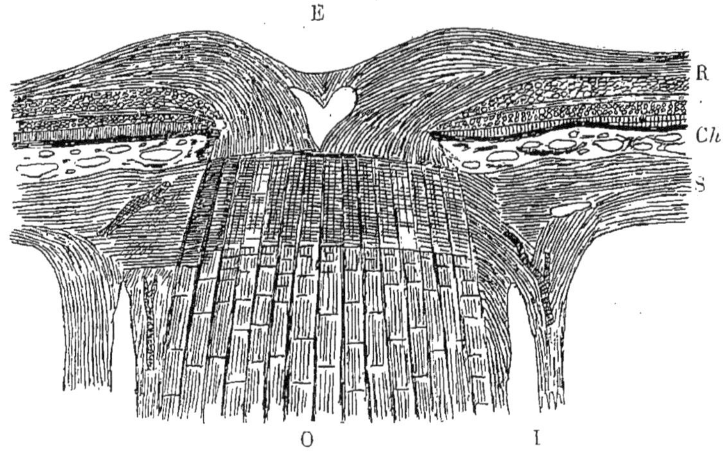

Fig. 204. — Papille normale du nerf optique (ALT).

R, rétine. — *Ch*, choroïde. — S, sclérotique. — O, nerf optique. — I, espace intervaginal.
E, excavation physiologique.

l'accommodation et de la vision ; ils croient souvent à un commencement de cataracte, et le médecin, très légèrement consulté, après un examen extérieur trop sommaire, les confirme assez habituellement dans cette idée.

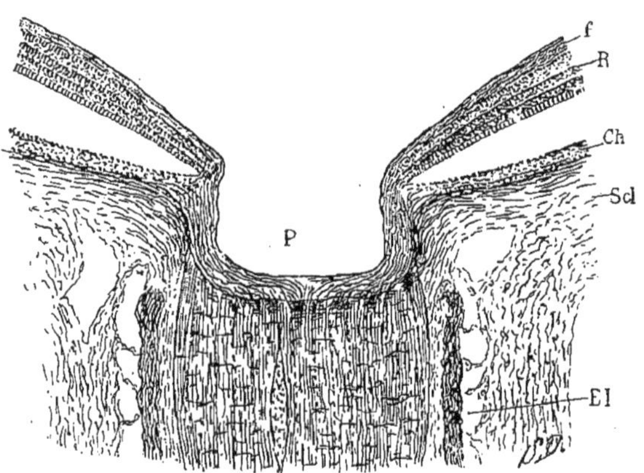

Fig. 205. — Papille dans le glaucome. Coupe longitudinale de l'entrée du nerf optique.

P, excavation glaucomateuse. — R, rétine. - *Ch*, choroïde. — *Scl*, sclérotique. — EI, espace intervaginal
f, couche des fibres nerveuses.

Nous voyons chaque année une dizaine de cas où le glaucome chronique simple est pris pour une opacification cristallinienne ; une observation atten-tive simplement pratiquée à l'éclairage direct éviterait cette grave méprise.

L'examen ophtalmoscopique a, en l'espèce, une valeur exceptionnelle.

On constate que la papille est déprimée en bloc et que les vaisseaux rétiniens font un coude à son pourtour ; cette *excavation* est pathognomonique. Les vaisseaux ont une circulation gênée, les veines sont gonflées sur le bord de la papille, les artères amincies, les capillaires tortueux.

Les bords de l'excavation sont constitués par les bords de la papille et, par altération du voisinage, on observe un halo péri- papillaire atrophique, dit halo glaucomateux.

L'excavation glaucomateuse se reconnaît à la teinte un peu bleuâtre du fond et surtout à l'aspect des vaisseaux qui y plongent en faisant un *crochet* ;

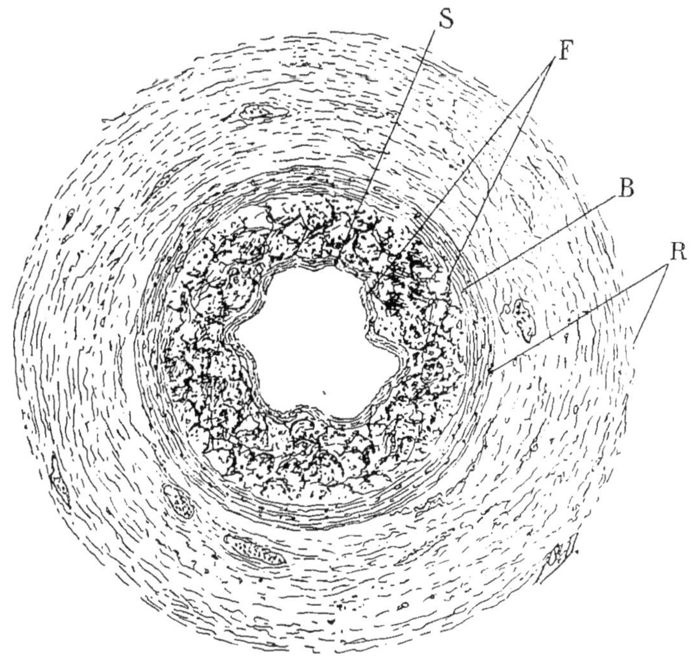

Fig. 206. — Excavation glaucomateuse de la papille, vue d'en haut
(Faible grossissement).

R, surface rétinienne étalée à plat autour de la papille. — B, bord de l'excavation papillaire. — F, parois latérales de l'excavation papillaire. — S, surface de section de l'excavation du côté du nerf optique.

celui-ci est très visible quand le vaisseau ne paraît pas se continuer directement avec lui-même dans le fond de l'excavation. La dépression papillaire peut être plus ou moins profonde ; elle l'est tellement parfois que les vaisseaux disparaissent complètement au bord de l'excavation dans laquelle ils vont s'enfoncer. Ce cas se présente nettement quand la chute du bord de l'excavation est exagérée jusqu'au retrait à pic.

On peut observer tous les degrés de l'excavation, depuis la coudure légère des vaisseaux jusqu'à leur disparition. Dans les excavations très profondes, le fond apparaît bleuâtre et strié ; c'est la lame criblée, mise à nu par l'atrophie de l'extrémité du nerf optique, qui présente cet aspect.

L'excavation glaucomateuse, en effet, ne s'explique pas sans un processus marqué d'atrophie, ce qui avait fait dire à Mauthner qu'il s'agissait dans
ce cas plutôt d'atrophie que de glaucome. Il existe, d'ailleurs, dans la dernière période de l'atrophie optique simple, un enfoncement général de toute
la surface papillaire qui mérite parfois le nom d'atrophie optique avec excavation. Spontanément ou à la moindre pression digitale, il existe des pulsations artérielles et une exagération des pulsations veineuses de la papille.
Ainsi que l'observe de Wecker, dans les cas typiques, les troubles vasculaires, la pâleur et la dépression de la papille, constituent une trilogie symptomatique tellement caractéristique que, s'il y a quelque discordance entre
ses éléments, il faut se tenir en garde contre la possibilité d'une erreur de
diagnostic.

Le champ visuel est aussi très significatif, car il se rétrécit généralement
en dedans et en bas, du côté nasal, et plus rapidement pour le blanc que
pour les couleurs ; cette particularité permettra parfois d'asseoir un diagnostic avec l'atrophie optique dans laquelle le rétrécissement est plus régulier et aussi marqué pour les couleurs que pour le blanc.

A moins de poussée aiguë ou subaiguë, chose rare, le glaucome chronique simple aboutit lentement et progressivement à la cécité complète.

Glaucome absolu. Dégénérescence glaucomateuse. — Il est assez fréquent
de voir les attaques se renouveler et, après une ou plusieurs atteintes ou
une longue durée, aboutir au *glaucome absolu*. L'œil devient alors bleuâtre
et présente parfois des plaques ardoisées, irrégulières, vers la région scléroticale antérieure ; il est plus ou moins dur. Les vaisseaux ciliaires antérieurs sinueux, tirebouchonnés, attestent une gêne circulatoire intra-oculaire notable. La cornée est terne, la chambre antérieure amoindrie, l'iris
très aminci, comme usé, immobile, à pupille dilatée ; enfin, les milieux sont
plus ou moins transparents, la papille excavée.

A la longue, la cornée se dépolit, les parties antérieures de la sclérotique
s'ectasient ; des exsudats se montrent dans la chambre antérieure vers l'angle
iridien, le cristallin s'opacifie (*cataracte glaucomateuse*), et les milieux se
troublent. Il peut même se produire des staphylômes volumineux, des abcès.
Il survient, enfin, de l'atrophie du globe. C'est la période ultime, la *dégénérescence glaucomateuse.*

Glaucome hémorragique. — Ainsi que le remarque de Bourgon dans sa
thèse, on peut trouver des glaucomes et des hémorragies dans diverses
conditions :

1° glaucome aigu ou chronique avec hémorragies intra-oculaires consécutives.

2° glaucome aigu avec hémorragies consécutives à un traumatisme
accidentel ou opératoire ;

3° glaucome consécutif à des hémorragies accidentelles ou opératoires ;

4° glaucome consécutif à une rétinite hémorragique.

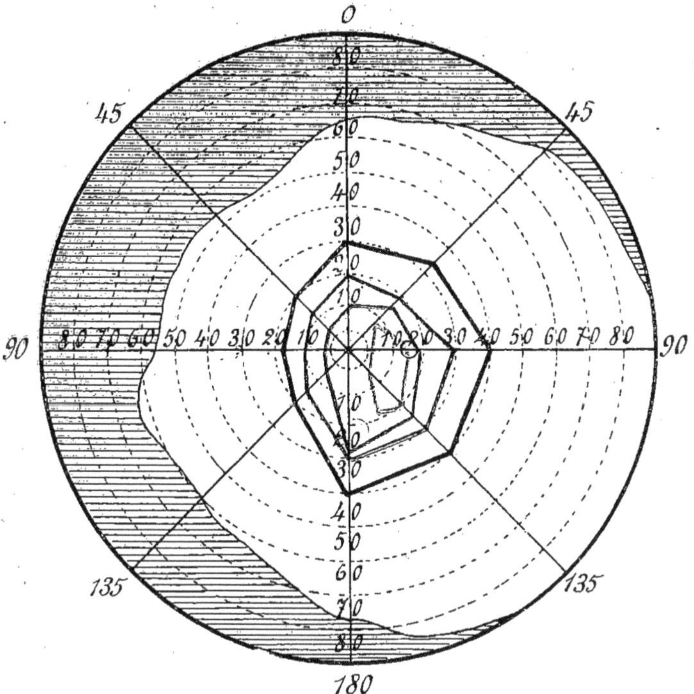

Fig. 5. — Glaucome simple.

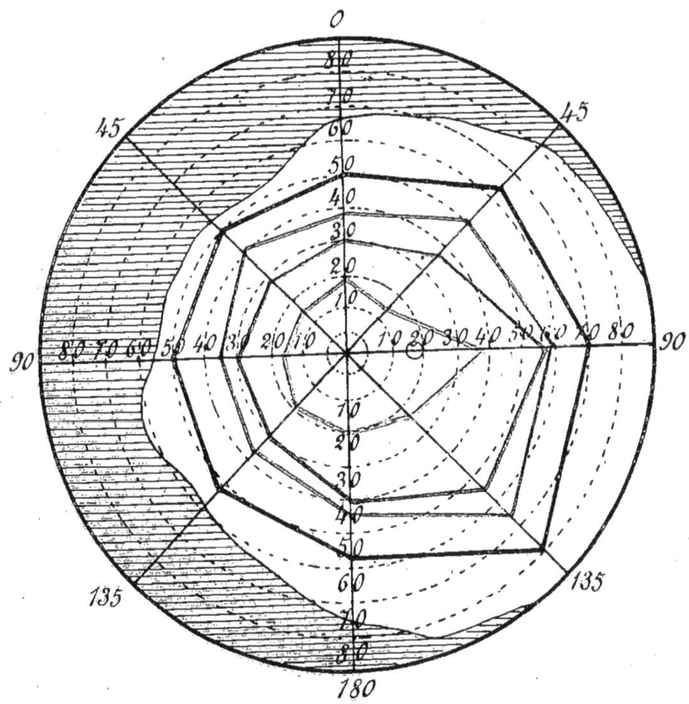

Fig. 6. — Atrophie du nerf optique.

Le vrai glaucome hémorragique est le glaucome consécutif à une rétinite hémorragique ; la rétinite est primitive, le glaucome est secondaire.
Ce glaucome est très rare. Il se présente sous la forme simple ou aiguë,
celle-ci étant de beaucoup la plus fréquente. Les deux yeux se prennent
consécutivement.

Les symptômes habituels sont ceux de la rétinite hémorragique, puis
du glaucome ; l'iris est toutefois souvent congestionné, très vasculaire, très
pigmenté, et son bord comme rouillé. La pupille est irrégulière et dilatée. Il
peut survenir des hémorragies intravitréennes, des décollements de la
rétine et des staphylômes. Enfin, il existe des lésions vasculaires générales,
artério-scléreuses surtout.

A l'autopsie d'un œil glaucomateux hémorragique, PONCET a constaté
des dilatations vasculaires énormes et PAGENSTECHER, des parois artérielles
très hypertrophiées, réduisant considérablement la lumière des vaisseaux.

Les altérations rétiniennes sont constantes et constituées par la dégénérescence hyaline des parois vasculaires, des vacuoles variées remplies d'exudats fibrineux, parfois des anévrismes miliaires. Les voies de filtration antérieure ou postérieure de l'œil ne semblent guère altérées.

Il s'agit en l'espèce d'une affection d'origine rétinienne (PONCET) produite
par une altération ordinairement artério-scléreuse généralisée, affection bien
différente du glaucome avec obstruction des voies de filtration. Dans le
glaucome, l'affection est exclusivement locale ; dans le glaucome hémorragique, elle est générale. Il semble qu'on peut dire avec PONCET, PANAS, VALUDE,
que le glaucome hémorragique est une affection spéciale, ainsi que l'avaient
établi PAGENSTECHER, DE GRÆFE, ou même qu'il n'est pas même un véritable
glaucome (VALUDE et DUBIEF). Les troubles circulatoires rétiniens font des
hémorragies et des exudats qui accroissent le tonus oculaire ; les dilatations
veineuses ciliaires, engendrées par une affection cardio-vasculaire (WEBER),
peuvent aussi provoquer un excès subit de tension.

Le glaucome hémorragique n'étant que l'expression locale d'un état
général, le traitement n'aura pas la portée qu'il possède dans le glaucome
ordinaire, où l'état local est prépondérant. L'iridectomie, la sclérotomie antérieure sont peu utiles ; l'énucléation sera légitime en présence de violentes
douleurs ; mais une large ponction scléroticale ou l'arrachement du nerf
nasal permettront parfois d'éviter cette extrémité.

Glaucome infantile. — Appelé encore hydrophtalmie, buphtalmie, il est
constitué par l'ectasie générale du globe. La sclérotique est mince et bleuâtre,
la cornée large et souvent leucomateuse ; la chambre antérieure paraît très
grande, l'iris et le cristallin deviennent tremblotants. La vision est plus
ou moins affaiblie et, dans les cas extrêmes, absolument nulle. C'est une
affection relativement rare, monoculaire ou binoculaire. Elle est congénitale,
à marche progressive mais, parfois aussi, stationnaire.

La buphtalmie s'observe plus fréquemment chez les adolescents, à la suite des lésions ulcératives de la cornée, mais elle ne constitue alors qu'une variété de staphylôme.

Le glaucome infantile entraîne la dilatation de l'œil à cause de la laxité de ses membranes. Tandis que chez l'adulte, les membranes résistant, l'hyper-tonie déprime seulement la papille, chez l'enfant, la sclérotique et la cornée cèdent également et se distendent en bloc.

Glaucome secondaire. — Il peut être consécutif aux diverses affections cicatricielles de la cornée et de la sclérotique, à certaines rétinites avec hémorragies, mais on l'observe surtout à la suite des lésions de l'iris, de la choroïde, des luxations du cristallin et des tumeurs intraoculaires.

Les larges enclavements iriens dans les leucomes adhérents, principale-ment chez les sujets d'un certain âge, les iritis et les choroïdites séreuses sont une cause fréquente de glaucome.

Le gonflement du cristallin après blessure, sa luxation ou subluxation, les tumeurs de l'iris, les sarcomes de la choroïde, les gliomes de la rétine et les tumeurs périoculaires peuvent entraîner du glaucome par gêne circu-latoire, par entrave à l'excrétion et par réplétion excessive de la cavité ocu-laire.

Le glaucome secondaire est exceptionnel chez l'enfant, mais fréquent chez l'adulte et le vieillard ; les membranes oculaires, très souples au début, cèdent d'abord à l'hypertonie, tandis que, plus tard, devenues scléreuses, elles résistent et entraînent des troubles vasculaires et l'excavation optique.

Anatomie pathologique. — Les troubles anatomiques du glaucome sont variables ; ils se manifestent sur les diverses membranes oculaires, mais par-ticulièrement du côté du tractus uvéal et du nerf optique. Ils ont été étudiés particulièrement dans les formes absolue et dégénérative.

La *cornée* est altérée dans son épithélium et son tissu propre. De fines gouttelettes écartent les cellules épithéliales, les soulèvent, les séparent de la membrane de Bowman et rendent leur surface irrégulière. Les lamelles y sont plus ou moins disjointes. La *sclérotique* est indurée et ses éléments subissent, par points, la dégénérescence graisseuse. L'*humeur aqueuse* devient plus albumineuse qu'à l'état normal.

Les diverses parties de l'*uvée* sont œdématiées. Le corps ciliaire se gonfle par turgescence des veines et repousse la périphérie de l'iris contre la cornée en oblitérant l'angle irido-cornéen et entraînant son adhérence. Plus tard, à la congestion vasculaire succède l'anémie par le fait de la sclé-rose conjonctive et vasculaire, puis de l'atrophie ; elle est surtout marquée au niveau de l'*iris*. Celui-ci s'amincit, se rétrécit et, par rétraction, amène en avant de son sphincter atrophié le pigment postérieur ; l'iris se réduit à la longue à quelques vaisseaux, au tissu conjonctif, et paraît s'insérer en avant de son insertion normale. Le *canal de Schlemm*, amoindri par les tractions conjonctivales, finit par disparaître. Le *corps ciliaire*, envahi par le processus scléreux, subit un notable retrait dans sa portion musculaire

comme dans sa portion vasculaire. La *choroïde* est surtout touchée à sa partie postérieure, autour du nerf optique où elle se trouve souvent réduite à
une mince couche fibreuse et à quelques cellules pigmentaires.

La *papille* est refoulée avec la *lame criblée* ; elle se creuse en cupule
parfois jusqu'au delà de la sclérotique et prend la forme d'une marmite. Le
nerf optique et la rétine sont plus ou moins atrophiés. Le *cristallin* (PRIES-
TLEY SMITH) paraît volumineux ; il est souvent sclérosé, cataracté.

Ces diverses lésions ont été observées dans le glaucome à des degrés

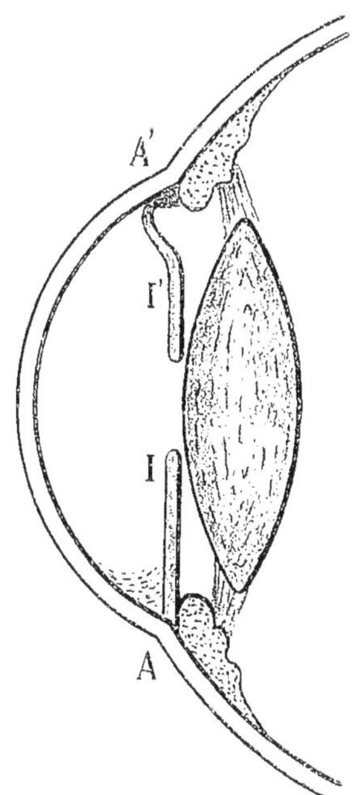

Fig. 207. — Adhérence irienne
glaucomateuse.

AA' angle irido-cornéen. — I', iris normal.
I, iris adhérent.

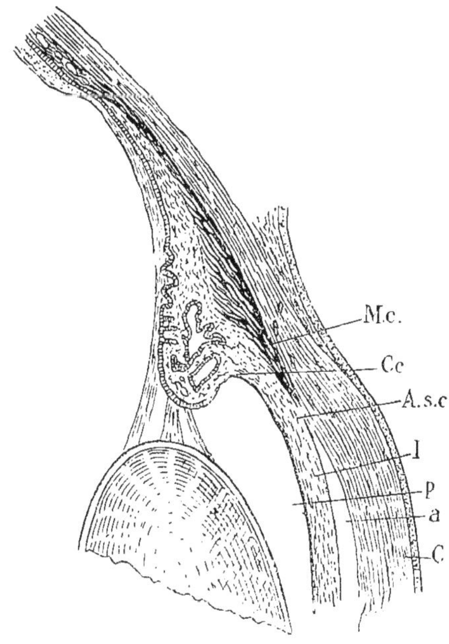

Fig. 208. — Segment antérieur de l'œil dans
le glaucome.

C, cornée. — *a*, chambre antérieure aplatie. — *b*, chambre
postérieure plus profonde. — I, iris. — Asc, angle scléro-cornéen oblitéré. — *cc*, corps ciliaire. — Mc, muscle ciliaire.

variables, mais se rapportent surtout, nous le répétons, aux cas où l'énucléation s'imposait ; on connaît peu les lésions anatomiques du début. Il y a là,
néanmoins, des éléments précieux pour l'interprétation des symptômes
glaucomateux. On constate une fois de plus que le glaucome hémorragique
s'éloigne absolument du type habituel.

Étiologie et pathogénie. — Le glaucome représente environ 1 p. 100 des
affections oculaires. On l'observe surtout chez l'adulte, de 40 à 60 ans, chez
l'homme comme chez la femme, particulièrement parmi les hypermétropes.

On a cependant vu des cas de glaucome chronique juvénile (TRUC).

La forme aiguë paraît plus fréquente chez la femme (10 : 1) et la forme

chronique chez l'homme (2 : 1). Toutefois, la forme aiguë devient exceptionnelle ; sur 10.000 malades, nous n'avons pas observé un cas foudroyant; les
formes irritatives et surtout simples sont les plus nombreuses.

On a constaté (BENEDICT, ROSAS, DE WECKER) la fréquence et l'hérédité du
glaucome dans la race juive ; cette hérédité existe, d'ailleurs, et se trouve
peut-être constituée par la prédisposition arthritique, rhumatismale ou goutteuse, comme par la conformation oculaire, hypermétropique et astigmatique.

Les névralgies, les émotions vives, douloureuses surtout, les excès de
table, la constriction cervicale, une chute, etc., en congestionnant les vaisseaux oculaires dans les cas où la filtration est à peine suffisante, peuvent
provoquer une poussée de glaucome. D'après les auteurs, les mydriatiques
agiraient dans le même sens. On a publié des cas de glaucome dit sympathiques ; l'irritation ciliaire d'un œil glaucomateux semble même exagérer la
tension du congénère (TRUC).

Enfin, on a décrit sous le nom de *glaucome traumatique* des cas relativement rares (une trentaine d'observations) où le glaucome était consécutif
à une contusion du globe.

L'hypertonie domine toute la question du glaucome et en explique les
symptômes cardinaux.

La *stase veineuse* est marquée dans le segment antérieur, autour de la
cornée, et provient de troubles circulatoires résultant de la compression du
tractus uvéal et des veines vorticineuses contre la sclérotique.

L'*œdème* s'observe dans l'iris qui se trouble, dans la cornée où il produit
un certain halo, dans les paupières et la conjonctive qui s'infiltrent ; il en résulte de la gêne circulatoire.

La *diminution de la chambre antérieure* est le fait de la compression
veineuse, qui gonfle les procès ciliaires, lesquels propulsent la périphérie de
l'iris et semblent faire avancer son insertion.

L'*anesthésie de la cornée* et la *parésie irienne* sont produites par la compression paralysant les nerfs ciliaires qui se distribuent à ces membranes.

Les *douleurs oculaires et péri-orbitaires* résultent de l'irritation des nerfs
ciliaires pressés contre la sclérotique.

La *diminution de la vision*, l'*excavation papillaire*, le *pouls artériel*,
l'*exagération du pouls veineux* ont une même cause, l'hypertonie, qui comprime la rétine, déprime le nerf optique, gêne la circulation des vaisseaux
sur le bord abrupt de la papille.

Si l'on admet généralement que l'hypertonie est caractéristique du glaucome, il s'en faut cependant que l'on soit d'accord sur les conditions
intimes qui la produisent.

Les anciens avaient cru à une lésion du cristallin, puis du vitré, enfin de
la rétine et du nerf optique.

SICHEL père et DE GRÆFE en firent le résultat d'une choroïdite séreuse;
DONDERS croyait à une névrose ; WEBER, LEBER, KNIES, ULRICH, etc. la considèrent comme une filtration oculaire insuffisante, provenant des altérations
anatomiques au niveau du canal de Schlemm et des espaces de Fontana.

Priestley Smith fait intervenir l'agrandissement du cristallin au niveau de l'équateur, agrandissement ayant pour conséquence de mettre les procès ciliaires en contact anormal avec le pourtour de la lentille cristallinienne.

Pour Cusco et Coccius, la tension glaucomateuse résulterait plutôt d'une rigidité anormale de la sclérotique.

On peut dire que, de nos jours, les uns voient dans le glaucome un simple excès de pression, et les autres un véritable état inflammatoire.

De Wecker rejette toute inflammation. Pour lui, non seulement le glaucome n'est qu'un état symptomatique dans lequel l'équilibre, entre la sécrétion et l'excrétion oculaire, rompu entraîne de la réplétion du globe, mais encore il faut bannir de l'étude du glaucome le terme inflammation, car s'il survient, à cause de l'hypertonie, quelque irritation, tout produit inflammatoire fait absolument défaut. Quand il y a glaucome et inflammation, il s'agit de glaucome consécutif à certaines lymphangites oculaires. « Glaucome et excès de pression sont des termes qui excluent l'inflammation, celle-ci étant toujours le produit d'une infection. »

Panas accepte nettement cette inflammation. D'après lui, il y a d'abord athérome, puis des troubles circulatoires oculaires. Les artères sont ischémiques, les veines congestionnées, il se produit des exsudats, de l'œdème choroïdien ou sous-rétinien et, de ce fait, excès de pression.

En somme, dans le glaucome, on admet, qu'il y ait ou non inflammation, excès de sécrétion, ou insuffisance d'excrétion des liquides intra-oculaires. Ce sont là les trois grandes théories classiques auxquelles on peut ajouter la théorie plus récente d'osmose.

1° *Inflammation.* — Celle-ci constituée par des exsudats du tractus uvéal, amènerait une augmentation des liquides intra-oculaires, surtout de l'humeur aqueuse, l'imbibition du vitré, l'œdème de la choroïde, etc. De Græfe faisant une part à l'action nerveuse, croyait que la choroïdite était produite par irritation ciliaire et avait au début le caractère sécréteur puis inflammatoire. Dans le glaucome chronique, il estimait que les lésions inflammatoires se montrent durant les poussées et consistent surtout dans des troubles des liquides.

2° *Hypersécrétion.* — Donders pensa qu'il s'agissait de névrose sécrétoire dans le glaucome chronique simple avec supertension. Dans le glaucome irritatif, aigu ou subaigu, dans les poussées consécutives, la névrose pouvait entraîner de la choroïdite. La névrose provoquait une hypersécrétion des liquides oculaires, par sécrétion directe ou vaso-dilatatrice, sous l'influence du trijumeau. Cette hypersécrétion était, soit directe ou intra-oculaire (inflammation), soit indirecte ou extra-oculaire (névralgies, réflexes, etc.). Ainsi que de Wecker l'observe, de Græfe et Donders finirent par fusionner leurs théories : de Græfe estimant que l'inflammation choroïdienne diminue du glaucome aigu au glaucome chronique, au point de s'effacer ; Donders jugeant que la névrose simple du glaucome chronique peut s'accentuer et aboutir, dans le glaucome aigu, à l'inflammation choroïdienne. Névrose et phlogose, ajoute judicieusement DE WECKER, sont les deux facteurs des théories de DONDERS et de DE GRÆFE ; la névrose domine chez le premier et la phlogose chez le second.

3° *Hypo-excrétion.* — Il y aurait insuffisance d'excrétion oculaire, soit avec une sécrétion normale, soit avec une sécrétion exagérée, d'où rétention et excès de pression. L'idée de filtration oculaire fut émise par DE WECKER à propos du traitement du glaucome par la sclérotomie ; il pensa que cette opération créait une cicatrice à filtration. Depuis, les voies de filtration ont été étudiées par LEBER, ULRICH, KNIES, etc.

Les liquides oculaires sortent de l'œil par le tissu trabéculaire péricornéen et vers la zone péripapillaire ; ils vont dans les veines péricornéennes (ROUGET) ou dans les espaces lymphatiques correspondants (SCHWALBE) et dans l'espace intervaginal. Leur rétention peut donc survenir à la suite d'une gêne au niveau de l'angle de filtration antérieure ou de la zone de filtration postérieure.

Dans les cas d'obstruction du canal de Schlemm ou des espaces de Fontana par des exsudats, de la sclérose, la voie principale d'excrétion est diminuée, et il survient un excès de tension. Cette condition peut apparaître par occlusion exsudative, par sclérose, par compression, par application de l'iris ou du cristallin contre l'angle irido-cornéen.

Une gêne circulatoire générale gonflant les procès ciliaires (cardiopathie, artério-sclérose, émotions), un cristallin luxé ou volumineux (hypermétropie), peuvent appliquer la périphérie de l'iris contre la cornée et fermer l'angle de filtration ; il en est de même des exsudats iridiens, kératiques ou de la sclérose scléro-cornéenne, etc., etc.

Dans ce même sens, Cusco avait indiqué le retrait de la coque oculaire, son épaississement et sa diminution de capacité, STELLWAG VON CARION l'étranglement des veines vorticineuses, et FUCHS l'atrophie de la choroïde antérieure amenant le développement complémentaire des vaisseaux postérieurs de la choroïde, d'où exsudation exagérée et glaucome.

4° *Osmose.* — On sait que, parmi les causes prédisposantes de l'attaque glaucomateuse, les troubles circulatoires tels qu'ils s'observent chez les artério-scléreux, goutteux, arthritiques, cardiopathes, jouent un rôle important. LEBER et son école avaient fait des recherches dans cette voie, mais les expériences les plus importantes qui aient donné des résultats positifs appartiennent à URIBE Y TRONCOSO (1905).

Si, dans un œil fraîchement énucléé, on injecte, sous une pression constante, de la solution physiologique, le liquide filtre à travers les mailles du canal de Schlemm et les veines vorticineuses et il ne reste dans l'œil qu'une faible quantité du liquide injecté qui maintient pendant quelque temps une augmentation de tension intraoculaire. Si maintenant, au lieu de la solution physiologique, on emploie des liquides albumineux (sérum de chien ou de cheval), on trouve que la filtration est beaucoup plus difficile, dans la proportion allant du simple au double. En variant, à l'aide d'aiguilles introduites

dans la chambre antérieure et dans le vitré, la pression exercée en avant
et en arrière de l'iris, on trouve que la filtration augmente, si la pression est
plus forte dans la chambre antérieure, et diminue, si la pression est plus
forte dans le vitré. Si l'iris est poussé, par l'excès de pression dans le vitré,
contre la face postérieure de la cornée, la filtration s'arrête.

C'est l'accumulation des matières albumineuses dans l'humeur aqueuse
qui donne le point de départ pour la diminution de la filtration des liquides
intraoculaires et aboutit à un certain degré de rétention. Cette rétention une
fois réalisée, les veines vorticineuses et rétiniennes subissent une compression. Alors la stase veineuse dans le segment postérieur de l'œil entraîne de
l'œdème du vitré avec augmentation de la pression postérieure. A ce moment intervient le refoulement de la racine de l'iris contre la cornée qui,
d'abord mécanique, aboutit finalement à la soudure définitive de l'angle de
filtration, au bout d'un certain nombre d'attaques.

Le seul point qui ne soit pas démontré expérimentalement dans cette
théorie est l'accumulation des liquides albuminoïdes à l'intérieur de l'œil à
la suite des troubles circulatoires généraux. En effet, les expériences d'URIBE
Y TRONCOSO ne s'adressaient pas à l'œil laissé en place, mais à l'œil soumis à
une circulation artificielle en dehors de l'organisme.

Les troubles par insuffisance d'excrétion ont une action générale. Toutefois, on peut imaginer que la gêne d'excrétion péricornéenne produit du
glaucome, surtout en avant, sans excavation papillaire (*glaucome antérieur*),
tandis que l'excrétion insuffisante en arrière amènerait seulement de la
tension dans le segment postérieur avec excavation, mais sans tension en
avant (*glaucome postérieur*).

L'élasticité oculaire, la largeur des voies d'excrétion, l'absence de troubles circulatoires et de sclérose expliquent la rareté du glaucome chez les
jeunes sujets. S'il se produit néanmoins un excès de tension, l'œil se distend
et l'on a l'hydrophtalmie (*glaucome infantile*).

Dans quelques cas, toutefois, l'infiltration kératique et scléroticale, les
inflammations irido-choroïdiennes, les plaies, les tumeurs, les corps étrangers peuvent rompre l'équilibre des liquides sécrétés ou excrétés et provoquer du glaucome malgré l'élasticité de la coque oculaire (*glaucome secondaire*).

Les motifs d'une attaque de glaucome, la prédisposition, les prodromes,
les formes de la maladie sont sous la dépendance des conditions diverses
que nous avons étudiées.

Pathogénie du glaucome chronique simple. ABADIE pense que le glaucome chronique simple est dû à une excitation du sympathique cervical
qui provoque non seulement des troubles circulatoires et pupillaires, mais
encore des troubles trophiques de l'œil. Si l'iridectomie est efficace dans le
glaucome aigu et subaigu, c'est que la vaso-dilatation porte ici sur les vaisseaux du segment antérieur de l'œil dont l'innervation se trouve dans la partie moyenne de l'iris. Dans le glaucome chronique, l'iridectomie est ineffi-

cace, parce que la vaso-dilatation intéresse le segment postérieur de l'œil,
les vaisseaux de la choroïde. En revanche, on atteint les vaso-dilatateurs de
l'œil en sectionnant le sympathique cervical ou en réséquant le ganglion
cervical supérieur, opération qui a donné plusieurs succès dans le glaucome
chronique simple.

Rapports entre l'artério-sclérose oculaire et le glaucome. — Les lésions
vasculaires dans le glaucome ont été étudiées par Meurer, Jacobson, Michel,
Delalande, de Bourgon, Raehlmann, Valude, tandis que le rôle de l'hypertension artérielle comme cause dynamique des accidents glaucomateux n'a
été reconnu que depuis les travaux de Terson et Campos, Bajardi, Joseph,
Frenkel. Toutes ces recherches ainsi que beaucoup d'autres ont été mises
au point dans l'article de l'Encyclopédie française d'ophtalmologie de Gama
Pinto et dans le rapport de Röhmer.

Les lésions scléreuses des artères ont été constatées le plus souvent
dans le glaucome hémorragique et surtout dans l'hémorragie expulsive.
Plus généralement, toutes les hémorragies spontanées ou post-opératoires
ainsi que les glaucomes post-opératoires sont le résultat de la sclérose vasculaire de l'iris, de la choroïde ou de la rétine. Les vaisseaux rétiniens et
surtout choroïdiens affaiblis par l'artério-sclérose se rompent en masse,
soit sous l'influence de l'hypertension vasculaire généralisée, soit à la suite
d'une diminution brusque de la pression intra-oculaire (opération de cataracte, perforation cornéenne). Une fois l'hémorragie constituée, l'adhérence
des artères ciliaires courtes à leur passage dans la sclérotique est la cause
qu'elle se continue, de la même façon que les artères vorticineuses se comportent vis-à-vis des os du crâne qu'elles traversent (Röhmer). Sur 70 cas
d'artério-sclérose oculaire, il y a eu 40 fois accidents glaucomateux dont
29 fois avec hémorragies rétiniennes (Harms).

Les explications *pathogéniques* qu'on a données de l'artériosclérose
soit générale, soit oculaire, dans la production du glaucome, sont les suivantes :

1° *Obstacles du côté des veines ciliaires.* — Pendant l'augmentation de la
pression intra-oculaire, les veines vorticineuses étant comprimées et
fermées comme par des valvules, il y a stase et augmentation encore plus
forte de la pression, d'où cercle vicieux (Roser). Il résulte des recherches histologiques de Valude faites sur quatre cas, que le glaucome hémorragique
serait plutôt une maladie d'origine rétinienne qu'une affection propre au
tractus uvéal, comme c'est le cas dans le glaucome irritatif.

2° *Modification des liquides intra-oculaires.* — Dans la rétinite hémorragique, la présence du sang dans l'œil produit une modification dans la concentration de la lymphe nuisible à son excrétion. La première manifestation
de l'altération chimique peut être une irido-choroïdite, ou bien l'augmentation
de la pression apparaît d'abord. En pareilles circonstances, il n'est pas
nécessaire d'avoir une occlusion de l'angle de la chambre antérieure.

Si l'on admet une altération chimique artificielle subite et intense dans la composition de l'humeur aqueuse, la conformation de la chambre antérieure pourra rester normale. Il en résultera que les voies d'excrétion vont s'embarrasser avant que le courant d'humeur aqueuse sécrété par l'uvée n'ait eu le temps de repousser en avant l'iris et le cristallin (STÖLTING).

3° *Hypotension artérielle*. — Un abaissement de la circulation artérielle générale, relevant de causes diverses, telles que pertes de sang, faiblesse, faim, aura pour effet un ralentissement de la circulation intra-oculaire et, comme conséquence, une transsudation à travers les parois vasculaires. Dans un œil à sclérotique élastique et à voies d'excrétion libres, cette transsudation passera inaperçue ; par contre, dans un œil à coque rigide et à voies de filtration rétrécies, elle contribuera à établir un cercle vicieux, comprimant à son tour les vaisseaux et provoquant une nouvelle sortie du sérum (SULZER, ZIMMERMANN).

On peut distinguer un *glaucome circulatoire*, un *glaucome vasculaire* avec dégénérescence primitive des parois vasculaires dont le type serait le glaucome hémorragique et un *glaucome nerveux* sous la dépendance des troubles vaso-moteurs, par l'intermédiaire du trijumeau dont le type serait le glaucome simple (SULZER).

4° *Hypertension artérielle*. — L'hypertension artérielle générale est fréquente dans le glaucome aigu, subaigu et chronique, mais elle est loin d'être constante. Il peut y avoir forte hypertonie oculaire avec tension artérielle normale (TERSON et CAMPOS), mais il y a une grande variabilité, des fortes oscillations dans la tension artérielle suivant toutes sortes de causes, influences physiologiques, émotions morales (BAJARDI).

5° *Œdème du vitré*. — L'analogie entre l'œdème aigu du poumon engendré par la toxi-infection, les accidents nerveux et les troubles mécaniques (J. TEISSIER) et le glaucome aigu a frappé A. TERSON qui a montré le parallélisme entre ces deux états pathologiques. Ici comme là, il faut insister sur le terrain neuro-arthritique, sur le rôle du système nerveux, sur l'intoxication du terrain, sur le rôle des causes provocatrices. On a également comparé le vitré à un diverticule de la fente lymphatique et recherché l'influence de la rétention chlorurée dans la pathogénie du glaucome (A. CANTONNET). Ces idées ont donné lieu à des applications thérapeutiques assurément intéressantes, mais dont le contrôle clinique n'a pas encore été fait sur une assez large échelle. Enfin, on a rapproché le glaucome avec d'autres troubles, à débuts foudroyants qu'on a fait dépendre de l'hypertension artérielle, tels que l'amaurose subite des saturnins, des urémiques et des éclamptiques (WAGNER, JOSEPH).

Diagnostic. — Les *prodromes* du glaucome sont parfois méconnus. La diminution passagère de la vision, les cercles irisés autour des lumières, la lourdeur péri-orbitaire, l'hypertonie, la congestion oculaire et enfin l'examen ophtalmoscopique mettront sur la voie du diagnostic.

Les attaques du *glaucome aigu* sont caractéristiques et ne laissent pas admettre une simple névralgie, de l'iritis, de l'irido-choroïdite et surtout de la conjonctivite.

Dans le *glaucome chronique*, on évitera l'écueil de croire à une cataracte simple. On pourrait s'y tromper, si l'on ne considérait que l'aspect un peu louche que prend la pupille à l'éclairage oblique ; la transparence des milieux et la constatation de l'excavation papillaire lèveront tous les doutes. L'examen du champ visuel blanc et coloré évitera de le confondre avec une atrophie optique primitive.

Le *glaucome hémorragique* paraît toujours précédé d'une rétinite hémorragique et de troubles vasculaires ou cardio-vasculaires généraux.

Le *glaucome infantile* se révèle par l'hydrophtalmie. Le *glaucome secondaire* est consécutif à des opérations sur l'iris, le cristallin, à des traumatismes, des corps étrangers et des tumeurs. Le *glaucome sympathique* paraît du même ordre.

Pronostic. — Le glaucome est une affection ordinairement grave, car il entraîne souvent la cécité complète.

Aigu ou *irritatif*, il est amélioré rapidement par l'iridectomie ; *chronique*, il est plus difficile à modifier, mais on peut le guérir parfois radicalement par l'usage prolongé des myotiques, la sclérotomie ou l'iridectomie. Le glaucome *absolu* est irrémédiable et parfois douloureux.

Traitement. — On peut le diviser en médical et chirurgical.

Traitement médical. — Il convient à tous les glaucomes et comprend l'application des myotiques, ésérine, pilocarpine. L'ésérine surtout est indiquée dans les cas de glaucome aigu, subaigu ou irritatif, et la pilocarpine dans le glaucome chronique, seule ou associée à l'ésérine. Les myotiques sont encore utiles dans la période prodromique, avant ou après les opérations, puis pour prévenir le glaucome du second œil après intervention sur le premier. Les mydriatiques sont d'un effet désastreux dans le glaucome. Il est bon, enfin, de modifier l'état cardiaque, vasculaire ou nerveux des malades, de leur donner du sommeil, de régler leurs fonctions intestinales.

Le traitement médical est souvent efficace et parfois suffisant pour produire une guérison relative et provisoire, mais il est prudent d'en venir de bonne heure au traitement chirurgical surtout dans les formes aiguës ou irritatives.

Traitement chirurgical. — Il comprend les paracentèses, la sclérotomie, l'iridectomie, l'incision de l'angle irien, la névrotomie optico-ciliaire, l'énucléation.

Les *paracentèses* sont insuffisantes et d'un effet tout provisoire ; elles pourraient tout au plus convenir aux formes aiguës ou subaiguës pour faciliter et préparer une intervention plus large, l'iridectomie en particulier.

. La *sclérotomie antérieure* s'applique aux formes de glaucome chronique ou subaigu comme traitement curatif, ou aux glaucomes aigus ou irritatifs, pour permettre l'iridectomie.

La *sclérotomie* ou *ophtalmotomie postérieure* peut simplement préparer à l'iridectomie en reconstituant la chambre antérieure dans les glaucomes aigus ; il vaut mieux la réserver aux glaucomes absolus, pour éviter l'énucléation.

La *névrotomie optico-ciliaire* s'appliquerait également aux glaucomes absolus extrêmement douloureux.

L'*iridectomie* de DE GRÆFE est le véritable traitement du glaucome. Elle est parfois difficile ou dangereuse et peut être combinée à la sclérotomie. Au lieu de l'iridectomie, HEINE a récemment proposé la cyclo-dialyse. Pour le glaucome simple, DE VINCENTIIS préconise, au lieu de la sclérotomie, le débridement interne de l'angle iridien. LAGRANGE, dans le glaucome chronique, pratique l'iridectomie combinée avec la sclérectomie.

Tout le monde admet aujourd'hui l'effet curatif ou palliatif de l'iridectomie sur les glaucomes aigus ou subaigus. On n'est pas encore d'accord sur l'action de l'iridectomie dans le glaucome chronique parce qu'on ne s'entend pas sur cette affection même et que certains considèrent comme glaucome chronique simple des atrophies optiques avec excavation papillaire qui n'ont rien de glaucomateux. L'hypertonie est la condition même du glaucome : sans hypertonie, absolue ou relative, pas de glaucome et pas d'action iridectomique. Il s'agit donc d'exclure du glaucome chronique les formes dites *simples*, sans hypertonie ou sans manifestations hypertoniques (varicosités ciliaires antérieures, cercles irisés, pulsations artérielles etc.) (TRUC).

La cure myotique intensive préconisée antérieurement permettra dans les cas douteux de distinguer les vrais et les faux glaucomes chroniques et d'apprécier assez exactement le résultat éventuel de l'iridectomie. Celle-ci, en tout cas, maintiendra seulement le statu quo fourni par la cure myotique et doit être pratiquée de bonne heure. L'incision cornéenne et la section irienne seront très périphériques, mais non très étendues. Un traitement général diathésique et les myotiques, au besoin, seront continués. La sclérotomie préparatoire, dans les formes chroniques, est généralement superflue.

La *sympathectomie* paraît être une précieuse ressource, mais il convient de ne pas l'appliquer d'emblée aux cas susceptibles d'être guéris ou améliorés par l'iridectomie (TRUC).

L'*énucléation* convient aux glaucomes absolus très douloureux ou aux complications inflammatoires ou post-opératoires externes, mais on peut quelquefois lui préférer l'arrachement ou l'élongation du nerf nasal externe. Elle peut être avantageuse, si l'on estime que le glaucome absolu d'un œil exagère le glaucome du congénère. Dans le glaucome hémorragique, l'opération radicale est souvent, d'ailleurs, la seule ressource.

CHAPITRE XV

MALADIES DE LA RÉTINE

I. — BLESSURES

Les piqûres, les plaies, les contusions, les projectiles produisent des hémorragies, des déchirures, des décollements de la rétine. On observe, en outre, dans la contusion, des troubles spéciaux, que BERLIN rapporte à la *commotion de la rétine*. A la suite d'un choc sur l'œil, la rétine présente, au point diamétralement opposé, une opacité blanchâtre que l'on a attribuée à de l'œdème. La vision faiblit, un scotome apparaît, puis tout rentre dans l'ordre.

Après certaines contusions, on a enfin noté une sorte de *paralysie* ou de *stupeur rétinienne* plus ou moins prolongée. Enfin, après une *excitation intense* par fixation d'une vive lumière, le soleil, d'une éclipse, par réverbération de la neige, on a observé des scotomes centraux, des hémorragies, des atrophies consécutives. CZERNY put produire expérimentalement, dans ces conditions, des lésions destructives.

II. — RÉTINITES

Généralités. — On désigne sous le nom générique de rétinites toutes les lésions généralisées de la rétine. Ces altérations sont parfois diffuses, mais se localisent de préférence en certaines régions : la macula, la papille, la périphérie. La congestion vasculaire est habituelle ; des hémorragies, des exsudats le long des vaisseaux et surtout des dépôts circonscrits, arrondis, fusiformes, se rencontrent en outre et de préférence vers le pôle postérieur de l'œil.

L'inflammation de la rétine altère sa transparence et peut frapper ses divers éléments constitutifs. Les couches externes et surtout l'épithélium pigmentaire sont plus ordinairement touchés.

L'inflammation désorganise la couche épithéliale, et il se constitue des accumulations de pigment autour des plaques exsudatives. Répétée, elle entraîne l'atrophie complète. La choroïde et le vitré sont souvent altérés ; le nerf optique est affecté consécutivement. La diminution de la vision paraît généralement en proportion des lésions que l'on constate à l'ophtalmoscope, mais il n'y a pas de corrélation absolue.

Les scotomes fixes correspondent aux plaques exsudatives, et les scotomes mobiles, aux troubles du vitré.

Dans l'examen ophtalmoscopique des rétinites, on doit considérer surtout l'aspect des vaisseaux, leurs troubles et leur situation par rapport aux exsudats, à leur siège, etc. On remarquera aussi les lésions concomitantes du vitré, de la choroïde et du nerf optique.

L'acuité, le champ visuel, la chromatopsie et aussi l'origine des rétinites indiqueront leur gravité.

Les rétinites sont rarement primitives. On les observe presque toujours consécutivement à des inflammations propagées par le nerf optique et la choroïde ou bien dans le cours des maladies générales. Leur traitement relève surtoutde la cause première, mais on doit tenir grand compte de l'état local.

Hémorragies rétiniennes. — Décrites d'abord par DE GRÆFE, LIEBREICH, JAEGER, DESMARRES, LARRIEU, les hémorragies rétiniennes ont fait l'objet de préoccupations de presque tous les cliniciens modernes. Les recherches anatomo-pathologiques dirigées en vue de découvrir la relation des hémorragies avec l'artériosclérose oculaire n'ont pas toujours fourni cette démonstration. Sur un total de 31 cas d'obstructions veineuses, cette relation a pu être mise hors de doute dans 9 cas (HARMS).

Les hémorragies rétiniennes sont, le plus souvent, le symptôme de début de l'artériosclérose. Dans ces vaisseaux à parois altérées, la moindre exagération de la pression artérielle peut provoquer la rupture et l'hémorragie. En aucun point de l'économie, sauf peut-être dans le cerveau, les vaisseaux sont aussi peu soutenus qu'au niveau de la rétine ; placés entre la rétine et le vitré, ils sont à la merci de tous les changements de la pression sanguine, surtout lorsque leurs parois ont perdu leur élasticité et leur contractilité.

Outre l'artériosclérose, les anévrismes miliaires, la dégénérescence hyaline et amyloïde des parois vasculaires donnent lieu à des hémorragies rétiniennes.

Au point de vue *anatomique,* on peut distinguer quatre groupes de cas (HARMS) : 1° hémorragies dues à la fragilité des vaisseaux rétiniens, artères et veines ; 2° hémorragies dues à une thrombose veineuse ; 3° hémorragies dues à une thrombose artérielle ; 4° hémorragies dues à une obstruction des artères et des veines à la fois.

Symptômes. — La couleur des hémorragies rétiniennes varie du rouge vif au rouge foncé presque noir, suivant l'épaisseur du foyer hémorragique. Leur forme doit être examinée avec le plus grand soin, car elle entraîne des considérations importantes relativement au siège de l'épanchement dans l'épaisseur de la rétine. Elles sont diffuses ou localisées.

1° Tantôt de coloration rouge vineux, les taches sanguines sont peu nombreuses, mais présentent une étendue considérable ; on les désigne sous le nom d'*hémorragies en nappe.* Elles sont dues à la rupture d'un gros vaisseau de la rétine et siègent dans les couches les plus superficielles de la membrane ou même sous l'hyaloïde. A l'ophtalmoscope, on constate des placards d'un brun rougeâtre foncé, très opaques et irrégulièrement disposés. Ces taches sont simples ou multiples. Quand elles siègent directement sous la membrane hyaloïde, elles peuvent se condenser à la partie la plus déclive de la poche hyaloïdienne décollée et se comporter comme un épanchement liquide ordinaire dont la limite est plane.

Ultérieurement ces hémorragies subissent d'ordinaire une dégénérescence graisseuse, et l'ophtalmoscope permet d'établir le diagnostic rétrospectif en montrant dans le fond de l'œil des plaques blanchâtres à bords pigmentés et au niveau desquelles les vaisseaux rétiniens semblent disparaître.

Ces hémorragies en nappe ou en plaques produisent, à cause de leur étendue des troubles subjectifs très variables suivant la région. Si les hémorragies ne sont pas centrales, le malade accuse de la *micropsie*, de la *métamorphopsie*, des *lacunes du champ visuel*; si l'hémorragie est centrale ou maculaire, on peut avoir une cécité absolue ou, en tout cas, une diminution considérable de l'acuité visuelle, les sensations lumineuses n'étant plus perçues que par les parties périphériques de la rétine.

2° Quelquefois les taches hémorragiques sont d'un rouge vif, en nombre considérable, mais peu étendues et présentent l'aspect des barbes de plumes d'oie. On a donné à cette forme le nom *d'hémorragies en flammèches*. Dans quelques cas, ces hémorragies n'affectent même pas de forme déterminée, se réduisant à un fin pointillé sanguin. On dit alors qu'on a affaire à des hémorragies *en pointillé*; mais il faut bien remarquer que ce n'est qu'une variété peu importante des hémorragies en flammèches. Anatomiquement, ces hémorragies sont dues à la diapédèse des globules sanguins; dans ce cas, les parois des vaisseaux ont pu ne pas subir de rupture. C'est dans la couche externe des grains que siègent ces deux variétés d'hémorragies.

Les hémorragies en flammèches ne s'accompagnent généralement d'aucune lacune du champ visuel, mais occasionnent fréquemment de la micropsie et de la métamorphopsie. Remarquons cependant que les hémorragies de la rétine peuvent, lorsqu'elles siègent dans des régions rétiniennes paracentrales, n'entraîner que des légers troubles fonctionnels ; chez des malades peu observateurs, ces derniers peuvent même passer absolument inaperçus.

Les hémorragies de la rétine se rencontrent dans les différentes formes des rétinites ; c'est surtout suivant la nature des taches hémorragiques et leur disposition que s'établira le diagnostic différentiel. Les hémorragies en nappe peuvent être le résultat d'un traumatisme, mais le plus souvent elles dépendent de l'état général et se produisent ou peuvent se produire lorsqu'il existe soit de l'altération du sang (diabète, albuminurie, paludisme, syphilis), soit de l'altération des vaisseaux (artériosclérose).

Le *pronostic* des hémorragies rétiniennes est grave. Si certaines variétés d'hémorragies rétiniennes juvéniles à répétition peuvent disparaître rapidement sans laisser des traces, il n'en est pas de même de celles produites par l'artériosclérose. De plus, l'existence d'hémorragies rétiniennes doit toujours faire craindre des accidents semblables du côté du cerveau.

Nous étudierons spécialement les rétinites albuminurique, diabétique, leucémique, syphilitique, hémorragique et pigmentaire.

Rétinite albuminurique. — Les troubles visuels dans l'albuminurie furent d'abord indiqués par BRIGHT et BARLOW, surtout par LANDOUZY ; VIRCHOW les rattacha aux altérations de la rétine ; LIEBREICH décrivit les phénomènes ophtalmoscopiques.

La rétinite albuminurique est une affection fréquente, à manifestations généralement significatives.

C'est généralement un épisode tardif dans le cours du mal de Bright ; dans quelques cas cependant, son apparition a été précoce et a permis de faire songer à l'albuminurie avant que les médecins généraux aient été avertis par les troubles de l'organisme tout entier. Elle peut se produire dans le cours de toutes les maladies qui se compliquent d'albuminurie (scarlatine, intoxication saturnine etc.). C'est ainsi qu'elle éclate souvent dans le cours de la grossesse (*rétinite albuminurique des femmes enceintes*).

On observe des hémorragies, des plaques blanchâtres et des troubles œdémateux neuro-rétiniens.

Les vaisseaux se congestionnent et présentent sur leur parcours des hémorragies en flammèches de dimensions variables ; la papille et la région papillaire sont œdémateuses ; un exsudat nuageux recouvre partiellement les vaisseaux. La caractéristique des rétinites albuminuriques graves est un état nébuleux uniforme de la papille d'où partent des artères transformées en cordons blancs, absolument imperméables à la circulation. Ces lésions, à ce degré, sont fatales, aboutissant à l'atrophie complète du nerf et à la cécité. Des taches agglomérées autour de la macula sont très variables dans leur nombre, leurs dimensions et leur aspect. Grisâtres au début, elles deviennent plus tard blanches, puis jaunâtres, toujours miroitantes, parfois éclatantes, formant souvent une figure rayonnée comme une étoile à branches multiples.

Dans certains cas, les hémorragies dominent ; on ne constate que de l'œdème papillo-maculaire ; enfin, des troubles visuels peuvent exister sans manifestations ophtalmoscopiques.

Les sujets accusent de l'amblyopie presque toujours bilatérale et plus ou moins considérable. Cette amblyopie n'est pas nécessairement en rappport, nous l'avons vu, avec les symptômes ophtalmoscopiques.

La pupille est dilatée. Les jambes et le visage peuvent être œdématiés. Les urines sont ordinairement, mais non constamment, albumineuses.

Les symptômes oculaires se modifient lentement. La vision se rétablit parfois complètement ; le plus souvent, un certain degré d'amblyopie persiste. Une cécité à peu près absolue peut se produire.

Les taches péri-maculaires restent longtemps jaunâtres ; à la longue, elles se transforment en plaques d'atrophie avec bordure de pigment. Le nerf optique demeure toujours un peu pâle, même malgré l'intégrité de la vision.

La rétinite albuminurique s'observe dans le quart ou le cinquième des néphrites. Les hémorragies seraient plus fréquentes dans la néphrite interstitielle, les exsudats dans la néphrite parenchymateuse.

Les *lésions* de la rétinite albuminurique sont surtout vasculaires et exsudatives. Les artères subissent la dégénérescence hyaline, laquelle les rend friables et provoque des ruptures, des hémorragies ; celles-ci se produisent du côté des couches internes de la rétine, mais peuvent aussi envahir les couches externes du vitré. Les éléments rétiniens sont comme dissociés par une exsudation séreuse ; les fibres papillaires sont plus ou moins sclérosées. Les plaques périmaculaires subissent la dégénérescence graisseuse. La rétine entière, dans les cas graves et prolongés, présente une sorte d'état cicatriciel et de larges adhérences avec la choroïde. Sa couche pigmentaire est profondément altérée.

D'après Opin et Rochon-Duvignaud, l'origine des altérations rétiniennes n'est pas vasculaire. Les lésions vasculaires seraient contingentes et non en rapport avec les troubles rétiniens. Il s'agirait plutôt de lésions hyperplasiques et irritatives d'origine toxique, probablement par rétention de produits minéraux sur la nature desquels il n'est pas encore possible de se prononcer.

La rétinite albuminurique est facile à reconnaître à ses caractères ophtalmoscopiques joints à la présence de l'albuminurie dans l'urine. On l'a observée cependant à la période préalbuminurique.

Le traitement est d'abord exclusivement médical ; régime lacté, iodure de potassium, pilocarpine ; plus tard, électrothérapie, antipyrine, injections de strychnine.

Rétinite diabétique. — Elle est moins fréquente que la rétinite albuminurique. Les hémorragies y sont habituelles. On les rencontre diffuses ou localisées dans la région papillo-maculaire. On en a constaté dans le vitré. Quand il apparaît des taches blanchâtres exsudatives, le diabète se complique généralement d'albuminurie. La névrite optique est assez commune. Nous l'avons observée fréquemment chez des glycosuriques abusant du tabac et de l'alcool.

La rétinite diabétique tient à la sclérose vasculaire et à la dyscrasie sanguine. Dans les cas que nous avons pu examiner à ce point de vue, la tension artérielle a toujours été élevée (Frenkel). On l'observe dans le diabète grave ou ancien. Le diabète insipide, l'oxalurie, etc., peuvent aussi la provoquer. La prédominance des hémorragies, la pâleur du nerf optique et l'examen des urines font reconnaître la rétinite diabétique et permettent de la distinguer des autres rétinites.

Le traitement est général, diététique. La pilocarpine d'abord, l'électrothérapie, la strychnine ensuite, pourront rendre quelques services. Les purgatifs et l'iodure de potassium sont quelquefois indiqués.

Rétinite leucémique. — Le fond de l'œil est pâle, les vaisseaux sont simplement rosés, bordés d'un liséré blanchâtre ; des hémorragies s'observent de préférence vers les régions équatoriales. On rencontre des infiltrations leucocytiques dans la rétine et jusque dans la choroïde. La vision s'altère progressivement.

Les symptômes généraux de la leucémie, l'aspect pâle du fond de l'œil, les hémorragies périphériques et l'examen du sang permettent d'établir le diagnostic.

Affection grave à tous égards. Traitement médical.

Rétinite syphilitique. — La vision s'affaiblit plus ou moins. Il existe de l'héméralopie, des photopsies, des scotomes, de la dyschromatopsie. Elle est parfois précédée ou accompagnée d'iritis spécifique ; la choroïde est généralement atteinte. La région maculaire est particulièrement affectée. Enfin, l'affection est unilatérale. Ce sont là les principaux éléments du diagnostic. La coexistence de troubles spécifiques a aussi grande valeur.

ROLLET distingue quatre formes de rétinites spécifiques :

La *rétinite diffuse*, la forme la plus fréquente ;

La *rétinite hémorragique* qui se caractérise par des vastes hémorragies ; ces hémorragies subissent ensuite des transformations qui donnent l'image de la rétinite proliférante de MANZ. La rétinite hémorragique des syphilitiques peut ressembler à la rétinite brightique.

La *rétinite pigmentaire* qui comprend deux variétés : la rétinite pigmentaire *étoilée* où les groupes des points pigmentés ont une disposition plus irrégulière que dans la rétinite pigmentaire *circinée* peu connue et qui se complique de choroïdite à foyers.

La *rétinite scléro-gommeuse* : des flocons arrondis et des corpuscules gris-blanchâtres apparaissent à l'ophtalmoscope appendus aux petites branches terminales des artères rétiniennes (rétinite centrale récidivante de GRAEFE). Cette affection à pronostic plus grave a des rapports étroits avec une lésion semblable des artères de l'encéphale (OSTWALD, HIRSCHBERG).

Le traitement doit être spécifique et prolongé. Les injections sous-cutanées ou intraveineuses de sublimé ou de cyanure seront surtout indiquées.

Rétinite hémorragique. — Elle est caractérisée par des épanchements sanguins dans la rétine. La vision diminue, les scotomes peuvent être constatés dans le champ visuel. Une poussée de glaucome peut survenir (*glaucome hémorragique*). A l'examen ophtalmoscopique, on trouve des hémorragies disséminées et d'aspect varié, *en pointillé, en flammèches, en* larges *flaques* le long des vaisseaux.

Les veines sont gonflées et les artères étroites, minces, scléreuses ; cet état est manifeste sur les vaisseaux des membres. La résorption est lente, la récidive fréquente. L'artério-sclérose, la syphilis sont en cause.

Le *traitement* est surtout général, antisyphilitique, antiscléreux ; révulsifs sur les membres, sur l'intestin, iodures. Localement, les myotiques, la pilocarpine en particulier, rendent quelques services.

RÖMER avait recommandé, à la suite de ses études sur les hémolysines, l'emploi du sérum hémolytique. Mais Elschnig a vu une action toxique de ce sérum sur les éléments cellulaires de la rétine sous forme d'iritis plastique, d'hypertonie douloureuse etc. Il faut donc être très circonspect dans l'emploi des sérums hémolytiques chez l'homme.

Rétinite pigmentaire. — La rétinite pigmentaire est une dégénérescence ou une atrophie de la rétine consécutive à certaines affections (syphilis, choroïdite), ou bien congénitale. La variété congénitale est la plus importante et comprend certaines formes, dites acquises, dont le début a passé inaperçu. Dans la rétinite acquise comme dans la rétinite congénitale, les

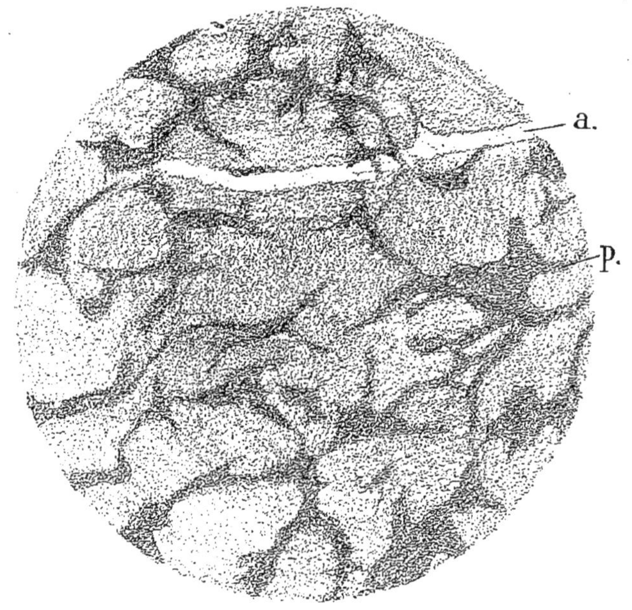

Fig. 209. — Rétinite pigmentaire (M. Vieusse).
La rétine est étalée à plat ; on voit le pigment étoilé (p) et une artère rétinienne (a).

symptômes et les lésions sont fort analogues ; quelques caractères que nous indiquerons en terminant permettent toutefois de les distinguer.

On constate de l'héméralopie, du rétrécissement concentrique du champ visuel et la pigmentation anormale de la rétine.

Les malades voient moins le soir que dans la journée, à la lumière faible qu'à la lumière vive ; la vision centrale se conserve et la vision périphérique diminue ; l'acuité même restant normale, le champ visuel se rétrécit d'une manière concentrique, à tel point que, vers la dernière période, les sujets ont de la peine à se conduire, malgré qu'ils puissent lire convenablement. A la longue, cependant, la macula est affectée et il peut apparaître du nystagmus.

A l'ophtalmoscope, on constate des îlots de pigment, des vaisseaux très rétrécis et une atrophie plus ou moins complète de la papille qui offre une coloration uniforme, jaune rosé ou hortensia, caractéristique. Il peut survenir en dernier lieu des troubles cristalliniens (cataracte postérieure).

Les taches pigmentaires sont très caractéristiques.

Dans la *forme congénitale,* celles-ci ont l'aspect de corpuscules osseux, surtout excentriques et régulièrement décroissants de l'ora serrata à la macula ; il arrive souvent, toutefois, qu'elles sont irrégulières ou réduites à des proportions infimes ; on a même cité des cas où les îlots pigmentaires faisaient absolument défaut.

Dans la *forme acquise,* presque toujours syphilitique et liée à de la choroïdite, les amas de pigment sont de dessin ou de disposition différente. Ils ont l'aspect de cercles, de demi-cercles, comme les syphilides cutanées, d'étoiles ou bien de traînées le long des vaisseaux. Ces amas sont irréguliers, mal délimités, analogues à des pâtés d'encre noire sur le papier. La choroïde et le cristallin sont souvent altérés.

Les taches pigmentaires rétiniennes deviennent d'ordinaire superficielles et recouvrent les vaisseaux de la rétine ; dans les taches choroïdiennes, par contre, les vaisseaux rétiniens restent distincts en avant.

Le rétrécissement des vaisseaux est très remarquable. Les artères se réduisent à de simples traînées blanchâtres s'accentuant de la périphérie au centre.

Dans la rétinite pigmentaire, il se fait un travail de sclérose qui aboutit à l'atrophie générale et concentrique de la membrane nerveuse. Tous les éléments anatomiques, nerveux, vasculaires ou conjonctifs, sont plus ou moins affectés.

Quand l'atrophie est complète, il ne reste qu'un tissu réticulé cicatriciel, vestige de la trame rétinienne et contenant du pigment ; les vaisseaux sont oblitérés et transformés en cordons fibreux.

La rétinite pigmentaire congénitale se révèle parfois assez tard et marche lentement. Elle est souvent héréditaire ; la consanguinité n'aurait d'importance que par l'hérédité (TROUSSEAU). La surdité, la mutité, l'idiotie coexistent fréquemment. Elle paraît bien fatalement progressive et aboutit à la longue à la presque cécité. L'évolution totale peut être rapide ou même se produire pendant la période intra-utérine, de manière que les enfants naissent aveugles (LEBER).

La rétinite acquise a des allures plus vives ; elle peut être arrêtée dans sa marche, mais s'amende rarement.

La forme congénitale se distingue assez aisément, sauf exception, de la forme acquise.

Dans la rétinite congénitale, les taches pigmentaires sont régulières, à développement progressif ; l'aggravation est lente, les couleurs restent perçues, l'hérédité paraît fréquente.

Dans la rétinite acquise, les taches pigmentaires sont irrégulières, larges ; le développement est tardif et inégal, le rétrécissement visuel, irrégulier ; syphilis fréquente, iritis ou choroïdite concomitante.

Le traitement doit être général et local. Dans la forme congénitale, les fortifiants, l'hygiène sont seuls de mise ; dans la forme acquise syphilitique, l'iodure à hautes doses, les arsenicaux, les mercuriaux, surtout en injections, sont particulièrement indiqués.

RÉTINITE CIRCINÉE. — FUCHS a décrit une rétinite circinée caractérisée par une opacité grisâtre ou gris jaunâtre occupant la région maculaire et entourée de petites plaques blanches. Il existe alors un scotome central, vision affaiblie, à marche lente. C'est une affection très rare que DE WECKER a idendifiée avec la *dégénérescence graisseuse*, car la forme circinée n'est pas nécessaire. Il la croit liée à des hémorragies et à des états divers. Pour lui, c'est une rétinite apoplectiforme.

La RÉTINITE PROLIFÉRANTE de MANZ est caractérisée par des traînées blanchâtres qui suivent le cours des vaisseaux, les englobent, forment un tissu compact et richement vascularisé qui s'étend jusque dans le corps vitré. Cette lésion est due à d'anciennes hémorragies et paraît être une périartérite syphilitique. Les essais de traitement faits avec la thiosinamine ne sont pas assez nombreux pour être concluants.

III — DÉCOLLEMENT DE LA RÉTINE

Le décollement de la rétine n'est bien connu que depuis la découverte de l'ophtalmoscope. Il est constitué par la séparation morbide de la membrane nerveuse d'avec la choroïde. Il s'effectue en réalité, non entre la choroïde et la rétine, mais entre la couche pigmentaire et les autres couches de cette dernière.

Symptômes. — Le décollement se produit dans les régions antérieures ou postérieures de la rétine ; il est partiel ou total.

On constate à l'ophtalmoscope une membrane blanc grisâtre, mince, présentant des plis linéaires bleuâtres et tapissée de vaisseaux rétiniens. Cette membrane est située en avant de la choroïde, parfois flottante. Les vaisseaux partent de la papille, font un coude au niveau de la zone décollée et la suivent en indiquant ses plis, ses dépressions et ses saillies. Dans les cas de décollement total, la rétine, n'adhérant plus qu'à la papille et à l'ora serrata, prend un aspect infundibuliforme, en cloche, en parapluie.

Les malades accusent une diminution plus ou moins considérable de la vision, parfois un rétrécissement extrême du champ visuel. Celui-ci est réduit dans un simple segment, si une portion de la rétine est seulement détachée ; il est restreint à sa portion centrale, si la macula est respectée ; en tout cas, sa réduction est toujours en rapport avec la partie décollée et de sens opposé. Le décollement siège-t-il en bas, la partie supérieure du champ visuel disparaît ; siège-t-il en haut, c'est la partie inférieure qui est abolie. Certains malades ont encore une vision relative au niveau du décollement, mais les couleurs y sont modifiées et les images déformées (métamorphopsie). On note enfin des opacités du corps vitré et parfois des apoplexies.

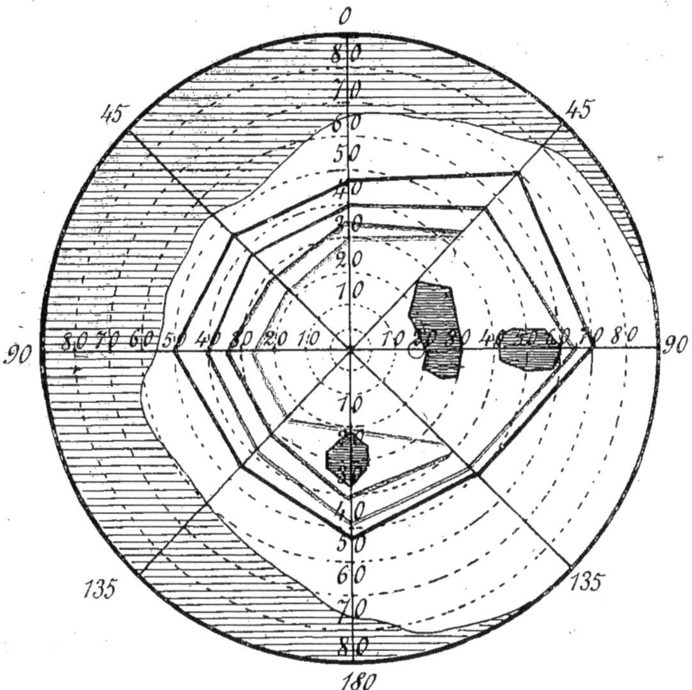

Fig. 3. — Choroïdite disséminée.

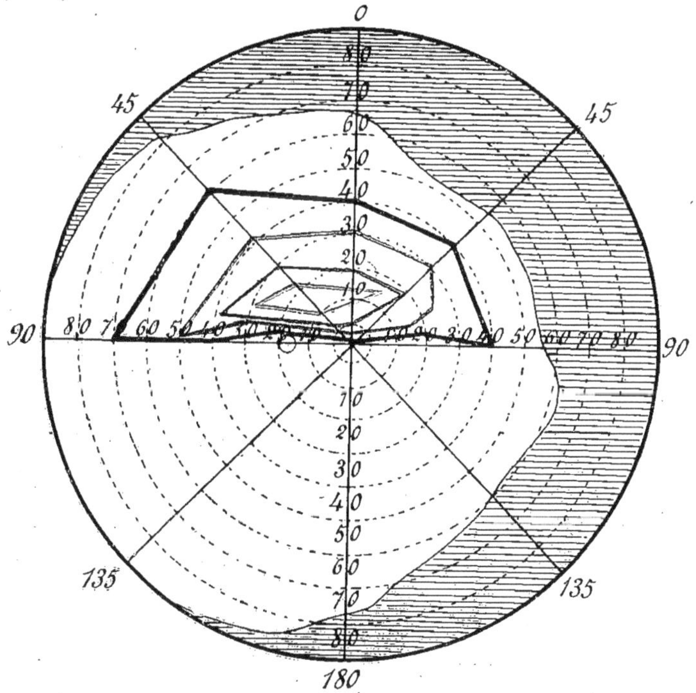

Fig. 4. — Décollement de la rétine.

Le décollement rétinien se produit graduellement ou tout d'un coup ; il est souvent unilatéral. Il peut se déplacer ou se compléter. C'est une affection généralement persistante qui entraîne des lésions multiples dans le cristallin, l'iris et le globe lui-même.

Étiologie. — Le décollement de la rétine survient sous des influences diverses, mais provoquant toujours la rétraction ou la propulsion du vitré. La rétine, en effet, étant simplement juxtaposée à la choroïde, les feuillets pigmentaires et nerveux étant peu adhérents, dès que le vitré cesse de pouvoir s'appliquer à la rétine, celle-ci se décolle. Le décollement se produit, quand il s'écoule une grande quantité de vitré, lorsqu'il subit une rétraction inflammatoire ou une pro-

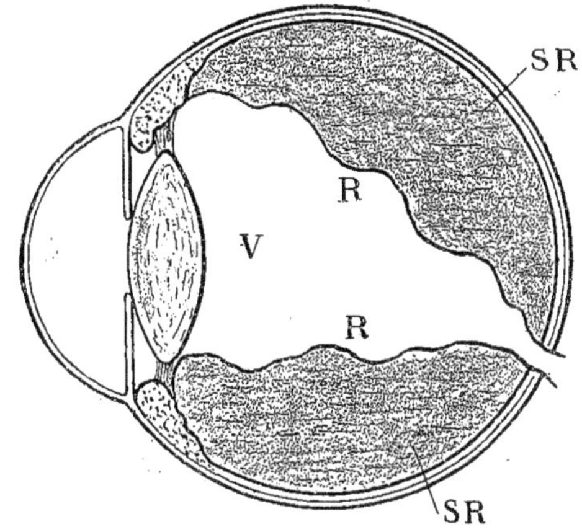

Fig. 210. — Décollement de la rétine.

V, vitré. — RR, rétine. — SR, liquide sous-rétinien.

pulsion énergique et continue. Il en est ainsi à la suite de pertes traumatiques ou opératoires du vitré, d'irido-choroïdite plastique, d'hémorragies, de rétinite albuminurique, enfin à la suite des abcès orbitaires, des tumeurs ou des parasites sous-rétiniens, etc.

La cause la plus fréquente du décollement réside dans l'allongement de l'œil staphylomateux, dans les altérations profondes de la myopie progressive ou dans une contusion violente du globe.

En dehors de la myopie, des tumeurs, des traumatismes, le décollement rétinien s'observe encore dans la syphilis, l'albuminurie, l'anémie et dans certaines lésions cardiaques, surtout dans les cardiopathies mitrales (L. Dor). Dans quelques cas rares, c'est une maladie infectieuse qui est en jeu, par exemple le paludisme.

La rétine décollée est d'abord peu modifiée ; réappliquée, elle peut d'ailleurs reprendre presque intégralement ses fonctions. A la longue, toutefois, les éléments nerveux s'altèrent, disparaissent, et la membrane s'atrophie. On constate d'ordinaire la présence d'un liquide sous-rétinien jaunâtre, renfermant des produits coagulables, des éléments cellulaires et des débris pigmentaires plus ou moins importants. Enfin, on a noté des déchirures de la membrane nerveuse.

Pathogénie. — La véritable pathogénie des décollements rétiniens est encore discutée. On a parlé d'une hydropisie sous-rétinienne. On pense surtout qu'il existe une altération du vitré provoquant l'attraction de la rétine et son arrachement. De Wecker, Leber, etc., estiment qu'il se fait, à un moment donné, une déchirure rétinienne qui entraîne la diffusion du liquide vitréen et le détachement rétinien. Cette déchirure se produit évidemment dans les staphylômes, les blessures de l'œil et explique l'instantanéité du décollement ; on l'a, d'ailleurs, constatée directement à l'ophtalmoscope quand les milieux restaient transparents.

LEBER insiste sur la dégénérescence du corps vitré avec formation de travées fibreuses qui exercent une traction sur la rétine. DUFOUR et GONIN rattachent les perforations rétiniennes à des foyers de choroïdite antérieure.

RAEHLMANN admet des modifications chimiques du vitré, lesquelles, entraînant de l'osmose dans son intérieur, produisent le soulèvement rétinien.

Diagnostic. — Le décollement de la rétine est une affection facile à reconnaître dans la majorité des cas.

Le sujet est très myope ou a subi un traumatisme ; sa vue tout à coup a faibli ou disparu dans une partie du champ visuel. A l'éclairage ophtalmoscopique, on s'aperçoit qu'une partie du fond de l'œil, ordinairement la portion inférieure, est d'apparence gris bleuâtre ou gris rosé, et que les vaisseaux y forment des filaments très foncés, sans leur double contour physiologique. Des plis bleuâtres s'observent aussi au niveau de cette partie du fond de l'œil, ce qui donne bien l'impression d'un soulèvement membraneux. Son siège, son étendue, ses caractères, sont appréciés directement. Si l'on observe de fins vaisseaux anastomosés sous la membrane, il s'agit d'un néoplasme. L'abondance du liquide rend la rétine flottante, tandis qu'une tumeur en efface tous les plis.

Pronostic. — Le décollement de la rétine est très grave et entraîne d'ordinaire la perte rapide et complète de l'œil. Toutefois la guérison, bien que rare, peut s'obtenir. Les décollements traumatiques sont beaucoup plus favorables que les décollements myopiques.

Traitement. — Le traitement est ordinairement peu efficace, et il n'est pas démontré qu'il ne devienne quelquefois nuisible. Il est dominé, en effet, par la nature symptomatique ou pathogénique, encore incertaine, de la lésion, et nécessite de nouvelles recherches.

Le traitement *médical* comprend les moyens propres à la résorption du liquide sous-rétinien : laxatifs, diurétiques, sudorifiques ; le repos, la compression, la pilocarpine, l'ésérine, les mercuriaux, les instillations de dionine, d'iodure de potassium sont généralement employés.

Le traitement *chirurgical* a pour but d'évacuer le liquide sous-rétinien, ou de créer des adhérences entre la rétine et la choroïde, ou de dégager la rétine du vitré. Les cautérisations ignées pratiquées au niveau du décollement, à la surface externe de l'œil, les ponctions scléroticales, l'aspiration, le drainage, agissent dans ce sens. PARINAUD a vanté l'emploi des ponctions répétées ; l'iridectomie (GALEZOWSKI, DRANSART) aurait pour effet de modifier les conditions de nutrition et de tension de l'œil ; les injections de sérum sucré (DIANOUX) agiraient par osmose ; enfin, les injections intra-oculaires iodées ou iodo-iodurées de SCHÖLER, ABADIE, etc., provoqueraient avantageusement une rétinite adhésive modérée et la suppression des tiraillements antérieurs du vitré. Ces deux derniers auteurs viennent encore de préconiser l'emploi de l'électrolyse ; les résultats obtenus par TERSON semblent même encourageants.

En s'inspirant des idées de RAEHLMANN sur l'évolution du décollement de la rétine par l'osmose, DE WECKER fit des injections de solutions salées de concentration variable sous la conjonctive. Ces injections sont surtout actives dans les cas récents, à la condition d'être répétées et faites à de fortes concentrations. Comme on ne peut dépasser celle de 10 à 15 p. 100 sans douleurs trop vives, DE WECKER fit préparer des solutions ayant pour véhicule la partie liquide du corps vitré des animaux. Sous le nom de chloro-vitréine, on vendait dans le commerce des ampoules à 10 et à 20 p. 100.

LOUIS DOR a recommandé une formule pour injections dans la capsule de Tenon qui a pour but d'atténuer la douleur en se rapprochant de la composition du sérum sanguin. Cette formule est analogue à celle du sérum de Trunecek. L'injection se fait avec une aiguille courbe construite *ad hoc*.

L'opération de DEUTSCHMANN consiste dans une incision de la rétine et des tractus prérétiniens du vitré et dans l'injection, dans l'espace prérétinien, du vitré provenant du lapin ou d'autres animaux. L'opération elle-même est une double sclérotomie postérieure dans laquelle on introduit le couteau obliquement en traversant près de l'équateur la partie déclive du bulbe et en faisant une contre-ponction dans la sclérotique, mais sans traverser une deuxième fois la conjonctive.

A titre de curiosité, signalons l'opération de MULLER qui excise une lanière de la sclérotique en feuille de myrte, dans la partie temporale de la région équatoriale, après avoir fait la résection temporaire d'après KRÖNLEIN, pour diminuer la capacité du globe et empêcher les récidives du décollement. Cette intervention n'a trouvé que de rares imitateurs.

Nous observons beaucoup de décollés et nous constatons des améliorations assez nombreuses par le simple traitement médical ou l'expectation. Les résultats obtenus par traitements chirurgicaux n'étant guère meilleurs, nous nous abstenons volontiers de toute opération importante.

IV. — EMBOLIE DE L'ARTÈRE ET THROMBOSE DE LA VEINE CENTRALE

L'embolie de l'artère centrale de la rétine est constituée par la pénétration d'un caillot obturateur dans ce vaisseau ou l'une de ses branches. On l'observe surtout dans les maladies du cœur, mais aussi à la suite des néphrites, des phlébites, de la septico-pyohémie.

Le premier fait publié appartient à DE GRAEFE et SCHWEIGGER. La vision disparaît brusquement, en quelques minutes ; elle peut se rétablir passagèrement, surtout vers la périphérie, mais d'une manière imparfaite. La cécité reste complète quand l'embolus occupe le tronc de l'artère ; elle est partielle lorsqu'il siège sur une de ses branches, et le champ visuel s'échancre dans la partie correspondante.

La lésion est monoculaire. A l'ophtalmoscope, on constate l'ischémie de la rétine ; les artères sont vides de sang et réduites à de simples filaments blanchâtres ; les veines sont congestionnées à la périphérie. La rétine s'œdématie, devient grisâtre, sauf vers la macula qui, par le contraste des vaisseaux choroïdiens sous-jacents, apparaît d'un rouge foncé. La papille est très pâle, à bords diffus. A la longue, la rétine et le nerf optique s'atrophient complètement. Si l'embolie est septique, l'œil est envahi par la suppuration et se réduit à un simple moignon. La disparition brusque de la vision dans un œil, chez un cardiaque, fait songer à une embolie rétinienne. L'examen ophtalmoscopique et la détermination du champ visuel permettent aisément de faire le diagnostic. La perte totale ou partielle de la vision correspondante dans l'embolie simple, la suppuration dans l'embolie septique en sont la conséquence inévitable. Le mauvais état général aggrave encore la situation. Le bouchon artériel a pu régresser, se réduire et s'engager dans une branche terminale, mais le plus souvent la rétine reste définitivement privée de sa circulation normale.

Le traitement a peu d'action. Le massage, les paracentèses, l'iridectomie, la sclérotomie ont été préconisés et ont donné, exceptionnellement, quelques bons résultats, mais il ne faut guère y compter.

La *thrombose de la veine centrale* a été signalée par Michel. Elle occupe le tronc du vaisseau ou l'une de ses branches et survient dans les affections cardiaques, l'athéromasie, à la suite des phlébites érysipélateuses de la face et de l'orbite. Il en résulte une congestion énorme des veines rétiniennes avec hémorragies multiples et un amincissement marqué des artères. Des abcès palpébraux, orbitaires, une méningite mortelle sont choses possibles ; la cécité totale ou partielle avec atrophie optique est la règle.

Le traitement est purement symptomatique et généralement inefficace.

V. — TUMEURS

Les tubercules, les sarcomes peuvent atteindre secondairement la rétine, mais ne s'y développeraient pas primitivement. Le gliome s'y rencontre spécialement.

Le *gliome de la rétine* s'observe seulement chez les enfants au-dessous de dix ou douze ans, surtout vers trois, quatre, cinq ans. C'est une affection rare, le plus souvent congénitale.

Les parents, d'ordinaire, constatent sur un œil un reflet pupillaire blanc, cotonneux ou jaunâtre. La vision est nulle. C'est l'*œil de chat amaurotique* de Beer. A l'examen simple, le fond de l'œil paraît irrégulier, plus ou moins envahi par une masse blanche. A l'éclairage oblique, on trouve la rétine soulevée, altérée, sillonnée de vaisseaux amincis. A l'éclairage direct ou ophtalmoscopique, on voit la tumeur qui semble bosselée, rosée ou mate.

Au *début*, le gliome est indolore, et rien ne trouble la santé générale de l'enfant. Peu après, selon la rapidité du développement, l'œil devient sensible, rougit, durcit, présente des *poussées glaucomateuses*.

Plus tard encore, les membranes oculaires cèdent, la tumeur fait saillie dans l'orbite, du côté de la cornée, et se développe rapidement sous forme d'un champignon rougeâtre, fongueux, saignant et parfois douloureux.

En *dernier lieu*, l'envahissement se produit en tous sens, du côté de

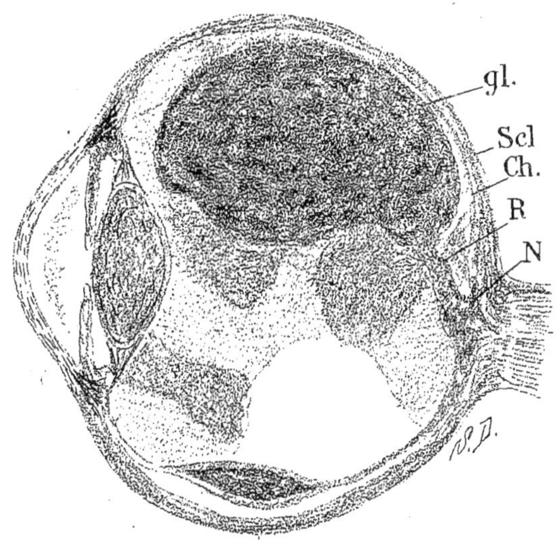

Fig. 211. — Gliome de la rétine.

gl, gliome. — R, rétine. — *Ch*, choroïde. — *Scl*, sclérotique. — N, propagation de la tumeur vers l'entrée du nerf optique.

l'orbite, du nez, de la fosse temporale, et, par le nerf optique, vers le cerveau. La généralisation peut aussi se faire au loin, dans les divers viscères, par métastase.

La mort survient par épuisement ou complications cérébrales. Une de nos petites malades est morte de convulsions épileptiformes, le lendemain de sa sortie de la clinique, après la guérison opératoire obtenue par une exentération de l'orbite. La durée du mal peut être de plusieurs années. Chez les tout jeunes sujets, elle est moins considérable ; six mois, un an, deux ans au plus conduisent à la mort.

Le pronostic est ordinairement fatal, mais on a publié cependant un certain nombre de guérisons.

Le gliome est une tumeur névroglique (VIRCHOW) constituée par de petites cellules et une substance fondamentale molle. Les cellules présentent de courts prolongements et de gros noyaux entourés d'une mince couche protoplasmique. A côté des cellules névrogliques, on peut trouver des cellules rangées en cercles, en spirale et simulant des coupes glandulaires (rosettes de WINTERSTEINER) ; l'origine de ces dernières doit être cherchée dans les couches externes de la rétine. Les vaisseaux sont parfois très nombreux et donnent à la tumeur un aspect rougeâtre et fongueux qui l'a fait désigner sous le nom de fongus hématode. Il n'y a pas de pigment. La coloration jaunâtre de la tumeur tient aux matières colorantes du sang. Les éléments conjonctifs des vaisseaux prennent parfois une certaine part à la constitution de la tumeur, et l'on voit des éléments sarcomateux à côté des éléments gliomateux : c'est alors le *glio-sarcome*.

Le gliome prend naissance dans la rétine, au niveau de la couche des grains, des grains internes surtout. Il se propage soit en dehors, du côté de la choroïde, soit en dedans, du côté du vitré.

Il débute presque constamment par le pôle postérieur, à l'inverse du sarcome qui commence plutôt en avant. La prédominance des vaisseaux, de la substance fondamentale molle, des cellules ou des éléments embryonnaires, donne au gliome une consistance et un aspect, suivant les cas, un peu différents.

Les caractères anatomiques permettent un *diagnostic* microscopique certain, mais les caractères cliniques sont moins démonstratifs.

La congénitalité, le jeune âge des sujets, le début à la partie postérieure de l'œil, l'aspect blanc cotonneux ou jaunâtre, la marche envahissante de la lésion, permettent le diagnostic du gliome. A la période de perforation ou de généralisation, l'erreur n'est guère possible ; mais au début, on peut s'en laisser imposer par différentes affections : décollement rétinien, suppuration, tuberculose, sarcome.

Le décollement est exceptionnel, à l'âge du gliome, chez les sujets très jeunes. La suppuration est rare et coïncide avec des lésions éloignées, arthrites, abcès. La tuberculose présente les caractères de l'infiltration miliaire. Enfin, le sarcome a pour caractère habituel de débuter en avant et de paraître le plus souvent pigmenté.

Le *traitement*, dans tous les cas, sera radical et hâtif. Il consistera dans l'énucléation du globe ou l'exentération de l'orbite. L'ablation de l'œil suffira quand la lésion sera peu développée ; pour éviter la récidive, qui se fait d'ordinaire par le nerf optique, on reséquera celui-ci très profondément. Si l'orbite est envahie, l'exentération complète s'impose. Y a-t-il des prolongements intra-orbiculaires ou des symptômes de généralisation, l'expectation sera plus convenable qu'une vaine mutilation.

VI. — ANOMALIES

Les *prolongements anormaux de la lame criblée* sont des bandes fibreuses de forme irrégulière, petites, situées autour de l'émergence des vaisseaux de la papille. Nous insisterons surtout sur les *fibres à myéline*.

Normalement, près de la lame criblée, les fibres du nerf optique se dépouillent de leur enveloppe de myéline, et, devenues transparentes, restent invisibles. Il arrive quelquefois qu'un certain nombre de fibres conservent leur myéline après leur entrée dans la rétine, d'où la formation de taches blanchâtres voisines de la papille et possédant des dentelures à la périphérie ; on désigne cette anomalie congénitale sous le nom de *taches myéliniques* ou sous celui de *persistance des fibres à double contour*. Cette anomalie donne lieu à des taches blanches nuageuses, qui suivent les vaisseaux à leur émergence, en les enveloppant et les cachant par places. Leurs contours ne sont pas tranchants et nets ; c'est ce qui les distingue des plaques blanches d'atrophie choroïdienne. L'acuité visuelle n'est généralement pas altérée du fait de leur existence. Cette anomalie est le plus souvent unilatérale.

CHAPITRE XVII

MALADIES DU NERF OPTIQUE

I. — BLESSURES

Le nerf optique peut être lésé dans l'orbite, le canal optique, même au niveau du chiasma, par des coups d'épée, de couteau, par le bout d'une canne, par des projectiles, des fragments osseux dans les fractures du crâne. On a cité quelques cas d'arrachement chez les aliénés, les alcooliques, ou dans le pugilat, à la suite d'un violent coup de pouce. Les projectiles peuvent blesser les deux nerfs ou seulement celui du côté opposé.

Les vaisseaux, les fibres nerveuses, les gaines optiques sont diversement rompus. Les gaines présentent fréquemment une hémorragie abondante qui comprime les fibres nerveuses et provoque une cécité rapide avec anémie. La déchirure des vaisseaux centraux, un vaste hématome orbitaire entraîneraient le même résultat. Enfin, les fractures du canal optique, des parois orbitaires et les projectiles à direction antéro-postérieure ou transversale, peuvent produire par contusion, déchirure, section complète, une cécité simple ou double. Quand les lésions optiques sont limitées, la vision est partiellement conservée. Les troubles du vitré empêchent d'ordinaire l'examen ophtalmoscopique ; dans certains cas, le fond de l'œil devient visible et on constate alors de l'atrophie optique, de la blancheur papillaire ou bien des phénomènes de stase, de congestion œdémateuse.

Au début, les antiphlogistiques seuls paraissent de mise : sangsues, glace, repos. Si un hématome énorme existe ou si la suppuration se produit, une ponction sera utile. L'ablation des corps étrangers devra toujours être tentée. Enfin, plus tard, s'il persiste quelque vision, les injections strychninées, les courants continus seront indiqués.

II. — NÉVRITES

L'inflammation du nerf optique entraîne des altérations plus ou moins profondes des éléments nerveux.

D'ordinaire, les gaines s'infiltrent d'éléments cellulaires, s'épaississent, et on a la *périnévrite* ; le tissu conjonctif prolifère, les éléments cellulaires se multiplient, étouffent les fibres nerveuses et entraînent la dégénérescence granulo-graisseuse ; c'est la *névrite interstitielle ;* enfin, les éléments nerveux peuvent être directement affectés, et il s'agit de *névrite parenchymateuse,* d'ailleurs plus rare. Les vaisseaux sont entourés d'éléments lymphoïdes et les gaines optiques parfois remplies d'un liquide séreux très abondant, comme hydropiques.

Les névrites optiques se rencontrent dans une foule de cas et sont consécutives à des troubles locaux ou généraux qu'il importe de bien indiquer.

L'*hérédité* est incontestable. Le névrite survient dans certaines familles, à la même période de la vie. Les *intoxications* par le plomb, le tabac, l'alcool, etc., ont une influence certaine ; elles produisent de préférence la névrite rétrobulbaire. Les *maladies générales* ou *diathésiques*, diabète, albuminurie, scrofule, rhumatisme ; les maladies infectieuses, tuberculose, syphilis, influenza, variole, diphtérie, ont une action névritique qui n'est pas douteuse. Les *lésions orbitaires*, inflammation, néoplasme, corps étrangers, sont une autre cause de cette lésion. Il faut citer, enfin, pour les étudier spécialement, les *tumeurs cérébrales*. Celles-ci ont une action considérable sur l'apparition de la névrite et une grande portée séméiologique.

Cliniquement, il importe d'établir trois sortes de névrites susceptibles d'évoluer vers trois modes différents d'atrophie : 1° une *névrite* de cause *ascendante* causée par une affection de nature oculaire et évoluant vers l'atrophie du nerf optique lorsqu'elle remonte vers le cerveau. Cette névrite ascendante peut, elle-même, se diviser en *papillite simple,* si l'inflammation est limitée à la papille et provient des vaisseaux qui forment le cercle de HALLER, et en *papillo-rétinite* lorsque la rétine, ou les parties de la rétine avoisinant la papille, prennent part à l'inflammation ; 2° une *névrite de cause centrale ou descendante*, due à une lésion des centres nerveux (compression, inflammation, infection, lésion nucléaire) ; 3° une *névrite rétro-bulbaire* qui siège au niveau du nerf optique dans la portion intra-orbitaire comprise entre le chiasma et l'entrée des vaisseaux centraux.

Névrite ascendante. — Elle est consécutive à des lésions rétiniennes ou choroïdiennes. On l'observe sous deux formes distinctes : la papillite simple et la papillo-rétinite.

La vision y est plus ou moins diminuée et le champ visuel rétréci. L'amblyopie devient bilatérale, mais reste plus prononcée d'un côté que de l'autre.

A l'ophtalmoscope, la papille est rougeâtre, un peu floue, très rarement saillante. Les vaisseaux sont bien visibles, et les contours de la papille assez nets. La rétine est à peu près indemne ou bien offre les lésions des rétinites syphilitiques, diabétiques, albuminuriques. Le nerf optique et ses gaines semblent fortement altérés. Les fibres nerveuses sont désorganisées, la myéline a disparu, le cylindre-axe est détruit. Les gaines s'épaississent, s'infiltrent de leucocytes. Une atrophie optique plus ou moins complète résulte de ces lésions ; l'aspect papillaire devient blanchâtre ou grisâtre, et la cécité plus ou moins complète.

Névrite descendante. — C'est la *papillite œdémateuse* des tumeurs cérébrales. La papille paraît trouble, floue, nuageuse, à limites indé-

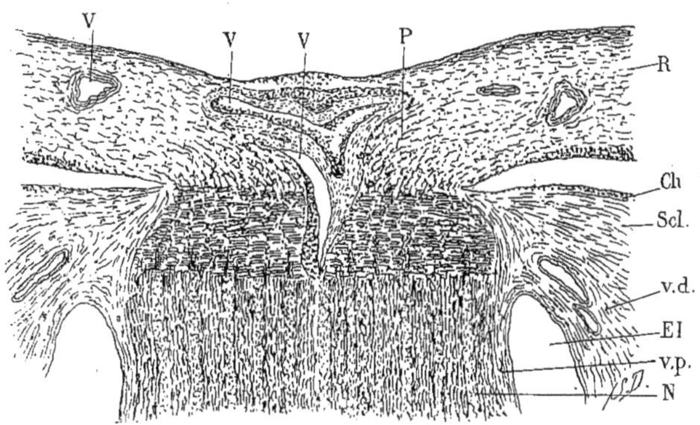

Fig. 212. — Névrite optique par tumeur cérébrale. Coupe longitudinale de l'entrée du nerf optique.

La papillite se manifeste par la distension des vaisseaux au niveau de la papille, par de l'œdème de la papille et de la rétine qui a doublé d'épaisseur, par l'agrandissement de l'espace intervaginal.

VV, vaisseaux centraux. — P, papille du nerf optique. La tuméfaction de la papille s'étend plus loin que les limites de la préparation ce qui empêche de voir la saillie au niveau de la rétine. — R, rétine œdémateuse. Ch, choroïde. — Scl, sclérotique. — vd, vaginale dure-mérienne. — EI, espace intervaginal. — vp, vaginale pie-mérienne. — N, nerf optique.

cises, de coloration grisâtre ou rougeâtre. Il existe souvent des exsudats blanchâtres et des hémorragies. Les veines sont gonflées, tortueuses, les artères amincies. La région papillaire se gonfle, devient saillante, comme étranglée (*Stauungspapille*). Il y a de la *stase* sanguine, de l'œdème, du gonflement. Cet état reste rarement localisé à la papille ; la rétine est souvent altérée et présente de l'œdème, des exsudats, des hémorragies (rétinopapillite, neuro-rétinite) ; ou bien elle n'est touchée, par propagation, que dans sa couche nerveuse (neuro-papillite). Il existe d'ordinaire, mais non toujours au début, de la diminution de la vue, des troubles généraux ou céphaliques. Les troubles objectifs ne sont pas tout à fait en rapport avec les troubles visuels. Dans tous les cas de lésions cérébrales, il y a lieu de rechercher l'état papillaire ; il faut y songer de suite.

La névrite persiste plus ou moins longtemps et entraîne d'ordinaire des troubles atrophiques. Malgré la diminution de l'œdème, la suppression de la stase sanguine et l'atrophie papillaire, on trouve encore des traces de la névrite. Les vaisseaux restent tirebouchonnés, irréguliers, et les limites de la papille paraissent indécises et un peu pigmentées.

Au point de vue anatomique, il s'agit ici d'une hydropisie des gaines avec inflammation et il existe des altérations des fibres nerveuses (dégénérescence gangliforme).

La papille présente de l'hypertrophie des fibres à simple contour, des infiltrations lymphoïdes considérables et des troubles vasculaires.

La diminution de la vision est variable suivant que la destruction du nerf est plus au moins complète.

L'aspect de la papille est ordinairement blanchâtre ou gris blanchâtre.

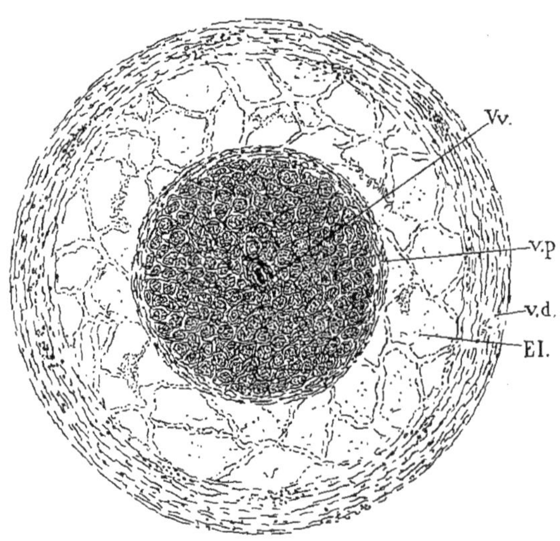

Fig. 213. — Névrite optique par tumeur cérébrale.
Coupe transversale du nerf optique.

On remarquera ici l'hydropisie des gaines et l'élargissement de l'espace intervaginal.

vd, gaine dure-mérienne. — *vp*, gaine pie-mérienne. — EI, espace intervaginal. — Vv, vaisseaux centraux du nerf optique.

La papillite œdémateuse par stase s'observe dans les lésions inflammatoires orbitaires, les méningites chroniques localisées à la base, les abcès, les hémorragies, les ramollissements du cerveau, mais surtout les tumeurs cérébrales ou craniennes. Leur valeur séméiologique est toujours très considérable. Signalée pour la première fois en 1860 par DE GRÆFE, la névrite des tumeurs cérébrales est aujourd'hui bien connue. Alors même que la tumeur ne se manifeste par aucun symptôme extérieur et que la vision est à peu près intacte, la neuro-papillite n'en existe pas moins. On la trouve environ huit fois sur dix. Il importe donc vraiment de pratiquer l'examen ophtalmoscopique toutes les fois que l'on soupçonne la présence d'une tumeur cérébrale.

On doit cependant observer que la présence ou l'absence de la papillite n'ont pas une valeur absolue. On a vu des tumeurs cérébrales sans névrite optique ou du moins avec atrophie simple, et des cas ou il existait de la névrite et pas de tumeur. Dans un fait de PARINAUD, il y avait névrite double et seulement de l'hydropisie ventriculaire. D'ailleurs, la névrite optique n'est pas en rapport direct avec le néoplasme cérébral. On pourra constater une névrite très considérable avec une petite tumeur, et inversement une névrite insignifiante avec une tumeur volumineuse.

La nature et le siège de la tumeur n'ont, sur la névrite et ses caractères, aucune influence particulière.

La *pathogénie* est encore discutée. De Græfe avait songé à la stase veineuse par tension intracranienne provoquée par la tumeur, compression du sinus caverneux, gêne veineuse rétinienne, exsudation papillaire; mais la gêne circulatoire, grâce aux anastomoses, est très difficile à soutenir.

Les travaux de Schwalbe firent admettre qu'il s'agissait d'une compression des nerfs optiques par le liquide céphalo-rachidien fusant dans l'espace intervaginal (Manz), ou dans l'épaisseur du nerf même (Parinaud).

Ces théories diverses, plus ou moins mécaniques, sont suffisantes pour expliquer la papillite, mais toujours faut-il, en outre, faire intervenir un certain état infectieux qui produit de l'inflammation optique.

Dans les tumeurs, d'ailleurs, on constate parfois de la névrite descendante ou de l'atrophie par propagation inflammatoire ou par compression même des cordons nerveux.

Le *diagnostic* direct de névrite descendante est facile grâce à la saillie papillaire, à la tortuosité des vaisseaux et à l'œdème du nerf. Il coexiste d'ailleurs souvent des exsudats et des hémorragies péri-papillaires.

Elle diffère notablement des autres formes. La névrite ascendante présente des vaisseaux tortueux, mais une saillie papillaire moindre ; il existe, en outre, de la rétinite concomitante. La névrite rétrobulbaire se caractérise par la pâleur et la dépression centrale de la papille.

Les névrites optiques sont très graves et aboutissent souvent à la cécité. Dans certains cas, toutefois, une partie variable de la vision peut être conservée.

Le *traitement* reste en tout cas essentiellement général.

La tuberculose, la syphilis, le rhumatisme, etc., exigent une thérapeutique appropriée. Localement il y a lieu d'user des révulsifs, des excitants, des courants continus, etc.

Intervention chirurgicale dans la stase papillaire. — Trois procédés opératoires ont été proposés pour dégager le nerf optique, pour combattre les céphalées et diminuer la tension intracranienne (Druault) :

1° Incision des gaines du nerf optique : outre que les résultats ne furent pas appréciables, il y a danger de blesser le nerf optique et danger de provoquer la dégénérescence des fibres nerveuses au niveau du point dénudé ;

2° Ponction lombaire : les résultats sont passagers, mais la ponction peut être renouvelée ; de plus elle constitue un élément précieux de diagnostic (cyto-diagnostic). On a signalé des cas de mort par décompression trop brusque du cerveau; toutefois moyennant certaines précautions, on peut obtenir des succès inespérés.

3° Trépanation du crâne : les résultats obtenus par cette méthode sont les plus complets, mais il faut se borner à trépaner sans inciser la dure-mère et surtout il faut éviter de ponctionner le ventricule.

Névrite rétrobulbaire. — A l'inverse de la névrite intrabulbaire, elle

n'est nullement caractérisée par des signes ophtalmoscopiques. C'est à peine
si l'on trouve un peu de congestion veineuse de la papille et de l'ischémie
rétinienne. D'ordinaire on ne constate que de l'amblyopie et un scotome
central pour le blanc ou pour les couleurs ; plus tard, si la guérison n'est
pas survenue, on observe simplement de l'atrophie optique. La forme aiguë
est parfois très rapide ; la forme chronique est très insidieuse et se développe progressivement. SAMELSOHN a signalé le premier de la névrite interstitielle dans le canal optique, avec atrophie descendante des fibres nerveuses
et localisation spéciale sur le faisceau papillo-maculaire.

Le diagnostic se fait surtout par exclusion et les troubles visuels. La
dyschromatopsie et les scotomes centraux sont caractéristiques. L'ophtalmoscope indique simplement de la pâleur du côté externe du disque optique.

Comme type de névrite rétrobulbaire nous décrirons ici la névrite nicotino-
alcoolique, ou *amblyopie toxique*.

NÉVRITE NICOTINO-ALCOOLIQUE. — L'amblyopie nicotino-alcoolique est une
des amblyopies toxiques les plus fréquentes.

Elle fut reconnue par SICHEL et nettement définie par DESMARRES ; GALÉ-
zowskI en donna une description détaillée ; ultérieurement, nombre d'auteurs
complétèrent son étude.

SAMELSOHN, VOSSIUS, etc., ont établi les lésions de l'amblyopie et montré
qu'on peut la qualifier anatomiquement de névrite rétrobulbaire. Les désordres nerveux sont analogues à ceux qu'on constate dans d'autres intoxications.

L'amblyopie est-elle nicotique ou alcoolique ? SICHEL admettait exclusivement son origine éthylique et MACKENZIE, sa nature tabagique.

On ne saurait nier l'action du tabac, mais il convient d'attribuer une
influence prépondérante à l'alcool. En Espagne, en Turquie, à la Havane,
où l'on fume beaucoup, l'amblyopie toxique est exceptionnelle ; elle est très
fréquente en Angleterre où abondent les grands buveurs et les mauvais
alcools.

Étiologie. — L'amblyopie alcoolo-nicotinique n'est pas rare ; on la rencontre 4 ou 5 fois sur 1 000 ; elle est surtout observée chez l'homme de 40
à 50 et 60 ans. UHTHOFF, sur 30 000 cas, en trouve 280 dont 277 hommes et
3 femmes, soit 0,93 p. 100. A la clinique de Lille, la proportion est de
1,061 p. 100 ; cette proportion forte est le fait du mauvais genièvre dont
abusent les ouvriers de cette région.

Les lésions de l'amblyopie alcoolo-nicotinique sont bien celles de la
névrite rétrobulbaire. Elles ont été spécialement étudiées par SAMELSOHN,
VOSSIUS, UHTHOFF, NETTLESHIP, etc.

Le cas initial de SAMELSOHN peut être considéré comme typique et mérite
d'être rapporté avec quelques détails.

Il s'agissait d'un cordonnier de 63 ans qui présentait une acuité de
15/70 à droite et de 15/100 à gauche, avec scotome central relatif de 8° pour

le vert ou le rouge et qui mourut deux ans après. L'examen des nerfs et des tractus optiques fut fait complètement.

Les nerfs optiques étaient aplatis et d'aspect différent suivant les points de section.

En arrière du canal optique, la coupe présentait un aspect normal ; dans le canal, on voyait une zone centrale aplatie, grisâtre, entourée d'une zone saine ; entre le canal et la pénétration des vaisseaux, la zone grise était circulaire et entourée d'un anneau sain plus large du côté médian que du côté latéral ; enfin, vers la papille, la portion grisâtre avait la forme d'un coin à base externe.

L'examen histologique indiquait dans les parties grises une hypertrophie des septa, avec abondance des noyaux interstitiels ; les faisceaux nerveux avaient subi la dégénérescence atrophique. Il s'agissait donc d'une atrophie partielle centrale des éléments nerveux par prolifération du tissu conjonctif trabéculaire, atrophie et prolifération allant du canal optique à la papille et à la rétine, en suivant un trajet déterminé.

Les examens de Nettleship, Vossius, Uhthoff, sont analogues et ont permis de préciser exactement le siège de la lésion optique.

Dans l'amblyopie nicotino-alcoolique, cette lésion porte sur la portion externe et centrale de la papille, et l'on peut constater une atrophie correspondante sans modifications vasculaires.

La névrite centrale de l'intoxication alcoolo-nicotinique se produit surtout entre le globe et le canal optique, en raison de l'imprégnation plus facile de cette portion pas les produits toxiques, et elle se manifeste d'abord vers le canal à cause de la gêne qui résulte pour le nerf de l'inextensibilité du conduit osseux. La localisation centrale du processus atrophique tient probablement à la richesse de sa circulation capillaire. Pour Nuel, ce serait primitivement non une névrite interstitielle du nerf optique, mais une maladie de la macula latea. Schieck admet l'existence de lésions vasculaires entre le canal optique et le chiasma.

La vision diminue lentement et progressivement. L'amblyopie survient des deux côtés, mais est souvent plus accentuée d'un côté que de l'autre.

Les objets considérés paraissent comme nuageux, puis les petits objets fixés ne sont plus perçus du tout.

Il existe d'abord un scotome central positif, puis un scotome négatif ; la vision périphérique reste meilleure que la vision centrale. Les malades distinguent parfois mieux avec un faible éclairage qu'à la lumière intense. Il n'est pas rare qu'il y ait une asthénopie accommodative précoce et que, avant toute diminution d'acuité visuelle ou l'apparition du scotome central, il se produise une presbytie notable.

Le scotome central n'en est pas moins caractéristique ; il est plutôt manifeste pour les couleurs. Le rouge et le vert surtout sont atteints. Les patients ne les distinguent plus et les voient gris ; le bleu apparaît parfois violet.

Le scotome central prend la forme d'une ellipse à grand axe horizontal et atteint 8°, 10° et plus ; souvent même, le champ visuel dans son ensemble est plus ou moins rétréci. Il arrive cependant que le scotome soit très minime et qu'il faille beaucoup d'attention pour le découvrir ; il importe donc d'employer des surfaces colorées de petites dimensions, d'avoir un éclairage convenable et d'agir à diverses reprises, méthodiquement.

Le *pronostic* de l'amblyopie alcoolique est grave, parce qu'elle est souvent négligée par les patients et soignée tardivement. Reconnue et traitée de bonne heure, elle guérit plus ou moins complètement. Malheureusement, les habitudes qui ont engendré l'affection sont difficiles à modifier et très souvent la vision, de ce fait, reste définitivement compromise.

L'étendue du scotome, le rétrécissement général du champ visuel, les troubles papillaires, sont des symptômes défavorables ; au début de l'affection, avec un traitement énergique, on obtiendrait toujours une guérison radicale.

Le *diagnostic* de l'amblyopie se fait par les antécédents, l'absence de lésions ophtalmoscopiques et surtout la constatation du scotome central pour le rouge et le vert. La forme elliptique de ce scotome est presque caractéristique.

Le *traitement* est général et comporte d'abord l'abstention de toute boisson alcoolique et du tabac lui-même. Un bon régime, des toniques, quelques laxatifs, seront indiqués.

L'iodure de sodium (2 à 5 gr.) a été conseillé par Samelsohn, le bromure de potassium par les Italiens ; en réalité, ces agents sont presque superflus. On conseille aussi les frictions ou les injections de pilocarpine et le sulfate de strychnine (2 à 4 ou 5 milligr.) ; peut-être ces moyens ont-ils quelque action.

Les injections hypodermiques du sérum physiologique peuvent être indiqués dans les cas plus graves comme moyen adjuvant pour désintoxiquer l'organisme.

L'ésérine, la pilocarpine et les verres convexes sont utiles contre la parésie accommodative. Les courants continus, enfin, ont été, avec raison, chaudement recommandés. Ils doivent être continués pendant quelque temps (20 à 30 jours). Les séances seront courtes (10 à 15 minutes), les électrodes appliquées sur les tempes et les courants, de 2 à 5 milliampères au plus.

III. — ATROPHIES

Les atrophies optiques sont constituées par la destruction scléreuse du nerf, la dégénérescence de ses éléments nerveux, l'hypertrophie de son tissu conjonctif ; sa vascularisation est amoindrie. Elles sont caractérisées par la décoloration de la papille qui devient blanchâtre, gris bleuâtre, ou grise.

L'*atrophie blanche* résulte de lésions centrales, craniennes, méningitiques ou *cérébrales*, et l'*atrophie grise* provient d'altérations *médullaires* ou

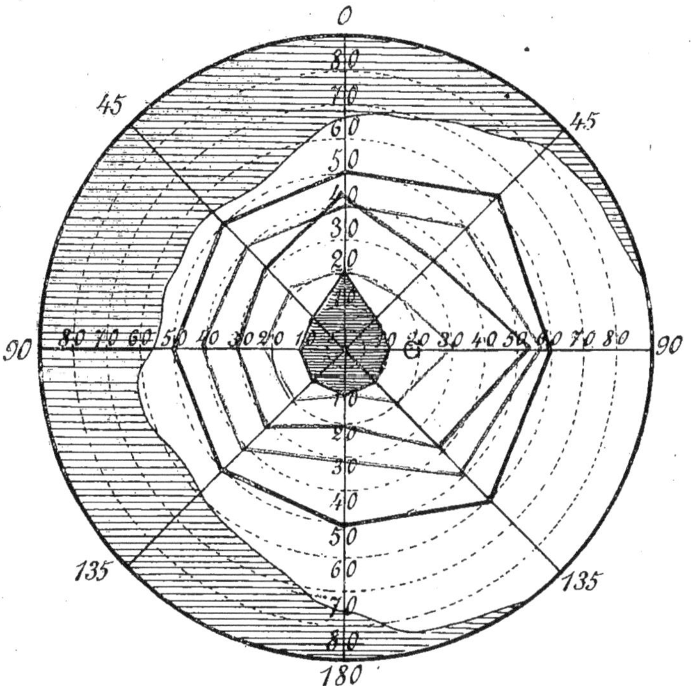

Fig. 7. — Amblyopie toxique.

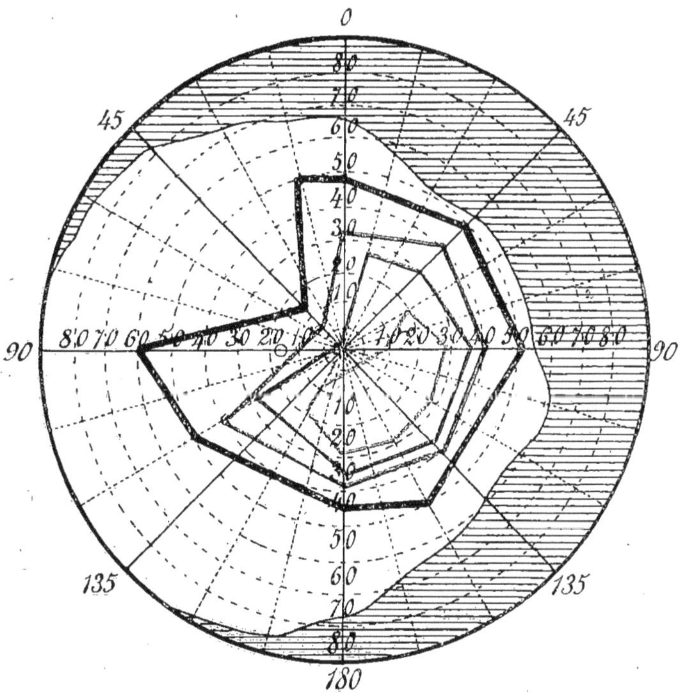

Fig. 8. — Thrombose d'une branche de l'artère centrale de la rétine.

nucléaires. Cette division cependant n'est pas absolue, car la couleur blanche de la papille s'observe parfois dans l'ataxie locomotrice et la couleur grise, dans les encéphalites.

Les causes très diverses agissent sur le nerf optique soit par compression, soit par propagation, soit par inflammation. La cause la plus fréquente est la *compression*. Le nerf optique maintenu dans son canal ne peut subir aucun changement de volume sans s'atrophier rapidement ; la compression est produite par les tissus de voisinage (os, méninges, hémorragies), ou bien le nerf tuméfié (stase vasculaire, compression rétro-bulbaire) vient s'étrangler contre les parois rigides de son canal optique. La *propagation* des diverses affections nerveuses détruit directement les fibres du nerf. L'*inflammation* qui se propage au nerf provoque une névrite qui se termine par l'atrophie. Enfin, on a trouvé des lésions vasculaires comme point de départ de l'atrophie dans le tabes.

Dans la névrite optique *syphilitique*, l'examen microscopique montre la gaîne piale du nerf optique épaissie et de la sclérose des parois de presque tous les vaisseaux. Il s'agit en quelque sorte d'une méningite chronique des nerfs optiques, accompagnée de sclérose vasculaire du tissu nerveux (LERI).

La papille est privée de ses éléments nourriciers, mais présente des vaisseaux rétiniens normaux. Elle est réduite de volume, excavée, à bords nets ou légèrement diffus, suivant qu'il y a eu névrite simple ou névrite œdémateuse. Les symptômes visuels, centraux ou périphériques, ne sont pas toujours en rapport avec l'aspect de la papille. Dans certains cas où la papille est blanche, la vision reste encore notable, ou bien, la papille restant rosée, la vision devient nulle. L'examen de l'acuité visuelle conserve, en l'espèce, une grande valeur et doit être toujours préalablement pratiqué.

Atrophie blanche. — Elle apparaît généralement à la suite des névrites d'origine cérébrale et devient plus ou moins complète. La vision s'affaiblit et peut disparaître. L'amblyopie ou l'amaurose se produit parfois inégalement des deux côtés. La pupille est dilatée, peu ou pas mobile par excitation lumineuse. Dans les cas légers, le champ visuel se rétrécit.

Les milieux oculaires sont absolument transparents.

La papille est blanche, très blanche souvent, et tranche nettement sur le fond de l'œil ; elle devient à la longue légèrement bleuâtre. Son centre s'excave et l'on y distingue la lame criblée ; les bords sont très nets à la suite de névrite simple et un peu flous après la névrite œdémateuse. Les vaisseaux paraissent ordinairement grêles, presque filiformes. Certains faisceaux nerveux peuvent être respectés, mais l'examen direct ne permet pas toujours de distinguer si l'atrophie est totale. La recherche de l'acuité visuelle et l'établissement du champ visuel simple et coloré sont toujours nécessaires.

On rencontre l'atrophie blanche à tout âge et même à la naissance (atrophie congénitale). Les tumeurs cérébrales, les méningites, l'hydrocéphalie sont parfois constatées, mais il arrive fréquemment qu'on ne trouve aucune cause plausible. Le traitement découle de l'origine probable de l'atrophie. Celle-ci est-elle complète, l'expectative s'impose ; est-elle partielle, tous les moyens capables de ranimer la vitalité des fibres nerveuses deviennent utiles.

L'hydrargyre, la strychnine, les courants continus sont indiqués ; Boé a vanté le lactate de zinc, à la dose de $0^{gr},50$ à 2 grammes, et VALUDE les injections sous-cutanées d'antipyrine, 1 gramme tous les deux jours.

Atrophie grise. — Elle est ordinairement consécutive aux névrites d'origine médullaire ou nucléaire.

La vision diminue, le champ visuel se rétrécit, soit dans un œil, soit dans les deux inégalement ; mais on n'observe aucune réaction apparente.

A l'ophtalmoscope la papille reste bien délimitée, se montre blanc grisâtre ou gris bleuâtre ; les vaisseaux centraux conservent leur volume normal. Plus tard, la teinte grise s'accentue, et la vision disparaît.

Pas de troubles des milieux.

La papille est moins réduite de volume que dans la forme précédente, car dans le tronc nerveux les éléments conjonctifs sont conservés. L'atrophie se continue jusqu'au chiasma, aux bandelettes et même aux ganglions optiques.

L'affection a une marche généralement lente, bilatérale et presque fatalement progressive.

L'examen fréquent de l'acuité visuelle et du champ visuel est nécessaire pour apprécier son développement et sa marche. Le traitement général seul a quelque utilité. Localement, la strychnine ou l'antipyrine, les courants continus ont été employés, mais sans résultat appréciable.

ATROPHIE TABÉTIQUE. — C'est la forme la plus fréquente, en quelque sorte le type de l'atrophie grise.

Il survient d'abord de l'amblyopie d'un ou des deux côtés avec dyschromatopsie et rétrécissement du champ visuel. D'après BABINSKI et CHAILLOUS, il n'existe pas, dans l'atrophie tabétique du nerf optique, une forme spéciale de rétrécissement du champ visuel. Le plus souvent, le champ visuel pour le blanc est irrégulièrement rétréci et l'affaiblissement de la vision est parallèle avec la limitation du champ visuel. S'il y a un scotome central, c'est qu'il y a lésion surajoutée (névrite rétro-bulbaire). On a signalé parfois, même avant les troubles optiques, de l'épiphora (PETROLACCI), l'inégalité pupillaire, la myose et surtout le phénomène d'Argyll-Robertson.

Diverses paralysies, d'origine surtout bulbaire, frappent le sphincter irien, les muscles droits ou obliques ; des troubles moteurs sensibles ou sécréteurs sont aussi parfois observés.

Les symptômes oculaires néanmoins ouvrent souvent la marche ou sont les premiers à attirer l'attention des malades.

A l'ophtalmoscope, on constate la transparence des milieux et l'atrophie grise de la papille. Les bords sont bien délimités, les vaisseaux centraux indemnes.

La papille est, dans le processus atrophique, particulièrement touchée ; le nerf lui-même, dans sa partie conjonctive, reste volumineux. La marche de l'atrophie paraît se faire de la périphérie au centre. La vision diminue lentement, mais progressivement. La cécité ne survient guère qu'au bout de quelques années. On a signalé le début de l'amblyopie dans la période préataxique, et on a constaté, quand elle survenait à la période des douleurs fulgurantes, une réelle accalmie de ces dernières.

Les hommes semblent quatre fois plus souvent affectés que les femmes.

La syphilis est en cause dans la moitié des cas ; les excès divers et surtout l'hérédité font le reste. La guérison est exceptionnelle, mais les rémissions ne sont pas rares. On emploie une thérapeutique variée : iodures, arsenic, mercuriaux, cyanure d'or, balnéothérapie (station de Lamalou), électrothérapie, élongation, suspension, etc. Ces divers moyens sont malheureusement peu efficaces et, même dans le tabes considéré comme spécifique, le traitement spécial reste ordinairement impuissant.

IV. — NÉVRITES CONGÉNITALES ET HÉRÉDITAIRES

Nous examinerons ici la névrite optique avec oxycéphalie, l'idiotie amaurotique et la névrite optique héréditaire.

Névrite optique avec oxycéphalie. — C'est un type particulier connu depuis longtemps, mais décrit d'abord par MICHEL en 1873, étudié ensuite par GROENOUW, ENSLIN, BOURNEVILLE et BONCOURT, MORAX, PATRY. Ce dernier a réuni une soixantaine d'observations dans sa thèse bien documentée (1905).

Affection congénitale, plus fréquente dans le sexe masculin, elle se caractérise par la déformation oxycéphalique du crâne (*Thurmschädel* des auteurs allemands) due à une synostose prématurée de la suture coronaire et souvent aussi de la sagittale, et par une névrite optique aboutissant à l'atrophie. La déformation crânienne paraît se produire dans les premiers mois de la vie. La névrite optique débute avant l'âge de 5 à 6 ans. L'atrophie optique est de type post névritique, mais laisse souvent une conservation relative de la vision. Le champ visuel peut être normal ou rétréci. Dans la moitié des cas existe une exophtalmie due aux déformations de l'orbite ; dans la moitié des cas également il y a du strabisme divergent avec limitation des mouvements des yeux. Le nystagmus est commun. Parmi les symptômes fonctionnels, la céphalée et les convulsions sont les plus fréquentes. L'intelligence est souvent normale.

D'autres types cliniques peuvent se rapprocher du précédent : déformations crâniennes et lésions cristalliniennes, déformations crâniennes et lésions rétiniennes, déformations crâniennes et strabisme. Au lieu d'oxycéphalie, il peut y avoir dolichocéphalie, clinocéphalie, scaphocéphalie, ou l'oxycéphalie peut être isolée.

La pathogénie est discutée; on admet une méningite (Virchow, Hirschberg), un rétrécissement du canal osseux (Ponfick), une augmentation de la pression intracranienne (Friedenwald), pour expliquer la névrite optique.

Le pronostic est fâcheux.

Idiotie amaurotique (Tay-Sachs). — C'est une affection congénitale qui s'observe presque exclusivement chez des enfants israélites due à des lésions dégénératives du cerveau; les principaux symptômes consistent dans l'amaurose et la déchéance intellectuelle. Le pronostic est très grave. L'affection est d'ailleurs très rare.

Névrite optique héréditaire — Entrevue par de Græfe, bien décrite par Leber, elle a été désignée tour à tour sous le nom d'*atrophie familiale* ou *héréditaire* du nerf optique, de *névrite rétrobulbaire familiale* ou *héréditaire*. En effet, le plus souvent, le faisceau central du nerf optique est seul atrophié. A l'ophtalmoscope, ou bien la partie temporale du nerf optique est fortement décolorée, ou bien il y a excavation de la papille avec coudure des vaisseaux. La papille est d'un blanc nacré.

Le tableau clinique est très caractéristique. La vision centrale est abolie, mais la vision périphérique est conservée, d'où diminution de l'acuité visuelle avec nyctalopie. Le scotome central absolu est entouré d'une zone de scotome relatif avec dyschromatopsie. Cette affection débute le plus souvent entre vingt et trente ans par des maux de tête suivis rapidement de l'amblyopie. Elle frappe dans la grande majorité des cas (presque 80 p. 100) le sexe masculin. La transmission héréditaire n'est pas directe, mais se fait le plus souvent dans la descendance des sœurs. Le tableau généalogique suivant résume une de nos observations (thèse de Coste).

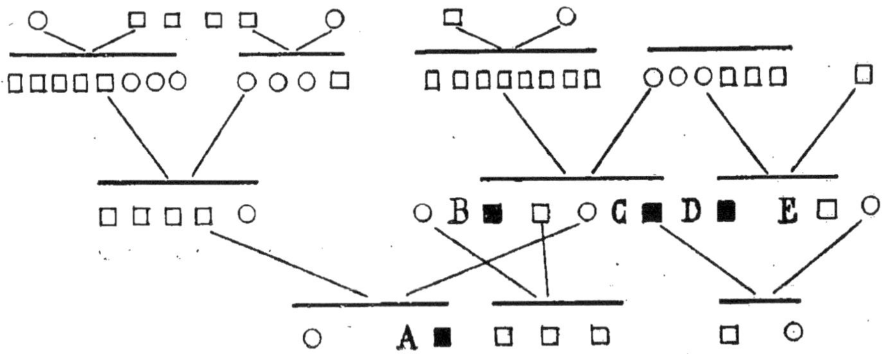

Névrite optique héréditaire. Tableau généalogique

☐, hommes. — ◯, femmes.
A, début de l'affection à 21 ans.
B,　　—　　　—　　23 —
C,　　—　　　—　　35 —
D,　　—　　　—　　50 —
E, est atteint de chorio-rétinite sans névrite optique.

Les maux de tête du début coïncident quelquefois avec l'apparition de tuméfactions osseuses douloureuses sur les os du crâne. D'après Berger, l'atrophie papillaire serait due à une anomalie de croissance de l'os sphénoïde, avec rétrécissement des trous optiques et compression du nerf. Vossius admet cette hyperostose du trou optique, mais il fait intervenir encore une inflammation chronique. Les parties périphériques du nerf nourries par les artérioles des gaînes conserveraient leur intégrité, mais le faisceau central réduit à l'artère centrale de la rétine subirait l'atrophie.

Il y a quelques cas plus rares où le nerf optique s'atrophie en totalité. Il n'y a pas lieu d'en faire une forme spéciale, comme certains l'ont proposé.

La névrite héréditaire alterne souvent dans les familles atteintes avec la *rétinite pigmentaire* congénitale. Dans notre cas, il y a eu alternance dans une branche avec une chorio-rétinite papillo-maculaire.

V. — TUMEURS

Les tumeurs du nerf optique peuvent se diviser en primitives et secondaires.

Les néoplasmes *secondaires* proviennent de la rétine, de la choroïde, de l'orbite et constituent des gliomes, des sarcomes, des carcinomes etc. Sauf le gliome, ils envahissent le nerf tardivement et provoquent des phénomènes de névrite avec œdème et atrophie consécutive.

Les néoplasmes *primitifs* sont surtout des fibromes, des sarcomes, des granulomes tuberculeux. Les sarcomes sont de beaucoup les plus fréquents. Ils se développent sur les gaines et prennent une forme fusiforme, arrondie, encapsulée. Leur siège est de préférence dans l'orbite, rarement dans le canal optique ou le crâne. Il survient de la gêne rétro-oculaire, des troubles visuels précoces par névrite ou atrophie et enfin de l'exorbitis. La lésion est unilatérale et se propage dans les cavités voisines, surtout le crâne. Les enfants sont particulièrement touchés, mais les adultes et même les vieillards peuvent être affectés. La marche est plus hâtive chez les jeunes sujets. Le pronostic reste toujours très grave au point de vue oculaire et somatique.

Golovine distingue les tumeurs extra-durales et les tumeurs subdurales du nerf optique. Les premières sont des vraies tumeurs malignes, les dernières seraient de la fibromatose, de l'éléphantiasis d'origine plutôt inflammatoire. Les *tumeurs extra-durales* non contenues par l'enveloppe externe du nerf s'adaptent à la configuration de l'orbite et offrent la forme d'une poire, ont une coloration blanche, une consistance ferme et ne présentent ni cavités fluctuantes, ni infiltration séreuse. Les *tumeurs subdurales* distendent l'enveloppe externe et prennent la forme d'un boudin ; entre la tumeur et le globe, il y a une partie du nerf optique d'épaisseur presque normale ; elles ont une coloration rouge jaunâtre, une consistance molle avec sensation de fluctuation ; la tunique externe est terne et sa surface brillante.

Les tumeurs primitives se distinguent difficilement, aux périodes ultimes, des tumeurs secondaires. Dans les premières, les troubles visuels semblent très précoces.

Le siège serait intra-orbitaire quand il y a exorbitis rapide et rétro-orbitaire dans le cas contraire. La fréquence des sarcomes les fait surtout admettre. Les fibromes seront reconnus à l'examen histologique. Les tubercules peuvent être soupçonnés dans les cas de tuberculose irienne, choroïdienne ou viscérale, mais ils sont exceptionnels. Le diagnostic histologique est même difficile et, dans un cas personnel, l'absence des bacilles et l'inoculation expérimentale pratiquée avec résultat négatif, permirent seuls d'affirmer la nature sarcomateuse d'une tumeur optique, d'aspect anatomique franchement tuberculeux (KIENER).

L'ablation est le vrai traitement de ces tumeurs. Au début, on peut essayer de conserver le globe, mais, dans la suite, l'énucléation et l'exentération orbitaire s'imposent. Il ne faut jamais, d'ailleurs, pour conserver un œil s'exposer à une extirpation incomplète et partant à une récidive compromettant la vie même du patient.

VI. — ANOMALIES

Le nerf optique peut *faire complètement défaut*. Il est alors représenté par un mince cordon fibreux dépourvu de fibres nerveuses.

Le *colobome* du nerf optique porte sur les gaines ou le cordon nerveux. Le colobome des *gaines*, sauf son siège inférieur, rappelle le croissant atrophique de la scléro-choroïdite. Le colobome du *nerf* est partiel et plus ou moins étendu, occupant le quart, le tiers, la moitié de la papille ; celle-ci est ellipsoïde et présente une distribution vasculaire anormale.

Croissant inférieur de la papille. — Il est blanchâtre, toujours inférieur, stationnaire et semble compléter la papille. Croissant et papille sont généralement d'étendue inverse. Les deux yeux peuvent être affectés, et plus ou moins inégalement, mais souvent un seul œil est intéressé. D'après FUCHS qui l'a décrit le premier, il s'agirait d'une ébauche de colobome optique ; DE WECKER admet plus volontiers un colobome très circonscrit de la choroïde.

Staphylome postérieur congénital. — Presque toujours temporal, il est constitué par un croissant qui semble compléter la papille et au niveau duquel la choroïde n'existant pas, la sclérotique apparaît blanchâtre. Souvent papille et staphylome sont comme fusionnés, et leur limite commune présente une bordure de pigment. Il s'agit alors d'une sorte de colobome temporal du nerf optique produit par des lésions exagérées du pôle postérieur de l'œil pendant sa période de développement, et il y a conformation myopique de l'organe (DE WECKER). On trouve des staphylomes congénitaux plus ou moins étendus chez les myopes, mais on en rencontre chez les emmétropes et les hypermétropes.

Colobomes. — On les observe simultanément ou isolément sur le nerf optique, la choroïde et l'iris ; ils proviennent de l'occlusion imparfaite de la fente choroïdienne, sont héréditaires et coïncident souvent avec diverses autres malformations.

Le colobome est généralement constitué par un élargissement papillaire, un véritable développement ampullaire. Les vaisseaux sont comme déjetés en haut. La partie supérieure de la papille, correspondant à la papille normale, est rosée, tandis que la partie inférieure, correspondant au colobome, est blanchâtre ou mieux blanc bleuâtre. Les bords du colobome paraissent souvent bordés de pigment.

On distingue l'excavation du colobome de celle du glaucome à son étendue, à son aspect ampullaire et à l'acuité souvent normale de l'œil.

Les *vaisseaux optiques* peuvent aussi être absents et anormalement disposés. On observe alors des anomalies de division, d'anastomose, de direction, etc.

Certaines papilles avec acuité normale paraissent plus ou moins blanches par vascularisation amoindrie.

On constate aussi parfois une pigmentation excessive. Peut-être tous ces faits se rattachent-ils à des troubles analogues à ceux du colobome.

CHAPITRE XVII

AMBLYOPIES ET AMAUROSES

Dans le sens originel et le plus compréhensif du mot, l'amblyopie correspond à la diminution de la vision, et l'amaurose à son abolition complète.

Actuellement, il convient de réserver ces termes aux troubles visuels dans lesquels on ne constate, à l'examen simple ou instrumental de l'œil, aucune lésion appréciable. Dans ce sens restrictif, l'amblyopie et l'amaurose se rencontrent encore trop souvent ; et en attendant que nous puissions qualifier la nature et le siège des lésions causales, il nous faut leur consacrer un chapitre spécial. Nous étudierons la forme hystérique et plus sommairement les autres formes ; nous terminerons par l'hémianopsie.

I. — AMBLYOPIE HYSTÉRIQUE

L'hystérie est l'origine de nombreux troubles oculaires ; ceux-ci sont parfois caractéristiques et permettent même d'établir directement l'existence de la névrose.

Les anciens, depuis Celse, ont observé la plupart des manifestations oculaires de l'hystérie. Ce n'est que dans ces derniers temps, toutefois, qu'on les a étudiées avec fruit et rapportées nettement à leur véritable cause. Les découvertes de l'ophtalmoscope, l'étude de la réfraction, les recherches du champ visuel et de la chromatopsie, ont heureusement complété, à cet égard, nos connaissances spéciales.

Nous examinerons successivement les conditions oculaires habituelles chez l'hystérique et ses principaux symptômes. Nous dirons un mot des associations hystéro-organiques.

En *dehors des attaques* hystériques, les *troubles de la sensibilité* ne sont pas rares. Ils peuvent intéresser les paupières, la conjonctive, la cornée. L'anesthésie où l'hyperesthésie conjonctivales sont très fréquentes. L'*anesthésie* cornéenne est générale ou partielle ; la partie centrale peut cependant, par réflexe visuel rétinien, provoquer un mouvement palpébral et faire admettre à tort la sensibilité kératique. Les réflexes glandulaires et vasculaires émanés de la cornée sont ordinairement conservés et contribuent au maintien de son intégrité nutritive (Pitres). L'achromatopsie et le rétrécissement du champ visuel, chez les hystériques hémi-anesthésiques, sont généralement en rapport avec l'anesthésie cornéenne et conjonctivale (Féré). L'*hyperesthésie* kératique ou conjonctivale est rare et accompagnée souvent de blépharospasme. Le globe oculaire présente souvent des zones hystérogènes, soit spasmogènes, soit frénatrices. La conjonctive, la cornée, les voies lacrymales, la rétine (Charcot) en peuvent être le siège.

Les *prodromes de l'attaque* sont irréguliers et incertains. On observe fréquemment de l'amblyopie, de la dyschromatopsie, du rétrécissement du champ visuel. Il survient du larmoiement, du rétrécissement pupillaire, de la lourdeur, du clignotement et enfin l'occlusion des paupières.

Pendant l'attaque, l'insensibilité oculaire est générale, les globes sont convulsés en haut ou en bas, la pupille ordinairement dilatée.

Après l'attaque, des troubles pupillaires, des spasmes et des paralysies musculaires, des hallucinations, existent fréquemment.

Les principales manifestations hystériques comprennent l'amblyopie, le rétrécissement du champ visuel, les spasmes ou paralysies musculaires.

1° Amblyopie. — L'amblyopie est plus ou moins marquée, unilatérale chez des hémi-anesthésiques et bilatérale parfois, sans lésion ophtalmoscopique. Elle est variable et modifiée par les crises. On observe des troubles de l'acuité visuelle, de la dyschromatopsie, de la polyopie.

Kalt a cité un cas d'amblyopie hystérique sympathique consécutif à un traumatisme.

L'amblyopie peut être excessive et aboutir à l'amaurose. Un œil amaurotique dans la vision monoculaire peut cependant fonctionner dans la vision binoculaire et, en particulier, dans la vision stéréoscopique.

L'amblyopie et l'amaurose hystériques sont d'origine purement psychique, car on peut, par des subterfuges, des prismes, des verres colorés, faire récupérer inconsciemment la fonction visuelle simple ou colorée. L'hystérique atteint d'amaurose double n'a pas perdu la faculté de se conduire seul s'il se trouve abandonné à ses propres ressources. On a produit, pour l'expliquer, des théories diverses et toutes discutables.

La *diminution de l'acuité* visuelle existe seulement de loin (PARINAUD) et tient à des troubles d'accommodation, ou bien elle se manifeste à toute distance.

La *dyschromatopsie* est variable suivant les sujets et le moment. Il peut y avoir *achromatopsie* pour une ou plusieurs couleurs. On observe parfois de l'érythropsie, de la micropsie ou de la mégalopsie.

La *polyopie* monoculaire montre plusieurs images, deux, trois et jusqu'à six images (ULRICH) d'un seul objet. L'interposition d'un verre coloré peut la provoquer ou la modifier (PANSIER). Cette polyopie serait accommodative et cristallinienne (PARINAUD), mais elle peut exister en dehors de l'accommodation. En réalité, son origine est variable et complexe, dioptrique et nerveuse.

La *kopiopie* est une fatigue douloureuse de l'œil qui survient habituellement pendant le travail. On l'observe chez les sujets jeunes, les femmes en particulier. Elle se trouve aussi liée à des troubles utérins.

L'*amblyopie transitoire* (ANTONELLI) a été rattachée à l'hystérie, sous le nom de *migraine ophtalmique*, par CHARCOT et ses élèves. Il survient des troubles visuels et des phénomènes douloureux. On observe un scotome scintillant, hémiopique. Des douleurs péri-oculaires, intra-oculaires ou céphaliques, à type migraineux, se montrent ensuite. Il s'agit là d'une manifestation fréquente dans l'hystérie, mais qu'on rencontre également en dehors d'elle.

JOLLY qui a pu étudier sur lui-même les caractères du scotome scintillant dans la migraine ophtalmique et qui était borgne depuis l'âge de deux ans, pense que le scotome scintillant hémiopique n'est pas cortical, mais siège dans une bandelette ou dans un corps genouillé externe ; le trouble qui produit le scotome binoculaire central et les scotomes hémianopiques qui envahissent le point de fixation doit être localisé dans le chiasma ; les scotomes monoculaires totaux auraient leur siège dans le nerf optique ou dans la rétine.

RÉTRÉCISSEMENT DU CHAMP VISUEL. — Le rétrécissement du champ visuel est plus ou moins marqué pour le blanc et pour les couleurs.

Le champ visuel de l'hystérique non amblyope peut être normal pour le blanc, mais il est constamment rétréci et inversé pour les couleurs (PANSIER). Le champ visuel blanc de l'hystérique amblyope est plus ou moins irrégulièrement rétréci ; l'hémianopsie, si tant est qu'elle existe, reste exceptionnelle. Le champ visuel coloré aussi est réduit. GILLES DE LA TOURETTE indique un rétrécissement régulier et proportionnel pour les diverses couleurs.

PANSIER trouve les champs colorés souvent amoindris, mais toujours confondus, empiétant les uns sur les autres, intervertis. D'après lui, le champ visuel de l'hystérique amblyope présenterait deux signes habituels : l'inversion des cercles colorés et un rétrécissement plus marqué pour le blanc que pour les couleurs. L'inversion colorée serait en quelque sorte pathognomonique. PARINAUD a observé, avec rétrécissement périphérique, un scotome central.

3° AFFECTIONS MUSCULAIRES. — Elles constituent ordinairement des contractions et rarement des paralysies (BOREL).

Le *nystagmus* est absolument exceptionnel. CHARCOT le mettait en doute ; PITRES et SABRAZÈS en ont cependant publié un cas typique.

Le *blépharospasme* tonique est assez fréquent mais passager ; le blépharospasme clonique simple et douloureux est parfois tenace. Tous deux peuvent être provoqués par des lésions infimes de l'œil ou des annexes. Nous avons observé un cas de *blépharospasme pseudo-paralytique* signalé par PARINAUD. La chloroformisation, la dilatation forcée, enfin la suggestion hypnotique, en ont eu complètement raison.

Le *strabisme spastique* a été signalé rarement ; il paraît persistant et inégal ; l'anesthésie chloroformique et le champ de fixation permettront de le distinguer du strabisme concomitant et du strabisme paralytique.

La *déviation conjuguée* est habituelle pendant les attaques d'hystérie et cesse avec elle. La chloroformisation la fait disparaître et en révèle la nature.

Les *paralysies hystériques* des muscles de l'œil sont au moins exceptionnelles (BOREL, PARINAUD). Il s'agirait ordinairement de spasme des antagonistes.

L'*insuffisance de convergence*, l'*ophtalmoplégie*, les paralysies et contractures de l'*acccomodation* et de la *pupille*, ont été indiquées. On a enfin relaté quelques faits de troubles organiques hystériques : ecchymoses palpébrales ou conjonctivales, écoulement sanguin au niveau de l'angle interne, etc.

ASSOCIATIONS HYSTÉRO-ORGANIQUES. — Les symptômes oculaires principaux de l'hystérie se rencontrent assez souvent (KŒNIG) chez des sujets affectés de sclérose en plaques, de syringomyélie, de tabes, de maladie de FRIEDREICH, de paralysie générale, avec la chorée, la maladie de Basedow, la neurasthénie. On les observe encore dans certaines intoxications ou infections comme l'alcoolisme et la syphilis. Enfin, on les constate après les traumatismes.

HYSTÉRO-TRAUMATISME. — C'est l'hystérie développée (BRODIE) consécutivement à un traumatisme variable, surtout après les accidents de chemins de fer (railway-spine, railway-brain). Il ne s'agit pas là, comme le veulent les Allemands, d'une *névrose traumatique*, simplement voisine de l'hystérie, mais bien, comme on l'admet avec CHARCOT, d'une manifestation occasionnelle, par « schock nerveux », de l'hystérie. Très souvent d'ailleurs l'hystérie est liée, en l'espèce, à la neurasthénie (CHARCOT) et constitue l'hystéro-neurasthénie traumatique. Les troubles oculaires sont assez rares, mais ils ont été parfois rencontrés, surtout après les accidents de chemins de fer.

Diagnostic. — Les troubles oculaires qui se rencontrent dans l'hystérie sont identiques, au point de vue fonctionnel, aux troubles oculaires d'origine organique, mais ils paraissent moins tenaces et moins réguliers.

On peut les utiliser pour affirmer l'hystérie ou indiquer ses formes cliniques. On les a provoqués par suggestion hypnotique et on a pu les simuler ; il importe donc de les analyser avec soin.

Les troubles oculaires n'offrent aucune forme spéciale dans les diverses hystéries, simple, toxique, traumatique. La plupart, en outre, se produisent chez des hystériques avérés. Les autres peuvent être assez caractérisés pour démontrer leur nature névrosique.

Le strabisme spastique sera reconnu à son début tardif, à l'absence des causes ordinaires d'amétropie. Dans le blépharospasme, le sourcil correspondant est abaissé, sans frémissement quand on ordonne l'ouverture des paupières.

La kopiopie survient sans motif apparent, la migraine ophtalmique coïncide avec d'autres symptômes hystériques.

L'amblyopie sera reconnue à ses variations, aux caractères d'inversion du champ visuel coloré et à l'absence de lésions oculaires. Il importera cependant d'être très attentif et réservé, car la simulation est toujours possible.

Le *pronostic* des troubles oculaires de l'hystérie paraît généralement favorable.

Le *traitement* s'adresse à la névrose et doit être surtout général. Au point de vue local, on évitera soigneusement toute intervention opératoire.

Les topiques, l'électrothérapie, la métallothérapie, l'aimant, la suggestion hypnotique ont donné des succès. On variera les moyens, on les combinera et l'on obtiendra presque toujours, avec un peu de patience, un excellent résultat.

II. — AMBLYOPIES DIVERSES

On peut mentionner ici les amblyopies congénitales, par défaut d'usage, par commotion, par réflexes.

Congénitalité. — L'amblyopie est mono-oculaire ou binoculaire. Dans le premier cas, la diminution de la vision peut être considérable et il existe du strabisme externe de l'œil affecté ; dans le second, l'affaissement visuel est moindre, mais le nystagmus l'accompagne souvent.

La vision périphérique et la chromatopsie restent parfois intactes.

La perception des couleurs est, chez certains sujets, seule atteinte ; il y a achromatopsie ou dyschromatopsie pour le rouge (anérythropsie), le vert (achloropsie), le bleu (akyanopsie).

La correction des vices de réfraction, les opérations de strabisme, les exercices méthodiques peuvent amender les amblyopies congénitales simples ou chromatiques ; mais, d'ordinaire, les résultats obtenus restent médiocres.

Dans la *cécité verbale congénitale*, il s'agit d'un trouble congénital du gyrus angulaire gauche. Le sujet ne peut lire qu'en épelant à haute ou à basse voix les lettres qui composent les mots. Le traitement consiste dans l'éducation du centre défectueux.

Défaut d'usage. — Cette amblyopie est primitive, résulte d'une altération congénitale du système optique, ou bien elle est consécutive à une déviation strabique, à une taie, à une cataracte, etc., qui soustraient la macula à la perception directe des objets. La vision centrale est plus ou moins affaiblie, mais la vision périphérique et la chromatopsie restent souvent indemnes. Le redressement dans le strabisme, le tatouage ou l'iridectomie optique dans les taies ou les cataractes centrales, la discision ou l'extraction dans les cataractes totales, enfin des exercices méthodiques peuvent améliorer, à la longue, la situation visuelle ; il est bon toutefois de ne pas trop y compter.

Commotion. — Une contusion cranienne ou oculaire, le passage d'un projectile devant l'œil, l'éclat de la foudre, etc., ont provoqué exceptionnellement une amblyopie plus ou moins marquée. On ne constate ultérieurement parfois aucune lésion, mais il est possible que des lésions diverses aient existé au début ou aient été méconnues (hémorragies des gaines optiques, de la macula, fracture du crâne) ; l'atrophie du nerf optique a été, en effet, maintes fois constatée.

Eclipses de soleil. — Les accidents oculaires consécutifs à l'observation des éclipses de soleil sont très variables ; les plus fréquents sont le scotome central, l'érythropsie, la diminution de l'acuité visuelle, quelquefois avec diminution du champ visuel, la photophobie et même des lésions rétiniennes. Le traitement consiste dans le repos oculaire, l'emploi des verres jaunes, le séjour dans une demi-obscurité et, dans les cas avec phénomènes congestifs, l'application des sangsues à la tempe ou à la mastoïde. La prophylaxie commande de ne contempler les éclipses de soleil qu'à travers des verres fortement fumés.

Réflexes. — L'amblyopie monoculaire ou binoculaire a été observée à la suite de lésions ou d'irritations des diverses branches du trijumeau, des nerfs sus, sous-orbitaires, dentaires, etc. ; on l'a aussi signalée sous l'influence de vers intestinaux, d'une violente émotion, etc. On doit toujours, en l'espèce, se méfier de l'hystérie et de la simulation. Il est bon cependant d'explorer soigneusement les cavités nasales, les dents, la région orbitaire, de surveiller les garde-robes. On a obtenu de véritables améliorations et même la guérison de certaines amblyopies par l'ablation de polypes, de dents cariées ou par l'expulsion de vers intestinaux.

III. — HÉMIANOPSIE

L'hémiopie ou mieux (HIRSCHBERG) l'hémianopsie correspond à la dispa-rition plus ou moins complète de la vision d'une moitié de la rétine et a été d'abord indiquée par VATER et HEINICKE. Elle est *homonyme* ou *directe* quand la vision se trouve abolie dans les deux moitiés droites ou gauches du champ visuel, *hétéronyme* ou *croisée* quand elle est atteinte dans les deux moitiés internes ou externes de ce champ visuel. On a publié quelques rares cas d'hémianopsie *verticale*, supérieure ou inférieure ; mais il s'agit alors probablement de scotomes consécutifs à des névrites périphériques et non de véritables hémianopsies.

Dans la migraine ophtalmique, on observe une *hémianopsie transitoire* accompagnée de lueurs fulgurantes, qui constituent le *scotome scintillant* et qu'on rattache généralement à l'hystérie.

On admet 3 degrés dans les hémianopsies : une hémiamblyopsie, une hémiachromatopsie et une hémianopsie absolue. Toutefois, BARD a constaté que la sensation de la lumière est le plus souvent conservée dans le champ aveugle ce qui expliquerait le fait que les malades s'aperçoivent si rarement de leur hémianopsie. Y a-t-il des centres différents pour la perception des couleurs, des formes et de la lumière (WILBRAND), y a-t-il dissociation des trois grandes fonctions rétiniennes suivant l'intensité des lésions, ou existe-t-il des fibres sensorielles homolatérales (MORAT) ? ces questions restent ouvertes.

La variété homonyme paraît assez fréquente, tandis que la variété hété-ronyme est exceptionnelle.

Hémianopsie homonyme. — Elle est caractérisée par l'absence de per-ception visuelle dans les deux moitiés verticales correspondantes, gauches ou droites, du champ visuel. La limite de séparation des deux moitiés du champ visuel de chaque œil peut être à peu près verticale, mais elle est parfois sinueuse. Le point de fixation, qui répond à la vision centrale ou maculaire, reste ordinairement indemne. L'acuité visuelle et la chromatop-sie de la partie non affectée de la rétine demeurent normales.

La vision, dans son ensemble, est assez bonne et les patients ne se plai-gnent que d'un peu de trouble monoculaire ; toutefois l'altération hémia-nopsique de la vision périphérique gêne la marche et l'orientation. La lec-ture et l'écriture se faisant de gauche à droite, l'hémianopsie droite est plus pénible que la gauche ; ce serait le contraire dans la lecture ou l'écriture inverses.

L'aspect extérieur des yeux est normal et on ne trouve ordinairement aucune lésion ophtalmoscopique. On a cependant rencontré de l'atrophie optique du côté de l'hémianopsie.

L'hémianopsie survient brusquement ou graduellement, quelquefois à l'insu des patients. Elle peut être progressive, mais se maintient généralement stationnaire.

Il s'agit, suivant les cas, de lésions cérébrales avec hémorragies, ramollissement, tumeurs, périostites, fractures à localisation étroite et portant sur les bandelettes optiques, les corps genouillés, les tubercules quadrijumeaux, les couches optiques, les lobes occipitaux. On constate souvent des troubles concomitants (hémiplégie, amnésie, perte de la mémoire visuelle, paralysies oculaires, etc.) dont les symptômes concourent au diagnostic et au pronostic.

L'hémianopsie homonyme s'explique aisément par la semi-décussation des fibres optiques au niveau du chiasma. L'altération de la bandelette droite, dans tout son parcours ou à son origine, produit une hémianopsie gauche, tandis que celle de la bandelette gauche entraîne une hémianopsie droite. L'hémianopsie se reconnaît uniquement par la détermination du champ visuel.

Le *siège* de la lésion est indiqué par la marche de la maladie et ses divers symptômes concomitants. Les troubles psychiques font songer à une localisation occipitale ; l'hémiplégie, à des altérations vers la capsule interne ; enfin, lorsque les nerfs crâniens sont intéressés, on pense de préférence à des lésions basilaires. La réaction hémiopique de la pupille (WERNICKE) indiquerait une lésion périphérique et son absence une lésion corticale.

D'après WILBRAND et SAENGER, le scotome scintillant a son siège non dans l'écorce cérébrale, mais dans la bandelette optique ou dans le corps genouillé externe lorsqu'il apparaît sous forme d'hémianopsie homonyme, dans le chiasma ou le nerf optique, lorsqu'il passe de l'autre côté du champ visuel ou se montre limité à un œil.

L'amaurose urémique ne serait autre chose qu'une hémianopsie homonyme double à localisation dans l'écorce occipitale (WILBRAND et SAENGER).

Le *traitement* est exclusivement général et varie avec la nature supposée de la lésion causale. En dehors d'éléments suffisants, on doit songer à l'hystérie, au rhumatisme, à la syphilis et instituer une médication appropriée à ces diverses affections.

Hémianopsie hétéronyme. — Elle correspond à l'absence de perception visuelle dans les deux moitiés symétriques, temporales ou nasales, du champ visuel. On l'observe très rarement.

1° HÉMIANOPSIE TEMPORALE. — La ligne de séparation des parties visuelle et aveugle du champ visuel est moins nette que dans l'hémianopsie homonyme. Le début est un simple scotome latéral, puis le trouble s'étend graduellement. Il peut y avoir des améliorations ou des aggravations successives. L'extension progressive n'est pas rare et la cécité, avec atrophie optique totale, a été maintes fois observée. Des troubles cérébraux divers se rencontrent souvent et aggravent le pronostic. L'hémianopsie bitemporale des acromégaliques est due à l'agrandissement de la selle turcique et du corps pituitaire.

Dans les tumeurs du corps pituitaire où l'hémianopsie bitemporale est suivie d'une amaurose double, il peut y avoir discordance entre les signes subjectifs très accusés et l'état du fond de l'œil (signe de BERNHARDT).

2° HÉMIANOPSIE NASALE. — Elle est exceptionnelle et se manifeste dans des conditions analogues à l'hémianopsie temporale.

L'hémianopsie hétéronyme s'explique par l'altération, au niveau des centres ou ganglions optiques, sur le parcours des bandelettes ou mieux vers le chiasma optique, des deux parties internes ou externes correspondant aux faisceaux directs ou aux faisceaux croisés qui se rendent aux parties internes ou externes de la rétine.

Le diagnostic et le pronostic de l'hémianopsie hétéronyme exigent la détermination fréquente du champ visuel. Il s'agit ordinairement de lésions basilaires.

Le *traitement* de l'hémianopsie hétéronyme est surtout médical et découle des lésions causales et de l'affection générale, rhumatisme, syphilis, artériosclérose, qui paraît spécialement en jeu.

CHAPITRE XVIII

RÉPARTITION GÉOGRAPHIQUE DES MALADIES OCULAIRES

Les affections oculaires, comme les maladies générales, doivent être influencées, dans leur développement ou leurs modalités, par les nombreux facteurs relatifs à la race, au climat, au genre de vie, etc. La répartition géographique des affections oculaires paraît devoir intéresser la pathologie, la thérapeutique et surtout l'hygiène ophtalmologiques. La question, au point de vue général, est à peine posée ; elle ne pourra, d'ailleurs, se résoudre que par le concours de tous et la voie des congrès. Il faut en effet accumuler de très nombreuses statistiques, les grouper, les apprécier, établir les laborieux pourcentages. Une nomenclature uniforme et un plan commun semblent même nécessaires.

On ne trouve des documents que sur les cécités, le trachome, le ptérygion, le glaucome, la myopie. Pour les autres affections, il n'existe que des données insignifiantes. Sans prétendre fournir des éléments importants, mais seulement à titre d'indications, nous croyons devoir rapporter ici quelques chiffres personnels relatifs aux principaux groupes de pathologie oculaire, et résultant des recherches faites par l'un de nous avec son ancien assistant, le Dr ROURE, de Valence. Nous les donnons sans commentaires, car des conclusions sérieuses exigeraient des documents beaucoup plus considérables.

Cécité. — Il y a cécité quand la vision utile est définitivement perdue, qu'elle est nulle ou seulement quantitative.

Au point de vue social on ne considère que la cécité binoculaire ; au point de vue médical, on doit tenir compte, en outre, des cécités monoculaires.

ZEHENDER, COHN, MAGNUS en Allemagne ; KRUCKOW et SKREBITZKY en Russie ; CARRERAS-ARAGO en ESPAGNE ; FUCHS en Belgique ; DUMONT, FIEUZAL, TROUSSEAU en France ; DRANSART, dans la région de Somain ; BADAL, dans la région de Bordeaux ; TRUC, dans celle de Montpellier, etc., ont établi des statistiques instructives, étudié les causes et la prévention de la cécité. Les ouvrages de MAGNUS, de CARRERAS-ARAGO, de FUCHS le rapport de TROUSSEAU sont de beaucoup les plus importants.

Les *races* les plus atteintes de cécité sont celles des Indiens et des nègres ; puis viennent les mulâtres, enfin les blancs et les jaunes : sur 10 000 individus, on trouve aveugles : 11 indiens, 7 nègres, 6 mulâtres, 5 blancs, 1 jaune.

Parmi les blancs, les Arabes se trouvent surtout touchés par l'ophtalmie granuleuse ou purulente ; les Juifs, par l'ophtalmie granuleuse ou purulente et le glaucome.

La *latitude*, d'après les recherches de JEUNE à Berlin, celles de CARRERAS-ARAGO en Espagne, et de DUFAU en France, jouerait un certain rôle. La cécité est plus fréquente dans les régions septentrionales et méridionales que dans les zones tempérées.

L'Afrique, sur le littoral surtout, l'Europe vers la Baltique et la Méditerranée, l'Amérique, celle du Sud spécialement et l'Océanie, l'Asie en dehors de l'Asie mineure, présentent successivement et proportionnellement le plus grand nombre d'aveugles.

Les *nations* sont inégalement frappées. En Europe, la Russie est la plus atteinte et la Suisse, la plus épargnée ; la France reste intermédiaire avec 1 aveugle sur 1 000.

En *France*, la cécité est de 74 p. 100 000 habitants dans les départements du Centre, de 86 dans ceux du Nord et de 101 dans ceux du Midi.

Trachome. — La race jaune et la race blanche semblaient surtout atteintes ; on disait les nègres indemnes, mais nous savons par NOYES, SANTOS FERNANDEZ et par d'autres, qu'ils sont aussi affectés. Les Sémites seraient particulièrement prédisposés à cette affection.

CHIBRET, en France, en Bavière, etc., a essayé d'immuniser les Celtes : « le virus trachomateux, qui trouve sur le Celte un terrain très peu favorable à son développement se modifie après son passage sur un Celte de telle façon, qu'il perd toute virulence pour un second développement sur un autre Celte ». Cela paraît excessif, car dans bien des pays ligures ou ibères le trachome est aussi rare que dans les milieux Celtes. L'altitude, quoique discutée, aurait plus d'importance, car, comme l'a établi le même auteur, au-dessus de 200 ou 300 mètres, le trachome est exceptionnel.

L'*Australie* paraît à peu près indemne.

Les deux *Amériques* sont atteintes. Dans l'Amérique du Nord, le Mexique est très éprouvé. Dans certains États de l'Union, le trachome devient relativement rare ; à New-York, il est presque inconnu. Dans l'Amérique du Sud, tous les États de la Plata, seraient infectés.

L'*Afrique* est partout envahie. Les foyers les plus intenses se trouvent sur le littoral de la Méditerranée et de la mer Rouge. En Égypte, plus de la moitié de la population indigène est contaminée. Les autres parties de l'Afrique sont moins granuleuses. Le centre, la côte atlantique et la colonie du Cap restent à peu près épargnés.

L'*Asie* tout entière se trouve contaminée. La Chine, les Indes, le Japon sont granuleux. Hirschberg indique 20 p. 100 à Calcutta, 10 p. 100 à Bombay.

L'*Arabie* est particulièrement frappée : un cinquième des indigènes seraient trachomateux.

L'*Europe* est, en beaucoup d'endroits, infectée. Le littoral, surtout le littoral méditerranéen, est assez gravement touché. Ici encore, les pays plats, humides, pauvres sont les plus éprouvés. Le littoral de l'Espagne, les Pays-Bas, la Belgique, les côtes de la Suède et de la Norvège, de l'Italie, de l'Autriche, de la Grèce, de la Russie sont les points les plus granuleux. L'Espagne, la France, l'Allemagne montagneuse, la Suisse en particulier paraissent à peu près épargnées.

En France, les côtes du Languedoc et de la Provence, celles de l'Océan et de la Manche semblent plus granuleuses que les autres régions. Paris compte un certain nombre de foyers de granuleux. Par contre, les parties élevées des petites Alpes, des Cévennes, du Plateau central, etc., restent généralement indemnes.

La gravité du trachome et de ses complications étant en raison directe de la suppuration et celle-ci de la malpropreté, de la misère et de la fréquence du gonocoque, le littoral méditerranéen, l'Égypte surtout, tiennent à cet égard le sceptre du trachome.

Ptérygion. — Le ptérygion se rencontre beaucoup dans le Midi. L'influence de la lumière et de la chaleur vient se joindre à l'action irritante des poussières, du vent, de la malpropreté et favoriser son développement. Cette affection est relativement rare dans le Nord.

On rencontre le ptérygion principalement dans l'Inde, d'après Lawrence, à Constantinople selon Mannhardt, en Italie, en Espagne, en Égypte, à Madère. Il est si commun à Madère, dit Heincken, qu'on l'y considère comme endémique. Un dixième environ des indigènes en serait affecté.

En France, le ptérygion se rencontre partout, mais paraît plus fréquent dans les régions méridionales, vers le littoral.

Glaucome. — La race exerce probablement une certaine influence sur le développement de cette maladie. On l'observe cependant dans les races blanche, jaune et noire. Les blancs seraient plus affectés. Dans une petite statistique de Lopez, à la Havane, on voit 11 blancs glaucomateux contre

6 nègres, 1 mulâtre, 1 jaune. Les Juifs y seraient particulièrement prédisposés (RYDEL). DE WECKER estime à 20 p. 100 les glaucomateux juifs qui fréquentent sa consultation.

L'*altitude* n'aurait aucune importance.

En *Amérique*, la proportion glaucomateuse serait de 1,24 (DERBY), en Asie de 4,75 p. 100 ; en Afrique, d'après GOYOT, la fréquence est plus considérable qu'en Europe. Nous ne savons rien sur l'Australie.

La *Russie* est très affectée : 2,29 à 10 p. 100, suivant les statistiques. En Allemagne, 1,26 à 1,48 p. 100 ; en Italie, 6 p. 100 (REYMOND) ; en Espagne, 2,29 p. 100 (CARRERAS-ARAGO) ; en Suisse, 2,64 p. 100.

En *France*, les chiffres sont généralement faibles, 0,66 p. 100 aux Quinze-Vingts, 1,08 à Montpellier. Tous ces chiffres sont, toutefois, bien minimes et nécessairement incertains.

Myopie. — La myopie se développe avec l'âge. Les nouveau-nés ne sont jamais myopes ; il en serait de même des races dites inférieures et des animaux en liberté. On a voulu établir des rapports exacts entre la race, l'indice orbitaire et la myopie, mais ces rapports ne sont pas absolument démontrés. Toutes les races peuvent être atteintes de myopie. La race jaune, en Chine et au Japon, est encline à la myopie. CALLAN sur les nègres de New-York, MIARD sur ceux de Tombouctou, COHN sur ceux de Nubie, ont trouvé la myopie. La race blanche est cependant beaucoup plus éprouvée que les autres. Il semble bien que la myopie y soit, dans une certaine mesure, favorisée par l'application visuelle prolongée qu'exige la civilisation actuelle. Il en est ainsi du moins au point de vue professionnel ; les étudiants deviennent plus myopes que les négociants, ceux-ci que les artisans et ces derniers que les paysans. L'hérédité joue, d'ailleurs, un rôle important qui corrobore l'influence de la race.

Toutes les parties du monde sont affectées de myopie. On note surtout, à ce point de vue :

En *Asie*, la Chine, l'Hindoustan, le Japon ;

En *Afrique*, l'Égypte, l'Abyssinie, la Tunisie, la Tripolitaine, le Maroc.

Dans l'*Amérique du Nord*, à New-York, ELLIS trouve 19 p. 100, et dans l'*Amérique du Sud*, à Buenos-Ayres, ROBERT, seulement 4 p. 100.

Nous ne possédons guère de documents pour l'Australie.

En *Europe*, la myopie est surtout développée à l'est, au centre et à l'ouest. En Russie, la myopie paraît très fréquente ; elle serait, d'après ERISMANN, de 40 p. 100 à Saint-Pétersbourg. En Autriche, en Allemagne, en France, elle est aussi fort répandue. En Allemagne, elle atteindrait jusqu'à 50 à 60 p. 100.

L'Angleterre est plus myope que l'Irlande qui l'est fort peu. L'Espagne, l'Italie le sont moins que les autres pays.

Les Allemands, très myopes, prétendent que la myopie est en proportion directe de l'instruction d'un peuple. La prédisposition ethnique paraît cependant plus importante. PFLÜGER a montré que la myopie est plus développée dans la Suisse romane ; EPERON et SULZER, dans les écoles de Lausanne, avec des conditions de scolarité analogues, trouvent plus de myopes, ou une myopie plus élevée, chez les sujets d'origine allemande que chez ceux de souche romane.

En France, la répartition de la myopie (NIMIER) montre qu'elle est plus élevée, dans le Sud et le Sud-Ouest, le Nord et le Nord-Est. L'Ouest breton, les bords du Rhin, la Provence, la Savoie représentent les régions les moins affectées.

TABLEAU STATISTIQUE DE LA RÉPARTITION DES MALADIES OCULAIRES

APPAREIL LACRYMAL

Montpellier.	7.8 p. 100	New-York	2.7 p. 100
Bordeaux.	6.1 —	Aix-la-Chapelle.	2.5 —
Amiens.	5.4 —	Odessa.	2.3 —
Paris.	5.0 —	Posen	2.1 —
Saint-Pétersbourg.	4.1 —	Bâle	2.1 —
Nantes.	4.0 —	Wladimir.	2.0 —
Lyon.	3.9 —	Cracovie.	1.9 —
Magdebourg	3.9 —	Breslau.	1.9 —
Cologne	3.7 —	Prague.	1.8 —
Perm.	3.6 —	Glascow	1.8 —
Francfort.	3.4 —	Amsterdam.	1.6 —
Bruxelles.	3.2 —	Munich.	1.0 —
Leipzig.	3.0 —		

PAUPIÈRES

Amiens.	12.0 p. 100	Munich.	8.2 p. 100
Posen	11.6 —	New-York.	8.0 —
Aix-la-Chapelle.	11.4 —	Cracovie.	7.7 —
Saint-Pétersbourg.	11.4 —	Breslau.	6.4 —
Prague.	11.0 —	Wladimir	6.2 —
Cologne	10.9 —	Perm.	6.1 —
Leipzig.	10.9 —	Bâle	5.4 —
Bruxelles.	10.4 —	Magdebourg	5.1 —
Nantes.	10.1 —	Montpellier.	5.0 —
Paris.	9.7 —	Lyon.	4.9 —
Cuba.	9.6 —	Odessa.	3.8 —
Kiew.	9.1 —	Amsterdam.	3.6 —
Bordeaux	8.9 —	Glascow	3.1 —

CONJONCTIVE

Sébastopol	89.4 p. 100	Munich.	30.3 p. 100
Astrakan.	53.3 —	Aix-la-Chapelle.	28.7 —
Odessa.	53.2 —	Breslau.	27.7 —
Cologne	45.0 —	New-York	27.1 —
Glascow	41.1 —	Bordeaux	26.5 —
Perm.	40.1 —	Bâle	25.8 —
Saint-Pétersbourg.	37.5 —	Amsterdam.	25.0 —
Posen	36.5 —	Bruxelles.	24.6 —
Amiens.	36.1 —	Paris.	24.2 —
Cracovie.	36.0 —	Magdebourg	23.2 —
Montpellier.	34.3 —	Francfort.	23.1 —
Kiew.	34.2 —	Wladimir.	22.5 —
Nantes.	32.3 —	Leipzig.	21.4 —
Prague.	32.1 —	Lyon.	16.0 —

CORNÉE

Ville	Valeur	Ville	Valeur
Glascow	53.3 p. 100	Nantes	21.5 p. 100
Cologne	35.8 —	Saint-Pétersbourg	21.4 —
Bâle	33.8 —	Cracovie	21.4 —
Wladimir	28.0 —	Francfort	20.3 —
Paris	28.8 —	Perm	19.6 —
New-York	28.3 —	Cuba	19.6 —
Aix-la-Chapelle	27.9 —	Munich	19.4 —
Amiens	27.9 —	Posen	19,1 —
Lyon	26.5 —	Odessa	17,6 —
Bordeaux	26.4 —	Montpellier	16.4 —
Hanovre	25.5 —	Breslau	14.4 —
Bruxelles	23.9 —	Prague	12.2 —
Kiew	23.5 —	Astrakan	11.8 —
Magdebourg	22.8 —	Amsterdam	9.0 —
Leipzig	21.6 —	Sébastopol	5.2 —

SCLÉROTIQUE

Ville	Valeur	Ville	Valeur
Nantes	1.4 p. 100	Lyon	0.3 p. 100
Munich	1.0 —	Breslau	0.3 —
Bruxelles	0.9 —	Francfort	0.3 —
Posen	0.7 —	Magdebourg	0.3 —
Bâle	0.7 —	Saint-Pétersbourg	0.3 —
Cologne	0.6 —	Montpellier	0.2 —
Cracovie	0.5 —	Odessa	0.2 —
Bordeaux	0,5 —	Leipzig	0.1 —
Aix-la-Chapelle	0.4 —	Glascow	0.1 —
New-York	0.4 —	Perm	0.1 —
Paris	0.3 —	Prague	0.1 —

CHOROÏDE

Ville	Valeur	Ville	Valeur
Magdebourg	15.2 p. 100	New-York	4.1 p. 100
Lyon	10.0 —	Aix-la-Chapelle	3.7 —
Munich	9.2 —	Prague	3.5 —
Wladimir	9.2 —	Cologne	3.4 —
Cracovie	6.9 —	Bordeaux	3.2 —
Francfort	6.6 —	Kiew	2.9 —
Paris	6.3 —	Leipzig	2.8 —
Montpellier	6.1 —	Odessa	2.6 —
Nantes	5.4 —	Perm	2.4 —
Amiens	4.9 —	Saint-Pétersbourg	2.3 —
Bâle	5.9 —	Posen	2.3 —
Bruxelles	4,8 —	Astrakan	2.1 —
Breslau	4.6 —	Glascow	1.6 —

CORPS VITRÉ

Ville	Valeur	Ville	Valeur
Posen	1.8 p. 100	Bruxelles	0.6 p. 100
Magdebourg	1.7 —	Nantes	0.6 —
Munich	1.4 —	Bâle	0.7 —
Cologne	1.4 —	Odessa	0.3 —
Prague	1.1 —	Leipzig	0.3 —
Paris	1.1 —	Aix-la-Chapelle	0.2 —
Lyon	1.1 —	Amsterdam	0,1 —
Francfort	0.7 —	Montpellier	0.1 —
Breslau	0.7 —	New-York	0,1 —
Cracovie	0.7 —		

GLAUCOME

Odessa	2.1 p. 100		Saint-Pétersbourg	1.0 p. 100	
Glascow	1.1	—	Munich	0.9	—
Prague	2.1	—	Bruxelles	0.9	—
Cracovie	2.0	—	Bâle	0.9	—
Nantes	1.8	—	Posen	0.8	—
Montpellier	1.6	—	Leipzig	0.6	—
Amiens	1.4	—	Amsterdam	0.5	—
Bordeaux	1.3	—	Breslau	0.5	—
Perm	1.1	—	Magdebourg	0.5	—
Kiew	1.1	—	Cologne	0.2	—
Astrakan	1.1	—			

CRISTALLIN

Amiens	12.5 p. 100		Nantes	5.2 p. 100	
Cuba	11.0	—	New-York	5.2	—
Prague	10.6	—	Cologne	3.9	—
Munich	9.2	—	Glascow	4.8	—
Lyon	9.1	—	Perm	4.8	—
Cracovie	8.6	—	Astrakan	4.7	—
Magdebourg	7.9	—	Breslau	4.3	—
Bordeaux	7.8	—	Leipzig	4.2	—
Kiew	7.6	—	Bruxelles	3.7	—
Odessa	7.5	—	Francfort	3.8	—
Paris	7.4	—	Saint-Pétersbourg	3.0	—
Wladimir	6.8	—	Amsterdam	2.1	—
Bâle	6.4	—	Aix-la-Chapelle	2.1	—
Montpellier	5.7	—	Sébastopol	0.1	—
Posen	5.6	—			

NERF OPTIQUE

Wladimir	8.2 p. 100		New-York	2.6 p. 100	
Paris	7.2	—	Bâle	2,5	—
Magdebourg	7.4	—	Posen	2.5	—
Lyon	5 6	—	Prague	2.5	—
Francfort	5.1	—	Leipzig	2.4	—
Amiens	4.1	—	Bordeaux	2.4	—
Cracovie	4.1	—	Breslau	2.3	—
Cologne	3.9	—	Odessa	2.3	—
Montpellier	3.8	—	Amsterdam	1.7	—
Bruxelles	3.7	—	Glascow	1.4	—
Aix-la-Chapelle	3.7	—	Saint-Pétersbourg	1.1	—
Perm	2.9	—	Astrakan	0.3	—
Nantes	2.8	—	Sébastopol	0.2	—
Munich	2.7	—			

AMBLYOPIES ET AMAUROSES

Nantes	3.4 p. 100		Bâle	0.9 p. 100	
Bruxelles	2.1	—	Astrakan	0.7	—
Paris	2.0	—	Leipzig	0.5	—
Munich	1.7	—	Prague	0.5	—
Saint-Pétersbourg	1.5	—	Bordeaux	0.4	—
Montpellier	1.3	—	Cracovie	0.3	—
Posen	1.1	—	New-York	0.3	—

MUSCLES ET NERFS DE L'ŒIL

Magdebourg	9.3 p. 100		Aix-la-Chapelle	2.5 p. 100
Cologne	6.1 —		Amsterdam	2.3 —
Prague	5.2 —		Bâle	2.3 —
Breslau	4.8 —		Saint-Pétersbourg	2.2 —
Leipzig	4.8 —		Kiew	2.1 —
New-York	4.8 —		Munich	1.9 —
Lyon	4.7 —		Odessa	1.7 —
Francfort	4.2 —		Montpellier	1.6 —
Bordeaux	3.3 —		Cracovie	1.3 —
Bruxelles	3.2 —		Perm	0.9 —
Paris	2.9 —		Nantes	0.8 —
Posen	2.9 —		Glascow	0.4 —
Amiens	2.8 —		Sébastopol	0.2 —

GLOBE ET ORBITE

Posen	6.0 p. 100		Posen	1.0 p. 100
Glascow	3.8 —		Prague	1.0 —
Odessa	3.3 —		Cracovie	1.0 —
Kiew	2.9 —		Francfort	0.9 —
Amiens	2.8 —		Munich	0.8 —
Perm	2.2 —		Montpellier	0.8 —
New-York	2.0 —		Leipzig	0.7 —
Bâle	1.8 —		Breslau	0.7 —
Paris	1.8 —		Bruxelles	0.7 —
Magdebourg	1.7 —		Nantes	0,6 —
Lyon	1.6 —		Amsterdam	0.4 —
Cologne	1.4 —		Aix-la-Chapelle	0.4 —
Saint-Pétersbourg	1.2 —		Bordeaux	0,1 —

RÉFRACTION ET ACCOMMODATION

Amsterdam	46.3 p. 100		Perm	12,3 p. 100
Leipzig	42.5 —		Wladimir	12.3 —
Magdebourg	32.2 —		Posen	12.1 —
Francfort	31.0 —		Bâle	11.3 —
Breslau	25.9 —		Kiew	11.2 —
Munich	21.0 —		Bordeaux	9.6 —
Bruxelles	14.4 —		Paris	9.5 —
Amiens	15.7 —		Montpellier	9.4 —
Aix-la-Chapelle	10.0 —		Nantes	9.4 —
Lyon	14.6 —		Cracovie	6.4 —
Cologne	14.6 —		Prague	5.5 —
New-York	13.7 —		Astrakan	4.3 —
Saint-Pétersbourg	12.6 —		Odessa	3.7 —

CHAPITRE XIX

PATHOLOGIE COMPARÉE ET VÉTÉRINAIRE

Nous ne savons presque rien des troubles oculaires chez les poissons, les reptiles, les oiseaux, les carnassiers sauvages ; c'est une étude difficile, qui restera longtemps incomplète. Par contre, l'oculistique vétérinaire a fait, dans ces derniers temps, de réels progrès. Les connaissances de l'ophtalmologie humaine, les expériences de laboratoire, ont facilité son développement. Elle est, d'ailleurs, très importante au point de vue scientifique et pratique. Les maladies oculaires sont multiples et variées chez presque tous les animaux domestiques ; elles modifient considérablement leur valeur ou leur agrément ; elles présentent des particularités instructives chez l'homme ; enfin, quelques-unes sont pour nous contagieuses. Leur étude générale ne sera donc pas ici tout à fait déplacée.

De tout temps, on s'est occupé des affections oculaires des animaux. CHARACHA, l'Hippocrate indien, l'auteur le plus ancien en médecine vétérinaire, consacre plusieurs chapitres aux maladies du cheval. Les Latins et les Grecs soignaient les yeux de leurs chevaux, de leurs bœufs, de leurs chiens ou de leurs volailles comme ceux de leurs esclaves. Dans la suite, les agronomes, soucieux de la santé de leurs écuries, de leurs bergeries, de leurs poulaillers, recherchent les moyens de l'obtenir ou de la conserver. Au commencement du siècle, la Société royale et centrale de France propose pour sujet de concours une étude sur la cécité des chevaux, sur les causes qui peuvent y donner lieu dans les diverses localités et sur les moyens de les prévenir ou d'y remédier. Après TOGGIA (1814), LEBLANC (1823) obtient le prix et, de son remarquable travail, fait notre premier traité vétérinaire des maladies des yeux (1824). Les dictionnaires de LAFOSSE, BOULEY et RAYNAL, les traités de pathologie animale, étudient sommairement les lésions oculaires ; BOUCHUT (1858) indique la cérébroscopie. En France, en Angleterre, en Italie, en Allemagne, on étudie de nombreux points de pathologie et on complète la thérapeutique médicale et opératoire oculaire.

Dans ces derniers temps, l'ophtalmoscopie se développe. BAYER publie son atlas sur l'œil du cheval, la réfraction s'établit, EVERSBUSCH entreprend un journal d'ophtalmologie comparée, des cours spéciaux sont professés dans les Écoles. Un traité complet d'ophtalmoiatrie vétérinaire, ouvrage didactique remarquable que nous avons mis à profit, a été publié par VACHETTA à Pise (1892). En France, NICOLAS et FROMAGET ont fait paraître un précis plus succint.

Examen de l'œil. — Il est le même que chez l'homme, mais seulement objectif, naturellement.

L'examen fonctionnel comporte l'inspection oculaire et périoculaire, l'occlusion palpébrale sous la menace d'un coup, les mouvements de l'iris sous l'influence de la lumière ou de l'obscurité, les conditions régulières ou irrégulières de la marche au grand jour, la nuit, parmi les obstacles, etc.

La mesure de l'acuité, du champ visuel, est difficile et nécessairement approximative.

L'examen objectif se pratique à l'œil nu, à l'éclairage oblique, à l'ophtalmoscope. La plupart des animaux sont dociles ou aisément maîtrisés. Les mydriatiques sont avantageux ; l'anesthésie locale est très facile et l'anesthésie générale, toujours possible. Chez les animaux domestiques, surtout chez le cheval, les dimensions considérables de l'œil et de la pupille et l'existence d'un tapis clair rendent la chambre noire inutile et permettent l'examen à la lumière du jour, sans anesthésie quelle qu'elle soit. Il n'est pas jusqu'aux fauves dans leurs cages et aux poissons dans l'eau dont on ne puisse sommairement explorer l'œil, les membranes profondes ou la réfraction. Les maladies oculaires sont, d'ailleurs. fort analogues à celles de l'homme.

Réfraction. — La réfraction est établie à l'image droite et mieux par la kératoscopie. On constate généralement de l'hypermétropie et de l'astigmatisme. L'hypermétropie est l'état naturel, initial, de l'animal. On ne trouve de la myopie que chez les sujets domestiqués ou enfermés. Le cheval, le mulet à l'écurie, les moutons dans la bergerie, les lions et les tigres dans leurs cages, deviennent (MOTAIS) parfois myopes. En est-il de même chez les reptiles, les poissons, les oiseaux ? En tout cas, on devrait rapporter cette myopie aux efforts constants d'accommodation pour la vision de près.

Les animaux de trait ou de course, le cheval surtout, présentent souvent de la myopie. Sur 80 chevaux non peureux, tous étaient hypermétropes ou emmétropes. Sur 17 chevaux peureux, 9 étaient myopes (TONDEUR). Les différences dans la proportion des chevaux myopes constatées par les auteurs allemands, anglais et français tiennent à la méthode d'examen, image droite ou skiascopie (NICOLAS et FROMAGET). Certains sont réellement ombrageux parce qu'ils ne voient pas de loin. On corrigerait ce défaut par des verres concaves appropriés. L'astigmatisme est en partie atténué par la disposition elliptique, sténopéique ou la contraction punctiforme de la pupille. L'aphakie, consécutive à la destruction traumatique du cristallin, serait aussi améliorée par des verres convexes convenables.

Ophtalmoscopie. — RAYNAL, GUÉRIN depuis 1858, LUSTIG, EVERSBUSCH, GALEZOWSKI, BAYER plus tard, ROLLAND, la plupart des vétérinaires instruits aujourd'hui, examinent le fond de l'œil des animaux à l'ophtalmoscope, soit à l'image droite, soit à l'image renversée. Ce fond d'œil, variable selon les individus, est surtout différent suivant les espèces, mais présente toujours un magnifique tapis à reflet métallique, éclatant, de teinte verte ou azurée. On peut distinguer les types suivants : jaune, jaune vert, vert, jaune bleu, bleu multicolore (NICOLAS et FROMAGET).

Le *cheval* a la papille transversale, elliptique, rosée, entourée d'une étroite zone blanchâtre. Les vaisseaux sont grêles, assez uniformément radiés. Contrairement aux autres animaux domestiques, le cheval a des vaisseaux rétiniens qui émergent non du centre de la papille, mais de la périphérie. La partie inférieure est châtain foncé, presque noire ; la partie supérieure, vert bleu brillante, offre un piqueté rouge clair. Les variétés normales sont, d'ailleurs, extrêmement nombreuses et exigent, pour ne pas être jugées pathologiques, une certaine expérience. Les fibres à myéline sont très fréquentes chez le cheval et la règle chez le lapin. Chez le cheval, on rencontre encore l'absence et la raréfaction du pigment rétinien, l'absence partielle ou totale de la couche fondamentale de la choroïde, l'absence du pigment choroïdien, la persistance de la hyaloïde.

Le *bœuf* possède un tapis plus verdâtre et des vaisseaux plus volumineux ou plus longs. La chèvre, le chat ont une papille ronde et une distribution

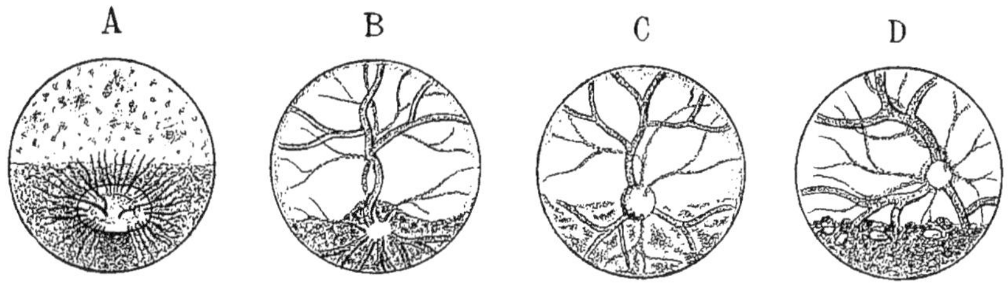

Fig. 214. — Fond d'œil animal.

A, cheval ; B, bœuf, chien ; C, chèvre, mouton ; D, chat.

vasculaire analogue à celles de l'homme. Chez la plupart des carnivores, la papille est ronde, crénelée, frangée, et le tapis, vert bronzé ou bleuâtre.

Quant au *lapin*, la partie inférieure est châtain foncé et séparée de la partie supérieure claire par une ligne ondulée ou sinueuse. La papille est ronde, ses vaisseaux sont longs et grêles. Il existe fréquemment de l'excavation physiologique et des fibres à double contour.

Les animaux *albinos*, outre l'absence de pigment irien, présentent un fond d'œil très clair, rougeâtre, et montrent, sous les fins vaisseaux rétiniens, de larges vaisseaux choroïdiens anastomosés.

A *l'état pathologique*, l'ophtalmoscope révèle, chez ces divers animaux, des lésions qu'on observe chez l'homme ; anomalies, exsudats, hémorragies, dépôts pigmentaires, plaques atrophiques, troubles encéphaliques. Lustig a rencontré de l'hyperémie papillaire dans l'hydrocéphalie du cheval ; Vestrum, la papille étranglée chez le chien ; beaucoup d'observateurs, de décollements de la rétine, des tumeurs de la choroïde, etc.

Anomalies congénitales. — Les anomalies congénitales sont analogues à celles que l'on décrit chez l'homme.

L'anophtalmie, la cyclopie, la cryptophtalmie, la buphtalmie, l'albinisme, la mélanose, l'aniridie, la polycorie, ont été observés. Ammon a rencontré le colobome de la choroïde chez les brebis ; MANZ celui du nerf optique, chez le lapin ; on trouve aussi des colobomes iriens ou l'aniridie. La persistance de la membrane pupillaire, celle de la membrane hyaloïde ont été également indiquées. Il en est de même des maladies congénitales : kystes dermoïdes, leucomes.

Pathologie spéciale. — Les *maladies générales* se répercutent, chez l'animal comme chez l'homme, sur les membranes et sur les milieux de l'œil. On a vu des hémorragies par suite de troubles circulatoires, des suppurations consécutives à des septicémies, des amblyopies après des troubles nerveux, des conjonctivites, des kératites, des iritis après la grippe ou l'entérite. EVERSBUSCH a signalé chez le chien, un cas de cataracte diabétique.

Les *affections locales* occupent les annexes ou le globe dans ses parties externes et internes. Nous nous contenterons de les énumérer, en indiquant simplement les particularités qui les différencient des affections similaires de l'homme.

Orbite et fontanelles. — Elles présentent les mêmes lésions que chez l'homme : contusions, fractures, carie, nécrose, corps étrangers, tumeurs solides ou liquides.

Paupières. — Les lésions, anomalies, parasites, tumeurs, inflammations, entropion, ectropion, phimosis, symblépharon, ankyloblépharon, paralysies, sont analogues à celles de l'homme. On peut leur appliquer le même traitement. La troisième paupière ou membrane nictitante et la glande de HARDER spéciales aux animaux, présentent des affections diverses. Chez le cheval, le bœuf, le chien, on observe des déviations, des plaies, des inflammations, des tumeurs.

Les *inflammations de la nictitante* sont liées à la conjonctivite catarrhale ou parenchymateuse ; elles peuvent aboutir à la suppuration ; elles simulent souvent l'onglet ou ptérygion. Les topiques, les scarifications ou même l'ablation sont, suivant les cas, avantageusement appliqués. Il en est de même pour les tumeurs.

La *pathologie de la glande de Harder* est toute récente. On a publié quelques cas de paralysies et de tumeurs adénoïdes. Les chiens, les jeunes chiens batailleurs, sont généralement affectés. Une compression en haut et en dehors fait saillir en bas ces tumeurs (VACHETTA). On voit alors vers la troisième paupière, sous la conjonctive, en avant de l'œil, une petite tuméfaction elliptique. On peut la réduire par la compression, mais il vaut mieux l'enlever simplement d'un coup de ciseaux avec la nictitante.

Conjonctive. — Toutes les lésions humaines s'observent chez les animaux. On a signalé des granulations chez les brebis, le chien, le bœuf, surtout sur la nictitante ou vers l'angle interne. Le vrai trachome est rare. BLAZEKOVIC a parlé de conjonctivite blennorrhagique chez le chien, l'agneau ; cette conjonctivite coïnciderait avec des écoulements uréthraux ou préputiaux, mais elle semble privée de gonocoques. Les oiseaux de basse-cour sont particulièrement affectés de diphtérie conjonctivale. Certaines conjonctivites catarrhales se rattachent à la grippe, l'entérite, et offrent des caractères épidémiques très manifestes. La contagion aux autres espèces et à l'homme paraît démontrée. Les irrigations, les collyres astringents, caustiques, antiseptiques, seraient couramment employés.

Appareil lacrymal. — Les voies lacrymales sont souvent affectées. Le cathétérisme dans le rétrécissement, les irrigations dans l'infection, la destruction du sac dans les dacryocystites muqueuses ou purulentes, l'ablation glandulaire dans les hypertrophies, sont également appliqués. On pourrait évidemment, comme chez l'homme, enlever la glande ou la détruire dans les larmoiements rebelles.

Muscles. — Ils sont aussi paralysés, contracturés, déviés. Le strabisme semble rare. Il est peu important à cause de l'absence ou de l'amoindrissement de la vision binoculaire. On a pu l'opérer, par reculement tendineux, chez quelques sujets de choix, chien et cheval. L'opération, n'ayant en l'espèce qu'une valeur cosmétique, doit être, néanmoins, exceptionnellement indiquée.

Cornée. — Mêmes affections que chez l'homme, mêmes formes, mêmes appellations. Les diverses kératites, les leucomes, les staphylômes, les plaies, les tumeurs, sont analogues aux nôtres.

Chez des ours en captivité, HENNIKE vient de constater une kératite parenchymateuse. Elle affecterait surtout les jeunes et serait de cause inconnue.

Le ptérygion, très rare, se rencontre surtout en Hollande chez le bœuf, le cheval. Son opération par ligature, scarification ou ablation, donne les mêmes mécomptes que chez l'homme.

Les topiques, les collyres dans les formes bénignes, le fer rouge, les paracentèses dans la suppuration, les amputations du segment antérieur, l'exentération ou l'énucléation dans les staphylômes, sont aussi recommandables.

Sclérotique. — Les épisclérites, sclérites, staphylômes, buphtalmies, présentent les caractères humains et les indications thérapeutiques ordinaires.

Humeur aqueuse. — Mêmes exudats fibrineux, purulents, sanguins ; mêmes corps étrangers ; mêmes modifications de volume sous l'influence des iritis, du glaucome, des luxations cristalliniennes, etc.

Vitré. — Il peut être aussi ramolli, scintillant, troublé, présenter des corps flottants ténus, filamenteux, membraneux. On a, enfin, signalé des cas de persistance de la membrane pupillaire.

Cristallin. — Les plaies, les leucomes, les cataractes capsulaires et lenticulaires ont leurs caractères classiques. Le traitement médical ne donne aucun résultat. Le traitement chirurgical consiste dans la discision, la succion, l'extraction ou l'abaissement. La discision chez les jeunes, à cataractes molles, l'abaissement chez les vieux, à cataractes dures, sont généralement préférés. La rétraction volontaire du globe, l'indocilité des sujets, les difficultés de l'asepsie chez la plupart, rendent l'extraction plus laborieuse et hasardeuse que chez l'homme. La suture cornéenne nous a paru très avantageuse pour éviter les accidents.

Tractus uvéal. — Les anomalies, les inflammations, les tumeurs de l'*iris*, sont celles de l'homme ; il existe cependant, chez quelques animaux, à franges pigmentaires pupillaires, comme le cheval et le bœuf, une véritable hypertrophie de ces franges capable de gêner la vision. On pourrait, comme EVERSBUSCH l'a tenté une fois, en faire l'ablation. C'est une iridectomie partielle. Iridotomie, iridectomie, iridorrhexis, se pratiquent avec les instruments ordinaires et de la manière habituelle. Myotiques ou mydriatiques, révulsifs, médication générale, ont aussi les mêmes indications.

Corps ciliaire et choroïde. — Leurs lésions n'offrent rien de particulier en dehors d'une affection spéciale, la fluxion périodique, grave et fréquente chez le cheval, et qu'il importe d'esquisser rapidement.

La *fluxion périodique* est une maladie qui a fortement préoccupé et préoccupe encore beaucoup les vétérinaires, les médecins, les éleveurs et mêmes les gouvernements. Par sa fréquence, sa gravité, son importance, c'est véritablement, dit VACHETTA, le punctum saliens de l'oculistique vétérinaire. On l'observe communément chez le cheval, le mulet, l'âne et peut-être exceptionnellement chez le bœuf et le chien. Elle est plus fréquente dans certaines contrées, en France, d'après RENAULT, dans la Somme, le Pas-de-Calais, le Nord, la Seine-Inférieure. L'hérédité jouerait un certain rôle. Les mauvaises conditions alimentaires ou hygiéniques y prédisposeraient, mais la cause résiderait dans l'infection rhumatique par un microbe spécial, l'ophtalmocoque. L'affection serait, d'ailleurs, inoculable.

Les symptômes sont ceux de l'iritis rhumatismale (ROLLAND), de l'iridochoroïdite ou du glaucome. La maladie procède par accès et récidive fréquemment, entraînant la perte plus ou moins rapide de l'œil. Le congénère est souvent pris directement ou par sympathie. La cornée se ternit, l'humeur aqueuse se trouble et présente de l'hypopyon ; l'iris est dépoli ; la pupille, très irrégulière, adhère à la cristalloïde antérieure, le cristallin s'opacifie, la vascularisation oculaire augmente, et parfois la tension s'exagère. Mais le plus souvent la tension est diminuée, et l'on peut même observer du synchisis étincelant. JACOB a trouvé des cristaux de cholestérine dans le vitré d'yeux de chevaux atteints de fluxion périodique. Les douleurs sont vives, et la vision reste plus ou moins affaiblie ou détruite. L'accès passé, il persiste des adhérences qu'on démontre toujours par les mydriatiques (ROLLAND), et qui entraînent ultérieurement de nouvelles crises.

Le pronostic est très sombre et la vision disparaît fréquemment d'une manière complète.

Les résolutifs, les mydriatiques, une bonne alimentation, sont indiqués mais souvent insuffisants. Les paracentèses peuvent être utiles. L'énucléation est souvent nécessaire pour calmer les douleurs et préserver de l'ophtalmie sympathique. La prothèse, sauf chez les animaux de prix, est absolument superflue. La prophylaxie consiste dans l'hygiène générale et surtout dans le choix, par croisement, de sujets peu prédisposés à la maladie.

Rétine et nerf optique. — Le décollement de la rétine, partiel ou totale, est dû le plus souvent à l'irido-choroïdite, avec ramolissement du vitré. Chez le cheval, le décollement partiel péri-papillaire présente quelquefois la forme d'une rose de vents dont chaque branche pyramidale est constituée par un soulèvement de la rétine. Dans le décollement traumatique, il y a souvent des hémorragies. D'ailleurs, rien de particulier. Mêmes lésions rétiniennes, congestives, exsudatives ou atrophiques que chez l'homme ; tumeurs, œdème, névrites papillaires, névrites rétrobulbaires sous l'influence de lésions méningées ou cérébrales ; héméralopie et nyctalopie. Husemann vient d'indiquer, en Australie, l'atrophie optique avec altération de la moelle épinière, chez des chevaux mangeant des plantes de tabac. Le quart des animaux affecté serait ainsi devenu aveugle.

On a signalé aussi des cas d'amblyopie après ingestion de belladone, de pavot, chez le mouton et la chèvre, de l'ivraie, de fourrages avariés, de foins moisis, de viande pourrie.

Chez les chevaux et les bœufs, on a observé des productions kystiques de la rétine qu'on ne doit pas confondre avec un décollement de la rétine. Les signes qui permettront d'éviter toute erreur sont l'absence de tremblotement, la transparence du kyste rempli de liquide clair, l'absence de coloration grise ou blanche, d'altérations pigmentaires de la rétine, les contours plus nets. Il s'agit ici d'altérations séniles analogues à celles de l'homme. Ces dégénérescences kystiques siègent de préférence dans la région voisine de l'ora serrata.

Ophtalmie sympathique. — Elle est bien connue et ne diffère pas de celle de l'homme. Les agronomes, les maréchaux, les vétérinaires, avaient remarqué depuis longtemps l'action sympathique de certaines inflammations traumatiques ou pathologiques. Ils savaient même que l'œil qui suppure n'est plus dangereux pour le congénère et ils le détruisaient volontiers, dans les cas suspects, en y appliquant de la chaux vive. Aujourd'hui on pratiquerait plutôt l'ablation du segment antérieur, l'exentération ou mieux l'énucléation.

Glaucome. — Il est surtout irritatif, aigu ou subaigu. La forme chronique paraît exceptionnelle. Mais, en l'absence de toute réaction extérieure, on doit la méconnaître souvent. Les agents généraux, les myotiques, la sclérotomie sont surtout employés.

Panophtalmie. — Elle est consécutive à des infections générales, surtout des lésions locales traumatiques ou opératoires, et d'ailleurs fréquente. Quand elle est nettement établie et que l'œil se trouve définitivement perdu, on recommande l'énucléation. Il vaudrait mieux, pour les sujets de luxe, faire l'évidement.

Helminthes. —On les rencontre dans toutes les parties de l'appareil de la vision. Ce sont des filaires, des cysticerques, des strongles. On les extrait comme chez l'homme.

Prothèse oculaire. — Elle peut être utile et employée, au point de vue esthétique, chez quelques animaux de prix, chats, chiens ou chevaux. On raconte (GUÉRIN), d'ailleurs, que l'idée première de la prothèse oculaire vient du singe. Un de ces animaux ayant perdu un œil, remplissait sa cavité orbitaire vide avec des boulettes de terre dans le but supposé de dissimuler sa difformité. L'œil artificiel est parfaitement toléré ; SCHAUBER, d'Augsbourg, en a fait porter à un chat pendant plusieurs années. Le verre et l'émail sont trop cassants, la gutta-percha se ramollit dans l'orbite, la corne ou mieux l'ébonite sont préférables. L'ébonite blanche, avec pupille et iris de couleur convenable, est très avantageuse. L'œil artificiel peut être appliqué après l'énucléation, l'évidement, l'amputation du segment antérieur et sur un œil atrophié. La toilette doit être, pourtant, chez certains sujets, assez délicate.

Lunettes. — Elles ont été proposées. On aurait appliqué des verres concaves au cheval, dans certains cas de myopie, et des verres convexes, dans l'aphakie. Les conserves ne sont pas encore très employées, mais semblent pouvoir être utiles. L'occlusion des yeux avec des rondelles en cuir est fréquemment usitée chez le cheval de manège, tournant la meule, la roue d'une noria, etc.

Thérapeutique. — La *thérapeutique médicale* est, en médecine vétérinaire, analogue, toutes proportions gardées, à celle de la médecine humaine. Les doses varient avec la taille des patients.

Les *topiques*, les *collyres* sont identiques.

La *thérapeutique chirurgicale,* quoique fort réduite, comporte toutes les applications humaines. La cataracte a été discisée, extraite ou abaissée. Nous avons heureusement pratiqué, avec le vétérinaire DUQUET, la blépharoplastie chez un cheval affecté d'ectropion traumatique de la paupière supérieure.

L'anesthésie locale ou générale, en outre bien entendu des moyens de contention et de fixation opératoires, sont semblables à celle de l'homme ; même instrumentation, mêmes procédés opératoires.

L'ophtalmologie animale est donc analogue à l'ophtalmologie humaine. Elle n'en diffère que par le terrain, les particularités anatomo-physiologiques et le mobile presque exclusivement pécuniaire de l'intervention. Le désir d'être utile au malade dirige le médecin ; le vétérinaire doit être conduit par l'intérêt exclusif du propriétaire, et, pour lui, le patient est chose négligeable. Aussi voyons-nous pratiquer assez souvent l'*aveuglement* complet. Les oiseaux chanteurs, les chevaux trop ombrageux, les bœufs dangereux, etc., sont aveuglés par la cautérisation profonde des deux cornées, l'incision du globe, la névrotomie optique. Chez l'homme, la cécité provoquée n'est plus qu'un accident, et pour retrouver des cas d'aveuglement, il faudrait remonter aux barbares supplices des anciens.

SIXIÈME PARTIE

THÉRAPEUTIQUE MÉDICALE ET CHIRURGICALE

L'appareil visuel agissant sur l'état général et surtout en subissant les impressions morbides, l'oculiste doit être toujours médecin, et sa thérapeutique foncièrement médicale. Qu'il s'agisse d'un traitement pathogénique ou symptomatique, prophylactique, palliatif ou curatif, les médications générales ou locales ont constamment leur application.

Nous devrons donc étudier les divers agents capables de modifier favorablement les affections oculaires ou leurs symptômes principaux. Les médicaments internes et les eaux minérales, les injections hypodermiques, l'opothérapie, la sérothérapie, les collyres, les révulsifs, le froid, le chaud, le massage, l'hydrothérapie, l'électrothérapie, l'hypnotisme, la métallothérapie seront successivement examinés.

Nous décrirons ensuite l'instrumentation chirurgicale, les opérations de petite chirurgie, l'emploi de l'électro-aimant, la photothérapie, la radioscopie et la radiographie, la ponction lombaire, l'anaplastie et la prothèse oculaire.

CHAPITRE PREMIER

MÉDICATION INTERNE

I. — MÉDICAMENTS

Les médicaments comportent des indications et des doses variables avec l'état général ou l'état local des patients. On doit surtout tenir compte de l'âge, du tempérament, des habitudes.

Vomitifs. — Les vomitifs, émétique ($0^{gr},05$), ipéca ($0^{gr},50$ à 1 gr.), l'apomorphine ($0^{gr},005$ à $0^{gr},01$) n'ont que de rares indications, car les secousses, les efforts qu'ils provoquent se répercutent du côté de l'œil. Ils conviennent cependant à quelques iritis ou choroïdites avec états gastriques et gastro-intestinaux graves ou persistants.

Purgatifs. — On les prescrit dans certaines affections oculaires, provoquées, aggravées ou entretenues par un état gastrique ou intestinal, dans l'iritis rhumatismale, le glaucome, les névrites, etc. Les femmes en particulier, dont la paresse intestinale est habituelle, sont sujettes à des malaises, des céphalalgies, des migraines, des congestions, qui retentissent fâcheusement sur l'appareil oculaire. L'huile de ricin (20 gr.), le citrate de magnésie (30 gr.) sont alors indiqués.

Les blépharites, conjonctivites, ophtalmies strumeuses des enfants, sont modifiées par quelques purgations huileuses légères et répétées tous les huit ou dix jours. La manne à 30 gr., à 40 gr., convient spécialement aux tout jeunes enfants. Les drastiques, comme l'eau-de-vie allemande (15 à 30 gr.), le jalap (0^{gr},5 à 2 gr.), la gomme gutte (0^{gr},10 à 0^{gr},30), la scammonée (0^{gr},50), l'aloès (0^{gr},10 à 0^{gr},15) sont utiles dans les congestions oculaires chroniques ou répétées des arthritiques. Dans les amblyopies nicotiniques ou alcooliques, concurremment avec les sudatifs, la strychnine et l'électricité, les purgations faibles et répétées de sulfate de magnésie, donnent certains résultats. Ici comme ailleurs, en outre des indications spéciales à chaque purgatif, il faut aussi consulter le goût du patient.

Les *purgatifs chez les blessés et les opérés* constituent une pratique recommandable. Il y a souvent, en effet, des troubles digestifs par le fait du traumatisme et une résorption de produits septiques qui s'éliminent par l'intestin, le rein, la peau. On peut aussi administrer les antiseptiques intestinaux, le salicylate de bismuth (2 à 10 gr.), le benzonaphtol (2 à 4 gr.), préférable, comme moins offensif, au naphtol; mais les purgatifs salins, calomel (0^{gr},30 deux ou trois fois), le sulfovinate de soude, etc., deviennent avantageux surtout si les selles sont très odorantes et fétides.

Laxatifs. — Il n'est pas toujours nécessaire d'obtenir de grandes évacuations gastro-intestinales. Dans bien des cas, il suffit d'entretenir, pour aider la guérison oculaire, la liberté du ventre par des laxatifs.

Dans les iritis, les glaucomes, certaines affections choroïdiennes, une petite cuillerée d'huile de ricin, une pilule d'Anderson, (0^{gr},10 d'aloès et de magnésie), seront très utiles.

Les rhumatisants atteints de sclérite, d'épisclérite, de ténonite, se trouvent bien des laxatifs répétés, de cachets quotidiens contenant 0^{gr},10 d'aloès et de rhubarbe.

Les affections des membranes profondes de l'œil en tirent également profit. Dans bien des cas où il suffit de régulariser la décharge intestinale et où il importe de ne pas irriter l'estomac, les *lavements* deviennent cependant préférables. Ils seront simples, salés ou huileux (avec un jaune d'œuf) et administrés régulièrement de manière à faciliter les évacuations alvines.

Diurétiques. — Les diurétiques seront prescrits toutes les fois que des exsudats sanguins, séreux, etc., existeront dans l'œil, comme dans la rétinite albuminurique, les hémorragies profondes, ou bien lorsqu'on constatera une congestion générale marquée.

Le lait, le nitrate de potasse (2 gr.), le bicarbonate de soude (1 à 5 gr.), les tisanes diverses, seront de précieux adjuvants. En présence d'intoxication notable, dans les amblyopies nicotinique ou alcoolique en particulier, les diurétiques deviennent particulièrement avantageux.

Sudatifs. — Les sudatifs s'adressent surtout aux amblyopies toxiques. Les bains chauds, les tisanes et surtout le jaborandi (1 à 2 gr. en fusion) ou son alcaloïde, la pilocarpine (0^{gr},005 à 0^{gr},02 en injection sous-cutanée) sont recommandables.

Fébrifuges. — Le sulfate de quinine, l'antifébrine, l'antipyrine, le pyramidon, méritent un emploi fréquent.

Le *sulfate de quinine* est indiqué à la dose de 0^{gr},50 à 1 gr. dans les douleurs kératiques, iriennes et péri-oculaires. Dans quelques affections oculaires simples, chez les paludéens ou d'origine palustre vraie, il rend les plus grands services. On l'emploie aussi contre certaines névralgies péri-orbitaires revenant plus ou moins périodiquement. Enfin, à doses plus faibles, il est aussi tonique. Il est bon d'en surveiller les effets, car chez les sujets impressionnables, à des doses élevées, il peut provoquer, par anémie rétinienne, des troubles visuels sérieux et même de l'atrophie optique.

L'*antifébrine* (de 1 à 3 gr.) a des indications analogues à celles du sulfate de quinine.

L'*antipyrine* (2 à 6 gr.) et le *pyramidon* (0^{gr},50 à 1 gr.) sont aujourd'hui très en vogue et rendent journellement de signalés services comme antithermiques et analgésiques, particulièrement dans les affections externes et dans celles du tractus uvéal.

Dans l'atrophie optique descendante consécutive à un processus encéphalique infectieux, les injections sous-cutanées dans la région dorso-lombaire de 1 gramme d'antipyrine tous les deux jours sont très efficaces, tandis qu'elles sont inutiles dans les autres atrophies (VALUDE).

On l'utilise encore comme analgésique, antiseptique, hémostatique, antidiabétique.

Les douleurs trifaciales, péri-orbitaires et oculaires, sont diminuées ; les inflammations conjonctivales, kératiques, iriennes deviennent moins pénibles. On emploie, dans ces cas, l'antipyrine à doses de 0^{gr},25 ou 0^{gr},50 répétées deux ou trois fois par jour. Comme antiseptique, l'antipyrine est peu utile ; on doit toujours apprécier cette propriété quand on l'emploie sur les plaies palpébrales ou conjonctivales comme hémostatique. En solution forte, au 1/4 par exemple, les hémorragies en nappe sont atténuées ou arrêtées si l'on agit localement avec de l'ouate imbibée de cette solution. Dans le diabète, enfin, 2 ou 3 grammes d'antipyrine diminuent considérablement la quantité de sucre et mettent rapidement les malades, cataractés ou autres, dans les meilleurs conditions opératoires.

Le pyramidon, un dérivé de l'antipyrine, s'emploie, à la dose de 0^{gr},25 à 0^{gr},50 et de 0,50 gr. à 1^{gr},50 par jour, dans les mêmes cas que l'antipyrine.

Narcotiques. — Ils sont d'un usage continu. Non seulement ils diminuent la douleur, mais encore ils permettent le sommeil.

Les narcotiques agissent sur la circulation et la nutrition de l'œil et sont utiles dans tous les cas où la douleur devient excessive : conjonctivites purulentes, ulcères infectieux ou traumatiques de la cornée, diverses formes d'iritis ou d'iridochoroïdites, ophtalmie phlycténulaire, lésions oculaires profondes symptomatiques d'une affection cérébrale, etc.

L'*opium* reste toujours en tête des narcotiques. La poudre de Dower (0^{gr},50 à 2 gr.), l'extrait d'opium (0^{gr},02 à 0^{gr}05), le laudanum de Sydenham (20 à 30 gouttes), sont des agents précieux. Mais la morphine, 0^{gr},005 et 2 centigrammes en sirop, en injection hypodermique ou encore la dionine sont préférables.

Le *chloral* (2 à 6 gr.), le sulfonal, le trional (1 à 4 gr.), l'hypnone (0^{gr}.10 à 0^{gr},20) sont également commodes.

Tous les narcotiques sont plus ou moins soumis aux lois de l'accoutumance et leurs doses, variables suivant la susceptibilité individuelle, doivent être surveillées et progressivement accrues.

L'*aconit*, en teinture (de 1 gr. à 4 gr.), l'*aconitine* de 1/4 à 1/2 et 1 milligramme, sont parfois prescrites dans les affections oculaires *a frigore* et dans les inflammations violentes des membranes profondes.

Antispasmodiques. — Le valérianate de zinc (0^{gr}, 10 à 0^{gr},40), le camphre et surtout les bromures (1 à 5 gr.) de sodium, de potassium, d'ammonium, de calcium, sont fréquemment indiqués. Le bromidia, contenant, par cuillerée à café, 1 gramme de bromure, 1 gr. d'hydrate de chloral, 0^{gr},01 d'extrait de chanvre indien et 0^{gr},01 d'extrait de jusquiame, est surtout bien toléré.

On use des bromures, toutes les fois que les malades opérés ou à opérer paraissent trop agités, trop nerveux ou trop inquiets. Certaines hyperesthésies rétiniennes et bon nombre d'affections congénitales peuvent ainsi s'amender.

Mercuriaux. — Les mercuriaux agissent comme altérants, résolutifs et spécifiques.

L'*onguent napolitain* en frictions ou en onctions est fréquemment administré par la peau. Son action devient parfois très intense, car les pommades mercurielles sont absorbées en onction comme en friction.

L'axonge, la moelle de bœuf, la glycérine, par onction, pénètrent plus rapidement que le cérat, la vaseline et surtout la lanoline ; en revanche, ces dernières substances agissent mieux par friction. Aubert (de Lyon) estime que les onctions sont d'autant plus actives que l'excipient est plus fluide et plus visqueux.

Le *calomel* (0^{gr},05 toutes les heures) est administré comme résolutif dans l'iritis, l'irido- choroïdite, les affections des membranes profondes. A doses fractionnées, le calomel provoque facilement la salivation ; il faut donc en surveiller l'emploi.

Les autres produits mercuriaux sont surtout *antisyphilitiques*. On donne le proto-iodure (0^{gr},02 à 0^{gr},05), le bichlorure (0^{gr},005 à 0^{gr},02), le bi-iodure

(0^{gr},005 à 0^{gr},02) en pilules (de Ricord, de Dupuytren), en liqueur (Donovan) ou en sirop (Gibert). Les enfants prendront facilement dans du lait 15 à 20 grammes de liqueur de van Swieten, et les nourrissons seront traités avantageusement par l'intermédiaire de la nourrice. On tend beaucoup actuellement à agir avec les mercuriaux par la voie sous-cutanée, en injections hypodermiques et sous-conjonctivales.

Les sels solubes de mercure, le benzoate, le cyanure ou le bichlorure, à la dose de 1 à 2 centigrammes, restent alors indiqués quand les voies digestives sont en mauvais état.

Les sels insolubles, calomel, oxyde jaune, salicylate de mercure ou le mercure métallique dans la glycérine, l'huile de vaseline ou la lanoline, à la dose de 0^{gr},05 à 0^{cr},10 et 0^{gr},20, dans la fesse, en plein muscle, sont préférables quand on veut obtenir un effet énergique.

Arsenicaux. — Les arsenicaux s'adressent à toutes les affections d'origine rhumatismale, arthritique ou herpétique. On les donne avec fruit dans la sclérite, l'épisclérite et l'iritis. Les *arséniates* de fer et de soude (0^{gr},005 à 0,02), l'arsénite de potasse en liqueur de Fowler (5 à 10 gouttes) ou de soude en liqueur de Pearson (10 à 40 gouttes), associés aux alcalins, aux mercuriaux, rendent les plus grands services. Le *cacodylate de soude*, en potion ou en injection hypodermique, à la dose de 0,05 gr. ainsi que l'*arrhénal ou méthylarséniate disodique* (A. Gautier), à la même dose, sont bien moins toxiques que les préparations précédentes. Dans les ulcères de la cornée et dans certaines névralgies oculaires, les arsenicaux sont de précieux adjuvants du traitement local.

Alcalins. — Le *salicylate de lithine* (0^{gr},50 à 2 grammes), le *salicylate de soude* (4 à 6 grammes) sont administrés surtout dans le rhumatisme et la goutte oculaires. Le *benzoate de lithine* (Mazet) à 2,5 p. 100 en collyre s'emploie pour éclaircir les taies anciennes de la cornée et les leucomes incrustés de sels calcaires. Le *bicarbonate de soude*, en solution, ou dans les eaux de Vals, de Contrexéville, etc., ont une action générale du même ordre.

Iodiques. — L'*iode*, les *iodures* de potassium, de sodium, de calcium et d'ammonium, modifient la nutrition, sont antistrumeux et résolutifs. On les prescrit dans certaines affections phlycténulaires, ulcères de la cornée, blépharites, conjonctivites, etc. Sous forme de sirop ou de vin iodotannique, l'iode est très utile aux lymphatiques de tout âge et de tout degré. En cas d'intolérance gastrique, on prescrit les iodures en capsules kératinisées ou sous forme d'iodipine, de iodalose etc. dont la résorption se fait dans l'intestin.

L'*huile de foie de morue* est surtout indiquée dans la scrofule. On administre la blanche ou la brune et mieux la blonde, prise dans de la bière, du sirop, dans l'eau de chaux aromatisée, etc., à la dose de une ou plusieurs cuillerées à bouche entre les repas. On doit la suspendre s'il survient de l'embarras gastrique ou de la diarrhée, surtout l'été.

Stimulants. — La *noix vomique*, en pilules (0^{gr},02 à 0^{gr},20), en teinture (0^{gr},50 à 1 gramme), par la brucine et la strychnine qu'elle contient, est surtout un excitant nerveux et musculaire. Les paralysies musculaires, les atrophies partielles du nerf optique, les névrites des tumeurs cérébrales à la période ultime, les amblyopies toxiques diverses sont modifiées avantageusement par le sulfate de strychnine en granules ou mieux en injections hypodermiques à la dose de 0^{gr},001 à 0^{gr},005.

De Græfe avait préconisé le lactate de zinc dans l'anesthésie rétinienne, Boé le recommande dans certains cas d'affaiblissement optique (0^{gr},10 à 2 grammes).

Toniques. — Les lymphatiques, les scrofuleux, certains sujets anémiques, voient leurs ophtalmies survenir, se perpétuer, récidiver ou s'aggraver par faiblesse générale.

Les toniques alimentaires, viande, vins généreux, élixirs, sont secondés utilement par les toniques médicamenteux, les chlorures et l'iodure de fer, le phosphate de chaux, l'arséniate de soude, la liqueur de Fowler, les vins pharmaceutiques, l'eau ferrugineuse d'Orezza. L'ophtalmie phlycténulaire, les ulcères atoniques de la cornée, la tuberculose irienne ou choroïdienne, les infections diphtéritiques, l'anémie et la torpeur de la rétine, certaines formes d'héméralopie, etc., se trouveront bien du quinquina, de l'iodure de fer en particulier, longtemps continués. L'hydrothérapie, le séjour à la campagne, les exercices physiques, etc., seront le complément naturel de cette médication.

Eaux minérales. — Elles ont une action générale incontestable dans certains états généraux ou diathésiques et peuvent être utiles dans les affections oculaires correspondantes. On les prend à la source ou à distance, à des doses variables, avant ou pendant les repas. Vichy, Vals, dans l'arthritisme ou le diabète ; Contrexéville, dans la goutte, la gravelle ; Orezza, dans l'anémie ; Montmirail dans la constipation habituelle, etc., sont les plus employées. Ce sont là, d'ailleurs, de simples adjuvants généraux de la thérapeutique locale.

II. — INJECTIONS MÉDICAMENTEUSES

Médication hypodermique. — Les injections médicamenteuses ont pris en thérapeutique oculaire, comme en thérapeutique générale, une large place dans ces dernières années. La simplicité et l'innocuité de l'opération, le dosage exacte du médicament, la rapidité de son absorption, son efficacité souvent plus grande, la certitude de son administration, en ont vulgarisé l'emploi dans la pratique courante, hospitalière ou privée.

Les injections médicamenteuses sont faites dans les muscles, sous la peau, dans le derme, sous la conjonctive et jusque dans les veines.

Les agents insolubles ou en suspension dans l'huile, la vaseline, sont couramment employés à doses réfractées ou massives. On préfère cependant les injections de substances solubles et à doses faibles, pouvant agir rapidement et devant être répétées. Elles sont moins toxiques et, partant, plus maniables.

Les calmants, les excitants, les sudorifiques, les anesthésiques, les mercuriaux surtout, sont ainsi directement portés dans les tissus aux doses thérapeutiques en solutions concentrées, de façon à ne pas comporter plus d'un demi à un centimètre cube de liquide.

La morphine, la strychnine, la pilocarpine, le sublimé, l'antipyrine, etc., sont injectés au bras ou mieux, pour une action locale plus accentuée, à la tempe.

La cocaïne est portée autour de l'œil, sous la conjonctive, comme anesthésique dans la strabotomie, l'énucléation, ou dans le derme, sur les lignes des incisions opératoires. On agit de même pour l'antisepsie oculaire avec des solutions de sublimé ou de cyanure de mercure.

Les liquides mercuriques pénétreraient dans l'œil par les lymphatiques, sous forme d'albuminate insoluble dans l'eau, mais soluble dans l'eau renfermant du chlorure de sodium, à une température un peu élevée.

Il importe (RECLUS) de ne pas dépasser, pour la cocaïne, la dose de $0^{gr},05$, de crainte d'empoisonnement, et pour le sublimé ou l'oxycyanure en injections conjonctivales, 5 à 10 gouttes, sous peine de violentes douleurs. On peut faire, d'ailleurs, plusieurs piqûres autour de la cornée tangentiellement, ou entre les muscles droits, d'avant en arrière. Cependant, aux injections de quelques gouttes de sublimé au millième, préconisées par DARIER, de WECKER préfère des injections massives.

Les injections mercurielles d'huile grise, de calomel, doivent être poussées profondément dans la masse sacro-lombaire ou dans le muscle fessier, en arrière du grand trochanter.

Les injections de cocaïne sont très utiles comme anesthésiques; celles de strychnine, celles de pilocarpine, comme excitants nerveux, dans les choroïdites, rétinites, amblyopies toxiques. Il en est de même pour les injections de sublimé ou d'oxycyanure dans les cas de syphilis oculaire grave, au point de vue local, sous la conjonctive et, au point de vue général, sous la peau du dos ou dans les muscles.

Injections sous-conjonctivales. — Les *injections sous-conjonctivales* doivent être pratiquées loin du limbe cornéen, sous peine d'amener une soudure scléro-conjonctive, une rétraction et des tiraillements qui peuvent modifier les courbures de la cornée et provoquer de l'astigmatisme (DESCHAMPS).

On peut injecter sous la conjonctive de l'air, des solutions hypertoniques de substances médicamenteuses diverses, préparations mercurielles, iodurées, salicylées, des anesthésiques, cocaïne, stovaïne, dionine, etc.

Les injections d'*air stérilisé* sont indiquées dans la tuberculose de l'iris, d'épisclérite, les abcès marginaux de la cornée, les abcès de la cornée, les ulcères à hypopyon, surtout contre l'élément douleur et photophobie (TERSON père).

Les injections médicamenteuses ont des indications encore plus variées et s'adressent surtout aux affections plus profondes, iritis, irido-choroïdites, rétinites, etc. Les injections hypertoniques ont pour but de favoriser la résorption des exsudats ou trans-sudats (décollement de la rétine), d'activer le courant lymphatique, d'améliorer la nutrition.

Les injections anesthésiques (cocaïne, stovaïne) ont été mentionnées plus haut.

Injections intra-veineuses. — Les injections intra-veineuses de sublimé (BACCELLI) ou de cyanure de mercure ont été recommandées par ABADIE dans les manifestations tardives de la syphilis, à évolution lente sans réaction inflammatoire et frappant d'emblée le tissu nerveux rétinien ou le nerf optique ; dans la syphilis médullaire et cérébrale tardive et chronique ; dans la syphilis contractée par des vieillards.

On se sert de solutions au centième dont on injecte un centimètre cube tous les jours pendant un temps variant de plusieurs mois à plusieurs années, avec des intervalles de repos. Il importe beaucoup d'employer des solutions fraîches et des seringues absolument aseptiques, avec corps de piston en verre et aiguille en platine iridié flambée. Le point de piqûre doit être en outre soigneusement désinfecté. En agissant ainsi, les complications sont exceptionnelles. Les piqûres sont bien un peu sensibles, parfois douloureuses, mais elles ne produisent ni irritation prolongée, ni abcès fâcheux.

III. — L'OPOTHÉRAPIE

L'opothérapie est le traitement par l'extrait des organes parenchymateux ou par les tissus même de ces organes, traitement appliqué aux affections dont la cause réside dans l'insuffisance de fonctionnement de ces organes. En pathologie oculaire, beaucoup de symptômes morbides peuvent être dus à l'insuffisance des organes glandulaires à fonctions générales, d'autres à l'insuffisance de certains tissus de l'œil. D'où la division naturelle en opothérapie générale et opothérapie spécialement oculaire.

A. **Opothérapie générale.** — Nous examinerons ici l'opothérapie hépatique, thyroïdienne, thymique, orchitique, ovarienne, pituitaire et surrénale.

OPOTHÉRAPIE HÉPATIQUE. — C'est la plus anciennement connue, la plus empirique, la plus répandue, la plus naïve, la plus efficace aussi ; c'est l'opothérapie avant le mot, si l'on songe que depuis longtemps on emploie l'huile de foie de morue contre l'héméralopie. Déjà mille ans avant HIPPOCRATE, on trouve dans le papyrus EBERS mention de l'emploi thérapeutique du foie, comme on trouve la même mention dans HIPPOCRATE, dans CELSE et beaucoup d'autres.

On sait que l'héméralopie est un symptôme fréquent des maladies du foie, surtout de celles qui s'accompagnent d'ictère. Aussi de tout temps a-t-on tenté de guérir l'héméralopie par des préparations naturelles consistant en décoctions de foie d'animaux divers, depuis le bœuf jusqu'au chat (ORIBASE, PAUL D'ÉGINE, GALIEN, A. PARÉ). Cette médication reste en faveur dans les siècles qui suivent. Un autre mode d'opothérapie a consisté en l'usage du fiel de bœuf (FONSAGRIVES, NÉBOUX, BAIZEAUX). Enfin, dans les temps les plus récents c'est à l'huile de foie de morue qu'on s'adressa pour guérir l'héméralopie (DESPONT 1863, GOSSELIN, FONTAN, BÉNAZECH, BLANDI, VAUCEL, LECOEUVRE).

Rappelons encore que les Chinois et les Annamites admettent des relations entre le foie et les yeux et emploient souvent une préparation de foie de bouquetin et de chèvre (J. REGNAULT).

Avec les conceptions modernes de sécrétions internes (CL. BERNARD, BROWN-SÉQUARD), le traitement de l'héméralopie par l'extrait du foie est devenu un traitement pathogénique conscient qui a continué à donner d'excellents résultats entre les mains de TRANTAS, PECH, KOUBLI, J. TEISSIER et ROBERT, RONCAGLIO et tant d'autres. On suppose que l'héméralopie est due à l'épuisement du rouge rétinien et que c'est l'insuffisance hépatique qui empêche le renouvellement rapide de ce rouge rétinien. Quoiqu'il en soit de la théorie, il y a là un traitement inoffensif et qui s'il n'agit pas par ses vertus propres, peut agir par la suggestion. Ce qui surprend surtout dans les observations publiées même modernes, c'est la guérison extrêmement rapide de l'héméralopie. S'il est rationnel d'administrer de l'huile de foie de morue à titre de reconstituant et de tonique, du foie cru, cuit ou en extrait pour remplacer les sécrétions internes hépatiques, la bile paraît moins correspondre à l'indication opothérapique et est, en effet, abandonnée dans le traitement de l'héméralopie.

OPOTHÉRAPIE THYROIDIENNE. — L'extrait thyroïde est, en général, très dangereux dans les cas qui se présentent à l'oculiste, c'est-à-dire chez les basedowiens qui viennent le consulter à cause de l'exophtalmie. Aussi n'est-ce pas sous forme d'extrait thyroïde qu'on applique à ces malades l'organothérapie. Les préparations les mieux étudiées et recommandées dans le goitre exophtalmique sont le sérum de veaux éthyroïdés (MOEBIUS), le lait desséché des chèvres éthyroïdées, à la dose de 30 à 60 grammes par jour (LANZ), l'hémothyroïdine (HALLION).

OPOTHÉRAPIE THYMIQUE. — OWEN ayant par erreur administré du thymus frais à un basedowien qu'il voulait traiter par le corps thyroïde, en a obtenu un excellent résultat. H. et L. DOR ont vu des effets remarquables, tant par le thymus frais que par l'extrait de thymus.

Dans un cas de kératocone chez une basedowienne, L. DOR a été agréablement surpris de constater une grande amélioration de la vision à la suite de l'administration du thymus de veau. L'un de nous a essayé cette méthode dans un cas de kératocone chez un jeune homme de vingt-sept ans, mais sans succès, malgré une persévérance de plusieurs mois.

OPOTHÉRAPIE ORCHITIQUE. — L'injection du liquide orchitique dans l'organisme de sujets en croissance peut arrêter la croissance ou du moins la ralentir, comme le montrent les expériences de MONZIOLS faites sous la direction de L. DOR. Appliquant cette donnée expérimentale à l'homme, L. DOR estime qu'il y a là un moyen d'arrêter les symptômes de fatigue oculaire dus à une croissance trop rapide.

OPOTHÉRAPIE OVARIENNE. — On sait que dans la maladie de Basedow, les troubles génitaux de la femme sont fréquents. Dans ces cas, MOREAU a recommandé l'opothérapie ovarienne. Reste à savoir jusqu'à quel point les manifestations oculaires bénéficient de ce traitement.

OPOTHÉRAPIE PITUITAIRE. — L'extrait du corps pituitaire administré à hautes doses et d'une façon prolongée aurait donné des améliorations de la vue et des dimensions du champ visuel chez des acromégaliques (SNELL, LAWSON).

OPOTHÉRAPIE SURRÉNALE. — En ce qui concerne l'*extrait des capsules surrénales* et les préparations tirées de cet extrait (adrénaline), ils ont reçu des applications thérapeutiques étendues moins à titre d'agents opothérapiques, que grâce à leurs propriétés vaso-constrictives générales. Ils sont étudiés dans le chapitre qui traite de la médication interne.

B. **Opothérapie oculaire**. — On pourrait passer en revue tous les tissus oculaires qui ont servi tour à tour pour combattre les affections des yeux ; seulement au lieu de procéder par ingestion, on s'est adressé à la voie hypodermique ou sous-conjonctivale, en rapport avec la petite quantité d'extraits organiques dont on dispose.

CORNÉE. — LAGRANGE a traité les taies de la cornée par l'extrait aqueux de la cornée. On ignore les résultats définitifs, aussi ce procédé ne s'est pas généralisé.

CORPS CILIAIRE. — En 1897, L. DOR a utilisé l'extrait du corps ciliaire dans le traitement de l'ophtalmie sympathique. Plus tard, LAGRANGE a employé l'extrait du corps ciliaire dissous dans de la glycérine neutre et du sérum physiologique par voie stomacale et en injections sous-conjonctivales.

CORPS VITRÉ. — LAGRANGE s'est servi du corps vitré dans les décollements de la rétine, moins comme méthode opothérapique que pour obtenir des effets mécaniques. De même, la substance appelée par DE WECKER chloro-vitréine a été utilisée plutôt à cause de ses propriétés physiques que comme agent opothérapique.

RÉTINE. — L'extrait rétinien aurait donné des résultats satisfaisants dans des cas de rétinite pigmentaire, de dégénérescence rétinienne consécutive à la choroïdite et à la myopie forte, et d'amblyopie tabagique (DOYNE). Mais il est juste de dire que le nombre de cas ainsi traités n'est pas très grand et que d'autres auteurs ne sont pas venus confirmer ces succès ni pour la cornée et le corps ciliaire, ni pour le vitré, ni pour la rétine.

Quant aux recherches de HESS et ROEMER sur les anticorps des éléments rétiniens, de GOLOVINE sur les cytotoxines du corps ciliaire, celles de l'un de nous (inédites) sur les anticorps du cristallin, elles ne constituent que des amorces pour un traitement hypothétique et éventuel par un sérum anticytotoxique ce qui n'a rien à voir avec l'opothérapie.

En résumé, l'opothérapie oculaire n'a pas encore reçu une grande extension et ne paraît pas appelée à un avenir brillant. Par contre, les recherches des auteurs modernes se dirigent plutôt vers les méthodes anticytotoxiques qui paraissent pleines de promesses en dépit des difficultés techniques dont elles sont entourées jusqu'à présent.

IV. — SÉRUMTHÉRAPIE

La découverte de Roux et Behring a introduit dans la thérapeutique le principe de traitement pathogénique qui a bientôt dépassé les limites de la diphtérie et du tétanos pour s'étendre à un certains nombre d'autres maladies infectieuses. La thérapeutique oculaire n'a pas tardé à bénéficier de ces nouvelles méthodes et cela grâce aux études bactériologiques sur l'étiologie d'un certain nombre d'affections oculaires (ulcères avec ,hypopyon) restées jusqu'alors obscures. Nous étudierons dans ce chapitre la sérumthérapie antidiphtérique, antipneumococcique, antistreptococcique et antistaphylococcique.

Sérum antidiphtérique. — La première application à l'œil du sérum antidiphtérique est due à H. Coppez (1894) qui a plus tard donné une étude d'ensemble sur 80 cas traités par 28 médecins divers. Des nombreux auteurs ont publié des travaux confirmatifs de la haute valeur du sérum antidiphtérique dans le traitement de la diphtérie oculaire.

Comme dans les cas de diphtérie pharyngée, laryngée, etc, il faut distinguer les infections pures et les infections mixtes. Dans tous les cas, où l'examen bactériologique a confirmé l'existence du bacille de Löffler à l'état de pureté, l'injection sous-cutanée de sérum antidiphtérique à la dose de 10 centimètres cubes chez l'enfant et de 20 centimètres cubes chez l'adulte, au besoin répétée plusieurs fois, a amené la guérison de la lésion oculaire. Cette guérison a été obtenue dans des délais tels qu'on a l'impression que la maladie a été jugulée, que les fausses membranes ont été détergées plus rapidement qu'avec les méthodes antérieurement en usage. En ce qui concerne le traitement local, il paraît être inutile dans les cas d'infection Löfflerienne pure.

Par contre, dans les cas d'infection mixte, qu'il s'agisse de streptocoques, de staphylocoques ou d'autres associations microbiennes, l'efficacité du traitement par le sérum de Roux-Behring a été des plus variables : tantôt la gravité de la maladie a été atténuée, la guérison survenait plus rapidement ou plus lentement ; tantôt il y a eu des complications graves, voire même des terminaisons par cécité de l'un ou des deux yeux (Amann). C'est que l'infection par le bacille diphtérique jugulée, la streptococcie ou la gonococcie (car même les associations neisseriennes ont été signalées, Wagner) continuait son œuvre. Cette période d'études de contrôle qui a suivi la découverte du sérum antidiphtérique a été, en effet, des plus instructives pour la connaissance des infections oculaires mixtes, et si l'on veut juger sainement la valeur de tel ou tel sérum, il faut poursuivre l'enquête bactériologique sur l'origine de toute infection oculaire, et cela non seulement au point de vue des bactéries aérobies, mais encore au point de vue des infections anaérobies.

Dans les paralysies diphtériques, l'efficacité du sérum a été affirmée par les uns, mise en doute par d'autres. On a conseillé de doubler et tripler les doses du début, si l'on n'arrivait pas à la guérison complète. Dans un cas, le chiffre total de 230 centimètres cubes de sérum a été atteint avant la guérison définitive (Aubineau).

Darier prétend avoir obtenu avec le sérum antidiphtérique de bons résultats même dans les ulcères cornéens à pneumocoques.

Sérum antipneumococcique. — Axenfeld et Uhthoff ayant montré que l'ulcère serpigineux était le plus souvent déterminé par le pneumocoque de Talamon-Fraenkel et les essais de sérothérapie contre la pneumonie infectieuse ayant donné des résultats encourageants entre les mains de Emmerich et Fawitzky, Foa et Carbone, les frères Klemperer, etc., l'idée d'utiliser le sérum antipneumococcique dans l'ulcère serpigineux vint à Roemer qui en régla l'application.

Tandis que le sérum contre la diphtérie est un sérum antitoxique, celui contre le pneumocoque est un sérum bactériotrope (Neufeld), ce qui veut dire que le sérum modifie les bactéries de façon à les rendre faciles à phagocyter.

Dans le traitement antipneumococcique, on distingue une immunisation passive et une immunisation active (Roemer). La première comporte des injections du sérum antipneumococcique, la deuxième l'injection de cultures tuées de pneumocoque. On peut encore combiner les deux méthodes en injectant simultanément le sérum et les cultures tuées, mais en des points différents de l'organisme, par exemple le sérum sous la peau et la culture dans le muscle. On pourrait encore injecter la culture le soir et le sérum le lendemain matin, mais on ne doit jamais faire l'inverse.

Axenfeld a pu réunir 185 cas d'ulcères serpigineux où la présence du pneumocoque a pu être démontrée et que l'on a traités par la sérothérapie.

1° *Immunisation passive.* — Sur 41 cas traités dans la *phase d'infiltration* par injections sous-cutanées de 10 centimètres cubes de sérum, 21 guérirent sans cautérisation et sans kératotomie, 20 continuèrent à évoluer. Il est impossible de dire quelle a été l'efficacité du sérum qui ne semble pas être indifférent. L'instillation locale de sérum combinée à l'injection sous-cutanée n'a modifié en rien les résultats. Sur 16 cas traités par 20 centimètres cubes de sérum, 6 guérirent, 10 continuèrent leur évolution. Sur 38 cas traités dans la *phase avancée d'ulcération* par injection de 10 centimètres cubes de sérum, 9 guérirent et 29 continuèrent à évoluer. Enfin, sur 23 cas traités dans la phase avancée par 20 centimètres cubes de sérum, 6 guérirent et 17 continuèrent à évoluer.

Un dernier groupe de 38 cas où le sérum fut associé à la cautérisation ignée ou à la kératotomie donne 19 guérisons et 9 échecs.

2° *Immunisation active et mixte*. — Sur 24 cas de Roemer traités ainsi, 20 furent guéris, sur 13 cas réunis par Axenfled, il y a eu 6 guérisons.

Quant à l'action préventive du sérum dans la prophylaxie des infections opératoires qui relèvent du pneumocoque, on ne peut pas se prononcer. L'expérimentation ne semble pas indiquer que l'on puisse obtenir des effets préventifs certains.

Sérum antistreptococcique. — Le streptocoque n'est pas un et unique, mais il y a des streptocoques. D'autre part, il y a divers sérums antistreptococciques, celui de Marmorek, de Tavel, de Menzer (Merck), de Hoechst, etc. Or, on ignore absolument à quel streptocoque correspond chacun des sérums préparés et il est absolument hasardeux d'admettre qu'à l'infection streptococcique donnée on pourra opposer un sérum préparé précisément contre cette même espèce streptococcique.

Une deuxième considération vient restreindre la valeur thérapeutique des sérums antistreptococciques, c'est que l'infection par ce coccus ne joue qu'un rôle secondaire dans la pathologie oculaire. Les infections cornéennes par le streptocoque sont rares et les complications opératoires qu'il occasionne sont tout à fait exceptionnelles. Aussi est-il surprenant de voir les résultats si favorables de certains auteurs.

Attanasio a essayé le sérum de Marmorek dans des cas de périostite orbitaire, de phlegmon de l'œil, de phlegmon du sac lacrymal, dans le trachome aigu à poussées purulentes, dans les conjonctivites muco-purulentes et pseudo-membraneuses, dans l'hypopyon, les kératites, irido-cyclites traumatiques, les infections post-opératoires. Le sérum agirait d'abord en calmant les douleurs en quelques heures. Faite au début, à dose convenable, l'injection aurait une action non douteuse. Le même sérum aurait encore une action préventive dans les opérations de cataracte compliquée de dacryocystite, etc. Malheureusement toutes ses promesses sont loin d'être réalisées.

Sérum antistaphylococcique. — Les cas d'infection oculaire à staphylocoques susceptibles d'être traités par le sérum approprié sont extrêmement rares (Axenfeld). Bérard a pu utiliser avec satisfaction le sérum antistaphylococcique, mais cette méthode n'a pas encore à son actif des faits assez nombreux pour permettre d'exprimer une opinion motivée.

Roune préfère au sérum antistaphylococcique un extrait de levures très actives, appelé staphylase, qu'il a employé dans des kératites infectées, dans les plaies de la cornée, le phlegmon palpébral, la dacryocystite, les infections post-opératoires. Cette staphylase serait curative et prophylactique. Malgré cette recommandation, la staphylase ne s'est pas vulgarisée parmi les oculistes.

TABLEAU SYNOPTIQUE DES MÉDICAMENTS USUELS EN OCULISTIQUE

SUBSTANCE	COMPOSITION	PROPRIÉTÉS	INDICATIONS	MODE D'EMPLOI
Acoïne C.	Alkyl-oxy-phényl-guanidine.	Analgésique profond. 1 h. 1/2-2 h. Sans infl. sur pup. et accom.	Analgésie des inj. sous-conj.	Sol. à froid, dans verre non alcalin. Collyre, 0,10 : 10, sol. phys. Inj. sous-conj., 0,02-0,10 : 10. (+ cocaïne 0,10).
Actol.	Lactate d'Ag.	Caustique.	Prépar. du catgut et de la soie.	Sol. à 1 p. 100.
Adrénaline. Solution au 1000ᵉ.	Principe actif de l'extrait surrénal ou capsulaire. *Syn. :* rénaline, surrénaline, atrabiline, hémisine, suprarénine, paranèphrine, etc.	Vaso-constricteur.	En chirurgie oculaire. Episclérites.	Collyre pur ou 1-10 : 10. Inj. hypod. 1 : 10. Adrénaline à 1 p. 1000, 1 cc. Cocaïne à 1 p. 100, 10 cc.
Aïrol.	Oxy-iodo-gallate de bismuth, $C^9H^9BiIO^6$.	Antiseptique. Succédané de l'iodoforme.	Plaies. Phlyctènes. Blépharites.	Poudre. Pommade, 0,50 : 10.
Alun.	Sulfate double d'alumine et de potasse $(SO^4)^3Al^2 SO^4K^2 + 24H^2O$.	Astringent.	Conj. folliculaire.	Collyre, 0,05-0,10 : 10. Crayon.
Alypine.	Dérivé de la glycérine.	Anesthésique, ni mydriase ni paral. de l'accomm.	V. Cocaïne.	Collyre, 0,10-0,50 : 10. Inj. sous-cut., 0,10 : 10.
Argent colloïdal.	Ag.	Antiseptique.	V. Collargol.	
Argent (nitrate d').	$AgNO_3$.	Bactéricide, caustique.	Conj. catarrhale. Conj. purulente. Dacryocystites.	Collyre, 0,03-0,10 : 10. Collyre, 0,10 : 10. Badig., 0,10-0, 50 : 10. Crayon mitigé.
Argentamine.	Sel organ. d'argent.	Bactéricide.	Conj. aiguë.	Badig., 0,50-1 : 10.
Argyrol.	Comb. d'argent et de peptone.	Bactéricide.	Conj. aiguë.	Collyre, 0,50-2,5 : 10. Badig., 0,50-2,5 : 10.
Aristol.	Comb. d'iode avec le thymol.	Antiseptique. Succédané de l'iodoforme.	Plaies. Bléphar. ulcér. Conj. phlyctén.	Pomm., 0,50 : 10. Poudre porphyrisée.
Arsenic.	Prépar. diverses de As.	Reconstituant.	Blépharites. Conj. phlyct. Irido-choroïd. Sclérochoroïd ant. Diabète.	*Eau de Bourboule*, 1/2-1 verre à bordeaux. *Ac. arsénieux :* Granules de Dioscoride de 1 mgr., 2-3 par jour. Liq. de Boudin, sol. 1 : 1000. *Arsénite de* K : Liq. de Fowler, VI-XX gouttes par jour. *Arséniate de* Na : Granules de 1 mgr., 2-3 par jour.

...r , salicylate. Benzoate, méthyl-brom hydrate.	a ona ... NO .	commod., élève T dans glaucome, analgésique, vaso-constricteur, anti-phlogistique.	Synéchies. Enclavem. de l'iris récents. Pour diagnostic. Contre-indication : glaucome.	Pommade, 0,02-0,10 : 10.
Benzoate de Li.	$C^7H^5O^2Li$.	Résorbant.	Taies de la cornée.	Collyre, 0,25 : 10. Inj. sous-conj., 0,10 : 10.
Bicarbonate de Na.	Na^2CO^3.	Alcalin.	Affect. rhumat., goutteuses. Brûlures par acide.	Eau de Vichy, de Vals. A l'int., 2-4 gr. par jour. Sol. 5-10 : 1000.
Bleu de méthylène CB.	Tétra-méthyl-thionine-chloride.	Sédatif, antisept. local.	Ulcères de la cornée. Pour diagnostic.	Crayon. Poudre. Pommade, 0,05 : 10. Sol. et Collyre, 0,01-0,05 : 10. Inj. sous-conj., 0,01-0,02 : 10. Cautér., 1 : 10 (alcool, glyc., ââ 5).
Bleu de toluidine.	»	Antiseptique.	Epithél. de la paup.	
Calomel à la vapeur.	Hg^2Cl^2.	Résorbant, antiseptique, spécifique.	Conj. catarrh. Kérato-conj. phlyct. Infections profondes du globe. Syphilis.	Collyre, 0,10 : 10. Poudre, pure ou avec sucre, ââ. Pommade, 0,10 : 10. A l'int., doses fract., 0.03-0,05. Purgatif, 0,05 par année d'âge, au-dessus de deux ans. Inj. intra-musc., 0,10 tous les 8 jours, dans huile d'olives.
Citrate de cuivre.	$C^6H^6CuO^7,H^2O$.	Astringent.	Granulations.	Pomm., 0,50 : 10. Glycérolé, 1 : 10.
Chlorate de K, de Na.	$KClO^3$.	Caustique.	Epithélioma des paupières.	Poudre. Sol. saturée.
Chlorure de sodium.	NaCl.	Subst. indifférente ou osmotique suivant concentration.	Conj. des lymphat. Kératites. Décollement de la rétine.	Lotions : eau de mer et eau de roses, ââ. 1-5 : 1000. Inj. sous-conj., 0,20-0,60 : 10.
Chlorure de zinc.	$ZnCl^2$.	Caustique.	Empyème des sinus.	Sol., 1 : 10.
Cocaïne. Chlorhydrate.	Alcaloïde de l'*Erythroxylon coca*. $C^{17}H^{21}NO^4$.	Anesthésique local. Vaso-dilatateur. Mydriase. Hypotonie par sol. fortes.	En chirurgie ocul. pour diagnostic. Affect. superfic. douloureuses.	Collyre faible. 0,10 : 10. Collyre moyen, 0,20-0,30 : 10. Collyre fort, 0,40-0,50 : 10. Collyre huileux, 0,20 : 10, huiles d'olives. Inj. sous-cut., sous-conj., 0,10 : 10.
Collargol.	Argent colloïdal.	Antiseptique.	Etats infectieux. Irido-choroïdites. Panophtalmie.	Onguent de Crédé : collargol, 1,5; lanoline, 2; vaseline, 8. Inj. intra-vein., 0,10 : 10, 3-10 cc. par jour.

SUBSTANCE	COMPOSITION	PROPRIÉTÉS	INDICATIONS	MODE D'EMPLOI
Cuprol.	Combin. de cuivre et d'ac. nucléinique.	Astringent.	Trachome. Conj. phlyctén.	Poudre. Sol. 1 : 10 (+ 0,05 de chlorétone),
Daturine.	Mélange d'atropine et d'hyoscyamine, ou identique à duboisine ou hyoscyamine.	Mydriatique.	V. Atropine.	Collyre, 0,02-0,05 : 10, peu usité.
Dermatol.	Gallate basique de bismuth.	Antiseptique. Succéd. de l'iodoforme.	Conj. purulentes. Traumat.	Poudre. Crayon.
Dionine.	Morphine éthylée.	Analgésique. Vaso-dilatateur. Lymphagogue (chémosis).	Iritis, irido-cyclites. Glaucome. Aff. corn. diverses. Contre-indic. : inflam. conjonctiv.	Poudre pure, un grain. Sol., 0,20-0,50-1,0 : 10. Pom. 0.50-2,0 : 10. Inj. sous-conj., 0,05-0,10 : 10.
Duboisine. Sulfate.	Alcaloïde du *Duboisia myoporoides*.	Mydriatique. Paralysie de l'accom.	V. Atropine.	Collyre, 0,02-0,05 : 10.
Eau oxygénée à 12 vol.	H^2O^2.	Microbicide, oxydant.	Plaies, pansements. Blépharites. Dacryocystites.	Lotions, 4-6 vol. Inject.. 4-6 vol.
Ephédrine. Chlorhydrate.	Extr. de l'*Ephedra vulg.*	Mydriase, 4-6 h. Réfl. pupill. conservés.	Examen ophtalmoscop.	Collyre, 1 : 10.
Esérine. Salicylate, bromhydrate, sulfate.	Alcaloïde de la graine du *Physostigma venenosum.* (Fève de Calabar). $C^{15}H^{21}E^{2s}O^2$.	Myosis, 3-4 h. Spasme de l'accommod. Diminue T. dans glaucome.	Glaucome aigu, chron. ou second. Hydrophtalmie. Buphtalmie. Kératocône. Ulcères prof. de la cornée.	Collyre, 0,05-0,10 : 10, 4-5 fois par jour.
Eucaïne B.	Alcaloïde artificiel de l'ecgonine.	Anesthésique local, ni mydriase, ni paral. de l'accom., mais assez douloureux.	V. Cocaïne, mal supportée dans iritis et sclérites.	Collyre, 0,20 : 10.
Eumydrine.	Méthyl-nitrate d'atropine,	Mydriatique, moins toxique qu'atropine.	Comme Atropine, chez enfants et vieillards.	Collyre, 0,10-0,50 : 10.
Euphtalmine. Chlorhydrate.	Oxy-toluylen-méthyl-vinyldiacétone-alcamine.	Mydriase, 2-3 h., sans paralysie de l'accom.	Examen ophtalmoscopique.	Collyre, 0,20-0,50 : 10.
Fluorescéine.	Anhydride de la phtaléine	Colorant.	Diagnostic des ulcères cornéens.	Collyre, 0,20 : 10 (+ carbon. de

ormol.	Aldéhyde formique, solution à 40 p. 100. CH^2O.	Antiseptique, astringent.	Asepsie préopératoire. Ulcères cornéens. Dacryocystites.	Lotions, 1-5 : 1000. Pulvéris., 0,5 : 1000. Pommades.
Hermophényl.	Composé organique de mercure.	Antiseptique.	Ophtalmie des nouveau-nés. Conj. granuleuse. Syphilis.	Lotions, 50 : 1000. Collyre, 1,5 : 10. A l'int. par cuill. à bouche.
Hétol.	Cinnamate de soude.	Antiseptique.	Kératites. Iritis. Aff. tubercul.	Inj. sous-conj., 0,10 : 10, 1/4-1/2 cc.
Holocaïne. Chlorhydrate.	Comb. de phénacétine et de paraphénétidine.	Anesthésique local, antisept., pas de mydriase.	V. Cocaïne, agit plus rapidement, mais plus toxique.	Collyre, 0,20 : 10.
Homatropine. Bromhydrate, chlorhydrate.	Oxy-toluyl-tropéine, $C^{16}H^{21}NO^3$.	Mydriase 2 h. 1/2, paral. de l'accommod., action plus courte que de l'atropine.	Examen ophtalm. Contre-indication : glaucome.	Collyre, 0,10 : 10. Disques gélatineux, de 0,0012.
Huile de Chaulmoogra.	Extr. de *Gynocardia odorata*.	Antilépreux.	Lèpre oculaire.	Caps., V-XXX gouttes. Pilules.
Hyoscine. Bromhydrate.	Alcaloïde de la jusquiame, $C^{34}H^{28}NO^6$.	Mydriatique très toxique.	V. Atropine.	Collyre, 0,02 : 10.
Hyosciamine.	Serait identique à la daturine ou à la duboisine.	Mydriatique.	V. Atropine.	Collyre, 0,02-0,05 : 10.
Ichtyol.	Sulfo-ichtyolate de soude, d'ammoniaque.	Antiseptique, analgésique, vaso-constricteur.	Blépharites. Conj. granul. Pansem. post-opérat.	Sol., 1-2 p. 100. Pommade, 0,25-0,50 : 10.
Itrol.	Citrate d'argent.	Bactéricide.	Trachome.	Lotions, 1 : 2000. Sol., 1 : 10 (badig).
Iode.	Métalloïde.	Altérant. Résorbant.	Blépharite ulcéreuse. Lymphat. Goutte. Rhumat. chron.	A l'int. : Teinture d'iode X-XXX gouttes dans du lait. Sirop iodo-tannique, 10-20 gr. Sirop raifort iodé, 10-20 gr.
Iodoforme.	CHI^3.	Antiseptique.	Manif. scroful. et tubercul. Plaies. Infect. Ulcère avec hypopyon.	A l'int. : enf., 0,05 ; adultes, 0,30. Cachets avec café torréfié āā, Ext. Poudre.
Iodol.	Tétra-iodure de pyrrol, C^3HI^4N.	Antiseptique, sans odeur et sans provoquer d'érythème.	V. Iodoforme.	Poudre.
Iodures de Na, K.	Sel neutre.	Altérant. Résorbant. Anti-syphilitique.	Artério-sclérose. Rhumat. chron. Syphilis. Kératites. Iritis. Hémorr. Névrites. Atr. du n. opt. Catar. au début.	A l'int. : 0,50-3 gr. p. jour. Sol. Sp. Ext. Pomm. 0,25 : 10. Collyre, 0,25 : 10. Bain de l'œil, 7,5 : 300. Inj. sous-conj. (douloureuses), I-0,003, IK-0,03, Eau, 10.
Iodure d'argent. Largine.	IAg.	Bactéricide.	Conjonct. aiguës.	Sol., 1 : 10.

SUBSTANCE	COMPOSITION	PROPRIÉTÉS	INDICATIONS	MODE D'EMPLOI
Jequirity ou abrine.	Graine de l'*abrus precatorius*.	Phlogogène. Infiltration œdémateuse avec leucocytose de la conj. et cornée.	Pannus granuleux.	Poudre. Macération, 0,10 : 10. Pommade.
Jequiritol.	Abrine mélangée à 50 p. 100 de glycérine.	De même.	Pannus granuleux.	Titres n° 1, 2, 3, 4. Mitigé ensuite par Jéquiritol-sérum.
Mercure.	Préparations diverses.	Spécif. contre la syphilis. Antiseptique.	Manif. syphilit. Antisepsie.	Fumigat. inusitées. A l'int. : Liq. van Swieten. Sublimé, 0,01. Pil. de Ricord, protoiodure 0,05. Pil. de Dupuytren. Sirop de Gibert, biiodure 0,005. Frictions. Ong. napolit., 3-5 gr. p. jour. Inj. intra-muscul. : Cyanure Hg, 0,01 p. jour. Benzoate Hg, 0,01 p. jour. Biiodure Hg, 0,004 p. jour. Huile grise, 0,04-0,08 de mercure tous les 5 jours. Calomel, 0,10 tous les 8 jours. Inj. intravein. : Cyanure de Hg, 0,01 (0,10 : 10).
Mydrol.	Iodo-méthyl-phényl-pyrasol.	Mydriatique, n'agit ni sur l'accommod., ni sur la tension oculaire.	Examen ophtalmosc.	»
Naphtol β.	Phénol-naphtylique, $C^{10}H^8O$.	Antiseptique.	Conjonct. purul. et granuleuse.	Lotions, 0,10-0,50 : 1000.
Oxyde jaune de Hg.	HgO.	Antiseptique. Résorbant.	Conj. phlycténul.	Pom. : Oxyde jaune de Hg, 0,10-0,30. Lanoline, 7. Huile de vaseline, 3.
Oxyde de Zn.	ZnO.	Topique.	Bléphar. ciliaire.	Pom., 0,50 : 10 (+ Ac. bor. 0,30).
Permanganate de potasse.	$K^2Mn^2O^8$.	Antiseptique. Astringent.	Conj. purulente.	Irrig. conj., 0,30 : 1000.
Permanganate de chaux. Monol.	$CaMn^2O^8$.	Moins toxique que permang. de K.	Conj. purulente.	Irrig., 0,30 : 1000.
Pilocarpine. Nitrate, chlorhydrate.	Extr. de *Pilocarpus pinnatus* (Jaborandi).	Myotique, Spasme de l'accom. Diminue T dans glaucome. Sialagogue sudorifique	Glaucome.	Collyre, 0,20 : 10, 4-5 fois par jour. A l'int. : Infusion de feuilles, 1-3 : 150.

rotargol.	Comb. d'argent avec substances protéiques.	Bactéricide.	Conj. catarrh., purul. Dacryocystités. Blépharites.	Poudre, 1 : 10 (sucre de lait). Collyre, 0,25-0,50 : 10. Sol., 5 : 10 (badig.). Sondes à la gélatine. Pommade, 1 : 10.
Résorcine.	Dioxybenzine $C^6H^6O^2$.	Antiseptique.	Pannus corn. Eczéma palpébral.	Sol., 0,10-0,30 : 10 (Glycérine). Pom., 0,10 : 10 (+ ox. de zinc, 1).
Salicylate de soude.	$C^7H^5O^3Na$.	Antipyrét., analgésique, spéc. du rhumat. artic. aigu.	Iritis. Sclérites. Ténonites. Herpès. Névrites rhum. Goitre exophtalm.	Cachets, 1 gr., 2 à 6 p. jour. Inj. sous-conj., 0,50 : 10 (+ cocaïne, 0,10) 1/2 seringue.
Salol.	Salicyl. de phényl $C^{13}H^4$ ($C^{14}H^6O^6$).	Antiseptique.	A l'intér. V. Salicylate de soude. Antiseptique. Us. ext.	Cachets, 1 gr., 2 à 4 par jour. Poudre. Liniment. Solut.
Scopolamine. Bromhydrate.	Alcaloïde de *Scopolia atropoides*.	Mydriatique, 4-6 jours, analgésique, antiphlogistique, pas d'irritation conj.	En cas d'intolérance d'atropine ou de duboïsine.	Collyre, 0,02-0,05 : 10.
Sérum antidiphtérique.	Sérum de cheval traité par la toxine diphtérique.	Sérum antitoxique.	Diphtérie oculaire.	Inj. sous-cut., 10-20 cc.
Sérum artificiel.	Solution isotonique de NaCl, 7,5-8 : 1000.	Relève la tension artérielle.	Amaurose post-hémorr. Pour opérations aseptiques.	Inj. sous-cut., 300 cc. Lavages.
Sérum de Trunecék.	Composition minérale du plasma sanguin.	Régulateur de la tension osmotique.	Artérioscl. Décoll. de la rétine.	Inj. sous-cut., 1-5 cc. Inj. sous-conj., 1 cc. Sulf. de soude, 0,44. Chlorure de sodium, 4,92. Phosphate de soude, 0,15. Carbon. de soude, 0,21. Sulf. de potasse, 0,40. Eau dist., q. s. p. 100.
Soufre.	S.	Topique.	Blépharite squam.	Pom., 0,25 : 10.
Sous-acétate de plomb liquide.	Extr. de Saturne $(C^2H^3O^2)^2$ (HO)Pb 2PbO.	Astringent.	Ecchymoses, hématemèses Conjonctiv. Contre-indiquée dans lésions cornéennes.	Eau blanche, V-X gouttes dans 1 verre d'eau. Collyre X gout. : 10.
Sozoiodol. Sozoiodolate de soude.	Acide diiodo-paraphénylsulfurique.	Antiseptique, succédané de l'iodoforme.	Ulcère corn., Infiltrations cornéennes.	Topique, 0,25-0,50 : 10.
Stovaïne.	Chlorhydr. d'amyléïne.	Anesthésie locale, moins toxique que cocaïne, vaso-dilatateur.	V. Cocaïne.	Collyre faible, 0,10 : 10. Collyre moyen, 0,20 : 10. Collyre fort, 0,40 : 10. Inj. sous-cut., 0,05 : 10.

SUBSTANCE	COMPOSITION	PROPRIÉTÉS	INDICATIONS	MODE D'EMPLOI
Strychnine. Sulfate, nitrate.	Alcaloïde de la fève de Saint-Ignace, $C^{21}H^{26}N^{2}O^{2}$.	Excitant du syst. nerveux.	Atr. du n. opt. Paral. musc. post.-inf. ou toxiques.	Pil., 0,001, 1-5 p. jour. Sol., 0,05 : 100, 1-2 cuill. à café. Inj. sous-cut., 0,02 : 10, 1/4-1 ser. Teint. noix vom., V-XV gouttes par jour.
Sublimé.	$HgCl^{2}$.	Antiseptique.	Plaies, traumat. Granul., infect. Blépharite ulcéreuse. Iritis. Hyalites. Choroïd.	Lotions, 1 : 5000 à 1 : 3000. Collyre, 0,05 : 10 ($+$ NaCl, 0,25). Glycérolé, 0.30 : 10 (Glycérine). Inject. sous-conj., 0,01 : 10 ($+$ acoïne, 0,01 : 10), II-III gout.
Sulfate de cuivre.	$CuSO^{4}$.	Astringent.	Conj. granuleuse. Conj. chron.	Collyre, 0,3-0,10 : 10. Cristal. Glycérolé, 1 : 10. Crayon, 1 : 2 ($+$ orthoforme, 0,50, holocaïne, 0,50).
Sulfate de soude.	$Na^{2}SO^{4}$.	Purgatif.	Irits. Apoplexie rétin. Névrite opt. Glaucome. Hypertens. artér.	A l'int., 30-40 gr. dans bouillon aux herbes.
Sulfate de zinc.	$ZnSO^{4}$.	Astringent.	Conj. aiguës et chron. Dacryocyst.	Compresses, 1 : 100. Lotions, 2 : 1000. Collyre, 0,05-0,15 : 10.
Tannin.	Acide tannique, $C^{14}H^{10}O^{9}$.	Astringent.	Conj. granuleuse.	Collyre, 0,10 : 10. Pom., 0,20 : 10.
Tropacocaïne. Chlorhydrate.	Benzoyl-pseudo-tropéine.	Anesthésie locale.	V. Cocaïne, se conserve mieux, agit plus longtemps, mais toxique.	Collyre, 0,10-0,30-0,50 : 10 (sérum artificiel).
Teinture d'iode.	Sol. alcool. d'iode.	Topique.	Ulcère cornéen. Bléphar. ulcér.	Cautér. locale.
Xéroforme.	Tri-bromo-phénol-bismuth.	Antiseptique.	V. Iodoforme.	Poudre. Pommade, 0,20-0,50 : 10.

CHAPITRE II

MÉDICATION EXTERNE

I. — CHALEUR

L'emploi de la chaleur, en oculistique, est très ancien. Le public use volontiers, dans les ophtalmies, des instillations directes du lait de femme, et qui pis est, de lotions avec l'urine même, source fréquente de redoutables infections. Au moins préfère-t-il, par prudence instinctive, l'urine des petits enfants, sans gonocoques.

Hippocrate, Celse, etc., sont des partisans convaincus de la chaleur. « L'eau chaude, dit le père de la médecine, adoucit l'acrimonie des larmes ; elles convient aux yeux lorsqu'ils sont attaqués de suppuration, de douleur, d'un écoulement de larmes mordantes et, en général, dans toutes les affections de ces organes qui viennent de sécheresse. » On ne dira guère mieux en plus de mots. Ambroise Paré estime que « les remèdes appliqués sur l'œil et autour d'iceluy, n'auront de puissance de calmer la douleur qu'autant qu'ils seront chauds ». Plus tard, Scarpa, Gosselin, etc., vantèrent l'eau chaude, en particulier dans l'ulcère à hypopyon. Demours, Rognetta, Ware, en conseillent l'emploi dans les abcès de la cornée, les conjonctivites, le blépharospasme, etc. Enfin, Mackenzie, Jacobson, Louis, et de Græfe surtout, en posent les indications actuelles.

La chaleur excessive détermine, sur la région oculaire comme ailleurs, la brûlure et la nécrose ; de 35° à 45°, elle provoque de simples modifications nutritives et vasculaires.

La chaleur *sèche* est peu usitée et d'un emploi difficile. On a, toutefois, pu maintenir sur l'œil des plaques chaudes, ou établir des disques creux constitués par de petits tubes que traverse un courant d'eau chaude.

Les *bains d'air chauds* permettent d'éviter l'emploi de médicaments sudorifiques. On les donne dans le lit même du malade pour provoquer une sudation intense, dans les iritis, irido-choroïdites et dans les diverses affections rhumatismales de l'œil. Une caisse de bois de 80 centimètres de long avec une ouverture de 40 centimètres sur l'une de ses faces, reçoit latéralement un tube en fer blanc qui amène l'air chaud. Au-dessous de ce tube, une forte lampe à alcool chauffe l'air qui pénètre dans la caisse en bois. Cet air sort par l'ouverture de 40 centimètres et se répend dans le lit. La caisse est placée aux pieds du malade. Celui-ci est enveloppé dans un système de couvertures qui sont maintenues à une certaine distance du corps par deux longues tiges en bois faisant office de support pour les couvertures. Le malade sue 20 minutes, se repose une demi-heure avant de défaire les couvertures et une autre demi-heure après avoir revêtu sa chemise. Alors seulement, il peut se lever (H. PAGENSTECHER).

Les *bains locaux d'air sec surchauffé* peuvent être donnés avec un appareil appelé thermo-aérophore. (OSTWALT), deux fois par jour, pendant une demi-heure, dans les affections chroniques des paupières, de la cornée, des membranes profondes, surtout contre l'élément douleur.

La chaleur *humide* est ordinairement préférée. Elle comprend : les cataplasmes, les compresses ou tampons, les bains, les irrigations, les fumigations, les pulvérisations, les vaporisations.

Les *cataplasmes* sont plus ou moins chauds.

Les *compresses* ou *tampons* sont constitués par des morceaux de linge ou de ouate hydrophile que l'on applique sur l'œil. Les compresses sont trempées toutes les cinq minutes dans le liquide chaud, puis réappliquées ; les tampons sont humectés sur place et semblent préférables. Dans les deux cas, il est nécessaire de recouvrir le tout avec un morceau de taffetas gommé qui conserve la chaleur et l'humidité. Les *bains* se prennent dans une œillère, un coquetier, etc. Les *irrigations* se pratiquent avec un appareil à siphon, une poire en caoutchouc, de la ouate pressée, etc.

Les *fumigations* se font de diverses manières. On peut envelopper la tête d'une couverture et recevoir les vapeurs sur tout le visage, ou bien limiter l'orifice de dégagement et y appliquer un œil ou les deux yeux. DEMOURS, à cet effet, se servait d'un entonnoir dont la partie évasée recouvrait le récipient d'eau chaude, et dont le tuyau correspondait à l'œil. Les fumigations comportent le plus souvent des aromates.

Les *vaporisations* sont pratiquées avec des appareils à main analogues à ceux de Richardson, ou avec de petits appareils à vapeur tels que celui de Lourenço.

Les liquides employés sont de l'eau simple, des eaux distillées, des eaux médicamenteuses, en infusions, décoctions, solutions antiseptiques, etc.

La *méthode de Bier* ou stase veineuse artificielle a été appliquée à l'oculistique sous la forme d'une constriction du cou par une bande élastique de 3 mètres de large.

Prolongée dans des conditions convenables pendant trois à huit heures, elle provoque une sensation de plénitude et de chaleur à la face et dans la tête, de tension aux paupières, puis une sensation de pression dans les muscles extrinsèques de l'œil, de l'enchifrènement du nez, de l'enrouement. Il n'y a aucune modification de l'acuité visuelle, ni dans la pression intra-oculaire.

Favorables dans la kératite parenchymateuse, dans l'ulcère serpigineux de la cornée, ses effets sont nuls dans la kératite phlycténulaire et dans les opacités cornéennes avec ou sans pannus.

La méthode de BIER est contre-indiquée dans les lésions cardiaques et vasculaires, ainsi que chez les vieillards chez lesquels elle peut provoquer une hémorragie cérébrale.

Les expériences de Wessely, la discussion à la Société d'ophtalmologie de Heidelberg (1906) montrent que l'hyperémie par stase veineuse est d'une efficacité douteuse et parfois dangereuse et que l'hyperémie locale provoquée lui est préférable.

L'hyperémie locale peut être réalisée par l'appareil de Bier-Klapp. C'est une petite ventouse dans laquelle on fait le vide en comprimant une poire de caoutchouc avant d'appliquer l'appareil. Les indications sont : la kératite parenchymateuse, les irido-cyclites, les choroïdites, les névrites aiguës. On obtient sur la peau des vésicules ou bulles avec sérosité ; il faut attendre leur guérison avant de recommencer l'application. On peut pousser l'hyperémie locale moins loin, en abrégeant la durée de l'aspiration à une dizaine de minutes et la répétant plus souvent.

L'action physiologique de la chaleur sur l'œil, comme sur les autres organes, n'est pas parfaitement établie. On a d'abord pensé qu'elle relâchait les tissus et dilatait les vaisseaux, mais on n'a pas tardé à constater que ses effets sont assez complexes, car elle exalte la nutrition locale et favorise l'élimination des produits morbides par exagération de la diapédèse et de la phagocytose.

A l'action physiologique de la chaleur s'ajoute celle des agents auxquels elle est associée.

L'action thérapeutique de la chaleur humide est manifeste dans l'inflammation et la réparation des tissus oculaires. Elle diminue la douleur, la rougeur, les sécrétions morbides, elle active la nutrition locale et favorise l'élimination des éléments de déchet. La douleur, faible dans les conjonctivites et les blépharites, mais plus ou moins forte dans les kératites et surtout les iritis, diminue rapidement. Elle agit aussi favorablement dans les suppurations palpébrales ou cornéennes, en facilitant l'ouverture des abcès et leur détersion. Elle est encore avantageuse dans le blépharospasme.

Cette action générale de la chaleur humide est nécessairement limitée aux annexes et au segment antérieur de l'œil, car les parties profondes restent en dehors de son influence.

Indications. — Elles sont fréquentes dans les diverses affections oculaires.

1° *Affections lacrymales.* — Relevant surtout de troubles mécaniques des voies d'excrétion, sténose ou occlusion, elles ne sont influencées par la chaleur que dans des dacryocystites phlegmoneuses ou leurs complications kérato-conjonctivales. Les cataplasmes, les irrigations, les douches seront surtout indiqués,

2° *Affections palpébrales.* — Simples ou compliquées, elles sont très amendées par les cataplasmes, les compresses et les douches. Qu'il s'agisse de blépharites glandulo-ciliaires avec tuméfaction marginale ou de blépharites pustuleuses avec orgelets, chalazions, etc., l'inflammation diminue rapidement.

3° *Affections conjonctivales*. — Les conjonctivites simples, granuleuses, catarrhales, purulentes, pseudo-membraneuses peuvent se trouver bien de la chaleur humide, en applications *courtes,* tampons chauds, irrigations ou douches. C'est surtout à la période aiguë que son action est la plus manifeste. La rougeur, le gonflement, la douleur, tombent rapidement. Parmi toutes les conjonctivites, la forme phlycténulaire est celle où l'amélioration est la plus constante et la plus manifeste.

4° *Affections cornéennes*. — La chaleur humide sera surtout utile, dans les infiltrations aiguës de la cornée et dans les ulcérations consécutives, pour calmer la douleur, hâter la résolution et activer la cicatrisation. Dans les ulcères, elle facilite la résistance des tissus; dans les hypopyons, elle accélère la résorption purulente; enfin, dans tous les cas où la cornée est menacée dans sa nutrition, dans tous ceux où la réparation doit se produire, la chaleur humide est favorable. Les kératites parenchymateuses, phlycténulaires, serpigineuses, les ulcères atoniques seront ainsi améliorés.

5° *Affections iriennes*. — Caractérisées ordinairement par de la douleur péri-orbitaire, de la congestion périkératique et des exsudats, la chaleur humide les améliore et favorise notablement l'action des topiques médicamenteux.

6° *Suppurations*. — Les blépharites, les conjonctivites et les kératites suppurées sont amendées par la chaleur humide, en ce sens que la réaction est moins douloureuse, que la détersion et que la réparation sont plus hâtives; il en est de même dans les iritis purulentes ou les panophtalmies en voie d'évolution. Cependant, au début de certaines infections suppuratives de la cornée, il sera bon d'éviter la chaleur, qui semble favoriser l'infection locale.

II. — FROID

Le froid, comme le chaud, a été employé de tout temps en thérapeutique oculaire. Ses indications même étaient assez nettement posées par les anciens, puisque HIPPOCRATE, après avoir vanté l'eau chaude dans les ophtalmies douloureuses, ajoute : « L'eau froide convient aux yeux dont la rougeur est exempte de douleur. » Dans la suite, le froid gagne du terrain, et bon nombre d'affections oculaires catarrhales ou autres subissent les lotions ou les compresses glacées. Il en est ainsi jusqu'au milieu de notre siècle et même à cette époque comme aujourd'hui, CHASSAIGNAC préconise les grandes irrigations dans diverses maladies des yeux et surtout l'ophtalmie des nouveau-nés. Avec MACKENZIE et DE GRÆFE, ultérieurement, on revient à l'eau chaude.

L'*application* du froid, en thérapeutique, comprend des températures de 0 à 15°. Les agents ordinaires sont encore les cataplasmes, les compresses ou tampons, les bains, les irrigations, les pulvérisations, la glace pilée, etc.

Les pulvérisations faites avec certains corps volatils comme l'éther, le chlorure de méthyle, doivent être discrètes et prudentes; enfin, si l'on emploie la glace, on la mettra dans une vessie, un condom, un cornet d'ouate suspendu sur l'œil ou au-devant de l'œil, de telle sorte qu'il y ait simple contact et non pression contre le globe.

L'action physiologique du froid est bien connue. Les fibres lisses du derme se rétractent, les vaisseaux et les espaces lymphatiques se resserrent, se vident des éléments qu'ils renferment; il survient une sorte d'horripilation et de contraction qui aboutissent à la pâleur, à l'anémie locale.

Le froid diminue aussi la masse sanguine de la région et en augmente la pression. Si l'application frigorifique est forte et de courte durée, la contraction vasculaire fait place à la dilatation, l'anémie à l'hyperémie, l'excitation circulatoire à son ralentissement. Si le froid est moins vif, la contraction vasculaire est plus lente et plus faible, et la dilatation consécutive moins marquée.

L'action thérapeutique du froid se manifeste dans l'inflammation et la cicatrisation.

A un degré élevé et avec application continue, il calme la douleur, excite la circulation et semble défavorable à l'action microbienne. Dès que la réaction survient, la circulation se ralentit, les douleurs augmentent et la nutrition languit. Dans les degrés excessifs, on sait que la mortification peut survenir et que la réaction vasculaire passagère est susceptible de produire du sphacèle. Les sécrétions morbides sont d'abord diminuées, puis augmentées; la cicatrisation, par suite du ralentissement nutritif, est plus ou moins entravée. Il semble bien que la vitalité des agents infectieux microbiens soit affaiblie et que le processus suppuratif, en particulier, reste plus ou moins entravé par le froid continu. Peut-être certaines toxines microbiennes sont-elles altérées (R. PICTET). L'action générale du froid, action constrictive, anémiante et calmante tout d'abord, dilatatrice, congestive et irritante ensuite, nous donne une idée des principaux avantages de l'eau froide en thérapeutique oculaire et de ses inconvénients. Toutes les fois que nous aurons des hémorragies faibles, du relâchement des tissus et pas de douleur, le froid sera utile; il sera nuisible dans le cas contraire.

Ses *indications* sont rares. Les *affections lacrymales, palpébrales, conjonctivales*, n'acceptent le froid qu'après certaines actions caustiques ou opératoires ayant déterminé une forte douleur; encore vaut-il mieux employer la cocaïne ou la chaleur, et il faut toujours y revenir dès que la douleur est diminuée.

Les *lésions cornéennes et iriennes*, d'une manière générale, s'accommodent mal du froid.

Ce n'est guère qu'après les cautérisations cupriques dans l'ophtalmie granuleuse, les attouchements nitratés dans les ophtalmies purulentes, et après l'opération de la cataracte que nous avons recours à l'eau froide.

Les *suppurations* demandent, toutefois, l'eau glacée à moins qu'elles ne constituent un mode de terminaison accepté et inévitable, auquel cas la chaleur est préférable.

Nous employons le froid et même la glace lorsque nous craignons, après une opération de cataracte, des complications suppuratives d'origine lacrymale ou bien lorsque nous sommes en présence d'une infiltration cornéenne post-opératoire. La glace en permanence est nécessaire si l'on veut éviter une réaction congestive et douloureuse ; elle est parfaitement tolérée et, dans plusieurs cas, nous avons obtenu d'excellents résultats. Dès qu'il ne s'agit plus d'arrêter un processus infectieux, mais d'aider le processus réparateur, la chaleur reprend tous ses droits.

Dans certaines ophtalmies suppuratives, blennorrhagiques surtout, les moyens antiseptiques sont supérieurs à ceux de la réfrigération, car il importe surtout de favoriser la nutrition cornéenne ; la chaleur est alors indiquée, mais on peut parfois, au début, user longuement de l'eau froide en irrigations et en pulvérisations.

Les véritables indications du froid sont donc la menace d'infection, de suppuration et la diminution de la douleur ou de l'irritabilité locale, après certaines opérations ou quelques pansements spéciaux. Encore faut-il continuer les applications froides un certain temps et à un degré suffisant pour éviter une réaction qui irait à l'encontre du but que l'on veut atteindre.

III. — RÉVULSIFS

La révulsion a pour but de déplacer, de supprimer ou de diminuer l'inflammation de l'organe malade par l'irritation d'une région voisine ou éloignée.

La révulsion a sa raison d'être dans l'observation de certains actes de balancement ou de corrélation organiques. Elle agit, par le système nerveux, sur la circulation sanguine ou lymphatique et sur la nutrition générale ou locale.

Les ventouses simples ou scarifiées, les sangsues agissent comme révulsifs mais aussi comme dérivatifs sanguins. La cautérisation chimique et surtout ignée est avantageuse autour de la cornée, dans la sclérite, le décollement rétinien. Les injections sous-conjonctivales de sublimé possèdent une certaine action révulsive (PANAS).

Les sétons, cautères, vésicatoires, sinapismes, etc., présentent un plus petit nombre d'applications qu'on ne le croit généralement.

Le *séton* est employé à la nuque, vers la queue du sourcil, pour des affections chroniques externes ou internes. Il est malpropre, gênant, dangereux par les inflammations qu'il peut provoquer. Il paraît très utile cependant dans certaines affections oculaires d'origine cérébrale, les névrites optiques en particulier.

Les *cautères* au bras, à la jambe, etc., présentent les mêmes inconvénients ; comme le séton et mieux que lui encore, ils sont pourtant avanta geux, à la nuque, dans quelques affections chroniques et profondes de l'œil.

Les *irritants cutanés*, huile de croton, teinture d'iode, tartre stibié, les vésicatoires sont les seuls agents que l'on puisse manipuler aisément. Aussi en abuse-t-on. Il survient en effet, après ces révulsifs, des rougeurs, de l'eczéma, de l'impétigo, des abcès, des érysipèles ; ce sont là des complications hors de proportion avec les avantages espérés.

On emploie très souvent des révulsifs dans les affections iriennes, choroïdiennes, kératiques ou conjonctivales. Dans les affections profondes et cornéennes, les médications topiques ou générales donnent des résultats qui permettent de négliger ordinairement les effets aléatoires et douloureux de la révulsion locale.

Dans l'ophtalmie phycténulaire, les révulsifs, utiles en principe, sont généralement fâcheux. Les sujets sont lymphatiques et infectés localement ; ils ont de la photophobie, du blépharospasme, des complications irido-cornéennes. Faut-il augmenter leur faiblesse par des sétons, des cautères ; leurs douleurs par des vésicatoires ; leurs réflexes par des excitants ; leur infection par de nouveaux foyers ? Nous ne le croyons pas.

La révulsion, en général, est donc utile mais plus souvent incertaine, désagréable, dangereuse ; on doit la remplacer par des agents mydriatiques, myotiques, anesthésiques, antiseptiques ou calmants.

On la réservera exceptionnellement pour quelques affections chroniques externes et profondes du tractus uvéal, de la rétine, du nerf optique et des centres nerveux où les indications locales sont assez vagues et où la thérapeutique habituelle n'a donné que des résultats nuls ou insuffisants. Les sétons et les cautères seront exceptionnels ; les vésicatoires, les rubéfiants, rares ; la cautérisation ignée sera réservée aux sclérites, aux épisclérites et au décollement rétinien.

IV. — COLLYRES

Ce sont des topiques, appliqués directement sur l'œil. On les divise en collyres secs, mous, liquides et gazeux. Les liquides constituent les collyres proprement dits.

Les collyres *secs* sont des poudres comme le sucre, le calomel, l'alun, le sulfate de zinc, l'acétate de plomb, l'iodoforme, etc , que l'on insuffle dans l'œil.

Les collyres *mous* sont des pommades à base de cérat, d'axonge, de glycérine, de vaseline, de lanoline, que l'on applique avec des pinceaux, une tige de bois, un rouleau de papier, un bâton de verre, etc.

Les collyres *liquides* sont des solutions que l'on instille sur la conjonctive directement avec le flacon, un compte-gouttes ou un tube quelconque.

Les collyres *gazeux*, enfin, sont des produits volatils, baume de Fioravanti, ammoniaque, etc., que l'on dirige sur les yeux ; on les remplace avantageusement aujourd'hui par des douches de vapeurs phéniquées, sublimées, boriquées, surtout chaudes, dont on fait un si fréquent usage dans les conjonctivites, les kératites, les iritis, etc.

Poudres. — L'acétate de plomb est employé avec fruit, sur les conjonctives palpébrales trachomateuses, par les oculistes belges, mais il expose à des leucomes fâcheux et peut être remplacé par des scarifications, le râclage, etc. Le sucre, l'os de seiche, excitent inutilement les cornées leucomateuses ; quant au calomel, il peut être dangereux, soit qu'il se transforme en bichlorure de mercure, ce qui n'est pas démontré, même après ingestion de sel marin, soit plutôt qu'il forme des filaments qui irritent fâcheusement les culs-de-sac conjonctivaux ; on le prescrit bien souvent encore dans l'ophtalmie phlycténulaire, mais nous y avons presque complètement renoncé.

Pommades. — Elles sont très utiles, surtout à base de vaseline. On emploie assez largement la pommade au précipité jaune dans certaines lésions blépharitiques, conjonctivales ou kératiques phlycténulaires des jeunes lymphatiques. La vaseline iodoformée est un excellent topique dans toutes les infections externes de l'œil, etc. La vaseline est, enfin, chez les enfants, l'excipient préféré des myotiques, des mydriatiques ou de quelques antiseptiques, les corps gras constituant des agents plus adhérents et plus sûrs que les liquides.

Un excellent excipient est constitué par un mélange de lanoline neutre et d'huile de vaseline dans la proportion de 7 à 3, proportion qui peut être abaissée ou élevée suivant la température ambiante.

Récemment on a lancé dans le commerce (NIEDEN) sous le nom de *feltron,* un produit obtenu par la fusion d'un anilite d'acide stéarinique avec de la vaseline spécialement purifiée. Le feltron fond à 68°, a une réaction neutre, ne rancit jamais et est miscible avec tous les médicaments ; il n'irrite pas la peau.

Collyres proprement dits. — Les collyres actuels sont ordinairement de simples solutions, dans de l'eau simple ou de l'huile, des substances médicamenteuses. Les collyres huileux (PANAS, SCRINI) n'offrent des avantages que pour l'emploi de l'ésérine. On peut les diviser en collyres caustiques ou astringents, mydriatiques et myotiques, antiseptiques, anesthésiques et vasoconstricteurs.

CAUSTIQUES ET ASTRINGENTS. — L'acide chromique, le nitrate d'argent sont caustiques. L'*acide chromique* n'est utile que dans certaines granulations dures, scléreuses, pour les décaper en quelque sorte et permettre l'action des astringents cupriques ; encore sera-t-il remplacé avantageusement par le scarificateur et pourra-t-on le délaisser. On se sert aussi d'acide chromique contre certains épithéliomas bénins des paupières.

Le *nitrate d'argent* rendra d'éminents services dans les ophtalmies blennorrhagique, blennorrhéique, purulente simple, ou même dans certaines formes catarrhales. On devra l'employer alors à la dose de 1/50° à 1/30°, l'appliquer soi-même et directement avec un pinceau sur les parties de la conjonctive malade, les culs-de-sac surtout, enfin ménager la cornée en neutralisant, s'il y a lieu, au sel marin, l'excès du caustique. On pourra même, pour détruire les microbes, y ajouter une instillation à 1/50° de la même substance. Cette application sera faite deux fois par jour dans l'ophtalmie blennorrhagique ou des nouveau-nés, une fois seulement dans les ophtalmies purulentes simples ou catarrhales aiguës. Crédé a généralisé cette méthode comme traitement préventif ou prophylactique de l'ophtalmic des nouveau-nés. Il suffit alors, après toilette oculaire de l'enfant, d'un attouchement ou d'une instillation de la solution au cinquantième.

Succédanés du nitrate d'argent. — Si l'action bactéricide du nitrate d'argent est très puissante, en revanche il a des propriétés caustiques qui le rendent redoutable. De plus, il détruit superficiellement la muqueuse et produit des escarres, sans pénétrer dans la profondeur. Les *sels organiques,* au contraire, ont une action bactéricide profonde, sans être caustiques. Parmi ces sels d'argent à base organique, on a recommandé l'*argentamine*, l'*argonine*, la *largine*, l'*itrol*, l'*actol*, le *tachyol*, l'*ichtargan*, l'*albargine*, le *collargol*, mais plus particulièrement le *protargol* et l'*argyrol*.

La teneur en argent par rapport à celle du nitrate qui contient 65 p. 100 est plus faible, 8 p. 100 pour le protargol et 30 p. 100 pour l'argyrol, mais les propriétés de ces sels dépendent non de leur richesse en argent, mais bien plutôt de leur combinaison organique. C'est ainsi que le protargol qui ne contient que 8 p. 100 d'argent est d'une application légèrement douloureuse, tandis que l'argyrol qui en contient 30 p. 100 ne provoque aucune douleur, quelle que soit sa concentration. D'autre part, le protargol paraît être un peu plus bactéricide que l'argyrol. L'un et l'autre s'emploient à des doses allant de 5 p. 100 à 25 p. 100, en instillations qui doivent être répétées souvent, deux ou trois fois par jour dans les conjonctivites simples, toutes les deux heures, toutes les heures et même toutes les demi-heures dans les conjonctivites blennorrhagiques graves. Elles doivent être administrées abondamment, elles doivent inonder le sac conjonctival, aller baigner et imbiber tous les plis et replis des culs-de-sac, et couvrir d'une couche mousseuse les bords palpébraux et les cils (*protargolage*) (A. Darier).

Le *protargol* (Neisser, A. Darier) est une combinaison de protéine et d'argent qui se présente sous l'aspect d'une poudre fine, jaunâtre, facilement soluble dans l'eau froide. Les solutions sont de couleur jaune et ne donnent aucun précipité par l'addition des alcalins, des sulfures, des albumines. On ne doit se servir que des solutions *fraîches* préparées *à froid* et conservées *à l'abri de la lumière.* La même solution ne servira pas plus longtemps que huit jours. Le protargol est beaucoup moins douloureux que le nitrate d'argent, mais s'il provoque une petite douleur supportable d'ailleurs, il a un pouvoir pénétrant très considérable. Son action caustique étant très faible, on peut l'employer souvent et ces applications fréquentes sont une des conditions du succès. Le champ des indications pour le protargol est très vaste : en outre des conjonctivites banales et même gonococciques, il s'emploie dans les blépharites, les affections du sac, en un mot partout où il y a des sécrétions à combattre.

L'*argyrol* (DARIER) est encore moins douloureux que le protargol tout en contenant plus d'argent. Par contre, son action bactéricide est peut-être moindre.

Le *collargol* ou *argent colloïdal* (CRÉDÉ), étudié par FEILCHENFELD, DARIER, DE LAPERSONNE dans ses applications oculaires, est recommandé dans les ophtalmies blennorrhagiques des nouveau-nés, même gonococciques. En badigeonnages, pur ou avec de la vaseline (à 1 : 2 ou à 1 : 1), il agit bien dans les infections telles que phlegmons du sac, abcès des paupières, furonculoses, blépharites, conjonctivites. En solutions à 5 p. 100, il s'emploie dans les kératites scrofuleuses, parenchymateuses, infiltrations, ulcères cornéens. Les plaies septiques sont lavées avec des solutions de 1 p. 100 à 5 p. 100. Le collargol ne provoquerait ni phénomènes d'intoxication, ni d'argyrose. Pour injections intraveineuses dans les cas de septicémie généralisée, on se sert de solutions à 2 p. 100 bien décantées. Le collargol s'emploie encore sous forme de pommade à 2 p. 100 dans les maladies de la peau et des yeux, sous forme de poudre à 3 p. 100 pour les plaies et les muqueuses.

Les *sulfates de zinc* et *de cuivre*, les *précipités rouge, jaune* et *blanc*, l'*alun*, sont surtout astringents. En dehors du précipité jaune, spécifique dans les ophtalmies phlycténulaires, ils constituent de simples excitants, de prétendus substitutifs qui ne semblent vraiment utiles que dans certaines conjonctivites catarrhales chroniques et torpides.

TROUSSEAU a recommandé les solutions d'hyposulfite de soude à 5 p. 100, sous forme de compresses chaudes, dans les blépharites, les conjonctivites moyennes, les kératites accompagnées de sécrétions ; ces solutions ne sont ni irritantes, ni toxiques.

Les *inconvénients* des astringents sont nombreux, car, employés mal à propos, douloureux, irritants, ils deviennent parfois la source de sérieuses complications. La douleur ne serait pas un grand inconvénient pour les malades, puisque pour beaucoup d'entre eux, elle est la mesure de l'efficacité thérapeutique, mais les complications peuvent devenir graves. Ce sont des incrustations calcaires de la cornée, des eschares, des colorations fâcheuses de la conjonctive, etc. L'acétate de plomb, les sulfates, le nitrate d'argent, etc., sont particulièrement en cause.

ROLLAND cite, chez un jeune homme, une plaie traumatique de la cornée, pansée par un pharmacien avec une solution d'extrait de Saturne ; deux jours après, la cornée était blanche comme de la craie, et l'on dut la décaper avec le couteau de DE GRÆFE. BRIÈRE relate le fait de deux capitaines marins qui, atteints d'ophtalmie, usèrent d'un collyre à l'eau blanche et produisirent sur leur cornée un épais dépôt de carbonate plombique. On voit assez souvent des incrustations cornéennes par le sous-acétate de plomb. Manouvrier aurait même observé un cas d'intoxication saturnine par l'usage longtemps continué de cet agent en collyre et de l'eau blanche en fomentation. Enfin, on rencontre des conjonctives grises, ardoisées, presque noires sous l'influence trop prolongée des cautérisations nitratées (argyrose), et nous avons très fréquemment enregistré des altérations graves de la cornée produites par un usage immodéré ou mal surveillé de l'azotate d'argent dans l'ophtalmie des nouveau-nés.

2° Mydriatiques. — L'usage thérapeutique des mydriatiques est très ancien. Galien avait observé déjà qu'on pouvait, avec la belladone, transformer les yeux bleus en yeux noirs. Au siècle dernier, Marchand, de Nîmes, l'emploie pour donner de la vue aux cataractés. Mais c'est surtout Himly qui généralise l'emploi des mydriatiques en ophtalmologie (1800). Wells, dès 1811, indique leur action parétique sur l'accommodation. Enfin, Brandes, en 1825, isole l'atropine et Mein, en 1833, l'obtient absolument pure.

Depuis cette époque, à côté de l'atropine, la duboisine, la gelseminc, la daturine, l'hyoscine, l'hyosciamine, la cocaïne, l'homatropine, la scopolamine sont employées comme mydriatiques, et offrent, la cocaïne exceptée, des propriétés semblables et la possibilité de faire naître des accidents analogues.

L'*atropine*, alcaloïde de la belladone, qui est le plus usité de tous, calme la douleur oculaire et, comme effet physiologique général, diminue les sécrétions. On la prescrit sous forme de sulfate neutre (de 1/300 à 1/100) dans les affections de l'iris.

La *duboisine* a été isolée simultanément par Petit, à Paris et Gerrard, à Londres. Elle paraît un peu plus active que l'atropine et paralyse l'accommodation plus vite et plus complètement. La *daturine* et l'*hyoscyamine* sont moins utiles que l'atropine, mais conviennent à certains cas d'intolérance atropinique.

Les recherches de Ladenburg ont montré que l'atropine peut se décomposer en tropine et acide tropéique. En remplaçant l'acide tropéique par d'autres corps, on a formé des tropéines. C'est ainsi qu'on peut préparer des tropéines avec les acides salicylique, benzoïque, sulfurique, amygdalique. Celle que l'on prépare avec l'acide amygdalique constitue l'*homatropine*, mydriatique comme l'atropine, dont il existe des sulfates, des chlorhydrates et des bromhydrates.

La *drumine* a été extraite de l'Euphorbia Drumondii par Reid (Australie); elle est anesthésique et ne produit qu'une faible mydriase.

Le chlorhydrate ou encore le bromhydrate de *scopolamine* est très vanté par Rœhlmann (de Dorpat), comme succédané de l'atropine, dont il n'aurait pas les inconvénients glaucomophiles.

La *cocaïne* est un mydriatique faible, mais agréable et anodin ; elle est anesthésique et ne produit guère d'hypertonie. On peut l'employer pour l'examen ophtalmoscopique de la cataracte, du fond de l'œil, etc.

Giesel a isolé la *tropacocaïne* de la coca du Japon et Liebermann l'a obtenue par synthèse. Cette substance est analogue à la cocaïne ; elle paraît même moins toxique et d'action plus rapide ; enfin, elle serait un peu antiseptique et se conserverait plusieurs mois en solution, tandis que la cocaïne s'altère en quelques jours. Sur l'œil, la tropacocaïne produit un peu d'hypérémie, mais pas ou peu de dilatation pupillaire. D'après Schweigger, de Berlin, le chlorhydrate de tropacocaïne à 0,01 sur 5 serait l'égal de la cocaïne et même d'action plus rapide quoique moins prolongée. Une ou deux gouttes de chlorhydrate de tropacocaïne à 3 p. 100 suffisent pour l'anesthésie opératoire. On peut diminuer la rougeur et le picotement du début en employant comme excipient la solution physiologique de chlorure de sodium (0,6 p. 100).

Le *méthyl-bromhydrate d'atropine* (Winselmann) n'agit pas à 1/4 p. 100 sur l'accommodation, mais agit à 1/2 p. 100 pendant vingt-quatre heures ; associé à la cocaïne, il donne une mydriase plus forte.

Le *mydrol* (iodo-méthyl-phényl-pyrasol) est également un mydriatique qui n'agit pas sur l'accommodation, ni sur la tension intra-oculaire. Il est soluble à 15 p. 100.

L'*eumydrine* (méthyl-nitrate d'atropine) est une base quaternaire, ce qui fait perdre à l'atropine son action sur le système nerveux. L'eumydrine est 50 fois moins toxique que l'atropine et agit peu sur la tension intra-oculaire, mais en revanche son action sur l'œil est cinq fois plus faible que celle de l'atropine. On peut l'employer en solutions jusqu'à 10 p. 100. Utile chez les enfants et les vieillards. L'eumydrine paralyse l'accommodation.

Si l'on veut obtenir une *mydriase* particulièrement *intense*, on peut s'adresser à la solution suivante : sulfate d'atropine, 0ᵍʳ,10, chlorhydrate de scopolamine, 0ᵍʳ,03, sulfate de duboisine, 0ᵍʳ,03, hydro-iodate d'hyoscine 0ᵍʳ,03, eau, 10 grammes (Schwarz).

L'*action des mydriatiques* est controversée ou du moins différente selon certaines conditions. Elle produirait, d'après les uns, de l'hypotonie et, suivant les autres, de l'hypertonie.

Lorsque leur action est passagère, on observe l'affaiblissement de la sensibilité, la dilatation de la pupille et la paralysie de l'accommodation, la contraction des vaisseaux, la diminution de la pression intra-oculaire ; quand cette action est prolongée et que les lésions oculaires y prédisposent, on constate toujours la dilatation pupillaire et la paralysie accommodative, mais, en outre, de l'hyperémie et de l'hypotonie. Il faut constater, toutefois, que si l'augmentation de la pression survient parfois après un long usage, elle peut également apparaître, dans certains cas de prédisposition, après une simple instillation d'un collyre ordinaire. Il n'y a donc pas lieu, comme le veut Peltier, d'appeler la première phase, thérapeutique, et la seconde, pathologique, toutes deux pouvant être morbides. L'homatropine agit peu sur l'accommodation, et la cocaïne moins encore. La duboisine, l'atropine, la scopolamine ont sur elle une action très puissante qui dure, en s'atténuant, de cinq à six jours.

Accidents des mydriatiques. — Ces accidents sont relativement fréquents. Ils ont été signalés depuis longtemps et attribués, soit à une mauvaise préparation, soit à un usage prolongé. De nos jours, ils sont mieux connus, universellement constatés et imputés à l'impureté des collyres ou aux perturbations oculaires produites par l'alcaloïde.

Les *accidents généraux* résultent de l'absorption de l'alcaloïde et de l'impressionnabilité des sujets. C'est un empoisonnement aigu avec sécheresse de la bouche, difficulté de la déglutition, vertiges, délire, hallucinations, troubles de la vue, respiration haletante, etc.

Les *troubles locaux* sont superficiels ou profonds. Superficiels, ils sont peu importants. C'est de l'eczéma palpébral, de l'irritation de la conjonctive, des voies lacrymales et de la cornée. Les troubles locaux profonds sont surtout glaucomateux. De bonne heure, DESMARRES et WARLOMONT les ont indiqués, puis GALEZOWSKI, PANAS, GAYET, etc., publient de nombreux faits. Il semble pourtant que l'atropine ne provoque des accidents que chez les sujets prédisposés.

Il faut toujours s'en méfier sur les yeux des vieillards, affectés de cataractes volumineuses, dans les cas où il existe de l'hypertonie. L'atropine, la duboisine, la scopolamine sont spécialement à redouter. L'homatropine et surtout la cocaïne se montrent plus anodines.

3° Myotiques. — L'ésérine et la pilocarpine diminuent la tension oculaire, excitent l'accommodation ou la tétanisent, resserrent la pupille, etc. Les myotiques peuvent aussi amener du spasme accommodatif et favoriser, dans les iritis, la production de synéchies postérieures.

L'*ésérine* est surtout employée (0,05/10). Elle est très active, mais à la longue mal supportée par la conjonctive. On prescrit d'ordinaire le sulfate neutre, le salicylate et le benzoate d'ésérine.

La *pilocarpine* (0,10/10) est moins active, mais mieux tolérée que l'ésérine, qui produit une hyperémie conjonctivale notable et crée même fréquemment des conjonctivites avec hypertrophie folliculeuse considérable. On préfère le nitrate ou le chlorhydrate de pilocarpine. La cocaïne, unie à la pilocarpine et surtout à l'ésérine, favorise leur action myotique; elle met, comme on l'a dit, la pupille à leur merci.

La physostigmine et le sulfate d'iso-physostigmine (MERCK) sont moins employés.

4° Antiseptiques. — Le *sublimé*, l'*acide phénique*, l'*acide borique*, etc. peuvent être utiles en instillations dans certaines conjonctivites infectieuses, mais leur action est minime et souvent superflue. Le sublimé au 1/5000, l'acide borique à saturation, empêchent longtemps, dans les collyres, le développement des moisissures irritantes.

On ajoute volontiers, dans la pratique, pour *aseptiser les collyres* et empêcher leur altération rapide, 1 milligramme de sublimé, ou 40 centigrammes d'acide borique, ou encore une parcelle de camphre sur 10 grammes de solution à la cocaïne, l'atropine, l'ésérine ; il ne paraît y avoir lieu en l'espèce aucune incompatibilité. Il est même prudent de laver, avant de s'en servir, les flacons et compte-gouttes en usage pour l'administration des collyres, avec la liqueur de van Swieten ; DE SCHWEINITZ (de Philadelphie) propose, comme excipient antiseptique des collyres, une solution de tricrésol à 1/1.000. L'un de nous (VALUDE) a montré que l'aldéhyde formique ou formol était le meilleur et le plus sûr agent antiseptique des collyres, à la faible dose de 1/2.000 Le formol empêche toute pullulation des germes pathogènes pendant un temps indéfini. On a, d'ailleurs, proposé des collyres aseptiques dans des tubes ou des ampoules fermés à la lampe et utilisables à discrétion. Toutefois, les antiseptiques provoquent de l'irritation, de la douleur, et, malgré leurs avantages spéciaux, ne sauraient être prescrits sans indication positive.

Le sublimé n'est presque plus employé ni en solutions pour lavage du sac, à cause de son action nocive sur l'épithélium cornéen, ni en injections sous-conjonctivales, à cause des douleurs qu'il provoque. C'est le *cyanure* et l'*oxy-cyanure* de mercure qui l'ont totalement remplacé : pour l'antisepsie de la conjonctive, en solution à 1 p. 1.500 avant les opérations, et dans les inflammations de cette membrane, pour injections sous-conjonctivales, dans les irido-cyclites, infections oculaires, etc., également à 1 p. 1.500 et jusqu'à 1 p. 500 avec ou sans acoïne.

Parmi les autres antiseptiques, signalons le *bleu de méthylène* recommandé dans les kératites, comme prophylactique des complications oculaires de la variole (ROLLET), enfin dans le diagnostic des ulcères cornéens ; le *mirmol*, ou dérivé du formol comme dessiccateur de la peau, dans les épithélioma ; le *perhydrol* ou eau oxygénée chimiquement pure à 30 p. 100 qui s'emploie en solutions de 1/2 à 3 p. 100 dans les blépharites, conjonctivites catarrhales et granuleuses.

L'eau oxygénée, antiseptique, hémostatique, n'est pas toxique, mais légèrement irritante. C'est un agent très précieux dans tous les cas d'infection soit de l'œil, soit des annexes. Pour les paupières et les régions voisines, on peut l'employer à 12 volumes, pour l'œil il est préférable de se servir de solutions plus diluées, 3 ou 4 volumes. Les indications de son emploi peuvent être assez étendues ; en irrigations du cul-de-sac avant les opérations ; dans les conjonctivites purulentes et granuleuses, dans les blépharites ulcéreuses ; en irrigations des voies lacrymales, dans les ulcères atoniques, dans les ulcères à hypopyon. Les irrigations de la chambre antérieure avec de l'eau oxygénée à 3 ou 4 volumes sont bien moins employées. Toutefois, l'eau oxygénée est surtout utile dans les affections suppuratives para-oculaires, sinusites, affections de l'orbite, abcès des paupières et plus rarement dans les affections du globe lui-même.

5° **Anesthésiques.** — On les emploie dans l'anesthésie locale opératoire, pour faire supporter les collyres caustiques ou astringents, pour diminuer la douleur des kératites, des conjonctivites, sous forme de collyres, de pommades, etc.

La *cocaïne* tient le premier rang. Découverte par KŒLLER et extraite de l'*Erythroxylon coca*, c'est une substance blanche, soluble dans l'eau. Le chlorhydrate de cocaïne, le phénate de cocaïne, sont formulés à la dose de 1 p. 100 à 2 p. 100. En injections sous-conjonctivales, l'action de la cocaïne est très efficace. On peut même l'employer dans le derme en injections linéaires pour insensibiliser les parties à inciser (RECLUS).

Pour l'opération de la cataracte, l'iridectomie, etc., les instillations de cocaïne dans le sac conjonctival suffisent généralement. On peut obtenir l'anesthésie suffisante avec des solutions à 2 p. 100, à la condition d'inonder plusieurs fois à deux minutes d'intervalle le globe oculaire, mais les solutions de 4 p. 100 ou de 5 p. 100 donnent plus de sécurité. On a proposé pour obtenir l'anesthésie de l'iris, d'injecter sous la conjonctive (non dans l'épisclère) quelques gouttes de la solution à 5 p. 100 ou d'ajouter de l'adrénaline pour augmenter le pouvoir anesthésique de la cocaïne. En tout cas, l'anesthésie profonde ne peut être réalisée que par des instillations répétées 2 et 3 fois, à trois ou quatre minutes d'intervalle.

L'anesthésie locale dans les opérations sur le sac lacrymal, les paupières, les énucléations peut être obtenue de bien des manières. La plus simple consiste à se servir d'un mélange de cocaïne à 1 p. 100 et d'adrénaline à 0,1 p. 100 dans la solution physiologique. Plus rarement, on emploie l'acoïne à la place de l'adrénaline. Dans les énucléations, on fait quelquefois précéder l'injection de cocaïne au niveau de l'insertion des quatre muscles droits par une injection sous-cutanée de morphine. Dans les opérations de strabisme, dans l'expression des granulations et dans l'extirpation du sac lacrymal, la cocaïne-adrénaline suffit parfaitement.

SUCCÉDANÉS DE LA COCAÏNE. — La toxicité assez notable de la cocaïne a provoqué des recherches nombreuses en vue de la remplacer par un produit possédant les mêmes propriétés anesthésiques, mais n'ayant pas les inconvénients de la cocaïne. Disons de suite que malgré la découverte d'un nombre considérable de produits très intéressants, c'est encore la cocaïne qui pour des raisons diverses, continue à dominer la thérapeutique anesthésique. L'objection que la cocaïne s'altère par l'ébullition et se prête mal à la stérilisation tombe devant le fait qu'il suffit de se servir de verres neutres débarrassés de leur alcali et de ne pas dépasser la température de 120° pour éviter l'altération de la cocaïne.

L'*eucaïne B* est un bon anesthésique qui ne dilate pas la pupille et se prête bien à la stérilisation, mais elle provoque une hyperémie et une cuisson plus forte que la cocaïne; elle est deux fois moins toxique que cette dernière.

Le *lactate d'eucaïne* (LANGGAARD) ne provoque ni hypérémie, ni action irritante et produit l'anesthésie en solution à 2 ou 3 p. 100.

La *tropacocaïne* permet peut-être une anesthésie plus rapide et plus profonde, provoque une mydriase moins marquée et serait moins toxique que la cocaïne, mais en revanche son application est plus douloureuse.

L'*holocaïne* aurait un pouvoir anesthésique égal à la cocaïne, ne dilate pas la pupille et peut être stérilisée, mais elle est plus toxique et ne peut être employée en injections sous-conjonctivales qu'en solutions très diluées.

L'*yohimbin* chlorhydrique (SPIEGEL) n'a aucun avantage sur la cocaïne et provoque une forte hypérémie des tissus.

La *stovaïne* obtenue synthétiquement par FOURNEAU, a été étudiée par BILLON, DE LAPERSONNE, CHAPUT, RECLUS, FROMAGET. Elle se recommande par sa faible toxicité, ses propriétés antiseptiques, ses effets toniques sur le cœur. La stovaïne est un vaso-dilatateur. En *instillations,* les solutions aqueuses de *chlorhydrate de stovaïne* à 4 p. 100 provoquent du blépharospasme avec sensation passagère de cuisson, larmoiement, clignotement des paupières, injection conjonctivale, sensation de corps étranger. Deux à trois minutes après, on constate de l'anesthésie de la conjonctive et de la cornée, de l'agrandissement de la fente palpébrale. L'anesthésie dure de huit à dix minutes, puis décroît et disparaît au bout de quinze minutes. Pour qu'elle dure plus longtemps, il faut répéter les instillations.

La desquamation de l'épithélium cornéen n'a lieu qu'après des instillations répétées. La mydriase est moins prononcée qu'après la cocaïne, commence quinze minutes après l'instillation, atteint son maximum au bout de quarante à cinquante minutes et disparaît en trois à quatre heures. Il n'y a pas de troubles des réactions pupillaires, ni de l'accommodation, ni changement de la pression intra-oculaire.

En *injections sous-cutanées,* la stovaïne à 1 p. 100 donne une anesthésie aussi sûre que la cocaïne, seulement l'hémorragie est plus gênante à cause des effets vaso-dilatateurs de la stovaïne.

La stovaïne a les mêmes indications que la cocaïne. Elle peut être associée avec l'atropine, la pilocarpine, la cocaïne ; en pommade avec le calomel, l'oxyde jaune, l'ichtyol, l'iodoforme ; avec le chlorure de sodium pour injections sous-conjonctivales, etc.

L'*alypine* est, comme l'eucaïne, l'holocaïne et la stovaïne, un des meilleurs succédanés de la cocaïne. Obtenue par IMPENS, en 1905, elle a été étudiée en oculistique, par SEELIGSOHN, DARIER, GALLEMAERTS et WIBO, TRUC, etc. C'est une poudre cristalline, blanche, très soluble dans l'eau, à solution alcaline, stérilisable sans altération par l'ébullition. En injection sous-cutanée ou sous-muqueuse, à 2 p. 100, elle ne paraît guère toxique. En instillation de 1 à 5 p. 100, elle provoque un peu de cuisson et de rougeur conjonctivale, donne une anesthésie de dix à quinze minutes, mais à l'encontre de la cocaïne, elle n'élargit pas la fente palpébrale, n'entraîne pas de mydriase ou de parésie accommodative et surtout ne provoque aucun trouble épithélial. Il semble que l'adjonction de cocaïne ou d'adrénaline soit utile pour diminuer la cuisson, la rougeur et les hémorragies qui pourraient résulter de la congestion légère provoquée par l'alypine. Enfin, l'alypine est moins chère que la cocaïne. Toutefois, il convient d'attendre de nouvelles études sur ce produit de connaissance récente.

La *novocaïne* (ÉINHORN) est « un chlorhydrate de para-amino-benzoyl-diéthyl-amino-ethnol » et s'emploie aux mêmes doses que la cocaïne et la stovaïne. La toxicité est supérieure à celle de l'ancsthésine, un autre produit anesthésique, mais inférieure à celle de la stovaïne, de l'alypine et de la cocaïne. Son association avec l'adrénaline paraît avoir certains inconvénients (diminution de la vitalité cellulaire, nécroses superficielles). Elle précipite par addition de divers mercuriaux, de chlorure de zinc, de l'arrhénal, mais elle peut être associée au borate de soude, à l'iodure de potassium, à la liqueur de Fowler qui donnent des précipités avec la cocaïne ou la stovaïne.

Les auteurs comprennent le bichlorure d'hydrargyre parmi les réactifs des alcaloïdes ; il les précipiterait de leur solution aqueuse et constituerait avec eux une incompatibilité pharmaceutique. Il n'en est rien cependant. GAY (de Montpellier) a constaté que la précipitation ne se produit qu'avec des solutions concentrées et que le précipité se redissout dans une certaine quantité d'eau. On peut, d'après ses recherches, associer le sublimé presque en toutes proportions avec les sulfates d'atropine, de duboisine, d'ésérine, d'homatropine, et en proportions larges, avec le nitrate et le chlorhydrate de pilocarpine ; le chlorhydrate de cocaïne seul donne un précipité assez abondant, mais sans perdre son action spéciale.

Acoïne. — C'est une alkyl-oxy-phényl-guanidine étudiée par TROLLDENIER et A. DARRIER, qui a la propriété de provoquer une analgésie profonde des tissus dans lesquels on l'injecte, tout en étant faiblement toxique. Il faut préparer les solutions *à froid*, avec de l'eau *fraîchement* distillée et absolument pure ; il faut laver le flacon destiné à contenir la solution avec de l'acide nitrique, parce que l'alcali du verre rendrait la solution opalescente. La solution bien préparée peut se conserver plusieurs jours ou même plusieurs semaines dans l'obscurité et dans un flacon bleu. On se sert de l'acoïne à 1 p. 100 pour rendre indolores les injections sous-conjonctivales ou autres faites avec des solutions telles que le cyanure de mercure sublimé, chlorure de sodium, iodure de potassium, etc. On mélange extemporanément dans la seringue la solution d'acoïne avec la substance à injecter.

Dionine. — WOLFFBERG a fait connaître les propriétés lymphagogues, DARIER les propriétés analgésiques de ce succédané de la morphine. La dionine ne supprime pas la sensibilité comme la cocaïne, mais la douleur comme la morphine. C'est un analgésique qui fait disparaître pendant quelques heures les douleurs les plus violentes dans les cas d'iritis, d'iridocyclite, d'ulcères, de kératites, de glaucome. On s'en sert en solutions aqueuses de 2 p. 100 (sol. faible), 5 p. 100 (sol. moyenne) et 10 p. 100 (sol. forte), en instillations, en pommade à 20-50 p. 100, voire même en poudre appliquée en très petite quantité (comme une petite tête d'épingle) directement sur l'œil. A la suite de cette application, le malade ressent d'abord une cuisson qui se calme au bout de peu de temps pour faire, place à l'analgésie. En même temps survient du côté de la conjonctive un chémosis qui peut effrayer les personnes non prévenues.

En effet, outre ses propriétés analgésiantes, la dionine a une action vaso-dilatatrice puissante, portant non seulement sur les vaisseaux sanguins, mais aussi sur les vaisseaux et espaces lymphatiques. La stase lymphatique, avec chémosis parfois énorme, s'observe avec le plus d'intensité chez les scrofuleux, les artério-scléreux, les brightiques, les cardiaques, en un mot chez tous ceux dont la circulation est défectueuse.

Par ses propriétés lymphagogues, la dionine a une action résolutive et résorbante sur l'hyphéma, sur les hémorragies sous-conjonctivales, sur les infiltrations cornéennes, même profondes, sur les synéchies de l'iris, sur les troubles du vitré, même sur les exsudats choroïdiens ou rétiniens. Toutefois, l'action de la dionine est de très courte durée. Au bout de deux à trois jours, l'action lymphagogue de la dionine est épuisée (A. DARIER).

La dionine trouve en outre des applications journalières dans le glaucome aigu, surtout hémorragique, dans l'iritis, les ulcères de la cornée, les hémorragies intra-oculaires et surtout dans toutes les affections douloureuses du segment antérieur du globe oculaire. Par contre, dans tous les cas où il y a des plaies pénétrantes du globe et notamment après les opérations, la dionine est plutôt nuisible, parce que son action lymphagogue et congestive sur la muqueuse nasale prédispose à l'éternuement.

Chez les individus dont on ne connaît pas la manière de réagir à la dionine, il est prudent de commencer par les solutions faibles, de 2 p. 100, avant de s'adresser aux solutions plus fortes. Dans les cas où la réaction est très intense, on appliquera un pansement occlusif sur l'œil. Plus la réaction est forte, et plus grand est aussi l'effet thérapeutique.

En injections sous-conjonctivales, la dionine (0,01 à 0^{gr},02) a été recommandée associée au chlorure de sodium dans les décollements de la rétine (A. DARIER).

Le *gaïacol* (A. TERSON) s'emploie en solution huileuse ou glycérinée au 10ᵉ : 1° en application sur la peau, dans certaines formes de zona, de névralgies faciales ; 2° en collyre, mélangé à la solution glycérinée de sulfate de cuivre au 10ᵉ, dans le trachome, ou en collyre huileux dans les brûlures kérato-conjonctivales douloureuses, ou encore dans la tuberculose conjonctivale ou irienne ; 3° en injections hypodermiques, pour rendre moins douloureuses les injections de calomel.

6° **Vaso-constricteurs.** — Depuis que TAKAMINE a réussi à préparer le principe actif de l'extrait capsulaire, sous le nom d'*adrénaline*, de tous les côtés surgirent des préparations analogues sous les noms de atrabiline, hémisine, suprarénine, paranéphrine, rénaline. Les propriétés éminemment vaso-constrictives et par conséquent anémiantes de l'adrénaline dont les applications oculistiques furent reconnues par BATES, L. DOR, etc., en font un adjuvant précieux dans toutes les opérations où l'on veut éviter des hémorragies en nappe, comme par exemple dans l'extirpation du sac lacrymal. Cette même

vaso-constriction augmente l'effet anesthésique de la cocaïne ou de la stovaïne, ce qui fait que l'adrénaline est employée encore dans ce but dans les
opérations sur le globe où la cocaïne seule ne donnait pas une anesthésie
suffisante, comme dans l'iridectomie antiglaucomateuse. Toutefois, il faut
remarquer que sur les yeux enflammés l'adrénaline elle-même a peu de
prise et si elle permet d'obtenir la pâleur du bulbe, la résorption de la
cocaïne instillée n'est pas toujours assez satisfaisante. Dans tous les autres
cas, l'adrénaline permet d'augmenter l'activité propre des collyres, et cela
non seulement des anesthésiques, mais aussi des mydriatiques, myotiques,
astringents, etc. On a vanté les effets curatifs de l'adrénaline dans certains
cas de glaucome chez des gens au-dessous de cinquante ans (GRANDCLÉMENT),
mais c'est chez les glaucomateux qu'il faut être particulièrement prudent
dans l'emploi de cet agent si puissant.

L'adrénaline de TAKAMINÉ est une solution au 1.000ᵉ qui se conserve bien,
grâce à l'adjonction de l'antiseptique chlorétine. Cette solution telle quelle,
en instillation de I à II gouttes, provoque une anémie du globe telle que tous
les vaisseaux deviennent invisibles et la sclérotique apparaît blanche comme
de la porcelaine. On ne se servira de cette forte solution que dans certains cas
de sclérite et d'épisclérite où ses effets sont incontestables. Dans la plupart
des cas, des solutions à 1 : 5.000 et même à 1 : 10.000 suffisent.

Dans les conjonctivites granuleuses, l'adrénaline facilite la recherche des
granulations sur les paupières retournées dans le but de galvano-cautérisa-
tion. En revanche, les émigrés s'en servent à leur arrivée en Amérique pour
dissimuler au contrôle sanitaire la conjonctivite granuleuse dont ils sont
atteints.

L'adrénaline est contre-indiquée dans les affections cornéennes où elle
peut aggraver les troubles de nutrition par son action anémiante.

V. — ÉLECTROTHÉRAPIE

L'électricité en thérapeutique oculaire est d'application ancienne. Au
siècle dernier, JALLABERT (1748), MAUDUYT etc., en conseillent déjà l'emploi;
plus tard, BOULU, BENEDIKT, LANDSBERG la préconisent chaudement; près de
nous, GUÉPIN (1856), HERB (1872), DOR, GIRAUD-TEULON, LE FORT, GILLET DE
GRANDMONT (1883), BOUCHERON (1876), CARNUS, PORTE, DESCAVS (1884), en étudient les divers modes et les principales indications; PANSIER (d'Avignon),
dans un traité récent, vient de reprendre complètement la question.

Les électricités statiques, faradiques et galvaniques ont été employées.
Les courants continus sont aujourd'hui généralement préférés et presque
exclusivement usités.

Le courant peut être fourni par une pile ou par une usine centrale d'électricité. Le nombre des éléments importe peu, mais on ne doit utiliser les
courants continus que si leur intensité est mesurée par un bon galvanomètre.
De plus, l'œil et les organes voisins réagissant aux variations irrégulières des

courants soit par des phosphènes, soit par des impressions douloureuses, il faut renoncer en oculistique aux collecteurs des piles ordinaires et n'avoir recours qu'à des rhéostats, particulièrement aux rhéostats en graphite qui permettent de faire varier l'intensité d'une façon beaucoup plus continue, sans que le malade accuse aucune impression désagréable. Les électrodes peuvent avoir une forme quelconque. On doit rechercher celles qui s'adaptent le mieux aux surfaces à recouvrir. Si on les applique sur le front ou sur les tempes, on opérera avec beaucoup plus de sécurité en leur donnant une grande surface. Des électrodes de 100 cc. ne sont pas toujours exagérées.

Il importe, pour bien fixer les conditions dans lesquelles on opère, de connaître la surface des électrodes. L'effet produit ne dépend pas seulement de l'intensité, mais aussi de la densité du courant qui est, comme on le sait, le quotient de l'intensité évaluée en milliampères, par la surface de l'électrode exprimée en centimètres carrés.

Pour les applications, on doit s'assurer, avant de placer les électrodes sur l'œil ou dans son voisinage, que le rhéostat est au zéro. On n'enlèvera jamais les électrodes, à la fin de la séance, sans y avoir ramené préalablement, à l'aide du rhéostat. l'aiguille du galvanomètre. Indépendamment des électrodes ordinaires, on emploie, pour l'électrolyse, des aiguilles en platine iridié, des tiges en cuivre, de petites plaques d'argent.

Si on a recours aux courants faradiques, on devra utiliser la bobine à chariot de DUBOIS-REYMOND munie d'un interrupteur permettant de graduer le nombre d'interruptions par seconde et d'adapter le courant à la sensibilité particulière du malade.

On ne peut faire aujourd'hui de l'électricité statique que si l'on tient à sa disposition une machine à influence et particulièrement une machine WIMSHURST.

L'*action de l'électricité* a été beaucoup discutée. RANVIER pense que l'électricité favorise les mouvements des cellules migratrices de la cornée. On admet généralement une action sur le sympathique, action directe ou réflexe, activant la circulation et la nutrition. Elle a été d'ailleurs constatée expérimentalement (CHÉRON, GILLET DE GRANDMONT). Il se produit une dilatation vasculaire et une circulation globulaire plus active. Un des pôles sur l'œil, l'autre au cou, au niveau du ganglion cervical supérieur, il survient du myosis. Les courants faibles, le nombre d'éléments important peu, semblent suffisants. Les courants continus, à cause de leurs propriétés diffusantes, n'excitent pas seulement les parties situées entre les deux pôles, mais encore les tissus voisins.

Les phosphènes se produisent sous l'influence des variations brusques dans l'intensité du courant, au moment où celui-ci, par exemple, s'établit, et où il est interrompu ; ils résultent de l'excitation rétinienne, car celle des nerfs optiques ou des tubercules quadrijumeaux ne les provoque pas. L'électricité agit assurément sur tous les éléments qui séparent les électrodes, mais elle possède surtout une influence nutritive par l'intermédiaire des vaso-moteurs. Quand on agit sur l'œil par voie du sympathique, on constate, avec de faibles courants, une contraction vasculaire, et avec des courants forts une dilatation marquée, avec rougeur, mydriase et enophtalmie. L'électrisation momentanée excite l'action nerveuse, tandis que, prolongée, elle l'affaiblit.

L'action des divers modes d'électrisation n'est pas très différente et paraît aboutir à une excitation nutritive. Dans les troubles hystériques (contractures), on obtient cependant, par des courants continus, des succès que ne fourniraient pas aussi rapidement les autres modes d'électrisation. De plus, si la galvanisation agit directement, la faradisation interviendrait plutôt par voie réflexe.

Il importe de n'employer que des courants faibles ou de courte durée, car les courants trop intenses ou très prolongés présentent de réels inconvénients. Un malade de Duchenne, soumis à l'électrisation galvanique externe, perdit l'œil et percevait des flammes tellement éblouissantes que l'appartement lui paraissait en feu ; Boucheron, Carnus, citent des cas où de forts courants produisirent des congestions et des hémorragies rétiniennes. Des eschares de contact au pôle négatif sont fréquentes. On doit surtout se méfier des courants induits, quoique Arcoleo les emploie avec avantage.

On n'oubliera pas non plus que les deux pôles ont des propriétés différentes. Si le pôle positif est calmant, le pôle négatif est excitant ; mais, par une position convenable donnée aux électrodes, on pourra toujours faire prédominer l'action de l'un ou de l'autre pôle.

L'électricité a été employée dans diverses affections oculaires que nous devons successivement indiquer.

Paralysies musculaires. — L'électrothérapie n'est vraiment utile que dans les paralysies périphériques consécutives au rhumatisme, à la diphtérie, à l'hystérie. Dans les paralysies avec sclérose nerveuse comme le tabes, la sclérose en plaques, les courants électriques ne sont applicables qu'au début. Benedikt emploie les courants induits, mais d'ordinaire on préfère les courants continus. Les électrodes sont placées, la positive sur le front, la tempe, et la négative au niveau de l'œil, sur les paupières, ou directement, après cocaïnisation, sur les muscles paralysés. On peut agir de la nuque à l'orbite. Les courants doivent être faibles et ne pas dépasser cinq milliampères ; on les applique pendant cinq à dix minutes. Le Fort cependant les maintient toute la nuit pendant le sommeil, mais avec une intensité beaucoup moindre. Un certain nombre de séances sont nécessaires. Quant aux résultats, ils paraissent généralement bons.

Asthénopie musculaire. — Elle ne relève que rarement de l'électricité. Cependant on a pu l'améliorer par des courants faibles dans les cas légers.

L'asthénopie accommodative n'est guère modifiée pratiquement que par un traitement général ou optique.

Spasmes. — Le *blépharospasme* sans lésions matérielles a été traité avantageusement dans quelques cas par les courants continus, les courants induits, le souffle électro-statique.

La *contracture de l'accommodation* est parfois amendée par l'électrothérapie ; on la modifie plus aisément d'ordinaire par les mydriatiques.

Les *oscillations nystagmiques* ont pu être guéries ou améliorées. Boucheron, Giraud-Teulon, Cheratte, Freund ont cité des cures de nystagmus d'origines diverses.

Irido-choroïdites. — Pansier (d'Avignon) s'est bien trouvé des courants continus dans l'irido-choroïdite aiguë où il a obtenu des effets antiphlogistiques et surtout analgésiques. Il applique tous les jours des courants de 3 à 5 milliampères pendant quinze ou vingt minutes, l'électrode négative sur la paupière, l'électrode positive à l'apophyse mastoïde.

Troubles cornéens. — Arcoleo, sur 25 *kératites parenchymateuses* soignées par les courants induits ou les courants continus, a constaté 14 guérisons complètes et 9 améliorations ; 2 seulement ont été réfractaires. Dans les *leucomes* superficiels, de notables éclaircissements auraient été constatés. Sulzer combine, pour éclaircir les taies de la cornée, l'électrolyse avec la photothérapie.

Synéchies. — Carnus rapporte des observations favorables à l'action de l'électricité dans diverses adhérences irido-capsulaires. Onimus cherchait à agir sur les ganglions sympathiques ; il appliquait le pôle positif sur la paupière fermée et le pôle négatif derrière l'oreille.

Cataractes. — Porte, dans sa thèse, cite un ou deux cas de cataracte choroïdienne modifiée. On n'a pu toutefois constater un effet réel sur les opacités cristalliniennes séniles.

Troubles vitréens. — Dans les troubles du vitré consécutifs à des choroïdites diverses, des épanchements sanguins ou des glaucomes, Giraud-Teulon a constaté un éclaircissement rapide en quelques séances de huit ou dix minutes, les électrodes appliquées sur la paupière et derrière l'oreille ou à la nuque. Regimbeau a obtenu des résultats analogues (Descays). Le Fort et Boucheron recommandent surtout les faibles courants de deux petits éléments Trouvé appliqués pendant des jours et même des semaines.

Glaucome. — L'électricité a pu être utile dans le glaucome subaigu. Il sera bon toutefois d'en user discrètement et avec circonspection, car on pourrait fâcheusement exagérer l'hypertonie.

Dans le glaucome chronique, Valude et Allard ont obtenu de bons résultats avec le courant à haute tension.

Décollement de la rétine. — Abadie, Terson et Schoeler appliquent ici l'électrolyse. Une aiguille en platine iridiée reliée au pôle positif pénètre dans la partie décollée, une plaque avec pôle négatif est placée sur le bras. Abadie emploie 8 à 10 éléments de Gaiffe et des courants de 2 à 3 milliampères pendant cinq minutes environ.

Rétinites et névrites. — Des rétinites pigmentaires ont été améliorées par GÜNNER, DOR; une rétinite syphilitique aurait aussi guéri. BENEDIKT se loue de la galvanisation du grand sympathique dans les névrites des tumeurs cérébrales.

Atrophies optiques. — Elles sont souvent traitées par l'électrothérapie. On ne modifie favorablement que les atrophies incomplètes, tabétiques, syphilitiques ou traumatiques. On peut ainsi exciter les fibres affaiblies, mais on ne saurait reconstituer les fibres détruites.

Dans les névrites ou les rétinites, faut-il une exaltation nerveuse forte ou médiocre ? BENEDIKT produit des sensations lumineuses ; il vaut mieux des courants faibles, car ils sont moins dangereux. On met les électrodes sur les tempes ou sur les paupières et le front. Le sens du courant est indifférent. 5 milliampères pendant huit à dix minutes tous les deux jours et 15 ou 20 séances au minimum nous paraissent généralement suffire.

Amblyopies. — Les diverses amblyopies ont été traitées parfois heureusement par les courants continus. Les amblyopies toxiques et hystériques sont les plus nettement modifiées. Dans un cas d'amblyopie nerveuse, DUJARDIN-BEAUMETZ et ABADIE ont obtenu quelque succès avec l'électricité statique ; sur le tabouret, on tirait des étincelles autour de l'orbite. DIANOUX, REGIMBEAU ont rapporté des cas semblables. Nous avons obtenu les meilleurs résultats des courants continus.

Héméralopie. — Les courants divers ont été employés au front. L'affection guérit d'ailleurs spontanément dans les simples troubles fonctionnels. L'électricité statique, en l'espèce, est peut-être préférable.

Goître exophtalmique. — On agit sur les carotides, les régions péri-orbitaires, le corps thyroïde, le cœur (PLICQUE). Ces courants doivent être faibles, de courte durée, longtemps répétés. VIGOUROUX a insisté sur les bons résultats qu'il avait constatés avec la faradisation.

États lacrymaux. — LAGRANGE et MAZET emploient l'électrolyse avec des courants de 4 à 8 milliampères. Une sonde lacrymale de Bowman est introduite dans le canal nasal. Une électrode est appliquée dans la narine correspondante et la sonde sert d'électrode négative. Le courant passe pendant quelques minutes et dès qu'il se produit quelques bulles gazeuses contre la sonde, on l'interrompt. Le canal devient rapidement plus dilatable et les microbes septiques sont détruits ou atténués.

Il ne faut employer que de très faibles courants et pendant deux ou trois minutes environ ; avec des courants supérieurs à 5 ou 10 milliampères, il se produit des eschares. L'électrolyse lacrymale peut être un adjuvant de la méthode de Bowman, mais ne saurait la remplacer.

Diagnostic de l'atrophie optique et de l'amblyopie. — A l'ouverture et à la fermeture du courant galvanique, il se produit un phosphène. On le constate, à l'état physiologique et dans les amblyopies sans lésions, avec un courant d'un dixième de milliampère, tandis qu'avec une atrophie optique, il faut au moins une intensité de 3 dixièmes de milliampère.

Le pôle positif étant sur le front, le pôle négatif à la partie supéro-externe du globe, on fait passer un courant capable, lorsqu'on agit sur l'interrupteur, de produire une sensation lumineuse, courant variable avec les sujets (réaction primaire), puis on le diminue graduellement jusqu'à ce que la lueur ne soit plus perçue qu'à son minimum d'intensité. Le courant ne donne alors qu'une sensation lumineuse à la fermeture et nulle sensation cutanée ; il est à peine d'un dixième de milliampère et est presque constant (réaction secondaire) chez les sujets sains. Dans les amblyopies sans lésions, la réaction secondaire est normale ; dans les atrophies, elle atteint 5, 10, 20, 100 dixièmes de milliampères. Si cette réaction secondaire faiblit, c'est que l'atrophie augmente.

Courants de haute fréquence. — L'abaissement de la pression artérielle sous l'influence de l'autoconduction (D'ARSONVAL) a donné l'idée d'utiliser l'autoconduction dans le traitement de l'hypertension artérielle (MOUTIER). Le glaucome s'accompagnant souvent d'hypertension vasculaire, on pourra rechercher l'action des courants de haute fréquence dans cette affection. Dans un cas de glaucome subaigu, avec hypertonie chronique et hémorragies rétiniennes, type atténué de glaucome hémorragique, TRUC, IMBERT et MARQUÈS ont obtenu une amélioration de la vision qui les a dispensés de nouvelles interventions chirurgicales.

Tatouage. Massage. Scarifications. — MAKLAKOFF a préconisé l'emploi en oculistique de la plume d'Edison, petit électro-moteur pouvant faire une piqûre de 1/3 de millimètre et produire 9.000 piqûres à la minute. On pourrait ainsi *tatouer* rapidement et artistiquement une cornée, *masser* l'œil en employant une tige mousse, enfin *scarifier* finement en se servant d'un couteau étroit.

ARCOLEO obtient depuis longtemps les mêmes résultats en faisant jaillir de nombreuses et très courtes étincelles entre la cornée et le balai faradique mis en communication avec le pôle négatif de la bobine d'induction.

Électro-aimant. — Il est surtout employé pour l'extraction des corps étrangers intra-oculaires. A cause de ses indications multiples, il sera étudié dans un chapitre spécial.

VI. — MÉTALLOTHÉRAPIE

Elle consiste dans l'application, sur les régions anesthésiées, de métaux divers simples ou magnétiques, dont l'action peut amener le retour de la sensibilité du même côté, ou le transfert de la paralysie du côté opposé (BURQ, CHARCOT). Il s'agirait simplement de la production de faibles courants électriques. Nous ne connaissons guère ses applications utiles en oculistique et il nous suffit ici de la mentionner.

VII. — MASSAGE

Le massage oculaire, pratiqué autrefois par les Grecs et les Romains, était abandonné quand il fut remis en honneur par PAGENSTECHER. Il a été justement repris et très bien étudié dans ces derniers temps par de nombreux confrères. E. BERGER en a exactement résumé les diverses applications.

D'une façon générale, le massage active la circulation et la nutrition, il facilite l'élimination et la résorption des produits pathologiques. Du côté de l'iris, par anémie, il provoque de la dilatation pupillaire ; il diminue la pression intra-oculaire ; enfin, il favorise l'absorption des médicaments. On l'applique au globe comme aux annexes, avec ou sans l'intermédiaire de liquides, de poudres ou de pommades.

Les paupières et la conjonctive sont massées avec le doigt ou un tampon de coton, contre le globe et autant que possible dans le sens des lymphatiques, de dedans en dehors.

Dans certaines blépharites hypertrophiques, pour éviter toute irritation oculaire, on peut, après cocaïnisation, malaxer directement le bord marginal, sur la corne introduite dans le cul-de-sac conjonctival.

Le globe se masse à travers les paupières, circulairement ou de dedans en dehors ; on peut exceptionnellement agir, sur la cornée cocaïnisée, avec une spatule enduite de vaseline.

Dans tous les cas, le massage doit être délicat, non douloureux, prolongé à peine quelques minutes et répété seulement tous les jours, tous les deux jours, moins souvent même s'il provoque de l'irritation. Enfin, on associe utilement à l'occasion (BERGER) le massage et les courants continus. MAKLAKOFF, avec la plume d'Edison, obtient une sorte de percussion, de vibration oculaire, dont les effets sont peut-être analogues à ceux du massage.

Une autre variété de massage est le massage-pression pratiqué par DOMEC avec le pouce sur la cornée, à travers la paupière. Avec ce massage-pression, DOMEC aurait obtenu chez les hypermétropes une diminution apparente de l'hypermétropie, en même temps qu'une augmentation de l'acuité visuelle, chez les hypermétropes amblyopes.

Nous examinerons successivement l'application du massage dans les affections des annexes et dans celles du globe de l'œil.

Affections lacrymales. — La pression digitale sur le sac obstrué par des fongosités ou des masses purulentes épaisses, facilite l'évacuation des produits morbides, la pénétration des liquides médicamenteux et la résolution inflammatoire locale. Nous l'employons souvent avec fruit dans les dacryocystites suppurées en y ajoutant la compression.

Blépharospasme. — Le massage convient aux blépharospasmes idiopathique et symptomatique, tonique ou clonique, comme à certaines névralgies péri-oculaires.

Chibret l'a même appliqué à de prétendues « synalgies », dans lesquelles les affections oculaires seraient liées à des irritations nerveuses du trijumeau. Il importe, en outre, de traiter la cause générale (hystérie, chorée, etc.), ou l'infection voisine (nez, sinus, pharynx, impétigo, etc.), qui a provoqué les contractions palpébrales.

Tumeurs inflammatoires. — Le chalazion au début, les adénites, les épanchements sanguins sont guéris ou améliorés par le massage. Celui-ci, d'ailleurs, diminue l'inflammation palpébrale initiale. Dans plusieurs cas où il existait, cette forme de blépharite à chalazions indiquée par Dianoux et dans laquelle les paupières sont comme bourrées de petites tumeurs meibomiennes, le massage un peu énergique, aidé de la pommade au précipité jaune, nous a donné une guérison rapide et complète.

Blépharites. — Les formes chroniques, hypertrophiques, sont heureusement modifiées par le massage.

Les pommades à la cocaïne ou aux divers précipités facilitent la manœuvre et hâtent la guérison. Dans les cas où l'infiltration marginale est dure, comme noueuse, le massage peut être vigoureux et, pour éviter tout dommage oculaire, se pratiquer sur la corne palpébrale. Nous avons même avantageusement employé l'*expression* des points les plus malades avec la pince à cils ; si l'on presse tout le bord marginal, on voit les canalicules engorgés se vider de leur épais contenu.

Conjonctivites. — Les formes inflammatoires aiguës ou subaiguës n'ont rien à voir avec le massage ; il provoque bien un certain soulagement et les malades le pratiquent spontanément avec leurs doigts, mais il pourrait être dangereux pour la cornée. Par contre, il convient absolument aux formes chroniques.

Les *conjonctivites printanières, folliculeuse* et *granuleuse* sont très améliorées par des frictions médicamenteuses, surtout après scarification ou expression des points hypertrophiés. Nous ouvrons volontiers les points malades, puis nous exprimons leur contenu directement par la conjonctive et nous massons à travers les paupières.

Troubles de réfraction et d'accommodation. — Domec a montré le parti qu'on pourrait tirer du massage-pression chez les hypermétropes et même chez les myopes. Chez les premiers, il y a une apparente diminution de l'hypermétrope avec amélioration de l'acuité visuelle, mais c'est surtout l'asthénopie accommodative qui bénéficie du massage. Chez les myopes, la vision à distance est améliorée, sans que la myopie diminue. Darier a traité avec succès beaucoup de strabiques hypermétropes, des amblyopes et des asthénopes. Il a remarqué que ce sont surtout les hypermétropes jeunes qui donnent des résultats quelquefois surprenants.

Ténonites. — Gradenigo a obtenu dans un cas un résultat très favorable. Nous l'avons employé vainement chez une jeune fille qui, à la suite de l'influenza, présentait une tuméfaction ténonienne avec exophtalmie. Le massage pourra être utile dans les ténonites séreuses rhumatismales, mais nous ne l'avons jamais personnellement constaté.

Épisclérites et sclérites. — Le massage sera probablement avantageux dans les formes rhumatismales ; il doit être très réservé dans les inflammations aiguës et boutonneuses.

Kératites. — Le massage est indiqué dans les *kératites vasculaires* d'origine scrofuleuse ou granuleuse, mais sans irritation cornéenne ou irienne excessive. L'acide borique, ou mieux, comme nous le faisons quelquefois, les pommades boriquées, au précipité jaune, complètent l'action du massage.

Dans la *kératite interstitielle*, nous avons employé le massage avec la lanoline hydrargyrique sans grand profit. Pfalz et Grandclément ont indiqué, par contre, avec le précipité blanc ou jaune, d'excellents résultats.

On a beaucoup usé du massage dans les *leucomes*. Heisrath pratique préalablement l'abrasion cornéenne, puis masse avec une pommade très claire à l'iodure de potassium et au borate de soude. Nous employons parfois la pommade à la cocaïne ou au précipité jaune. L'adjonction au massage des courants continus donnerait d'excellents résultats (E. Berger). Il faut distinguer, en l'espèce, parmi les leucomes, et n'espérer d'amélioration que dans les formes superficielles.

Iritis. — Pfalz se trouve bien du massage dans l'iritis chronique, dans les adhérences irido-capsulaires consécutives. On doit s'en méfier dans les formes aiguës.

Glaucome. — Le massage entraînerait la diminution de la tension, mais cette diminution est passagère. Dans quelques cas de glaucome secondaire, Schenkel cependant aurait observé des guérisons. La percussion avec la plume d'Edison, d'après Maklakoff, provoquerait parfois une notable hypertonie. Le massage, en somme, est peu favorable au glaucome.

Toutefois, avec le massage-pression on aurait obtenu dans certains cas de glaucome *prodromique* des guérisons qui se seraient maintenues (Domec, Darier).

Affections profondes. — Les choroïdites, rétinites, névrites ne sont guère amendées par le massage. Les modifications nutritives sont surtout dues aux courants continus. L'*embolie rétinienne* cependant peut être améliorée par le massage oculaire prudent et répété.

Cataracte. — Le massage est employé pour faciliter l'extraction des masses corticales après l'issue du cristallin, pour hâter leur résorption après la discision, enfin pour compléter l'opacification dans le procédé de maturation artificielle de Förster. Après iridectomie, on malaxe à la curette le cristallin à travers la cornée déprimée ; on pratique même le massage lenticulaire direct.

VIII. — HYDROTHÉRAPIE

Hydrothérapie simple. — Son action sur la nutrition générale la rend utile toutes les fois que l'organisme a besoin de prendre du ressort, de la vigueur, de l'activité. Elle convient aussi lorsque les échanges sont ralentis, que la peau et les muqueuses fonctionnent mal, qu'il se fait des congestions fréquentes dans les divers appareils organiques.

L'arthritisme, le lymphatisme, l'anémie, la neurasthénie, l'hystérie, les névroses et les affections oculaires qui se trouvent sous leur dépendance plus ou moins directe, sont favorables à l'hydrothérapie ; le goitre exophtalmique est par elle souvent amélioré.

On doit généralement agir en dehors des périodes aiguës ou subaiguës, car l'excitation circulatoire ou réflexe pourrait aggraver l'état oculaire d'une manière fâcheuse.

L'hydrothérapie est locale ou générale : locale, elle est représentée par les lavages et les douches de vapeur oculaires ; générale, on peut l'appliquer sous forme de douches diverses, de bains, d'éponge humide ou de drap mouillé, etc.

Il est bon de l'employer avec discrétion, graduellement et à température supportable : chaude l'hiver, fraîche l'été, tiède le plus souvent. Dans ces conditions, les jeunes filles anémiques, les arthritiques et surtout les scrofuleux en bénéficieront largement.

Les bains d'eau douce ont une action tonique et sédative, tandis que les bains salés sont plutôt excitants.

Thalassothérapie. — Le séjour au bord de la mer a été de tout temps considéré comme défavorable aux individus atteints de maladies des yeux. On citait l'exemple de l'hôpital maritime de Berck où les enfants scrofuleux voyaient leurs ophtalmies s'aggraver. DIANOUX (de Nantes) a montré qu'il s'agissait seulement de conditions extérieures et de climat, mais que le voisinage de la mer n'était pour rien dans la recrudescence des affections oculaires. Quand l'exposition est favorable et que le séjour au bord de la mer s'effectue dans un lieu abrité des vents, l'influence du climat marin est plutôt au contraire favorable aux diverses affections oculaires. Les ophtalmies strumeuses, les granulations, en particulier, seraient très heureusement influencées par la thalassothérapie.

Il est prudent, toutefois, de n'envoyer les ophtalmiques à la mer qu'après guérison ou dans une période de rémission locale, pour modifier seulement l'état général et préserver des récidives. S'il y a encore inflammation oculaire, il faut attendre. On en abuse volontiers dans le public. Bien des fois, des conjonctivites et des kératites strumeuses, des iritis, ont été véritablement agravées par les bains, le soleil et la poussière sablonneuse des bords de mer.

Stations hydro-minérales. — Les troubles oculaires ne sont pas modifiés spécialement par le traitement local des diverses stations, mais ils subissent parfois, au point de vue causal, leur influence particulière.

L'état général constitue donc la principale indication, et il suffira d'énumérer les stations qui conviennent aux principales diathèses pour qu'on y rapporte les affections oculaires qui en dépendent.

Le lymphatisme, la scrofule, la tuberculose sont amendés par les eaux chlorurées sodiques de Salies-de-Béarn, Salins du Jura, Balaruc ; les eaux de la Bourboule, chlorurées, bicarbonatées et arsénicales, sont utiles dans les états chroniques de la conjonctive et des paupières.

L'arthritisme commande Royat, Vichy, Pougues, dont les eaux sont bicarbonatées, chlorurées sodiques. Contrexéville, Vittel, à principes bicarbonatés et sulfatés influencent certaines iritis à répétition, les épisclérites et les sclérites chroniques.

Uriage, La Bourboule présentent des éléments plutôt favorables aux manifestations herpétiques, aux blépharo-conjonctivites eczémateuses, aux blépharites à chalazions, aux furonculoses cutanées et orgelets.

Les eaux sulfurées calciques faibles et le massage d'Aix-les-Bains sont préférables chez les rhumatisants chroniques à congestions habituelles des muqueuses.

La syphilis se trouve généralement bien des eaux sulfurées sodiques de Barèges, Cauterets, Luchon, Challes, des eaux sulfatées calciques d'Aulus. Bourbonne, Balaruc, Aix-les-Bains, Uriage peuvent aussi convenir aux syphilitiques lymphatiques, arthritiques ou herpétiques.

Les iritis gommeuses, les choroïdites, les chorio-rétinites, les lésions cérébrales à répercussion oculaire surtout sont influencées par le traitement minéral.

Le nervosisme est amendé par Royat, Evian, Luxeuil, Saint-Sauveur, Néris. Les premières stations, Royat, Evian, conviennent surtout aux manifestations nerveuses blépharitiques, conjonctivales ou kératiques ; Luxeuil, Saint-Sauveur s'appliquent plutôt aux troubles hystériques, kopiopie, paralysies ou spasmes oculaires ; enfin, Néris s'adresse spécialement aux névrites ou névralgies oculo-faciales.

Le tabès dorsal se trouve bien de Lamalou ; les paralysies musculaires, les névrites tabétiques sont parfois amendées par ses eaux très chaudes et bicarbonatées ferrugineuses, mais l'atrophie optique n'en suit pas moins son cours.

Le goitre exophtalmique peut être amélioré par les eaux sulfurées sodiques de Challes.

Les rétinites, les névrites, les cataractes diabétiques ou albuminuriques comportent les eaux de Vichy, Vals, Contrexéville, Royat, La Bourboule.

Les particularités morbides et même les convenances personnelles des patients jouent souvent un grand rôle dans le choix des stations à minéralisation similaire.

IX. — HYPNOSE. SUGGESTION

Les yeux sont soumis dans une large mesure aux influences hypnotiques et suggestives; ils subissent, chez certains sujets prédisposés, des modifications dans leur sensibilité ou leur motilité.

Les travaux de Fontan, Borel, Parinaud, Bernheim, etc., ont fourni certaines notions à cet égard. Chez les sujets hystériques ou nerveux, on peut provoquer l'abolition ou la diminution de la vision simple ou colorée et chez les hystériques ou les hystéro-épileptiques, des paralysies, des contractures ou des déviations musculaires. Borel a produit des strabismes de 30° et 40°; Fontan a modifié à son gré l'accommodation; on aurait même déterminé de l'astigmatisme cristallinien. Il s'agit dans tous les cas de troubles sensitifs ou moteurs, de phénomènes purement psychiques, imaginatifs ou neutralisants.

Le thérapeutique oculaire a tiré quelque profit de l'hypnose et de la suggestion.

L'*hypnose* pourrait permettre certaines opérations chirurgicales, mais le plus ordinairement celle-ci sera insuffisante ou trop peu durable, car les manœuvres oculaires la détruisent plus facilement que les autres. C'est heureusement superflu.

La *suggestion hypnotique* est parfois très utile, car elle a pu amender ou supprimer des amblyopies et des amauroses hystériques. Nous pourrions citer plusieurs cas personnels.

L'*auto-suggestion* n'est pas exceptionnelle. Au conseil de revision, à la suite d'accidents de chemins de fer, chez les sujets neurasthéniques, hystériques ou nerveux, on devra toujours songer à la possibilité de troubles suggestifs et se comporter en conséquence.

CHAPITRE III

THÉRAPEUTIQUE CHIRURGICALE

PREMIÈRE PARTIE

I. — INSTRUMENTATION CHIRURGICALE

Dans une opération, en outre des instruments, il faut tenir compte de certains détails d'organisation relatifs à l'assistance, au malade, aux chirurgiens. Nous les indiquerons d'abord, puis nous décrirons sommairement l'instrumentation courante.

Assistance. — Quand on agit à domicile, on ne doit laisser assister à l'opération que le moins d'étrangers possible ; un parent ou un ami du patient, que l'on croit capable de supporter l'émotion du spectacle, suffit très largement, si même on le juge nécessaire au point de vue moral.

Dans les cliniques, une barrière avec marche-pied et appui à 50 centimètres du lit opératoire est avantageuse, car les élèves voient sans peine et les chirurgiens opèrent librement.

Malade. — Il sera assis sur un fauteuil à dossier, ou mieux couché sur un lit d'opération, la tête un peu relevée. La position déclive est, sauf exception, de rigueur pour l'anesthésie générale ; la tête peut être reçue dans une dépression angulaire ou dans l'appui-tête de Galezowski ; mais ce n'est nullement nécessaire, car le poids de la tête sur un oreiller ou un traversin suffit à l'y maintenir à peu près immobile.

Milieu opératoire. — On peut opérer partout, mais il vaut mieux choisir son milieu. En ville, on recherchera une chambre propre, bien éclairée. Nous faisons, la veille, nettoyer la pièce à fond, enlever les tapis, secouer les rideaux ; le jour même, rien : pas de poussière dans l'air.

A l'hôpital, une salle spéciale est de rigueur pour les opérations sanglantes. Pour éviter le transport toujours laborieux et fâcheux des malades, certains chirurgiens les opèrent dans leur lit laissé en place ou amené devant une fenêtre bien éclairée. Cette conduite est parfois, d'ailleurs, nécessaire chez les obèses, les impotents, les indociles ; elle peut être utile dans l'extraction simple de la cataracte, pour éviter la hernie de l'iris.

Salle d'opération. — Elle sera au Nord, bien éclairée par une large baie vitrée, sans ciel ouvert à reflets gênants ; les murs, le plafond, le sol pourront être lavés à grande eau ; le gaz ou l'électricité permettront, le cas échéant, des opérations nocturnes ; des lavabos, avec eau chaude, froide, des récipients d'eau boriquée, sublimée, cyanurée, l'arsenal instrumental et antiseptique seront à portée. Vers la fenêtre, un lit mobile, à inclinaison variable ; autour du lit, sur des étagères, des supports ou suspensions, les instruments, piles, irrigateurs, pansements.

A la clinique de Montpellier, il existe, à côté de la salle d'opérations, un cabinet de désinfection pré-opératoire et un autre cabinet pour les pansements infectés.

Un brancard ou un fauteuil à roulettes est utile pour porter ou conduire dans leurs lits les adultes ou les adolescents ; les enfants sont plus aisément et plus rapidement transportés horizontalement sur les bras.

Objets d'anesthésie. — L'anesthésie est générale ou locale.

Locale, elle consiste en instillations ou en injections de cocaïne et comporte seulement une solution à 1/50ᵉ, un compte-gouttes, une seringue de Pravaz.

Générale, elle exige un masque pour inhalations, une pince hémostatique, ou celle à griffe de Berger, pour retenir ou attirer la langue, de manière à soulever l'épiglotte et à dégager les voies respiratoires, au besoin pour pratiquer les tractions rythmées de LABORDE, enfin de quoi pratiquer des injections d'éther. Il sera prudent de s'assurer la disposition d'une pile à courants induits, pour parer aux accidents de syncope cardiaque ou respiratoire.

Le *masque* peut être, pour le chloroforme, une simple compresse recouvrant le tiers du visage, bouche et nez, largement. Le masque d'OMBREDANNE pour l'anesthésie dans les opérations de la face permet d'introduire les vapeurs de chloroforme directement dans le larynx par l'intermédiaire d'un tube qui traverse une plaque de gutta-percha fixée entre les lèvres et les dents. Nous usons d'un petit masque grillagé entouré de flanelle amovible qui emboîte exactement la bouche et le nez sans atteindre les yeux. Pour l'éther, on peut user des modèles de JULLIARD, CHALOT, FORGUE ; ces divers appareils sont pliants et très maniables en chirurgie ordinaire, mais fort gênants en oculistique.

Le *masque buccal de l'opérateur* est quelquefois employé en oculistique (VULPIUS, KUHNT, TRUC). Il peut être naso-buccal (coriza) ou simplement buccal demi-flottant. C'est un demi-ovale métallique qui va de la lèvre supérieure au menton, retenu aux oreilles par des branches de corde un peu plus longues que dans les lunettes ordinaires. Une double gaze embrasse le métal labio-mentonnier et reste tendue à un centimètre de la bouche. Le tout pèse 8 grammes. La partie métallique peut être bouillie, flambée, étuvée ; la gaze est renouvelable (TRUC).

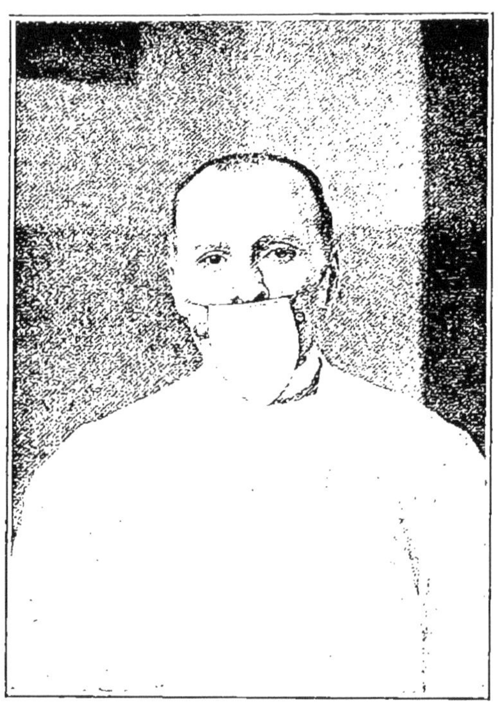

Fig. 215. — Masque de l'opérateur.

Seringues. — Elles sont à piston, de nature variable et de dimensions diverses. On emploie surtout la seringue de PRAVAZ ou d'ABADIE pour injections sous-conjonctivales ou sous-cutanées, celle de PANAS pour les lavages péri-oculaires ou intra-oculaires et celle d'ANEL pour les voies lacrymales. Des poires en caoutchouc et des siphons à pression graduelle rendent aussi fréquemment service.

Blépharostats. — Leur forme, leur calibre, leur particularités varient beaucoup, sans grande utilité. Il en existe à main et d'autres à ressort. Les épingles à cheveux recourbées et flambées sont d'excellents instruments d'occasion.

L'écarteur à manche de LAGRANGE est creux et percé de trous pour irrigations des culs-de-sac conjonctivaux.

Les modèles mécaniques sont très nombreux. Dans ceux à ressort, les branches se rapprochent par la pression digitale et se séparent ensuite en soutenant et écartant les paupières ; une vis maintient l'écartement obtenu et résiste à la pression palpébrale. Certains sont coudés, peuvent servir des deux côtés, et même, comme celui de PANAS, portent un rebord qui éloigne les cils du globe oculaire. GAYET, pour désinfecter les culs-de-sac, emploie un modèle creux et troué qu'il adapte à un siphon d'irrigation.

Irrigateurs. — Ce sont de simples récipients métalliques ou en verre munis d'un tube en caoutchouc avec pince d'arrêt. La hauteur où on les maintient règle la pression. Celui de LAGRANGE est ingénieux et facile à transporter. Il consiste en un simple tube à deux tubulures qu'on adapte à une bouteille renversée et plus ou moins élevée ; le tube peut être appliqué à des écarteurs creux du même auteur ou de GAYET.

Les irrigateurs EGUISIER sont difficiles à nettoyer et donnent une pression parfois excessive. Un bon instrument peut être obtenu avec un simple tube faisant siphon ; pour l'œil, on y adapte un écarteur creux, une canule fine ou plate ; pour le nez, une canule nasale.

Des *poires* plus ou moins volumineuses offrent un écoulement de dimensions diverses et une pression à volonté.

Pinces. — Fortes ou fines, droites ou courbes, unies ou à dents, ordinaires ou à arrêt mécanique. La pince de MONOYER est double pour maintenir l'œil. Les pinces fines sont pour iridectomie ; les pinces à arrêt, pour fixation ; enfin, les pinces mousses pour arracher les cils, fixer l'œil durant le tatouage, enlever des fils.

Ciseaux. — Ils sont droits, courbes sur le plat, coudés, aigus, arrondis, de forme et de dimensions variables. Il en existe pour iridectomie à ressort et à rotation (DE WECKER).

Couteaux. — Très nombreux : grands, petits, aigus, mousses, courbes, coudés, à un ou deux tranchants. Le couteau de TENON et de GRÆFE est le plus employé et très effilé ; ceux de BEER et RICHTER sont triangulaires ; celui de STILLING est court et trapu pour voies lacrymales.

Les *scarificateurs* possèdent une lame large, courte, tranchante seulement sur les deux tiers de leur étendue.

Aiguilles. — Droites, courbes, rondes ou plates, à arrêt et sur manche, creuses, groupées pour le tatouage, à crochet pour le porte-aiguille de REVERDIN, triangulaire pour la cataracte.

On les construit généralement en acier, mais il en existe en or et en platine.

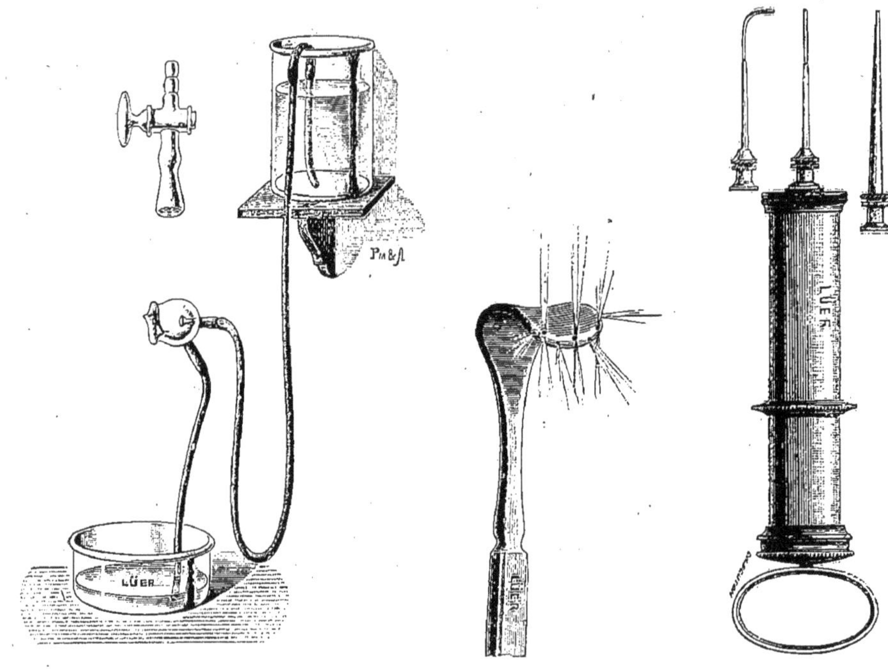

Appareil pour lavage oculaire.   Releveur-injecteur de Lagrange.   Seringue d'Anel.

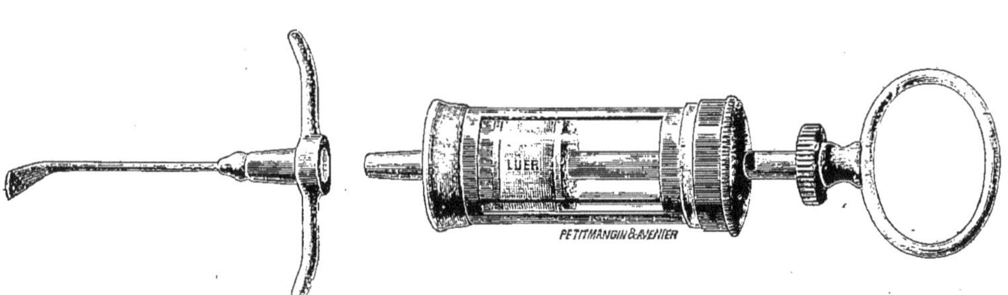

Seringue pour lavage de la chambre antérieure.

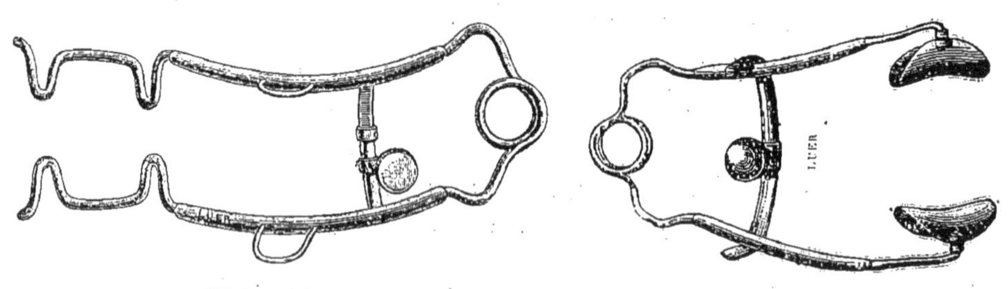

Blépharostat externe.   Blépharostat à releveurs mobiles.

Fig. 246.

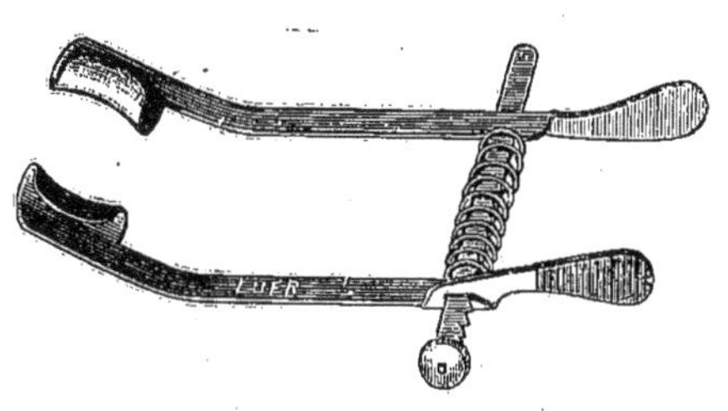

Blépharostat à pression parallèle.

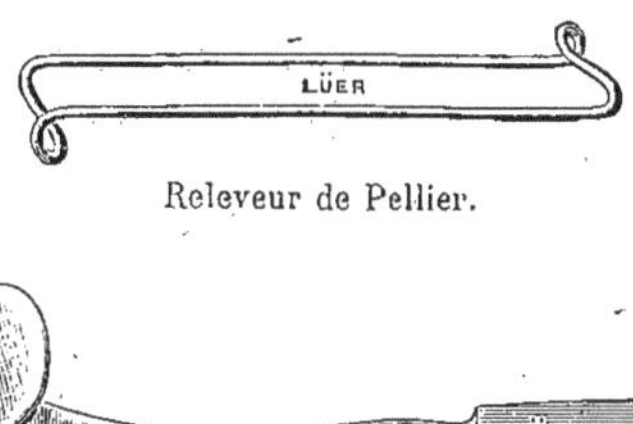

Releveur de Pellier.

Releveur de Desmarres.

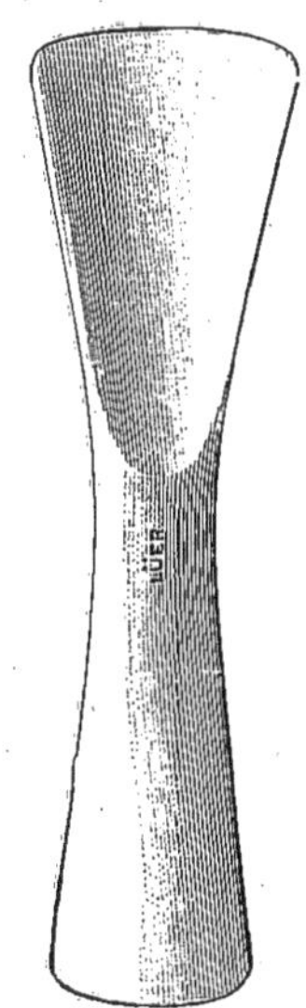

Plaque pour paupières.

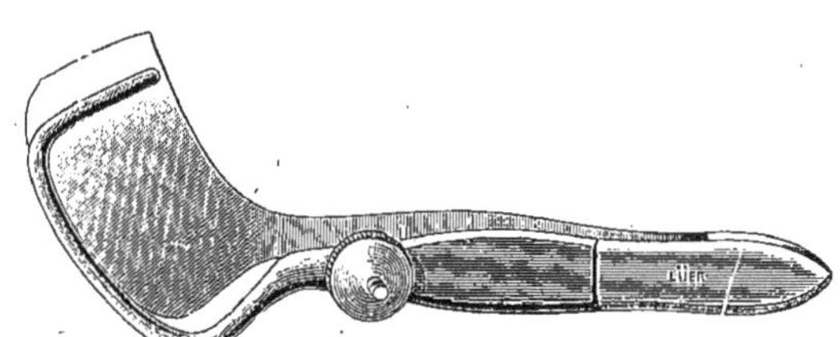

Pince de Snellen.

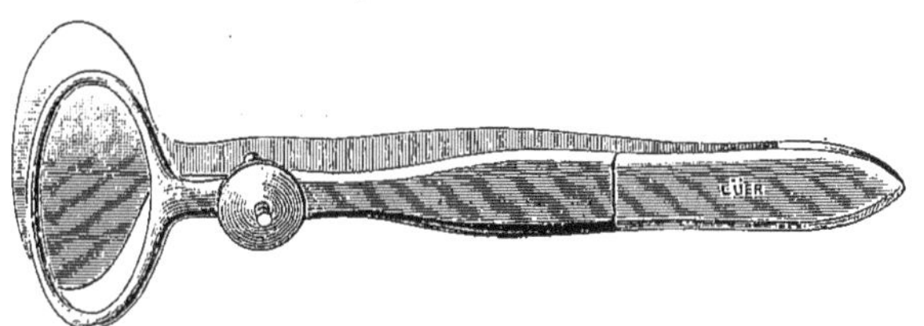

Pince de Desmarres.

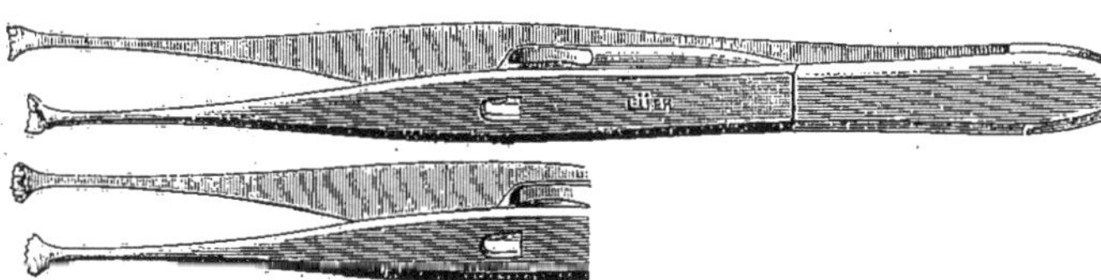

Pince à fixer à ressort.

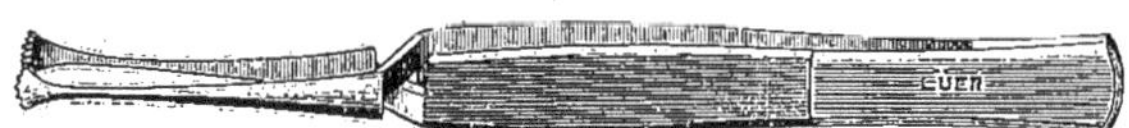

Pince à fixer de Vacher.

Fig. 217.

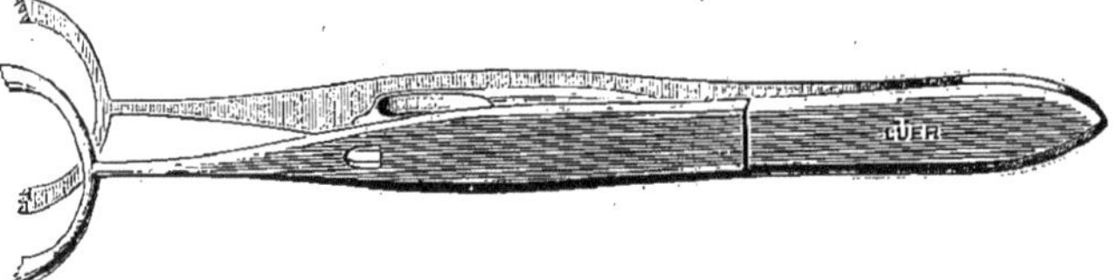

Pince à double fixation de Monoyer.

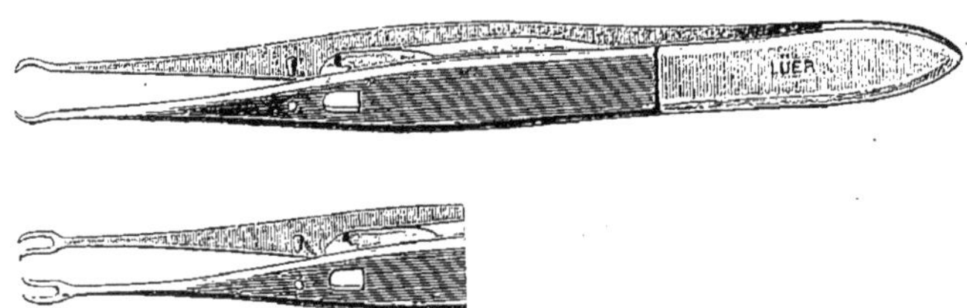

Pince érigne pour chalazion de Terson.

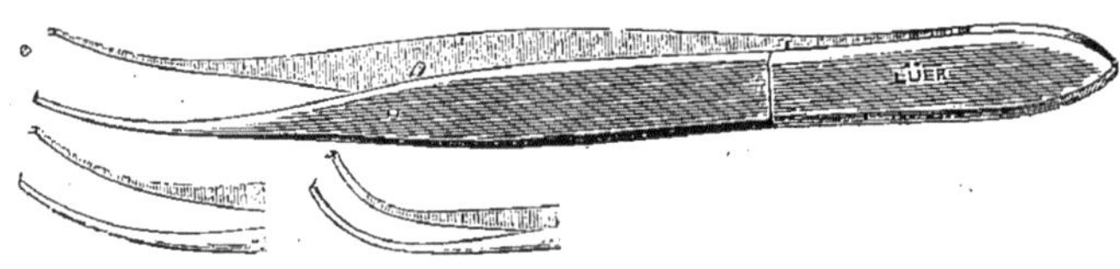

Pince à iris, courbe.

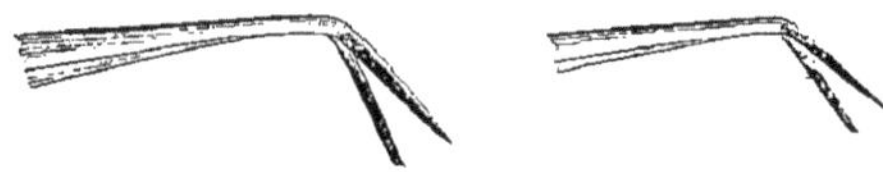

Une branche pointue pour cataracte secondaire.

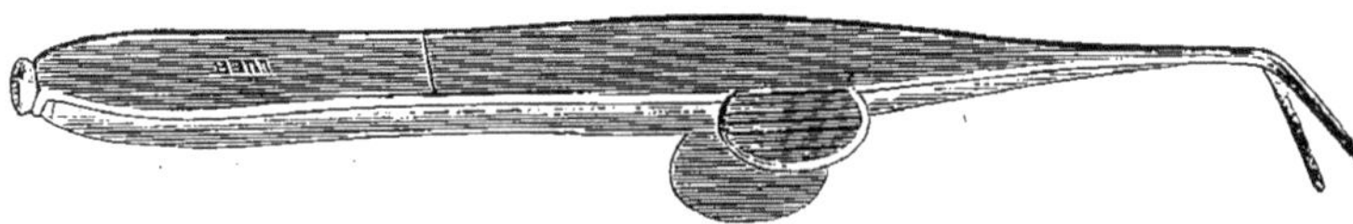

Pince-ciseaux de de Wecker, branches mousses.

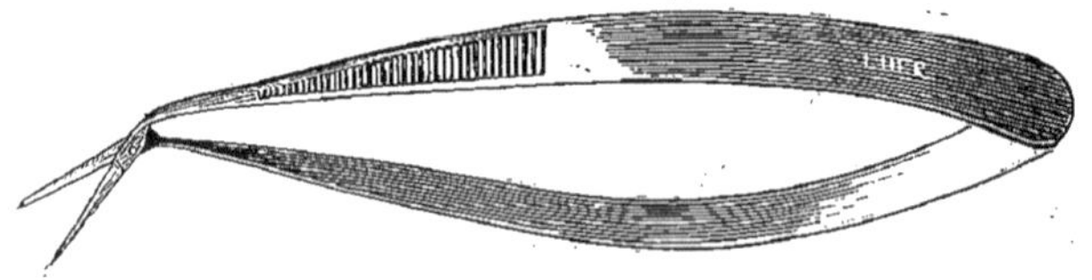

Pince-ciseaux de Dowel.

Fig. 218.

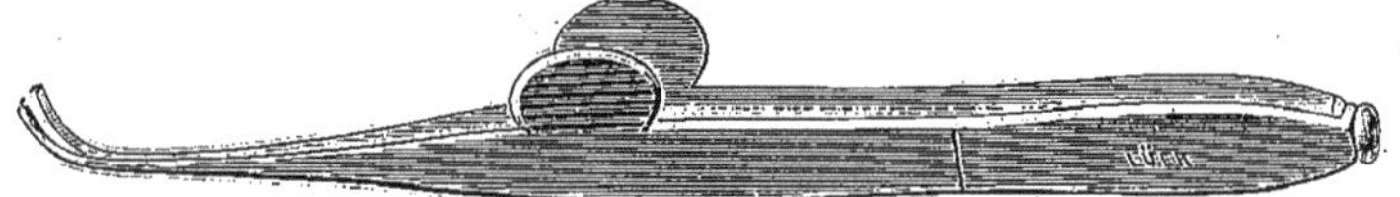

Pince capsulaire de Panas.

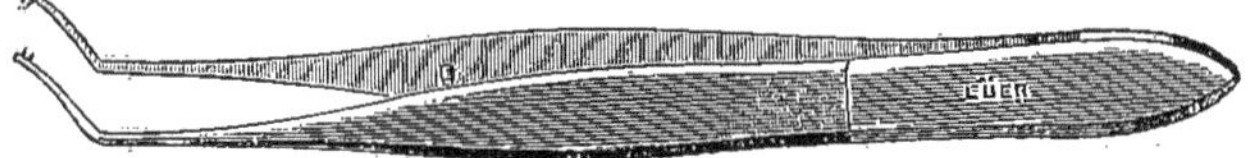

Pince kystitome de Tersou.

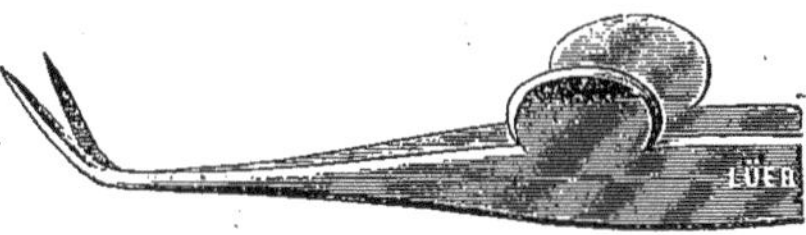

Pince-ciseaux à double tranchant pour cataracte secondaire.

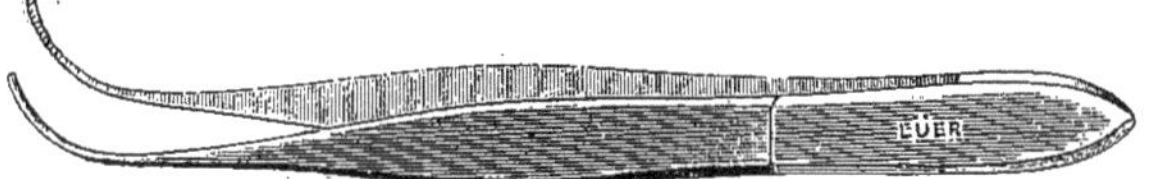

Pince à nettoyer es plaies.

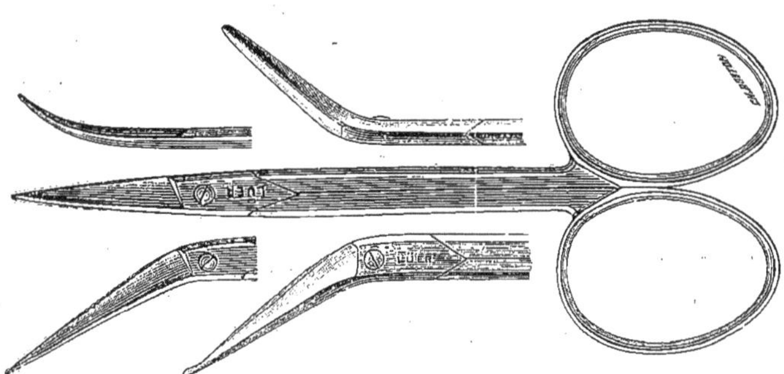

Ciseaux à iridectomie, droits, courbes, coudés, boutonnés.

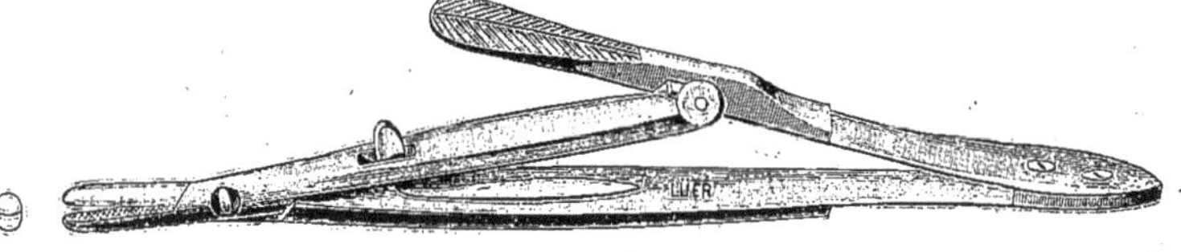

Porte-aiguille de Sands.

Fig. 219.

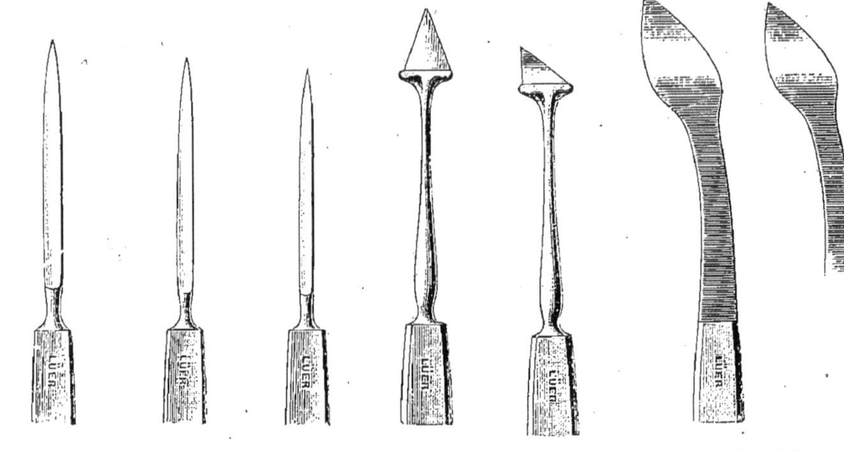

Couteau de Græfe.   d'Abadie.   de Wecker.   Couteau lancéolaire à arrêt droit.   Couteau lancéolaire courbé.

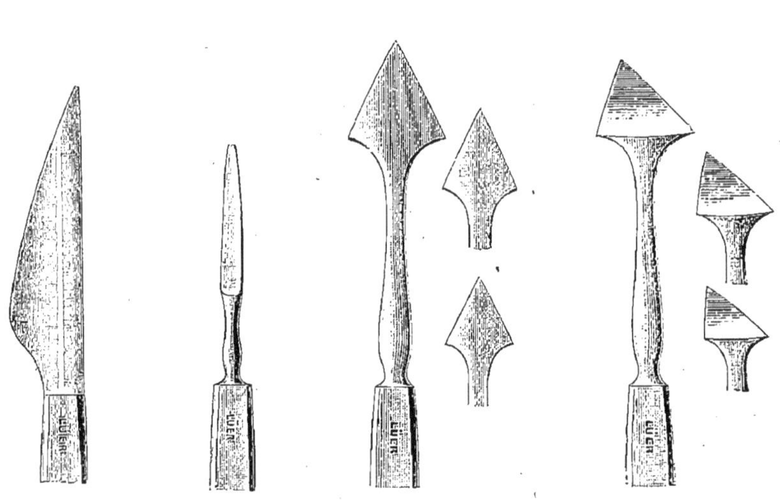

Couteau de Beer.   Couteau de Stilling.   Couteau lancéolaire droit.   Couteau lancéolaire coudé.

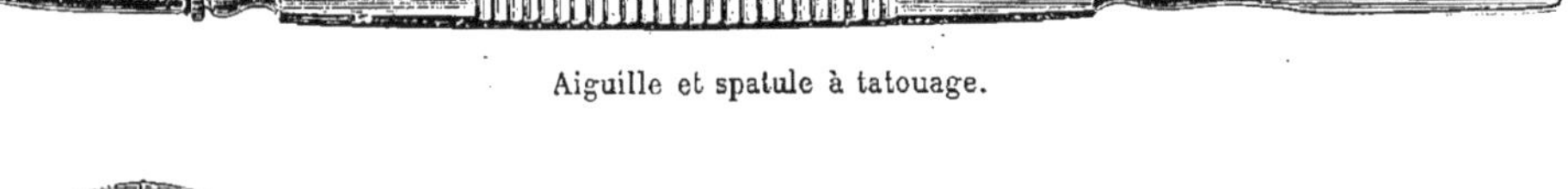

Aiguille et spatule à tatouage.

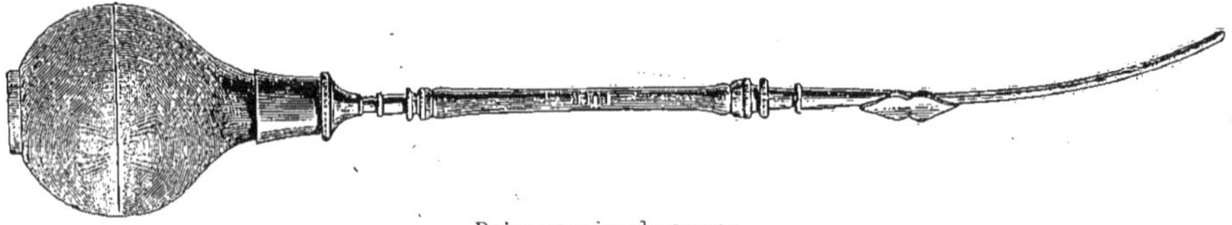

Poire avec sonde creuse.

Fig. 220.

Curettes de Daviel. — Curette de Critchett. — Curette de Pagenstecher. — Curette de Wecker. — Anse de Snellen. — Anse de Wecker. — C. tranchante de Wecker.

Stylet boutonné. — Spatule. — Spatule tranchante. — Gouge. — Aiguille serpette de Wecker. — Aiguille à cataracte droite. — courbée. — Aiguille à discision de Bowman.

Stylet biconique de Weber.

Sonde creuse de de Wecker.

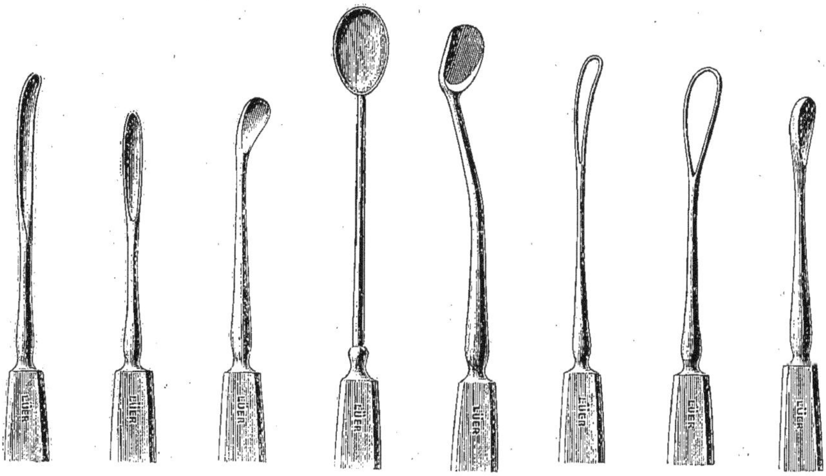

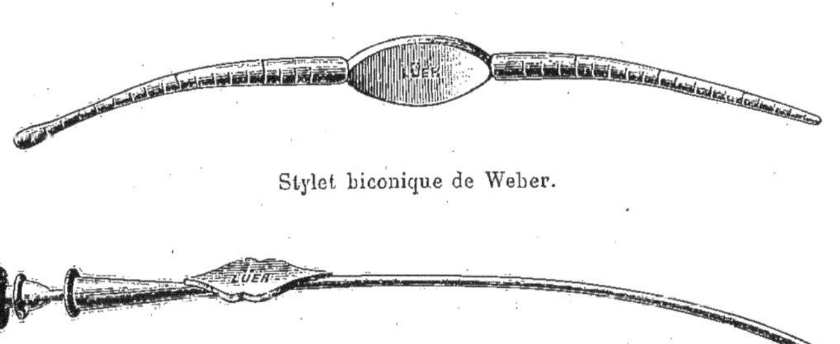

Fig. 224.

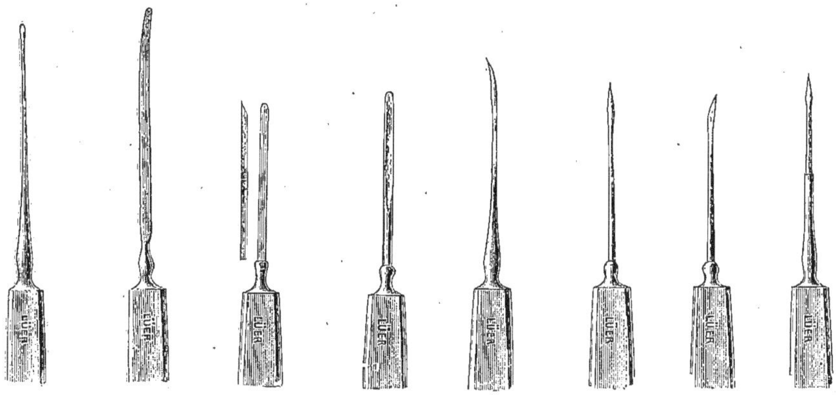

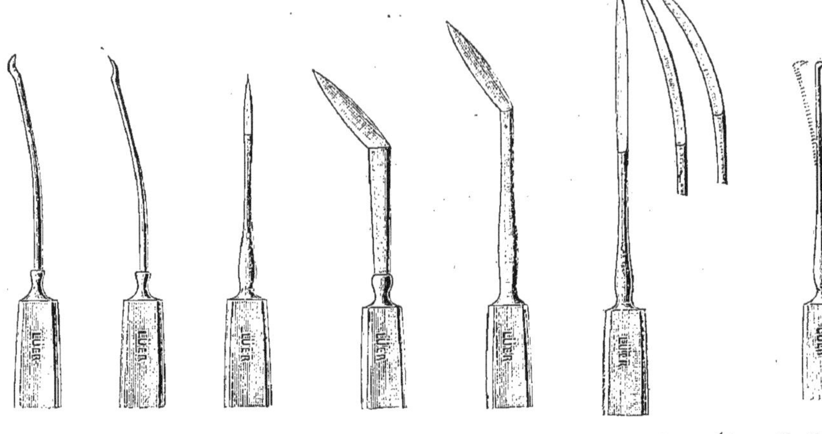

Aiguille de Valude.   Aiguille de Vincentiis.   Iridotome de Knapp.   Aiguille large coudée.   Aiguille coudée de Bowman.   Couteau boutonné de Weber.   Kystitome.

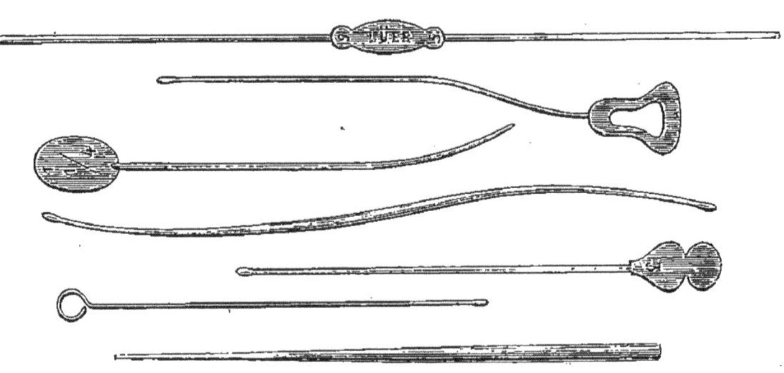

Stylets pour voies lacrymales.

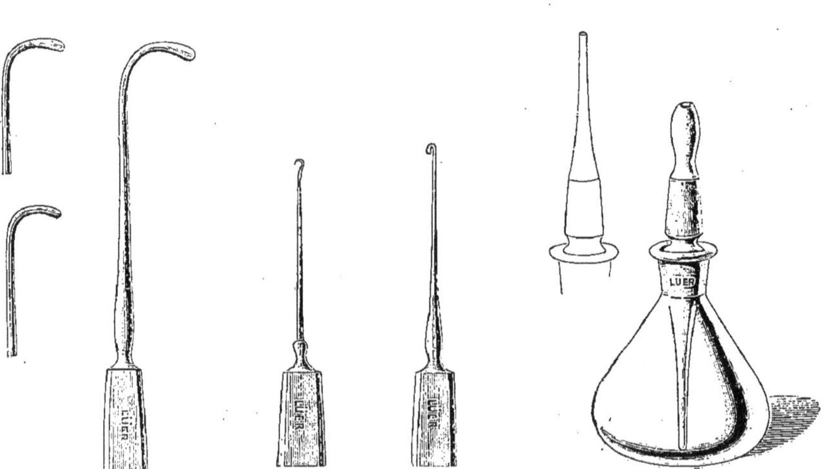

Crochets à strabisme.   Crochet pointu.   Crochet mousse.   Flacon compte-gouttes de Stroschein.

Fig. 222.

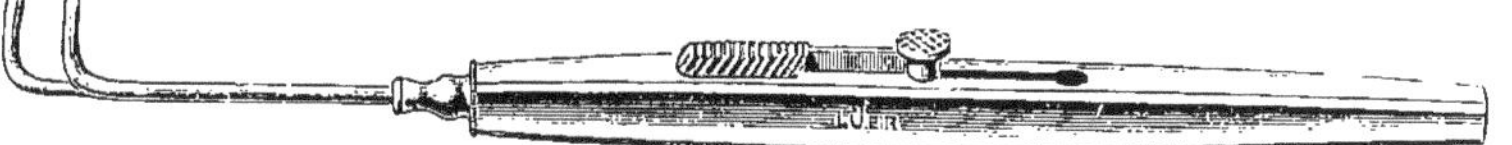

Crochet double de de Wecker pour avancement musculaire.

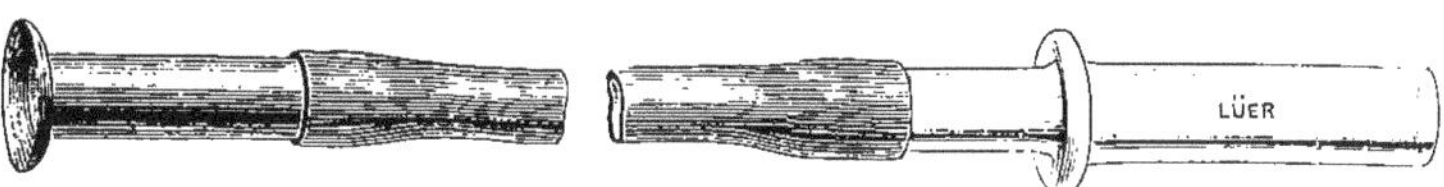

Laveur de Kalt.

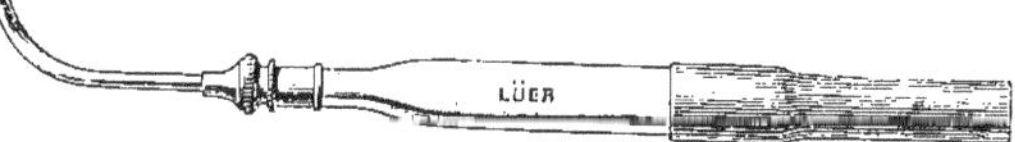

Injecteur de Terson.

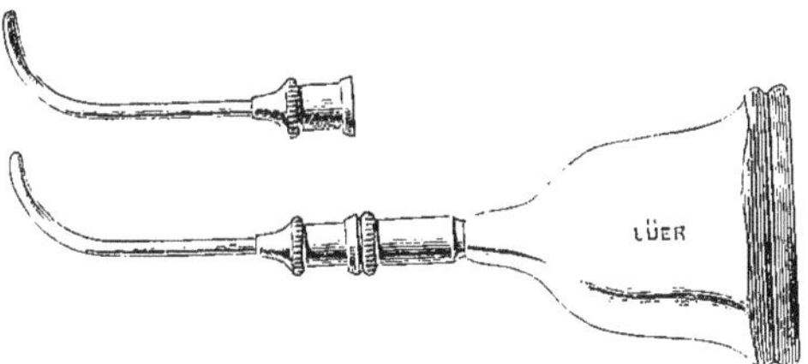

Injecteur de de Wecker.

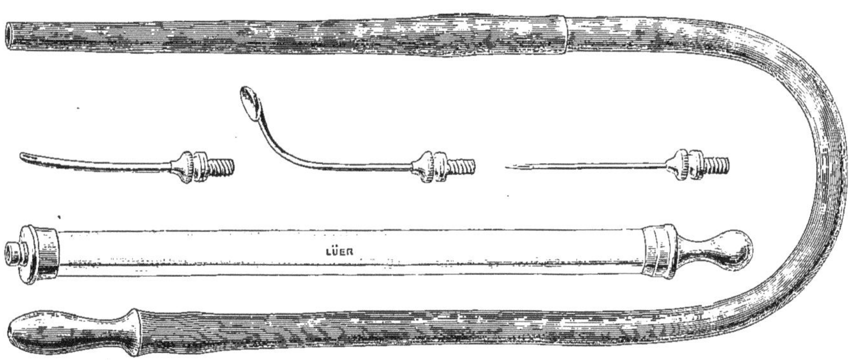

Aspirateur de Redard pour cataracte molle.

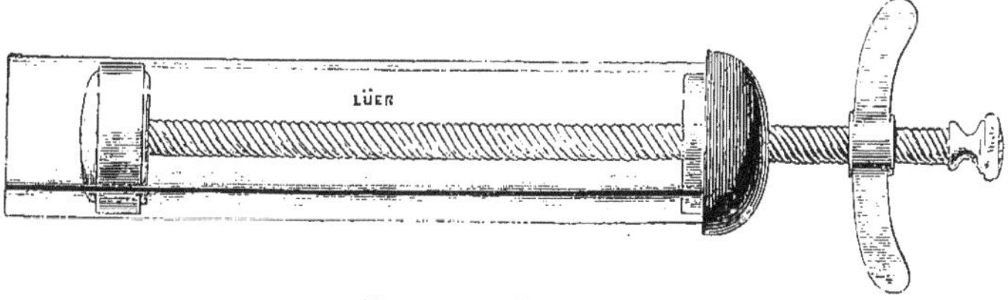

Ventouse de Heurteloup.

Fig. 223.

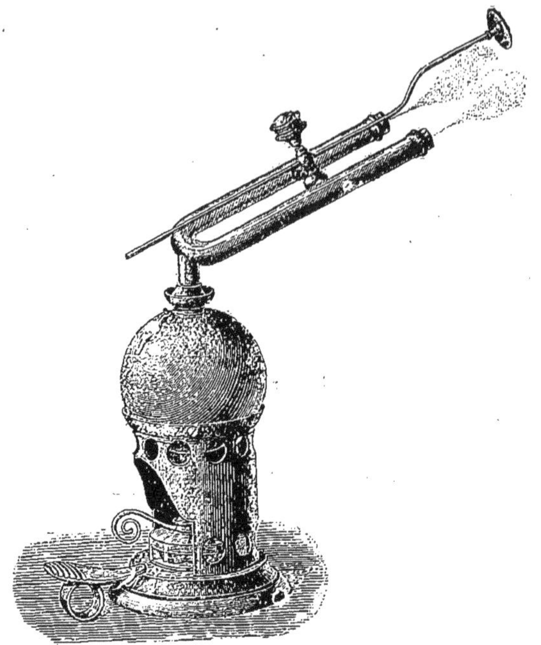

Vaporisateur de Lourenço.

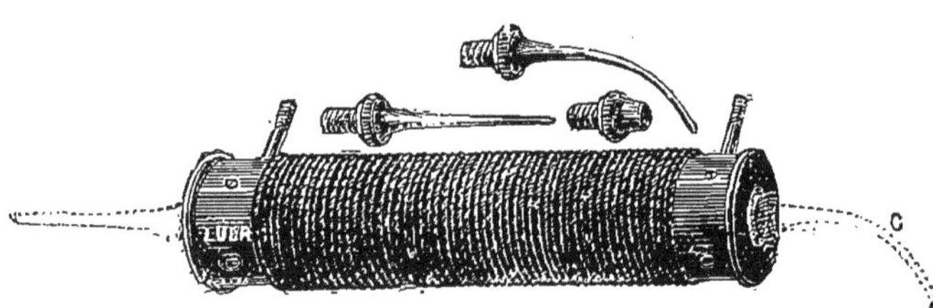

Électro-aimant de Hirschberg.

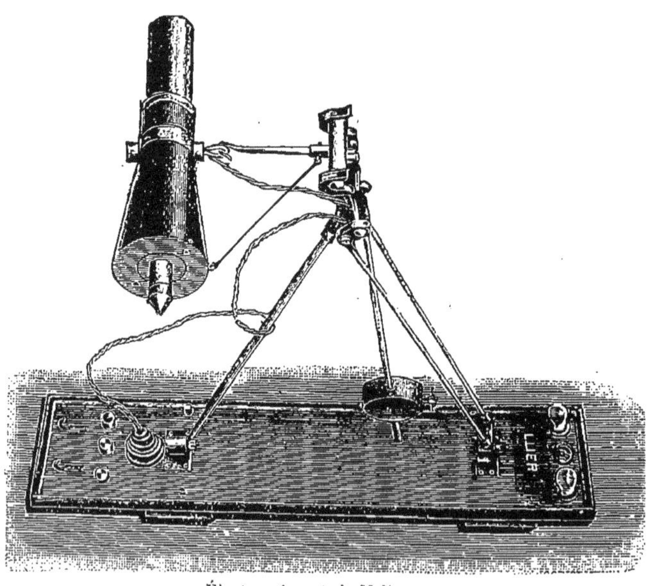

Électro-aimant de Volkmann.

Fig. 224.

Les *porte-aiguilles* sont à manche droit ou coudé, avec arrêt à vis, à tige ou à ressort. Le plus commode est celui de SANDS, à pression faible pour la fermeture et à pression forte pour l'ouverture.

Gouges. — Petites pour les corps étrangers de la cornée ou grosses pour l'ablation de carie, de portions osseuses.

Curettes. — Elles sont creuses et coupantes pour fongosités (VOLKMANN), fenêtrées et tranchantes pour voies lacrymales (TERSON), enfin mousses, pleines, creuses, fenêtrées, pour l'extraction des cataractes ou des corps étrangers.

Spatules. — On les fabrique en caoutchouc ou en métal, en argent, en or ou en platine. Les spatules métalliques paraissent très favorables à l'asepsie, car elles supportent le flambage et l'ébullition.

Stylets et sondes. — Les stylets sont coniques et pointus pour dilater le point lacrymal, cylindriques (BOWMAN), cylindro-coniques ; les *sondes* sont creuses, avec mandrin, comme les sondes lacrymales de DE WECKER.

Crochets. — Petits et pointus pour attirer un organe, extraire parfois le cristallin, plats et mousses pour le strabisme, boutonnés pour servir de cautère à olive, etc.

On peut ici indiquer encore les kystitomes et les pinces à kystitomes de DE WECKER, de BOURGEOIS.

Aspirateurs. — On se sert parfois de l'appareil de DIEULAFOY et le plus souvent de la seringue de PRAVAZ.

On emploie aussi, pour la succion de la cataracte molle, l'appareil de REDARD, composé de canules creuses adaptées à un tuyau buccal à soupape s'ouvrant en dehors, de manière à assurer l'aspiration des produits de l'œil et à ne pas permettre le refoulement de l'air ou du liquide. CHIBRET vient de construire, pour la toilette de la chambre antérieure après extraction de la cataracte, une seringue à deux corps de pompe et un seul piston qui fait à la fois injection et aspiration.

Trépan. — C'est le trépan ordinaire pour l'ablation de rondelles osseuses crâniennes ou autres, ou bien la tréphine habituelle. On l'applique dans l'empyème des sinus.

Pour la cornée, on se sert d'une petite couronne et d'un appareil à ressort qui fait, par pression, tourner rapidement la couronne.

Piles. — On emploie diverses piles à courants induits ou à courants continus, pour les excitations musculaires, la galvano-caustie, l'électrolyse, l'électrothérapie, l'électro-aimant, l'éclairage électrique.

On se sert surtout de piles au *sulfate de mercure* pour courants induits et de piles au *bichromate de potasse* pour courants continus. Quelques éléments suffisent pour l'électrolyse, l'électro-magnétisme ; il en faut davantage pour la galvano-caustie et la lumière électrique. Celle-ci comporte un photophore pour l'œil et un autre pour les cavités buccales ou nasales si l'on veut, à l'occasion, éclairer par transparence les sinus de la face.

Aimants. — On fait usage des électro-aimants de modèles divers, avec tige fine, droite ou courbe, que l'on actionne par des courants de force variable ; ceux de HIRSCHBERG, CHARDIN, HAAB, VOLKMANN, sont les plus employés.

Accessoires. — Le *sthétoscope,* des *thermomètres* à maxima, des *ventouses* simples et de HEURTELOUP pour la tempe, un *rhinoscope* avec miroir frontal et un *laryngoscope* pour explorer la cavité ou l'arrière-cavité des fosses nasales, seront occasionnellement nécessaires.

Objets de pansements. — Ce sont des solutions, collyres, pommades, poudres, gazes, ouates, bandes, etc.

Solutions. — Nous usons surtout de bichlorure de mercure à 1/2.000 ou 1/5.000, de cyanure de mercure à 1/1.000 et à 1/1.500, d'acide borique à 30 p. 1.000, etc.

Collyres. — Ils sont faits avec de l'eau stérilisée additionnée ou non de formol à 1/1.000 ou 1/2.000, de sublimé 1/5.000 et conservés dans des flacons à tétines de caoutchouc dont le tube en verre est garni de ouate. On les instille avec des *compte-gouttes* de modèles divers.

Pommades. — Leur excipient ordinaire est la vaseline. On les applique avec un stylet mousse, des pinceaux, etc.

Poudres. — Elles seront impalpables et projetées dans l'œil au pinceau ou avec un insufflateur.

Gazes. — Boriquées ou salolées, ou mieux simplement stérilisées, elles sont imbibées d'eau sublimée ou séchées à l'étuve ; on peut user aussi d'un tissu spécial et très souple appelé *lint.*

Ouate. — Elle est hydrophile simple et stérilisée, boriquée, phéniquée, sublimée, salolée, iodoformée, etc.

Bandes. — Celles-ci sont en gaze, en toile, en flanelle, en tarlatane dégommée ; on emploie surtout un tissu très élastique appelé crêpe Velpeau ou des bandes de coton souple dites « bandes anglaises ». Ces bandes seront préparées aseptiquement.

Cuvettes. — De formes diverses, en faïence, en tôle émaillée, etc. Les cuvettes à gradins sont destinées à recevoir les instruments et s'aseptisent par le flambage ou à l'étuve.

Pour les opérations en ville, à la campagne, à l'hôpital ou dans les ambulances, il existe des paquets de pansements aseptiques, des boîtes closes, facilement transportables.

II. — ANESTHÉSIE

L'anesthésie, depuis Morton (1846), est devenue une nécessité pour toute opération chirurgicale de quelque importance. Elle est favorable non seulement au patient, dont elle ménage la sensibilité, mais encore à l'opérateur dont elle assure et facilite l'action thérapeutique.

L'anesthésie, en oculistique comme en chirurgie ordinaire, est générale ou locale. On peut dire que l'anesthésie générale et l'anesthésie locale sont en progression inverse ; le développement de l'une entraîne la restriction de l'autre. L'anesthésie locale est, en vérité, un idéal que l'on doit poursuivre toujours, tant en raison de ses moindres dangers que de son application rapide. L'anesthésie générale restera un pis aller, dont les indications diminueront au fur et à mesure que les anesthésiques locaux deviendront plus puissants et plus maniables.

Anesthésie générale. — L'anesthésie générale s'obtient par des agents variés, mais surtout par l'éther, le chloroforme, le chlorure d'éthyle, le bromure d'éthyle, le protoxyde d'azote. Le protoxyde d'azote exige une préparation spéciale et congestionne beaucoup les sujets. Le bromure d'éthyle, en une minute, donne une anesthésie de cinq minutes ; il paraît toutefois très congestif et d'ailleurs encore mal connu, malgré les bons résultats indiqués.

Le chlorure d'éthyle a trouvé en oculistique, où l'anesthésie est souvent de courte durée, des applications multiples (Valude). La dose moyenne employée est de 8 centimètres cubes. Au bout de cinq à six inspirations, survient la narcose qui dure deux à trois minutes, ce qui suffit pour la plupart de petites interventions oculaires. Il n'y a ni phase d'excitation notable, ni vomissements, ni effets secondaires, et les dangers sont minimes. Pour les opérations plus longues, on peut commencer par le chlorure d'éthyle et continuer par le chloroforme, ce qui offre l'avantage d'éviter la phase d'excitation et les vomissements.

L'éther exige moins de surveillance que le chloroforme, mais il provoque des quintes de toux, des accès de suffocation et généralement des efforts qui se traduisent par la contraction du visage et la congestion de la face, ce qui le rend fâcheux pour les opérations oculaires.

Il faut ajouter que les injections pré-anesthésiques de morphine (0,01) et d'atropine (0,0005) (Dastre et Morat) donnent un sommeil calme, simple, durable. Morat, Aubert, Gayet en ont retiré grand profit ; nous nous en sommes fort bien trouvés quoique le réveil soit un peu lent. L'injection préalable d'atropo-morphine, utile contre la syncope primitive ou secondaire réflexe, ne met pas toutefois à l'abri de la syncope tertiaire toxique. Il y a lieu, en l'espèce, de se méfier d'un fonctionnement rénal insuffisant.

Langlois et Maurange ont préconisé, dans le même sens que les injections d'atropo-morphine, des injections de 0,01 de morphine et de 0,03 à 0,04 de sulfate de spartéine. ROSENBERG, pour éviter l'irritation respiratoire du chloroforme, recommande les badigeonnages ou les pulvérisations cocaïniques sur la muqueuse nasale. Chez les valvulaires, STILLING (de Nuremberg) prescrit, quelques jours avant l'opération, en potion au 1/50 ou en injection au 1/10, une infusion de digitale ; il éviterait ainsi le collapsus chloroformique même dans la narcose prolongée pendant plusieurs heures.

Les injections de scopolamine sont actuellement employées non seulement comme adjuvant, mais comme méthode d'anesthésie générale.

Le chloral (4 gr.) et la morphine (0^{gr},01) sont aussi des adjuvants précieux ; leur association rend même de grands services. En Allemagne, on se sert beaucoup d'un mélange d'alcool 1, d'éther 1, et de chloroforme 3, dit mélange de BILLROTH.

Il est bon d'employer l'éther à doses larges et de donner le chloroforme à faibles doses, suivant la méthode préconisée par LABBÉ : peu d'air et peu de chloroforme (BAUDOIN).

Pour administrer l'éther on se sert d'un bonnet ; le chloroforme n'exige qu'une simple compresse ou mieux un petit masque naso-buccal, recouvert de flanelle. Dans ces derniers temps, on a construit des appareils plus ou moins compliqués pour obtenir un mélange titré de vapeurs de chloroforme et d'oxygène ou d'air : appareils de ROTH-DRAEGER, de VERNON-HARCOURT, de RICARD, de REYNIER. On doit surveiller dans tous les cas le pouls, la respiration et la coloration de la peau. Le pouls intéresse moins, la respiration et la coloration sont très importantes. La pupille, dilatée au début de l'anesthésie, se contracte dans la suite et reste étroite tant que dure l'anesthésie. Inutile de rappeler que le patient doit être largement déshabillé, que le ventre et la poitrine seront maintenus libres, et que la langue sera au besoin attirée ou soulevée avec la pince de BERGER.

ACCIDENTS. — Les accidents de l'anesthésie générale vont d'une simple hésitation respiratoire jusqu'à la mort subite. Parfois le patient respire mal, ronfle, suspend son souffle ; le pouls est irrégulier, faible, impalpable ; enfin il survient des vomissements. Les progrès de l'anesthésie régularisent tout cela et l'on doit continuer les inhalations, mais avec une prudence extrême.

Les vrais accidents sont indiqués par la pâleur de la face ou la cyanose ; la pâleur brusque avec relâchement de la pupille, du sphincter vésical ou anal implique une syncope ou une profonde intoxication : on doit alors suspendre les inhalations et faire respirer le malade.

La pâleur extrême et l'arrêt de la respiration, puis du cœur, sont des signes de syncope et de mort prochaine ; il faut aussitôt donner de l'air, exciter la peau par flagellation et surtout pratiquer la respiration artificielle. On agit par des mouvements alternatifs d'extension avec élévation des bras, puis de pression sur la poitrine, de manière à simuler la respiration thoracique ; on peut obtenir le même résultat par électrisation des pectoraux ou des phréniques au cou ; enfin, on appliquera les tractions rythmées de la langue selon la méthode de LABORDE. On ne doit pas se lasser, mettre en œuvre supplémentairement les excitants cutanés et respiratoires, les injections d'éther, les inhalations d'oxygène, etc. ; on a vu des patients rappelés à la vie après une heure et plus de manœuvres désespérées.

INDICATIONS. — Elles sont assez nombreuses, mais variables suivant les sujets et la nature des opérations. Les *aliénés* seront toujours endormis, à moins qu'il ne s'agisse d'une opération insignifiante sur les annexes. Les *enfants* seront anesthésiés très souvent à cause de leur indocilité générale, non seulement pour toute opération longue et délicate, mais encore parfois pour des examens ou des pansements importants, car on évitera ainsi bien des ennuis, des mécomptes et des accidents. Les sujets *indociles, nerveux, trop sensibles* seront anesthésiés pour toute intervention prolongée, minutieuse ou douloureuse.

Dans le strabisme, le glaucome, l'énucléation, l'ectropion, etc., l'anesthésie générale est très utile. Les opérations sur l'orbite, l'ablation des tumeurs malignes, les autoplasties, etc., la comportent toujours, quand il n'y a pas de contre-indication. Depuis quelque temps, toutefois, on est autorisé à s'en abstenir à cause de l'extension légitime de l'anesthésie locale. Nous n'employons guère la narcose générale que pour les opérations longues ou douloureuses, l'ablation de larges épithéliomes, les évidements orbitaires, la blépharoplastie, l'iridectomie dans les glaucomes très douloureux, enfin chez les aliénés et les enfants. Pour toutes les opérations simples, l'anesthésie locale nous suffit largement.

Anesthésie locale. — L'anesthésie locale était, autrefois comme aujourd'hui, en chirurgie générale, représentée par la réfrigération obtenue au moyen des mélanges de glace et de sel marin, de l'évaporation rapide de l'éther, du chlorure de méthyle, etc. En oculistique, on donne la préférence à la cocaïne ou à la stovaïne. On a cependant proposé, comme quatre fois moins toxique et sans action sur la pupille, les vaisseaux et la tension de l'œil, la benzoyl-pseudo-tropéine extraite par GIESEL de la coca à petites feuilles de Java, puis obtenue par synthèse et employée à la dose de 3 à 10 p. 100. On a préconisé les injections de gaïacol cristallisé, en solution au dixième dans l'huile d'olive stérilisée. L'anesthésie s'obtient en huit ou dix minutes et dure plus d'un quart d'heure. On n'a observé jusqu'ici aucun accident général ou local. Malgré tout, la cocaïne reste le meilleur anesthésique local pour l'œil.

La cocaïne en injections hypodermiques a donné quelques mécomptes. A doses fortes, au-dessus de 15, 20, 50 centigrammes, dans le tissu cellulaire, elle a causé parfois la mort. Toutefois, en solution étendue en 1/100 ou 1/200, en injections intradermiques, à doses faibles ou prudemment progressives, elle est vraiment anodine et rend de très grands services, RECLUS a pu ainsi pratiquer avantageusement une série de grandes opérations. Il est important de n'user que d'une solution au 1/100 ou 1/200, d'agir dans le derme et de ne pas dépasser 0^{gr},05 à 0^{gr},10. Avec une seringue de Pravaz armée d'une aiguille en platine iridiée qu'on peut flamber et rendre aisément aseptique, on injecte dans les tissus que l'on veut sectionner ou cautériser, suturer, etc., quelques gouttes de solution le long des sentiers opératoires. On agit ensuite avec célérité, et la douleur est presque nulle.

Nous avons employé l'anesthésie interstitielle toujours avec avantage dans un très grand nombre d'opérations sur les paupières, la conjonctive, les voies lacrymales, les muscles, le globe et l'orbite.

Il est bon de faire précéder les injections cocaïniques de quelques instillations superficielles qui les rendent plus supportables, de les faire en série linéaire continue sur le trajet opératoire, enfin de les pratiquer au dernier moment.

Les collyres anesthésiques de cocaïne sont à 1/30, et 1/20.

Les corps étrangers conjonctivaux, kératiques se trouvent ainsi extraits sans douleur, les petites incisions conjonctivales sont à peine perçues, l'application des topiques est rendue anodine.

On peut employer aussi la cocaïne en pommade.

Enfin, associée aux myotiques, aux mydriatiques, aux antiseptiques, aux mercuriaux mêmes, la cocaïne rend journellement les plus grands services.

ACCIDENTS. — L'anesthésie cocaïnique a donné lieu, en injections surtout et entre les mains de dentistes imprudents, à des accidents mortels. Les solutions concentrées, au dixième, par exemple, en injections intempestives dans les veinules, sont particulièrement redoutables. Ces accidents sont évités en ne dépassant pas 0,05 à 0,10 cgr. et en employant des solutions faibles, à 1/50 et 1/100 (RECLUS). On peut cependant les observer à l'état aigu ou à l'état chronique.

L'*intoxication cocaïnique aiguë* consécutive aux injections provoque une vive exaltation générale caractérisée par des troubles divers :

1° *Troubles psychiques :* inconscience, obnubilation de la pensée, délire, tintements d'oreilles, état vertigineux avec étourdissement, etc. ;

2° *Troubles sensitifs :* dissociation de la sensibilité, diminution de la sensibilité générale et de la sensibilité tactile ;

3° *Troubles moteurs :* titubations dans la marche, tremblements, convulsions, tétanisation des muscles respiratoires, d'où dyspnée et asphyxie ;

4° *Troubles circulatoires :* état syncopal, surtout dans la station verticale, dilatation pupillaire, injection conjonctivale, état vultueux du visage, pâleur des téguments, ataxie du muscle cardiaque.

Dès les premiers signes d'intoxication, on doit prévoir et prévenir la syncope, puis, plus tard, combattre énergiquement le collapsus respiratoire et cardiaque.

Il convient d'abord de faire prendre au malade la position horizontale afin de diminuer l'état syncopal, puis d'asperger le visage d'eau froide, de pratiquer sur le corps des lotions et, s'il apparaît des convulsions, des enveloppements froids.

Y a-t-il menace d'asphyxie ? On a la ressource de la flagellation, du massage, de la respiration artificielle, des tractions rythmées de la langue.

Contre la tétanisation des muscles respiratoires, on dispose des inhalations chloroformiques. Le visage est-il pâle ? On fait inhaler le nitrite d'amyle pour provoquer la vaso-dilatation, modifier la pression artérielle, amener l'hypotension en diminuant l'encombrement de la circulation périphérique et soulager le cœur. On administre enfin du café par la voie buccale pendant qu'on pratique des injections sous-cutanées d'éther et de caféine.

L'intoxication chronique, produite par des injections et même de larges instillations répétées, entraîne un certain nombre de phénomènes qui sont, dans leur ensemble, caractéristiques : bouche sèche, constipation, anorexie, amaigrissement notable ; dyspnée, pouls fréquent surtout pendant l'effort ; ictère ou coloration gris plombée de la peau ; vessie paresseuse, albuminurie, glycosurie ; sueurs profuses, oppression rapide, troubles nutritifs.

Il existe d'abord de l'excitation, puis de la dépression ; neurasthénie, hallucinations, extravagances, fatigue intellectuelle, dérangement cérébral. La mort peut être la conséquence du cocaïnisme, mais une amélioration reste toujours possible.

Le traitement comporte l'administration du sulfonal, du benzoate de caféine, de la codéine, de la narcéine. Les courants continus et l'hydrothérapie sont également indiqués.

III. — ASEPSIE ET ANTISEPSIE

L'antisepsie, comprenant l'asepsie et l'antisepsie proprement dite, a fait brillamment ses preuves en oculistique comme en chirurgie générale. Elle rend les inflammations plastiques ou séreuses moins fréquentes, moins graves, et la suppuration, tout à fait exceptionnelle.

L'antisepsie oculaire présente des difficultés spéciales. Son application est à la fois laborieuse et délicate : elle est laborieuse à cause des culs-de-sac, des replis de la conjonctive, de la communication de cette muqueuse avec les conduits lacrymaux, avec les cavités nasales, avec le milieu extérieur ; elle est délicate à cause de la nature, de la variété des tissus constituants et aussi de leur susceptibilité traumatique.

SCHIESS, en 1874, tente l'antisepsie oculaire avec l'acide phénique ; HORNER, en 1874, emploie l'acide salicylique et l'acide borique. DE GRÆFE, en 1878, SNELLEN, proclament les meilleurs résultats ; ils se servaient de l'acide phénique à 1 ou 2 p. 100 et pratiquaient, avec le spray, l'antisepsie sur eux, sur le malade et sur les instruments. Au Congrès de Londres de 1881, HORNER constate que, par l'antisepsie, les accidents opératoires dans la cataracte descendent à 1,5 p. 100. GAYET, DE WECKER, WARLOMONT, GALEZOWSKI, BOWMAN, DOR, PAGENSTECHER, tous les oculistes appuient ces conclusions.

On ne s'est pas, d'ailleurs, contenté de l'antisepsie extérieure, de la toilette spéciale des voies lacrymales, de la conjonctive ; on a même recherché celle de la chambre antérieure et l'on y a pratiqué des injections. Ces manœuvres, il est vrai, avaient été déjà faites comme détersives, dans le but d'entraîner, durant l'opération de la cataracte, les débris cristalliniens invisibles ou adhérents. Panas est allé plus loin, il a voulu rendre les injections antiseptiques et les a employées comme telles ; elles ont été progressivement abandonnées. On se servait tout d'abord d'une solution au bi-iodure d'hydrargyre à 1/20.000, légèrement alcoolisée ; comme elle déterminait des exsudats plastiques et des troubles cornéens, on a dû bientôt lui préférer la solution tiède boriquée ou la solution physiologique de chlorure de sodium. Les injections intra-oculaires sont aujourd'hui considérées surtout comme détersives et généralement délaissées.

Les *substances antiseptiques* préconisées en oculistique sont assez nombreuses.

L'acide phénique en solution à 20 p. 1.000 ; l'acide salicylique, 1 à 5 p. 1.000 ; l'oxycyanure ou le cyanure d'hydrargyre, 0,75 p. 1.000 (Chibret) ; le bichlorure de mercure, 0,20 à 1 p. 1.000 ; le bi-iodure d'hydrargyre (Panas), 0,05 p. 1.000 ; le naphtol, 0,10 à 0,20 p. 1.000 ; le sulfi-benzoate de soude, 10-20 p. 1.000 ; le borate de soude, l'acide borique en solution saturée, l'aldéhyde formique, 0,50 à 1 p. 1.000 (Valude), le permanganate de potasse, 0,25 à 0,50 p. 1.000 ; la pyoctanine, 2 à 5 p. 1.000 (Stilling), le trichloride d'iode, 0,50 à 1 p. 1.000 (Pflüger), etc., ont été diversement recommandés. Nous employons surtout les solutions boriquées saturées à 40 p. 1.000, le sublimé à 0,20 ou 0,50 p. 1.000, le cyanure à 0,75 p. 1.000 et l'eau bouillie avec le chlorure de sodium ou le sous-carbonate de soude à 1 p. 100.

Il ne faut pas oublier que ces divers agents sont par eux-mêmes insuffisants contre l'infection et que l'asepsie absolue est irréalisable à l'aide des seuls moyens chimiques (Nuel). Ces liquides affaiblissent les microbes en atténuant leur virulence, en les entraînant mécaniquement, mais ils ne les détruisent pas.

Gayet, en effet, a cultivé du mucus conjonctival, d'abord à l'arrivée du malade, puis après un ou plusieurs lavages, enfin, au moment de plonger le couteau à travers la cornée. Les microbes oculaires sont plus nombreux avant qu'après l'antisepsie ; après deux, trois, quelquefois quinze et vingt lavages soignés, ils ne disparaissent qu'incomplètement.

Le liquide conjonctival lacrymal est rarement stérile et contient souvent des éléments pyogènes. La stérilisation n'est même pas en rapport direct avec le nombre des lavages antiseptiques. Tel mucus donne encore des colonies microbiennes après quinze et vingt lavages, tandis que tel autre devient stérile après deux ou trois seulement. La nature des éléments microbiens cultivés n'est pas exactement déterminée. Si toutefois les yeux à liquides fertiles guérissent en général, jamais les suppurations ne se sont montrées chez des sujets dont les liquides conjonctivaux étaient restés stériles. Ces résultats ont été confirmés de tous côtés. Les lavages sont détersifs, et Trousseau n'a pu trouver de différence appréciable dans ses injections pré-opératoires avec le sublimé, l'oxycyanure et l'eau tiède.

Pour parer à une infection toujours possible, Darier a recommandé, en outre de la toilette péri-oculaire, des injections sous-conjonctivales de sublimé qui pénètre dans l'œil, sous forme d'albuminate (Leber), par les voies lymphatiques.

Il ne faut pas oublier le fer rouge parmi les antiseptiques les plus puissants ; la cautérisation ignée, dans ses divers modes d'application, donnera souvent, à notre point de vue, les meilleurs résultats. L'ignicaustie, sous la vigoureuse impulsion de Martinache, et surtout de Gayet, est entrée pleinement dans la pratique.

L'antisepsie n'a donc pas seulement pour objet de prévenir les phénomènes infectieux, elle a aussi pour but et souvent pour effet d'enrayer la marche ou d'atténuer la violence de certains processus morbides. Cette action thérapeutique paraît surtout évidente dans un certain nombre d'affections oculaires localisées sur les voies lacrymales, la conjonctive, la cornée et même l'iris.

Les inflammations, les sécrétions catarrhales ou purulentes des voies lacrymales sont rapidement améliorées par les lavages désinfectants abondants et les injections antiseptiques. Le canal oculo-nasal, trait d'union morbide entre la région oculaire et la région nasale, doit être l'objet, de la part du médecin, d'une surveillance attentive ; diverses lésions conjonctivales ou cornéennes, résistant à tous les traitements locaux, cèdent rapidement à une antisepsie appliquée simultanément aux paupières, au nez, aux voies lacrymales et à la région oculaire.

Les conjonctivites diverses, surtout les formes catarrhales ou purulentes, sont du ressort constant de l'asepsie locale.

Mais on peut dire que le triomphe de l'antisepsie en oculistique est dans le traitement des lésions aiguës de la cornée. Les abcès, les ulcères, les inflammations diverses de la membrane transparente, traités vigoureusement par les procédés antiseptiques appropriés, donnent, avec l'aide des moyens chirurgicaux ordinaires, de très nombreux succès. Dans certains ulcères à hypopion, on peut même utilement joindre à l'antisepsie extérieure, l'antisepsie intérieure et pratiquer, comme après l'opération de la cataracte, des lavages de la chambre antérieure.

Pratique antiseptique. — Quelques détails techniques appliqués au milieu, au malade, aux chirurgiens, aux instruments et aux pansements seront ici probablement utiles.

Milieu. — Le milieu opératoire devrait être aseptique. En pratique, comme Gayet l'a démontré, il ne l'est jamais. Il importe cependant de se placer à cet égard dans les meilleures conditions possibles de propreté et d'éviter les poussières du balayage, des rideaux, des vêtements.

Chirurgiens et aides. — Les habits médicaux sont presque toujours infectés, et il est bon de faire usage d'un sarrau ou de manches passées préalablement à l'étuve. Les *mains* et les avant-bras exigent une toilette minutieuse et spéciale. On doit les laver soigneusement avec de l'eau très chaude, au savon et à la brosse, durant plusieurs minutes ; les régions unguéales seront particulièrement soignées. Un dernier lavage d'abord à l'alcool, puis au sublimé au millième ou à l'acide phénique à 5 p. 100, achèvera la toilette antiseptique du chirurgien et des principaux assistants.

MALADE. — Les anciens, avant d'opérer un cataracté, le saignaient, le purgeaient et le faisaient suer. Peut-être ces moyens sont-ils trop dédaignés ; en tout cas, un bain de propreté ne saurait être nuisible. On lavera la région péri-orbitaire à plusieurs reprises à l'eau chaude, au savon et à la brosse ; la région sourcilière sera particulièrement nettoyée. Les paupières, les cils, seront désinfectés avec patience et douceur, mais d'une manière complète. PANAS a recommandé le brossage du bord ciliaire, réceptacle de tous les produits glandulaires, avec l'huile bi-iodurée à 4 p. 1.000. Ce procédé est très supportable et paraît absolument nécessaire pour enlever toutes les substances grasses et détruire les microbes du bord palpébral (CUÉNOD).

La conjonctive sera irriguée avec une solution d'acide borique à 4 p. 100, de sublimé à 1 p. 2.500 à 5.000 ou de cyanure à 1/1.500 ; les cavités nasales, les voies lacrymales, seront aussi préparées par des lotions ou des injections. Certains chirurgiens se contentent cependant de simples lavages conjonctivaux à l'eau bouillie, puis recouvrent l'œil d'un pansement aseptique. Il est, en effet, à considérer qu'une toilette minutieuse, c'est-à-dire un peu longue de la conjonctive au moment de l'opération, surtout quand on la pratique avec un liquide un peu irritant comme sont les solutions mercuriques, occasionne une réaction conjonctivale immédiate, laquelle se traduit par de la rougeur, une irritabilité aux attouchements qui devient une gêne pour l'opérateur. Pour éviter cet inconvénient, nous avons l'habitude (VALUDE) de pratiquer le nettoyage tel qu'il vient d'être exposé, la veille de l'opération ; après le nettoyage, nous instillons dans l'œil quelques gouttes d'une solution forte de formol à 1 1.000 (après cocaïnisation car l'instillation en est douloureuse) et nous appliquons un pansement occlusif. Ce pansement, qui conserve l'asepsie du terrain opératoire, est levé seulement au moment de la cocaïnisation pré-opératoire et il n'est plus besoin alors que de passer un peu de substance antiseptique dans les angles de l'œil.

Ce qui précède s'applique surtout aux malades dont les yeux ne sont pas irrités et suppurants. Quand la conjonctive, la région palpébrale, les voies lacrymales, les cavités nasales, les régions orbitaires ou péri-orbitaires sont le siège de sécrétions purulentes ou catarrhales, il est nécessaire, avant d'opérer, de les guérir par un traitement convenable.

Les orgelets, les blépharites, les lésions de voisinage exigent aussi un traitement préalable.

On devra, enfin, redoubler de précautions locales dans certaines maladies générales, comme le diabète, l'albuminurie, puisque, par diminution du pouvoir microbicide des humeurs organiques, elles prédisposent à l'infection.

Dans les cas douteux ou infectés, on peut, suivant l'avis de certains auteurs, pour tâter le terrain opératoire, appliquer sur l'œil, après désinfection soignée, un pansement occlusif. Sous le pansement, les microbes vont pulluler, et, s'ils sont assez nombreux et pyogènes, produire du pus ou du muco-pus. L'œil suppure-t-il ? on retarde l'opération. Reste-t-il propre ? on peut agir. Cette conduite est recommandable.

On peut croire encore à la possibilité d'une infection endogène, mais on doit dire que presque toujours elle est exogène. Le patient est plus ou moins prédisposé à l'infection oculaire de par son état général, régional et local. Nous ne saurions transformer à volonté son organisme, mais nous pouvons pratiquer une suffisante désinfection régionale et locale pour mener à bien une opération ordinaire. S'il y a suppuration ou infection grave, nous nous considérerons comme responsables. Le malade peut être tenu pour l'origine de l'accident, mais nous sommes plus en cause que lui : telle est la morale antiseptique actuelle.

INSTRUMENTS. — La propreté est la première condition de l'asepsie. Nos instruments doivent donc être maintenus dans une absolue propreté, mais cela ne peut suffire. La stérilisation des instruments en oculistique est, à cause de leur finesse et de leur gracilité, particulièrement délicate. On a cherché à la réaliser par l'action d'agents chimiques, par la chaleur sèche des étuves ou la chaleur humide et sous la pression des autoclaves.

1° *Agents chimiques.* — Ils sont généralement défectueux. Les plus actifs sont insuffisants comme antiseptiques ou destructeurs pour les instruments. L'acide phénique à 5 p. 100 est faible, le sublimé détériore l'acier. Le cyanure de mercure à 1 p. 100 respecte pourtant les instruments et détruit les microbes ; il suffit d'un bain de dix minutes pour obtenir une asepsie convenable.

2° *Chaleur.* — Sèche ou humide, elle est très efficace contre les principaux microbes infectants. Les spores eux-mêmes ne résistent pas au delà de 120°. Mais il faut tenir compte de la durée d'application de la chaleur.

La *chaleur sèche* est facile à employer. Le flambage ne convient qu'aux instruments mousses, mais les étuves seront conduites sans inconvénient jusqu'à une température de 150° à 200° ; celles-ci, bien surveillées, donnent toute sécurité.

La *chaleur humide*, sous pression, avec l'appareil de Redard, rouille les instruments. La glycérine (BOURGEOIS), l'huile (L. TRIPIER), les salissent un peu trop. La température de 100° n'étant pas suffisamment microbicide contre les spores infectieuses, il faut élever le degré d'ébullition de l'eau par l'addition de substances chimiques, la soude, la potasse, le sel marin. L'ébullition de la solution au carbonate de soude à 1,5 ou 2 p. 100 (SCHIMMEL-BUSCH), est toujours suffisante dans la pratique. NUEL adopte ce bouillissage dans l'eau carbonatée pour les instruments métalliques, mais préfère l'emploi de la solution de cyanure de mercure à 1 p. 100 pour les instruments en caoutchouc que l'on passe ensuite dans l'alcool.

Pᴀɴsᴇᴍᴇɴᴛs. — On a d'abord recherché par l'imprégnation de substances chimiques l'antisepsie, puis l'asepsie des pansements. On a dû y renoncer, car c'est insuffisant. La chaleur, surtout la chaleur humide, est bien préférable. On peut se servir de l'autoclave à vapeur sous pression ou simplement de la vapeur d'eau à 100°. Il est utile de tenir l'espace générateur de la vapeur séparé de l'espace stérilisateur (Nᴜᴇʟ). La vapeur du générateur est conduite par un tube dans le stérilisateur et y arrive par le haut. La chaleur à 100° suffit contre les microbes pyogènes, surtout les staphylocoques et les streptocoques.

Les bandes, gazes, cotons, viendront de l'étuve dans des petits bocaux exactement fermés et n'en seront retirés qu'au moment de l'opération. Les fils peuvent se conserver dans l'huile phéniquée.

Les *médicaments* devront être aseptiques ou antiseptiques. L'eau stérilisée doit être bouillie ; il faut préférer à l'eau distillée la solution physiologique de chlorure de sodium.

Les collyres seront préparés avec ces solutions et conservés dans des flacons aseptisés. Nous employons des flacons à goulot recouvert d'une tétine en caoutchouc et munie d'un tube ampullaire garni de ouate. Ils restent longtemps aseptiques, surtout si on les additionne de formol à 1/1.000 ou 1/2.000. Dᴀʀɪᴇʀ, Vɪɢɴᴇs ont fait préparer des collyres dans des ampoules stérilisées à la chaleur et fermées à la lampe. L'antisepsie des poudres, pommades, huiles, est difficile, mais peut s'obtenir par les moyens précédents.

En somme, la propreté, l'asepsie et l'antisepsie sont les conditions nécessaires du succès opératoire. On doit les appliquer au chirurgien, au patient, aux instruments, aux pansements et aux médicaments. Leur réalisation exige une conscience sévère et une attention soutenue.

En oculistique, il n'y a pas lieu de distinguer leur application à l'hôpital, en ville, à la campagne, en temps de guerre ; le matériel chirurgical est aisément transportable et peut être partout également aseptique.

CHAPITRE IV

THÉRAPEUTIQUE CHIRURGICALE

DEUXIÈME PARTIE

1. — PETITE CHIRURGIE

La petite chirurgie oculaire comprend l'application des bandages, des pansements ou des topiques et la pratique des petites opérations courantes.

Bandages. — Le binocle, le monocle, les bandeaux flottants, tels sont les divers appareils capables de produire l'occlusion, la compression des yeux ou la contention des pansements.

Le *binocle* classique comporte des renversés ; il n'est pas pratique. Le binocle ordinaire fait avec des bandes de flanelle, de toile, de coton ou de gaze, sans renversés, est de beaucoup préférable. Il comprend, en somme, des huit de chiffres s'entre-croisant à la racine du nez, embrassant dans leurs anneaux les régions auriculaires et se terminant par des circulaires. Le bandage ne comprimera pas les oreilles et restera médiocrement serré.

Le *monocle* a besoin d'être largement appliqué ; ses tours de bande doivent monter graduellement de l'oreille à la racine du nez et devenir progressivement moins obliques jusqu'à se terminer horizontalement.

Le *bandeau* est maintenu simplement flottant devant les yeux, arrêté par des épingles, des lacs ou les circulaires d'une bande étroite. Nous substituons les bandes en toile aux bandes de flanelle ; des bandes excellentes sont celles qui sont faites avec le crêpe « Velpeau » ou avec un coton souple spécial ; nous donnons la préférence aux tissus blancs, qui exigent d'être changés souvent. On emploiera avec avantage pour certains pansements des rondelles de tarlatane maintenues sur l'œil avec du collodion (VACHER).

Saignée. — La saignée a pour but de produire une déperdition sanguine capable de diminuer la congestion oculaire et de favoriser les oxydations, grâce à la suractivité qu'elle donne à la nutrition (A. ROBIN).

La *saignée générale* était autrefois fort en vogue ; de nos jours, elle semble trop complètement abandonnée. Elle s'adresserait, le cas échéant, plus à la congestion cérébrale qu'à sa manifestation oculaire ; pour la phlébotomie, on pourrait alors choisir, comme d'ordinaire, la veine médiane céphalique, la saphène interne, la préparate, etc. La saignée générale ne présente, pour l'œil isolé, aucune indication nette, mais peut être indirectement utile.

La *saignée locale* est beaucoup plus employée. Elle diminue la congestion oculaire, facilite sa circulation et favorise l'absorption médicamenteuse directe ; elle agit, enfin, contre la douleur et l'inflammation. On emploie les ventouses scarifiées, les sangsues artificielles et les sangsues naturelles.

Les *ventouses* doivent être petites et appliquées à la tempe ; celle de HEURTELOUP est spécialement construite pour cette région. Les ventouses seront souvent scarifiées, c'est-à-dire que la partie de la peau tuméfiée par l'aspiration sera sectionnée superficiellement et parallèlement.

Les *sangsues* naturelles tirent de 10 à 15 et 20 grammes de sang ; incisées durant la succion, elles peuvent en absorber jusqu'à 30 ou 40 grammes. Les sangsues artificielles ont une portée analogue. On les applique d'ordinaire à la tempe vers l'apophyse orbitaire externe ou derrière l'apophyse mastoïde.

La saignée locale se pratique sur l'œil par des scarifications, à la tempe avec les ventouses ou les sangsues, vers l'apophyse orbitaire externe ou à la région mastoïdienne avec des sangsues. La région orbitaire étant en connexion vasculaire avec l'œil et la région mastoïdienne avec le cerveau, la

saignée locale aura une action directe et indirecte. Conjonctivale, péri-orbitaire et temporale, la saignée n'offre qu'un effet temporaire faible. On doit y
recourir chez des sujets vigoureux, à la période d'acmé inflammatoire, et
d'une façon généreuse.

Il serait très fâcheux de saigner un anémique, peu rationnel d'agir à la
période de début des maladies et dangereux de le faire trop faiblement. On
sait, en effet, que les ventouses ou les sangsues ont au début une tendance
congestive et que la réaction inflammatoire qui suit leur action peut être
excessive. Cette réaction est très importante à connaître et à éviter chez les
sujets vigoureux ou pléthoriques; elle pourrait être vive et amener une
inflammation redoutable. On doit employer, chez les sujets adultes, de 8 à
10 sangsues pour une action déplétive appréciable.

Les ventouses et les sangsues sont indiquées dans les lésions congestives de la conjonctive, du tractus uvéal, dans le glaucome, dans les rétinites et les névrites cérébrales.

Quand le cerveau est en jeu, les sangsues à la région mastoïdienne ou à
l'anus sont très utiles; dans le cas contraire, la région orbitaire est préférable.

On choisit l'apophyse mastoïde dans les affections profondes, choroïdites, névrites optiques, à cause de la veine émissaire de Santorini, qui, à
travers le trou mastoïdien, aboutit au sinus transverse et de là au sinus
caverneux, à l'ophtalmique et aux artères ciliaires postérieures.

Dans les inflammations du segment antérieur, les scarifications conjonctivales sont souvent préférables aux sangsues. Les blépharo-conjonctivites
strumeuses, granuleuses, blennorrhagiques, les kératites panneuses, etc.,
s'en trouvent bien. Dans l'ophtalmie granuleuse, les scarifications seront
profondes et suivies de massage, de râclage ou de curettage.

Scarifications. — Après cocaïnisation, la paupière supérieure est retournée à fond et sectionnée, en traînées obliques distantes de 1 à 2 millimètres,
avec le scarificateur ou le bistouri, d'arrière en avant. On laisse saigner
quelques instants puis on applique des compresses froides. Les scarifications peuvent être renouvelées tous les deux jours.

Raclage. Curettage. — On les applique aux granulations lymphoïdes ou
fongueuses, avec ou sans scarifications préalables; au moyen de l'ongle, du
cristal de cuivre, on évidera en quelque sorte la conjonctive et on en fera
l'expression. Les résultats sont excellents. Si quelques points sont spécialement fongueux, on en pratiquera l'abrasion avec une curette de VOLKMANN.
Le raclage et le curettage sont également utiles dans le traitement des chalazions, des dacryocystites, des abcès, etc.

Cathétérisme. — Le cathétérisme n'est pas un simple tour de main; il
exige des manœuvres méthodiques et une connaissance exacte de la disposition du canal, de ses irrégularités et des obstacles qu'il peut présenter. Le
canal nasal est oblique en bas, en dehors et en arrière; le sac continue cette

direction et reçoit perpendiculairement les conduits lacrymaux. La sonde devra donc suivre ce chemin accidenté. Elle arrivera plus aisément le long du canal par le conduit supérieur, oblique sur le canal nasal, que par le conduit inférieur, perpendiculaire à ce dernier. On la recourbera d'autant plus que la saillie sourcilière sera plus marquée.

Il importe d'abord d'assurer l'introduction facile du stylet dans le canalicule lacrymal, par l'un des trois moyens suivants : 1° la dilatation du point lacrymal avec le stylet conique pointu, qu'on roule entre les doigts comme

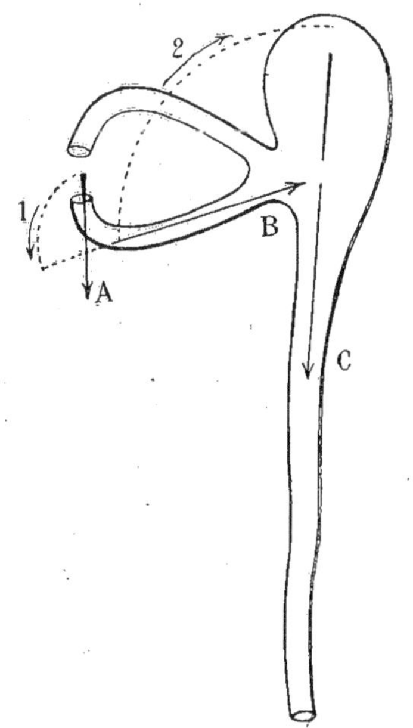

Fig. 225. — Cathétérisme de l'œil droit.

A, B, C, directions successives de la sonde lacrymale.

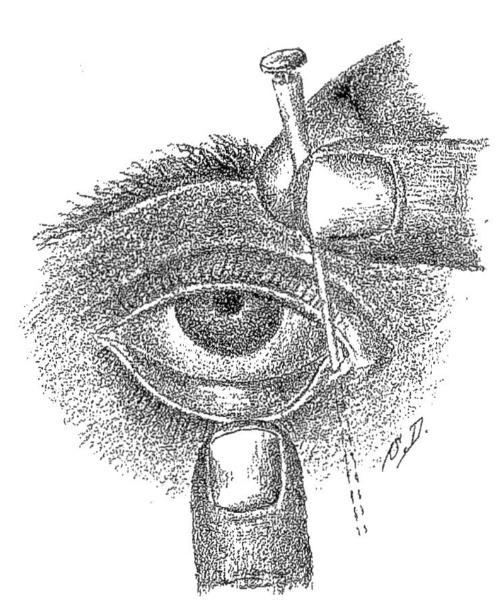

Fig. 226. — Cathétérisme de l'œil droit.

une vrille ; 2° le débridement très minime du point lacrymal seulement ; 3° le débridement du canalicule lacrymal tout entier, jusqu'au sac lacrymal, *exclusivement*.

Cette opération préliminaire terminée, on procède au cathétérisme. Les sondes peuvent être introduites, soit par le point lacrymal inférieur, soit par le point lacrymal supérieur, mais il est des cas où le choix n'est pas possible et où le passage de la sonde ne peut se faire que par l'un des deux canalicules ; il importe donc d'être familiarisé avec les deux méthodes.

Quand la sonde lacrymale n'est pas laissée à demeure dans le canal nasal, on ne maintient le cathétérisme que vingt à trente minutes ordinairement, mais celui-ci doit être répété tous les deux jours et pendant un temps plus ou moins long.

Lorsqu'il existe un peu d'inflammation de la muqueuse des conduits, il n'est pas bon de commencer la dilatation en se servant des sondes les plus fines, car celles-ci exposent aux fausses routes de la même manière que le stylet d'Anel. Le n° 2 est un bon numéro de début, et il est généralement superflu de dépasser le n° 3.

La manœuvre de l'introduction est la suivante pour le canalicule inférieur : la sonde pénétrera dans le canalicule lacrymal, suivant une direction d'abord verticale dans le point lacrymal, puis transversale de dehors en dedans, à travers le conduit lacrymal. Pendant ce temps, le doigt de la main inoccupée attire légèrement en dehors le bord de la paupière sur laquelle on opère. Lorsque l'on sentira la sonde heurter contre un obstacle qui doit être le fond du sac lacrymal, on la relèvera verticalement, et il ne restera plus qu'à l'enfoncer fermement, sans violence toutefois, dans cette même direction.

Si la sonde, ramenée dans la position verticale, semble glisser sur le point d'appui et ne s'enfonce pas dans le canal nasal, il faut en conclure que son extrémité n'avait pas pénétré dans le sac, mais avait buté contre un repli du canalicule dont la muqueuse avait été mal tendue par le doigt chargé de tirer sur la paupière. On devra alors revenir aussitôt à la première position, faire pénétrer le stylet à fond, jusque sur l'unguis, en tendant bien la paupière, puis relever, *en maintenant toujours le bord palpébral tendu.*

Dans toutes ces manœuvres, il faut procéder avec douceur, s'arrêtant à chaque obstacle pour reculer légèrement, puis avancer de nouveau, prudemment, afin d'éviter les fausses routes et les déchirures de la muqueuse. Pour éviter ces accidents, il sera parfois bon de ne pas passer la sonde le jour même ou l'on aura fait le débridement du canalicule, cas l'instrument pourrait pénétrer dans l'épaisseur du tissu cellulaire qui sépare la peau de la muqueuse du canal et produire un décollement plus ou moins étendu. On attendra alors jusqu'au lendemain que le trajet de l'incision soit complètement cicatrisé.

Enfin, il ne faudra songer à passer d'un numéro inférieur à un numéro supérieur que lorsque le premier pénétrera avec aisance et sans provoquer trop de douleur.

Le cathétérisme avec le couteau de WEBER, ou mieux de STILLING, se fait en se basant sur les mêmes principes que le cathétérisme ordinaire, mais en outre, le tendon direct de l'orbiculaire sur le tranchant du couteau tourné en avant, et en tirant vers la tempe la commissure palpébrale.

Inversion palpébrale. — Il n'est pas rare, chez quelques adultes et surtout chez les vieillards à peau lâche et maigre ou à réflexes excessifs, de rencontrer une sorte d'entropion aigu de la paupière inférieure avec trichiasis. Cet état peut entretenir des inflammations oculaires ou créer, après une opération cornéenne, de redoutables lésions. Il faut à tout prix redresser la paupière. On emploie à cet effet le diachylon, le collodion, qui maintiennent longtemps le renversement palpébral obtenu par l'action du doigt. Le diachylon glisse et le collodion est insuffisant. Des pinces serre-fines sont parfois conseillées. Il vaut mieux faire usage des sutures de Gaillard, c'est-à-dire de sutures passées de haut en bas sous la peau de la paupière et serrées fortement de manière à plisser la peau et à produire l'éversion du bord ciliaire. On laisse les fils tomber d'eux-mêmes, et la cicatrice qui en résulte maintient la paupière en position normale. L'application profonde d'une raie de feu pratiquée horizontalement à 3 millimètres du bord ciliaire, donne généralement aussi d'excellents résultats.

Arrachement ou destruction des cils. — L'arrachement se fait avec une pince à mors larges et plats ; il suffit de saisir les cils à la base et de les arracher d'un petit coup sec. Quand ils repoussent en direction vicieuse, on peut les détruire par divers moyens. Le plus souvent, on introduit à leur base et dans la direction de leur bulbe une aiguille rougie par la flamme d'une lampe à alcool ou par le courant galvanique. On obtient le même résultat en employant, pendant quelques minutes, un faible courant continu, de façon à produire une action électrolytique. Deux aiguilles, positive et négative, peuvent être employées simultanément ; mais il vaut mieux appliquer seulement une aiguille reliée au pôle négatif, le pôle positif étant tenu à la main par le patient ou maintenu exactement sur le front.

Corps étrangers de la conjonctive. — Ces corps étrangers sont de nature variable : poussières de charbon, paillettes de fer, grains de blé, d'orge, d'avoine, débris de toutes sortes. Ils restent souvent dissimulés dans les replis de culs-de-sac conjonctivaux et deviennent parfois d'autant plus difficiles à extraire qu'ils provoquent du larmoiement, du blépharospasme, de la douleur et de l'inflammation.

Dès que l'on suppose, par la sensation ou les symptômes accusés par le patient, qu'un corps étranger peut se trouver sur la conjonctive, on retourne les paupières et on examine leur surface muqueuse, surtout le cul-de-sac supérieur où il se loge de préférence, à moins qu'il n'ait pénétré dans les tissus. On l'enlève facilement d'habitude avec le premier objet mousse et propre qui se trouve sous la main, simplement avec l'ongle ou mieux avec une petite curette spéciale.

Corps étrangers de la cornée. — Ils sont ordinairement incrustés à la surface ou dans l'épaisseur de la membrane transparente. Ce sont surtout des paillettes de fer, des grains de sable, des débris de pierre. etc. ; on les retire aisément avec la gouge ou l'aiguille à cataracte.

La cornée étant cocaïnisée et bien éclairée, on met en évidence le corps étranger que l'on mobilise en pressant légèrement ; s'il est très incrusté, on peut manœuvrer avec la pointe de l'aiguille à cataracte comme avec un levier. Il est prudent toutefois d'agir tangentiellement, afin de ne pas pénétrer dans la chambre antérieure. Si le corps étranger fait saillie dans la chambre antérieure, il vaut mieux, pour éviter sa chute dans la cavité, l'extraire par une petite paracentèse ou une ponction périphérique pratiquée à son niveau avec une aiguille dont la pointe vient pousser le corps étranger d'arrière en avant. Dans le cas de corps magnétiques, fer ou acier, profondément engagés, l'aimant rendra de grands services.

Quand un débris de fer ou d'acier est demeuré plus de vingt-quatre heures en place, il s'entoure ordinairement d'un petit halo rouillé. Celui-ci persiste après l'extraction du corps étranger et correspond à une petite eschare cornéenne qui constitue elle-même un véritable corps étranger. Il faut alors, pour faire cesser tous les symptômes irritatifs du côté de la cornée, soigneusement gratter et enlever toutes les parties altérées.

Corps étrangers intra-oculaires. — Ceux-ci siègent dans la chambre antérieure, le cristallin ou le vitré; leur ablation relève de la grande chirurgie et sera étudiée dans le chapitre suivant, avec les opérations spéciales.

II. — AIMANT ET ÉLECTRO-AIMANT

L'aimant naturel était autrefois, paraît-il, incorporé dans certains topiques contre les ophtalmies (PLINE) et les fluxions oculaires (PARACELSE); on s'en est servi en application contre les névralgies, les spasmes ou les paralysies; mais on l'a surtout utilisé pour l'extraction des corps étrangers de l'œil.

FABRICE de HILDEN (1666) employa l'aimant pour l'ablation des corps étrangers de la cornée; un oculiste anglais, pour un corps étranger de l'iris; enfin DIXON (1858), pour l'extraction d'un fragment de ciseau logé dans le vitré. Ces faits étaient oubliés quand MAC KEOWN, de Belfast, vers 1875, à propos d'une observation, appela l'attention sur l'utilité de l'aimant dans l'extraction des corps étrangers intra-oculaires. Dès lors les applications se multiplient. SNELL, MAC HARDY, KNAPP, TERSON, MEYER, DUFOUR, etc., publient des cas nouveaux; BERGER, en 1881, à propos d'une communication de GALEZOWSKI à la Société de Chirurgie, réunit déjà trente et une observations et HIRSCHBERG, en 1890, publie un grand travail personnel dans lequel il préconise l'emploi de l'électro-aimant.

Citons encore récemment un rapport de COPPEZ à la Société française d'ophtalmologie, une revue générale de BRUN et un mémoire de ROHMER.

Le diagnostic relatif à la présence des corps étrangers magnétiques intra-oculaires a été facilité par les applications de MAC HARDY, la boussole de POWLEY, le galvanomètre de THOMPSON, le magnétomètre de GÉRARD, le sidéroscope d'ASMUS, de HIRSCHBERG. L'instrumentation s'est notablement perfectionnée.

L'aimant est aujourd'hui d'un usage courant pour l'extraction des corps étrangers extra et intra-oculaires, qu'ils siègent sur la cornée, l'iris, dans la chambre antérieure ou dans le corps vitré.

Cornée. — Les débris métalliques de la cornée sont généralement minimes et superficiels; avec la cocaïne, la gouge, l'aiguille, leur extraction est ordinairement très facile. Il peut se faire cependant que l'incrustation soit profonde et nécessite l'emploi d'instruments spéciaux. Les pinces, quoi qu'on en dise, ne suffisent pas toujours. HIRSCHBERG cite quelques cas où l'aimant a permis une extraction qu'on avait vainement tenté d'obtenir par d'autres moyens. Les corps métalliques de la chambre antérieure sont d'ordinaire facilement extraits par paracentèse inférieure simple ou à l'aide de pinces, de spatules, etc. Dans quelques cas cependant, l'aimant peut rendre de grands services. On l'emploiera lorsque le corps étranger sera difficile à saisir, enclavé dans les plis de l'iris, dans le sillon irido-kératique ou encore lorsqu'on redoutera les suites de manœuvres trop laborieuses ou trop dangereuses.

Iris et cristallin. — L'aimant peut d'ailleurs faciliter la découverte et l'ablation de corps métalliques situés dans une plaie pénétrante de la cornée, dans le tissu irien et même dans le cristallin. Il suffit alors d'introduire une aiguille aimantée dans la chambre antérieure pour voir l'iris se déplacer par l'attraction du métal incrusté dans son épaisseur et venir parfois jusque vers la porte d'entrée, ou l'excision peut être faite.

MAC HARDY observa un homme ayant reçu dans l'œil droit un débris de tôle qui s'était implanté sur la capsule antérieure. Il approcha graduellement de l'œil un puissant électro-aimant et précipita ainsi le corps étranger dans la chambre antérieure, d'où on put facilement l'extraire.

Quand il existe, ce qui est habituel, une cataracte traumatique, l'issue du corps étranger, avec une spatule sur une aiguille aimentée, doit précéder l'extraction de la cataracte. Il faut en tout cas se préoccuper beaucoup moins de la cataracte que du corps étranger, car celui-ci pourrait, après résorption des masses cristalliniennes, tomber dans la chambre antérieure ou postérieure.

Vitré. — L'utilité de l'aimant pour l'extraction des corps métalliques du segment antérieur est donc incontestable ; mais c'est surtout pour le segment postérieur que ce moyen a été mis en œuvre et qu'il peut rendre les plus grands services.

L'aimant sert ici tout à la fois au diagnostic et au traitement.

1° *Diagnostic.* — Le diagnostic des corps étrangers du segment postérieur, du vitré ou des membranes profondes, est souvent incertain. Lorsque l'examen ophtalmoscopique reste impossible ou insuffisant, on peut essayer de déplacer le corps métallique, par l'action extérieure d'un fort électro-aimant, et provoquer des tiraillements ou des douleurs dans l'œil du patient ; ce moyen, préconisé par MAC HARDY, peut avoir quelque valeur mais il présente des inconvénients et des dangers. La méthode diagnostique de POWLEY est bien préférable.

POWLEY, dès 1880, étudia l'influence des corps métalliques intra-oculaires sur l'aiguille aimantée de la boussole et obtint des résultats importants. COPPEZ employa cet instrument et aussi le galvanomètre de THOMSON. Avec cet appareil, il put nettement reconnaître la présence intra-oculaire de corps étrangers que l'examen ordinaire n'aurait pu déceler. GALLEMAERTS, de Bruxelles, vient de préconiser le magnétomètre de GÉRARD qui permet de constater des corps étrangers ne pesant pas plus de 10 milligrammes.

Aux procédés de MAC HARDY, POWLEY, etc., HIRSCHBERG, dans les cas de plaies avec corps étrangers probables, préfère l'exploration aimantée directe par la plaie. Cette exploration est peu dangereuse car, entre les mains de l'auteur, dans un grand nombre de cas, elle n'a jamais provoqué d'accident.

2° *Extraction*. — L'application de l'aimant dans l'extraction des corps magnétiques intra-oculaires a été employée très souvent et a donné, toutes proportions gardées et vu la gravité ordinaire du traumatisme initial, de très bons résultats. Sur 154 cas indiqués par NEESE, 16 fois l'opération a conservé une acuité visuelle parfaite, et d'autres fois une plus ou moins bonne. HIRSCH-BERG, sur 43 cas, 4 fois a pu conserver une vision normale, 3 fois une vision partielle, 6 fois la forme du globe avec perception lumineuse.

D'après une statistique de HILDEBRAND, dans 80 cas où le corps étranger était logé dans le segment antérieur de l'œil, il y a eu 13 suppurations et 67 résultats bons ; sur 248 autres cas où le corps étranger était dans le vitré, l'extraction magnétique réussit 174 fois et donna 62 fois une vision convenable ; enfin, sur 66 cas inédits de MAYWEG, de Hagen, on put réaliser l'extraction 53 fois, dont 16 fois avec une bonne vision.

Ces chiffres proclament l'excellence de la méthode.

Les meilleurs résultats s'obtiennent, selon HIRSCHBERG, quand on intervient de bonne heure, avant l'apparition de tout phénomène réactionnel ; les opérations plus tardives ou lointaines sont moins avantageuses. Toutefois, quatre semaines dans un cas et six mois dans un autre après l'accident, la conservation de l'œil après extraction du corps étranger a pu être complète.

La forme, le volume, le poids du corps étranger et surtout les lésions concomitantes, ont une importance considérable sur le résultat opératoire et définitif. Il n'est pas rare que la situation des débris ne soit un obstacle à son extraction ; dans un cas où le corps étranger était dans le corps ciliaire, on ne put le faire sortir et il fallut pratiquer l'énucléation.

En résumé, en présence d'une plaie oculaire que l'on suppose compliquée de corps étranger, on doit immédiatement explorer l'œil à l'éclairage oblique, à l'ophtalmoscope, avec le magnétomètre. Si l'accident est récent, s'il n'existe pas de désordres trop considérables, on pourra intervenir malgré la possibilité d'un enkystement ; mais si les symptômes irritatifs ou inflammatoires sont marqués, si la présence du corps étranger est démontrée par l'examen ophtalmoscopique, par le magnétomètre ou simplement par l'étude clinique, on devra toujours intervenir. Les dangers de l'expectation sont plus grands que ceux de l'opération. On devra agir surtout si le corps métallique est mobile dans le vitré ou volumineux ; on pourra s'abstenir ou plutôt attendre, si le corps métallique se trouve dans les membranes profondes où il peut être solidement enclavé. Dans les cas même anciens où la question d'énucléation se pose, ne vaudra-t-il pas mieux, enfin tenter la conservation d'un peu de vue, de la forme du globe, que de pratiquer d'emblée l'ablation oculaire ? En somme, comme diagnostic et comme traitement, l'aimant est d'un usage précieux, offre de nombreuses indications et constitue un de nos moyens thérapeutiques les plus utiles et les plus remarquables.

Procédés. — On emploie des aimants ou un électro-aimant. L'appareil de HIRSCHBERG est représenté par un petit instrument dont la force électro-motrice est fournie par un simple élément zinc-charbon, qui paraît généralement suffisant. On pourrait augmenter la puissance de cet aimant, qui est d'un maniement commode, en l'actionnant par des accumulateurs, ou même en empruntant une partie du courant fourni pour l'éclairage de l'appartement, selon le conseil de DESCHAMPS, de Grenoble.

L'électro-aimant de HIRSCHBERG doit être introduit directement dans l'œil par la plaie accidentelle ou une incision spéciale. Une prise magnétique peut suffire, mais parfois plusieurs tentatives deviennent nécessaires ; leur danger est peu considérable.

Des aimants très puissants ont été préconisés par HAAB, SCHMIDT-RIMPLER, SCHLÖSSER, VOLKMANN. Le grand électro-aimant de SCHLOESSER peut s'adapter au fil de l'éclairage de la ville. C'est un cylindre de fer doux long de 60 centimètres et épais de 10 centimètres portant des deux côtés un bout conique de forme variable et qui peut se dévisser pour être stérilisé. Ce cylindre est entouré de deux bobines de 23 centimètres de diamètre. Le courant nécessaire est de 50 à 60 volts de tension et de 6 à 7 ampères d'intensité qui peut, d'ailleurs, être graduée à l'aide d'un rhéostat. Avec son support en bois de 105 centimètres de hauteur, l'aimant de Schloesser pèse 138 kilogrammes. Avec cet aimant, on peut attirer du fond de l'œil jusqu'à la porte d'entrée des corps étrangers métalliques pesant jusqu'à 20 milligrammes. L'appareil de VOLKMANN présente l'avantage de pouvoir être suspendu verticalement, horizontalement ou dans toute autre position, ce qui permet d'opérer sur le malade couché.

Les grands électro-aimants sont souvent préférés parce qu'ils agissent avec plus de force et parce qu'ils sont efficaces extérieurement, par simple approche de la plaie ou de l'incision de l'œil, et sans pénétrer dans son intérieur. Un autre avantage consiste à éviter l'emploi des sidéroscopes, rayons X et autres méthodes de diagnostic du siège du corps étranger, car le seul fait de l'application du grand électro-aimant permet, par la douleur qu'elle provoque, de se renseigner sur la présence du corps étranger.

En revanche, les désordres que provoque le courant intense du gros aimant et qui consistent en déchirures, hémorragies, accès de glaucome, sont souvent très fâcheux.

Les petits appareils analogues à ceux de HIRSCHBERG restent donc préférables. SULZER a même proposé d'augmenter leur action magnétique en rapprochant leurs pôles. L'électro-aimant de CHARDIN paraît très suffisant. On croyait qu'on ne pourrait extraire que des corps étrangers de poids supérieur à 10 ou 15 milligrammes ; ROHMER a enlevé un petit copeau de fer ne pesant pas plus de 1 milligramme.

Il importe d'agir aseptiquement et avec dextérité. Pour opérer sur le segment antérieur, il suffit d'agir sur la cornée ou dans la chambre antérieure. Pour le segment postérieur, il faut opérer à travers la sclérotique, au point où l'on suppose le corps étranger et entre les muscles droits, surtout à la région inféro-externe. Les incisions méridiennes sont préférables, le cas échéant, aux incisions équatoriales ou obliques.

On doit éviter les mouvements étendus qui entraîneraient des lésions nouvelles et, si le corps étranger vient sur l'aimant, prendre garde, en l'extrayant, de l'accrocher aux lèvres de la plaie ou de le laisser retomber dans le vitré.

III. — PHOTOTHÉRAPIE

FINSEN a découvert que les radiations actiniques dirigées sur les lésions lupiques en amènent la cicatrisation rapide. Au lieu de s'adresser directement aux rayons du soleil, on peut se servir de l'arc électrique.

Dans l'appareil de FINSEN, l'arc est alimenté par un courant continu débitant 60 à 80 ampères et d'une lentille de 25 à 30 centimètres de diamètre ; la durée de chaque application est d'une heure. Avec l'appareil de LORTET-GÉNOUD, un arc de 12 à 15 ampères suffisent et la durée de l'application n'est que de dix à vingt-cinq minutes. Dans cet appareil, les charbons forment entre eux un angle. Pour protéger le malade et l'opérateur contre la vive lumière et la chaleur de l'arc, une cuvette oblongue à double paroi dans laquelle circule de l'eau froide est placée en avant des charbons ; un orifice central laisse passer les radiations. Pour concentrer les rayons violets, on emploie des lentilles de quartz qui laissent passer les radiations de longueur d'onde comprise entre 200 et 300. Un compresseur à lames de quartz et à circulation d'eau est fixé contre l'orifice de la cuvette. La région à traiter est fortement appliquée contre la face externe bombée du compresseur. Malgré la faible distance, 4 à 5 centimètres, qui sépare l'arc des tissus, il n'y a que les radiations actiniques qui traversent le compresseur, toutes les radiations calorifiques étant absorbées. Dans l'appareil de MARIE, le compresseur et la double paroi de l'appareil sont réunis dans la même pièce. Ce dispositif est léger et très mobile.

Pour mesurer la richesse d'une source en radiations actiniques, on peut se servir de l'actinomètre de BORDIER et NOGIER qui est basé sur la propriété qu'ont ces radiations de rendre fluorescent le platino-cyanure de baryum.

La photothérapie de FINSEN constitue une des conquêtes les plus solides de la thérapeutique moderne par les agents physiques. Les indications sont toutefois assez limitées en oculistique, le lupus intéressant plus rarement les paupières.

IV. — RADIOSCOPIE, RADIOGRAPHIE, RADIOTHÉRAPIE

Depuis la découverte par Röntgen des rayons anticathodiques faite en décembre 1895, les applications diagnostiques et thérapeutiques de ces nouvelles radiations sont devenues d'un usage si courant qu'on ne saurait passer sous silence ces procédés si importants. Les applications diagnostiques étant de beaucoup les plus utiles, nous y insisterons plus longuement.

Dès le 5 mars 1896, moins de trois mois après la communication de Röntgen, van Duyse fit la première application des rayons X pour le diagnostic d'un corps étranger. Vinrent ensuite les publications, applications et perfectionnements techniques de Opitz, Contremoulins, Radiguet et Guichard, Coppez, Bourgeois, Guilloz et beaucoup d'autres. Outre la thèse d'Abt, l'article de Guilloz dans le Traité de radiologie médicale, citons surtout l'étude de Rohmer dans l'Encyclopédie française d'ophtalmologie à laquelle nous avons fait de nombreux emprunts.

Les applications diagnostiques des rayons X ne sont pas encore sorties de la période de perfectionnements, car on doit lutter contre de grandes difficultés techniques. Les parois orbitaires si épaisses projettent des ombres qui masquent souvent les corps à étudier. On s'est préoccupé de trouver le meilleur emplacement du tube par rapport au crâne, de trouver le moyen de localiser l'œil et le corps étranger par rapport aux ombres des parois, etc. De toutes les diverses positions du tube qu'on a essayées, on a adopté deux principales, l'éclairage *bitemporal* et l'éclairage *occipito-frontal* qui donnent les plus faibles ombres osseuses et permettent de placer la plaque plus près de l'œil.

L'aspect radiographique de l'orbite varie suivant l'inclinaison de la tête et du tube ; il faut donc connaître au préalable ces diverses images pour bien interpréter l'aspect obtenu ; il faut également connaître la position du globe oculaire sur cette image radiographique et cela suivant les diverses inclinaisons du tube et de la tête.

Des deux modes d'application des rayons X, la radiographie est plus importante pour la pratique oculistique que la radioscopie, parce que les corps étrangers qu'on recherche le plus souvent par cette méthode étant très petits et les parois osseuses épaisses, on a besoin de renforcer l'image en augmentant le temps de pose, ce qui ne peut se faire qu'à l'aide de la radiographie.

Radioscopie. — Appareils. — Les appareils essentiels sont : 1° un générateur du courant (courant de la ville ou machine statique) ; 2° des ampoules (ampoules à osmorégulateur de Villars) ; 3° un écran fluorescent au platinocyanure de baryum séparé de l'ampoule par un voile noir ou une petite chambre noire portative.

Les instruments accessoires, utiles pour les très petits corps étrangers, sont le diaphragme et l'indicateur d'incidence de Béclère. Le diaphragme est une lame de plomb percée d'un trou ovalaire qu'on applique sur la région temporale de la peau, en regard de l'ampoule. L'indicateur d'incidence à fils croisés se compose de deux cadres et de deux croisés de fils qui servent à fixer le rayon normal, perpendiculaire au plan de l'écran qui donne une ombre se rapprochant le plus de la réalité.

PROCÉDÉ D'EXAMEN. — Avant de commencer l'examen, on fait adapter l'œil de l'observateur à l'obscurité par un séjour de dix à vingt minutes dans la chambre noire. On applique alors l'écran contre la région temporale du malade et on cherche l'ombre du corps étranger au milieu de l'image orbitaire. Pour éliminer autant que possible l'ombre du rebord orbitaire, on peut donner à l'écran une inclinaison de 30° sur le plan sagittal, le tube se projetant sur l'angle externe de l'orbite ou un peu plus en arrière du côté du conduit auditif (GUILLOZ). Pour éviter les ombres parasites, on supprimera tous les pansements contenant des objets métalliques, ainsi que certaines poudres antiseptiques comme l'iodoforme. Quand on verra un corps étranger, il faudra le localiser en combinant l'examen bitemporal avec l'examen antéro-postérieur. Si on ne le voit pas, il ne faut pas s'empresser de conclure à son absence, mais employer, suivant les cas, des rayons durs traversant les os ou des rayons mous qui donnent le meilleur contraste. En cas de besoin, on s'adressera à la radiographie qui est supérieure à la radioscopie dans beaucoup de circonstances.

Si le corps étranger est intraoculaire, on cherchera à en fixer la localisation par l'observation des mouvements parallactiques de l'ombre pendant la rotation du globe. Dans l'examen latéral et pour un déplacement de la direction du regard parallèlement au plan sagittal, l'image du corps étranger se déplacera dans le même sens que la direction du regard, s'il se trouve dans le segment antérieur et en sens contraire, s'il se trouve dans le segment postérieur de l'œil. On peut même préciser davantage cette localisation du corps étranger, en appliquant sur le globe un petit masque en fil de fer après cocaïnisation, ou en appliquant un fil métallique sur la tempe dans le plan horizontal passant par le centre de rotation du globe (GUILLOZ). Si l'ombre du corps étranger se rapproche de l'image du fil métallique horizontal pendant le déplacement du regard, on peut le localiser dans l'hémisphère temporale ou nasale, supérieure ou inférieure, etc. Ou bien on fixe sur la peau des points de repère, l'un sur la région temporale, l'autre sur la région temporo-orbitaire et l'on trouvera ainsi le siège du corps étranger dans le sens latéral ou profond, dans l'œil ou dans l'orbite.

Radiographie. — INTERPRÉTATION DES IMAGES. — De même que la radioscopie présente des difficultés techniques, la radiographie offre, en outre de ces difficultés préliminaires, encore des difficultés d'interprétation des ombres obtenues sur les épreuves photographiques. Chaque observateur doit avoir une expérience personnelle pour tirer tout le parti de l'épreuve. Les images radiographiques diffèrent de la photographie ordinaire en ce qu'elles donnent les dimensions en longueur et en largeur de l'objet, mais non en profondeur. Les rayons X rayonnent dans toutes les directions et donnent des projections coniques de l'objet ; or, la petite distance qui sépare le tube producteur des rayons X de l'objet ne permet pas d'assimiler les images obtenues à des projections orthogonales. Il y a donc d'abord des difficultés générales d'interpréter la forme, la position, les dimensions du corps étranger et de distinguer les ombres naturelles des ombres artificielles. A ces difficultés générales viennent se joindre des difficultés spéciales dont voici les plus importantes : 1° l'ombre du rebord orbitaire peut cacher le corps étranger ; 2° il est malaisé d'immobiliser la tête du patient pendant le temps nécessaire pour la pose ; 3° la distance entre la plaque sensible et l'objet doit être aussi courte que possible ; 4° la mobilité du globe oculaire est une nouvelle cause d'erreur ; 5° le corps étranger peut être transparent pour les rayons X ou trop petit ; toutefois, des particules métalliques ayant seulement 0,1 mm. sur 0,4 mm. peuvent être décelées par les rayons X (ROHMER).

PROCÉDÉS. — Tous les procédés imaginés par les divers auteurs sont basés sur le principe suivant. On prend sur un plan deux projections du corps étranger, soit en déplaçant la tête l'ampoule restant fixe, soit en déplaçant l'ampoule la tête restant fixe. Comme point de projection de l'anticathode, on prend le milieu du rebord orbitaire externe ou un point de la paroi orbitaire situé à 12 millimètres du sommet de la cornée et correspondant au centre de rotation de l'œil. Le tube est placé à 40 centimètres de la plaque (ROHMER).

On connaît un grand nombre de procédés basés sur ce principe. Parmi ceux de MACKENZIE, de DAVIDSON, de MERGIER, de CONTREMOULINS, de SÉCHÉHAYE, de GUILLOZ, de BOURGEOIS, nous décrirons seulement ces deux derniers.

1° *Procédé de Guilloz* (thèse de ABT). — La radiographie de précision de GUILLOZ consiste à obtenir le dédoublement de l'image photographique du sujet, soit au moyen de deux ampoules, soit en déplaçant un peu le sujet lui-même pendant la pose. Il faut ensuite construire une épure pour déterminer la localisation du corps étranger.

Deux tubes pouvant être alimentés séparément ont leurs anticathodes sur une même horizontale. La plaque photographique entourée de papier noir est placée horizontalement à 50 centimètres au-dessous. Un fil métallique tendu autour de la plaque donne la projection de la ligne joignant les anticathodes, et deux repères métalliques marquent sur cette ligne les projections des centres d'émission. On colle sur le sujet trois repères de plomb (sur l'arcade orbitaire au niveau de l'échancrure sus-orbitaire, sur l'apophyse montante du maxillaire supérieur et sur le rebord orbitaire externe). Le sujet est couché le côté malade de la tête sur la plaque. L'œil est repéré en faisant diriger constamment le regard parallèlement au plan sagittal et perpendiculairement au plan frontal.

Après deux à quatre minutes de pose, on obtient une double image provenant des projections biconiques des points de repère et du corps étranger. Ces projections sont transformées par un graphique ou par le calcul en projection orthogonale qui donne les distances des points de repère entre eux et leur distance du corps étranger. On peut alors se servir d'un compas à quatre branches pour localiser anatomiquement le corps étranger.

2° *Procédé de Bourgeois.* — C'est un procédé plus pratique. Pour obtenir l'immobilité absolue, on couche le sujet par terre sur un matelas ; on le place sur le côté, la joue et la tempe appliquées sur la plaque préparée, le bras étant dégagé et reporté en arrière pour éviter sa compression. Les yeux restent fermés. Si cette épreuve de profil est insuffisante, on fait une épreuve occipito-frontale, en position assise, la face maintenue au-devant de la plaque par un dispositif spécial. Les repères sont ceux de BOUCHERON, des grains de plomb fixés au pourtour de l'orbite, sur une ligne passant au-devant de la pupille, l'un juste au-dessus du sourcil, l'autre au niveau du rebord orbitaire inférieur.

LOCALISATION DU CORPS ÉTRANGER. — Il y a deux groupes de procédés pour localiser les corps étrangers de l'œil ou de l'orbite, d'après les épreuves radiographiques : la méthode stéréoscopique et la méthode géométrique.

a) La *méthode stéréoscopique* est basée sur les conditions de la vision binoculaire en utilisant soit la radioscopie (DESTOT, GUILLOZ), soit la radiographie (IMBERT et BERTIN-SANS, MARIE et RIBAUT). Elle permet de voir le corps étranger en place, à l'intérieur de l'œil et de l'orbite, d'apprécier sa profondeur et les rapports avec les tissus voisins. En pratique, les résultats sont médiocres à cause de l'épaisseur des parties osseuses.

b) La *méthode géométrique* utilise la mensuration et le calcul, comme dans le procédé de GUILLOZ ou de CONTREMOULINS, ce dernier nécessitant des appareils plus compliqués. Ces procédés sont plus précis, plus sûrs, mais assez complexes. Le procédé de BOURGEOIS plus simple peut quelquefois suffire. BOURGEOIS construit un schéma représentant une coupe antéro-postérieure de l'œil et de l'orbite, avec les dimensions données par les traités d'anatomie. On représente sur ce schéma les deux plombs témoins, on trace l'emplacement de l'œil à l'aide des mensurations faites sur le patient, on y inscrit l'emplacement du corps étranger, d'après la radiographie ; une ligne menée jusqu'à l'ouverture d'entrée indique le trajet suivi par le corps du délit.

DANGERS DE L'EMPLOI DES RAYONS X. — Ces dangers résultent des manipulations prolongées dans la sphère d'action des rayons X et intéressent autant l'opérateur que le patient. L'action prolongée de ces rayons provoque des troubles trophiques qui portent chez l'opérateur sur les doigts et donnent lieu à de l'érythème de la peau, au fendillement, coloration brunâtre des ongles ;

chez le malade examiné, ces troubles frappent la région impressionnée qui présente de l'érythème, de la gangrène, de la chute des cheveux. Le propre de ces lésions est d'être très tenaces, de ne guérir que lentement et de laisser souvent des traces indélébiles.

VALEUR DIAGNOSTIQUE. — La valeur diagnostique de la radiographie est d'autant plus grande que les autres procédés de recherche des corps étrangers dans l'œil et dans l'orbite ne s'adressent qu'aux corps magnétiques (électro-aimants, sidéroscopes). Les rayons X s'appliquent à tous les corps opaques pour ces rayons, c'est-à-dire à la grande majorité des corps étrangers et à certains néoplasmes de l'orbite et de l'œil (ostéomes, sarcomes). On pourra toujours commencer par la radioscopie et on s'adressera à la radiographie, si la radioscopie a donné des résultats insuffisants.

Radiothérapie. — Sous le nom de radiothérapie on entendait d'abord le traitement par les rayons X. Depuis la découverte par PIERRE CURIE et Mᵐᵉ CURIE du radium qui émet, entre autres radiations, des rayons X, la radiothérapie a été également appliquée à l'aide de cette substance plus commode à manier, bien que plus difficile à se procurer.

ACTION DES RAYONS X SUR L'ŒIL. — On sait que les rayons X ne sont pas visibles parce que la rétine n'est pas sensible à ces radiations ; cependant, dans certaines conditions, on peut percevoir au voisinage du centre de production des rayons X une faible sensation lumineuse. Comme d'autre part cette faible perception lumineuse existe, même dans les cas où les milieux de l'œil sont opacifiés, on avait pendant quelque temps l'espoir de pouvoir utiliser ces rayons chez les aveugles. JAVAL a montré alors qu'il fallait distinguer entre les cas où les milieux seuls étaient la cause de l'amaurose de ceux où le fond de l'œil était altéré. Mais même dans les cas d'amblyopie par troubles des milieux, les rayons X se sont montrés inefficaces comme agent thérapeutique des affections du globe lui-même.

Bien que le pourpre rétinien ne soit pas altéré par une exposition d'une heure au rayonnement d'un tube de Crookes puissant (BUNSTED et NAGEL), les rayons X exercent une action nocive non seulement sur la cornée et l'uvée, mais encore sur la rétine elle-même (BIRCH-HIRSCHFELD). Il est vrai que dans la pratique courante, le tube étant à 60 centimètres du sujet, on n'a pas à redouter des accidents avec des poses de deux à quatre minutes et avec des tubes qui ne sont pas trop durs (GUILLOZ). Mais il n'en est pas de même si l'on expérimente plus longtemps. Alors surviennent des accidents comme après l'exposition de la peau, mais plus graves en raison de la délicatesse de l'organe. Ces altérations ne commencent qu'au bout de douze à quinze jours, ce qui commande cette mesure de prudence de mettre toujours un intervalle de quinze jours entre deux séances dans les cas où l'on opère sur les tissus avoisinants l'œil (DE LAPERSONNE). Il faut, en outre, protéger le visage par un masque de plomb et introduire une lamelle de plomb dans le cul-de-sac conjonctival quand il s'agit de traiter un épithélioma des paupières.

Applications thérapeutiques. — L'emploi des rayons X est contre-indiqué dans la plupart des affections du globe oculaire, par exemple dans les tumeurs malignes non seulement de la choroïde, mais même du limbe. Les indications sont limitées aux maladies des annexes, soit inflammatoires, soit néoplasiques.

. Dans le trachome (Cohn, Pardo, Darier), les rayons X ont sur les autres modes de traitement l'avantage de ne pas être douloureux. En outre, ces rayons ayant une action plus profonde que celle de tous les autres moyens, sans détruire les éléments normaux, on espère que la guérison pourrait être plus durable. L'avenir montrera jusqu'à quel point cet espoir se réalisera.

Dans le catarrhe printanier, aucune amélioration n'a été notée. On fut plus heureux dans la conjonctivite phlycténulaire. Dans un cas d'épisclérite, le nodule avait disparu à la onzième séance (Pardo), un cas de sclérite fut également amélioré, mais ces tentatives ne sont pas à répéter, car le globe doit être tenu à l'abri des rayons X.

En ce qui concerne les tumeurs des paupières, de l'angle interne, etc., la radiothérapie est d'une efficacité absolue dans les cas bénins, où l'exérèse complètement faite donne elle-même des résultats certains (Valude). La radiothérapie est donc une ressource pour les sujets qui redoutent une intervention chirurgicale. Mais on voit souvent des cas guéris en apparence, où l'épithélioma se cicatrise à la surface et continue à pulluler dans la profondeur, par exemple à l'angle interne, du côté des voies lacrymales. Dans les cas difficiles et dont l'ablation est ordinairement suivie de récidives, la radiothérapie est vouée à l'insuccès. De plus le traitement radiothérapique est long, non exempt de réaction irritative, car souvent à sa suite les paupières restent œdématiées et très colorées en rouge lie de vin.

Signalons encore l'emploi des rayons X dans le goitre exophtalmique (Murray, Beck, Stegmann, Widermann).

Radium. — On a beaucoup vanté son action calmante, analgésiante sur l'élément douleur, son action inhibitrice sur certains spasmes et manifestations convulsives, son action stimulante sur les nerfs sensitifs et moteurs. Le radium serait indiqué dans les épithéliomas superficiels, dans le trachome, les épisclérites, le catarrhe printanier, les hémorragies intra-oculaires (Darier). Il est sans résultat dans les épithéliomas des paupières (Valude, Wicherkiewicz), mais il a été efficace dans un cas de papillome ancien (Valude). Le radium a été essayé dans beaucoup d'affections diverses, par exemple dans le goitre exophtalmique (R. Abbé).

V. — CAUTÉRISATION IGNÉE

En chirurgie générale, le fer rouge était en honneur chez les anciens, et Hippocrate le recommande dans les cas extrêmes ; Bonnet, à notre époque, en fit un usage constant et lui dut de brillants succès : on l'emploie encore journellement dans bon nombre de cas.

En chirurgie oculaire, on a été plus réservé, et il faut arriver jusqu'à MARTINACHE et GAYET pour voir la cautérisation ignée portée sur le globe de l'œil. MARTINACHE, en 1873, publie deux cas d'ulcère de la cornée guéris par le fer rouge et lorsque tout autre moyen avait échoué ; il y revient à diverses reprises et observe que le peu de gravité des brûlures oculaires chez les forgerons eût dû faire prévoir la bénignité traumatique du fer rouge. GAYET, en 1877, ignorant les tentatives d'ailleurs peu connues de MARTINACHE, expose à la suite d'heureuses tentatives, sa méthode à la Société de chirurgie. Depuis lors, et grâce à lui, la cautérisation ignée, sur l'œil en général et la cornée en particulier, fut pratiquée par un grand nombre d'ophtalmologistes ; elle est aujourd'hui très répandue et nous en faisons presque journellement l'emploi le plus large et le plus avantageux.

Le fer rouge est appliqué sous forme de thermo-cautère, de galvano-cautère ou de cautère actuel.

Le *thermo-cautère* est d'un maniement peu facile, d'un fonctionnement irrégulier et produit un rayonnement considérable. On obtient, toutefois, tous les résultats désirables en manœuvrant la soufflerie avec prudence.

Le *galvano-cautère* est commode, très maniable. Toutefois, les appareils sont d'un fonctionnement souvent défectueux et son rayonnement devient parfois excessif.

Le *cautère actuel* a l'avantage d'être simple et toujours à portée. L'application oculaire étant légère, nous employons volontiers un crochet à strabisme boutonné, rougi à la lampe. Nous usons rarement du thermo et du galvano-cautère que nous réservons pour les opérations extra-oculaires.

Les sondes armées (H. PAGENSTECHER) ne remplaceront jamais le cautère actuel. Ce sont des petits stylets de 8 centimètres de long et de 0,2 à 0,4 millimètre d'épaisseur en argent pur, à bouts bien lisses dont l'extrémité plongée dans du nitrate d'argent fondu dans une capsule de porcelaine se couvre d'une mince pellicule de nitrate. Les avantages des sondes armées consisteraient dans le dosage exact de l'effet à obtenir, dans le ménagement des tissus du voisinage, dans l'action possible en profondeur, dans la propreté absolue. Ses indications sont la blépharite ulcéreuse, les fissures de la commissure externe, les fistules lacrymales et cornéennes, la kératite vésiculeuse, etc.

La cautérisation ignée est très bien tolérée par l'œil. Elle agit sur lui comme agent destructeur, comme modificateur, comme antiseptique. Elle est destructive quand elle va au rouge ou au rouge blanc, et que le contact est assez prolongé ; il existe même une chaleur rayonnante dont il faut tenir compte et qui paraît agir favorablement en certains cas d'infiltration cornéenne. Elle est modificatrice quand elle est au rouge sombre et appliquée rapidement ou discrètement ; elle devient alors excitante et révulsive. Enfin, elle est toujours essentiellement antiseptique, car partout où on l'applique, les microbes disparaissent ; il suffit du contact du fer rouge pour créer une plaie parfaitement aseptique.

On peut employer la cautérisation ignée dans diverses affections de l'œil et des annexes.

Certains *cancers* très vasculaires de l'orbite peuvent être ainsi enlevés au fer rouge, sans hémorragie importante.

Dans les *tumeurs vasculaires* des paupières ou de la conjonctive, la cautérisation ignée détermine une rétraction cicatricielle curative; enfin, certaines *granulations discrètes*, isolées, sont assez aisément détruites.

Le *trichiasis* qui résulte de la simple déviation originelle ou accidentelle des cils sera guéri par destruction avec une aiguille rougie portée sur les bulbes correspondants.

L'*entropion* cicatriciel ou scléreux léger est souvent traité par une section linéaire profonde pratiquée horizontalement à quelques millimètres du bord ciliaire. La section ignée doit comprendre une bonne partie de l'épaisseur du tarse. La peau peut être divisée préalablement au bistouri, ce qui vaut mieux, ou bien sectionnée directement au fer rouge.

Les *dacryocystites* sont heureusement modifiées par la cautérisation du sac; toutefois, cette cautérisation est trop destructive et oblitérante pour se justifier dans les cas ordinaires; on la remplace alors par le curettage seul ou aidé de la cautérisation au nitrate d'argent.

Les *fistules lacrymales* anciennes sont parfois guéries par la cautérisation de leur conduit. Nous avons obtenu quelques succès, mais il vaut mieux, après cathétérisme, aviver profondément l'orifice et appliquer des sutures soignées. Le cautère peut aussi agir comme *révulsif*, appliqué en pointes autour de la cornée, dans certaines kératites, cyclites, choroïdites ou sclérites. Il est enfin très utile dans le traitement direct des ulcères graves de la cornée et comme traitement complémentaire du ptérygion. Les *ulcères torpides* de la cornée se trouvent bien parfois d'une cautérisation discrète. « Le premier cas, disait Gayet, où j'ai appliqué la cautérisation ignée est celui d'un ulcère atonique qui, depuis cinq mois, allait en s'approfondissant, ainsi qu'en témoignait l'état pulpeux et grisâtre de la lésion. Une seule cautérisation avec l'aiguille de fer rouge a suffi pour amener la cicatrisation après chute de l'eschare. » Nous avons obtenu dans plusieurs cas analogues un excellent résultat.

L'ignicaustie est encore utile et parfois nécessaire dans les *ulcères serpigineux* ou *phagédéniques*. Ces ulcères ont une marche étendue et menacent la cornée d'une destruction totale par nécrose moléculaire généralisée ou par section nécrosique circulaire. Un ou plusieurs attouchements au rouge, aidé des moyens antiseptiques péri-oculaires et des agents favorables à la nutrition générale, amènent une guérison fréquente.

La cautérisation ignée est surtout préconisée par certains auteurs dans les *ulcères à hypopyon*.

Il faut toucher l'ulcère dans toute son étendue, même dans la zone périphérique, mais ne détruire que les parties nécrosées. Il ne faut pas craindre, s'il y a lieu, de répéter la cautérisation. C'est ici, d'ailleurs, que l'on doit se méfier de l'action parfois excessive du thermo ou du galvano-cautère et donner la préférence au petit bouton du crochet à strabisme simplement rougi à la lampe. L'asepsie kératique ne peut évidemment être maintenue qu'en ajoutant à l'ignicaustie l'antisepsie complète des voies lacrymales, de la conjonctive et même, le cas échéant, de la chambre antérieure (SÆMISCH).

Plusieurs chirurgiens estiment que la cautérisation ignée est plus nuisible qu'utile en ce qu'elle détruit radicalement les points de la cornée qu'elle a intéressés. Des injections sous-conjonctivales de sublimé, des applications topiques d'iodoforme et de bleu de méthylène suffiraient, pour eux, à enrayer le mal dans les cas les plus graves.

Le fer rouge trouve encore son application dans les *suppurations cornéennes, traumatiques et opératoires*. Après extraction de la cataracte, iridectomie, sclérotomie, etc., il peut toujours se produire une infiltration purulente de la plaie oculaire. Dans ces conditions, il y a lieu de se comporter comme dans l'ulcère à hypopyon et de pratiquer l'antisepsie péri-oculaire, lacrymale et conjonctivale, intra-oculaire et kératique. Les irrigations oculaires, l'ouverture de la chambre antérieure et la cautérisation ignée des lèvres infiltrées sont excellentes. La cautérisation doit être vigoureuse, profonde et répétée. On arrive ainsi à de bons résultats et on obtient ultérieurement une vision convenable. On pourra même conserver certaines cornées infiltrées, menacées de suppurations diffuses, et éviter la panophtalmie. Les injections sous-conjonctivales de sublimé, le froid et les mercuriaux sont d'ailleurs de précieux adjuvants.

Le fer rouge n'est employé dans la cure du *ptérygion* que depuis quelques années (G. MARTIN). Créer une plaie opératoire unie, activer la cicatrisation et au besoin modifier la nutrition et détruire les microbes, tel est le but complexe de l'application ignée. La cautérisation dans le ptérygion doit être large, mais prudente. Lorsque la lésion recouvre toute la moitié correspondante de la cornée, la pénètre profondément, il faut agir modérément avec le fer rouge et se tenir en garde contre une perforation de la chambre antérieure. L'ésérine et la compression constituent d'utiles auxiliaires.

VI. — PONCTION LOMBAIRE

La ponction lombaire peut être pratiquée dans un but diagnostique ou dans un but thérapeutique. Dans ce dernier cas, elle peut être suivie d'une injection sous-arachnoïdienne de substances anesthésiques ou de substances médicamenteuses.

INDICATIONS. — 1° *Diagnostic*. — En dehors de la syphilis, le cytodiagnostic après ponction lombaire peut être positif dans la névrite due à la méningite tuberculeuse, tandis qu'il est négatif dans les atrophies post-névritiques (DE LAPERSONNE). Dans la syphilis et les affections parasyphilitiques, dans les affections méningées tuberculeuses, la lymphocytose est très fréquente, tandis que dans les autres infections méningées avec ou sans névrite optique c'est la polynucléose qui caractérise le liquide céphalo-rachidien.

2° *Traitement.* — Dans les cas de stase papillaire qui est un signe de l'augmentation de la tension céphalo-rachidienne, la ponction lombaire peut être une méthode symptomatique ou curative de traitement. Elle peut être curative dans certaines méningites à pneumocoques chez les enfants (QUINCKE). C'est un traitement palliatif dans l'hydrocéphalie, certaines méningites chroniques ou autres affections endo-craniennes sans tendances congestives. BABINSKI et CHAILLOUS ont obtenu par la ponction lombaire la guérison complète ou l'amélioration des symptômes de compression dans des cas de névrite optique consécutive à un traumatisme cranien, à des méningites syphilitiques ou non. Dans les tumeurs cérébrales et surtout dans certaines tumeurs du cervelet, la ponction lombaire peut devenir dangereuse et a même occasionné la mort par hémorragie des tumeurs malignes très vascularisées.

3° *Injections sous-arachnoïdiennes.* — La rachi-anesthésie, appelée aussi méthode BIER-TUFFIER, utilise l'espace sous-arachnoïdien pour impressionner directement les centres nerveux réflexes à l'aide de la cocaïne, de la stovaine, etc., et provoquer une anesthésie locale. Cette méthode n'a pas d'application en oculistique. Les injections de substances médicamenteuses (iodure de potassium, etc.) dans l'espace sous-arachnoïdien expérimentées par JABOULAY et d'autres ne sont pas encore bien réglées et ne nous intéressent pas ici.

Instruments. — Longue aiguille de PRAVAZ ou aiguille spéciale de TUFFIER en platine iridiée, de 8 centimètres de long et 1 millimètre de diamètre, avec biseau terminal très court. Les aiguilles en acier sont plus résistantes et sont aussi bien stérilisables. Un mandrin est utile.

Technique. — Le malade assis, les jambes pendantes, est fortement courbé en avant pour faire saillir la région lombaire ; couché, il prend la position de « chien de fusil », les cuisses fléchies. La région est soigneusement aseptisée, l'aiguille flambée. On va à la recherche du 4ᵉ espace interlombaire. Une ligne transversale joignant les deux crêtes iliaques, à leur partie la plus élevée, passe au-dessous de l'apophyse épineuse de la 4ᵉ vertèbre lombaire et marque le 4ᵉ espace à ponctionner. On enfonce l'aiguille à 1 centimètre au plus de la ligne médiane juste au-dessous du point jalonné et on la dirige en avant et en dedans, de façon à croiser le plan médian antéro-postérieur à une profondeur de deux centimètres et demi à trois centimètres. Après avoir traversé la peau, on rencontre la résistance des ligaments jaunes ; celle-ci vaincue, on est dans l'espace sous-arachnoïdien. Le mandrin enlevé, les gouttes limpides du liquide céphalo-rachidien tombent d'autant plus rapides que la pression cranio-rachidienne est plus élevée.

CHAPITRE V

ANAPLASTIE

L'anaplastie ou anaplasie — ἀναπλάσσειν, — a pour objet de rétablir la forme des parties détruites ; elle comprend l'autoplastie et la greffe ou hétéroplastie.

Elle convient, en oculistique, à un grand nombre de cas et peut être divisée en palpébrale, conjonctivale ou globaire.

Autoplastie. — Ici le lambeau appartient au sujet et reste pédiculé, au moins provisoirement, à son point d'origine. L'autoplastie comprend les méthodes française, indienne, italienne, qui contiennent elles-mêmes un très grand nombre de procédés.

La *méthode française* consiste dans l'emploi de lambeaux obtenus, au niveau de la plaie à combler, par glissement, inclinaison, pivotement (Denonvilliers), ou disposés en anse (L. Tripier). Après anesthésie générale ou locale, on dissèque la peau autour de la plaie vive ou avivée, on la mobilise, puis, après coaptation exacte des bords, on suture ; ou bien on taille un lambeau au niveau de la plaie, on le pédiculise largement et on le glisse ou on le fait pivoter de manière à la recouvrir exactement. Son emploi est de beaucoup le plus fréquent. On doit rechercher des lambeaux amples et souples, tenir compte des poils et observer rigoureusement les règles de l'antisepsie.

Dans la *méthode indienne*, on se sert de lambeaux taillés dans le voisinage de la plaie, lambeaux que l'on applique en tordant leur pédicule comme dans la rhinoplastie frontale. On l'utilise plus rarement. Les lambeaux doivent être très amples pour tenir compte de la rétraction.

La *méthode italienne* est une autoplastie à grande distance de la plaie. P. Berger a perfectionné cette méthode italienne et renouvelé les procédés des frères Tagliacozzi en rendant ces opérations plus pratiques. On se sert, pour les paupières, de la peau du bras qu'on maintient avec un appareil inamovible au-dessus de la tête.

L'*autoplastie muqueuse* peut être pratiquée, soit qu'on utilise la conjonctive, soit qu'on emploie la peau, celle-ci devenant muqueuse ; on lui préfère toutefois l'hétéroplastie.

Hétéroplastie. — C'est la véritable greffe. Le lambeau est pris à un autre sujet ou au même sujet (Lefort), mais complètement et d'emblée détaché. Cette méthode remonterait aux anciens fakirs de l'Inde.

L'hétéroplastie est surtout connue depuis Reverdin qui, en 1869, sema sur les plaies des greffes épidermiques et depuis Ollier qui, en 1872, préconisa les greffes dermo-épidermiques ; Thiersch employa ultérieurement de grands lambeaux dermo-cutanés ; Lefort (1872) et plus tard Wolfe (1875) appliquèrent aussi de véritables lambeaux cutanés à la blépharoplastie.

La méthode d'Ollier-Thiersch et celle de Lefort-Wolfe ont quelques applications, mais, en général, on devra préférer l'autoplastie quand elle sera seulement possible, même avec du tissu cicatriciel, pour la confection des lambeaux.

L'*hétéroplastie muqueuse* a été appliquée à la conjonctive. Les muqueuses labiale, rectale, vaginale ont été greffées. On a fait de la muqueuse avec de la peau comme de la peau avec de la muqueuse. Nous avons aisément et plusieurs fois transplanté la muqueuse labiale sur la conjonctive et remplacé le bord ciliaire muco-cutané par la peau de la joue ou du front, mais sans grand avantage définitif.

Pour la *greffe épidermique de Reverdin*, on taille sur les membres avec un rasoir ou un bistouri, en dédolant, de petits lambeaux épidermiques ou plutôt dermo-épidermiques puis on les dépose les uns à côté des autres sur la plaie du côté de leur face profonde et on les y maintient avec un pansement contentif. Chaque îlot épidermique devient un foyer de génération cicatricielle.

Dans la *greffe dermo-épidermique d'Ollier*, les lambeaux comprennent une partie du derme et sont plus longs, mais leur cueillette et leur disposition restent les mêmes.

La *greffe de Thiersch* est analogue à celle d'Ollier et n'en diffère que par l'étendue parfois très grande des lambeaux atteignant jusqu'à 8 et 10 centimètres de long sur 3 ou 4 de large. On les dispose les uns contre les autres, parfois imbriqués. La taille des lambeaux doit être faite, la peau bien tendue, et très soigneusement avec un rasoir bien affilé ; il est d'ailleurs souvent difficile de leur donner une largeur et une épaisseur uniformes.

On récolte ces greffes sur la face externe de la cuisse, du bras ou de l'avant-bras ; on peut même emprunter des lambeaux à un autre sujet, en évitant ceux qui sont suspects de tuberculose ou de syphilis. L'anesthésie est utile, l'hémostase nécessaire, l'antisepsie de rigueur. La plaie doit être récente ou avivée par le raclage des bourgeons charnus.

La *greffe à lambeau cutané de Lefort et Wolfe* exige un lambeau unique, un peu ample (1, 3 en plus à cause de la rétraction), dépouillé de son panicule adipeux. Quelques sutures et une compression légère ; parfois le lambeau tient sans sutures sous un pansement bien exactement appliqué.

Zooplastie. — La peau ou la muqueuse labiales ont été utilisées comme greffe cutanée ou muqueuse. La muqueuse linguale ou palatine du veau, la peau axillaire de poulet, n'ont pas donné de bons résultats. La peau du dos de la grenouille a eu plus de succès et est encore employée. La conjonctive du lapin est utilisée dans la zooplastie muqueuse, mais s'enroule facilement et reste peu maniable.

La *transplantation de la cornée* a été tentée bien des fois (Wolfe), mais sans résultat appréciable. Toutefois von Hippel, en ménageant la membrane de Descemet, a pu enlever au trépan des portions de la cornée opaque et les remplacer par de la cornée transparente; il aurait eu quelques succès.

La *transplantation totale* du globe, de l'animal à l'homme, malgré l'antisepsie et une exacte coaptation, n'a jamais donné de résultat satisfaisant (Chibret, Bradford, Rohmer); il n'y a pas eu soudure optique, ou bien il s'est produit une résorption rapide et presque complète de l'œil. Toutefois, Lagrange a pu obtenir des moignons satisfaisants en greffant l'œil du lapin au-dessous des muscles droits, après l'énucléation.

Indications de l'anaplastie. — L'anaplastie est applicable à tous les cas où la restauration, soit de la forme, soit de la fonction est nécessaire ou seulement désirable.

Pour certains symblépharons, les entropions granuleux, la plupart des ectropions, l'anaplastie paraît indispensable. Il en est de même après l'ablation des grosses tumeurs et surtout des larges épithéliomes si fréquents aux paupières. Verneuil et Valude, toutefois, défendent l'anaplastie secondaire, préférant n'appliquer de lambeau qu'après que la zone opératoire a été comblée partiellement par la cicatrisation. On peut ainsi, d'ailleurs, mieux surveiller la plaie et réagir promptement contre toute repullulation néoplasique.

L'*autoplastie* est préférable à la greffe hétéroplastique ou zooplastique toutes les fois qu'elle est possible. Les partisans de la greffe ont accusé l'autoplastie de faire une nouvelle plaie, des cicatrices faciales, d'être irrationnelle, désagréable, et d'entraîner, en cas d'échec, une perte de substance. En réalité, plaies et cicatrices sont minimes, les téguments font rarement défaut, le tissu cicatriciel, sauf quand il est adhérent, peut servir de lambeau et les échecs restent exceptionnels. Au point de vue cosmétique même, le lambeau autoplastique normalement coloré est plus agréable que l'hétéroplastique qui reste blafard, boursouflé et pâle. L'autoplastie par glissement ou pivotement vaut mieux que l'autoplastie à distance. Un cas de Berger, où les deux méthodes furent comparativement employées chez le même sujet, démontre la supériorité de l'autoplastie. Enfin, et c'est là le point le plus important, les résultats éloignés, excellents dans l'autoplastie, deviennent très mauvais dans l'hétéroplastie.

Les *greffes dermo-épidermiques* d'Ollier-Thiersch sont utiles, mais seulement quand l'anaplastie doit être superficielle, qu'il s'agit de cicatriser en surface rapidement une plaie cutanée, de sécher cette plaie; dans des cas où il faut boucher un trou (Socin), elles sont insuffisantes. Pour la paupière, on ne les emploiera que sur les plaies faciales, sans rétraction notable, après les ablations d'épithéliomas cutanés ayant respecté le muscle orbiculaire et le tarse. Landolt, dans un cas, a pu guérir ainsi, par greffes dermo-épidermiques, la plaie créée par la taille d'un lambeau autoplastique.

Les *greffes de Reverdin* ne conviennent qu'aux plaies bourgeonnantes et ont peu d'application en oculistique.

Les *greffes zooplastiques* ne sont avantageuses que pour la cicatrisation superficielle.

En résumé, l'*autoplastie par la méthode française* est pour nous le procédé de choix ; on doit tout faire pour le réaliser, et il convient à la grande majorité des cas.

L'autoplastie par la *méthode italienne modifiée* est réservée aux cas où l'autoplastie simple est impossible ; elle est parfois indiquée.

La *greffe cutanée* de LEFORT et WOLFE est un procédé de nécessité qu'on appliquera aux cas dans lesquels l'autoplastie française ou italienne paraît irréalisable et où il existe une perte de substance à réparer.

Les *greffes dermo-épidermiques* d'OLLIER et THIERSCH s'appliquent seulement aux cicatrisations superficielles, aux plaies cutanées dans lesquelles on veut éviter toute rétraction ultérieure et où il n'y a pas un trou à combler.

Enfin les *greffes épidermiques* de REVERDIN ne conviennent qu'à l'épidermisation dans les plaies bourgeonnantes superficielles.

CHAPITRE VI

PROTHÈSE OCULAIRE. — ŒIL ARTIFICIEL

La prothèse oculaire a pour objet habituel l'application d'un œil dans un but esthétique ou thérapeutique.

Dans les brûlures, l'œil artificiel peut empêcher la production d'un symblépharon ; dans l'évidement ou l'énucléation, il évite l'entropion et corrige la mutilation opératoire ; enfin, dans l'atrophie totale ou partielle du globe, il donne au sujet une physionomie à peu près ou absolument normale.

Le côté esthétique est aussi intéressant que le côté thérapeutique ; en tout cas, il n'est pas à dédaigner, car il constitue un facteur très important dans la vie sociale. Que d'employés, d'ouvriers, de domestiques ne trouveraient pas d'emploi sans un œil artificiel ; que de personnes qui, avec la meilleure volonté, ne pourraient conserver à leur côtés des serviteurs présentant une orbite vide ou un œil mutilé et qui les acceptent volontiers, sciemment ou inconsciemment, avec un œil artificiel !

Ajoutons enfin que, chez les enfants énucléés, le port d'un œil artificiel atténue quelque peu le rétrécissement de l'orbite et l'asymétrie faciale consécutive.

Historique. — MAUCHART (1749), RITTERICH (1852), PANSIER (1894) ont bien étudié la question ; ce dernier en a fait un soigneux historique. Les anciens, Égyptiens, Grecs et Romains, appréciaient déjà les yeux artificiels à leur juste valeur. On en rencontrait sur les momies ou leurs statues comme aujourd'hui sur nos poupées. Ces yeux étaient en bronze, en argent, recouverts d'émail ; PHIDIAS, pour la statue de la Minerve du Parthenon, figura, dit-on, l'iris avec une pierre particulière. Il existait aussi des oculacistes.

Paul d'Égine fait la description de l'œil artificiel. Ambroise Paré donne la figure d'yeux en or émaillé et de couleur se rapprochant du naturel ; il conseillait même, quand les adhérences conjonctivales empêchaient l'introduction de l'œil, le port d'une plaque de cuir sur laquelle cet œil était peint. La plaque s'appliquait sur les paupières et était maintenue autour de la tête par une tige flexible analogue aux branches en corde de certaines lunettes actuelles. Il appelait cette pièce *ecblepharos*, par opposition aux pièces ordinaires ou *hypoblepharos*.

Dès le xviii° siècle, les yeux métalliques, trop lourds et mal adaptés à la cavité orbitaire, furent remplacés par des yeux en verre dont Venise eut longtemps le monopole ; on en fit plus tard en faïence, en porcelaine (Serck), puis enfin en émail.

Un grand perfectionnement fut réalisé au commencement du siècle sous les auspices de François Hazard, qui obtint des yeux artificiels avec cornée, iris, chambre antérieure et sclérotique, de couleurs normales ; il réussit si bien qu'on eut souvent de la peine à distinguer l'œil artificiel de l'œil naturel. Hazard donna à l'œil une forme ovoïde, une face antérieure convexe, une face postérieure concave, une grosse extrémité externe, une petite extrémité interne, avec échancrure au niveau vers la caroncule lacrymale ; il varia les formes, les adapta aux vastes excavations de l'évidement orbitaire ou de l'énucléation large, aux moignons les plus volumineux ou les plus petits ; il les sculpta, les tailla pour s'appliquer aux brides, aux excroissances ; bref, il obtint du premier coup une perfection presque absolue. Boissonneau a imaginé aussi des formes spéciales, des yeux devenant à volonté droits ou gauches et obtenu une dureté particulière ; il a, enfin, appliqué des yeux artificiels sur des yeux de volume normal, sur des staphylomes, etc. Grâce à lui, Paris eut un temps le monopole des yeux artificiels vraiment artistiques ; mais depuis le milieu du siècle, l'Allemagne a développé cette industrie et lutte aujourd'hui avec notre pays.

Les simples coques de verre sont parfois appliquées sur l'œil pour y maintenir des topiques ou mieux pour éviter, dans les brûlures, la production du symblépharon.

On a, enfin, proposé des verre de contact (Fick, Sulzer) pour corriger les déformations cornéennes du kératocone, de l'astigmie irrégulière ; des verres, bien taillés, sont exactement maintenus contre l'œil par une goutte de la solution physiologique de chlorure de sodium, corrigent les irrégularités de courbure et donnent, pendant quelques heures, une meilleure vision.

Fabrication. — La matière habituelle des coques est l'émail, verre opaque, très fusible et peu cassant, différant notablement du verre ordinaire par sa composition chimique :

Émail.		Verre.	
Silice	30	Silice	69
Potasse	20	Chaux	13
Oxyde de plomb	40	Soude	15
Oxyde d'étain	10	Alumine	2

On l'emploie en tubes diversement colorés par des oxydes de cobalt pour le bleu, de cuivre pour le rouge, de chrome pour le vert, d'uramine pour le jaune, etc. On le travaille au chalumeau. L'ouvrier souffle un tube en émail blanc et lui donne une forme ovoïde; il applique au centre avec un crayon d'émail noire une pupille, puis autour, avec des crayons de couleurs variées, il représente l'iris ; il recouvre le tout avec une grosse goutte d'émail transparent qui simule la cornée ; enfin il dessine à l'émail rouge les vaisseaux conjonctivaux. Ce procédé est le plus rapide. On peut, aussi, souffler une boule d'émail puis la creuser à son centre de manière à recevoir un disque irien travaillé à part soigneusement. On peut enfin saupoudrer la boule blanche de poussière d'émail donnant la teinte de la sclérotique, de l'iris, de la pupille et vitrifier l'ensemble au chalumeau. Dans tous les cas, on taille des coques, on les polit et on leur donne la forme que l'on désire.

La perfection de l'œil artificiel dépend de la qualité de l'émail, de ses teintes, du procédé de fabrication et de l'habileté de l'ouvrier.

Les yeux à iris rapporté, à chambre antérieure manifeste, à couleurs et dessins naturels. sont les plus parfaits. La forme, le volume, l'épaisseur, le poids, diffèrent suivant les besoins de chaque cas particulier.

Les yeux suisses et allemands sont à bon marché et assez convenables ; ils reviennent au fabricant, paraît-il, à un franc pièce en moyenne. Les yeux de Paris sont plus artistiques, mais aussi un peu plus chers.

Les yeux en verre proprement dit ne servent guère. Pour la prothèse, ils sont trop défectueux, on les emploie seulement à titre provisoire, pour séparer le globe de l'œil des paupières dans les brûlures, les symblépharons opérés, etc.

Mobilité. — Les yeux artificiels offrent non seulement l'aspect des yeux naturels mais, dans une certaine mesure, leur mobilité ; celle-ci est variable suivant le degré de l'évidement orbitaire, le volume, la forme du moignon prothétique.

L'évidement complet de l'orbite est incompatible avec les mouvements de l'œil artificiel ; la mobilité était minime quand, avant BONNET, on excisait avec le globe tous les tissus péri-oculaires, muscles et capsule de Tenon ; elle est assez grande avec l'énucléation actuelle qui conserve toutes les parties péri-oculaires ; elle subsiste même à peu près normale dans l'éviscération ou l'évidement oculaire, l'amputation du segment antérieur, toutes les fois, en un mot, qu'il reste un moignon important.

On peut apprécier le champ d'excursion de l'œil artificiel comme celui de l'œil naturel, au périmètre (TRUC) ; les chiffres obtenus montrent que, dans bien des cas, la mobilité de l'œil artificiel est presque normale. L'aspect et la mobilité de l'œil donnent alors une illusion complète et masquent complètement la difformité oculaire.

Indications. — Nous avons dit que les indications de la prothèse oculaire sont généralement très nettes et dictées autant par la thérapeutique que par l'esthétique. Il y a là non pas une simple question de luxe, comme on le croit trop souvent, mais aussi de convenance et de nécessité.

On conseillera donc le port d'un œil artificiel dans l'évidement orbitaire, l'énucléation, l'éviscération ou l'évidement du globe, l'amputation du segment antérieur.

Les moignons indolores et les yeux atrophiques non susceptibles de sympathie sont compatibles avec la prothèse ; les moignons irritables, par contre, devront être préalablement enlevés ; enfin, l'ectropion lacrymal, l'atrésie du sac conjonctival seront, le cas échéant, préalablement modifiés par un traitement ou des opérations appropriés.

Choix des pièces. — Le choix d'un œil artificiel est chose délicate, car les conditions à remplir sont multiples et variées. L'œil doit présenter l'aspect du congénère, sa couleur, sa pupille, sa physionomie irienne et offrir un volume approprié, une forme adaptée aux particularités du moignon ou de la cavité orbitaire. La photographie rendra quelques services et la photographie des couleurs peut être de plus grands encore. En attendant, on peut faire des yeux sur mesure après moulage orbitaire ou les choisir dans une collection. Les moulages en plâtre, en cuir ramolli, en plomb, en caoutchouc (DUJARDIN), en gutta-percha ramollie (PANSIER), travaillés et essayés sont peu pratiques, mais les collections dont on dispose en province restent, malgré leur importance, absolument insuffisantes. On fera pour le mieux, selon la circonstance. Si imparfait que soit l'œil choisi, il rendra de précieux services. On peut, d'ailleurs, fournir au fabricant des indications descriptives détaillées.

Prescription de l'œil artificiel. — Elle doit être d'autant plus exacte qu'on n'a pas un oculariste sous la main et qu'on ne peut se rendre auprès de lui.

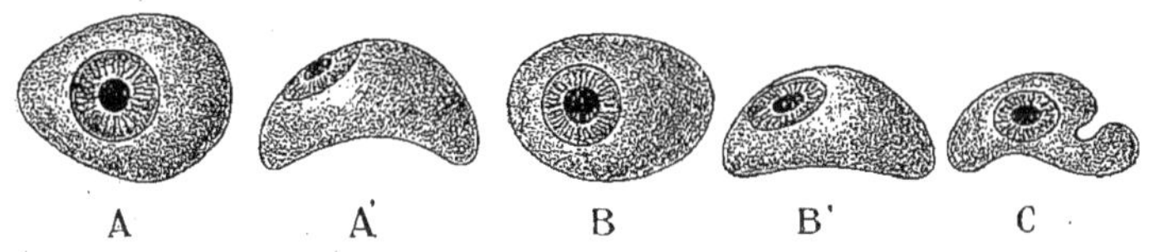

Fig. 227.

A, B, yeux vus de face. — A', B', de profil. — C, œil échancré pour bride cicatricielle.

On donne d'abord le signalement de l'œil existant : dimensions, couleur et vascularisation conjonctivales, aspect de l'iris, diamètre de la pupille au repos, étendue et forme de la cornée. On indique ensuite l'état de la cavité qui doit recevoir l'œil artificiel : existence d'un moignon, ses dimensions, sa forme, sa mobilité ; loge conjonctivale profonde, large, étroite, brides cicatricielles ; état des paupières, ectropion, etc. Il est utile, s'il existe déjà un œil artificiel convenable, de l'expédier en indiquant les modifications désirables. Enfin, il est toujours prudent de demander, pour le choix, plusieurs pièces au fabricant.

Pose de l'œil. — Celle-ci exige, sinon de l'asepsie, au moins de la propreté et une certaine habitude. Après cocaïnisation, s'il y a lieu, on saisit la pièce par le bord inférieur ou dans le sens horizontal et, la grosse extrémité en dehors, la petite en dedans, l'échancrure en bas, la convexité en avant, on l'insinue sous la paupière supérieure, puis on maintient l'œil dans cette position et on dégage la paupière inférieure.

Ablation. — L'enlèvement de l'œil se fait en sens contraire de la pose. On abaisse la paupière inférieure et on fait, en appuyant sur la pièce, basculer son bord inférieur puis, dès qu'il apparaît, on l'extrait par simple traction. Si l'œil est volumineux ou retenu par contraction des paupières, on peut insinuer la tête d'une épingle sous son bord inférieur, vers la partie interne ; on soulève alors la pièce et, par simple traction, on l'amène à l'extérieur.

On recommande, au début, de tenir devant le sujet un linge ou mouchoir étendu pour recevoir l'œil, car, sans cette précaution, on s'expose à le laisser tomber et à le casser.

Soins. — Ceux qu'exige le port de l'œil artificiel sont des soins de propreté. On devra nettoyer la cavité péri-oculaire ou orbitaire avec de l'eau boriquée, au besoin avec une petite poire à injections ; il faut aussi, avant d'appliquer l'œil, le laver et même le désinfecter. Il importe, quand on le quitte, de le nettoyer avec de l'eau simple ou boriquée et de le placer non dans un verre d'eau, comme on le dit et comme on le fait, mais dans une boîte et du coton souvent renouvelé. On peut le tremper dans l'eau avant de le remettre en place.

Usage. — Au début, s'il existe un moignon important, on usera discrètement de l'œil artificiel et on tâchera de le faire graduellement supporter.

Après une énucléation, il sera bon d'obtenir, avant la pose de la coque d'émail, la cicatrisation définitive de la plaie conjonctivale ; il est même prudent d'attendre la disparition de toute sensibilité locale, environ 10 à 15 jours. Toutefois on pourra souvent choisir l'œil artificiel, quand le malade ne peut être suivi, dès le premier, le second et le troisième jour après l'opération.

L'œil artificiel peut être gardé en permanence si c'est nécessaire. Il est bon néanmoins de ne pas en abuser et de le porter seulement dans la journée ; on fera même bien de le sortir plusieurs fois par jour pour en faire la toilette. Au bout de quelques heures, d'ailleurs, la cornée se recouvre souvent d'un enduit muqueux qui devient terne et donne un aspect vitreux désagréable ; une toilette bi-quotidienne est avantageuse à tous égards. Il s'accumule assez souvent un peu de mucus derrière l'œil, et malgré une échancrure que l'on a pu ménager à la partie inféro-interne de la pièce, l'écoulement n'est complet qu'après ablation de celle-ci.

Les yeux artificiels anciens s'érodaient rapidement, après quelques mois ; ceux d'aujourd'hui durent un an, parfois deux ou trois ans, mais ils finissent toujours par perdre leur brillant, leur poli et causer de l'irritation conjonctivale. Il faudra donc les changer de temps à autre. Enfin, l'habitude permet à la longue de supporter des pièces plus volumineuses qu'au début; il faut, toutefois, ne rien exagérer et il est bon, à tous égards, de pouvoir obtenir l'occlusion complète et facile des paupières.

Diagnostic. — Question futile en apparence, très utile en réalité. Un médecin sera toujours confus si, consulté, il prend pour un œil malade une pièce artificielle.

L'œil artificiel est encore assez brillant, mais moins mobile que le congénère, la pupille est fixe, la sclérotique peu ou mal vascularisée; enfin, il existe un sillon oculo-palpébral généralement marqué. Ce sillon, que l'on a cherché inutilement et difficilement à masquer ou à diminuer par des procédés chirurgicaux ou prothétiques supplémentaires, est un symptôme important, qui, à lui seul, peut caractériser la présence d'un œil artificiel.

SEPTIÈME PARTIE

OPÉRATIONS SPÉCIALES

Les opérations qui se pratiquent sur l'œil ou les annexes sont fort nombreuses. Elles comportent des méthodes et des procédés à indications ou contre-indications multiples. Ces dernières ont été posées dans les divers chapitres de la pathologie, et l'on pourra s'y reporter à propos des affections particulières, mais il paraît utile de les rappeler. Chaque opération comportera donc, au point de vue chirurgical : 1° l'énoncé des indications ; 2° l'énumération des principaux instruments ; 3° la description technique des méthodes et des procédés opératoires. Nous donnerons, en général, les procédés usuels et nous passerons sous silence ceux qui paraissent d'une utilité contestable ou exceptionnelle.

CHAPITRE PREMIER

APPAREIL LACRYMAL

On s'occupait autrefois à peu près exclusivement du traitement de la dacryocystite avec tumeur ou phlegmon (anchylops ou ægylops) et de la fistule lacrymale ; on s'en tenait surtout à la destruction par le feu. Anel et J.-L. Petit pratiquèrent ensuite la canalisation temporaire. Enfin, Bowman mit en œuvre le cathétérisme méthodique. La dilatation forcée de Weber et la stricturotomie de Stilling trouvèrent plus tard quelques indications. De nos jours, on est devenu très éclectique. Le cathétérisme a pour objet le rétablissement physiologique des voies lacrymales ; on doit préférer, toutefois, les petites sondes aux grandes et pratiquer des injections antiseptiques modificatrices de la muqueuse. Le curéttage du sac, sa cautérisation, sa destruction même par les cautères, les caustiques et l'ablation, sont dans certains cas employés. Enfin, l'ablation des glandes orbitaires ou palpébrales, en présence de larmoiements rebelles, complète heureusement cette thérapeutique spéciale.

Les opérations lacrymales portent sur les voies d'excrétion, points, conduits, sac, et sur les organes de sécrétion, les glandes lacrymales.

Les premières comprennent la dilatation des voies lacrymales ou cathétérisme et les diverses interventions sur le sac lacrymal, incision, curettage, cautérisation, ablation, occlusion fistulaire ; les secondes embrassent la destruction sur place ou l'ablation des glandes orbitaires et palpébrales.

I. — DILATATION DES POINTS ET CONDUITS LACRYMAUX

Indications. — Atrésie et occlusion des points ou des conduits lacrymaux.

Instruments. — Stylet conique ou épingle flambée, sondes.

Opération. — La paupière correspondante est attirée en dehors et légèrement éversée pour découvrir le point lacrymal ; le stylet conique, au besoin la pointe d'une épingle préalablement flambée, est introduit d'abord verticalement à travers l'orifice lacrymal de 1 ou 2 millimètres, puis horizontalement dans le sens des conduits lacrymaux, par un mouvement combiné de pression et de vrille ; quand la dilatation paraît suffisante, l'instrument est retiré par simple traction.

II. — INCISION DES POINTS ET CONDUITS LACRYMAUX

Indications. — Atrésie, saillie excessive des points lacrymaux, atrésie des conduits, dacryocystites, ectropion.

Instruments. — Stylet conique, couteau de Weber.

Opération. — Le couteau boutonné de Weber est introduit directement ou après dilatation par le stylet conique, à travers le point et le conduit lacrymal, le tranchant dirigé vers le bord libre palpébral, du côté du globe oculaire. La paupière est tendue vers la commissure externe et l'œil du patient dirigé en dehors. Par la simple pénétration de la lame ou un mouvement de bascule de l'instrument, en relevant plus ou moins le manche, on sectionne à volonté le point lacrymal seul, une partie ou bien la totalité du conduit lacrymal.

La douleur est légère et l'hémorragie insignifiante.

Si l'ouverture doit être maintenue, il devient nécessaire, durant quelques jours, de séparer, avec un stylet ou une sonde, les lèvres agglutinées de la plaie lacrymale.

III. — CATHÉTÉRISME

Indications. — Atrésie ou occlusion des voies lacrymales, exploration simple, exploration des corps étrangers.

Instruments. — Stylet conique, couteaux de Weber et de Stilling, sondes creuses de Bowmam, sondes creuses de de Wecker, seringue d'Anel, tube-siphon pour irrigations, fils de plomb ou d'argent, en crosse pour sonde à demeure, etc.

Opération. — Le point et le conduit lacrymaux supérieurs ou inférieurs étant dilatés ou incisés, la paupière correspondante légèrement tendue en dehors et éversée, la sonde est introduite d'abord verticalement, puis horizontalement dans le conduit lacrymal jusque dans le sac. On a la sensation d'être dans le sac, après avoir surmonté la faible résistance du conduit commun, quand on butte contre la paroi rigide de l'unguis et surtout lorsque l'instrument dans un léger mouvement de va-et-vient horizontal, n'entraîne pas avec lui les paupières ; dans le cas contraire, on n'est pas dans le sac et il ne faut pas forcer sous peine de faire une fausse route.

La sonde étant dans le sac, la paupière un peu relachée, on relève l'instrument, en le faisant pivoter sur sa pointe contre la gouttière de l'unguis et on le dirige dans le sens du canal nasal, en bas, en arrière et en dehors. Une certaine pression conduit alors dans le canal jusqu'au méat inférieur. On sent nettement que la sonde est en bonne voie à l'absence de résistance excessive ; le patient accuse, d'ailleurs, sa pénétration dans la cavité nasale.

La sonde doit être légèrement recourbée, la concavité en avant, chez les sujets dont l'arcade sourcilière est proéminente ; arrivée à la partie inférieure du canal nasal, on la retire quelque peu pour tourner la cavité en arrière de manière à l'adapter à la forme en S renversée du conduit lacrymonasal.

Le *débridement* large du sac lacrymal s'obtient par le cathétérisme avec le couteau boutonné de Weber et surtout avec le fort couteau de Stilling pour la *stricturotomie*. On tire sur la commissure externe de manière à tendre le tendon de l'orbiculaire et le ligament latéral interne, puis on sectionne ce dernier en enfonçant l'instrument la lame en avant. Une sensation de craquement fibreux et de résistance vaincue indiquent la fin de la manœuvre. Il survient généralement une légère hémorragie.

Les *irrigations* peuvent être faites directement à travers les voies lacrymales, avec la seringue d'Anel, une poire armée d'une canule lacrymale, ou par la sonde creuse privée de son mandrin. Un tube-siphon pourvu de canule et adapté à un vase élevé permet des irrigations abondantes et prolongées. Il importe, toutefois, de ne pas pousser du liquide sous pression sans s'être assuré d'un facile écoulement, car on pourrait en cas d'obstacle, le faire fuser dans le tissu cellulaire palpébral ou péri-oculaire. Avec du nitrate d'argent ou du chlorure de zinc, des accidents graves de sphacèle ont été parfois ainsi produits.

Les *instillations* dans les voies lacrymales se font avec la seringue d'Anel ou celle de Guyon. Elles doivent être portées dans le sac, peu abondantes et concentrées. Le nitrate d'argent est surtout employé en solution au 10e, 20e ou 50e.

Des *sondes à demeure* sont parfois introduites et maintenues plus ou moins longtemps. En argent, en plomb, en celluloïd, en os décalcifié, elles sont facilement supportées (GUAITA).

On peut, enfin, pratiquer l'*électrolyse* pour obtenir une rapide dilatation (LAGRANGE). Il suffit d'adapter à une fine sonde le pôle négatif d'une pile à courant continu et de faire agir, pendant quelques minutes, 4 ou 5 milliampères. La muqueuse lacrymale s'assouplit et permet ensuite plus facilement le passage des sondes.

IV. — INCISION DU SAC

Indications. — Dacryocystite muqueuse ou purulente, dilatation du sac, sténose complète des conduits.

Instruments. — Bistouri ou couteau de de Græfe, sondes, seringue d'Anel.

Opération. — Le sac reconnu à son siège et à sa saillie pathologique, la paupière tirée en dehors de manière à faire saillir le ligament latéral interne, on ponctionne au-dessous de ce ligament, le tranchant en bas et un peu en dehors, jusqu'à ce que l'on voie sortir le liquide ou le pus lacrymal. On agrandit ensuite l'incision à volonté dans le sens indiqué.

V. — CURETTAGE DU SAC

Indications. — Dacryocystite muqueuse ou purulente, fongosités, dilatations et fistules du sac, ostéites lacrymales.

Instruments. — Bistouri ou couteau de de Græfe, curette simple ou fenêtrée de Terson, sondes, seringue d'Anel.

Opération. — Elle consiste à vider le sac lacrymal de ses produits morbides et à racler ses parois altérées. On agit par la voie cutanée, après incision du sac, ouverture spontanée, à travers une fistule et par voie naturelle, enfin, à travers le conduit supérieur largement sectionné ou dilaté.

La *voie cutanée*, avec la curette de VOLKMANN, est préférable, car elle conduit directement dans le sac et, par de rapides mouvements de raclage, permet un nettoyage complet.

La *voie muqueuse* est plus étroite, mais cependant praticable avec la curette fenêtrée et flexible de Terson. Le raclage du sac est néanmoins plus laborieux et moins complet surtout en haut, au-dessus du ligament latéral interne.

Des *irrigations* abondantes des voies lacrymales et un peu de compression terminent avantageusement le curettage. Nous y ajoutons fréquemment, dans les dacryocystites muqueuses ou muco-purulentes, la cautérisation directe du sac au crayon de nitrate d'argent.

VI. — CAUTÉRISATION DU SAC

Indications. — Dacryocystite muqueuse, fongueuse, purulente, dilatation du sac.

Instruments. — Électro ou thermo-cautère, cautère actuel, crayon de nitrate d'argent, crochets écarteurs des lèvres de la plaie ou épingles recourbées.

Opération. — La cautérisation chimique se pratique, à travers une ouverture cutanée, au chlorure de zinc ou mieux avec le crayon de nitrate d'argent vigoureusement porté dans le sac. Il est bon, pour éviter une cicatrice cutanée exagérée, d'écarter, avec le pouce et l'index gauches, les lèvres de la plaie et aussi d'appliquer des tampons ouatés imbibés d'eau boriquée froide pour diminuer la douleur.

Les cautères actuels, thermiques, galvaniques doivent être appliqués également dans le sac, à travers les lèvres écartées de la plaie et promenés sur toutes ses parties. Le contact sera rapide si l'on veut une cautérisation superficielle, et prolongé si l'on désire une destruction complète de la poche.

La rétraction cicatricielle consécutive entraîne d'ordinaire une oblitération rapide des voies lacrymales.

VII. — ABLATION DU SAC

Parmi les précurseurs de l'extirpation du sac, signalons Plattner 1724, Magni et Gotti 1862, Berlin 1868. Cette intervention a été vulgarisée surtout par Kuhnt en Allemagne, par Rollet en France.

Indications. — Toutes les dacryocystites avec dilatation du sac.

Instruments. — Écarteurs à griffes un peu larges, à trois dents ou écarteur de Müller.

Bistouri trapu et solide ou bistouri à résection.

Petite rugine courbe, assez tranchante.

Ciseaux droits et courbes.

Pinces à griffes.

Pinces hémostatiques.

Sonde cannelée.

Opération. — Incision de la peau — on commence *au-dessus* (Voelckers, Kuhnt) du ligament palpébral interne et non au-dessous, à $3^{mm},5$ — 4 millimètres en dedans de l'angle interne (A. Terson) en donnant à cette ligne d'incision une longueur telle qu'elle se termine à 8 ou 10 millimètres en dehors de la verticale. Terson utilise aussi un crochet à strabisme introduit dans le sac après incision en *totalité* du canalicule supérieur, pour servir de guide pour l'incision. Le bistouri doit couper à fond : la peau, les tissus sous-cutanés et le périoste jusqu'à l'os, en se tenant en dedans du sac qui reste contenu dans le lambeau externe de l'incision. L'hémorragie qui survient à ce moment (rameaux de l'artère angulaire de la face) peut être modérée par une injection préalable de cocaïne-adrénaline et par une bonne application des écarteurs (écarteur de Müller) et arrêtée par le tamponnement ; si nécessaire, on appliquera une pince hémostatique.

L'incision faite jusque sur l'unguis et la lèvre externe de la peau écartée, il faut dégager et isoler le sac. L'injection solidifiable de la cavité du sac est recommandée dans certains cas par Valude, qui emploie le blanc de baleine stérilisé

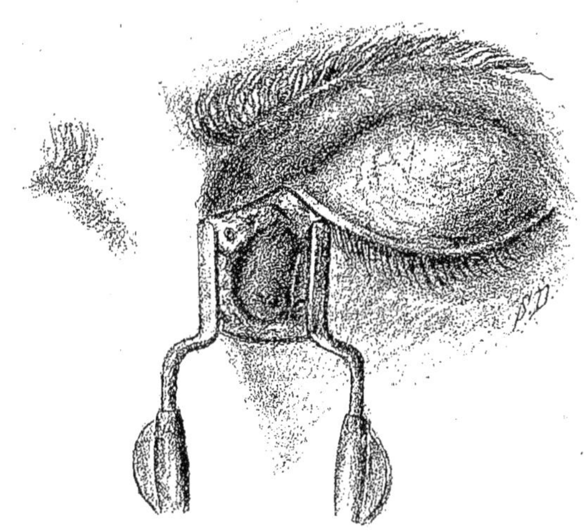

Fig. 228. — Ablation du sac.

qui fond à 49° et se solidifie à 48°. Le dégagement du sac s'opère de dedans en dehors en commençant par la fossette lacrymale et en se servant de la petite rugine courbe. La dissection du sac en haut et en dehors s'exécute ensuite avec les ciseaux courbes, avec la sonde cannelée, le moins possible avec le bistouri. Le plus grand soin sera apporté au dégagement supérieur du sac et mieux vaut sacrifier le ligament palpébral interne que manquer ce temps de l'opération. Le sac bien isolé de toutes parts, on l'attire au dehors avec une pince et on sectionne le plus bas possible avec des ciseaux.

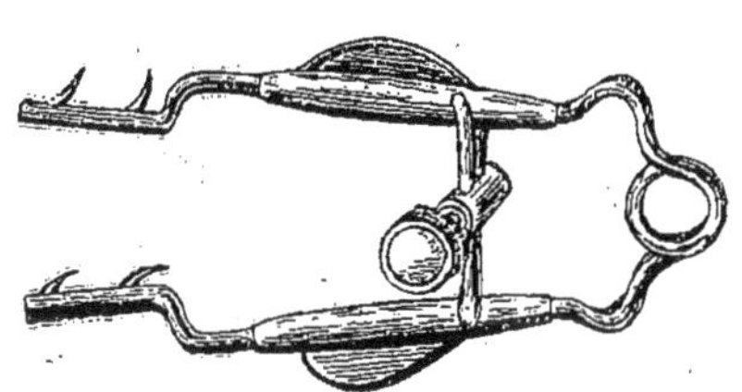

Fig. 229. Écarteur de Müller.

Dans certains cas, il est nécessaire de faire suivre l'extirpation du sac d'un curettage du canal nasal. Dans ces cas, il est prudent de drainer le canal curetté. Sinon, on peut introduire un crayon d'iodoforme dans l'orifice du canal nasal et suturer la peau avec ou sans drainage. Le pansement sera compressif pour empêcher la formation d'un épanchement sanguin profond et sera renouvelé pendant six à sept jours.

Anesthésie. — Valude donne la préférence à l'anesthésie générale au chloroforme. D'autres se contentent de l'anesthésie locale, par injections de cocaïne 1 p. 100, adrénaline 0,1 p. 100 ou de stovaïne-adrénaline qui est préférable à la méthode de Schleich.

VIII. — OCCLUSION DES FISTULES

Indications. — Larmoiement, irritation, gêne.

Instruments. — Cautères, bistouri fin, pinces à mors, crochets, ciseaux, aiguilles à sutures.

Opération. — La fistule, généralement capillaire, souvent presque imperceptible, peut être cautérisée dans toute sa profondeur, de manière à remplacer son revêtement épidermique par un tissu granuleux cicatriciel. Avec le rétablissement des voies lacrymales naturelles et un peu de compression, la guérison est possible. Dans les cas rebelles, toujours après cathétérisme, on enlève un petit entonnoir cutané comprenant la totalité de la fistule, et on suture largement. Pansement compressif et cathétérisme répétés.

IX. — ABLATION DE LA GLANDE ORBITAIRE

L'ablation de cette glande pour tumeurs ou hypertrophie est d'origine ancienne ; pour larmoiement, elle semble remonter seulement à P. BERNARD (1843), TEXTOR père (1847), et LAWRENCE (1867) ; ABADIE et TRUC l'ont préconisée chez les granuleux à larmoiement rebelle.

Indications. — Hypertrophie, tumeurs, dégénérescence de la glande ; larmoiement rebelle et incoercible.

Instruments. — Rasoir, bistouri, cautères, pinces hémostatiques, pinces à mors, sonde cannelée, ciseaux mousses, ligatures, aiguilles à sutures, etc.

Opération. — 1° *Dans l'hypertrophie et la dégénérescence.* Après anesthésie locale ou générale, le sourcil étant rasé, la région aseptisée, on incise plus ou moins largement sur la partie saillante de la tumeur, le long de la paupière ou mieux en plein sourcil externe, sur le rebord orbitaire. La peau, le fascia tarso-orbitaire sectionnés, on arrive sur l'enveloppe orbitaire et on reconnaît la glande à ses grains aplatis ou à sa dureté. On la soulève avec des pinces ou un double crochet, on la détache tout autour vers son pédicule vasculaire puis on la sectionne d'un coup de ciseaux. Une irrigation antiseptique arrête l'hémorragie assez abondante qui survient. On fait quelques sutures cutanées superficielles, on met au besoin un drain et on applique un pansement contentif.

VELPEAU, pour les grosses tumeurs, conseille une incision de dégagement en V dont une branche comprend la commissure externe et l'autre se dirige vers la tempe. La dissection du lambeau obtenu découvre alors largement l'angle externe de l'orbite et la fossette lacrymale. Ce procédé conviendra seulement aux dissections laborieuses, aux grosses tumeurs ou aux cas exceptionnels dans lesquels la glande orbitaire, luxée, ectopique ou méconnue, serait difficile à extraire.

2° *Dans le larmoiement rebelle*. — Anesthésie générale ou locale, sourcil rasé, région aseptisée. La paupière est abaissée fortement et le sourcil amené sur le rebord orbitaire au niveau de la fossette lacrymale qu'on doit reconnaître soigneusement au toucher. Une incision profonde, occupant le tiers externe du sourcil (HALPIN) est menée exactement sur le rebord orbitaire et jusqu'à l'os. Les lèvres de la plaie écartées et hémostasiées, on voit l'aponévrose oculo-orbitaire qui se confond avec la loge lacrymale périostique. On incise cette loge et la glande fait aussitôt saillie. On la reconnaît à son aspect rosé, grenu, à sa consistance dure et on la différencie aisément des pelotons adipeux jaunâtres, lisses, mous, situés plus en avant.

La glande est alors saisie avec une forte pince à larges griffes ou un double crochet, attirée en avant, puis, avec des ciseaux mousses ou le bistouri, détachée en tous sens, pédiculisée en arrière et enlevée rapidement. Il survient souvent une hémorragie assez abondante qu'on arrête par irrigation ou tamponnement. On met, enfin, deux ou trois points de suture superficiels, sans drain, et on applique un pansement contentif.

Il importe de ne pas inciser au delà du tiers externe du rebord orbitaire pour ne pas léser le releveur palpébral et provoquer de la ptose ; il paraît, enfin, inutile de continuer l'incision jusqu'à la commissure externe.

X. — ABLATION DE LA GLANDE PALPÉBRALE

La destruction totale ou partielle de la glande palpébrale a été pratiquée occasionnellement, comme complément de l'ablation orbitaire, par BERNARD et BADAL ; elle a été préconisée systématiquement, en 1888, par DE WECKER contre les larmoiements rebelles. Cette opération, moins grave que la précédente, ne laisse aucune cicatrice cutanée, mais, vu l'isolement des lobules glandulaires, elle reste nécessairement moins bien réglée.

Indications. — Larmoiements rebelles simples.

Instruments. — Écarteurs, harpon, pinces à fixation, à dents, hémostatiques, bistouri, ciseaux mousses, sutures, ligatures.

Opération. — La région peut être anesthésiée par une injection sous-conjonctivale de cocaïne pratiquée au niveau de la glande, au tiers externe du fornix. La paupière supérieure est retournée et relevée par le doigt ou un écarteur, le regard dirigé fortement, par le patient ou une pince à fixation, en bas et en dedans, la commissure externe tirée en dehors, de manière à faire saillir la glande dans le cul-de-sac. On incise à son niveau, au-dessus et au milieu de la saillie glandulaire, la conjonctive jusqu'à ce qu'apparaissent les grains glandulaires. On dégage soigneusement la glande de la conjonctive et d'une sorte de capsule sous-conjonctivale, vers la commissure externe, puis on la détache entièrement. Il survient une hémorragie parfois notable qu'on arrête par des irrigations froides ou des tampons imbibés de solution d'antipyrine (PANAS). Pas de sutures, pansement compressif. Il importe, dit

DE WECKER, de bien étaler la glande de manière à l'enlever intégralement, de circonscrire le champ opératoire et de ne pas faire d'incision inutile. L'ablation totale est toutefois difficile et incertaine. MEYER et CHIBRET, pour mieux énucléer la glande, insinuent, entre elle et le globe, un crochet à strabisme qui l'accroche en arrière et la luxe en avant ; les vaisseaux étant ainsi tiraillés et comprimés, l'hémorragie serait moindre.

Cette opération est bénigne et efficace dans les cas ordinaires. On peut toujours le cas échéant, la compléter par la précédente. Son action d'ailleurs tient probablement en partie à la section des conduits de la glande orbitaire et à leur occlusion cicatricielle ultérieure.

Partant de cette idée, BETTREMIEUX vient de conseiller la *cautérisation ignée du cul-de-sac* conjonctival au niveau de l'abouchement des canaux orbito-palpébraux. Plusieurs applications à quelques jours d'intervalle sont ordinairement nécessaires. La douleur est minime et le résultat, d'après notre observation, paraît assez favorable.

CHAPITRE II

PAUPIÈRES

Les opérations sur les paupières sont très nombreuses.

Nous étudierons la canthoplastie, la tarsorrhaphie, et celles que commandent l'entropion, l'ectropion, le ptosis, l'épicanthus, les tumeurs, les plaies et les corps étrangers.

I. — CANTHOPLASTIE

La canthoplastie — χαυθός angle de l'œil, πλάσσειυ former — est l'élargissement permanent de la fente palpébrale vers la commissure externe.

Indications. — Phimosis palpébral, congénital ou cicatriciel, blépharospasme, entropion, trachome, ulcérations graves de la cornée.

Instruments. — Blépharostat, ciseaux droits, pinces à griffes et hémostatiques, sutures.

Opération. — Elle consiste parfois dans la simple section de la commissure externe avec des ciseaux droits, une branche en dedans sur la muqueuse, une branche en dehors sur la peau ; c'est alors la *canthotomie*. La canthoplastie proprement dite comporte, en outre, la reconstitution muco-cutanée de la commissure externe.

Avec des ciseaux droits, pointus ou mousses, on saisit la commissure

externe, une branche sur la peau, l'autre sur la muqueuse, et on la sectionne
d'un seul coup jusque vers le rebord orbitaire. La section cutanée doit être
un peu plus longue que la section conjonctivale. Un aide écarte ensuite fortement les paupières et rend la plaie presque verticale. On peut alors ache-
ver entre la muqueuse et la peau la section des tissus qui font hernie. L'hémostase terminée, on suture à la soie ou au catgut la peau et la muqueuse
commissurale et on complète l'opération par deux autres points muco-
cutanés, l'un au-dessus, l'autre au-dessous du précédent. Pour éviter de
couper les tissus, il est bon de piquer à quelques millimètres et de ne pas

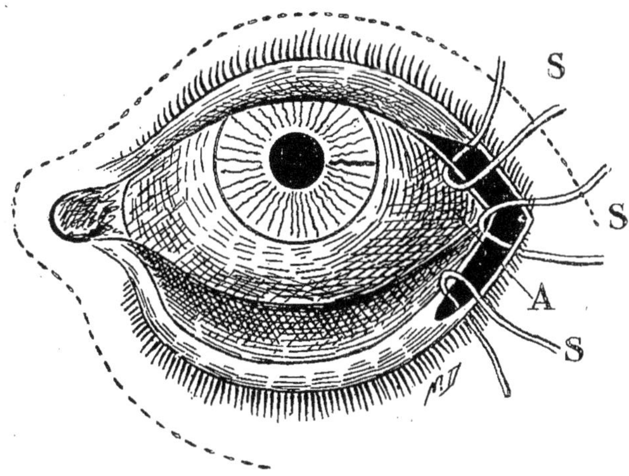

Fig. 230. — Canthoplastie.

A, commissure externe sectionnée. — S, sutures muco-cutanées.

trop tendre les lèvres de la plaie. Les fils sont laissés en place trois ou quatre jours.

AGNEW combine à la canthoplastie large la section verticale du fascia
tarso-orbitaire. L'incision horizontale de la commissure étant faite, on introduit à son niveau des ciseaux droits, une branche sous la muqueuse et
l'autre sous la peau, et on coupe les tissus interposés jusqu'au rebord orbitaire. Il faut se garder de sectionner trop vers le front pour épargner le
releveur palpébral et éviter la ptose consécutive.

Procédé de Valude. — Dans l'ankyloblepharon avec rétraction cicatricielle de la conjonctive, à la période ultime du trachome, le procédé suivant
est indiqué : on déplisse l'angle externe avec les deux doigts de la main
gauche, on incise la peau par transfixion suivant une ligne horizontale sur
une étendue de 1 centimètre et demi en respectant le canthus. Saisissant
avec une pince à griffes les deux lèvres de l'angle palpébral, on débride en
deux coups de ciseaux du côté de la conjonctive bulbaire et dans l'épaisseur de la paupière. A ce moment les deux lambeaux offriront l'aspect de
deux triangles cutanés très mobiles. On renversera alors en dehors chacune

des deux pointes de ces triangles de façon à replier la lèvre cutanée sur elle-même en dehors et en arrière, et à coapter les bords de la peau ainsi repliée. Deux points de suture en haut et en bas auxquels on peut encore

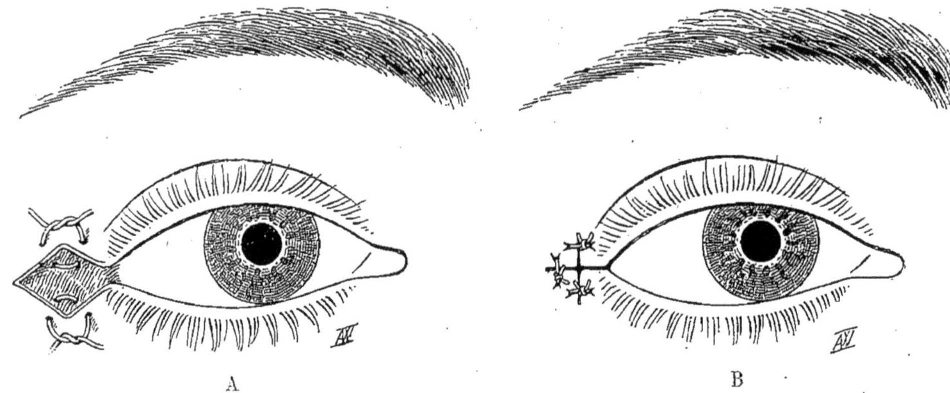

Fig. 231. — Procédé de Valude (Traité de TERRIEN).

ajouter un troisième de la partie la plus externe de l'incision cutanée, si nécessaire.

L'avantage et la simplicité du procédé consistent dans l'inutilité de fixer la muqueuse à la peau.

II. — BLÉPHARORRAPHIE OU TARSORRAPHIE

Cette opération a pour objet le rétrécissement ou l'occlusion de la fente palpébrale.

Indications. — Ectropion, exophtalmie, kératite neuro-paralytique, blépharoplastie.

Instruments. — Corne, bistouri, pinces à griffes, sutures.

Opération. — Dans la blépharorraphie *temporaire*, on se contente de suturer, *sans avivement,* les bords ciliaires au fil de soie. Dans la blépharorraphie *permanente*, on pratique toujours l'avivement marginal des parties à suturer. On applique l'opération le plus souvent à la partie *externe*, mais on peut aussi agir sur la partie *médiane*, ou dans toute l'étendue des bords palpébraux.

DE GRÆFE réséquait tout le terrain ciliaire commissurale externe et en suturait les points correspondants. Cette opération rétrécit bien la fente palpébrale mais sacrifie les cils et la presque totalité du plateau marginal ; dans les cas de tarsorraphie temporaire, il devient difficile de reconstituer le bord palpébral et l'ancienne commissure.

DE WECKER, avec raison, avive simplement au bistouri ou aux ciseaux le plateau marginal supérieur et inférieur de la commissure, en dedans des cils, puis en suture les points correspondants. Il importe beaucoup de conduire

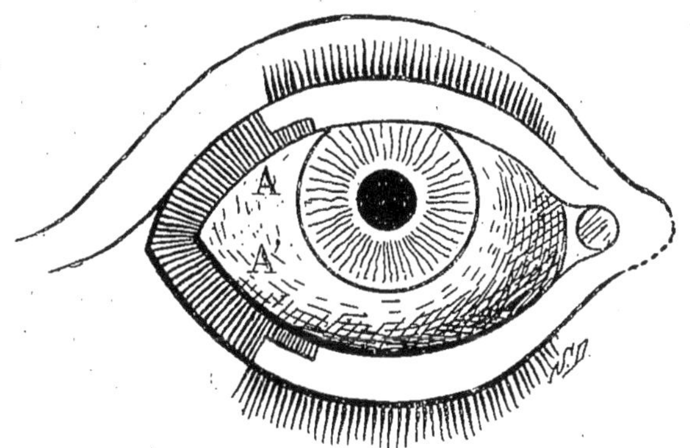

Fig. 232. — Blépharorraphie externe.
AA', avivement marginal.

les aiguilles au ras de la conjonctive de manière à ce que les fils embrassent et coaptent exactement les surfaces marginales avivées. On pourra ultérieu-

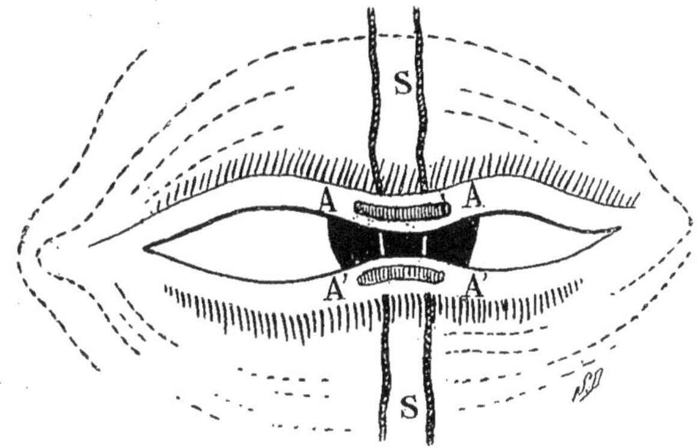

Fig. 233. — Blépharorraphie médiane.
AA', avivement marginal ; SS, sutures.

rement, si besoin est, détruire la tarsorraphie et reconstituer la commissure normale.

III. — ECTROPION

Indications. — Éversion palpébrale simple ou spasmodique ; éversion avec état lacrymal, relâchement cutané, hypertrophie de la conjonctive juxta-marginale ; éversion cicatricielle.

Instruments. — Corne, bistouri, ciseaux courbes, pinces à griffes, pinces hémostatiques, sutures.

Opération. — *Sutures de Snellen.* — Un fil aseptique est pourvu de deux aiguilles courbes. La première pénètre au sommet de l'ectropion muqueux, est conduite d'arrière en avant jusque sous la peau, puis descend verticalement pour sortir à deux centimètres plus bas. La seconde est placée de même à quelque distance latéralement et va sortir, en passant sous la peau, à six ou sept millimètres de la précédente. On noue fortement les fils sur un rouleau de ouate ou un tube à drainage. L'anse appliquée sur la saillie muqueuse de l'ectropion la déprime, fait basculer le bord marginal en arrière et le remet en bonne position. Deux ou trois anses semblables peuvent être ainsi disposées. Pansement compressif. Les fils ne sont retirés que tardivement, après une ou deux semaines, ou bien dès qu'il survient du pus sur le trajet du fil.

Un *procédé dérivé de Snellen* est le suivant :
Le fil aseptique, armé de deux aiguilles, pénètre d'une part sur le bord

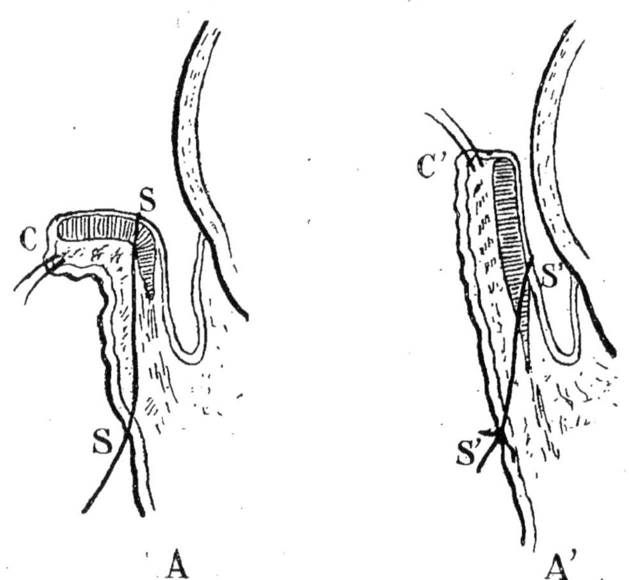

Fig. 234. — Sutures de Snellen.
CB', bords ciliaires. — SS', sutures. — A, anse. — A, anse lâche. — A'. anse serrée.

marginal, en arrière des cils, et de l'autre, dans le fond du cul-de-sac inférieur ; la première aiguille est conduite en dédolant, en arrière des cils, sous la peau et l'orbiculaire, la seconde au travers de la paupière, d'arrière en avant, puis toutes deux vont sortir à trois centimètres plus bas, par le même trou, ou à quelques millimètres, la seconde plus bas que la première. Une faible traction, un nœud simple ou sur tube de caoutchouc permettent de ramener la paupière en bonne position. Deux ou trois de ces sutures le long de la paupière sont parfois nécessaires. On enlève les fils quand ils ont coupé les parties qu'ils embrassent ou qu'ils ont déterminé une traînée cicatricielle suffisante pour maintenir la paupière en position correcte.

La *suture de de Wecker* est analogue, mais plus compliquée.

Procédé de Dieffenbach. — On retranche, vers la commissure externe, un triangle comprenant la peau et l'orbiculaire. On avive le bord libre puis on suture, en mobilisant la paupière vers la perte de substance. La paupière se trouve ainsi attirée en bas ou en haut, vers le triangle excisé.

Procédé de Szymanowski. — Analogue au précédent, il évite l'attraction vicieuse de la paupière vers le triangle enlevé en plaçant le sommet de ce

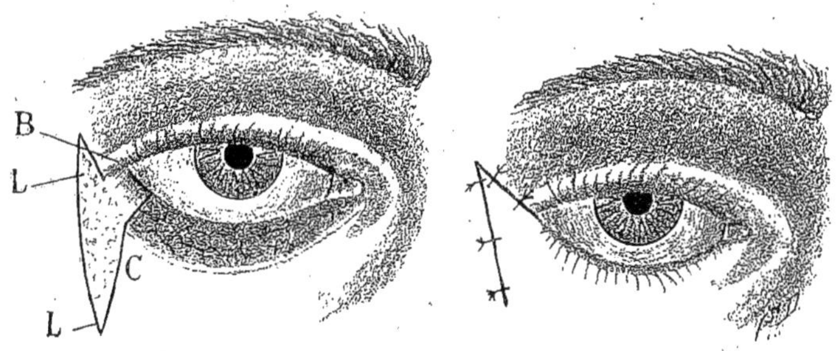

Fig. 235. — Procédé de Szymanowski.

C, bord ciliaire ectropioné. — C', bord réduit. — BLL, lambeau excisé. — B'L'L', sutures.

dernier vers la commissure et en rendant les côtés très obliques en haut et en bas.

Procédé de A. Terson. — Terson réunit en une même séance l'excision

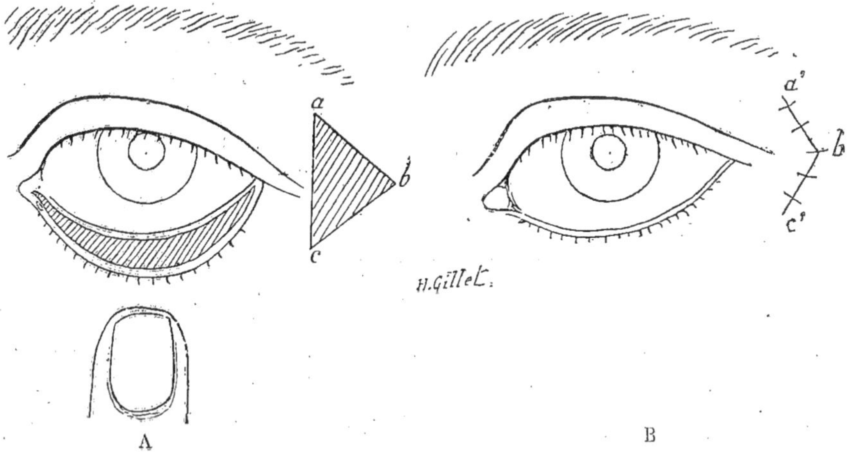

Fig. 236. — Procédé de A. Terson.

d'un triangle cutané à quelques millimètres en dehors de la commissure

externe avec une résection conjonctivale. Celle-ci comprend tout le bourrelet saillant de la conjonctive avec quelques lamelles du tarse et s'étend tout
le long de la conjonctive jusque derrière le point lacrymal. Une lèvre de la
plaie reste à une distance d'au moins 1 millimètre du bord méibomien,
l'autre à plusieurs millimètres du cul-de-sac. Pas de suture.

Procédé de de Græfe. — On pratique une incision intermarginale avec
dissection cutanée ; on sectionne verticalement vers les commissures et on
remonte la peau qu'on fixe par des sutures quand l'ectropion est réduit.
Pour éviter deux angles aigus flottants aux commissures, on les résèque et
on réunit la partie correspondante, à la plaie intermaginale, en ayant soin
de fixer les fils sur le front avec du collodion, du diachylon ou du taffetas
gommé.

Procédé en vanne (Truc). — *Indications.* — Ectropion consécutif à l'énucléation du globe oculaire ou développé à la suite du port de l'œil artificiel
(*ectropion ex vacuo*).

Opération. — *Premier temps.* Dédoublement vertical de la paupière en
deux lames par une incision intermarginale profonde pratiquée en arrière
des cils et s'étendant d'une commissure à l'autre. Le dédoublement doit être
d'autant plus profond que l'inversion marginale et la réduction de la cavité
conjonctivale sont plus accentuées.

Deuxième temps. — *Relèvement en vanne de la lame antérieure.* — Avec
des pinces à griffes ou avec trois anses à fil passées à travers la lame antérieure musculo-cutanée, on relève celle-ci par glissement au-dessus de la
lame postérieure à hauteur voulue ; puis les deux lames sont fixées dans
cette position par transfixion muco-cutanée.

Troisième temps. — Taille d'un lambeau autoplastique temporel pris
horizontalement dans la direction des plis commissuraux et comprenant la
peau et un peu de tissu cellulaire. Il est détaché du sommet externe jusqu'à
sa base interne laissée adhérente, puis on le fait passer sous le pont commissural de manière à appliquer contre la lame antérieure et il est suturé
dans cette position. Ce dernier temps n'est pas indispensable si l'ectropion
est peu accentué.

BLÉPHAROPLASTIE. — L'ectropion cicatriciel consécutif aux brûlures, au
lupus, à l'ablation des tumeurs palpébrales, etc., comporte l'autoplastie.
Celle-ci se pratique par glissement, par torsion ou par greffe. Les procédés
sont très variés et d'ailleurs très variables suivant les circonstances ; il
importe toujours, en effet, de les adapter à chaque cas particulier. Nous
indiquerons seulement les plus simples et les plus pratiques.

1° *Procédé de Sanson.* — Section en V de la paupière, dégagement du lambeau et correction de l'ectropion ; au besoin, blépharorraphie provisoire.
Sutures de la plaie.

2° *Procédé d'Alphonse Guérin*. — Section un peu plus compliquée en W. Dégagement des lambeaux, correction de l'ectropion, blépharorraphie. Sutures de la plaie.

3° *Procédé de Dieffenbach*. — Incision en M, étendue, excision du triangle médian, dégagement des lambeaux, réduction de l'ectropion, blépharorraphie. Sutures de la peau.

4° *Procédé de Riebel*. — Incision en I, dissection et résection de la partie moyenne. Blépharorraphie, suture des lambeaux et du triangle que la traction verticale a déterminé au-dessous.

IV. — ENTROPION

Les agglutinatifs agissant sur la peau élastique n'ont qu'un résultat faible et temporaire ; les ligatures ne portant que sur la peau et l'orbiculaire, ne peuvent être curatives que dans les cas légers ou spasmodiques ; les opérations qui portent sur le tarse en le redressant ou en y fixant le terrain ciliaire, ont une action large et curative et conviennent aux cas graves et cicatriciels.

Indications. — Inversion simple ou spasmodique chez l'enfant ou le vieillard ; inversion cicatricielle par brûlures, trachome, trichiasis.

Instruments. — Corne, fils, aiguilles, porte-aiguilles, bistouris, ciseaux, pinces diverses, cautères.

Opération. — *Ligatures de*

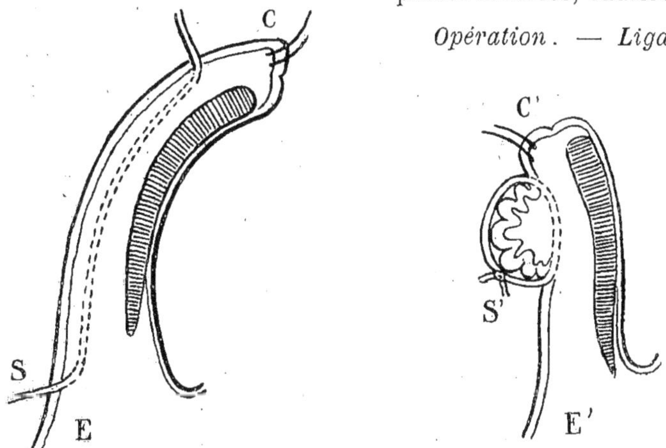

Fig. 237. — Ligatures de Gaillard-Arlt.
CC, bords ciliaires. — SS, ligatures. — E, ligature lâche. — E', ligature serrée.

Gaillard. — On saisit, aux points où l'entropion est le plus marqué, un pli cutané et on enfonce, près du bord ciliaire, une aiguille que l'on conduit verticalement au ras du tarse, à un ou deux centimètres plus bas. On serre énergiquement les deux chefs et on les laisse en place jusqu'à section ou suppuration. Deux ou trois fils semblables peuvent être ainsi appliqués, mais il persiste des cicatrices cutanées que l'on pourrait éviter. Le premier chef du fil passerait alors en arrière de l'orbiculaire; l'autre en avant, et tous deux auraient le même point d'entrée et de sortie. C'est l'amélioration qu'ARLT a apporté à ce procédé.

Cautérisation ignée. — La paupière tendue sur la corne, on applique la pointe ou mieux le tranchant du thermo ou du galvano-cautère tout le long du bord ciliaire, à trois millimètres de ce bord, puis on incise, avec le fer rouge, la peau et le tarse. Si l'on veut agir plus sûrement et éviter toute cicatrice cutanée disgracieuse, on fait préalablement l'incision musculo-cutanée au bistouri puis, écartant les lèvres de la plaie, on cautérise très profondément le tarse.

Procédé de Desmarres. — Il consiste à enlever, à la pince et aux ciseaux, un petit ovale de peau tout contre les cils déviés, puis à suturer profondément en ectropionnant la partie correspondante.

Procédé de Jæsche-Arlt. — 1° Éversion et contention de la paupière sur la corne ; section horizontale et profonde à 2 ou 3 millimètres du bord

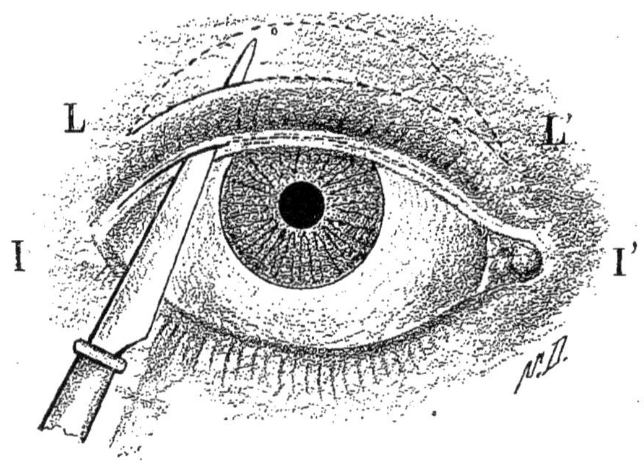

Fig. 238. — Procédé de Jæsche-Arlt.

II', incision intermarginale. — LL', lambeau cutané excisé.

ciliaire, avec un fin bistouri entre les cils et les orifices des glandes de Meibomius. Le bord marginal est dédoublé en deux lames : l'antérieure qui comprend la peau, l'orbiculaire, les cils, et la postérieure qui contient le tarse avec les glandes meibomiennes et la conjonctive.

2° Section et ablation d'un pli semi-lunaire en faisant deux incisions, l'une tout le long de la paupière à 3 ou 4 millimètres du bord ciliaire, l'autre concentrique, mais un peu plus courbe, à 3 ou 4 millimètres au-dessus.

3° Sutures du bord ciliaire mobilisé avec la lèvre supérieure. Pansement contentif.

Procédé de Panas. — A. *Paupière supérieure.* — Il répond aux principales conditions pathogéniques : section de l'orbiculaire, fixation du terrain ciliaire (ANAGNOSTAKIS), rectification, le cas échéant, de la courbure défectueuse du tarse.

1° La paupière étant soulevée et hémostasiée par la corne, incision horizontale le long du bord ciliaire, à 5 millimètres au-dessus, de la commissure externe au point lacrymal, comprenant la peau et l'orbiculaire.

PLAIE OUVERTE.PLAIE SUTURÉE.

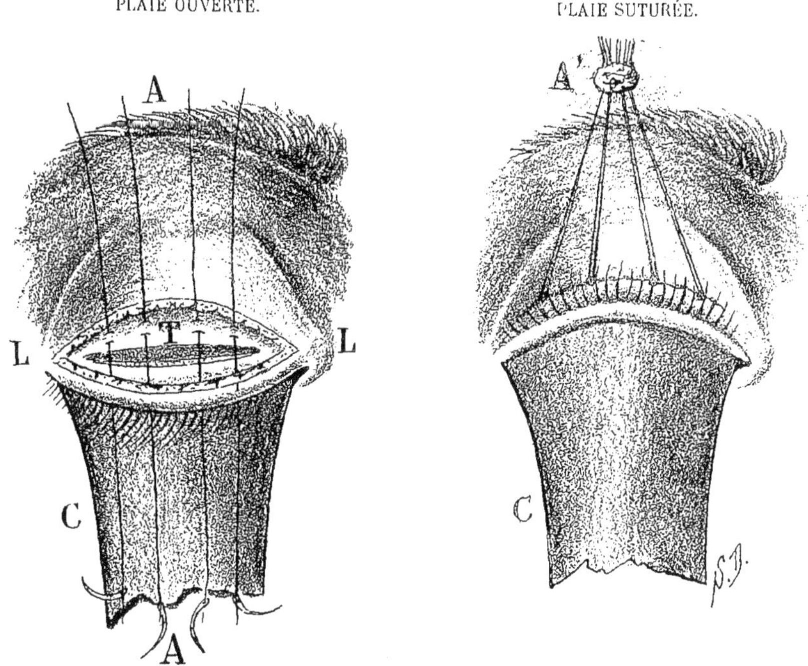

Fig. 239. — Procédé de Panas pour la paupière supérieure.
C, corne. — LL, incion. — A, sutures en place. — A', sutures serrées.

2° Dissection de la lèvre inférieure jusqu'aux bulbes ciliaires et de la lèvre supérieure jusqu'à la limite du tarse et à l'aponévrose tarso-orbitaire.

3° Section horizontale du tarse jusqu'à la conjonctive inclusivement ; cette section, pour éviter le chevauchement d'un segment sur l'autre, doit être normale à la surface palpébrale.

4° Sutures, comprenant en haut, le tarse et le ligament suspenseur, en bas, le lambeau ciliaire jusqu'au bord libre. Les fils étant serrés, le lambeau supérieur musculo-cutané se coapte naturellement avec l'inférieur. Au lieu de couper les fils, on les réunira sur le front avec du collodion. On les enlèvera trois ou quatre jours après. Contention légère.

PANAS pratique la même opération pour l'entropion partiel. Il ajoute seulement à l'incision horizontale, musculo-cutanée, une incision verticale en dedans et une en dehors aux limites de l'ectropion; la section tarsale est également partielle et les sutures ont la même disposition que ci-dessus.

B. *Paupière inférieure.* — Le point d'appui est pris ici non sur le tarse et l'aponévrose tarso-orbitaire, peu développés, mais sur la peau résistante de la joue. L'orbiculaire est réséqué et le tarse, le cas échéant, rectifié.

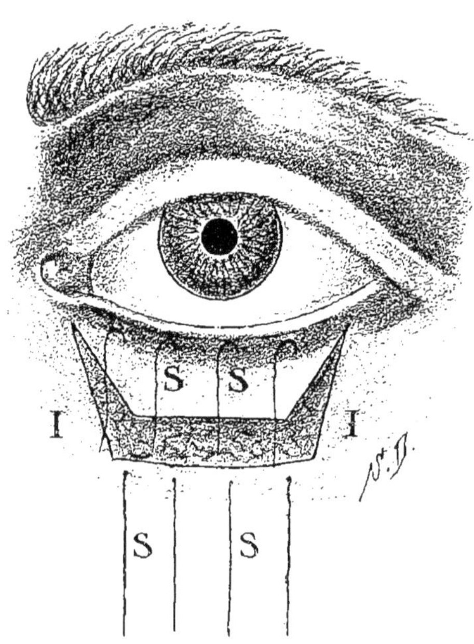

Fig. 240. — Procédé de Panas pour la paupière inférieure.

II, incision et lambeau cutané. SS, sutures.

1° La plaque de corne tendant la paupière, sections verticales de la peau et de l'orbiculaire aux limites de l'ectropion; section intermédiaire horizontale reliant les premières en forme d'H; dissection du lambeau supérieur jusqu'aux bulbes ciliaires et du lambeau inférieur jusqu'à la limite des incisions verticales.

2° Résection de la portion pré-marginale de l'orbiculaire, section horizontale, le cas échéant, de la voussure tarsale, enfin résection, plus ou moins étendue suivant le degré de l'entropion, du lambeau cutané inférieur.

3° Sutures des deux lèvres cutanées en ayant soin de faire sortir les aiguilles en arrière de la rangée des cils. Pansement contentif.

Procédé de Junge. — Il convient à l'entropion médian ou total, surtout à ce dernier.

1° Dédoublement large du bord ciliaire comme dans le procédé de Jæsche-Arlt; 2° incision horizontale parallèle au bord ciliaire et à 3 ou 4 millimètres au-dessus; 3° sections verticales latérales et cutanées du bord ciliaire; 4° incision parallèle à la première et un peu plus étendue, puis mobilisation en pont ou en anse de panier du lambeau correspondant. On transpose alors le lambeau ciliaire et le lambeau cutané, le dernier passant au-dessus et au-devant du premier.

Dianoux, au lieu d'amener dans l'espace intermarginal le lambeau cutané par-dessus le lambeau ciliaire, le fait passer par-dessous.

Watson transplantait un lambeau adhérent à la paupière en demi-tranche de melon, par un seul pédicule, au lieu d'un lambeau adhérent par les deux extrémités.

Nicati fait à peu près de même.

Procédé de Dor. — Il doit être réservé à l'entropion médian : 1° incision longitudinale sus-marginale comprenant la peau et l'orbiculaire, à deux ou trois millimètres du bord ciliaire et parallèle à ce bord ; 2ᵉ incision intermarginale pour dédoubler le bord ciliaire dans l'étendue du trichiasis ; 3° inci-

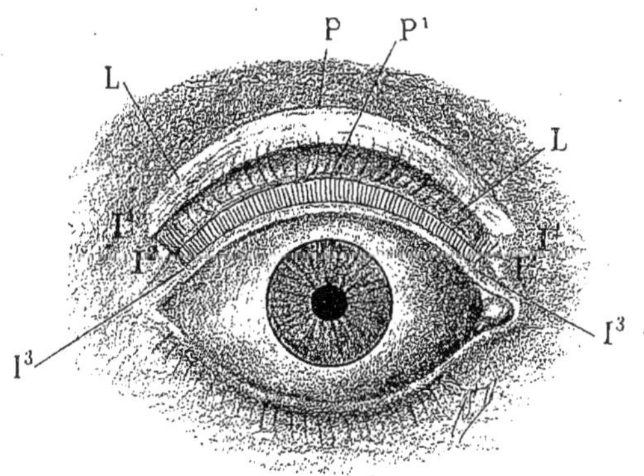

Fig. 241. — Procédé de Junge.

l'l', incision supérieure. — l²l², incision inférieure, — l'l', incision intermarginale. — LL, lambeau supérieur devenant lambeau intermarginal.

sions verticales jusqu'au tarse, aux limites de l'incision horizontale ; 4° incision horizontale cutanée au-dessus de l'incision sus-marginale, mobilisation du lambeau et application de celui-ci entre ses lèvres, écartées par la traction du lambeau ciliaire.

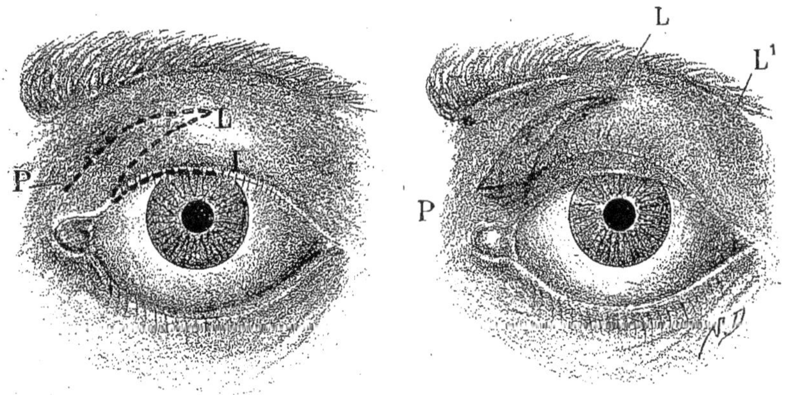

Fig. 242. — Procédé de Gayet.

I, iris. — PL, lambeau. — PJ, incision intermarginale. — P'L', lambeau dans l'espace intermarginal.

Procédé de Gayet. — Applicable surtout à l'entropion unilatéral, exclusivement externe ou interne.

1° Incision tarso-conjonctivale en arrière des cils, sans lésion des bulbes, dans l'étendue du trichiasis et à une profondeur de trois ou quatre millimètres.

2° Sur la peau palpébrale, parallèlement au bord marginal autant que possible, ou bien en toute autre région voisine, au besoin, on taille un lambeau en demi-tranche de melon, à base externe ou interne, suivant le siège de l'incision ciliaire, et on le détache du sommet à la base qu'on laisse adhérente.

3° Le lambeau cutané, pivotant sur sa base, est alors insinué dans l'inci-

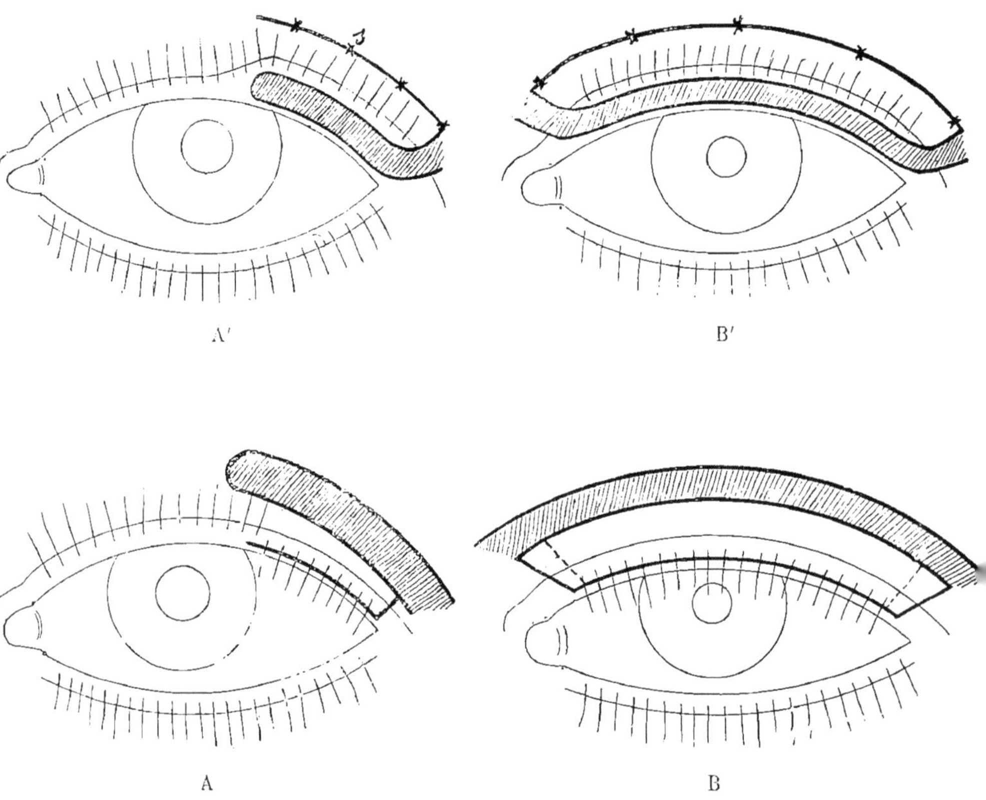

Fig. 243. — Tarso-marginoplastie (Fig. de VILLARD).

sion ciliaire, dont les lèvres sont écartées par traction et maintenues en place par quelques sutures. Une suture au sommet, une ou deux à la conjonctive, une ou deux à la peau suffisent d'ordinaire; mais il y a avantage, pour ne plus les enlever, à les faire au catgut.

Tarso-marginoplastie. — Le procédé de PANAS a surtout pour but de redresser le tarse vicieusement incurvé. Lorsque le bord ciliaire est aminci et atrophié, en partie ou en totalité, on peut reconstituer la marge ciliaire par une autoplastie que réalise la *tarso-marginoplastie.*

Cette opération comprend quatre temps principaux : l'incision intermarginale, la taille et la dissection du lambeau cutané palpébral, la suture du lambeau cutané palpébral, la pose et la suture du lambeau cutané dans la plaie intermarginale. On insinue ainsi dans la fente produite par le dédoublement de la marge ciliaire un lambeau cutané palpébral de longueur voulue.

V. — PTOSIS

De Græfe affaiblit l'orbiculaire et Gillet de Grandmont fait une résection tarso-musculaire; Dransart, Pagenstecher et de Wecker renforcent le releveur; Hunt et Panas le font suppléer par le muscle frontal.

Indications. — Parésies, paralysies ou absence du releveur palpébral.

Instruments. — Pinces, ciseaux, bistouris, pinces hémostatiques, sutures.

Opération. — Procédé de de Græfe. — On incise la peau de la paupière supérieure le long du bord marginal, à cinq millimètres des cils; on écarte les lèvres de la plaie et on résèque le muscle ainsi dénudé; on peut même enlever, s'il y a excès de peau, un lambeau cutané; on suture, enfin, de bas en haut soigneusement les bords de la plaie, muscle compris, et on applique un pansement contentif.

Procédé de Gillet de Grandmont. — On mesure d'abord le degré de la ptose en comparant la hauteur des paupières dans les formes unilatérales, ou en relevant les paupières de la quantité désirée. La paupière supérieure saisie dans la pince de Snellen, on incise la peau parallèlement au bord libre à une distance de trois à quatre millimètres sur une longueur de deux à deux centimètres et demi. On soulève les bords de la plaie cutanée, on détache et on excise, dans la portion correspondante, le muscle orbiculaire de manière à dénuder le tarse depuis le bord ciliaire jusque et y compris le muscle orbito-palpébral ou tendon de l'élévateur; on incise alors le tarse à fond, à deux ou quatre millimètres du bord marginal, dans une étendue de deux millimètres environ, puis on enlève un lambeau tarso-conjonctival semi-lunaire, à concavité inférieure, la hauteur de la courbe égalant la valeur linéaire du ptosis; enfin, après enlèvement de la peau, on suture au catgut très fin le lambeau supérieur orbito-palpébral au lambeau inférieur ciliaire, en respectant la peau. Pansement contentif.

Procédé de Dransart. — Incision cutanée le long du bord supérieur du tarse; dissection de la peau jusque sous le muscle sourcilier de manière à dénuder la partie supérieure de l'orbiculaire; relever la peau, passer trois fils de catgut armés de deux aiguilles, l'un à la partie moyenne et l'autre à chaque extrémité du bord supérieur du tarse; les conduire, l'un des chefs sur l'autre, sous l'orbiculaire jusqu'au sourcilier, puis nouer respectivement les chefs des fils et laisser retomber la peau qui reprend naturellement sa place.

Procédé de Pagenstecher. — Même idée, mais avec cette variante, qu'il n'y a pas d'incision à la paupière, que la peau est comprise dans l'anse du fil, et que les fils sont noués vers le bas : 1° Une aiguille armée d'un fil résistant pénètre au-dessus du sourcil et va ressortir vers le bord inférieur de la paupière; les deux chefs sont alors noués puis, les jours suivants, serrés progressivement jusqu'à section de la peau palpébro-sourciliaire ou à guérison suffisante de la ptose.

2° Un fil armé de deux aiguilles est conduit à quelques millimètres du bord ciliaire parallèlement à ce bord et ressort à un ou deux millimètres de son entrée. Chacune des aiguilles est alors introduite par le point correspondant, dirigée sous la peau verticalement en haut et va sortir au-dessus du sourcil où on noue solidement les fils. Plusieurs sutures semblables peuvent être excutées.

Masselon, vers la région sourcilière, traverse profondément les fibres du frontal qui s'insèrent à la peau. Il met une suture médiane ou deux sutures latérales, suivant le degré de ptosis, et noue les fils, qu'il laisse en place une quinzaine de jours, sur un fragment de drain en caoutchouc.

Procédé de de Wecker. — C'est une combinaison des procédés précédents. On résèque un lambeau semi-lunaire musculo-cutané, puis on place deux sutures de Pagenstecher que l'on ferme en nœud de cravate sur un tube de manière à resserrer progressivement les sutures et à doser, sans couper la peau frontale, leur effet élévateur.

Procédé de Panas. — Le voici décrit par l'auteur même.

« La paupière bien tendue sur la plaque en corne, on pratique une première incision horizontale au niveau du pli orbito-palpébral supérieur comprenant la peau et le muscle orbiculaire, de façon à mettre à nu le ligament suspenseur. De cette incision, partent latéralement deux autres verticales et légèrement divergentes jusqu'au bord supérieur du tarse, où on leur donne une direction horizontale et courbe parallèle à l'incision supérieure ; on s'arrête près du point lacrymal en dedans, de la commissure externe en dehors. Le lambeau ainsi délimité est disséqué de haut en bas, en même temps qu'on libère les deux petits volants triangulaires latéraux, de façon à mettre le squelette fibreux de la paupière à découvert.

« Ce temps de l'opération soigneusement exécuté, on fait le long et tout près du bord supérieur du sourcil une incision semi-circulaire à concavité inférieure qui intéresse la peau et la couche musculaire épaisse, formée par l'entrelacement du frontal avec le sourcilier. Saisissant alors avec une pince le pont compris entre les deux incisions sus et sous-sourcilières, on les mobilise par transfixion à l'aide du bistouri passé verticalement au-dessous. Une anse de fil armée de deux aiguilles permet d'accrocher le sommet du lambeau qu'on glisse sous le pont cutané jusqu'à ce qu'il vienne s'adapter à la lèvre supérieure de la boutonnière frontale, où on le fixe en ajoutant s'il le faut deux autres points de suture latéraux.

« Pour doser l'effet, on n'a qu'à varier la longueur du lambeau palpébral, ce qui s'obtient en pratiquant la première incision horizontale de la paupière plus ou moins près du sourcil, ou en excisant le sommet du lambeau dans l'étendue qu'on juge nécessaire. Toujours est-il qu'il faut éviter tout tiraillement des fils de suture pour ne pas compromettre la réunion primitive, comme cela est de règle en autoplastie.

« Si l'on aperçoit que la paupière a de la tendance à s'ectropionner, on ajoute de chaque côté un point de suture profond passé à travers le ligament suspenseur. »

Procédé de Motais (1897). — Motais et Parinaud ont cherché, indépendamment l'un de l'autre, à faire suppléer le releveur paralysé par le droit supérieur intact.

Instruments. — Deux crochets aigus, un grand crochet à strabisme, ciseaux courbes à strabisme, ciseaux fins, droits, pince à griffes à fixation, pince à fixation à mors larges, fil doublement armé, forte aiguille.

Opération. 1er *temps.* — Renverser la paupière supiérieure, fixer le double crochet dans la sclérotique à 3 ou 4 millimètres au-dessus de la cornée et attirer l'œil en bas. Un second crochet attire en haut le cartilage tarse renversé. Les deux crochets sont confiés à un aide.

2e temps. — A 5 ou 6 millimètres de la cornée on saisit un pli de la conjonctive et on fait une section *horizontale* de cette muqueuse de 12 à 15 millimètres de long et ensuite une deuxième section *verticale* partant du milieu de la précédente et allant au tarse. Débridement du tissu sous-conjonctival et de la capsule antérieure en avant et sur les bords du tendon, de façon *à mettre à nu la surface du tendon.* Glisser le crochet à strabisme sous le tendon par son *bord interne* et soulever le tendon.

3e temps. — Ce crochet confié à un second aide, saisir la partie médiane du tendon, à 2 millimètres en dehors du méridien de la cornée, à 3 ou 4 millimètres de l'insertion, faire une boutonnière de 3 millimètres au-devant de la pince au ras de l'insertion, et de deux extrémités de cette boutonnière faire partir une double incision verticale remontant à 10 millimètres le long du tendon. On taille ainsi un lambeau tendineux médian de 10 millimètres sur 3 millimètres.

4e temps. — Saisir l'extrémité libre de ce lambeau dans les mors d'une pince à fixation et traverser (par sa face profonde si la suture sera faite à la surface de la paupière ou par sa face superficielle si elle sera faite sur la face muqueuse du tarse) avec une aiguille demi-courbe, à 2 millimètres de l'extrémité et à 1/2 millimètre du bord. Même manœuvre sur l'autre bord avec la seconde aiguille du même fil.

5e temps. — Sectionner conjonctive et tendon immédiatement au-dessus du milieu du bord renversé du cartilage tarse, glisser par cette boutonnière les ciseaux et débrider la face palpébrale du cartilage tarse sur une profondeur de 4 à 5 millimètres jusqu'à 5 ou 6 millimètres du bord ciliaire.

6ᵉ temps. — Introduire successivement les deux aiguilles dans la boutonnière sus-tarsienne, puis dans le sillon débridé de la face supérieure du tarse jusqu'à 6 millimètres du bord ciliaire et faire sortir les aiguilles soit sur la face muqueuse du tarse, soit sur la face cutanée de la paupière, à 4 milli-

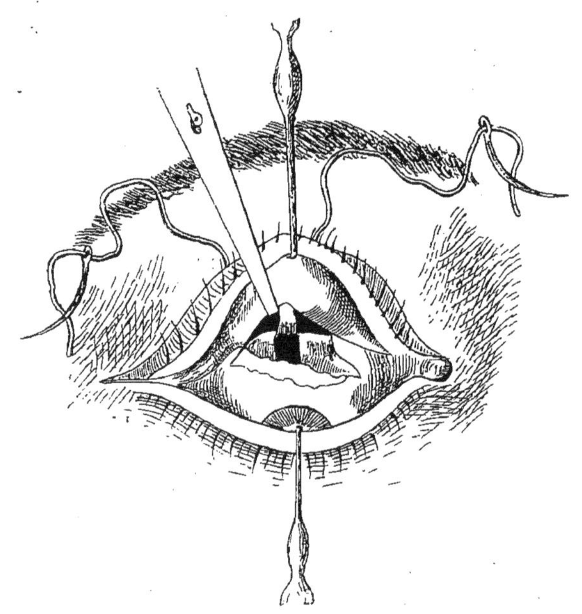

Fig. 244. — Opération de Motais.

mètres l'une de l'autre. En attirant les fils, la languette tendineuse s'engage dans la boutonnière et dans le sillon de débridement. On la fixe en serrant les fils directement sur la muqueuse, ou sur un petit rouleau de coton sur la face cutanée. Abaisser avec le doigt la paupière supérieure jusqu'au contact de la paupière inférieure et maintenir avec une bandelette de collodion. Pansement binoculaire pendant huit jours.

Procédé de Parinaud (1897). —1ᵉʳ *temps : incision de la conjonctive.* — Le globe oculaire est fortement abaissé, la paupière retournée, on saisit le bord supérieur du tarse et on fait une incision parallèle à ce bord de 12 à 15 millimètres.

2ᵉ temps : saisie du tendon. — La conjonctive est libérée et on passe sous le muscle droit supérieur mis à nu l'une des aiguilles d'un fil doublement armé en comprenant la capsule dans la suture.

3ᵉ temps : avancement du muscle. — Chacune des aiguilles est d'abord passée dans le bord du lambeau conjonctival; puis traversant le tendon du releveur passe entre le cartilage et la peau et vient ressortir au niveau des cils, à 7 ou 8 millimètres l'une de l'autre. Les chefs du fil sont noués sur un petit tube de caoutchouc. Au bout de quatre à six jours le fil est enlevé.

Procédé de de Lapersonne (1903). — Lorsque le releveur n'est pas complètement paralysé, mais seulement trop allongé, DE LAPERSONNE fait un véritable avancement musculaire.

Narcose chloroformique. Un aide se charge de la plaque métallique introduite sous la paupière supérieure jusqu'au fond du cul-de-sac. A 4 ou 5 millimètres au-dessus du bord libre et parallèlement à ce bord, on fait une longue incision qui comprend la peau et l'orbiculaire. On recline l'une et l'autre et on met à nu le tarse avec son ligament suspenseur. Deux petites incisions verticales de chaque côté du tendon allant jusqu'à la conjonctive permettent d'introduire un crochet à strabisme qui charge le releveur et l'attire légèrement en avant sans essayer de le séparer du ligament suspenseur et des autres parties profondes de la paupière. Au-dessus de ce crochet et à distance variable suivant l'effet à obtenir on fait passer un fil à double aiguille dans la partie interne du tendon et de dehors en dedans; l'aiguille très courbe prend le muscle transversalement dans toute son épaisseur. Un second fil passe à la même hauteur, de dedans en dehors, dans la partie externe du tendon. Le muscle solidement pris est sectionné ou même partiellement réséqué près du bord

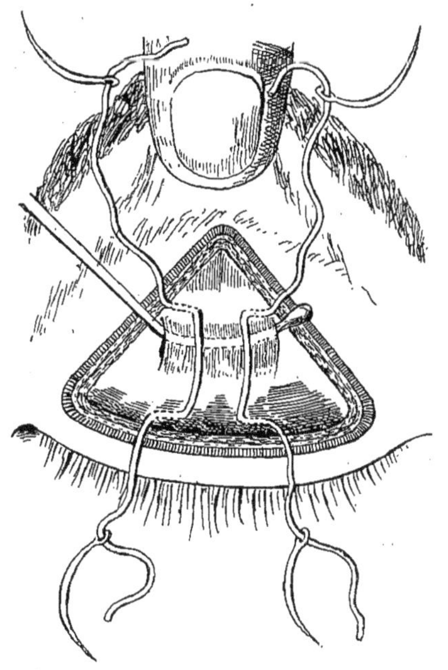

Fig. 245. — Opération de de Lapersonne.

supérieur du tarse. Le fil interne est passé transversalement de dehors en dedans dans le tarse, à deux ou trois millimètres du bord de la paupière; le fil externe est passé de dedans en dehors. Comme après le relèvement de la paupière la peau est en excès et qu'il est bon d'affaiblir l'orbiculaire, l'auteur excise le plus souvent un petit lambeau de peau et de muscle au niveau de la lèvre inférieure. Deux ou trois points de suture cutanée terminent l'opération.

VI. — EPICANTHUS

Indications. — Degré excessif de malformation.

Instruments. — Bistouri, ciseaux, pinces, sutures.

Opération. — On peut enlever un pli cutané vertical sur le milieu du nez ou bien exciser la bride cutanée qui empiète sur l'angle interne de l'œil.

1° On pince la peau du nez au niveau de la ligne commissurale de manière à bien dégager les angles internes ; on apprécie et on trace soigneusement le lambeau à exciser, puis on en fait l'ablation et on suture très exactement

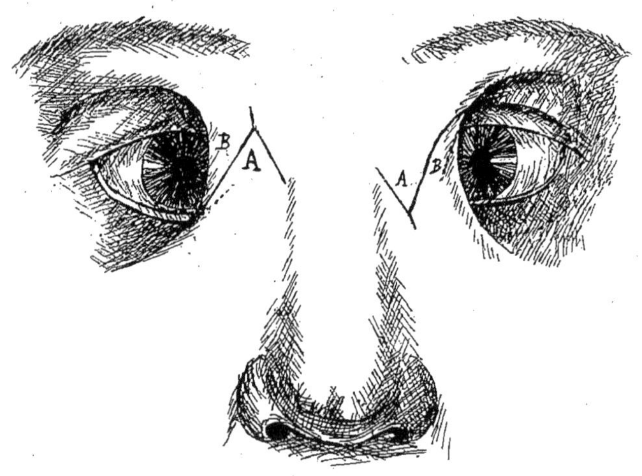

Fig. 246. — Opération de l'épicanthus (Rogman).

les lèvres de la plaie. Pour éviter des tiraillements cutanés on peut maintenir les lèvres par du collodion, du diachylon, etc.

2° On excise un pli cutané vers la commissure interne de manière à la dégager, puis on suture la plaie transversalement.

VII. — TUMEURS

Indications. — Nature maligne, volume ou siège gênant, développement progressif.

Instruments. — Bistouri, ciseaux, pince, aiguilles, cautère.

Opération. — 1° *Tumeurs érectiles.* — Nœvi, angiomes.
Cautérisation ignée, électrolyse, ablation.

La *cautérisation* galvanique, thermique ou actuelle sera plus ou moins profonde suivant le volume de la tumeur. Les attouchements seront distants de un à deux centimètres et rapidement exécutés.

L'*électrolyse* est très avantageuse. On enfonce seulement l'aiguille négative dans la tumeur ou bien les deux aiguilles ; un faible courant de 3 à 5 milliampères durant quelques minutes suffit habituellement.

L'*ablation* se fait, avec ou sans ligature, après dissection, aux ciseaux ou au bistouri.

2° *Tumeurs bénignes.* — Xanthélasma, chalazion, etc.

La tumeur siège-t-elle à la paupière supérieure ? On applique la pince de Desmarres, on incise horizontalement la peau et l'orbiculaire sur le chalazion, on le dissèque et on l'enlève avec des ciseaux. S'il s'ouvre, on résèque sa paroi antérieure et on curette le fond. Inutile de cautériser au nitrate et de suturer la peau. On enlève promptement la pince et on comprime avec de l'ouate trempée dans l'eau sublimée puis essorée pour éviter toute hémorragie fâcheuse ; enfin, on peut appliquer aussitôt du taffetas ou prolonger quelques heures la compression.

Si la tumeur occupe la paupière inférieure, on agit du côté de la conjonctive par incision et curettage vigoureux. Si elle saillait nettement vers la peau, on ferait l'ablation comme à la paupière supérieure.

Quand la tumeur est marginale, on l'ouvre verticalement, puis on la curette à fond, ou on l'enlève d'un coup de ciseaux.

3° *Tumeurs malignes.* — Qu'il s'agisse de sarcome ou d'épithéliome, on fait l'ablation au bistouri en coupant dans les parties saines. La blépharoplastie primitive ou secondaire est destinée à combler la perte de substance produite par l'ablation du néoplasme.

Procédé de Dieffenbach. — Après ablation de la tumeur, par des incisions triangulaires, dissection et mobilisation d'un lambeau latéral à base

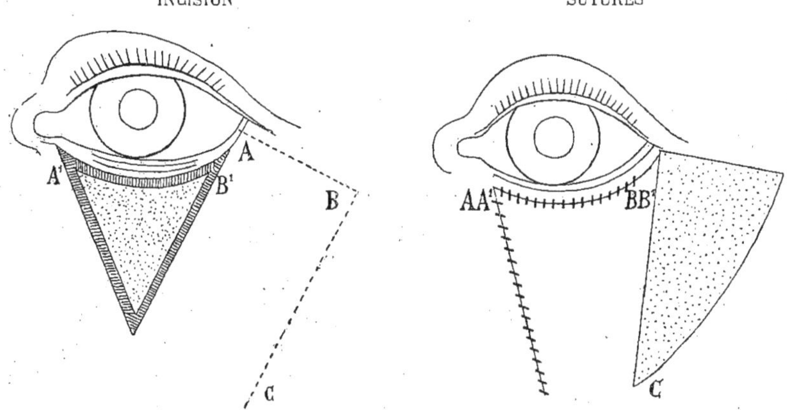

Fig. 247. — Procédé de Dieffenbach.

A'B', plaie d'excision. — ABC, lambeau autoplastique.

large et inclinée, glissement pour combler la perte de substance. On peut suturer la plaie produite par le glissement du lambeau autoplastique et laisser cicatriser à plat.

Procédé de Burrow. — Analogue au précédent, mais avec ablation du triangle cutané supéro-externe.

Procédé de Blasius. — On taille un lambeau latéral à pédicule inférieur, on le mobilise, on le tend de manière que son bord externe devienne interne supérieur et, après ablation de la tumeur, on le suture à la paupière.

Procédé de Hasner. — La lésion palpébrale siégeant à la commissure, on prend un lambeau en fourche sur la tempe ou la joue.

Procédé de Serre. — On restaure la paupière supérieure avec un lambeau de la paupière inférieure qu'on laisse adhérent à sa base et qu'on sectionne quand la cicatrisation l'a bien fixé en sa place nouvelle.

Procédé de L. Tripier. — On remplace la paupière inférieure enlevée

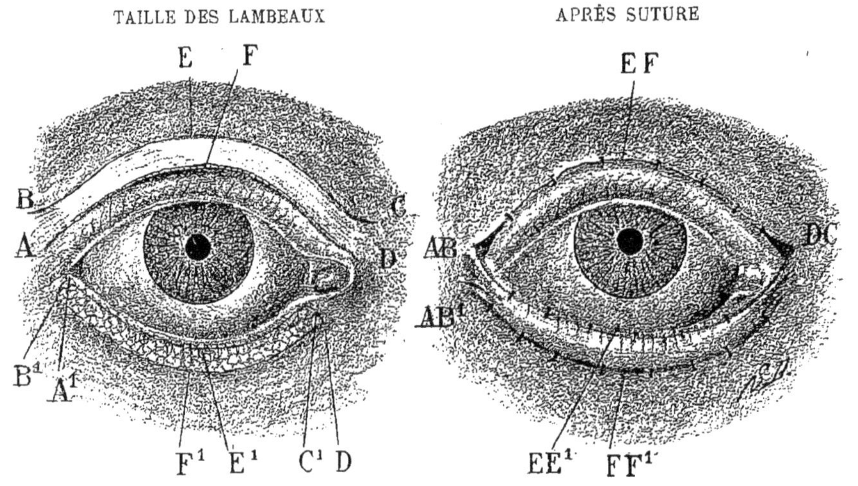

Fig. 248. — Procédé de L. Tripier.

ABCD, lambeau supérieur devenant A'B'C'D., inférieur. — EF, points supérieurs devenant inférieurs.

par un pont musculo-cutané taillé dans la paupière supérieure et adhérent aux deux extrémités, en passant par-dessus le bord ciliaire.

Procédé de E. Rollet (Blépharoplastie à tiroir). — Dans certains cas de tumeurs de la paupière inférieure, Rollet a substitué au glissement latéral de la méthode française, le glissement vertical. On sectionne toute la paupière aux ciseaux droits et au bistouri, sur la plaque de Pellier métallique ; on prolonge verticalement en bas les incisions d'ablation du néoplasme, on libère le lambeau et on fait l'hémostase. On constitue le bord ciliaire en amenant le bord du lambeau libéré, au-dessus des bords sains pour tenir compte de la rétraction secondaire. Suture au fil de fer recuit, catgut sur le bord marginal. Pour reconstituer le cul-de-sac conjonctival, on peut faire une greffe de la muqueuse vestibulaire. Suture au fil de soie du lambeau libéré au bord libre de la paupière supérieure.

L'autoplastie à l'Italienne convient aux cas de brûlures où les tissus détruits, cicatriciels ne permettent pas la taille de lambeaux convenables. On prend alors la peau nécessaire au bras. On dessine le lambeau brachial, mais en tenant compte de la rétraction, on l'incise, et on le suture exactement au point voulu en fixant l'avant-bras et le bras sur la tête au moyen d'un corset relié à une capeline mécanique.

L'*hétéroplastie* avec lambeau pris à distance ou sur un autre sujet, suivant la méthode d'OLLIER-WOLFE, donne des résultats en surface mais non en profondeur. Après désinfection de la peau. on taille, au rasoir ou au bistouri, de larges îlots dermo-épidermiques que l'on applique régulièrement sur la région malade en les maintenant par une douce compression.

VIII. — BLESSURES

Indications. — Plaies récentes, simples ou compliquées de corps étrangers.

Instruments. — Pinces, ciseaux, sutures.

Opération. — 1° *Le bord marginal est respecté.* — Les plaies longitudinales, transversales ou obliques, même profondes, présentent un faible écartement des lèvres. L'hémorragie est peu considérable et cède toujours à la compression directe. La toilette antiseptique doit être minutieuse et portée, si la surface conjonctivale a été souillée, sur toute la région oculaire et péri-oculaire. Après hémostase et asepsie, un ou plusieurs points de suture pourraient compléter, si c'était nécessaire, une coaptation exacte des lèvres de la plaie.

2° *Le bord marginal est sectionné.* — On doit réunir très exactement les lambeaux par des sutures profondes et ne pas ménager celles-ci. Un point profond ira de la peau jusqu'à la conjonctive, et un autre superficiel réunira les lèvres sectionnées. Il faut reconstituer soigneusement le bord marginal, éviter toute encoche et toute déviation ciliaire.

CHAPITRE III

CONJONCTIVE

I. — PÉRITOMIE. SYNDECTOMIE

Indications. — Pannus épais, leucomes.

Instruments. — Écarteur, pince à fixation, scarificateur, bistouri, ciseaux courbes fins et mousses.

Opération. — 1° *Péritomie.* — Après cocaïnisation et fixation du globe, on incise la conjonctive et l'épisclère tout autour de la cornée, à trois ou

quatre millimètres de cette membrane, avec les ciseaux ou le scarificateur.

2° *Syndectomie* (FURNARI). — On fait d'abord la péritomie au scarificateur,
au bistouri ou avec des ciseaux courbes dont une branche est sous la conjonctive et l'autre dessus, puis on enlève la bandelette périkératique. On
peut abraser, s'il y a lieu, toute la surface sclérale ainsi dénudée en la
râclant soigneusement.

II. — PTÉRYGION

Indications. — Marche progressive, envahissement large de la cornée,
forme charnue.

Instruments. — Écarteurs, pinces, ciseaux, bistouris, sutures, cautères.

Opération. — 1° *Refoulement*. — Le ptérygion est saisi largement avec

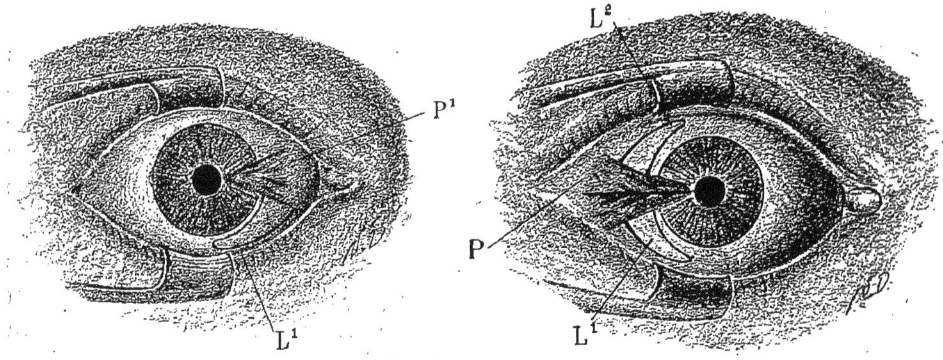

Fig. 249. — Procédé de Desmarres.   Fig. 250. — Procédé de Knapp.

P', ptérygion. — L', nouveau lit du ptérygion.   P, ptérygion. — L¹, L², nouveaux lits du ptérygion.

une pince et soulevé. Avec un couteau à cataracte, un bistouri, un scarificateur, on dégage profondément la tête, le col et une partie des ailes, tout
ce qui recouvre la cornée, qu'on ne doit pas craindre d'entamer légèrement.
La membrane refoulée vers sa base, ou enroulée sur sa face cruentée
(GALEZOWSKI), on dégage latéralement la conjonctive et on la suture de
manière à recouvrir l'ancien lit du ptérygion.

2° *Transplantation* (DESMARRES). — Le ptérygion détaché est glissé
et fixé par suture dans un espace parallèle à la cornée et que l'on a
obtenu par section, d'un coup de ciseaux, de bas en haut (transplantation
latérale).

Le ptérygion peut être aussi divisé horizontalement en deux moitiés
(KNAPP) que l'on insérera, l'une dans une incision supérieure, l'autre dans
une incision inférieure (transplantation bilatérale).

3° *Excision*. — Le ptérygion détaché, on l'excise plus ou moins complète-

ment aux ciseaux et on suture la conjonctive sur son lit sclérotical ; on
peut aussi, au lieu de suturer, cautériser au fer rouge le lit du ptérygion et
la surface d'implantation cornéenne surtout.

4° *Autoplastie.* — Le ptérygion étant détaché ou enroulé, le lit sclérotical
est recouvert de lambeaux conjonctivaux que l'on obtient par glissement,
par torsion ou traction. GAYET sectionne le ptérygion verticalement, insère

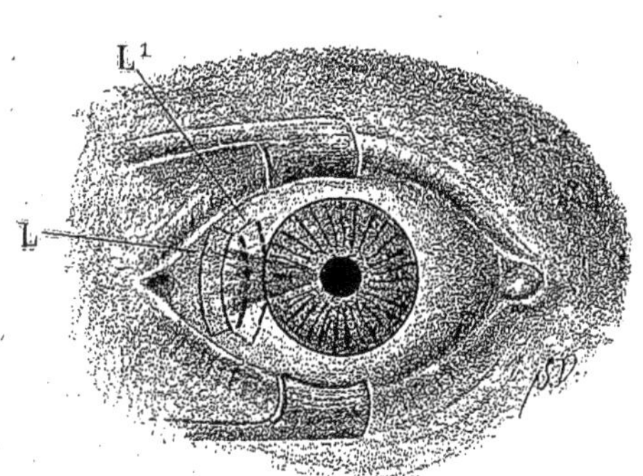

<table>
<tr><td>

Fig. 251. — Opération du ptérygion.

LL', lambeaux autoplastiques.
</td><td>

Fig. 252. — Opération du ptérygion.

L² L², lambeau autoplastique.
</td></tr>
</table>

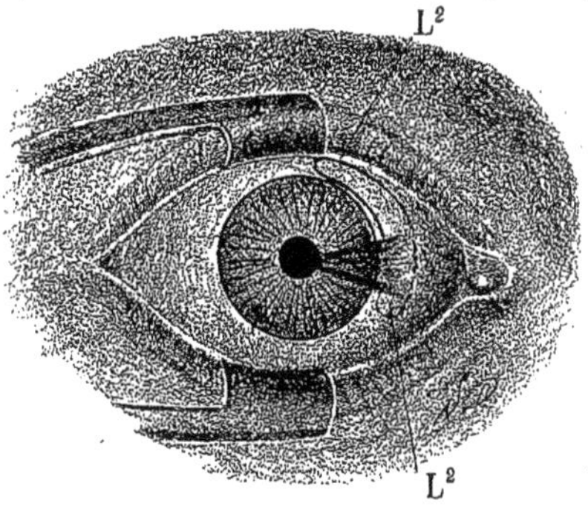

un lambeau latéral dans l'incision obtenue, puis résèque la portion cornéenne de la membrane pathologique. Dans tous les cas, il sera bon de -
cautériser discrètement au rouge le lit cornéen du ptérygion.

III. — SYMBLÉPHARON

Indications. — Entropion, gêne palpébrale, troubles visuels.

Instruments. — Pinces, bistouri, ciseaux, aiguilles.

Opération. — *Section et traction.* — La bride étant peu considérable,
on la détache de la cornée par traction et section, puis on suture la plaie
bulbaire et la plaie palpébrale isolément. La plaie bulbaire est fermée en
suturant les lèvres de la conjonctive préalablement dégagée par une incision parallèle au limbe ; la plaie palpébrale est recouverte par le lambeau
détaché de la cornée et maintenu par l'anse d'un fil armé de deux aiguilles
qui traversent le lambeau et la paupière de manière à permettre de nouer
les chefs sur un drain cutané.

Procédé de Teale. — On dégage la paupière et la cornée dans toute
l'étendue que l'on veut donner au cul-de-sac, on l'éloigne du globe puis on
recouvre la partie libérée du bulbe et du cul-de-sac avec deux lambeaux
conjonctivaux, l'un taillé en dehors, l'autre en dedans du bulbe et que l'on
fait pivoter sur leur base d'implantation (TEALE). On peut aussi tailler un

lambeau sus-cornéen en forme de pont, et le fixer, par-dessus la cornée, à la partie inférieure du bulbe ou à la paupière (TEALE).

Procédé de Kuhnt. — Le symblépharon double a pu être pallié, après que la paupière a été détachée du globe, en recouvrant la face profonde de chaque paupière avec un lambeau cutané pris à la tempe ou vers le front et insinué, l'épiderme contre le globe, à travers une boutonnière temporale.

Procédé de Samelsohn. — Cet auteur double la paupière inférieure avec un lambeau cutané pris à la paupière supérieure, retourné, et laissé adhé-

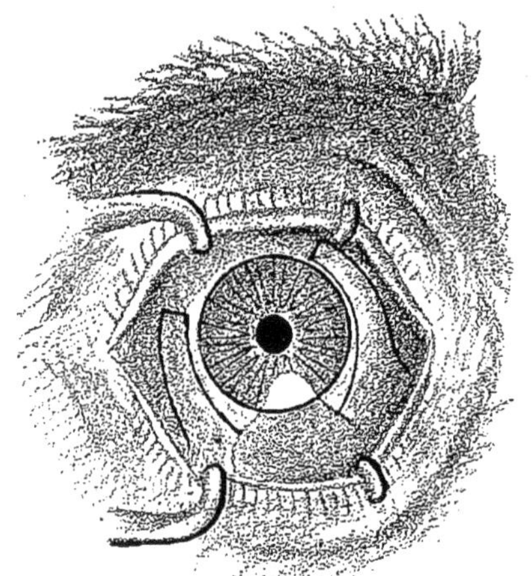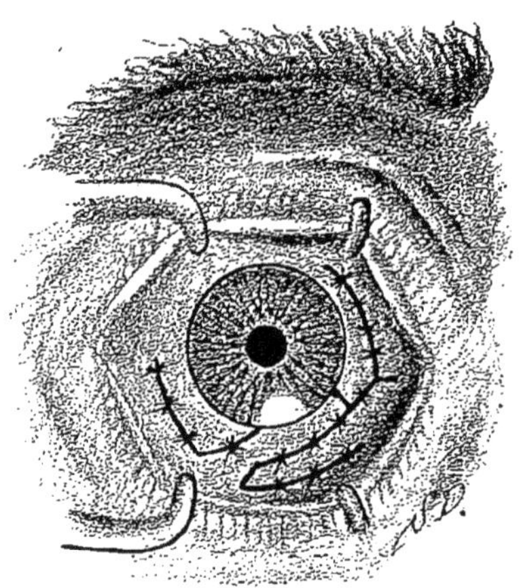

Fig. 253. — Procédé de Teale.

rent au bord ciliaire. Inversement pour la paupière supérieure. Une fois le lambeau pris, on le sectionne au niveau du bord ciliaire et les paupières se trouvent détachées.

Hétéroplastie. — Elle est réalisée par greffe prise sur le patient, un sujet quelconque ou un animal. La greffe est muqueuse ou cutanée. On la détache largement et on l'applique sur les parties cruentées du bulbe ou des paupières séparées. Une exacte contention est de rigueur.

IV. — TUMEURS

Les tumeurs *bénignes*, kystes, lipomes, etc., seront enlevées strictement d'un coup de ciseaux ou disséquées soigneusement au bistouri. Un ou deux points de suture conjonctivale suffisent ordinairement.

Les tumeurs *malignes*, sarcomes, épithéliomes, exigent une ablation large et des points de suture en rapport avec leur volume. Si la plaie conjonctivale est très étendue, l'autoplastie par glissement ou pivotement peut devenir nécessaire.

V. — BLESSURES

Elles sont généralement petites et insignifiantes par elles-mêmes. Si un lambeau considérable était décollé, un ou deux points de suture au catgut pourraient être indiqués.

CHAPITRE IV

CORNÉE ET SCLÉROTIQUE

I. — PARACENTÈSES

C'est l'ouverture de la chambre antérieure, à travers les parties saines ou ulcérées de la cornée.

Indications. — Évacuation des liquides, des exsudats intra-oculaires, ablation des corps étrangers, iritis, glaucomes.

Instruments. — Écarteur mécanique, pince à fixation, aiguille à paracentèse, couteau triangulaire ou droit, spatule.

Opération. — 1° *Paracentèse simple.* — On enfonce l'aiguille perpendiculairement à la surface et au niveau de la limite transparente de la cornée,

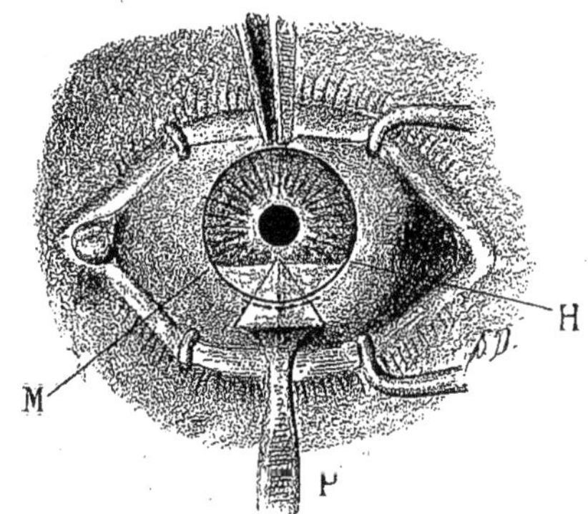

Fig. 254. — Paracentèse.
H, hypopion. — P, paracentèse simple.

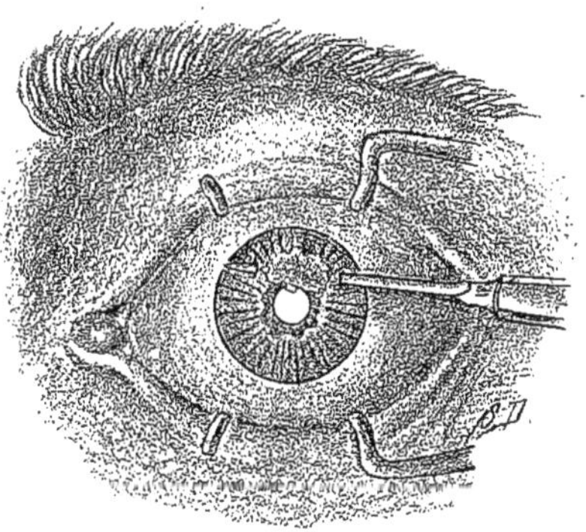

Fig. 255. — Paracentèse transulcéreuse de Saemisch.

en bas ou en dehors. Dès que la pointe apparaît dans la chambre antérieure, on abaisse le manche et l'on achève de faire pénétrer l'instrument. Il faut abaisser le manche et relever la pointe pour éviter de piquer le cristallin et de produire une cataracte traumatique. L'humeur aqueuse, le pus ou le sang doit s'écouler lentement pour éviter des luxations du cristallin ou la hernie de l'iris. Le liquide sorti, on applique un tampon contentif.

La réouverture de la chambre antérieure peut être répétée. Dans les cas d'hypopyon, on la pratique une ou deux fois par jour en écartant les lèvres de la plaie avec une spatule ou le stylet boutonné adapté au manche de l'aiguille à paracentèse.

Si une hernie irienne se produit pendant l'évacuation de la chambre antérieure, il faudra la réduire avec la spatule, une curette ou de légères pressions sur la paupière. Quand, malgré tout, la hernie devient irréductible, on peut la réséquer d'une façon complète.

2° *Paracentèse transulcéreuse de Sæmisch.* — L'écarteur étant en place, on saisit, avec la pince à fixation, le globe au niveau de l'ulcère et l'on pratique, avec le couteau de de Græfe, la ponction et la contre-ponction de manière à diviser l'ulcère horizontalement en deux parties égales.

La ponction est faite à un millimètre en dehors de l'ulcère, perpendiculairement à la surface cornéenne ; le manche du couteau est ensuite abaissé de manière à effectuer la contre-ponction dans le sens horizontal, à un millimètre en dehors du bord opposé de l'ulcère. On doit sectionner lentement de manière à éviter l'issue brusque du pus intra-oculaire, des hémorragies et surtout l'enclavement irien. Si le pus est concret et sort avec peine, on l'extrait avec des pinces fines.

Une légère cautérisation ignée, la toilette kérato-conjonctivale et un pansement contentif terminent l'opération.

II. — SCLÉROTOMIES

C'est la section de la sclérotique. On la pratique en avant et en arrière du limbe.

Sclérotomie antérieure. — Cette opération consiste dans la section incomplète d'un secteur scléro-cornéen. Elle a été préconisée et pratiquée tout d'abord par STELLWAG, QUAGLINO, MAUTHNER, DE WECKER ; ce dernier surtout l'a vulgarisée et a bien établi ses indications et son manuel opératoire.

Indications. — Glaucomes chroniques, irritatifs et même aigus, enclavements iriens, etc.

Instruments. — Écarteur, pince à fixation, couteau de de Græfe, couteau triangulaire à fente médiane de Quaglino, spatule, pince et ciseaux à iridectomie.

Avec le couteau de Quaglino, on ponctionne obliquement, à deux millimètres en arrière du limbe cornéen de manière à pénétrer le plus périphériquement possible dans la chambre antérieure. Dès que la pointe de l'instrument apparaît en avant de l'iris, on la relève en abaissant le manche, on l'enfonce jusqu'à la rainure, puis on la retire lentement en appuyant sur la surface antérieure de l'iris.

Avec le couteau de de Græfe, on ponctionne à deux millimètres en arrière du limbe cornéen et on pénètre dans la chambre antérieure pour aller contre-ponctionner à un point symétrique et horizontal, à l'extrème périphérie de la chambre antérieure, de manière à sectionner le quart de la circonférence cornéenne. On achève la section kératique à l'exception du tiers moyen qu'on laisse intact ; on peut réduire ce tiers à un ou deux millimètres ; on a même sectionné totalement la sclérotique et respecté seulement la conjonctive. La section achevée, le couteau est lentement retiré de façon à laisser filtrer l'humeur aqueuse, à contenir l'iris, à éviter son enclavement et à protéger l'angle scléro-cornéen.

On peut faire la sclérotomie en un point quelconque de la région scléro-cornéenne, en haut, en bas, en dedans ou en dehors. On l'a pratiquée au niveau de l'équateur de l'œil, mais on la préfère en haut.

La section de de Wecker est préférable à celle de Quaglino . On peut, en effet, obtenir une incision

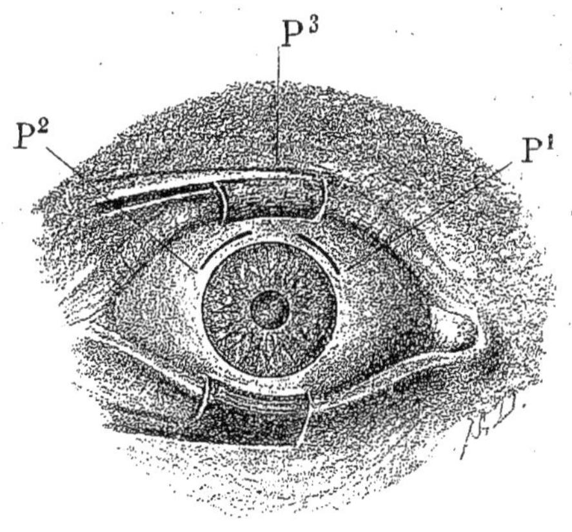

Fig. 256. — Sclérotomie.

P1, ponction. — P2, contre-ponction, — P3, pont.

plus ou moins grande, laisser un pont variable et enfin sectionner la partie interne du pont scléro-cornéen respecté.

Débridement de l'angle iridien. — Ici appartient l'opération de Vincentils qui utilise un couteau qui par la forme de son extrémité coupante, par le fil convexe de la petite faux, produit des incisions franches, limitées. La sclérotomie interne de de Wecker peut également être considérée comme un débridement de l'angle iridien. L'opération est inoffensive, a un champ d'action étendu, ne provoque pas d'enclavement. Elle est indiquée dans le glaucome prodromique, dans certaines formes chroniques de glaucome, dans l'hydrophtalmie. On a pu s'assurer anatomiquement (VALUDE) de l'ouverture du canal de Schlemm et des veines intra-sclérales, ainsi que de la séreuse supra-choroïdienne par ténotomie du muscle ciliaire. L'instrument ne sectionne en réalité que le sommet de l'angle iridien sur la moitié de l'incision exécutée. Le couteau de de Græfe fait des sections profondes, coupe le muscle d'accommodation et pénètre dans l'espace supra-choroïdien ; l'aiguille de Vincentils fait des incisions franches et limitées ; l'aiguille de Valude travaille par la pointe, déchire et intéresse le fond et les parois de l'angle.

Si une *hernie irienne* survenait, on s'efforcerait de la réduire par de douces frictions palpébrales, l'ésérine et la compression. Dans le cas où la réduction serait impossible, on devrait pratiquer la *scléro-iridectomie*, opération que l'on avait faite accidentellement et que TERSON a systématisée. Celle-ci est applicable aux glaucomes irritatifs, absolus ou autres, dans lesquels on redoute, par le fait de la tension excessive de l'œil, de l'indocilité du malade, etc., une large cicatrice cystoïde, un enclavement et où on estime que la sclérotomie non plus franchement en haut, mais en haut et en dehors, ou en haut et en dedans, de façon à sectionner la cornée plus en haut que par côté. On fait ensuite l'iridectomie au niveau de la grande incision ou même des deux incisions limbaires. Pansement contentif.

Sclérotomie postérieure. — On appelle ainsi la ponction simple, cruciale, etc., de la sclérotique en arrière de la région scléro-cornéenne. GUÉ-

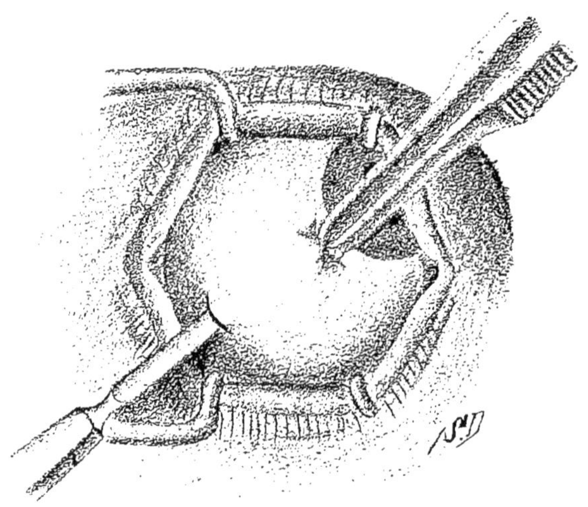

Fig. 257. — Sclérotomie postérieure.

RIN de Lyon, MACKENZIE, DESMARRES, etc., l'ont préconisée contre le glaucome.

Indications. — Préparation à la sclérotomie antérieure ou à l'iridectomie, dans le glaucome aigu et subaigu où la chambre antérieure est complètement effacée ; débridement dans le glaucome absolu très douloureux.

Instruments. — Écarteur, pince à fixation, couteau de de Græfe, pince et ciseaux, crochet.

Opération. — On ponctionne la sclérotique obliquement sous la conjonctive avec un couteau de de Græfe et on fait une section plus ou moins étendue.

On peut se contenter d'une simple ponction ou bien faire une section

cruciale en piqûre de sangsue; on peut, enfin, emporter une petite rondelle
sclérale en la soulevant avec un fin crochet et en la sectionnant tangentiellement au couteau (PARINAUD). Dans les ablations de corps étrangers à la
pince ou avec l'électro-aimant, la section est parfois assez étendue et doit
rester méridienne.

III. — TATOUAGE

Il était pratiqué par les anciens; DE WECKER l'a vulgarisé dès 1869.

Indications. — Leucomes épais, simples ou adhérents.

Instruments. — Encre de Chine, une aiguille à coudre, aiguille de Taylor portant d'un côté un faisceau de quatre aiguilles et de l'autre une spatule,
aiguille creuse.

Opération. — L'œil anesthésié, aseptisé et maintenu avec une pince à
mors plats, on fait rapidement et un peu obliquement, sur la partie de la
cornée à tatouer, un grand nombre de piqûres, puis on applique, en frottant
avec la spatule, une épaisse couche d'encre de Chine. De nouvelles piqûres
et frictions peuvent être ainsi pratiquées dans la même séance ou à quelques
jours de distance. La teinte désirée paraissant obtenue, on laisse sécher et
on applique quelques compresses froides. La réaction est ordinairement
très légère.

S'il existe du pannus, le tatouage est moins persistant et doit être plus
profond. Quand l'iris est enclavé dans le leucome, il faut être prudent et ne
pas pénétrer trop fortement de crainte de réaction vive, cyclitique ou glaucomateuse.

Pour obtenir un tatouage parfait, il convient de faire d'abord des piqûres
cornéennes régulièrement, puis d'appliquer la matière colorante très épaisse
sur l'œil bien essuyé. Il importe, enfin, de ne pas laisser le liquide fuser
et de le contenir dans la zone opératoire avec de petits tampons de ouate
essorés.

On emploie d'ordinaire l'encre de Chine dont le noir sur les leucomes
donne une teinte avantageuse. Dans les cas où on désire un large tatouage
artistique et où l'on veut reproduire les couleurs de l'iris, on peut cependant
user de couleurs différentes. MAKLAKOFF, VACHER, ont recommandé les couleurs suivantes insolubles et non transparentes :

Noir, encre de Chine ou noir d'ivoire;

Blanc, sels de plomb ou de zinc ;

Marron, terre de Sienne crue ou brûlée;

Bleu, indigo ;

Rouge, ocre ou vermillon.

On pourrait, d'ailleurs, obtenir des teintes très variées en mélangeant ces
diverses substances.

IV. — TRÉPANATION DE LA CORNÉE

Indications. — Leucome épais, kératocône.

Instruments. — Écarteur, pince à fixation, trépans de Bowman, de von Hippel ou de Wecker, etc.

Opération. — L'œil fixé, la couronne du trépan est appliquée sur le point de la cornée à enlever et le ressort pressé. Une lamelle cornéenne circulaire de quelques millimètres est ainsi détachée dans toute ou partie de son épaisseur. Si l'ablation de la rondelle cornéenne est difficile, on la termine avec une pince et la pointe d'un couteau de DE GRÆFE. Le cristallin, le vitré ne doivent pas faire issue à travers la plaie. Une toilette rapide de la plaie et une légère compression seront toujours indiquées.

V. — TRANSPLANTATION DE LA CORNÉE

Elle a pour but le remplacement d'une rondelle cornéenne opaque par une rondelle transparente.

Opération. — La trépanation de la cornée étant faite comme précédemment, von HIPPEL recueille aussitôt une rondelle transparente de même dimension sur une cornée de lapin; il l'applique exactement à la place de la rondelle opaque et la maintient par un pansement occlusif.

VI. — STAPHYLOME OPAQUE

Indications. — Saillie, gêne, inflammation.

Instruments. — Écarteurs, pinces, ciseaux, couteaux de Beer et de de Græfe, aiguilles, sutures.

Opération. — 1° *Incision*. — L'œil fixé, anesthésié, aseptisé, on transperce, avec un couteau de de Græfe tourné en avant, le staphylome à sa base, horizontalement et de part en part; on donne issue, s'il y a lieu, au cristallin et à une partie du vitré, puis on fait la toilette oculaire et on applique un pansement contentif.

2° *Excision partielle*. — Le staphylome est, soit détaché vers les deux tiers inférieurs ou supérieurs, soit fendu en son milieu. Après la toilette de la plaie, on résèque une tranche cornéenne aux ciseaux et on ferme la plaie par compression ou sutures.

3° *Excision totale*. — Le procédé habituel est le suivant : les paupières renversées avec des écarteurs à mains, l'œil fixé, la conjonctive est disséquée tout autour de la cornée jusqu'à la zone ciliaire, à trois ou quatre centimètres en arrière du limbe.

Un fil de catgut ou mieux de soie est passé en bourse à un millimètre du bord conjonctival, prêt à être noué. La conjonctive étant refoulée largement en arrière avec son fil, on enlève rapidement le segment antérieur de l'œil et on serre le fil plus ou moins vite, suivant qu'on désire ou qu'on veut éviter l'issue d'une grande quantité de vitré. L'ablation cornéenne se fait de deux façons : dans la première, on sectionne horizontalement d'arrière en avant avec un couteau de de Græfe et on enlève les deux moitiés avec des ciseaux courbes; dans la seconde, on ponctionne en bas avec un couteau de Beer, on sectionne jusqu'en haut, puis on achève la section en bas en retournant l'instrument ou avec les ciseaux. Le couteau de Beer est préférable si l'on veut ménager le vitré.

On peut enlever la cornée entière et panser à plat, après issue ou non du cristallin et d'une partie du vitré, mais il vaut mieux toutefois fermer la plaie oculaire. Pour éviter toute action sympathique, il est même avantageux de faire porter la section en arrière du corps ciliaire, à quelques millimètres sur la sclérotique; c'est alors l'amputation du segment antérieur.

Critchett suture directement la sclérotique avec des fils de soie, les aiguilles restant en place comme un gril pendant l'ablation du staphylôme, dans le but un peu illusoire d'éviter l'issue du vitré.

Knapp, de Wecker suturent seulement la conjonctive en avant, à points passés ou mieux en bourse.

VII. — TRAITEMENT CHIRURGICAL DU DÉCOLLEMENT DE LA RÉTINE

Indications. — Liquide abondant, décollement large et récent, traumatique, myopique, etc.

Instruments. — Couteau de de Græfe, seringue de Pravaz, cautères, électrolyse.

Opération. — 1° *Aspiration*. On peut ponctionner la sclérotique et donner issue au liquide sous-rétinien avec un couteau de de Græfe, le sclérotome de Wecker, une seringue de Pravaz, etc. On agit surtout en bas et en dehors. L'œil étant dirigé et maintenu fortement en haut et en dedans, on ponctionne la collection séreuse et on fait écouler le liquide au dehors ou sous la conjonctive.

2° *Drainage oculaire*. — De Wecker passait un fil d'or dans une aiguille creuse et le laissait à demeure après l'avoir entortillé et replié de manière à le rendre peu gênant.

3° *Injections iodées*. — Schoeler et Abadie ont injecté une ou deux gouttes de la solution iodo-iodurée (eau 5, teinture d'iode 5, iodure de potassium 0,25). Schoeler emploie une seringue de Pravaz spéciale, courte, recourbée, pourvue d'un œil latéralement, vers la pointe. Abadie préfère une canule constituée par un petit couteau de de Græfe creux; il enfonce obliquement le couteau, fait sortir le liquide puis le ramène à sa première position et injecte la solution iodée.

4° *Électrolyse*. — Schöeler ponctionne avec des aiguilles fines, et fait passer un courant très faible pendant une ou deux minutes. Abadie, Terson agissent à peu près de même. L'intensité moyenne du courant est de 3 à 5 milliampères et sa durée, de 1 à 2 minutes.

5° *Cautérisations ponctuées*. — On les applique autour de la cornée, sur la sclérotique, vers le décollement.

VIII. — TRAITEMENT DES BLESSURES

Elles sont parfois si profondes, si étendues ou si graves qu'elles produisent la destruction définitive de l'organe et demandent l'énucléation. Lorsqu'elles n'atteignent que le segment antérieur, elles offrent quelques indications spéciales.

La *cornée* est-elle largement fendue sans hernie de l'iris ou cataracte traumatique, chose rare, on peut, après anesthésie et antisepsie locales, placer un ou plusieurs points de suture superficielle en crins, en catgut ou mieux en soie qu'on retirera au bout de quatre à cinq jours.

Y a-t-il *hernie de l'iris*, on peut essayer la réduction, ou faire l'excision, puis suturer.

Le *cristallin est-il broyé et l'iris hernié*, on résèque l'iris, on extrait par pression, à la curette ou par aspiration, les parties molles de la lentille et on suture.

Les *plaies scléro-cornéennes* ont exercé la sagacité et l'ingéniosité des ophtalmologistes. Un grand nombre de procédés opératoires leur sont applicables.

Appelé de bonne heure, après anesthésie locale ou générale et asepsie. on peut suturer sur la plaie la conjonctive ou bien la sclérotique et la conjonctive. La suture conjonctivale isolée convient aux plaies peu étendues, peu béantes. La suture sclérale s'applique aux vastes plaies.

On doit toujours respecter la profondeur de la sclérotique et réséquer ou repousser l'iris, le corps ciliaire ou le vitré herniés. Une compression attentive, modérée et prolongée est généralement de rigueur. Les fils seront enlevés, sauf inflammation, seulement après cinq ou six jours.

IX. — ABLATION DES CORPS ÉTRANGERS

Superficiels, les corps étrangers de la cornée seront facilement extraits avec la gouge ou des pinces, l'aiguille à cataracte, la pointe d'un bistouri, une forte aiguille à coudre. Profonds on les enlèvera par l'extérieur en portant une aiguille ou la pointe d'un couteau de De Græfe dans le tissu cornéen, en arrière du corps étranger, et en le projetant d'arrière en avant. On peut aussi faire une paracentèse, s'ils font saillie en arrière de la cornée, et les pousser avec une spatule de dedans en dehors pendant qu'avec une aiguille ou une pince on cherche à les extraire. On pourra ainsi saisir les corps étrangers de la chambre antérieure et de la face antérieure de l'iris. Une iridectomie est nécessaire si le corps étranger est incrusté dans un segment irien. Enfin, l'extraction du cristallin s'impose quand le corps étranger est dans la lentille et provoque des troubles septiques ou glaucomateux.

Les corps étrangers du vitré ou du fond de l'œil réclament des interventions complexes. Les morceaux de fer et d'acier peuvent être enlevés surtout avec un aimant ou un électro-aimant.

CHAPITRE V

IRIS

L'iridotomie de Woolhouse (1745) fut la première opération pratiquée sur l'iris. Cet auteur pénétrait avec une aiguille par la sclérotique, mais son procédé demeure assez obscur. Cheselden, qui suivit et modifia l'iridotomie, agissait également par la sclérotique, à la faveur d'une petite incision.

Ces opérations exposant à des blessures graves du corps ciliaire, Heuermann, puis Reichenbach agirent par la cornée. Jusqu'alors, toutefois, l'iridotomie se trouvait réservée aux occlusions pupillaires et notamment à celles qui étaient consécutives à l'opération de la cataracte.

Bientôt on reconnut que l'iridotomie laissait beaucoup à désirer, car l'orifice artificiel s'obturait. On tenta de la pratiquer en forme de croix et d'autres manières encore, mais sans beaucoup plus de succès. On était en voie de trouver l'iridectomie. Déjà Reichenbach avait ouvert avec un trépan une brèche à travers l'iris et Janin, une fois, en avait excisé un lambeau ; Adhélius (1765) exécutait l'iridectomie pour des taies de la cornée et pratiquait la première pupille artificielle ; Richter, enfin, posa les indications de cette opération.

Au commencement du XIX⁰ siècle, il faut noter un petit recul. Après avoir observé que dans une iridodialyse traumatique, une vision assez favorable pouvait s'effectuer à travers la nouvelle pupille créée par le détachement de l'iris, certains auteurs et parmi eux Assalier (1786) le premier, puis Himly, s'efforcèrent de la réaliser. Langenbeck modifia cette opération en attirant l'iris détaché et en l'enclavant dans la plaie ; c'était l'iridenkléisis. Desmarres faisait une opération à peu près identique, par l'iridorrhexis et Critchett par l'iridodesis.

Toutes ces opérations, dangereuses par leurs suites, sont heureusement tombées dans l'oubli. Il nous reste seulement l'iridotomie, indiquée, en certains cas, après l'opération de la cataracte, et surtout l'iridectomie dont les applications sont très multipliées. Un des grands titres de gloire de DE GRÆFE sera d'avoir découvert l'effet curatif de l'iridectomie dans le glaucome et de l'avoir combinée, comme DAVIEL et WENZEL père, à l'extraction de la cataracte.

I. — IRIDOTOMIE

L'iridotomie ou iritomie se pratique surtout dans un but optique; toutefois, après l'extraction du cristallin et consécutivement aux atrésies pupillaires inflammatoires, cette opération devient à la fois optique et antiphlogistique.

Indications. — Cataractes centrales, zonulaires, luxations du cristallin; atrésie et occlusion pupillaire après destruction ou ablation de la lentille.

Instruments. — Écarteur, pince à fixation, couteaux linéaires et triangulaires, pinces à iridectomie et ciseaux de de Wecker, spatule irienne.

Opération. — 1° IRITOMIE INTRA-OCULAIRE. — L'œil aseptisé, anesthésié et fixé, on fait une incision linéaire de 5 à 6 millimètres au point opposé au siège choisi pour l'iritomie et on laisse s'écouler lentement l'humeur aqueuse. Les ciseaux mousses de de Wecker sont ensuite introduits, délicatement, si le cristallin est encore en place, dans la chambre antérieure; légèrement entr'ouverts, une branche en avant et une branche en arrière du sphincter irien, ils font une section de 1 ou 2 millimètres qui prend une forme en V. Si une petite hernie se produit, on la réduit avec la spatule.

Ce procédé est délicat et provoque aisément la blessure de la capsule et une cataracte traumatique.

Si le cristallin est absent ou luxé, quand la pupille est obturée, il suffit, après kératotomie, d'introduire les ciseaux à branche pointue de de Wecker; on enfonce la branche aiguë à la périphérie et en arrière de l'iris, dans le vitré, on maintient l'autre branche en avant et on sectionne la membrane. Dans les cas où l'iris est aminci par l'inflammation ou doublé d'exsudats inflammatoires empêchant toute rétraction, DE WECKER fait une triple incision triangulaire, la première parallèle à la kératotomie, avec le couteau, la seconde et la troisième convergentes, avec les ciseaux, puis il extrait la partie irienne ainsi détachée : c'est alors l'*irito-ectomie*.

2° IRITOMIE EXTRA-OCULAIRE. — Appelée encore *ab externo* (DE VINCENTIIS). précornéenne (SCHOELER) ou à ciel ouvert (LAGRANGE), elle est surtout applicable aux cataractes zonulaires ou polaires peu étendues.

On fait à la lance une incision linéaire de 5 à 6 millimètres, vers le limbe, au point où l'on veut sectionner l'iris, puis, avec la pince, on attire le sphincter à l'extérieur et on le sectionne avec les ciseaux de de Wecker, une branche en avant et l'autre en arrière. L'iris sectionné rentre, enfin, dans la chambre antérieure où on l'y ramène doucement, avec la spatule.

II. — IRIDECTOMIE

L'iridectomie est une opération qui consiste dans l'ablation d'une portion plus ou moins grande de l'iris.

Indications. — Occlusions pupillaires, adhérences irido-capsulaires, iritis à rechutes avec hypertonie, glaucomes, leucomes simples ou adhérents, préparation à l'extraction d'une cataracte.

Instruments. — Écarteur, pince à fixation, couteaux linéaires et triangulaires, pinces à iridectomie, ciseaux de de Wecker, spatule irienne.

Opération. — Kératotomie. 1° *Avec la lance.* — L'œil préparé et fixé, on incise vers le limbe scléro-cornéen, au niveau du méridien choisi, normale-

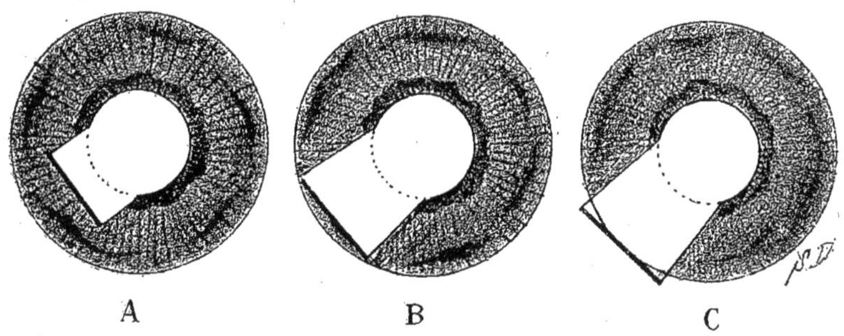

Fig. 262. — Iridectomies.

Incisions cornéennes. A, centrale. — B, périphérique. — C, scléro-cornéenne.

ment à la surface cornéenne ; on enfonce fermement la pointe jusqu'à ce qu'elle apparaisse dans la chambre antérieure, puis on relève cette pointe en abaissant le manche, on la maintient parallèlement à l'iris et on la dirige vers la pupille. L'incision doit être linéaire, nette et égale de chaque côté du méridien de ponction. Quand elle est terminée, on dirige la pointe du couteau vers la cornée en abaissant le manche et on la retire lentement en donnant graduellement issue à l'humeur aqueuse, en soutenant la surface de l'iris et au besoin en agrandissant latéralement l'incision avec le tranchant correspondant. Si l'incision est un peu étroite, on peut l'élargir encore avec le couteau coudé ou avec des ciseaux mousses.

2° *Avec le couteau linéaire.* — On agit au niveau du limbe scléro-cornéen et, par ponction perpendiculaire à la surface cornéenne, dans la chambre antérieure.

Dès que la pointe a pénétré, ce qu'on sent au défaut de résistance ou ce qu'on voit, on place l'instrument parallèlement à la surface irienne et horizontalement, de manière à aller pratiquer la contre-ponction en un point symétrique du limbe. La contre-ponction faite, on sectionne la cornée en ayant soin que la suture soit nette, régulière et peu oblique.

Excision irienne. — La pince à fixation étant maintenue par un assistant, on relève, s'il y a lieu, le lambeau conjonctival et on étanche le peu de sang résultant de l'incision, puis on introduit la pince à iris, fermée, dans la chambre antérieure en refoulant l'iris et on pénètre jusque vers le sphincter pupillaire. A ce niveau on laisse la pince s'ouvrir plus ou moins largement, on appuie légèrement et on serre les branches en saisissant un pli irien qu'on attire au dehors. Si des adhérences existent, on saisit largement et fortement l'iris puis on exerce des tractions excentriques lentes et soutenues. Si, enfin, l'iris a fait issue en même temps que l'humeur aqueuse au moment de l'ouverture de la chambre antérieure, on le saisit avec une pince droite et on le sectionne.

L'iris étant amené au niveau de la plaie cornéenne, le sphincter en dehors, on peut le couper plus ou moins complètement, d'un trait ou en plusieurs fois. La section en bloc le long de la plaie cornéenne donne l'iri-

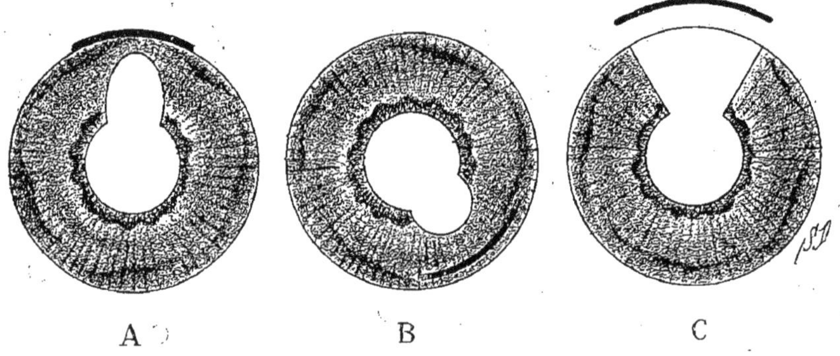

Fig. 263. — Iridectomies.

A, dans l'extraction du cristallin. — B, iridectomie optique, — C, iridectomie antiglaucomateuse.

dectomie dite *en trou de serrure*, qui convient lorsque l'on poursuit un but optique.

La section en deux temps est plus périphérique, plus régulière et plus complète; c'est l'iridectomie anti-glaucomateuse. On coupe l'iris vers un angle de la plaie et perpendiculairement au sphincter, on attire un peu à soi le lambeau irien, puis on le coupe encore, perpendiculairement au sphincter, vers l'autre angle de la plaie. On étanche le sang, on débarrasse la plaie des caillots, on réduit très exactement les portions iriennes non excisées et on applique un pansement contentif.

Complication de l'iridectomie. — 1° *Avant l'opération.* — La chambre antérieure petite ou nulle exige l'emploi du couteau.

En cas d'absence de la chambre antérieure, dans les leucomes adhérents, les staphylomes cornéens, les iritis chroniques et surtout dans les glaucomes aigus, le *procédé de Gayet* (1884) est souvent le seul qui permette de faire une iridectomie.

Ce procédé consiste à ouvrir la cornée ou la sclérotique de dehors en

dedans avec un scarificateur en exécutant des mouvements de va et vient
tangentiels aux courbes de la surface oculaire.

L'instrumentation comporte, outre le scarificateur, la pince à double
fixation de Monoyer et des ciseaux mousses. La chambre antérieure étant
ouverte avec le scarificateur, la plaie de l'incision est agrandie avec les
ciseaux, et l'iridectomie exécutée suivant les règles connues.

Brudenell Carter et Darier proposent de pratiquer, dans ce cas, une
petite paracentèse en dedans et en dehors, puis de faire la kératotomie avec
un couteau mousse à travers les deux incisions latérales.

Avec un couteau étroit de de Wecker, on peut généralement éviter ces
manœuvres complexes et réaliser malgré tout une kératotomie suffisante.

L'iris est parfois atrophié, adhérent à la cornée ou au cristallin et se
déchire facilement ; il faut alors le saisir largement et exercer des tractions
lentes et soutenues avant de l'exciser.

2° *Pendant l'opération*. — Une hémorragie notable peut survenir pendant la section cornéenne ou l'excision de l'iris. L'eau froide, la compression
en viendront aisément à bout.

Une plaie insuffisante sera agrandie ; si on ne peut introduire les pinces
pour saisir l'iris, on doit amener le sphincter au dehors avec un crochet et
l'exciser ensuite.

Quand on glisse entre les lames de la cornée au lieu de pénétrer dans la
chambre antérieure, on en est quitte pour retirer le couteau et ponctionner
plus normalement.

Le cristallin peut se luxer ou se subluxer, par rupture de la zonule de
Zinn, au moment de la détente oculaire que produit l'issue de l'humeur
aqueuse. Il survient ultérieurement de la rougeur, de la tension, et une perte
plus ou moins complète de l'œil. On doit s'efforcer, par compression sur le
disque cristallinien, de le réduire et de le maintenir en place. On peut encore
piquer le cristallin et produire une cataracte traumatique qu'on devra surveiller et extraire. On a vu enfin, à la suite de tractions iriennes, dans le cas
où il y a adhérences irido-capsulaires larges, se faire une issue complète
du cristallin par déchirure capsulaire ; on se contentera alors de faire une
toilette du champ pupillaire comme après une opération de cataracte.

3° *Après l'opération*. — En dehors des douleurs, des tiraillements
ciliaires et des accidents glaucomateux produits par des enclavements, en
voit aussi se former une *cicatrice cystoïde*. Celle-ci a lieu surtout quand
on agit très périphériquement dans le glaucome. Les angles iriens mal
coupés, la périphérie du sphincter mal réséquée, la tension oculaire
augmentée font que la plaie scléro-cornéenne se ferme mal et que la cicatrice, gonflée, saillante, prend un aspect vésiculaire cystoïde, transparent.

La compression ne suffit pas pour la faire disparaître et on doit la
réséquer ou l'inciser si elle contient des portions d'iris, ce qu'on reconnaît
à la teinte noire. Cette cicatrice est jugée par nombre d'auteurs comme

étant utile. Elle est très filtrante et serait favorable à la cure du glaucome.

Iridectomie et sclérectomie combinées (Lagrange). — Pour obtenir, sans le prolapsus irien, une cicatrice filtrante, Lagrange procède ainsi. Il pratique d'abord une incision portant sur la sclérotique et débridant l'angle de filtration. Dans le dernier temps de la section scléroticale, le couteau subit un mouvement de rotation, de façon à tourner le tranchant un peu en arrière. Il en résulte que la sclérotique est taillée en biseau, en bec de flûte. Lorsque le couteau est arrivé sous la conjonctive, il est tourné franchement en arrière, de façon à détacher un grand lambeau de la muqueuse. On pratique ensuite la résection d'une faible partie du bec de la sclérotique adhérent à la cornée. Pour cela il faut, avec une petite pince à griffes, soulever le lambeau conjonctival ; la lèvre antérieure de la plaie fait saillie et, avec des ciseaux bien aiguisés, on détache aisément un mince lambeau de sclérotique. Pour pratiquer aisément cette résection scléroticale, il faut se servir de forts ciseaux, quoique fins, *très courbes*. L'iridectomie est faite ensuite large, en deux temps, de façon à bien réséquer les angles iriens.

III. — IRIDO-DIALYSE

Elle a pour objet l'arrachement d'un lambeau, mais nous ne faisons que mentionner cette opération qui n'est pas recommandable. Une ouverture est faite dans la partie de la cornée voisine du lambeau irien à enlever ; la pince est ensuite introduite, saisit vigoureusement la portion d'iris et l'arrache largement.

IV. — CORÉLYSE

Elle consiste dans la rupture des synéchies postérieures. Avec la spatule de Streatfield ou le crochet de Weber, après paracentèse sur le milieu du rayon cornéen opposé à la synéchie, on sépare délicatement l'iris de la cristalloïde antérieure.

Passavent fait une incision très oblique dans l'épaisseur de la cornée, au niveau de la synéchie et, avec une pince soulève l'iris, le détache, puis l'abandonne.

V. — TRAITEMENT DES TUMEURS, CORPS ÉTRANGERS, BLESSURES

Les *tumeurs* de l'iris, tubercules, gommes, relèvent du traitement médical ou bien, comme les sarcomes, comportent l'iridectomie ou l'énucléation.

Les *corps étrangers* sont enlevés simplement, après paracentèse, avec la pince ou l'électro-aimant ; s'ils paraissent trop incrustés, on pratique l'iridectomie de la portion membraneuse qui les supporte.

Les *blessures* n'exigent qu'un traitement médical, et, s'il y a trop d'irrégularités ou de l'infection, une iridectomie.

CHAPITRE VI

CRISTALLIN

Les anciens pratiquaient le déplacement, dépression ou abaissement, et il est probable qu'ils ont connu l'extraction. Un passage de GALIEN ne semble guère laisser de doutes à cet égard et ce serait ANTHYLLUS et LATYRION qui auraient réalisé dès lors l'idéal de la méthode ; mais les détails du procédé ne sont pas parvenus jusqu'à nous. En tous cas, le même ANTHYLLUS a indiqué la succion et l'a pratiquée ; ABULCASIS, qui décrit le procédé, dépeint en même temps l'aiguille creuse qui servait à l'opération. Pendant le moyen âge et plus tard, jusqu'au xviiie siècle, l'opération de la cataracte ne subit pas d'importantes modifications. On pratiquait alors l'abaissement du cristallin en pénétrant par la sclérotique et en allant enfoncer l'aiguille dans la partie postérieure de la lentille. Dans certains cas de cataractes molles, où le cristallin ne pouvait se déplacer, les anciens chirurgiens se contentaient de déchirer la capsule.

Enfin survint DAVIEL qui préconisa l'extraction. En 1752, après avoir groupé un grand nombre de faits, il publia son premier mémoire et donna la description de sa méthode. Il avait eu cependant des précurseurs, car, sans parler des opérations anciennes d'ANTHYLLUS ou des médecins arabes, une première extraction avait été pratiquée en 1707 par SAINT-YVES, une seconde par J.-L. PETIT en 1708, une troisième aussi par DUDDEL en 1728. Toutefois, dans ces cas, il s'agissait de cristallins tombés dans la chambre antérieure, c'est-à-dire de faits spéciaux où l'extraction s'impose naturellement ; on sait d'ailleurs que c'est l'exécution de l'extraction dans un cas semblable, faite à Marseille en 1745, qui en suggéra à DAVIEL l'idée générale. Les faits isolés n'ayant pas grande portée et le propre du génie étant d'en tirer une application méthodique, DAVIEL reste bien le créateur et le vulgarisateur de l'extraction de la cataracte. Il ouvrait la cornée avec un couteau lancéolaire, puis agrandissait la plaie de chaque côté avec des ciseaux courbes et détachait ainsi les deux tiers de la cornée. Il pratiquait la discision et extrayait le cristallin en manœuvrant, d'une part, sa curette, de l'autre, un instrument décoiffeur du cristallin avec lequel il soulevait l'iris pour faciliter la sortie du noyau.

L'extraction ne s'imposa pas sans difficultés, mais enfin elle prit place dans la pratique et bientôt devint prépondérante.

Le premier enthousiasme pour cette méthode une fois passé, les chirurgiens se laissèrent impressionner par les nombreux accidents qui s'observaient à la suite de cette opération (hernie du vitréum, enclavements de l'iris, accidents glaucomateux, panophtalmie) et, au lieu de chercher tout d'abord à l'améliorer dans son exécution, retournèrent à la méthode ancienne.

Toutefois CONRADI, qui avait exécuté avec succès une discision par la voie cornéenne, avait montré que ce chemin pouvait être suivi sans péril. Les opérateurs modifièrent donc le procédé ancien en ce sens qu'ils préconisèrent l'abaissement par la voie cornéenne ; de plus, quand la cataracte était molle, ils se contentaient de diviser la capsule antérieure (discision). Cette méthode fut proposée par BUCKKORN de Magdebourg sous le nom de *kératonyxis*, et un certain nombre de chirurgiens du commencement de ce siècle, DUPUYTREN, LANGENBECK l'adoptèrent avec faveur ; le dernier même ajouta heureusement à cette opération l'instillation préalable d'un collyre mydriatique. On distinguait dans cette méthode *la réclinaison par kératonyxis* quand on refoulait le cristallin dans le corps vitré et la *discision par kératonyxis* quand on déchirait le cristallin laissé en place.

Cependant la kératonyxis elle-même causa des déboires à ceux qui l'employèrent et on vit se produire fréquemment des kératites et des cyclites. Les oculistes revinrent alors complètement au procédé ancien qui consistait à pénétrer par la sclérotique (scléronyxis). Toutefois, ce procédé nouveau différait en ce que l'aiguille, au lieu d'attaquer le cristallin par derrière était amenée devant sa face antérieure jusqu'à ce qu'on l'aperçût dans le champ de la pupille. Une fois l'instrument dans cette position, si la cataracte était dure, on refoulait le cristallin en arrière pour le culbuter dans le vitréum (*réclinaison par scléronyxis*) et, s'il était peu résistant, on le délacérait en décrivant un arc de cercle avec la pointe dans son intérieur (*broiement par scléronyxis*). DESMARRES usait volontiers de ce procédé et SCARPA avait imaginé une aiguille qui le rendait très facile. Les premières scléronyxis furent pratiquées par WILLBURG et SCHIFFERLI à la fin du XVIII° siècle.

Il paraissait cependant plus indiqué, au lieu de ressusciter les anciennes méthodes, de perfectionner l'opération de Daviel et de la débarrasser de ses inconvénients et de ses dangers. C'est à cette œuvre que s'attachèrent utilement WENZEL, RICHTER, qui modifièrent l'incision, POYEL, DE LA FAYE et surtout BEER, qui obtint une bonne section de la cornée en inventant le couteau triangulaire que tout oculiste possède encore aujourd'hui. Au moment où DE GRÆFE imagina son procédé d'extraction linéaire, il fut forcé d'abandonner la large lame de BEER et il inventa son couteau étroit et délié, véritable outil de bijouterie ; mais à l'heure actuelle, avec le retour à l'extraction simple, on tend beaucoup à reprendre un instrument plus large ; SCHWEIGGER même emploie un couteau qui n'est qu'une réduction de celui de BEER.

L'opération de Daviel subit ainsi vers cette époque de nombreuses et parfois d'heureuses modifications ; on peut même dire que tout ce qui se publie aujourd'hui de soi-disant neuf sur l'exécution de l'extraction simple a été plus ou moins vu et décrit alors. C'est dans ce temps déjà que la disci-

sion était pratiquée au couteau en même temps que la kératotomie ; Pellier
de Quengsy, écartant les paupières, fixant le globe avec ses doigts et pratiquant la kérato-kystitomie actuelle, pratiquait l'extraction, comme Trousseau de nos jours, avec un simple couteau.

Ce n'était point par des modifications de détail que pouvait se transformer
l'opération de Daviel. A ce moment, le gros danger de l'extraction était la
suppuration. Or de Græfe avait observé que les iridectomies étaient exceptionnellement suivies de suppuration et que les plaies scléroticales jouissaient
de la même immunité. C'est avec ces deux données qu'il imagina son procédé d'extraction linéaire combinée à l'iridectomie. Il adoptait une plaie
linéaire et scléroticale pour favoriser la coaptation et éviter d'autant les
chances de suppuration ; il combinait à l'incision linéaire l'iridectomie pour
favoriser l'expulsion des masses corticales, diminuer les chances de glaucome et les dangers de l'infection. Le procédé de de Græfe, dans lequel on
diminua graduellement la linéarité de l'incision, obtint un succès immense
et prolongé.

Cependant l'avènement de l'antisepsie ayant écarté les dangers de la
suppuration mieux que ne le sauraient faire l'iridectomie et la section sclérale, la cocaïne ayant presque supprimé la douleur, on a pu reprendre avantageusement la méthode d'extraction de Daviel, simple dans les cas ordinaires, avec iridectomie, dans les cas compliqués.

I. — ABAISSEMENT DE LA CATARACTE

Indications. — Aliénation mentale avec excitation, attaques épileptiques
fréquentes, état lacrymal rebelle, quelques luxations du cristallin, hémorragies profuses durant l'opération du congénère.

Instruments. — Écarteurs, pince à fixer, aiguille à cataracte.

Opération. — L'abaissement se pratique directement de haut en bas,
dans le plan vertical ; c'est alors l'ancien procédé, l'abaissement proprement
dit ou dépression ; appliqué en sens contraire, c'est l'élévation (*sublatio*).
L'abaissement se pratique encore en poussant le cristallin en bas et en
dehors, en le faisant basculer d'abord d'avant en arrière, ce qui constitue la
réclinaison, procédé qui fut le plus usité.

La dépression ou la réclinaison se font toutes deux avec l'aiguille à lame
droite ou courbe que l'on conduit sur le cristallin opaque soit à travers la
cornée, soit à travers la sclérotique. Dans tous les cas, le chirurgien s'assied
en face du patient, celui-ci étant appuyé contre la poitrine d'un aide qui
soulève la paupière supérieure et fixe convenablement l'œil ; enfin, la pupille
est préablement dilatée. L'aiguille doit être tenue de la main droite pour l'œil
droit, de la main gauche pour l'œil gauche.

1° Kératonyxis. — L'aiguille pénètre dans la chambre antérieure par le
milieu de son rayon inféro-externe, et sa pointe va se placer vers la région

supéro-interne du cristallin. Si l'aiguille est courbe, sa concavité doit être en haut et sa convexité contre la capsule. On abaisse dès lors la cataracte en appuyant sur elle de manière à la renverser d'avant en arrière et à la con= duire ensuite directement en bas et en dehors. Après l'avoir maintenu en place quelques instants, on dégage doucement l'aiguille et on la retire.

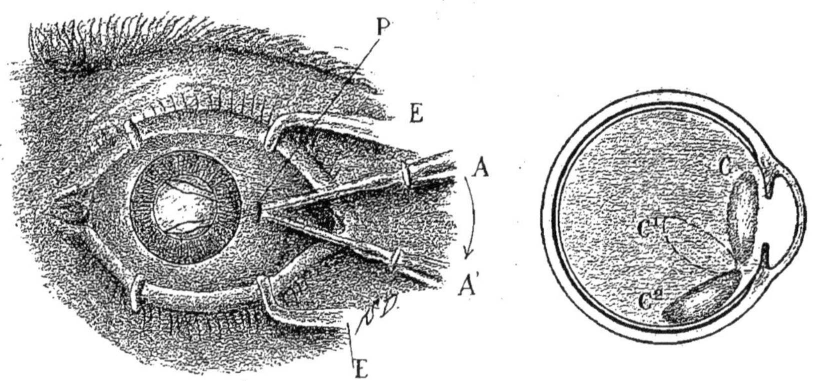

Fig. 264.— Abaissement de la cataracte.

EE, écarteur. — AA¹, aiguille. — P, ponction scléroticale. — CC¹C², positions successives
du cristallin récliné.

Pendant toute la manœuvre, l'instrument a pivoté au niveau de l'ouverture cornéenne comme un levier du premier genre.

2° Scléroticonyxis. — L'aiguille pénètre en dehors, à 3 ou 4 millimètres en arrière du rebord cornéen pour ménager le corps ciliaire, un peu au-des= sous du diamètre horizontal pour éviter l'artère ciliaire longue, le plat main= tenu horizontal afin de sectionner le moins possible des procès et des nerfs ciliaires ; elle est conduite entre l'iris et le cristallin, directement vers la par= tie supéro-externe de la pupille ; elle presse sur le cristallin à plat, soit par dépression directement de bas en haut, soit par réclinaison en bas et en dehors, le maintenant en position quelques instants, puis se dégageant dou= cement. Il importe également beaucoup, pendant la manœuvre, de faire pivoter l'instrument au niveau de l'ouverture de la sclérotique de manière à l'obturer.

Dans la kératonyxis comme dans la scléroticonyxis, on peut pratiquer la dépression ou la réclinaison du cristallin, en totalité ou après l'ouverture capsulaire. Dans le premier cas, avec l'aiguille, on déchire ou on dilacère préalablement la capsule antérieure ; dans le second cas, on laisse celle=ci intacte.

Les *complications opératoires* sont l'hémorragie dans la chambre anté= rieure ou le vitré, les piqûres ou déchirures de l'iris, la rupture de la zonule.

Il arrive aussi que l'on ne peut abattre la cataracte ou que celle-ci remonte après avoir été abattue.

On ne peut l'abattre quand la discision de la cristalloïde est insuffisante ou que la zonule résiste outre mesure. Il suffit alors de ramener l'aiguille à plat en avant et en haut et d'appuyer fortement d'avant en arrière.

Si la consistance de la cataracte est insuffisante, l'abaissement total devient impossible et on est réduit au broiement. Quand la cataracte abaissée remonte, il suffit de l'abaisser de nouveau et de la maintenir quelques instants avec l'aiguille. On dégage complètement celle-ci et on la retire lentement. La luxation dans la chambre antérieure implique l'extraction immédiate.

II. — DISCISION DE LA CATARACTE

La discision de la cataracte a pour but sa destruction par résorption *in situ*. Dans la cataracte primitive, on ouvre la capsule de manière à mettre la lentille cristallinienne en contact avec l'humeur aqueuse qui doit la dissoudre progressivement ; dans la cataracte secondaire, on déchire largement la capsule, les débris cristalliniens ou les exsudats pupillaires.

La discision se pratique avec ou sans iridectomie. Cette opération aurait été conseillée par GALIEN, dans les cataractes liquides ; RICHTER (1773), BEER (1791), CONRADI (1797), l'ont pratiquée dans les cataractes molles ; LANGENBECK (1811) et surtout DE GRÆFE (1855) l'ont perfectionnée et vulgarisée ; ce dernier l'a, enfin, combinée avec l'iridectomie et l'a mise en œuvre pour la maturation artificielle de la cataracte. FUKALA, VACHER, etc., l'emploient aujourd'hui dans le traitement chirurgical de la myopie, exclusivement ou comme préliminaire de l'extraction.

Indications. — Cataractes molles sans noyau, chez les enfants ou les adolescents ; maturation artificielle ; myopie élevée ; cataractes secondaires peu épaisses, du premier et du deuxième degrés. L'iridectomie est utile dans les cataractes susceptibles de gonflement rapide.

Instruments. — Écarteur, pince à fixation, aiguilles de Bowman, pinces et ciseaux à iridectomie.

Opération. — 1° DISCISION SIMPLE. — La pupille dilatée, l'aiguille pénètre dans la chambre antérieure au milieu d'un rayon inféro-externe pour l'œil droit et supéro-externe pour l'œil gauche ou au milieu du rayon transversal, externe, pour tous deux ; on la dirige vers l'extrémité supérieure ou inférieure du diamètre vertical de la pupille et on incise la capsule sans pénétrer profondément dans le cristallin. Si l'incision simple suffit, on retire l'instrument dans le sens de son introduction ; si l'on veut plusieurs incisions, on les pratique en faisant pivoter l'aiguille dans l'orifice cornéen et en évitant la sortie de l'humeur aqueuse. Atropine et pansement.

2° DISCISION AVEC IRIDECTOMIE. — La discision se fait comme ci-dessus, mais seulement quelques semaines après l'iridectomie et de préférence dans le champ de la pupille artificielle (DE WECKER), en haut.

3° BROIEMENT. — Ce procédé est fort ancien. CELSE le recommande quand la cataracte abaissée remonte ; il est d'ailleurs probable que les tentatives de réclinaison de beaucoup de cataractes molles ou demi-molles ont abouti à un simple broiement.

On peut agir à travers la sclérotique, mais on préfère actuellement opérer à travers la cornée. L'œil étant fixé, la pupille dilatée, on ponctionne vers le milieu d'un rayon et on porte la pointe de l'aiguille à la partie inférieure ou supérieure de la pupille, dans la capsule et le cristallin. Par des mouvements variés d'élévation, d'abaissement ou de latérabilité, on dissocie la masse cristallinienne. On évite soigneusement la blessure ou les tiraillements de l'iris et la pénétration dans le vitré. On retire ensuite l'aiguille dans le sens où on l'a introduite. Atropine et pansement contentif.

4° DILACÉRATION. — Analogue au broiement, elle dissocie largement le cristallin, la capsule et, le cas échéant, les exsudats pupillaires.

Les paupières écartées, l'œil fixé par la pince, une aiguille est introduite dans la chambre antérieure vers le milieu du rayon supéro-externe ou interne ; cette aiguille maintient l'œil, permet de retirer la pince et d'introduire dans le rayon supéro-interne ou externe correspondant, une seconde aiguille. Les deux aiguilles sont tenues comme pour tricoter, se dirigent vers la pupille, rapprochent leurs pointes, puis s'écartent brusquement en déchirant la capsule.

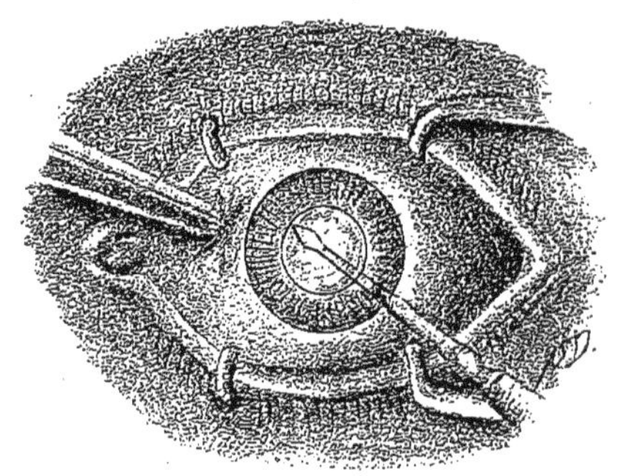

Fig. 265. — Discision.

EE, écarteur. — A, aiguille. — P, ponction. P', pince à fixation.

Il est bon de ne pas trop enfoncer les aiguilles dans le vitré pour éviter des lésions ultérieures et de ne pas laisser sortir l'humeur aqueuse. On retire les aiguilles dans le sens de leur introduction pour éviter une section cruciale, puis on met de l'atropine et on applique le pansement.

Complications de la discision. — Elles sont nombreuses pendant et après l'opération.

1° *Pendant l'opération.* — L'aiguille mal conduite peut piquer l'iris ; on se contentera de la retirer et de la diriger vers le cristallin. L'hémorragie est exceptionnelle et minime. La luxation d'un noyau cristallin ne pourrait avoir lieu que par des manœuvres brutales et avec une capsule très résistante. Quant à la dilacération du vitré, elle n'est possible qu'en enfonçant trop l'aiguille, en déprimant la cornée, en laissant sortir prématurément l'humeur aqueuse et après résorption de la cataracte. Il suffit d'y songer pour l'éviter.

Les débris cristalliniens tombent souvent en flocons dans la chambre antérieure ; ils peuvent même s'engager dans la plaie cornéenne. Leur résorption est rapide.

La luxation du noyau du cristallin a été observée. On conseille de l'extraire. Dans un cas, chez une petite fille, nous nous sommes abstenu, et la résorption a été simple, rapide et complète.

2° *Après l'opération*. — En dehors l'infection suppurative de la panophtalmie toujours possible surtout chez les sujets atteints de conjonctivites et blépharites chroniques, d'états lacrymaux latents, de coriza, d'infections dentaires, on constate parfois de l'irido-cyclite ou des phénomènes glaucomateux. L'iritis ou l'irido-cyclite proviennent, soit de l'infection et du gonflement excessif des masses cristalliniennes, soit de l'iris. L'atropine, la glace, les sangsues suffisent d'ordinaire. Si le gonflement était excessif, l'extraction par succion ou incision linéaire, avec iridectomie au besoin, conjurerait tous les accidents.

Le glaucome peut s'observer chez des sujets adultes, par gonflement cristallinien trop rapide. L'extraction linéaire avec ou sans iridectomie sera réservée aux cas graves.

III. — EXTRACTION DE LA CATARACTE

C'est l'ablation de la cataracte.

Cette opération appartient complètement à Daviel (1748-1752) qui en traça les règles, en créa l'instrumentation et en fit de nombreuses applications ; d'emblée et magistralement il en constitua une méthode générale.

Les modifications appliquées ultérieurement à l'extraction de la cataracte ont porté sur tous les points de l'opération.

Instruments. — Les aiguilles ont été remplacées par des couteaux plus ou moins larges, de manière à sectionner la cornée, tout en maintenant l'iris et contenant l'humeur aqueuse. Ceux de Wenzel, Richter, Beer ont une forme triangulaire ; celui de de Græfe, analogue à celui de Tenon et de Pellier de Quengsy, est mince, effilé ; c'est un fil coupant très maniable. Des ciseaux fins, déliés, des kystitomes divers, des écarteurs légers, des pinces à fixation variées ont remplacé les instruments moins perfectionnés des premiers opérateurs.

Siège de la section. — Daviel ouvrait la chambre antérieure « près de la sclérotique ». Depuis on a incisé en pleine cornée, dans le limbe périkératique, à l'extrême limite scléroticale. Il sectionnait la cornée « en forme de croissant suivant sa rondeur, en bas » ; on a depuis ouvert la chambre antérieure en haut (Richter), en dehors, dans les sens les plus divers ; en examinant les différentes incisions, on constate qu'elles occupent les directions cornéennes les plus inattendues. Cette profusion de procédés d'ouverture tient autant à l'imagination des novateurs qu'aux nécessités mécaniques de l'extraction.

Étendue de la section. — La section de Daviel comprenait presque la moitié de la cornée ; Wenzel, Richter, Beer faisaient aussi de *grandes incisions*. Les dangers immédiats de l'extraction, à *grands lambeaux*, les difficultés d'une coaptation exacte, la fréquence des inflammations graves firent songer aux *petites incisions* et on arriva progressivement à l'*incision linéaire*, indiquée d'abord par Gibson (1810), généralisée par de Græfe (1860) et vulgarisée par Critchett (1864). Les dangers et les insuccès immédiats diminuèrent, car l'incision linéaire atténuait (sans qu'on s'en rendît compte) les chances d'infection et empêchait les issues de vitré ; ce nouveau procédé eut un grand et rapide succès. Cependant l'extraction, devenant incomplète ou laborieuse, exigeait ordinairement la mutilation de l'iris ; elle entraînait des adhérences iriennes ou capsulaires avec la plaie cornéenne, des inflammations tardives fréquentes et même, trop souvent, des accidents sympathiques. On reconnut donc que les avantages de l'incision linéaire étaient affaiblis

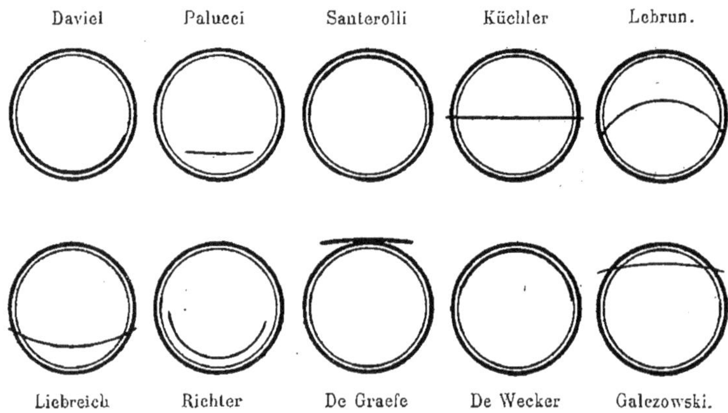

Fig. 266. — Incisions diverses de la cornée dans l'extraction.

par de sérieux inconvénients et l'on tendit à l'extraction à *petit lambeau*. Avec de Wecker, on renonça à la linéarité et on inaugura les incisions moyennes. On fit des lambeaux de 2, 3, 4 millimètres de hauteur. Les incisions actuelles comprennent les 2/5, les 3/7 de la circonférence cornéenne et doivent être plutôt grandes que petites.

Iridectomie. — Daviel pratiquait l'extraction simple, mais parfois aussi l'extraction combinée. Dans la suite on excisait l'iris dans les seuls cas de synéchies postérieures ou de prolapsus. De Græfe, en 1856, indiqua qu'il avait l'habitude, avec l'extraction à lambeau, d'effectuer l'iridectomie non seulement dans le prolapsus, mais aussi dans les contusions de l'iris. Il alla bientôt plus loin, en donnant comme méthode générale d'extraction, l'extraction linéaire combinée avec l'iridectomie. Enfin Mooren, en 1862, conseilla de pratiquer, quinze jours avant l'extraction, une pupille artificielle, opinion encore défendue et appliquée de nos jours. La mutilation de l'iris a été faite jusqu'à ces dernières années. Avec les instruments actuels, la cocaïne. l'ésérine et l'antisepsie, elle tend à être moins courante. La première méthode était dite française et l'autre allemande ; elles sont toutes deux françaises d'origine. L'iridectomie est délaissée et on revient à l'extraction simple ; la méthode française sera bientôt seule en faveur dans les cas simples et l'iridectomie restera réservée aux seuls cas compliqués.

Ablation capsulaire. — La capsule est ordinairement ouverte à sa face antérieure pour permettre l'issue du cristallin opaque. L'ouverture s'est faite, depuis Daviel, avec divers instruments, piques, kystitomes, ou avec la pointe du couteau, entre la ponction et la contre-ponction de la membrane cornéenne (kérato-kystitomie). Dans certains cas spéciaux l'ouverture capsulaire a été linéaire et équatoriale (Gayet). De nos jours et comme on l'avait fait autrefois (1871), on tend à rechercher l'ablation capsulaire au moyen de pinces kystitomes diverses.

L'ablation totale de la capsule correspond à l'extraction du cristallin opaque dans son enveloppe. Entrevue par Richter (1689), proposée par Beer (1789), elle a été reprise de temps à autre jusqu'à nos jours (Pagenstecher) ; toutefois à cause de son incertitude et de ses dangers, elle n'est jamais entrée pleinement dans la pratique.

Pansements. — Les pansements ont peu varié jusqu'à l'avènement de l'antisepsie. Depuis Daviel, ils consistaient en une occlusion double avec des agglutinatifs et un bandeau. On employa dans la suite les gâteaux de charpie. De Græfe préconisa les pansements compressifs. De nos jours, on fait plutôt usage de la gaze ou de l'ouate hydrophile plus ou moins préparée. On a cependant proposé récemment de nombreuses modifications allant de la simple occlusion naturelle des paupières à l'occlusion ouatée la plus large, Galezowski ferme la plaie cornéenne avec un disque de gélatine et Williams, Kalt en suturent les lèvres.

En résumé, la méthode générale de l'extraction depuis Daviel a présenté une évolution cyclique et parcouru divers stades : 1° extraction simple à grand lambeau (Daviel) ; 2° extraction linéaire simple (Gibson) ou avec iridectomie (de Græfe) ; 3° extraction à petit lambeau avec ou sans iridectomie. Le procédé simple de Daviel reprend actuellement toute sa prépondérance, enrichi de la cocaïne, d'une riche instrumentation, de l'antisepsie, et devient d'application générale dans le traitement de la cataracte.

L'extraction de la cataracte est aujourd'hui, en dehors de la discision, de l'aspiration et de quelques exceptionnelles applications d'abaissement, la seule méthode employée.

Ses indications sont donc à peu près constantes. L'opération même présente toutefois un certain nombre de variantes et de procédés. Ces procédés sont nombreux. Chacun a du bon, si on l'adapte aux conditions favorables au malade, au milieu, à l'opérateur, à la cataracte.

Les malades, en effet, sont calmes ou nerveux, jeunes ou vieux, cardiaques, bronchitiques ; les uns dans leur famille, ceux-ci à l'hôtel, les autres à l'hôpital ; tel opérateur préfère agir brillamment, tel autre simplement, sûrement ; chacun a sa manière ; enfin, les cataractes sont très variées.

Il importe donc d'être éclectique, de se rappeler qu'il n'existe pas une cataracte mais des cataractes et des cataractés, et que l'on doit se plier aux circonstances. Un procédé unique n'est pas admissible ; il faut s'adapter à chaque cas particulier.

Nous étudierons successivement l'extraction linéaire, à lambeau, intra-capsulaire, secondaire, les complications et le pansement.

A. **Extraction linéaire**. — SAINT-YVES, POURFOUR DU PETIT (1708) firent des incisions linéaires pour l'extraction des cristallins tombés dans la chambre antérieure. GIBSON et TRAVERS appliquèrent cette incison pour les cataractes molles ou discisées. DESMARRES voulut extraire de même, avec broiement, des cataractes séniles ; enfin WALDAU, CRIT-CHETT, BOWMAN et surtout DE GRÆFE complétèrent l'opération, en agrandissant l'incision, en la portant dans la sclérotique et en y ajoutant l'iridecto-mie.

Indications. — L'extraction linéaire est donc simple ou com-binée : simple, elle s'applique aux cataractes liquides et mol-les ; combinée elle s'adresse, non seulement aux cataractes molles, mais encore aux cata-ractes nucléolaires.

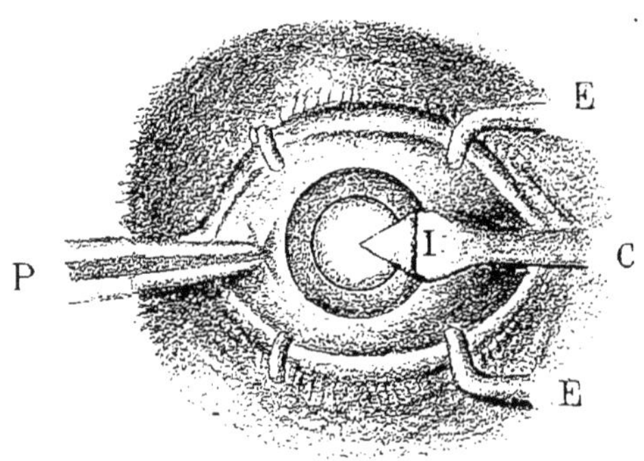

Fig. 267. — Extraction linéaire simple.
EE, écarteur. — P, pince à fixation. — C, couteau.
I, incision.

Instruments. — Écarteur, pince à fixation, couteau triangulaire, kys-titome, curette, spatule, pince, ciseaux à iridectomie.

Opération. — 1° EXTRACTION LINÉAIRE SIMPLE. — L'œil fixé, le couteau trian-gulaire traverse la cornée vers le milieu du rayon externe et fait une incision de 5 ou 6 millimètres ; avec la curette, on déprime ensuite la lèvre externe de la plaie et on fait sortir, par douce pression, les masses cataractées. Si la toilette pupillaire est imparfaite, la résorption ultérieure la complètera. Il importe au début d'user des myotiques ou des mydriatiques.

2° EXTRACTION LINÉAIRE COMBINÉE A L'IRIDECTOMIE. — L'incision est faite avec un couteau, en haut ; elle est linéaire ou à peu près. On excise l'iris, puis on fait la kystitomie et l'extraction.

B. **Extraction à grand lambeau**. — DAVIEL détachait non pas un peu plus de la moitié de la cornée, mais un peu moins de celle-ci (DE WECKER). Son incision était généralement en bas. WENZEL agissait en dehors et en bas. JÆGER père, puis SICHEL, DESMARRES, etc., opérèrent en haut. Tous faisaient une large incision comprenant à peu près la demi-circonférence cornéenne et livrant ainsi une large porte de sortie à la cataracte.

On pratiquait l'extraction avec des instruments divers. Le grand couteau triangulaire, celui de Béranger, de Beer, de Zehender fut souvent préféré. L'opération consistait dans la taille du lambeau, l'ouverture capsulaire et l'extraction du cristallin avec ou sans iridectomie.

Les lésions de l'iris, les issues du vitré, les suppurations nombreuses firent petit à petit abandonner ce procédé et conduisirent d'abord à l'extraction linéaire puis au petit lambeau. Richter (1773), Beer, Sperino et, de nos jours, Pagenstecher pratiquaient aussi l'extraction du cristallin dans la capsule. Cette méthode, qui nécessite de notables dégâts, doit être réservée à des cas spéciaux.

C. **Extraction à petit lambeau.** — Le grand lambeau avait provoqué une réaction qui aboutit à l'extraction linéaire: d'un extrême on était venu à l'autre. On prit bientôt un juste milieu et on tailla de petits lambeaux de 2, puis 3, puis 4 millimètres de hauteur.

De Wecker fait un premier pas en 1869, puis un second en 1875. On agit de même partout. Aujourd'hui on discute peu sur ce point; on admet qu'il faut conformer l'étendue de l'incision au volume de la cataracte, en la faisant plutôt grande que petite. L'opération comprend la préparation du malade, la kératotomie, la kystitomie avec ou sans iridectomie, l'extraction proprement dite, la toilette de la chambre antérieure et le pansement de la plaie.

Préparation. — Autrefois, quand on pratiquait une opération grave, on purgeait les malades ; il y a lieu encore aujourd'hui de le faire souvent pour obtenir, pendant quelques jours le repos intestinal et éviter des efforts de défécation. Les narcotiques, les calmants sont souvent utiles. Nous administrons fréquemment du bromure aux nerveux. Chez les enfants, les timides ou les excités, l'anesthésie générale est parfois indiquée. Nous préférons, pour les opérations oculaires, le chloroforme à l'éther. Il est bon, en outre d'exercer au préalable les sujets à mouvoir leurs yeux dans les directions commandées. Cette gymnastique préalable est toujours utile et peut éviter un véritable désastre opératoire.

Une *toilette* générale, régionale et locale est de rigueur. La toilette générale comprend la propreté des habits, du corps et des mains; la toilette régionale, celle du visage, de la tête, du nez et surtout des paupières et des sourcils, par des lavages sublimés tièdes au savon et à la brosse ; la toilette locale comporte les irrigations sublimées, lacrymales et conjonctivales, plus ou moins répétées ; il est entendu en outre que toute inflammation de l'œil et des annexes a été préalablement traitée et guérie.

Il est avantageux, pour éviter l'irritation mécanique du lavage préopératoire, et par suite la réaction douloureuse de l'œil du patient, de pratiquer l'asepsie de l'œil, la veille de l'opération. Nous avons l'habitude de laver ainsi l'œil qui doit être opéré, d'instiller un collyre au formol à 1/1000 qui maintient la conjonctive aseptique, puis de placer un bandeau jusqu'au lendemain. Au moment d'opérer, on se contente d'instiller de la cocaïne très aseptique et de nettoyer les bords palpébraux.

L'appartement sera propre sans poussière et bien éclairé. Le malade doit être tranquille, au repos et, autant que possible, couché.

Des aides exercés ne sont pas indispensables, mais ils peuvent être utiles. Il est des cas, en effet, où l'on veut employer l'écarteur à main au lieu de l'écarteur mécanique ; on désire aussi parfois faire tenir la pince à fixation ou pratiquer l'iridectomie. L'écarteur est avantageux pour mettre bien la cornée à découvert et pour empêcher les paupières de passer fâcheusement sur le globe. La pince à fixation sert à maintenir l'œil et aussi à presser en bas, sur le globe, pour faciliter l'extraction de la cataracte.

Certains opérateurs (TROUSSEAU), à l'exemple de PELLIER DE QUENGSY, écartent les paupières et maintiennent l'œil avec le pouce et l'index de la main gauche pendant qu'ils font l'incision cornéenne et même la kérato-kystitomie de la main droite. C'est d'une exécution brillante, mais aussi fantaisiste que hasardeuse. Il faut laisser ces procédés, dits simples, aux amateurs du *cito et jucunde* et ne pas oublier que le *tuto* est préférable. Enfin, il y a lieu de ne pas abuser de la cocaïne, car elle ramollit l'épithélium cornéen et détermine parfois une fâcheuse hypotonie qui peut entraîner de sérieuses difficultés opératoires.

Kératotomie. — L'incision doit être cornéenne, car elle donne, avec l'antisepsie, une plaie à réunion rapide, simple et une ouverture suffisante. On la

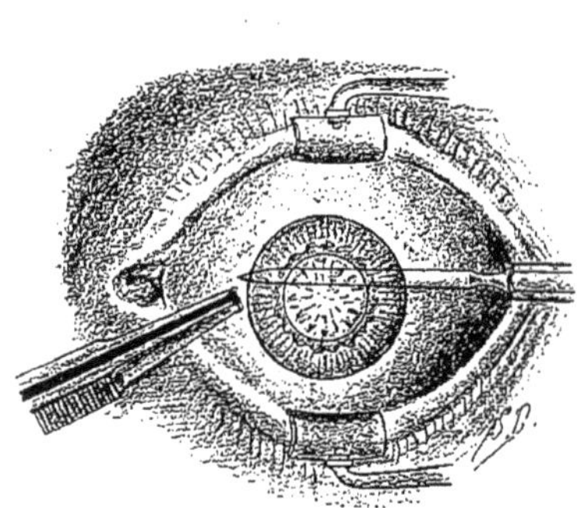

Fig. 268. — Kératotomie.

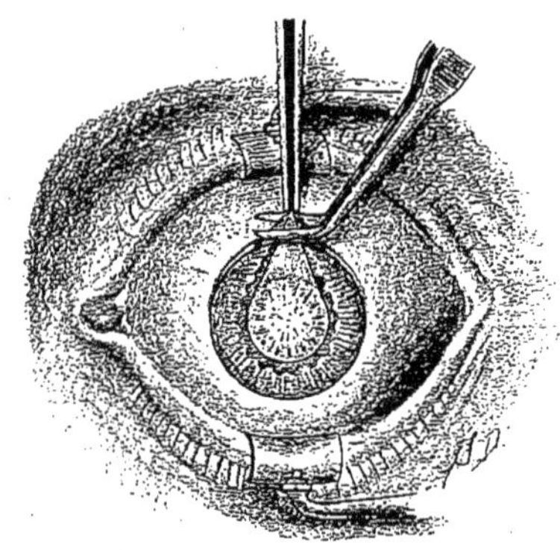

Fig. 269. — Iridectomie.

pratique généralement avec le couteau de de Græfe et en haut. Quelques auteurs emploient toutefois une lame large, plus ou moins triangulaire, et d'autres opèrent en bas. La kératotomie inférieure n'est bonne que s'il existe une adhérence irienne à détruire ou si le patient ne peut d'aucune manière abaisser le regard.

On se tient d'ordinaire dans la limite de la zone transparente et on sectionne la cornée plus ou moins obliquement. La section, qu'elle soit oblique ou normale à la surface, sera bonne pourvu qu'elle reste régulière ; un petit lambeau conjonctival peut être utile ; il saigne souvent, mais assure la coaptation et peut empêcher la hernie irienne. Le lambeau doit être sans encoches, bien taillé, à la limite de la cornée transparente, à sommet un peu surbaissé, c'est-à-dire légèrement elliptique.

Dans l'extraction avec iridectomie, il vaut mieux tailler un lambeau un peu périphérique, circulaire, de manière à faciliter la sortie par glissement du cristallin et l'excision de l'iris. Dans l'extraction sans iridectomie, on préfère le lambeau un peu plus cornéen, elliptique, de façon à laisser une bordure cornéenne qui s'oppose à la hernie irienne.

Avec le couteau de de Græfe il faut agir avec quelque célérité et, après la ponction et la contre-ponction, sectionner rapidement la cornée pour éviter l'issue de l'humeur aqueuse et la projection de l'iris contre le tranchant de l'instrument.

Kystitomie. — L'extraction idéale consisterait à enlever la lentille dans sa capsule. Cette opération étant trop dangereuse pour être actuellement

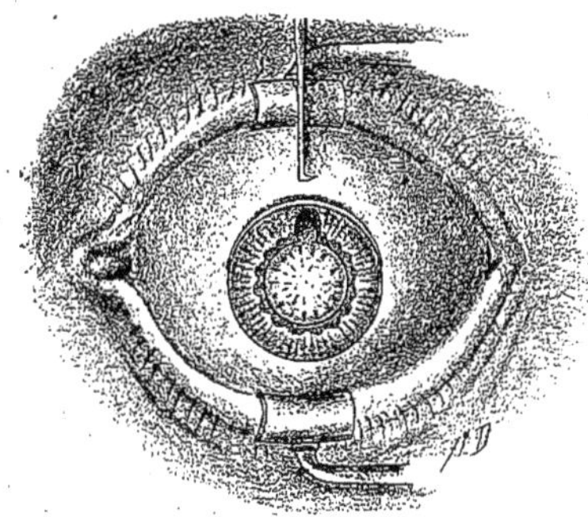

Fig. 270. — Kystitomie.

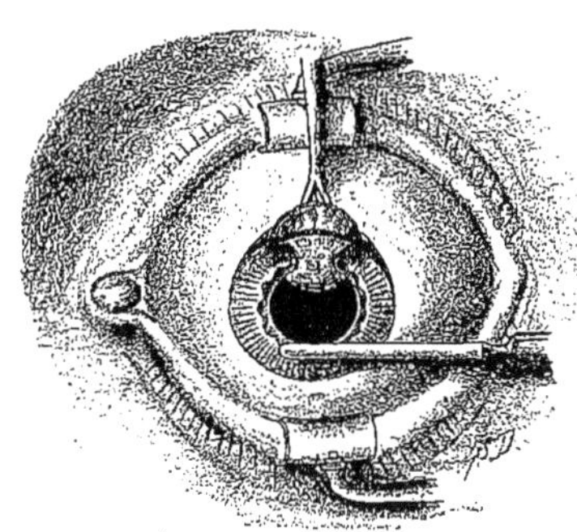

Fig. 271. — Extraction.

généralisée, on la réserve aux cas dans lesquels le ligament suspenseur est altéré, où il existe une luxation complète ou incomplète du cristallin. D'une manière ordinaire, il suffit de faire la kystitomie ou, si la capsule antérieure est opaque, la kystectomie.

La kystitomie, au début, se pratiquait avec une lance. De nos jours, à l'exemple de WENZEL, quelques opérateurs, GAYET, KNAPP, GALEZOWSKI, VALUDE font l'ouverture capsulaire avec la pointe du couteau entre la ponction et la contre-ponction, c'est-à-dire la kérato-kystitomie. La plupart des chirurgiens se servent du kystitome et déchirent la capsule, verticalement ou en divers sens, après la kératotomie.

La *kérato-kystitomie* paraît préférable, car elle est plus simple et plus sûre que la kystitomie ordinaire. Le kystitome est un instrument inutile et dangereux : inutile, car on peut aisément s'en passer ; dangereux, car il est difficile à désinfecter et à aiguiser. Il devient très blessant si le malade fait le moindre mouvement, enfin il déchire parfois mal une capsule dure. Le couteau au contraire, entre la ponction et la contre-ponction, ouvre toujours largement la cristalloïde ; il suffit de manœuvrer l'instrument sur l'orifice de ponction comme point d'appui et d'agir assez rapidement.   -

La *kystectomie* est souvent indiquée pour faciliter l'extraction, pour conjurer l'enclavement capsulaire et éviter les cataractes secondaires ; elle est nécessaire quand la capsule est trop dure et surtout opaque.

Pique, crochet, ou pince-kystitome sont les instruments usités. Les pinces entament parfois difficilement la capsule, peuvent presser trop sur le cristallin et le luxer, avec ou sans issue de vitré ; l'iris même peut être pincé.

On a beaucoup modifié les pinces kystitomes (DE WECKER, BOURGEOIS, SMITH, TERSON) dans le but d'élargir les indications des ablations capsulaires, peut-être même de généraliser la méthode. Cela paraît inutile cependant et, jusqu'à plus ample informé, on pratiquera la capsulectomie seulement dans les cas de capsule opaque ; encore fera-t-on souvent l'extraction du noyau cristallinien, puis l'extraction capsulaire à la pince.

Iridectomie et non-iridectomie. — La question d'origine n'a plus de valeur puisque les extractions simples et combinées sont toutes deux l'œuvre de DAVIEL ; la question d'indication reste toujours pendante.

L'iridectomie faite plusieurs semaines avant l'extraction, suivant la méthode de MOOREN, a quelques partisans, quoiqu'elle soit assez peu généralisée. On aimerait pour soi et pour les siens cette opération, mais on la fait admettre rarement par les patients qui ne comprennent pas qu'on s'y reprenne à deux fois pour enlever une cataracte. Nous agissons cependant volontiers de la sorte dans tous les cas où une cataracte s'opacifie trop lentement et où nous avons des motifs pour hâter sa maturation.

L'iridectomie faite au moment de l'extraction est aujourd'hui très discutée. Certains la considèrent comme nécessaire, d'autres comme superflue. En réalité, on doit être plus ou moins éclectique et reconnaître à l'iridectomie des indications et des contre-indications, car elle présente des avantages et des inconvénients.

Les *inconvénients* sont minimes. L'iridectomie est assez peu douloureuse ; elle est néanmoins une cause de mouvements fâcheux, car la sensibilité irienne, n'étant guère atténuée par la cocaïne, reste parfois assez vive. Les hémorragies sont rarement gênantes, mais la réaction post-opératoire est en général plus marquée qu'après l'extraction simple. Les enclavements des extrémités de la section dans les angles de la plaie sont peu redoutables si la section est nette. L'aspect pupillaire, quand le colobome est en haut, paraît peu disgracieux et n'a d'ailleurs, en pratique, qu'une importance très secondaire. L'éblouissement est nul, et même les sujets à iridectomie inférieure ne s'en plaignent guère. L'acuité visuelle est aussi bonne que sans iridectomie. On peut, d'ailleurs, diminuer ces inconvénients en faisant de petites iridectomies, iridectomies étroites, iridectomies sphinctériennes.

Les *avantages* de l'iridectomie sont par contre très importants. On évite d'abord les larges hernies iriennes ; si les enclavements des angles viennent encore se produire, on n'a plus ces grosses hernies staphylomateuses de

l'extraction simple. La kystitomie, la kystectomie sont plus faciles, l'extraction plus aisée et plus complète et la toilette plus rapide. On peut laisser les
malades assez libres, on redoute moins leurs imprudences. Si l'opération
avec iridectomie est plus sûre, l'opération sans iridectomie reste plus
simple.

Certains esprits absolus proclament que l'iridectomie doit être employée
dans tous les cas d'extraction de cataracte, d'autres veulent la répudier
définitivement. Cette systématisation n'est pas clinique. Il convient d'appliquer chacun de ces grands procédés aux cas qui leur conviennent. En principe, l'extraction simple est préférable, mais l'extraction combinée devient
fréquemment nécessaire. Nous la pratiquons dans la moitié des cas environ,
car nous lui reconnaissons de nombreuses indications avant, pendant et
après l'extraction.

1° *Avant l'extraction*. — C'est l'iridectomie de parti pris. Il convient de
l'exécuter pour des motifs relatifs au malade, à la cataracte, à l'opérateur.
Les *malades* nerveux, irritables, indociles peuvent donner des coups de
paupières et produire la hernie de l'iris ; c'est ainsi qu'elle survient souvent.
Les sujets congestifs, cardiaques, bronchitiques, asthmatiques, dangereux
par leurs efforts et leurs mouvements, ceux qui ne doivent être revus que
plusieurs jours après leur opération ou ne peuvent être surveillés, sont dans
le même cas. Les *cataractes* avec adhérences irido-capsulaires, tension
élevée, exigent l'iridectomie ; celles avec opacités capsulaires, masses
visqueuses, molles, incomplètement opaques, s'en trouvent bien. Enfin, les
opérateurs qui veulent être tranquilles, sans préoccupation post-opératoire,
préfèrent l'iridectomie.

2° *Pendant l'extraction*. — C'est l'iridectomie extemporanée. On la pratique quand le sphincter irien est rigide et ne donne pas issue facile au
cristallin ; quand l'iris a été déchiré, piqué, coupé pendant la kératotomie
ou les premières tentatives d'extraction, enfin quand il se projette trop brusquement dans la plaie cornéenne.

3° *Après l'extraction*. — C'est l'iridectomie après coup. Elle est indiquée
lorsque l'iris se hernie et ne se remet pas aisément en place, quand la toilette devient trop difficile et incomplète, enfin si la tension oculaire fait présager une poussée exagérée du vitré.

Si, après une extraction simple, une hernie de l'iris se produit on fait alors
l'*iridectomie secondaire*.

En résumé, en tenant compte du malade, de sa cataracte et de soi-même,
on peut dire que l'iridectomie convient aux cas compliqués ou complexes
et la non-iridectomie, aux autres : à cataracte simple, extraction simple
(DE WECKER) ; à cataracte compliquée, extraction combinée.

Il faut se garder ici de toute exagération, de toute systématisation, de
tout parti pris. N'oubliez pas, dit LANDOLT, qu'il faut, comme un tireur à
la cible, chercher non pas à mettre une fois dans le mille, mais à faire
le plus grand nombre de bons coups ; chercher non un résultat idéal,

mais rendre la vue au plus grand nombre possible de malades. On doit opérer ses malades comme on opérerait ses propres parents ; extraction simple dans la cataracte simple, extraction combinée dans la cataracte compliquée. »

Extraction. — Elle se fait par pression aux extrémités du méridien normal à l'incision. Les uns enlèvent l'écarteur et la pince à fixation, puis pressent sur les paupières, entr'ouvrent la plaie, font basculer et sortir le cristallin opaque. D'autres maintiennent l'écarteur en position, pressent légèrement en bas avec la pince et font ainsi bâiller la plaie et basculer le cristallin ; en déprimant de bas en haut discrètement la cornée, le cataracte s'échappe aisément.

Il arrive parfois que le cristallin étant luxé, adhérent ou résistant, que le vitré ramolli tendant à s'échapper, on soit obligé d'extraire la cataracte avec l'anse ou la curette. Il faut alors glisser délibérément, et sans l'enfoncer, cette anse ou cette curette en arrière du cristallin, extraire rapidement celui-ci, puis tamponner modérément le globe.

Toilette oculaire. — L'extraction laisse d'ordinaire des débris cataractés dans l'œil ; il en est ainsi surtout dans l'extraction simple et il faut les enlever.

Beaucoup manœuvrent les paupières de façon à faire entre-bâiller la plaie cornéenne, en entraînant tous les débris dans la chambre antérieure en dehors de l'œil. L'humeur aqueuse aidant, on peut ainsi obtenir une pupille noire. Toutefois, on exprime par cette manœuvre les glandes des cils et on peut infecter la plaie ; il semble du moins qu'il en peut être ainsi. On préférera donc faire la toilette avec la curette seule, au besoin avec la curette et la spatule métallique. Il ne faut pas craindre, dit Panas, d'introduire plusieurs fois une petite curette plate pour extraire les débris ; il y a plus de danger par le fait du séjour des masses corticales dans la chambre antérieure que par ce surcroît opératoire.

La spatule permet de remettre en place l'iris intact ou les angles du colobome et une irrigation périoculaire termine l'opération. On a voulu cependant irriguer aussi la chambre antérieure, soit pour l'aseptiser, soit pour la nettoyer.

Lavages intra-oculaires. — Employés par Mac Keown (1885) comme détersifs, puis par Panas comme antiseptiques, ils ont été largement préconisés puis délaissés. Dransart et Bettremieux y recourent de nouveau, mais on ne les emploie plus guère. On peut cependant en user encore à condition d'employer des liquides non irritants et tièdes et d'éviter l'introduction des instruments dans la chambre antérieure. Les liquides mercuriques produisent des leucomes persistants, en exerçant une influence fâcheuse sur l'endothélium de la membrane de Descemet (Nuel et Cornil). Nous faisons parfois, à l'exemple de Gayet, pénétrer un peu d'eau boriquée dans les rares cas où la toilette est trop difficile, mais, comme antiseptique, son action reste faible ou à peu près nulle. La solution isotonique de chlorure de sodium bien stérilisée trouve aujourd'hui des partisans de plus en plus nombreux.

On devra donc employer rarement les lavages intra-oculaires, seulement des liquides non irritants et surtout la solution physiologique de chlorure de sodium, sans pression excessive ni instrument spécial.

D. Extraction intra-capsulaire. — Elle a été conseillée autrefois, pratiquée à diverses reprises, puis complètement abandonnée. De nos jours, PAGENSTECHER l'a systématiquement reprise avec iridectomie.

Indications. — Cataractes ultra-mûres, à capsule très épaisse, avec adhérences, subluxées ou luxées.

Instruments. — Écarteur, pince à fixation, couteau linéaire, pince et ciseaux à iridectomie, curettes, anses, crochets, harpons.

Opération. — L'écarteur étant en place, ou mieux les paupières étant maintenues par des écarteurs à main, l'œil fixé et cocaïnisé, on fait une large kératotomie et l'iridectomie, puis avec la curette de Critchett, de de Græfe ou l'anse de Snellen, on passe en arrière du cristallin et on l'entraîne rapidement au dehors. Il est bon d'instiller beaucoup de cocaïne pour provoquer de l'hypotonie et d'appliquer un pansement contentif aussitôt après l'extraction, de manière à éviter une large issue de l'humeur vitrée.

Sauf altération profonde de la zonule, la perte d'une petite quantité de vitré est presque fatale et peut entraîner des hémorragies, des décollements rétiniens, etc. La compression oculaire rapide constitue alors le meilleur traitement.

E. Succion de la cataracte ou aspiration. — *Indications.* — Cataractes molles, liquides, traumatiques non-nucléaires.

Instruments. — Aspirateur de Redard, écarteur, pince à fixation, couteau lancéolaire, spatule irienne.

Opération. — On peut faire une discision préalable.

Une paracentèse est pratiquée à 3 ou 4 centimètres du limbe, en dehors ; la pointe entame le cristallin, puis on introduit la canule de l'instrument et on aspire. Il faut pénétrer dans la lentille et éviter l'iris qui ferait obstruction. L'aspiration est parfois laborieuse.

L'hémorragie, la rupture de la zonule de Zinn, la pénétration dans la chambre postérieure et l'issue du vitré peuvent se produire par l'enfoncement excessif de la canule dans l'œil. Il faut la maintenir dans le sac capsulaire et se méfier des mouvements intempestifs des patients au moment même de l'aspiration.

Il arrive que les débris bouchent la canule ; un léger déplacement suffit parfois à rétablir sa perméabilité. Les complications post-opératoires sont infectieuses, plastiques ou suppuratives et ne présentent que les indications habituelles.

IV. — ACCIDENTS ET DIFFICULTÉS OPÉRATOIRES

Les difficultés ou accidents opératoires dans l'extraction de la cataracte sont nombreux et variés. Ils tiennent aux particularités de la cataracte, à l'indocilité du patient, à l'inexpérience, à l'inattention ou à la maladresse du chirurgien.

Ponction vicieuse de la cornée. — Si la pointe du couteau n'est pas dirigée perpendiculairement à la surface de la cornée, l'instrument glisse dans son épaisseur sans pénétrer dans la chambre antérieure. Il suffit alors de retirer l'instrument, de redresser le manche et de ponctionner correctement.

Piqûre de l'iris. — La ponction étant un peu pénible à cause de la résistance de la cornée ou d'un défaut de la pointe du couteau, celui-ci pénètre trop brusquement dans la chambre antérieure et va blesser l'iris. L'accident est peu important. On n'a qu'à retirer très légèrement l'instrument, à le remettre en bonne direction et à terminer l'opération.

Contre-ponction défectueuse. — La pointe du couteau, au lieu de contre-ponctionner la cornée au point voulu, s'enfonce dans l'iris, trop en avant ou trop en arrière. Cet inconvénient peut résulter de la finesse excessive du couteau qui plie comme une lame trop mince et n'obéit pas à l'impulsion première. On retire encore légèrement l'instrument et l'on contre-ponctionne convenablement.

Issue prématurée de l'humeur aqueuse. — Durant les mouvements de pénétration, de bascule ou de va-et-vient du couteau, l'humeur aqueuse sort, la chambre antérieure se vide et l'iris est projeté au-devant de l'instrument qui ne peut sectionner la cornée sans couper l'iris. On n'a alors qu'à continuer l'opération en passant sur ou à travers l'iris, mais l'iridectomie devient nécessaire.

Kératotomie insuffisante. — Si la section de la cornée est rarement excessive, elle peut être insuffisante pour l'issue facile du cristallin cataracté. On doit alors, avec des ciseaux courbes à branches fines et fortes, agrandir l'incision d'un côté ou des deux côtés. On pourrait aussi se servir de couteaux mousses et coudés, tranchants en dedans ou en dehors.

Kératotomie irrégulière. — La section de la cornée doit se faire assez vivement, par pression et d'un trait. La section en scie, avec va et vient, est défectueuse, donne une plaie irrégulière, plus sujette à l'infection, moins favorable à la coaptation exacte des lèvres de la plaie. Il n'y a, en tout cas, qu'à continuer l'opération.

Kystitomie impossible ou insuffisante. — La kystitomie au couteau se fait de bas en haut aisément avec la pointe. Il peut arriver que la capsule soit trop dure pour se laisser pénétrer ou, après pénétration, pour se laisser inciser. On emploierait alors le kystitome ou la pince-kystitome ; la section équatoriale pourrait devenir utile et, à la rigueur, l'ablation intra-capsulaire être tentée. Avec la kystitomie, il peut y avoir subluxation ou luxation du cristallin ; l'ablation à la curette deviendrait avantageuse. Cette dernière méthode sera d'autant plus légitime que là où la pointe aiguë du couteau de de Græfe est impuissante, le kystitome aura peu de chance de succès.

Si la kystitomie linéaire était insuffisante, on la ferait cruciale ; la kystectomie ou ablation capsulaire avec la pince devrait alors être préférée.

Section défectueuse ou involontaire de l'iris. — Elle se produit quand l'iris propulsé est blessé pendant la kératotomie, ou bien par suite de déchirure de l'iris ou d'un mouvement intempestif du sujet. On devra simplement resaisir l'iris du côté mal taillé et régulariser la section.

Issue brusque du cristallin ou du vitré. — Dans certains cas d'hypertonie, chez des individus indociles, la tension excessive du globe ou un violent coup de paupière peuvent chasser brusquement le cristallin, et, après rupture de l'hyaloïde, amener le vitré au dehors de l'œil. Il n'y a qu'à dégager vivement pince et blépharostat et à faire une douce contention oculaire. Si l'on juge que l'iris est enclavé ou hernié, on revient quelques instants après, et on cherche à le réduire. Si la réduction ne s'opère pas, on sectionnera l'iris au ras de la plaie ; toutefois, si le corps vitré continuait à s'échapper, le mieux serait de maintenir l'occlusion de l'œil sous un bandeau légèrement compressif.

Quand le corps vitré, sans manifester de tendance à s'échapper davantage, restera enclavé dans la plaie devenue largement béante, on le sectionnera au ras de cette plaie d'un seul coup de ciseaux.

Issue laborieuse du cristallin. — Des pressions régulières, méthodiques, ne font pas toujours engager le cristallin à travers l'incision du sac. Si l'ouverture capsulaire est insuffisante, on la complète ; s'il y a des adhérences, on peut les rompre ; si la plaie cornéenne est étroite, on l'agrandit ; si, malgré tout, le cristallin ne sort pas ou que le vitré apparaisse, le mieux sera de terminer rapidement l'extraction à la curette, après toilette péri-oculaire et atropinisation. Lorsque le cristallin reste dans l'incision cornéenne étroite, il suffit de le saisir légèrement avec un petit crochet pour l'amener au dehors.

Luxation du cristallin. — La cataracte peut se déplacer en bas, par côté, en un sens différent de celui qu'on désire. Par de douces pressions combinées, on tâche de rectifier son mouvement. Si rien ne réussit, on doit faire l'extraction à la curette. La luxation en bas pourrait exceptionnellement autoriser le déplacement, l'abaissement complet, avec l'aiguille à cataracte. Dans un cas semblable, il survint du glaucome et nous dûmes, deux jours après, faire une extraction secondaire avec un petit harpon.

Extraction incomplète. — Le noyau restant dans l'œil doit être saisi avec la curette ou le harpon. Les masses corticales visqueuses seront expulsées par de douces pressions, avec la curette plate, ou encore au moyen d'injections tièdes boriquées ou chlorurées sodiques.

Issue spontanée du vitré. — Le vitré peut sortir de son enveloppe hyaloïde spontanément, par altération morbide; le fait est exceptionnel. Il n'y aurait qu'à faire, à la curette, l'extraction simple ou intra-capsulaire. Le vitré vient-il avant le cristallin, par luxation, traumatisme opératoire, il faut encore extraire à la curette. Enfin, si le vitré sort après le cristallin, il n'y a qu'à faire rapidement le pansement. Au besoin on régulariserait la plaie et on réduirait l'iris hernié si l'issue du vitré avait cessé.

Hémorragie. — L'hémorragie légère, au début, n'offre aucune importance. Quand le cristallin est extrait, on fait sortir le sang par de douces pressions ou on le laisse se résorber. Parfois, au contraire, une hémorragie profuse, rétinienne ou choroïdienne, expulse le vitré et entraîne la perte immédiate de l'œil. Il n'y a rien à faire alors qu'une douce compression, des injections d'ergotine ou de morphine sous la peau de la tempe. Les douleurs ultérieures peuvent, dans la suite, imposer l'énucléation ou l'évidement de l'œil, mais le cas est rare.

Hernie et enclavement de l'iris. — L'iris *enclavé* dans les angles de la plaie cornéenne, après l'iridectomie, doit être dégagé ou réséqué, car il pourrait devenir la source de cyclites graves. La cautérisation ignée devient parfois utile.

L'iris *hernié* sera sectionné sous peine de hernie définitive fâcheuse. Cependant, parfois, on pourra le remettre heureusement en place avec la spatule ; toutefois, à la moindre menace de hernie, on pratiquera l'iridectomie.

Enclavement capsulaire. — Il était assez fréquent jadis avec l'opération classique de DE GRÆFE et l'extraction avec iridectomie par une incision linéaire extra-cornéenne, mais il est rare aujourd'hui que l'incision se fait beaucoup plus en avant par rapport à l'équateur du cristallin ; il est d'ailleurs difficile de le constater sans un fort éclairage et on ne peut aisément le supprimer.

Béance de la plaie cornéenne. — Elle résulte de l'irrégularité de la section, de l'enclavement capsulaire, iridien, de débris cristalliniens ou de l'excès de tension du globe. Dans un cas d'extraction avec hypotonie extrême, une injection détersive provoqua une hypertonie subite et un bâillement de la plaie que rien ne put immédiatement corriger; le bromure à haute dose en vint à bout dans la journée.

Blépharospasme. — Il peut provoquer l'ouverture de la plaie ou sa réouverture, l'issue du vitré, des hémorragies. On les préviendra, chez les sujets indociles, par le bromure de sodium ou de potassium, l'anesthésie, les opiacés. Au besoin, si on avait à craindre une indocilité absolue, chez un aliéné par exemple, la suture cornéenne pendant l'anesthésie générale pourrait être indiquée.

V. — OPÉRATIONS SECONDAIRES

Ces opérations sont appliquées aux cataractes secondaires, à la hernie de l'iris et à la maturation artificielle.

Cataractes secondaires. — 1° *Capsulaire simple.* — On peut s'abstenir, mais si l'acuité est trop faible, une discision avec une ou deux aiguilles ou mieux avec le kystitome, la section avec la pince-ciseaux ou avec le simple couteau de de Græfe, est indiquée.

2° *Capsulaire avec débris cristalliniens.* — La dilacération avec deux aiguilles peut suffire. On emploie parfois des crochets introduits, par une incision, de chaque côté du diamètre horizontal. Il vaut mieux d'ordinaire adopter la capsulotomie ou l'irito-ectomie avec les ciseaux de de Wecker.

Da Gama Pinto a préconisé un nouveau et très ingénieux procédé de section de la membranule au moyen d'un couteau spécial introduit par la sclérotique, en arrière de l'iris, et sans que la chambre antérieure soit ouverte. L'avantage de ce procédé est surtout de faire une plaie sous-conjonctivale et de ne pas introduire de vitré dans la chambre antérieure.

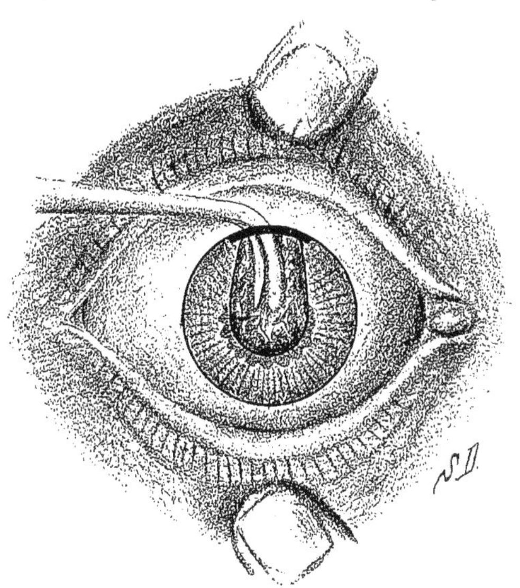

Fig. 272. — Arrachement capsulaire.

De Lapersonne sectionne la membranule avec un couteau spécial également introduit en arrière de l'iris, de l'arrière en avant

Pour éviter les tiraillements de la zonule et les enclavements capsulaires dans le trajet de la plaie, Panas pratiquait systématiquement l'arrachement et l'extraction totale de la capsule avec la pince capsulaire modifiée de Liebreich, à travers une plaie faite avec la pique, au niveau de l'ancienne cicatrice, dans l'étendue de 5 millimètres.

3° *Capsulaire avec débris et exsudats iriens.* — L'iritomie transversale est indiquée si l'iris peut encore, après sa section, se rétracter; l'iridectomie ou l'irito-ectomie semblent préférables dans le cas contraire.

La *discision* tiraille beaucoup le vitré et l'iris adhérent. Des hémorragies immédiates peuvent se produire, de l'iritis ou de l'irido-cyclite en devient la conséquence fréquente. L'infection est toujours à craindre. On doit donc employer les deux aiguilles de Bowman et les manœuvrer de manière à éviter des tiraillements iriens.

L'*iritomie* ou l'*irito-ectomie* entraînent la section de l'hyaloïde et parfois une légère issue du vitré. L'hémorragie est peu redoutable et se résorbe spontanément.

Hernie de l'iris. — On peut parfois s'abstenir de toute intervention car la hernie, à la longue, s'affaisse et se réduit spontanément, en formant une cicatrice cystoïde ; mais il vaut mieux la traiter radicalement. La cautérisation ignée, l'incision si la hernie est très petite, sinon l'excision régulière doivent être employées.

Enclavement irien. — Si l'iris fait saillie dans les angles de la plaie cornéenne, la cautérisation ignée, répétée au besoin, en amènera la destruction aseptique ; si l'iris est enserré dans la cicatrice cornéenne, il vaut mieux faire la cicatrisotomie d'Abadie, ou l'oulétomie de Panas, c'est-à-dire une sclérotomie détachant complètement les portions iriennes enclavées.

Maturation artificielle. — Elle a pour but de hâter l'opacification d'une cataracte incomplète. On a employé à cet effet la discision, l'iridectomie et le massage.

1° *Discision* (de Græfe). — Elle peut être faite, mais il y a lieu de se tenir prêt à intervenir en faisant une aspiration ou une extraction linéaire si des accidents glaucomateux se produisent.

2° *Iridectomie et massage* (Förster). — Après iridectomie, avec une curette à travers la cornée, on malaxe le cristallin. Le massage direct dans la chambre antérieure nous paraît trop dangereux pour être recommandé.

Il vaut mieux, d'ailleurs, faire l'extraction avec iridectomie et large incision des cataractes incomplètes, surtout si le sujet est âgé et la cataracte, pourvue d'un noyau. Des injections boriquées tièdes détersives emporteront les débris, une discision ultérieure complétera au besoin le résultat.

Les complications sont celles de la discision ou de l'iridectomie : hémorragie, enclavement, infection. On doit y ajouter la luxation incomplète et des accidents glaucomateux.

VI. — PANSEMENT DE LA CATARACTE

Avant l'antisepsie, l'œil opéré était recouvert de topiques gras ; la charpie jouait un grand rôle comme agent contentif, immobilisateur ou compressif, les agglutinatifs étaient fréquemment employés. *Depuis l'antisepsie*, les charpies, gazes, ouates, imprégnées de principes divers, ont été tour à

tour adoptées ; la vaseline avait même remplacé l'axonge sur les compresses
fenêtrées qui, dans certains cas, recouvraient directement l'œil. Les bandes
en toile, en flanelle, en gaze, en tarlatane complètent le pansement. De tout
temps, l'occlusion a été pratiquée ; ce n'est qu'à de rares intervalles que certains opérateurs l'ont momentanément abandonnée.

Actuellement, le pansement consiste ordinairement en des tampons de
ouate ou de gaze antiseptiques.

Le but du pansement est d'être protecteur et contentif, mais nullement
compressif. On recherchait jadis cette condition du temps de DE GRÆFE où
les pansements « serrés » étaient en honneur. L'objet de tous les pansements actuels, taffetas, agglutinatifs, coques protectrices, est de couvrir
l'œil en le protégeant contre les agents extérieurs.

On emploiera, suivant son idée, le pansement sec ou le pansement humide ;
les pansements humides paraissent plus absorbants et semblent préférés
par les patients. Les meilleures substances de pansement seront les ouates
ou gazes étuvées ou bouillies et qui ne renferment aucune substance antiseptique, car les gazes au salol ou à l'iodoforme sont susceptibles de provoquer des éruptions d'eczéma palpébral. Nous rejetons volontiers les bandes,
qui compriment et échauffent la tête, et nous employons avec profit des
rondelles de gaze collodionnées à la périphérie et maintenant exactement
le pansement.

CHAPITRE VII

MUSCLES

Strabisme. — La strabotomie a été d'abord indiquée par STROMEYER (1838),
puis pratiquée par DIEFFENBACH, JULES GUÉRIN, CUNIER, enfin perfectionnée par
BONNET de Lyon. Aux premiers revient la myotomie, procédé défectueux et
abandonné qui consistait à couper le muscle dans sa portion charnue ; au
dernier, la ténotomie, procédé actuel, qui détache simplement le muscle au
niveau de son insertion tendineuse.

Nous exposerons successivement le reculement et l'avancement des
muscles, puis l'avancement et le reculement de la capsule.

I. — RECULEMENT MUSCULAIRE

C'est le détachement de l'insertion para-cornéenne du muscle et de l'aponévrose de Tenon. Il amoindrit l'adduction et permet une abduction plus
grande.

Instruments. — Écarteurs, crochets à strabisme, pinces, ciseaux, sutures, anesthésie locale ou générale.

RECULEMENT DU DROIT INTERNE. — *Indications.* — Strabisme convergent monolatéral faible, inférieur tout au moins à 20°, car, même avec un large reculement, on obtient seulement une correction de 15° à 20°. Si le strabisme est plus considérable ou alternant, on agira également ou inégalement sur les deux droits internes, de manière à additionner les effets abducteurs de chaque ténotomie. On peut, enfin, si le strabisme paraît tout à fait minime, faire un reculement très limité en respectant, dans le détachement, la partie médiane de l'insertion tendineuse (ABADIE). Il est cependant difficile de doser exactement l'effet d'une ténotomie et on doit être, surtout chez les jeunes sujets, très réservé à cet égard.

Opération. — L'œil aseptisé, anesthésié et fixé, les paupières relevées, on saisit avec la pince à griffes un pli horizontal de la conjonctive, à cinq millimètres de la cornée, et on le sectionne verticalement. On agrandit légèrement la plaie en haut et en bas, puis on dégage la conjonctive en arrière, plus ou moins loin vers la caroncule suivant l'effet correcteur à obtenir.

Avec la même pince à griffes, on saisit alors le tendon et on l'incise à son milieu, en boutonnière, puis latéralement en haut et en bas; si l'effet désiré est insuffisant, on sectionne, avec un crochet à strabisme et des ciseaux, les expansions aponévrotiques de Tenon. Une bonne ténotomie donne, en dedans, une correction de 15° à 20°; si elle est excessive, il existe un peu de parésie, une convergence insuffisante, de l'exophtalmie, mais on peut alors la diminuer en suturant la conjonctive horizontalement, en comprenant plus ou moins l'aileron interne dans la suture. La correction est-elle insuffisante, on l'exagère en attirant fortement l'œil en dehors par la suture de de Græfe constituée par un fil sous-conjonctival en anse qui va se fixer vers l'oreille, ou par la suture de Knapp qui, sous-conjonctivale aussi, est fixée vers la commissure.

RECULEMENT DU DROIT EXTERNE. — *Indications.* — Insuffisance de convergence, strabisme externe. Simple à l'œil dévié, dans le strabisme monolatéral faible, double dans le strabisme bilatéral. On ne doit pas compter, même avec un large reculement du droit externe, sur une correction supérieure à 10° ou 15°, et avec le reculement des deux droits externes, sur une correction supérieure à 25° ou 30°. Dans le strabisme alternant, il est préférable, au point de vue esthétique ou fonctionnel, de faire une ténotomie bilatérale pour les deux yeux. Dans le strabisme unilatéral fort, on peut agir de même, ou mieux pratiquer sur l'œil dévié un large reculement avec avancement musculaire ou capsulaire.

La ténotomie diminuant l'action du muscle correspondant, on peut faire une opération moins étendue mais portant sur les congénères des deux yeux. Enfin, si l'on craint une ténotomie excessive, on pourra la rendre incomplète en respectant une languette tendineuse médiane (ABADIE).

Opération. — La ténotomie du droit externe s'exécute comme la précédente. Le tendon doit être recherché toutefois plus en dehors, à 8 millimètres du limbe cornéen ; la correction ne dépasse guère 10° à 15°. On amoindrit et on accentue la correction ainsi obtenue, par les procédés que nous avons indiqués plus haut.

RECULEMENT DES DROITS INFÉRIEUR ET SUPÉRIEUR. — *Indications.* — Déviation en bas dans le strabisme divergent et surtout en haut dans le strabisme convergent que la ténotomie des muscles droits externe ou interne n'a pas corrigé suffisamment ; paralysie de l'antagoniste.

Opération. — Section horizontale de la conjonctive, ouverture de la capsule de Tenon, puis détachement sclérotical plus ou moins large du tendon, en se rappelant que le droit inférieur s'insère à 6ᵐᵐ,5 et le droit supérieur à 8 millimètres du bord de la cornée.

RECULEMENT DU PETIT OBLIQUE. — BONNET de Lyon l'a pratiqué dans la myopie forte pour soulager la convergence, et LANDOLT l'a préconisé pour accroître l'effet de la section du droit supérieur ainsi que dans la paralysie du droit inférieur et du grand oblique.

Opération. — On détache l'insertion fixe du muscle, à la partie antéro-interne de l'orbite vers le sac lacrymal. LANDOLT pratique, le long du rebord inférieur, une incision courbe dont le milieu correspond à la perpendiculaire abaissée de l'échancrure sus-orbitaire ; il sectionne la peau et l'orbiculaire jusqu'au périoste et, avec une sonde cannelée, arrive sur le tendon du petit oblique qu'il saisit avec un crochet à strabisme et détache au ras de son insertion osseuse avec des ciseaux mousses ou un bistouri boutonné.

ALLONGEMENT MUSCULAIRE. — Dans les cas anciens de strabisme convergent, concomitant ou paralytique, dans lesquels la contracture très marquée

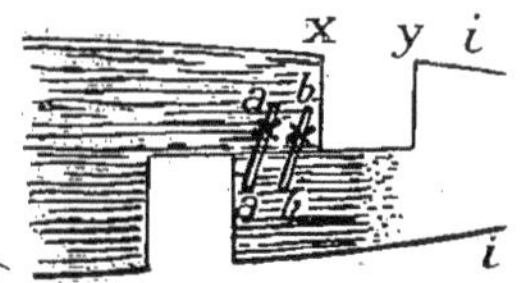

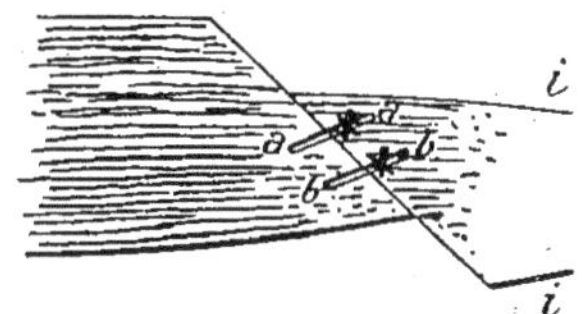

Fig. 273. — Allongement musculaire (Landolt).

d'un droit interne s'accompagne de changement de structure et de perte de son élasticité, LANDOLT pratique l'allongement du muscle raccourci au lieu du reculement.

On commence par mettre le muscle à découvert au moyen d'une incision longitudinale de la conjonctive passant en son milieu ; on le libère, puis on le sectionne par un trait en marche d'escalier. Les chefs musculaires ainsi obtenus sont réunis par des sutures après allongement du muscle. Au lieu du trait de section en escalier, on peut séparer le muscle en deux parties par une section oblique. Pour effectuer ces sections, le muscle doit être étalé bien à plat sur le crochet à strabisme, et l'aide doit tourner le plus possible l'œil dans la direction opposée au muscle sur lequel on opère. Les fils sont placés dans la partie postérieure du muscle, avant de le sectionner, pour éviter qu'il échappe à l'opérateur par rétraction.

II. — AVANCEMENT MUSCULAIRE

Réservé dès le début au strabisme secondaire consécutif à une ténotomie malheureuse (J. Guérin, 1849), on l'appliqua, dans la suite, au strabisme paralytique. Il consista d'abord à ramener par traction le globe vers le muscle détaché ; on rapprocha ensuite (Critchett), par des sutures conjonctivales, le tendon du diamètre vertical de la cornée ; enfin, on compléta et on facilita la nouvelle insertion par la section de l'antagoniste.

L'action musculaire est à la fois dynamique et mécanique ; elle résulte de l'enroulement musculaire plus étendu et de l'avancement des tissus prémusculaires.

Indications. — Insuffisance de convergence, strabisme divergent, reculement antérieur exagéré, pour le droit interne ; strabisme convergent fort avec ou sans ténotomie préalable de l'interne, pour le droit externe ; strabisme paralytique.

Instruments — Écarteur, pinces, ciseaux, crochets à strabisme, double crochet de de Wecker, sutures.

Opération. — La conjonctive est d'abord simplement incisée, comme pour la ténotomie, ou réséquée en petit croissant à concavité cornéenne. Le tendon, mis à nu, est chargé sur un crochet à strabisme plat et soulevé légèrement. On place enfin deux fils, l'un en haut, l'autre en bas, l'inférieur embrassant le tendon, la capsule de Tenon et la conjonctive.

Le tendon est alors détaché, mais retenu par les fils, et chacun de ces derniers est conduit sous la conjonctive, plus ou moins près du diamètre vertical de la cornée. Il ne reste plus qu'à serrer graduellement les fils pour obtenir ainsi un avancement plus ou moins considérable. On peut enfin *réséquer* une partie du tendon pour attirer les muscles plus en avant (Agnew). Sutures conjonctivales.

De Wecker se sert d'un double crochet pour étaler et maintenir le tendon à avancer ; il prend un fil à trois aiguilles, une au milieu et une à chaque extrémité, et pique le centre du tendon avec l'aiguille intermédiaire.

Pour éviter que les sutures, qui sont plus éloignées l'une de l'autre que n'est large l'extrémité tendineuse, ne coupent ou ne dilacèrent le muscle à avancer, Valude conseille de diviser le muscle longitudinalement par le milieu de telle sorte que chaque languette est portée par la suture au point d'insertion fixe. De la sorte, à l'effet de l'avancement, se joint celui d'une résection musculaire ; c'est un avancement en λ.

Dans le même but da Gama Pinto, de Lisbonne, prend ses insertions fixes au limbe, vis-à-vis de l'extrémité tendineuse et passe dans le muscle à avancer deux anses de fils, entrelacées, qui se maintiennent l'un à l'autre.

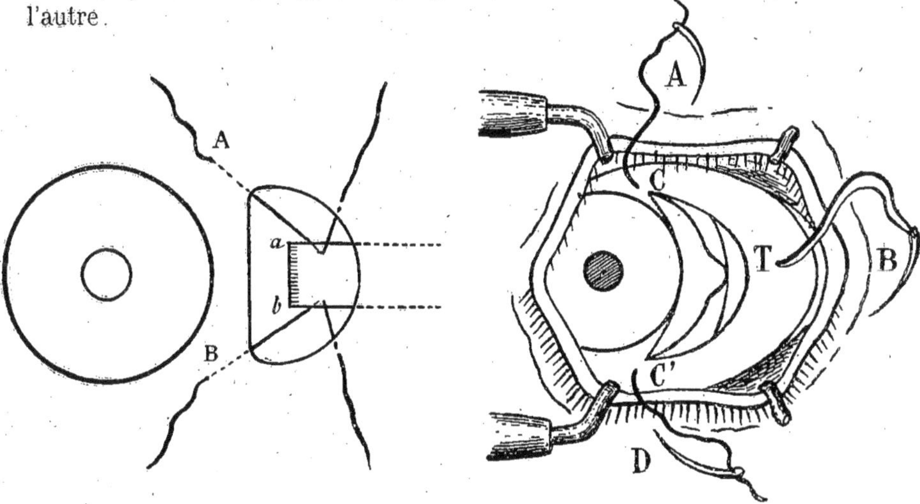

Fig. 274. — Avancement musculaire.   Fig. 275. — Type de Wecker.

CC¹, ablation conjonctivale. — T, tendon. — ABD, sutures.

Le premier de ces deux procédés convient aux forts degrés et le second, aux degrés moyens du strabisme.

L'action opératoire devient d'autant plus forte qu'on comprend dans les

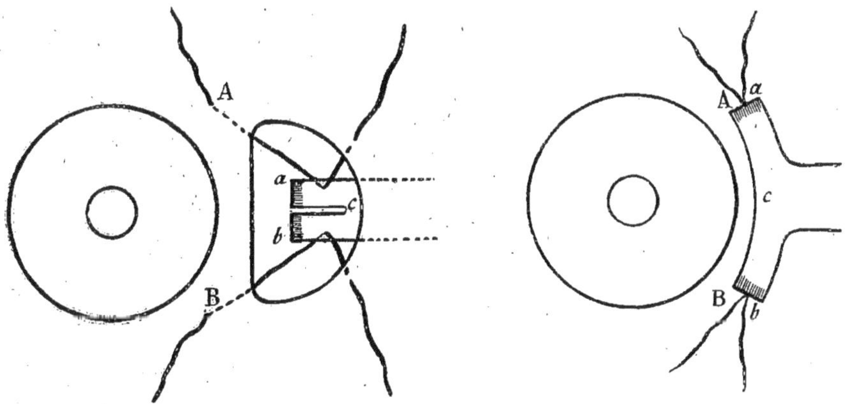

Fig. 276-277. — Avancement en λ (Valude).

sutures une plus grande étendue de la capsule aponévrotique. Il importe d'ailleurs de ne pas laisser s'échapper le tendon ou glisser les fils en dissociant ses fibres ; car il en résulterait un reculement.

On a voulu, pour échapper à ce danger de reculement, plisser le muscle sans le détacher, ou ne le détacher que sur les côtés (MOTAIS); mais c'est alors de l'avancement capsulaire plutôt que musculaire; GRANDCLÉMENT agit même directement sans incision, à travers la conjonctive.

III. — AVANCEMENT CAPSULAIRE

Préconisée par DE WECKER en 1883, cette opération plisse le tendon en avant sans détacher son insertion oculaire.

Indications. — Strabisme faible, après ténotomie de l'antagoniste, comme complément du reculement dans le strabisme convergent au-dessus

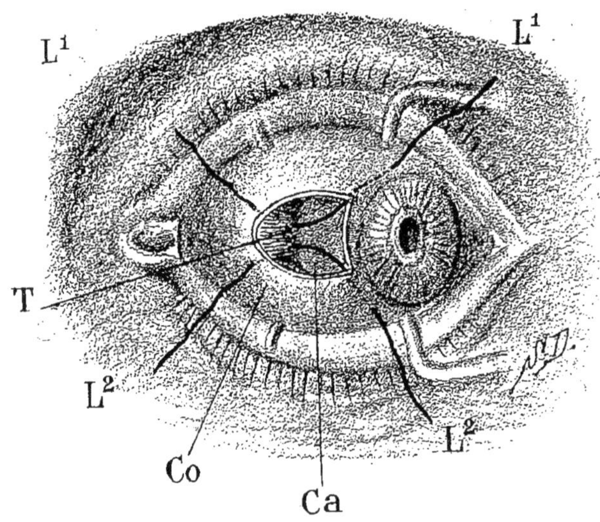

Fig. 278. — Avancement capsulaire.

Co, conjonctive. — Ca, capsule. — T, tendon. — L¹L², ligatures.

de 20° ou 25°; strabisme divergent au delà de 15° ou 20°; strabisme paraly-tique.

L'action de l'avancement capsulaire est inférieure à celle de l'avance-ment musculaire, mais le premier procédé n'expose jamais à un reculement qui peut se produire dans le second, si les sutures correctrices viennent à lâcher. On obtient d'ailleurs le renforcement du muscle sans affaiblissement. Il convient de remarquer que dans l'avancement musculaire, on agit sur la capsule comme sur le muscle et qu'on produit en réalité un avancement capsulo-musculaire.

Instruments. — Écarteur, pinces, ciseaux, crochets à strabisme, su-tures.

Opération. — On sectionne la conjonctive au-devant du tendon muscu-laire ou même on résèque un lambeau semi-lunaire de 5 millimètres de large sur 10 millimètres de haut. On incise ensuite la capsule et on la dégage au-dessous et sur les côtés du muscle. On introduit un fil armé de deux aiguilles, l'une prenant la partie supérieure du muscle, la capsule et la conjonctive et allant sous la conjonctive vers le haut du diamètre vertical de la cornée, l'autre prenant la partie inférieure du muscle, la capsule et la conjonctive et allant sous la conjonctive vers le bas du diamètre vertical. Les sutures restent en place quatre à cinq jours, à moins que l'effet correcteur ne soit exagéré, auquel cas on les enlèvera un peu plus tôt. L'opération reste la même, en somme, que celle de l'avancement musculaire, avec cette différence qu'on ne fait pas la section du muscle.

IV. — RECULEMENT CAPSULAIRE

Préconisé par PARINAUD en 1890, mais encore mal connu.

Indications. — Strabisme faible.

Instruments. — Écarteur, pinces, ciseaux, crochets à strabisme, sutures.

Opération. — On incise la conjonctive, on sectionne la capsule et on dégage au-dessus et au-dessous du muscle sans détacher son tendon ; on pourrait néanmoins y joindre la ténotomie partielle. Suture conjonctivale.

CHAPITRE VIII

GLOBE ET ORBITE

I. — AMPUTATION DU SEGMENT ANTÉRIEUR

C'est l'ablation de la cornée et de la zone ciliaire.

Indications. — Staphylome total, irritation sympathique dans les leucomes adhérents, tumeurs malignes antérieures.

Instruments. — Écarteur, pinces, ciseaux, couteaux linéaire et de Béer, sutures, anesthésie générale ou locale.

Opération. — Les paupières étant écartées, l'œil préparé et fixé, on dissèque la conjonctive en arrière et au ras de la cornée, on passe un fil en bourse, puis on détache le segment antérieur à 5 millimètres au delà du limbe avec le couteau de Beer ou celui de de Græfe et les ciseaux.

1° *Avec le couteau de de Græfe.* — On fait une ponction et une contre-ponction dans le diamètre horizontal, on sectionne d'arrière en avant de manière à produire un lambeau supérieur et un lambeau inférieur qu'on enlève successivement en un ou deux coups de ciseaux, puis on serre la suture en bourse.

2° *Avec le couteau de Beer*, on ponctionne en bas et on sectionne les trois quarts supérieurs du segment antérieur, puis on détache le lambeau d'un coup de ciseaux et on serre la suture en bourse.

Le premier procédé laisse écouler plus de vitré que le second, mais ce n'est pas un grand inconvénient. Il importe, en tout cas, de bien détacher la conjonctive et de respecter soigneusement la suture en bourse pendant la section de la sclérotique.

On peut aussi poser quatre ou cinq points de sutures d'une lèvre scléroticale à l'autre.

II. — EXENTÉRATION DU GLOBE

Préconisée par ALFRED GRÆFE en 1884, et peut-être avant par MULES et NOYES (de New-York), cette opération a pour objet de vider complètement l'œil de son contenu membraneux.

Indications. — Panophtalmie, ophtalmie sympathique, corps étrangers.

Instruments. — Écarteur, pince à fixation, couteaux de de Græfe ou de Beer, curette de Volkmann, scringue d'Anel, sutures, anesthésie générale.

Opération. — La conjonctive est largement détachée autour de la sclérotique, et celle-ci réséquée en arrière du corps ciliaire, comme dans l'amputation du segment antérieur. On râcle ensuite à la curette la cavité oculaire et on enlève tout son contenu : cristallin, vitré, choroïde et rétine, de manière à ne respecter que la coque sclérale. On lave la cavité jusqu'à asepsie complète, puis on y place l'extrémité d'un gros drain ; pas de sutures, le drain est enlevé au troisième jour. De la sorte, la guérison s'opère sans réaction aucune. Pansement contentif.

ÉVIDEMENT DU GLOBE (TRUC). — Modification avantageuse de l'éviscération dans la panophtalmie. On agit comme précédemment, mais on ne râcle pas les parois sclérales. On se contente de vider avec la curette mousse la cavité oculaire de son magma purulent et de pratiquer des injections détersives. Pas de sutures. Lavages intra-oculaires détersifs tièdes et antiseptiques biquotidiens.

III. — ÉNUCLÉATION DE L'OEIL

Cette opération a pour but l'ablation du globe oculaire. On le détruisait autrefois par de la chaux ou le fer rouge comme le font encore les vétérinaires. On en pratiqua ensuite l'ablation avec toutes les parties molles voisines. Cette opération était assez grave. Depuis BONNET de Lyon, on se contente d'extraire l'œil de sa capsule fibreuse, en conservant tous les tissus ambiants. BONNET sectionnait successivement les muscles droits comme

dans la strabotomie, puis le nerf optique ; TILLAUX, après la section du droit
externe, coupe le nerf optique et détache ensuite les autres muscles droits ;
ce dernier procédé est plus rapide et généralement préféré.

Indications. — Ophtalmie sympathique, néoplasmes mobiles, moignons
douloureux, glaucomes absolus, buphtalmies, écrasement du globe, corps
étrangers avec réaction sympathique, panophtalmies.

Instruments. — Écarteur, ciseaux courbes, pinces, crochets à strabisme,
sutures.

1° PROCÉDÉ DE BONNET. — Les paupières écartées, l'œil préparé et fixé, la
conjonctive est incisée autour de la cornée, très régulièrement, en commençant par la partie supérieure autant que possible. Les muscles droits interne,

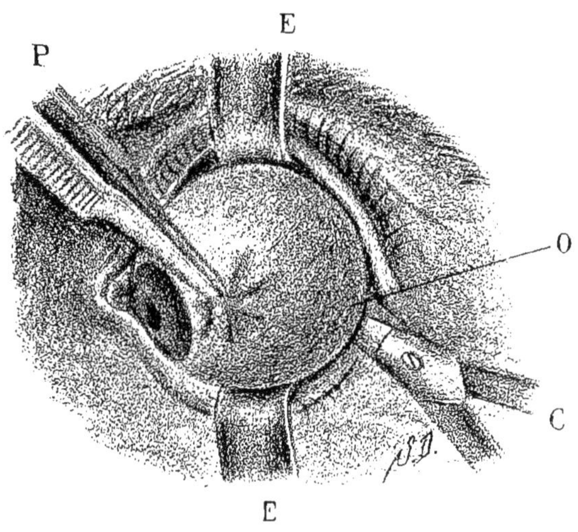

Fig. 279. — Enucléation de l'œil.

EE, écarteur. — P, pince. — C, ciseaux. — O, nerf optique.

supérieur, externe et inférieur, sont successivement détachés sur le crochet
à strabisme ; le tendon du droit interne est sectionné à quelques millimètres
de son insertion sclérale. L'œil, saisi fortement par le lambeau adhérent du
droit interne, est luxé en dedans puis avec des ciseaux courbes conduits à
la partie externe, on décolle les tissus et on sectionne le nerf optique. Dans
les tumeurs et surtout dans le gliome, où il faut sectionner le nerf optique le
plus loin possible du globe, on peut se servir du crochet-névrotome de
Joseph.

On peut aussi, après avoir détaché les muscles droits et repoussé la
collerette conjonctivale en arrière de l'équateur du globe, luxer celui-ci en
avant et sectionner presque à jour le nerf optique. L'œil, projeté en avant
après section optique du nerf, des muscles droits et de la conjonctive, ne
tient plus alors que par les muscles obliques ; on les sectionne aisément.

Après hémostase, on suture la conjonctive en bourse, à 1 ou 2 millimètres de l'ouverture ou mieux à points séparés ; on peut sans inconvénient ne pas suturer, mais, avec la suture, le moignon est plus régulier et la cicatrisation plus rapide. Pansement fortement compressif.

2° PROCÉDÉ DE TILLAUX. — La conjonctive est largement disséquée autour de la cornée et de la sclérotique, puis on détache en avant le droit externe. On saisit alors le globe en dehors avec la pince à griffes, on le porte fortement en dedans et, avec les ciseaux courbes, on va sectionner en arrière les nerfs opto-ciliaires. La section nerveuse effectuée, l'œil se projette en avant et il est facile de détacher les muscles et la conjonctive. Suture conjonctivale, lavages, hémostase, pansement compressif.

On détachera soigneusement la conjonctive et les muscles, soit sur le crochet, soit en rasant le globe jusqu'au nerf optique. La manœuvre pourra être facilitée par le passage préalable d'un anse de fil dans l'œil et des tractions en avant. L'œil détaché de ses principales attaches, on sectionne le nerf optique. Hémostase soignée, sutures ou non, compression vigoureuse.

Dans la *panophtalmie,* on peut préalablement vider l'œil de son contenu purulent, puis, les instruments changés, les mains désinfectées, pratiquer l'énucléation proprement dite. Les lavages de l'orbite et le curettage de certaines plaies purulentes de l'orbite deviennent le complément nécessaire de l'énucléation.

IV. — PONCTION ET INCISION DE LA CAVITÉ ORBITAIRE

Indications. — Phlegmons, abcès orbitaires, ténonites, explorations diagnostiques.

Instruments. — Bistouris étroits, couteau de de Græfe, sondes cannelées, drains, mèches de gaze.

Opération. — On ponctionne le point le plus saillant ou le plus douloureux, à travers la paupière ou simplement par le cul-de-sac conjonctival. L'instrument est enfoncé prudemment, de manière à éviter les organes importants, muscles, vaisseaux ou nerfs, et en tenant grand compte de la direction des parois osseuses et de la position du globe. On le retire ensuite en lui imprimant un léger mouvement de rotation, et on voit apparaître du sang, du pus, etc. On pourra plus simplement ponctionner superficiellement, puis pénétrer dans l'orbite avec la sonde cannelée (PANAS). Le drainage, des lavages, des injections diverses, une opération plus large, compléteront, suivant le cas, l'opération initiale.

V. — INTERVENTIONS SUR LES SINUS PÉRIORBITAIRES

1° Sinusites frontales. — a. *Trépanation par voie externe. Procédé Ogston-Luc.* — Incision sourcilière, résection limitée de la paroi osseuse externe, curettage du sinus, élargissement du canal naso-frontal et ouverture des cellules ethmoïdales antérieures, cautérisation au chlorure de zinc, tamponnement à la gaze iodoformée.

Procédé de Kuhnt. — Résection des parois inférieure et antérieure, drainage par voie externe et application du reste des téguments contre la paroi profonde pour supprimer la cavité du sinus.

b. *Trépanation par voie orbitaire*, avec ou sans drainage externe.

Les oculistes voient surtout des sinusites enkystées, sans tendances infectieuses, ordinairement des mucocèles. On peut donc se borner à l'ouverture simple au niveau de l'orifice spontané orbitaire, avec ou sans curettage de l'orifice et de l'intérieur du sinus. Le drainage fronto-nasal concomitant est à rejeter comme complication inutile (VALUDE). On cherchera à obtenir une réunion par première intention et en cas d'insuccès, on pourra recourir aux méthodes radicales (opérations Ogston-Luc, Kuhnt).

2° Sinusites ethmoïdales. — a. *Par voie orbitaire.* — Incision suivant le bord orbitaire interne et supérieur. On rugine le périoste, on désinsère la poulie du grand oblique, on agrandit la perforation osseuse et on nettoie à la curette le labyrinthe ethmoïdal. Cautérisation au chlorure de zinc de la cavité, drainage par une mèche iodoformée.

b. *Par voie nasale.* — Procédé à utiliser seulement dans les cas de sinusite isolée.

3° Sinusites sphénoïdales. — a. *Par voie nasale :* ablation du cornet moyen, ouverture de la paroi antérieure par agrandissement de l'orifice du sinus, cautérisation.

b. *Par voie orbitaire :* destruction de la cloison de séparation entre les cellules ethmoïdales postérieures et le sinus sphénoïdal.

c. *Par voie maxillaire :* ouverture du sinus maxillaire par la fosse canine, destruction de sa paroi interne nasale, ouverture des cellules ethmoïdales postérieures, puis du sinus sphénoïdal.

4° Sinusites maxillaires. — *Méthode de Luc-Caldwel :* ouverture du sinus par la face antérieure, exploration et nettoyage de sa cavité et des cavités voisines, création d'une brèche entre le sinus et la fosse nasale, allant de l'ostium maxillaire au plancher de la fosse nasale et occupant le tiers antéro-inférieur de la paroi interne du sinus. Hémostase, drainage à la gaze iodoformée qui bourre le sinus.

VI. — ABLATION DES TUMEURS DE L'ORBITE

Indications. — Tumeurs bénignes gênantes ; tumeurs malignes.

Instruments. — Bistouris, ciseaux, sondes cannelées, pinces diverses, seringues, aspirateurs, curettes, gouges, etc.

Opération. — 1° *Ablation avec conservation du globe.* — Les paupières étant écartées et la commissure externe fendue, on peut pénétrer dans l'orbite. Si la tumeur est en dehors, il faut détacher le droit externe et luxer le globe en haut et en dedans pour avoir plus d'espace. On saisira la tumeur avec une forte pince, et on l'attirera au dehors en la disséquant à coups de ciseaux. On doit dans le fond de l'orbite redoubler de prudence pour éviter la section du nerf optique. Le droit externe est en dernier lieu suturé, la commissure rétablie et l'œil pansé à l'ordinaire.

Dans les cas où la tumeur est plus volumineuse, il est nécessaire de pratiquer l'opération de Krönlein, c'est-à-dire la résection temporaire de la paroi orbitaire externe pour arriver facilement en arrière du globe dans la partie profonde de la cavité orbitaire.

Opération de Krönlein. — Pratiquer une incision courbe ou angulaire

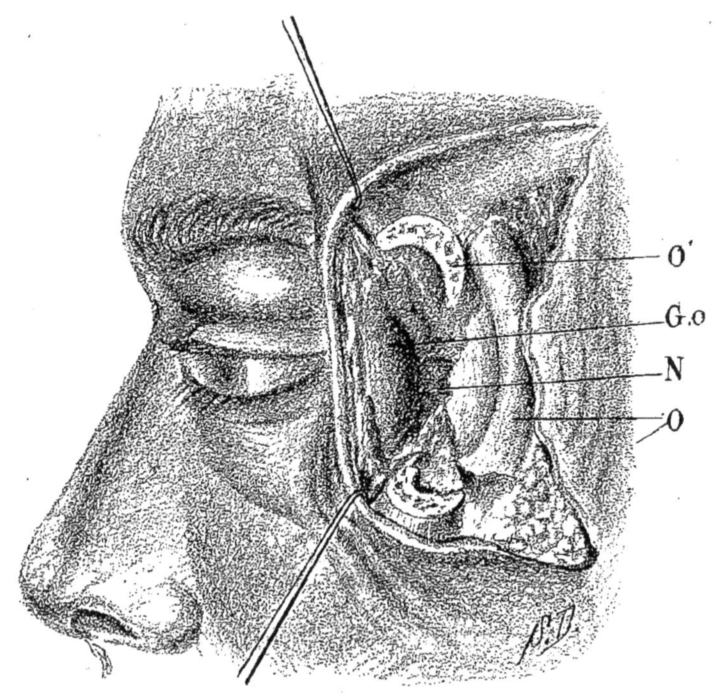

Fig. 280. — Opération de Krönlein.

OO', os molaire. — Go. globe oculaire. — N, nerf optique.

qui suive d'abord le rebord externe de l'orbite, puis le bord supérieur de l'os zygomatique. Aller jusqu'à l'os. Avec la rugine plate, glissée dans l'orbite, décoller soigneusement le périoste intraorbitaire de toute la paroi externe de l'orbite. Avec le ciseau ou une petite scie, mobiliser l'os malaire à l'aide de deux traits se réunissant en arrière au niveau de la fente sphéno-maxillaire, l'un supérieur, suivant la suture fronto-malaire, l'autre inférieur, horizontal, rejoignant l'extrémité antérieure de la fente sphéno-maxillaire. Détacher le triangle osseux malaire, adhérent à la peau, le renverser en dehors, pour découvrir la partie profonde de l'orbite.

L'intervention (extirpation de la tumeur) rétro-oculaire terminée, rabattre en place le lambeau ostéo-cutané et le fixer en suturant la peau.

2° Ablation sans conservation du globe. — On pratique d'abord l'énucléation, puis on fait l'extirpation du néoplasme le plus largement possible.

L'ablation de la tumeur peut exiger la résection du nerf optique et cependant permettre la conservation du globe. On doit alors détacher le droit externe, luxer l'œil en dedans et sectionner d'abord le nerf optique fort en arrière. La luxation du globe dès lors s'exagère aisément et permet de réséquer le nerf jusqu'à la sclérotique.

VII. — ÉVIDEMENT OU EXENTÉRATION DE L'ORBITE

C'est le curettage de la cavité orbitaire.

Indications. — Tumeurs malignes diffuses, sarcomes, gliomes, etc.

Instruments. — Bistouris, pinces, ciseaux, érignes, curettes, seringues ou poires détersives, thermocautère.

Opération. — 1° *Paupières et conjonctive saines.* — On les dissèque, après section complète de la commissure externe, et on les sépare du contenu de l'orbite vers le rebord de cette cavité. Les paupières et la conjonctive étant fortement écartées, on dégage, avec une spatule ou des ciseaux, les parties molles orbitaires en les rabattant des parois inférieures et externes en dedans, en haut, puis on sectionne le pédoncule optique et on termine l'ablation.

2° *Paupières et conjonctive envahies.* — On les sectionne à fond sur le rebord de l'orbite et on enlève comme précédemment le contenu orbitaire.

Il faut suivre l'inclinaison des parois orbitaires et, si le périoste est suspect, ruginer ces parois. On doit être très prudent en dedans, à cause de la friabilité de l'ethmoïde, et en haut, à raison du voisinage du cerveau. Cette prudence est de rigueur si l'on curette la cavité orbitaire. Il faut se méfier des perforations osseuses néoplasiques. Dans un certain cas, on a vu la paroi supérieure détruite et la substance cérébrale extraite involontairement à la curette.

Le thermo ou le galvano-cautère peut être employé pour compléter la destruction de certains points néoplasiques.

L'hémorragie est souvent abondante, surtout si l'on ne décolle pas le périoste. Pour la modérer, il importe d'aller vite, d'irriguer la cavité orbitaire et de pratiquer un tamponnement soigné. Pansement contentif.

VIII. — NÉVROTOMIE OPTICO-CILIAIRE

La névrotomie optico-ciliaire préconisée par RONDEAU, DE GRÆFE, BOU-
CHERON, SCHOELER, DIANOUX, ABADIE, NOYES, etc., a pour objet la section
du nerf optique et des nerfs ciliaires au niveau de leur pénétration dans
l'œil.

Indications. — Ophtalmies sympathiques, glaucome absolu, moignons
douloureux.

Instruments. — Écarteurs, pinces, ciseaux, crochets à strabisme, névro-
tome, sutures.

Opération. — On détache le droit externe et la conjonctive en haut et en
bas, puis, avec des ciseaux courbes, on sectionne le nerf optique. Un névro-
tome, couteau mousse ayant la forme d'un crochet à strabisme, coupe alors
les nerfs péri-optiques. L'hémorragie arrêtée, on suture le muscle détaché,
la conjonctive, et on fait une légère compression.

Il est bon de s'assurer de l'insensibilité de la cornée, qui indique une
section ciliaire complète.

NÉVRECTOMIE OPTICO-CILIAIRE (SCHWEIGGER). — Le nerf optique étant sectionné le plus loin possible en arrière, l'œil est luxé en avant, puisqu'on
résèque le nerf optique au ras de la sclérotique.

Extirpation du ganglion ciliaire. — Au même titre que la résection du
sympathique cervical, ABADIE (1897) proposa l'extirpation du ganglion ciliaire
dans les cas de glaucome douloureux avec perte de la vision, pour éviter
l'énucléation. En 1902, RÖHMER, après étude préalable sur le cadavre, régla
les différents temps de cette opération et la tenta avec succès dans 5 cas sur
le vivant.

PROCÉDÉ DE RÖHMER. — Résection temporaire de la paroi orbitaire externe,
d'après KRÖNLEIN, incision du périoste décollé et de l'aponévrose orbitaire
d'avant en arrière sur une longueur de 1 centimètre ; le muscle droit externe
est découvert, soulevé avec le crochet, chargé sur une anse de fil, sectionné
à distance de la sclérotique, pour être ligaturé plus tard. Le muscle externe
est attiré au dehors, le globe récliné en dedans. Avec une pince à forcipres-
sure spécialement modifiée, on va à la recherche du ganglion ciliaire ; on
arrache une bonne partie de l'atmosphère graisseuse du fond de l'orbite.
Cette pince est introduite 5 à 7 fois jusqu'à ce qu'on ait trouvé, dans les parties arrachées, le ganglion ciliaire. En somme, c'est un procédé opératoire
un peu aveugle.

On suture le muscle droit externe, on remet en place le lambeau osseux
et on suture la plaie cutanée, après drainage du fond de l'orbite.

IX. — ARRACHEMENT DU NASAL EXTERNE

Préconisé par Badal, de Bordeaux.

Indications. — Douleurs ciliaires, glaucome, névralgie du trijumeau.

Instruments. — Bistouris, sondes cannelées, pinces.

Opération. — On fait une incision courbe de 2 centimètres sur le rebord orbitaire, à la partie interne et supérieure, allant de l'angle interne de l'œil à la poulie du grand oblique. On sectionne les fibres musculaires sous-jacentes et l'on arrive dans le tissu cellulaire et périostique où l'on rencontre une artériole et une veinule ainsi que les filets cherchés. A l'aide d'un crochet à strabisme aplati, on saisit tout ce qu'on trouve sur le périoste et on isole les rameaux nerveux pour les arracher. On peut les rompre successivement ou en bloc. Dans certains cas, on ne reconnaît pas distinctement les deux ou trois filets terminaux ; on saisit alors tout ce qu'on rencontre sur le périoste et on l'arrache complètement.

L'hémorragie est minime. Une ou deux sutures ; pansement largement compressif.

HUITIÈME PARTIE
HYGIÈNE, MÉDECINE LÉGALE, COLLECTIVITÉS

CHAPITRE PREMIER

HYGIÈNE DE L'ŒIL

L'hygiène, en oculistique comme ailleurs, a pour objet la prophylaxie ; elle implique un ensemble de notions et de moyens propres à éviter l'apparition ou le développement des maladies oculaires. L'anatomie pathologique et la pathogénie en sont la base, car la connaissance des lésions et des agents morbides entraîne naturellement l'application des moyens prophylactiques.

De nos jours, beaucoup d'affections oculaires, connues dans leurs causes immédiates, peuvent être évitées ou empêchées, et l'on peut espérer, avec le temps, voir disparaître les maladies évitables les plus redoutables. Ce résultat sera aussi important au point de vue social qu'au point de vue humanitaire, car l'aveugle est une non-valeur et même une charge considérable pour la société.

Il y a lieu, dans ce sens, de mettre à la portée de tous les malades, surtout des pauvres, les soins que nécessitent les diverses affections oculaires. L'instruction des médecins généraux, le grand nombre des spécialistes, le développement des hôpitaux ou des dispensaires dans les villes constituent des conditions favorables. Dans certaines régions, des oculistes se déplacent et vont visiter les malades au loin. En Russie, où de vastes régions ravagées par le trachome sont privées de médecins spéciaux, la Société Marie pour le bien des aveugles, sur la proposition du professeur BELLARMINOFF, a organisé des *camps volants oculistiques*. Un oculiste, un aide, un gérant se transportent, chaque année, avec des médicaments, dans tous les villages, dans un rayon déterminé, et prodiguent leurs soins aux malheureux. Les dépenses sont faibles et les résultats thérapeutiques excellents. C'est là une heureuse innovation qu'on pourra appliquer dans les pauvres et vastes contrées privées de spécialistes. On diminuera ainsi graduellement le nombre des aveugles.

I. — CÉCITÉ

La cécité est partout plus fréquente qu'elle ne devrait. Les statistiques de MAGNUS, pour l'Allemagne ; de CARRERAS ARAGO, pour l'Espagne ; de TROUSSEAU, pour les Quinze-Vingts ; les nôtres, à Montpellier, etc., ont montré la gravité du mal et indiqué les moyens d'y remédier. A ce double point de vue, le travail de FUCHS mérite de rester classique (1884).

Voici d'ailleurs simplifiées, la table générale de la cécité universelle de CARRERAS ARAGO (1883) et celle de la cécité française empruntée à TROUSSEAU.

CARRÉRAS ARAGO (par 10 000 habitants.)		TROUSSEAU (1883).	
Finlande	22,46	Ouest : Nantes	3 664
West indïen	22,41	Nord-ouest : Rouen	3 243
République argentine	20,24	Nord : Paris-Lille	6 284
Norvège	13,63	Nord-est : Nancy	1 991
Afrique anglaise	12,53	Centre : Bourges	3 043
Hongrie	12,01	Est : Lyon	2 356
Espagne	11,26	Sud-ouest : Bordeaux	3 619
Angleterre	9,85	Sud : Toulouse	4 307
France	9,48	Sud-est : Marseille	3 459
Allemagne	8,79	Algérie : préfectures	6 666
Belgique	8,11	Total	38 632
Suède	8,06		
Danemark	7,86	Enfants	3 794
Suisse	7,61	Adultes	34 838
Autriche	5,55		
Amérique Nord	5,27	Total	38 632
Pays-Bas	4,46	France : 40 000 aveugles environ.	
Australie anglaise	3,79	Proportion : 1 sur 1 000 environ.	

On peut affirmer que beaucoup de cécités sont évitables. Les travaux de MAGNUS, basés sur 2 528 cas de cécité double, ceux de DUMONT, DAUMAS, FIEUZAL, ceux enfin plus récents de TROUSSEAU, appuyés sur l'examen attentif de 627 cas, sont démonstratifs. COHN et SEIDELMANN trouvent sur 1 000 aveugles :

238 cas, soit 23,8 p. 100 de cécités inévitables ;
433 cas, soit 43,3 p. 100 de cécités évitables ;
329 cas, soit 32,3 p. 100 de cécités absolument évitables.

TROUSSEAU, aux Quinze-Vingts, note sur 527 cas :

196 cas, soit 31,4 p. 100 de curabilité absolue ;
185 cas, soit 29,5 p. 100 de curabilité certaine ;
246 cas, soit 39,2 p. 100 de curabilité incertaine.

Nous obtenons pour Montpellier des chiffres analogues.

Les causes de la cécité sont indiquées dans le travail de MAGNUS, pour l'Allemagne, dans celui de TROUSSEAU, pour les Quinze-Vingts et dans le nôtre, pour Montpellier. Nous les produisons dans les tableaux ci-contre avec leurs indications statistiques et régionales.

QUINZE-VINGTS (627 cas).		MONTPELLIER (531 cas).	
Atrophies papillaires.	129	Glaucomes.	106
Opthalmies purulentes	104	Atr. globe et segment antérieur	102
Irido-choroïdites.	75	Irido-choroïdite suppurée.	83
Glaucomes.	66	Atrophies optiques.	59
Traumatismes	54	Leucomes adhérents.	55
Leucomes.	44	Staphylomes.	31
Décollements rétiniens.	37	Chorio-rétinites.	21
Trachomes	24	Cataractes inopérables.	24
Rétinite pigmentaire.	23	Plaies du globe.	11
Chorio-rétinites.	20	Irido-choroïdite suppurée.	12
Ophtalmies sympathiques	14	Buphtalmies	7
Scléro-choroïdites myopiques.	14	Décollements rétiniens	4
Cataractes congénitales.	14	Choroïdites atrophiques	2
Buphtalmies.	5	Tumeurs oculaires.	2
Névrites optiques.	3	Rétinite pigmentaire	2
Kératocones	2	Cécités de cause non indiquée	10

Les causes dominantes de la cécité sont donc l'atrophie des nerfs optiques et l'ophtalmie purulente à Paris ; le glaucome, les traumatismes à Montpellier, puis les affections de la cornée, le décollement de la rétine, le trachome, la rétinite pigmentaire, les chorio-rétinites, l'ophtalmie sympathique, les scléro-choroïdites myopiques, les cataractes congénitales, la buphtalmie, les névrites optiques, le kératocone.

On trouve encore, d'après GUTTSTADT, des chiffres de cécité intéressant la religion et les races.

RELIGION sur : 10 000		RACE sur : 10 000	
Protestants	8,2	Blancs	5,05
Catholiques	8.4	Nègres	6,90
Juifs.	11,0	Mulâtres	6,08
Divers	15,3	Chinois.	0,63
		Indiens.	11,27

L'atrophie papillaire est souvent syphilitique, d'après FOURNIER ; une surveillance plus efficace de la prostitution serait, dans ce sens, avantageuse.

L'ophtalmie purulente paraît presque toujours curable ; toutes les sociétés ophtalmologiques et les académies se préoccupent de l'éviter.

Il suffit donc, pour en conjurer les dangers, de connaître sa gravité, de l'indiquer à la sage-femme ou à la famille, d'instituer le traitement classique préventif de la toilette oculaire par la méthode de CRÉDÉ ou de VALUDE, et le traitement curatif au nitrate d'argent.

CRÉDÉ a fait, par sa méthode, tomber l'ophtalmie purulente de 10 à 1 p. 100 à Dresde, et son application a permis de faire 720 accouchements sans un cas de blennorrhée. Chez les adultes, l'affection est aussi généralement guérissable.

L'ophtalmie granuleuse surveillée, traitée, isolée dans les hôpitaux, se

TABLEAU AVEC POURCENTAGE DES CAUSES DE LA CÉCITÉ BILATÉRALE RÉSUMÉ DE MAGNUS
ET PORTANT SUR 2,528 CAS (d'après Fuchs).

CÉCITÉ CONGÉNITALE	P. 100	CÉCITÉ PRIMITIVE	P. 100	CÉCITÉ SECONDAIRE	P. 100
Anophtalmie et microphtalmie. .	1,08	Ophtalmie des nouveau-nés . . .	10,87	Atrophie optique cérébrale. . . .	6,96
Atrophie optique	0,75	Trachome et conjonctivite des adultes	9,49	Atrophie optique médullaire . . .	2,33
Rétinite	0,73	Glaucome	8,97	Variole	2,21
Mégalophtalmie	0,43	Irido-choroïdites.	8,86	Méningite	1,42
Causes indéterminées	0,23	Kératites	8,06	Typhus	0,94
Atrophie rétinienne	0,19	Atrophie optique	7,75	Blennorrhagie	0,91
Choroïdite	0,15	Décollement rétinien.	4,74	Rougeole	0,63
Cataracte	0,11	Causes indéterminées	3,36	Scarlatine	0,51
Anomalies cornéennes	0,07	Rétinite pigmentaire.	1,26	Syphilis	0,47
Tumeurs	0,03	Choroïdites diverses	1,10	Atrophies optiques diverses . . .	0,46
		Choroïdite myopique.	0,94	Grossesse et accouchement . . .	0,43
CÉCITÉ TRAUMATIQUE					
Ophtalmie sympathique	4,50	Névro-rétinite	0,79	Dermatoses	0,23
Blessures oculaires	4,03	Ophtalmie diphtéritique	0,35	Rétinite albuminurique.	0,20
Insuccès opératoires.	1,93	Tumeurs.	0,35	Cardiopathies	0,04
Blessures de tête	0,27	Rétinite apoplectique	0,11	Scrofule, affec. orbitaires, intoxicat.	0,03

propagera moins. Les ophtalmies consécutives à la rougeole ou à la variole seront bénignes ou nulles si, pendant l'évolution de l'exanthème, on se préoccupe de nettoyer les yeux. La myopie surveillée produira moins de désastres. L'ophtalmie sympathique sera souvent évitée par traitement des lésions initiales. Enfin, les autres affections pourront être moins graves ou moins fréquentes si elles sont prévues et traitées. La prévention de la cécité est possible dans la moitié des cas ; elle ne peut être efficace que si l'on assiste rapidement et largement les malades oculaires, si, par conséquent, on développe les cliniques ophtalmologiques et si on les multiplie. On doit organiser des dispensaires, faciliter l'isolement et le traitement rapide des maladies contagieuses, établir la surveillance des écoles et diffuser les connaissances spéciales indispensables.

L'Etat, le département, la commune y sont largement intéressés car, comme le remarque TROUSSEAU, il en coûte, aux Quinze-Vingts, 72 francs pour rendre la vue à un aveugle qui, pour être secouru efficacement, exige-rait au moins 600 francs. Espérons que l'indifférence actuelle cessera et fera place à l'intelligence des véritables intérêts à tous.

Les causes de la cécité étant connues, il s'agit de les éviter, ou de les com-battre par des moyens appropriés. Il convient aussi de se préoccuper de l'aveugle, de l'assister, de l'éduquer et de l'instruire. Le médecin, l'oculiste surtout, s'efforcera, dans ce sens, d'être utile aux malheureux privés de la vision et leur fournira les secours et les indications qui peuvent adoucir leur cruelle infirmité.

II. — ASSISTANCE, ÉDUCATION ET INSTRUCTION DES AVEUGLES

La société doit l'assistance, l'éducation et l'instruction aux malheureux qui, victimes d'une hérédité fatale, d'accidents professionnels ou de mala-dies diverses, sont privés des avantages et des jouissances de la vision. C'est une question de solidarité humaine qui touche également l'État, le département, la commune, les associations et les particuliers. Le médecin et surtout l'oculiste ne doit pas se désintéresser de la cécité ; ici comme ailleurs, ne pouvant guérir, il lui faut soulager et consoler ; il se préoccupera donc spécialement du sort des aveugles et se fera toujours, dans la sphère profes-sionnelle, l'appui et le guide de la charité de tous.

Un grand nombre d'ouvrages importants ont été publiés sur les aveugles. Nous citerons seulement ici, au point de vue général, ceux de DUFAU (1850), d'EDGAR GUILBEAU, de MAURICE DE LA SIZERANNE et des Dʳˢ HAMON DU FOUGERAY et COUETOUX (1896). Ce dernier, intitulé *Manuel pratique des méthodes d'enseignement spéciales aux enfants anormaux* (sourds-muets, aveugles, idiots, bègues, etc.) rendra aux médecins les plus précieux services ; nous avons pu le mettre largement à profit. Signalons aussi les sages conseils de JAVAL intitulés *Entre aveugles*.

Nous indiquerons ici, après un court historique, résumé de HAMON DU

Fougeray et Couetoux, ce qui se rapporte à l'éducation physique, morale, intellectuelle et professionnelle; puis nous donnerons une liste inédite à peu près complète des établissements spéciaux de France et de l'étranger, que nous devons à l'obligeance de M. Imbert, Sous-directeur de l'hospice des Quinze-Vingts, et de Maurice de la Sizeranne.

Historique. — L'assistance est aujourd'hui en bonne voie, mais il n'en fut pas toujours ainsi. Les anciens ne s'en occupaient guère. S'ils témoignaient quelque vénération pour les adultes privés accidentellement de la vue, ils laissaient hors de la société les malheureux aveugles-nés ; bien plus, ils en abusaient parfois cruellement et ne craignaient pas, en des costumes ridicules ou des luttes grotesques, de les livrer aux amusements barbares de la foule. La charité chrétienne en eut cependant pitié; dès le ive siècle en Orient et le viie en Occident, on vit se fonder quelques établissements de secours. A l'époque de la féodalité, les aveugles formaient des corporations, et, en 1260, saint Louis octroya des statuts et privilèges aux Trois-Cents, qui devaient constituer les Quinze-Vingts ; il ne s'agit donc pas, comme on le croit, de chevaliers ayant perdu la vue durant les croisades, mais bien de simples malheureux, hommes ou femmes, qui avaient associé leurs misères. Dans la suite, les aveugles essayèrent de sortir de l'isolement auquel leur infirmité semblait les condamner. Quelques-uns, de leurs propres ressources, purent acquérir des connaissances élevées. Ils s'instruisaient par des moyens variés, avec des lettres en creux ou en relief, des fiches, etc. ; on citerait bon nombre d'aveugles illustres dans les lettres, les sciences et les arts ; mais les méthodes générales d'instruction manquaient. Il faut arriver au xviiie siècle pour voir le sentiment public se porter vers les déshérités de tout ordre. A cette époque, Diderot écrit sa fameuse lettre sur l'aveugle de Puiseaux, l'abbé de l'Épée s'occupe des sourds-muets, Pinel soigne les aliénés et Valentin Haüy instruit les aveugles.

Valentin Haüy vit un jour, dans une exhibition foraine, des aveugles mendiants, ridiculement affublés de lunettes devant de grossiers pupitres et se livrant, à la grande joie du public, à une étrange cacophonie; il en fut indigné et résolut de se vouer au relèvement intellectuel et moral des malheureux privés de la vue. Ses premiers essais portèrent sur un enfant intelligent, Lesueur, qui tendait la main à la porte d'une église (1784) et, avec de modestes ressources, l'indemnisant même des produits abandonnés de la mendicité, il lui apprit à lire et à écrire. L'année suivante, une école spéciale fut fondée rue Coquillière, pour les aveugles ; elle devait servir de modèle à toutes les institutions futures, mais fut bouleversée par la Révolution, malgré l'appui successif de la Constituante, de la Législative et de la Convention. Valentin Haüy dut même s'exiler et aller fonder de nouvelles écoles à Saint-Pétersbourg, en 1806, et à Berlin, en 1808. Il revient mourir en France en 1822.

L'œuvre d'assistance s'est, depuis lors, développée, ses méthodes ou procédés d'enseignement se sont graduellement perfectionnés. En 1819, le capi-

taine d'artillerie Barbier inventait la cryptographie par points qui devait conduire au merveilleux alphabet de Braille (1829) et mettre aux mains des
aveugles un puissant outil de perfectionnement ; la stylographie (Mlle Mulot),
les machines à écrire simples ou diplographiques, les cartes géographiques
en relief (Laas d'Aguin), mirent même à leur portée l'instruction la plus complète. Les écoles professionnelles ont, parallèlement, tiré beaucoup de malheureux privés de la vue de la mendicité obligatoire ; des journaux, une
bibliothèque circulante ont été spécialement créés ; enfin, l'Association
Valentin Haüy (1889), sous l'infatigable impulsion de M. Maurice de la Sizeranne, un apôtre doublé d'un écrivain et d'un organisateur, a su embrasser
toutes les questions qui intéressent la cécité et s'efforce par tous les moyens
charitables, par les livres, les journeaux, de relever au point de vue physique, moral et intellectuel, les malheureux aveugles de notre pays.

Éducation physique. — L'aveugle, de par son infirmité, est condamné au
repos, ou du moins à une certaine réserve dans les mouvements. Il s'agite et
saute sur place, il marche, mais court rarement. L'aveugle adulte supporte
aisément cette situation, tandis que l'aveugle enfant en souffre toujours ; ce
dernier, parfois affaibli par les maladies qui ont entraîné la cécité, présente
ordinairement, à la suite de la limitation des mouvements naturels à son âge,
une certaine déchéance organique, du ralentissement de la nutrition. Il est
pâle, anémique, livré aux atteintes de la scrofule, du rachitisme et de la
tuberculose. Il importe donc de réagir contre cette situation. On devra, à
tout âge, mais surtout chez les enfants, établir des exercices, des jeux
capables de donner leur plein essor aux membres, aux muscles, à la poitrine.
Le chant, les haltères, la gymnastique rationnelle leur seront prescrits, on
devra même les rendre essentiellement récréatifs, et plutôt les faire désirer
que les imposer par les règlements administratifs.

Éducation morale. — La cécité imprime un véritable cachet à la plupart
des aveugles. Ils sont généralement calmes, réfléchis, parfois concentrés,
mais ni meilleurs, ni pires que les voyants. Ils s'attachent à ceux qui les
entourent et sympathisent volontiers. L'ouïe les guide dans leurs affections
aussi sûrement que la vue. L'aveugle présente bien une certaine tristesse,
mais il est rare qu'elle aboutisse au dégoût de la vie et au suicide. Cet état
est peut-être plus développé chez l'aveugle-adulte que chez l'aveugle-né.
Les sentiments de décence, de pudeur, existent chez les aveugles, mais plus
spécialement chez les filles que chez les garçons. Il convient de développer
les idées et les sentiments qui rattachent l'aveugle à ses semblables et qui
peuvent adoucir son infirmité. Les parents doivent de bonne heure mettre
l'enfant aveugle en rapport avec ses camarades. A cet égard, on ne saurait
trop recommander de conduire les petits aveugles à l'école commune ; en
attendant l'entrée dans les écoles spéciales, on pourra les confier aux instituteurs ordinaires. Ceux-ci les surveilleraient, pourraient leur apprendre peut-
être l'écriture Braille et en feraient un objet de sympathie pour tous les élèves.

« Il existe, paraît-il, en Autriche depuis 1846, une loi qui prescrit l'admission dans les écoles primaires communales des enfants qui ne sont pas placés dans les instituts de jeunes aveugles. L'instituteur charge le plus sage des voyants, à titre de récompense, de ramener les jeunes aveugles à la maison paternelle. » L'instituteur serait, autant que possible, rémunéré spécialement par la famille, la commune ou le département; mais, au besoin, à titre gratuit, il accepterait volontiers cette touchante mission d'enseignement.

Éducation intellectuelle. — L'aveugle tire toutes ses connaissances du toucher et de l'ouïe. Celui qui a vu pendant de longues années a pu conserver des souvenirs directs de la forme et de la couleur des objets extérieurs, mais l'aveugle-né ne saurait percevoir ces formes ou ces couleurs autrement que par le toucher. L'enfant qui devient aveugle à cinq ou six ans voit petit à petit tous ses souvenirs, tous ses rêves colorés s'effacer progressivement. La poésie, malgré ses expressions vivantes, est pour eux moins riche, la rime ou le rythme poétiques ont plus de puissance émotive que les images les plus brillantes. Les sciences qui exigent de la réflexion, de la méthode, de la mémoire, leur sont plus faciles. Les questions musicales semblent surtout les intéresser. Quant aux métiers, il faut se borner à ceux qui sont d'une application simple et non dangereuse.

Instruction générale. — Elle comprend la lecture et l'écriture, le calcul, la géographie, la géométrie, etc.

La *lecture* et *l'écriture* sont possibles à l'aveugle avec des caractères en relief. La lecture se faisant par le toucher, les caractères ordinaires sont difficilement perçus (VALENTIN HAÜY); on emploie exclusivement de nos jours des caractères BRAILLE, dérivés de ceux de BARBIER. On les obtient par la pression d'un poinçon mousse sur une feuille de papier posée à plat et maintenue par un châssis dans une tablette métallique munie de rainures et de trous équidistants le long desquels glisse une lame métallique appelée guide, pourvue de cases rectangulaires verticales dans lesquelles on trace ces divers caractères.

L'alphabet Braille comprend des points groupés de 1 à 6 et correspondant aux lettres, aux chiffres, aux notes, à la sténographie (BALLUS), aux signes divers de chaque langue écrite.

On poinçonne verticalement et latéralement le long des petits rectangles du guide. On écrit sur le recto du papier, de droite à gauche, et on lit en touchant sur le verso, de gauche à droite. La lecture et l'écriture sont très rapides, presque aussi courantes que pour les voyants; la lecture doit précéder l'écriture pour l'aveugle, tandis que l'écriture peut être enseignée avant la lecture pour le clairvoyant.

L'écriture Braille est facile à apprendre et servira non seulement entre les aveugles, mais aussi entre aveugles et clairvoyants. Entre ces derniers, on pourra faire usage de machines à écrire diplographiques donnant à volonté, en relief, le point saillant pour l'aveugle et la lettre pour le clairvoyant.

Les aveugles tracent aussi, avec leur guide, des lettres ordinaires saillantes qu'ils peuvent relire et des lettres colorées par un procédé ingénieux de Mlle Mulot, qui sont lisibles par les voyants. Plusieurs aveugles ont ainsi

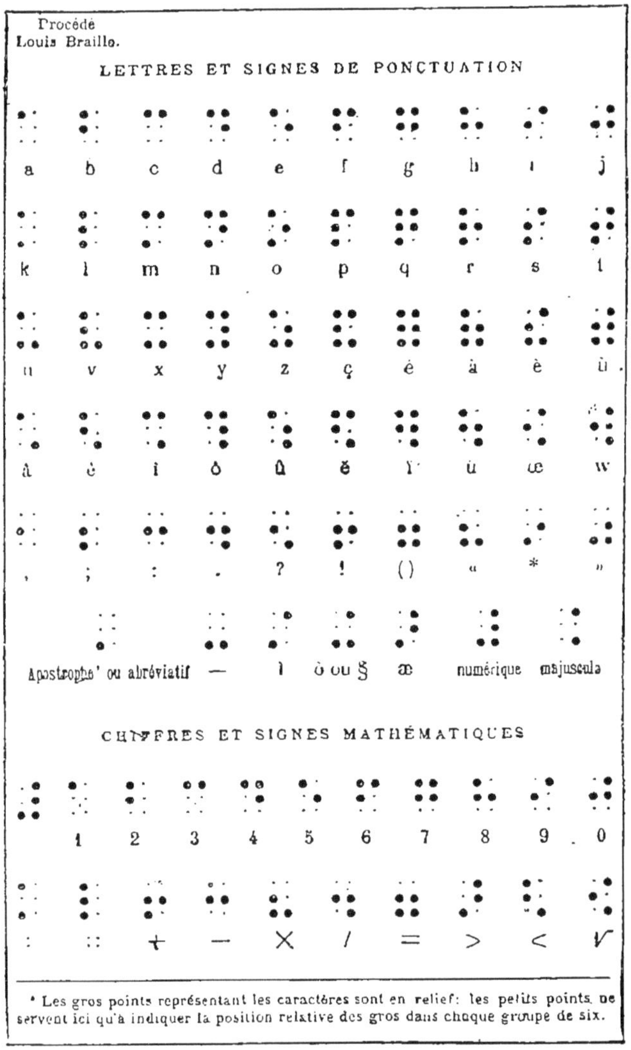

Procédé
Louis Braille.

LETTRES ET SIGNES DE PONCTUATION

a b c d e f g h i j

k l m n o p q r s t

u v x y z ç é à è ù

â ê î ô û ĕ ï ü œ w

, ; : . ? ! ( ) « * »

Apostrophe ' ou abréviatif — l ò ou § æ numérique majuscule

CHIFFRES ET SIGNES MATHÉMATIQUES

1 2 3 4 5 6 7 8 9 0

: :: + — × / = > < √

* Les gros points représentant les caractères sont en relief: les petits points ne servent ici qu'à indiquer la position relative des gros dans chaque groupe de six.

Fig. 281. — Alphabet Braille.

subi avec succès, devant les juges ordinaires, les examens du brevet élémentaire, du brevet supérieur, même du baccalauréat. Les procédés stylographiques sont, en outre, personnels et possèdent une valeur judiciaire absolue.

Le *calcul* se fait aisément avec les chiffres et les signes spéciaux de Braille, appliqués en relief sur des sortes de dés que l'on dispose comme les chiffres ou les signes des voyants pour les diverses opérations de l'arithmétique, addition, soustraction, multiplication, division, etc. On peut effectuer ainsi, avec rapidité, les calculs les plus compliqués.

La *géométrie*, la *géographie*, etc. sont étudiées simplement avec des lignes ou des cartes en relief. La *physique*, l'*histoire naturelle*, se trouvent dans les mêmes conditions.

Instruction professionnelle. — Les aveugles, étant susceptibles de recevoir une instruction très étenduc et de subir tous les examens universitaires, pourront donc entrer dans certaines carrières libérales, dans l'enseignement, les diverses administrations. On voit peu d'aveugles avocats ou fonctionnaires, mais on rencontre beaucoup de professeurs dans les écoles spéciales, et surtout des professeurs de musique, des organistes, des chantres, etc. La musique, l'accordage, l'enseignement, sont en effet les branches où les sujets intelligents réussissent le mieux.

Le plus grand nombre des aveugles pauvres apprennent un métier manuel. La statistique suivante faite en 1891 par M. Laurent, directeur des ateliers de la rue Jacquier, avec le gain quotidien dans chaque partie, porte sur 73 aveugles :

	fr.				fr.
18 brossiers de	1,25	à 4	moyenne		2,60
9 rempailleurs de chaises	0,30	à 2,5	—		1,40
12 canneurs-rempailleurs	0,80	à 1,5	—		1,40
7 vanniers	0,50	à 3	—		1,60
16 fileliers	0,15	à 1,25	—		0,75
4 paillassonniers	1	à 2,50	—		1,75
7 tricoteurs	0,10	à 0,60	—		0,25

Il importe donc de réserver les carrières libérales aux aveugles intelligents et instruits et les carrières manuelles aux autres. La grande difficulté, pour ces derniers, outre que la besogne devient parfois rare, réside dans l'écoulement des produits ; il conviendrait, à tous égards, de leur donner les plus grandes facilités.

Législation. — La *jurisprudence* des anciens parlements maintenait autrefois les aveugles en tutelle ; de nos jours, ils jouissent de tous les droits civils et politiques. Leur signature est toujours valable. Les actes sous seing privé pourraient être, semble-t-il, écrits stylographiquement par les procédés de Beaufort ou de Mlle Mulot, mais la question n'est pas encore juridiquement tranchée (Hamon et Couëtoux). Le testament mystique dans lequel il faut lire l'écriture des voyants, leur reste seul interdit (article 978 du code civil).

Les *fonctions publiques* sont généralement à la portée des aveugles ; ils pourraient être conseillers municipaux, généraux, maires, députés, sénateurs, mais ils y trouveraient de sérieuses difficultés et les briguent rarement. On cite cependant un aveugle qui fut ministre des postes en Angleterre, et ministre remarquable par ses capacités d'organisation. Les *fonctions ministérielles* de notaire, avoué, greffier, huissier, commissaire-priseur sont incompatibles avec une cécité complète.

LISTE DES ÉTABLISSEMENTS POUR LES AVEUGLES

FRANCE

Aisne. — Institut de SAINT-MÉDARD-LÈS-SOISSONS, pour aveugles et sourds-muets, dirigé par les frères de Saint-Joseph de Citeaux : *organistes.* Institut de LAON, dirigé par les sœurs de la Sagesse,

Bouches-du-Rhône. — Institut de MARSEILLE, 2, montée de l'Oratoire, dirigé par les sœurs de Marie-Immaculée : *couture, organistes.*

SOCIÉTÉ MARSEILLAISE DES ATELIERS D'AVEUGLES, boulevard de la Corniche (Catalans) : *brosserie, vannerie, sparterie.*

Gironde. — Institut de BORDEAUX, dirigé par les frères de Saint-Gabriel.

Haute-Garonne. — Institut de TOULOUSE, dirigé par les sœurs de l'Immaculée Conception : *couture, tour, accordeurs de pianos, organistes.*

Hérault. — Institut de MONTPELLIER, dirigé par les sœurs de Saint-Vincent-de-Paul : *organistes.*

Loire-Inférieure. — Institut de GRILLAND, près NANTES, dirigé par l'abbé Laurent.

Maine-et-Loire. — École Penjon, à ANGERS : *modelage,* dirigé par un aveugle, M. Delaby.

Meurthe-et-Moselle. — Institut de NANCY, dirigé par l'abbé Blondeau : *organistes, chaussures, tour, vannerie.*

Nord. — Institut de LILLE, dirigé par les sœurs de la Sagesse. Institut de RONCHIN-LILLE, dirigé par les frères de Saint-Gabriel : *organistes.*

Orne. — Institut d'ALENÇON, dirigé par les sœurs de la Providence.

Pas-de-Calais. — Institut d'ARRAS, dirigé par les sœurs de Saint-Vincent-de-Paul : *organistes, vannerie, chaussons.*

Puy-de-Dôme. — Institut de Champgyle à CLERMONT-FERRAND, dirigé par les sœurs de Saint-Vincent-Paul : *accordeurs de pianos, tapisserie, travaux en fil de fer.*

Rhône. — Institut de LYON (Bouvier), dirigé par les sœurs Marie-Immaculée : *couture.*

Institut de Hugentobler à VILLEURBANNE, dirigé par des laïques suisses.

Seine-Paris. — HOSPICE NATIONAL DES QUINZE-VINGTS, 28, rue de Charenton ; maison de retraite pour les aveugles des deux sexes, à partir de 40 ans.

INSTITUTION NATIONALE DES JEUNES AVEUGLES, 56, boulevard des Invalides : *Instruction primaire et professionnelle, accordeurs de pianos,* pour enfants de 6 à 13 ans, gardés jusqu'à 18 ans.

ÉCOLE BRAILLE, à SAINT-MANDÉ, 5 et 7, rue Mongenot, enseignement primaire et professionnel pour enfants de 6 à 13 ans, gardés sans limites.

ÉCOLES MUNICIPALES dans plusieurs arrondissements : classes spéciales pour aveugles.

ŒUVRE DES SŒURS AVEUGLES DE SAINT-PAUL, 88, rue Denfert-Rochereau, institut, maison de retraite, *enseignement primaire et professionnel.*

ÉCOLE SAINT-JEAN-DE-DIEU, 223, rue Lecourbe : institut, maison de retraite, *enseignement primaire et professionnel.*

SOCIÉTÉ GÉNÉRALE D'ÉDUCATION ET DE PATRONAGE en faveur des jeunes aveugles et des sourds-muets, 27, rue Oudinot.

Somme. — Hospice Saint-Victor d'AMIENS, dirigé par la municipalité : maison de retraite, *instruction primaire et professionnelle.*

Vienne. — Institution de M. D. de Larnay près POITIERS, dirigé par les sœurs de la Sagesse : *couture.*

ÉTRANGER

Allemagne. — Barby, Berlin, Brandebourg, Breslau, Bromberg, Brunswick, Cologne, Ehrenfeld-Cologne, Dresde, Maritzbourg, Duren-sur-Rhin, Francfort-sur-Mein, Friedberg, Gemünds, Hambourg, Hanovre, Ilrach, Ilvesheim, Kiel, Kœnigsberg, Königsthal-bei-Dantzig, Kœnigswart, Leipzig, Munich, Neukloster, Neu-Torney, Nuremberg, Paderbron, Rostock, Sœst-Arnsberg, Steglitz, Stuttgart, Weimar, Wiesbaden, Wurzbourg.

Angleterre. — Bath, Birmingham, Bolton, Bradford, Brighton. Bristol, Cardiff, Carlisle, Cheltenham, Devonport, Exeter, Greenwich, Hull, Kensington, Leeds, Leicester, Liverpool, Londres, Manchester, Newcastle, Norwich, Nottingham, Peckam, Plymouth, Preston, Sheffield, Southsea, Stockport, Sunderland, Swansea, Williers-on-Sunderland, Wolverhampton, Worcester, York.

Australie. — Melbourne.

Autriche. — Brünn, Buda-Pesth, Gratz, Hohewark, Lemberg, Linz, Ober-Döbling, Prague, Purkersdorff, Vienne.

Belgique. — Bruges, Bruxelles, Gand, Ghlin, Liège.

Brésil. — Rio-de-Janeiro.

Canada. — Brandford, Montreal.

Danemark. — Copenhague.

Écosse. — Aberdeen, Dundee, Édimbourg, Glasgow, Inverness.

Égypte. — Le Caire.

Espagne. — Alicante. Barcelone, Burgos, Coroña-Santiago, Madrid, Salamanque, Saragosse, Seville, Tarragone, Valence.

États-Unis. — Austin, Baltimore, Badtavia, Bâton Rouge, Berkeley, Boston, Cedar Spring, Cheyenne, Colombie, Colorado Springs, Faribault, Halifax, Heria, Indianopolis, Jackson, Jacksonville, Janesville, Knoxville, Lansing, Little Rock, Louisville, Macon, Noschville, Nebraska, New-York, Oakland, Philadelphia, Pittsburg, Raleigh, Roumey, Saint-Augustine, Saint-Louis, Salem, Stanthton, Talladega, Vancouver, Winton.

Hollande. — Amsterdam, Batavia (Java), Bennekom, Grawe, Saint-Gravenhogue, Middelbourg, Rotterdam, Utrecht.

Irlande. — Armagh, Belfast, Cork, Dublin, Drumcoudra, Limerick.

Italie. — Assise, Bagnacavallo, Bologne, Côme, Florence, Gênes, Milan, Naples, Padoue, Palerme, Pavie, Reggio, Rome, Turin.

Mexique. — Mexico.

Norvège. — Christiana, Trondjem, Upsal.

Russie. — Helsingfors, Kamenetz, Kazan, Kiew, Kostroma, Kwopio, Moscou, Odessa, Revel, Riga, Saint-Pétersbourg, Varsovie.

Suède. — Djusgarden, Gotembourg, Kristinhœmn, Morbacka, Skaara, Stockholm, Upsala, Wexio.

Suisse. — Berne, Fribourg, Lausanne, Zurich.

III. — HYGIÈNE GÉNÉRALE

Elle s'applique surtout à l'éclairement des bâtiments publics, à la disposition des services, du mobilier, et au fonctionnement visuel intérieur.

Les questions d'hospices, de casernes, d'écoles sont les plus importantes et s'appliquent surtout à la contagion et à l'éclairage.

Contagion. — Elle se produit, au point de vue oculaire, par contact direct ou indirect, comme dans les ophtalmies purulentes ou granuleuses, et peut être évitée dans les ateliers, les hospices, les cliniques. Il faut isoler les contagieux, séparer les internes des externes et, pour les pansements, éviter d'employer des objets communs à plusieurs malades.

Éclairage. — La lumière doit être abondante dans les lieux publics et dans toute agglomération : hôpitaux, casernes, navires, écoles, théâtres, ateliers, etc. Elle est nécessaire d'ailleurs à la santé générale comme à la santé oculaire.

La *lumière naturelle* est celle que l'on doit préférer parce qu'elle est la plus saine et la plus diffuse ; elle sera abondante et viendra d'en haut ou des côtés, par des fenêtres larges, hautes et nombreuses. Si la lumière est trop intense ou trop vive, on peut l'adoucir par des verres dépolis ou des stores. La réverbération blanche des murs, des grandes routes, devient parfois pénible et celle des neiges entraîne à la longue de la conjonctivite ; on pourrait alors faire usage de verres coquilles teintés gris, bleus ou jaunes.

On sait aujourd'hui que les rayons lumineux proprement dits sont peu nuisibles, mais que les rayons chimiques sont ceux qui produisent les lésions de la cornée, du cristallin, de la rétine (WIDMARK, BIRCH-HIRSCHFELD). Ces rayons ultra-violets sont le mieux retenus par les verres jaunes (FIEUZAL, STAERKLE, MOTAIS, DOR). En attendant que ces verres se généralisent, on peut rechercher par la photographie, quels sont les verres fumés qui, à transparence égale, retiennent le mieux les rayons chimiques (*verres achimiques* de L. DOR).

La *lumière artificielle* doit être largement prodiguée dès que la lumière naturelle devient insuffisante. Elle ne saurait être trop puissante si la source lumineuse est cachée et la lumière diffuse.

La meilleure lumière artificielle est celle qui se rapproche le plus de la lumière solaire, c'est-à-dire la blanche, exempte de rayons jaunes, fixe, sans chaleur excessive. Les rayons jaunes, en effet, diminuent beaucoup le pouvoir éclairant ; les vacillations de la source d'éclairage sont fatigantes à l'œil ; la production de chaleur est parfois très pénible et le dégagement des produits combinés, souvent dangereux.

Les divers systèmes d'éclairage offrent tous plus ou moins ces divers inconvénients, mais à des degrés variés. Ils se présentent en outre, au point de vue économique, dans des conditions différentes.

La *bougie* éclaire mal, vacille et coûte cher.

L'*huile* donne une lumière jaune, mais peut être largement employée et est relativement fixe ; ses déchets sont peu nuisibles et son usage reste peu coûteux.

Le *pétrole* produit une belle lumière, fixe, sans dégagement considérable de calorique et offre des conditions de prix favorables. Il est susceptible de produire quelques accidents, mais on peut aisément les éviter.

Le *gaz* est très commode mais il est peu fixe, très chaud, toujours trop jaune, à combustion et à dégagement nocifs ; ses dangers ne sont pas toujours imaginaires et il est encore relativement cher.

L'*électricité* donne une lumière blanche, puissante, fixe, sans chaleur appréciable, mais elle est très coûteuse et c'est là son principal défaut.

En somme, pour la pratique, on rejettera la bougie, l'huile et on ne tiendra au gaz que provisoirement, pour sa commodité. On devra préférer le pétrole pour le pauvre et l'électricité pour le riche.

IV. — HYGIÈNE SCOLAIRE

Elle mérite une étude spéciale à cause du développement excessif de la myopie. Cohn a établi, sur 10 600 enfants, le pourcentage myopique et progressif suivant :

Écoles de village	1,4	Écoles industrielles	19,7
— élémentaires	6,7	Lycées	26,2
— supérieures de filles	7,7	Universités	59,0
— moyennes	10,3		

Les études de cet ordre, faites en France par un grand nombre d'auteurs, ont montré que la myopie s'exagère avec la durée et l'intensité des études.

Dans les écoles communales à Montpellier, où l'examen a porté sur 6.445 élèves (3.815 garçons et 2.630 filles). Truc et Chavernac ont trouvé :

	GARÇONS		FILLES	
	Ecoles supérieures.	Ecoles primaires.	Ecoles supérieures.	Ecoles primaires.
Myopes	12,23 p. 100	8,47 p. 100	9,56 p. 100	8,20 p. 100
Hypermétropes	11,71 —	9,90 —	10,43 —	13,75 —
Astigmates	7,29 —	5,93 —	6,95 —	8,58 —
Lésions externes	7,68 —	7,68 —	8,93 —	8,93 —
Ensemble des visions anormales	31,23 —	24,30 —	26,94 —	29,53 —

L'on en a généralement, en Allemagne surtout, conclu que la myopie résulte de la scolarité. On ne peut nier l'influence des yeux pendant le travail de près, par le fait de la convergence et de l'accommodation, et on doit tenir compte des conditions et de la durée des études, mais il faut aussi faire intervenir deux facteurs essentiels : l'hérédité et le développement.

Le développement oculaire, l'allongement de l'œil, se produit surtout pendant la scolarité ; hypermétropes à la naissance, les yeux tendent à l'emmétropie et à la myopie. Nimier, à l'École polytechnique, chez des sujets développés, ne trouva guère, malgré les études, d'aggravation myopique. L'hérédité est très puissante. Les Allemands ne trouvent que 3 p. 100 de myopes héréditaires ; Motais obtient une proportion de 65 p. 100 sur 320 enfants et 216 familles ; de notre côté, nous constatons, au moins dans les deux tiers des cas de myopie, une hérédité manifeste et généralement en rapport avec le degré et les complications de l'amétropie. On ne doit rien exagérer. Il n'est pas moins vrai que les conditions hygiéniques ont une réelle importance et qu'on ne saurait en imposer trop rigoureusement l'application.

L'éclairage, le mobilier, l'écriture, la lecture, les programmes, les élèves, doivent être aussi successivement considérés.

Éclairage. — Il est nécessaire d'éviter le travail trop rapproché. En dehors de la lumière naturelle, on préférera l'éclairage électrique ou le pétrole. L'orientation des bâtiments doit être celle de l'est, du nord-est ou du sud-est. La lumière viendra du haut ou de gauche. Les fenêtres seront très élevées, hautes de la moitié de la longueur de la salle (JAVAL) ; elles monteront jusqu'au plafond et s'arrêteront à 1^m,30. Les murs seront peints en gris clair.

Une méthode simple de contrôler l'éclairage dans les classes d'une façon pratique et qui est due à WINGEN consiste à exposer pendant une heure sur le pupitre de l'élève un morceau de papier photographique (papier *aristo*) de 3 centimètres sur 5 centimètres, renfermé entre deux petits cartons portant une ouverture de 1 centimètre carré. Le soir ce papier est fixé pendant dix minutes dans l'hyposulfite de soude et lavé pendant la nuit. L'éclairage est bon, si la teinte du papier impressionné correspond à celle qu'on obtient après l'éclairage d'une heure de durée avec 50 bougies-mètres.

Mobilier. — Il sera disposé de manière que chaque élève puisse lire aisément et en bonne position à 30 centimètres. Des tables et des bancs différents s'adapteront convenablement à la taille des sujets.

La table doit avoir au moins 40 centimètres de large et être inclinée de 15 degrés ; chaque place comportera environ 65 centimètres. Le système des bureaux séparés est bon, mais trop coûteux ; celui des pupitres à inclinaison mobile est dans les mêmes conditions : on préférera des tables inclinées et groupées par deux ou trois places. L'écolier se placera de manière à avoir le buste droit, la tête à peine inclinée, l'œil à 30 centimètres, l'avant-bras sur la table, le coude en dehors, les pieds en avant et à plat.

Lecture. — La lecture doit être facile à 30 centimètres par le fait de l'éclairage, des dimensions des caractères, de leur isolement, de la blancheur et de l'épaisseur du papier.

Les pages ne seront ni trop longues ni trop larges et les lignes courtes, car les mouvements de l'œil pendant la lecture se faisant par saccades (LANDOLT), celles des points extrêmes sont plus pénibles ; les lettres seront nettement espacées, les caractères variés. JAVAL a nettement établi, devant l'Académie, ces conditions de lisibilité des livres et insiste avec raison sur leur importance. On est en voie d'abandonner pour cette raison, en Allemagne, les caractères gothiques pour les caractères latins.

D'après H. COHN, la hauteur des lettres n les plus petites ne doit pas être inférieure à 1 millimètre 1/2, la distance entre deux lignes ne doit pas être au-dessous de 2 millimètres 1/2, la plus faible épaisseur du trait ne sera pas inférieure à 1/4 millimètre, la plus grande longueur de la ligne ne dépassera pas 10 centimètres et le maximum de lettres par ligne doit être de 60.

Une carte de visite percée d'un trou de 1 centimètre carré, appliquée sur un livre, ne doit pas faire apparaître plus de deux lignes à la fois (*compteur de lignes* de Cohn).

Écriture. — Elle joue un grand rôle chez l'enfant au point de vue orthopédique. On a cherché à éviter l'écriture penchée. George Sand disait déjà : écriture droite, sur papier droit, corps droit; Javal soutient cette formule.

On observe toutefois que l'écriture penchée est plus rapide ; les essais d'écriture droite sont même peu encourageants. On devrait tout au moins habituer les élèves à l'écriture à main posée, les deux derniers doigts repliés, les trois premiers doigts fonctionnant seuls ; c'est moins fatigant et plus rapide que l'écriture à main levée où le poignet et l'avant-bras se trouvent en mouvement.

Cohn demande avec raison que les élèves usent largement de la sténographie et diminuent ainsi le temps d'écriture ; Trousseau désire l'usage courant des machines à écrire, employées généralement en Amérique.

Programmes d'études. — On a longuement disserté sur eux et parlé beaucoup de surmenage. Les enfants ne travaillent pas trop, mais ils souffrent d'une application visuelle ou cérébrale trop prolongée.

Les études ne doivent jamais dépasser, suivant l'âge, une heure ou deux heures sans récréation ; il faut éviter les longs devoirs écrits et les pensums inutiles. Nous croyons, avec Fuchs, Trousseau, etc., qu'il n'y a pas lieu d'écrire le cours du professeur. Il vaut mieux l'écouter. Les parties importantes de la leçon peuvent être écrites ou dessinées en autographie et remises aux auditeurs.

Inspection oculistique des écoles. — Les enfants ne devraient être admis à l'école qu'avec un certificat spécial constatant leur état visuel. Un oculiste devrait aussi inspecter régulièrement les écoles au point de vue de la réfraction et des inflammations oculaires et indiquer le traitement convenable. Tout cas contagieux ou suspect serait enfin écarté et soigné.

Les inspections médicales scolaires sont déjà organisées un peu partout, mais le côté oculistique est généralement négligé. La première inspection oculistique des écoles en France a été organisée à Montpellier en 1895, par les soins de MM. A. Imbert et H. Truc. C'est cette organisation que nous esquisserons ici dans ses grandes lignes. Nous considérerons les quatre points principaux suivants : 1° Examen et répartition des élèves à l'école; 2° Examen oculaire et visuel des élèves anormaux à la clinique ophtalmologique ; 3° Prescription des verres et des traitements divers ; conseils professionnels ; 4° Budget de l'inspection.

1° *Répartition des élèves à l'école*. — La répartition des écoliers en élèves normaux et anormaux se fait à l'école au moyen de l'échelle de Monoyer, placée dans une salle bien éclairée ou, à son défaut, dans une cour de l'école. L'éclairement du local est déterminé photométriquement.

Au préalable, tous les élèves reçoivent une fiche personnelle où sont inscrits leur nom, prénoms, âge, l'adresse de leurs parents, l'école dont ils font partie, ainsi que l'année pendant laquelle ils sont examinés. On note sur ces cartons le chiffre de l'acuité visuelle, de l'œil droit et de l'œil gauche. Si celle-ci est égale à 1, l'élève n'est plus examiné jusqu'à sa sortie de l'école, à moins qu'une affection oculaire intercurrente ou le développement d'une anomalie de réfraction ne le signale à l'attention du maître ou de la famille et n'exige un traitement particulier. Si l'acuité est inférieure à la normale, l'élève est examiné à la clinique ophtalmologique.

2° *Examen oculaire et visuel des élèves anormaux.* — L'examen oculaire des élèves anormaux comporte l'éclairage oblique, la kératoscopie, l'ophtalmoscopie et la chromatoscopie. En cas de besoin, l'examen est complété avec les renseignements fournis par la tonométrie, le champ de regard, le champ visuel, l'amplitude d'accommodation, etc. Le résultat est inscrit sur le carton fiche. Les conseils qui découlent de cet examen sont inscrits sur une lettre cachetée, adressée à la famille et transmise par l'écolier.

3° *Prescription des verres et des traitements divers ; conseils profession-nels.* — En outre des prescriptions des verres et des traitements divers, on donne aux parents les conseils professionnels qui ont un but prophylactique. On dissuadera, par exemple, les jeunes gens myopes d'exercer plus tard le métier de tailleur, graveur, ou celui de brodeuse, et on l'engagera à choisir de préférence celui de menuisier, de repasseuse, etc. L'enfant à chromatop-sie normale ne se préparera pas vainement à entrer dans la marine ou les chemins de fer. Enfin, ces enfants restent sous la surveillance des médecins inspecteurs durant tout le cours de leurs études et sont examinés chaque fois que leur état oculaire l'exige.

4° *Budget de l'inspection.* — Le service est assuré à Montpellier par deux inspecteurs adjoints placés sous la direction du professeur de clinique ophtalmologique, médecin-inspecteur. Les deux inspecteurs adjoints sont nommés par le recteur de l'Académie sur la proposition du médecin inspec-teur et du doyen de la Faculté ; ils sont seuls rétribués. Une rapport détaillé des résultats de l'inspection est envoyé annuellement au conseil municipal.

Une inspection oculistique analogue est organisée depuis 1906 à Nancy. L'inspection des écoles de Toulouse est confiée à un ancien chef de clinique de la faculté.

On pourrait instituer dans chaque canton un inspecteur oculiste ou tout au moins exiger un inspecteur des écoles qui s'occupât d'oculistique, et un inspecteur général au chef-lieu qui concentrerait tous les documents.

Ces diverses considérations ont été bien indiquées dans leurs rapports par GARIEL en 1881, JAVAL en 1882 et fixées par BELLIARD, à la Société d'ophtalmologie de Paris, en 1892.

INSTRUCTIONS DE LA SOCIÉTÉ D'OPHTALMOLOGIE

Distance de travail. — 1. La *vue rapprochée* étant la principale cause de la myopie, dans les écoles maternelles, aucun enfant ne doit lire, écrire ou dessiner, à une distance moindre que 25 centimètres.

2. Dans les écoles primaires, aucun élève ne doit s'approcher de son travail à moins de 33 centimètres, sauf impossibilité constatée par le médecin.

3. Dans les établissements d'enseignement secondaire, cette distance de 33 centimètres doit être absolument obligatoire.

Éclairage. — 4. En principe, il doit faire suffisamment clair à la place la plus sombre d'une classe.

5. Les salles de classe et d'étude doivent être disposées de telle sorte qu'un œil placé au niveau de la table, à la place la moins favorisée, puisse voir directement le ciel dans une étendue verticale de 30 centimètres au moins, comptée à partir de la partie supérieure des fenêtres. Dans l'application de cette règle, il ne faut pas tracer l'épure d'après l'état actuel, mais en admettant que le propriétaire d'en face use de son droit en construisant à la hauteur admise par les règlements dans les villes ou par l'usage dans les communes rurales.

6. L'éclairage bilatéral doit être préféré. Quand l'éclairage bilatéral sera inégal, on s'arrangera de manière que la lumière la plus abondante vienne de la gauche des élèves.

7. L'éclairage par un plafond vitré est le meilleur éclairage diurne.

8. Un bon éclairage de nuit s'obtiendrait en donnant à chaque élève une lampe basse munie d'un abat-jour.

9. Quand on emploiera le gaz, on n'acceptera que des becs circulaires munis de cheminées en verre; il est désirable que chaque bec ou que l'ensemble de l'installation comporte un régulateur de pression. Il y aura au moins un bec par six élèves; les flammes seront placées à 2 mètres au-dessus du sol; il y aura nécessairement des orifices de ventilation près du plafond, à moins qu'on ait ménagé au-dessus de chaque bec un tuyau pour l'évacuation des produits de la combustion.

10. Le meilleur éclairage de nuit consiste dans l'éclairage électrique des salles par diffusion au moyen de foyer à arc. Les foyers à arc étant complètement masqués, c'est le plafond seul qui, puissamment éclairé, envoie en tous points une lumière abondante, douce et uniforme.

Mobilier scolaire. — 11. Les bancs et les tables rempliront les cinq conditions suivantes : 1° distance négative ou tout au moins nulle; 2° différence de hauteur telle que le coude se pose naturellement au bord de la tablette ; 3° dossier assez près de la tablette pour servir d'appui pendant les exercices écrits; 4° planchettes d'appui pour les pieds; 5ᶜ inclinaison de 12 degrés de la planchette à écrire.

12. Le mobilier sera conforme aux cinq conditions énumérées ci-dessus. L'emploi de tablettes inclinées pour supporter les livres pendant la lecture sera interdit.

Écriture. — 13. L'écriture droite a l'avantage de rendre les caractères plus lisibles et de rendre naturelle la position normale de la tête, c'est-à-dire qu'elle s'oppose au rapprochement continu de celle-ci vers le papier.

14. Pendant le cours élémentaire et le cours moyen on obligera les enfants à se conformer à la formule de G. Sand : *Écriture droite, sur papier droit, corps droit.*

15. Dans les cours plus élevés, l'écriture à main posée sera remplacée par l'expédiée, pour laquelle la pente est utile. Pour l'obtenir il suffira d'incliner le

papier vers la gauche, l'inclinaison de l'écriture s'ensuivra naturellement, et avec elle la rapidité d'exécution.

Livres scolaires. — 16. La *lisibilité* est la première qualité que doivent présenter les livres scolaires.

17. La longueur des lignes ne devra pas dépasser 8 centimètres. Ils seront imprimés sur papier blanc ou légèrement jaune.

18. On n'admettra aucun livre qui, tenu verticalement et éclairé par une bougie placée à la distance d'un mètre, ne serait pas parfaitement lisible pour une bonne vue, à la distance d'au moins 80 centimètres.

19. Cette même condition doit être remplie par le texte qui accompagne les atlas.

20. Quant aux noms inscrits sur les cartes, ils devront être tous lisibles facilement et dans les mêmes conditions d'éclairage, à une distance de 40 centimètres.

Méthodes d'enseignement. — 21. Jusqu'à l'âge de six ans révolus, les exercices de lecture n'auront jamais lieu en se servant de livres. Les exercices d'écriture seront faits exclusivement à la craie.

Pour les enfants ayant plus de six ans, l'écriture pourra être tracée sur papier mais sans pente et au moyen de crayons, très noirs et très tendres.

22. Tant que les enfants n'ont pas à écrire sur du papier, ils ne feront usage de table ni pour écrire ni pour dessiner.

23. Pour les commençants, les dimensions des lettres courtes seront comprises entre 3^{mm},5 et 5 millimètres. La hauteur totale de l'écriture pendant tout le cours des études primaires sera d'environ 1 centimètre, et le corps des lettres courtes ne mesurera jamais moins de 2 millimètres.

24. L'enseignement simultané de la lecture et de l'écriture ne sera admis qu'en tant que les indications ci-dessus seront rigoureusement suivies.

Durée des heures de travail. — 25. Il faut réduire au minimum la durée des heures de travail.

26. Pour les jeunes enfants au-dessous de six ans, aucune classe ne durera plus d'une heure sans être précédée et suivie d'une récréation d'au moins une demi-heure. Chaque classe d'une heure sera interrompue deux fois par des repos d'au moins 5 minutes, occupés par des mouvements avec chants ou par une récréation libre. Chaque classe d'une demi-heure comportera une interruption.

27. Pour les enfants des écoles primaires, sauf pour le dessin, aucune séance ne durera plus d'une heure et demie; il serait mieux de ne pas laisser dépasser une heure.

28. Pour les enfants plus âgés et de l'enseignement secondaire, aucune séance ne devra dépasser 2 heures. On se conformera à la *règle des trois* 8, d'après laquelle, sur 24 heures, il convient d'en réserver 8 au sommeil et ne pas en consacrer plus de 8 au travail intellectuel. La gymnastique, la natation, le patinage, les exercices militaires, l'équitation, les manipulations chimiques, les travaux manuels et la musique sont les seules matières qui puissent être enseignées en dehors des huit heures de travail.

29. Sauf les cas de force majeure, les récréations auront lieu en plein air; aucun élève ne pourra s'en dispenser, ni par choix, ni pour faire des pensums, et la plus grande partie des récréations sera employée en jeux de force et d'adresse.

Inspection médicale. — 30. Des médecins oculistes seront officiellement désignés pour inspecter les écoles et seront chargés :

31. 1° D'examiner les conditions de l'hygiène scolaire et de proposer les modifications qu'ils jugeront utiles.

32. 2° D'examiner tous les élèves une fois par an, de fournir un rapport annuel donnant les résultats de cet examen, et d'indiquer nettement dans ce rapport l'apparition des nouveaux cas de myopie et les progrès des myopies précédemment observées.

33. 3° De revoir tous les trois mois les élèves dont les yeux présentent une tare quelconque et de s'assurer principalement si la myopie a progressé.

34. 4° Dans les cas de myopie progressive, les médecins interviendront directement auprès du directeur de l'établissement pour modifier les conditions du travail des enfants atteints.

Les parents des enfants myopes seront prévenus, en même temps qu'on leur indiquera l'utilité et la nécessité d'appliquer rigoureusemeut l'hygiène préventive de la myopie.

35. 5° Les parents des enfants qui se préparent aux écoles militaires seront également prévenus si leurs enfants ne présentent pas les conditions d'aptitude requises par les instructions en vigueur.

36. 6° Les médecins examineront également les enfants atteints d'affections inflammatoires des yeux et des paupières et prescriront les mesures nécessaires dans les cas de maladies contagieuses.

Instruction sur la myopie. — 37. Une instruction sur la myopie, indiquant les effets du mauvais éclairage, du mauvais matériel, des méthodes d'enseignement défectueuses et du surmenage oculaire sur le développement de cette affection, sera affichée dans les salles d'école et adressée aux parents.

V. — HYGIÈNE PROFESSIONNELLE

Certaines professions ont des exigences visuelles spéciales et certaines autres présentent des dangers particuliers dont il importe de tenir compte.

L'*armée*, la *marine*, *certaines écoles* comportent une acuité visuelle bonne ou excellente à minimum fixe. Les *chemins de fer* veulent en outre une chromatopsie normale. Il est bon de ne pas y viser sans information préalable ; on voit souvent des jeunes gens, candidats à l'École navale ou à Saint-Cyr, qui sont éliminés par le fait de leur insuffisance visuelle et qui auraient pu diriger leurs études dans un autre sens.

Les *graveurs*, *imprimeurs*, *couturiers*, *horlogers*, etc., doivent avoir une vision bonne. Toute prédisposition myopique grave, tout vice de réfraction sérieux constitueront des contre-indications professionnelles formelles. Les ouvriers travaillant le tabac, l'alcool, le sulfure de carbone, le plomb, le mercure, etc., subissent des intoxications et doivent suspendre leurs travaux à la moindre alerte morbide.

Les sujets travaillant au milieu des poussières ou exposés aux intempéries, aux corps étrangers s'appliqueront à éviter les accidents, prendront les précautions de toilette voulues, tâcheront de ne pas négliger les affections lacrymales, sources de dangers. Scieurs de long, cochers, plâtriers, charbonniers, meuniers, forgerons, serruriers, casseurs de pierres, cultivateurs, etc., se trouvent spécialement dans ce cas. Les électriciens protégeront leurs yeux contre l'éclat excessif de la lumière. Les blanchisseurs éviteront de souiller leurs yeux. Les ouvriers qui, comme les chapeliers, les étameurs, les bronzeurs, etc., manient les acides, surveilleront les moindres irritations oculaires et s'astreindront à des soins de propreté extrême.

Lunettes protectrices. — Une question qui prend tous les jours une plus grande importance, mais qui n'est pas encore résolue d'une façon satisfaisante, est celle de la prophylaxie des accidents oculaires du travail au moyen des lunettes protectrices. Des modèles très variés ont été construits dans divers pays et en Allemagne on a même institué des concours pour la meilleure construction de telles lunettes. Il y a des modèles français (lunettes à grillage, lunettes pour le moulinage du blé, etc.), des modèles anglais (goggles), des modèles allemands (ArbeiterSchutzbrillen, Arbeiter=Unfallbrillen) divers, à savoir prussiens, bavarois, etc., des modèles autrichiens, des modèles américains (Lamb's eye shield), des modèles russes (de Dolganoff, de Donberg). De la comparaison de ces efforts pour perfectionner les lunettes ouvrières, il résulte que les qualités requises pour des bonnes lunettes protectrices pendant le travail sont les suivantes :

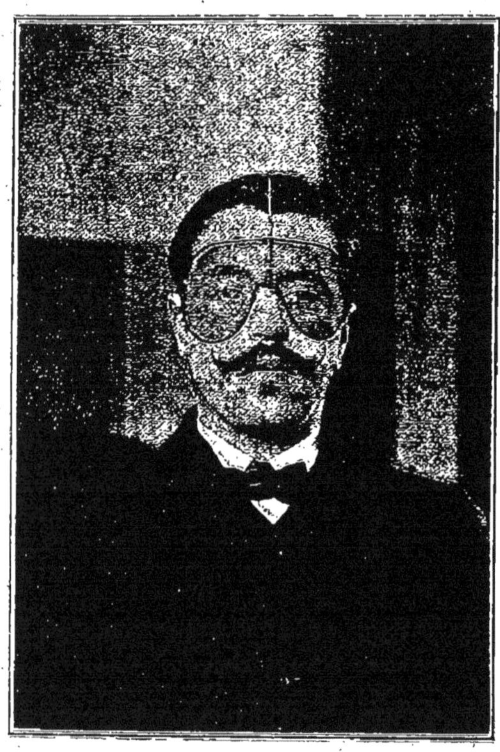

Fig. 282. — Lunettes protectrices.

1° Les yeux seront protégés de tous les côtés ;

2° Les lunettes seront peu pesantes ;

3° Elles seront peu fragiles ;

4° Elles seront facilement transportables ;

5° Elles seront bon marché ;

6° Les grillages ne seront pas à mailles trop serrées ;

7° Les verres seront assez grands pour ne pas trop restreindre le champ visuel ;

8° Les verres seront placés assez loin des yeux pour ne pas se ternir par la buée ;

9° La monture aura une construction permettant la libre circulation d'air ;

10° La monture sera construite de façon à s'adapter à toute personne (facies large ou étroit, adultes et adolescents, etc.).

VI. — HYGIÈNE INDIVIDUELLE

L'*hérédité* nous conduit à prévoir et à éviter certaines affections oculaires. La *myopie* progressive sera probable dans l'hérédité double ou simple ; des soins spéciaux, le choix d'une carrière non visuelle, permettront d'éviter une myopie grave. Le *lymphatisme* est une cause fréquente de lésions, car il prépare le terrain aux infections diverses et oblige à des précautions oculaires multiples. Il en est de même de la *tuberculose*. La *syphilis héréditaire* entraîne des lésions oculaires variables que l'on doit surveiller surtout du côté de la cornée et du tractus uvéal. La *consanguinité* a été accusée de produire souvent des cataractes, la rétinite pigmentaire, etc. D'après TROUSSEAU, la consanguinité agit seulement par l'hérédité et, sans celle-ci, elle ne crée aucune lésion ; on ne doit donc pas, dans certains cas, interdire les mariages de consanguins. Les *maladies générales* ont une influence plus ou moins considérable qui demande à être examinée particulièrement.

Les soins oculaires sont utiles à toutes les périodes de la vie, mais, les tendances morbides étant diverses, un peu différents suivant les âges.

Enfance. — Au début de la vie, la toilette oculaire est nécessaire ; on lavera l'œil minutieusement à l'eau boriquée. A partir de quelques mois, l'enfant portant volontiers ses doigts dans les yeux, on devra tenir les mains très propres et empêcher les égratignures. Quand il commence à jouer, il faut éloigner les objets piquants, tranchants ou blessants. On aura grand soin de ses ongles, de ses cheveux, de ses habits qui pourraient souiller indirectement ses yeux. On se rappellera enfin que la dentition provoque certains troubles oculaires, que, vers trois ou quatre ans, l'hypermétropie et l'état nerveux entraînent volontiers du strabisme convergent, qu'à l'école la myopie se développe rapidement et que l'asthénopie hyperopique ou astigmique n'est pas rare.

Age adulte. — L'adulte doit régler son travail visuel, ne pas le prolonger la nuit, éviter la lecture au lit, la fumée du tabac, les poussières irritantes. Il doit se garer contre les risques de la syphilis, les poussées oculaires de la goutte ou du rhumatisme, les excès alcooliques, génésiques ou autres. Les femmes devront savoir, en outre, que les affections internes, la grossesse, la ménopause entraînent parfois ou plutôt occasionnent des affections oculaires graves (iritis).

Vieillesse. — Le vieillard exagérera ces précautions, car l'œil vieillit comme les autres organes ; il est bon d'être prudent et de né pas demander à ses yeux ce qu'on n'oserait exiger des autres organes, la virilité. Les lunettes sont souvent nécessaires. Les blépharites, les conjonctivites négligées favorisent les états lacrymaux et ceux-ci entraînent des lésions kératiques. Le glaucome, la cataracte, les névrites sont surtout à redouter.

VII. — HYGIÈNE DES MALADES OCULAIRES

C'est là une question qui devrait prendre place dans les traités spéciaux et que nous esquisserons ici.

Nous examinerons successivement le lieu de traitement, hospitalisation ou consultation ; le local où séjournera le malade ; les opérations au point de vue des maladies générales ; les conditions de vie ordinaire, travail, promenade, etc. ; enfin, le régime, aliments, boissons, tabac, etc. Certains détails peuvent paraître banals, mais ils ne sont pas superflus et les plus simples deviennent fréquemment les plus utiles.

Lieu de traitement. — Où faut-il traiter le malade ? A l'hôpital, chez lui, à la consultation ou au cabinet. On doit soigner à domicile ou à l'hôpital les cas à opérations importantes, à lésions graves, cataractes, iridectomies, énucléations, abcès orbitaires, panophtalmies, etc. ; il est bon de surveiller de très près, à demeure si possible, les ulcères à hypopyon, les ophtalmies purulentes, etc. On a opéré souvent dans les polycliniques des malades qui retournent immédiatement à leurs affaires, et DE WECKER cite le cas d'un chanteur ambulant qui, après une extraction de cataracte, retourna à ses chansons et obtint un très bon résultat. Cette manière de faire pouvant amener de sérieux accidents, il ne faut pas en abuser.

Des affections bénignes sont avec raison opérées et pansées dans les cabinets ou les polycliniques. Il est bon toutefois d'être circonspect et de tenir compte des individualités et des défaillances physiques possibles.

Les *malades contagieux, bruyants* ou *dangereux* (aliénés, alcooliques, etc,) doivent être isolés. Certains autres malades gagnent aussi à des pansements isolés, soit qu'ils puissent se trouver mal, soit qu'ils manifestent trop bruyamment leurs impressions pénibles. On a généralement, et avec raison, l'habitude de traiter à la fin des consultations et isolément les malades impressionnables et ceux qui venant pour la première fois sont affectés de dacryocystites, d'ulcères à hypopyon, ou présentent des corps étrangers. Ils pourraient perdre connaissance, pousser des cris et troubler la quiétude des autres patients.

Il est bon de séparer les enfants des adultes, car le sommeil de tous en est souvent troublé. Enfin, il convient de surveiller les opérés de cataracte dans leurs divers mouvements et de leur recommander de ne pas se déplacer sans aide.

Milieu. — Les malades oculaires doivent séjourner dans des appartements secs, à température moyenne, largement aérés. Pour les sujets alités, à domicile ou dans les hôpitaux, les fenêtres seront ouvertes souvent et l'air renouvelé. Le soleil pénétrera dans les salles, car la lumière est un puissant antiseptique ; comme dit un proverbe provençal, où ne va pas le soleil arrive le médecin.

Les opérés et beaucoup de malades étaient autrefois tenus dans l'obscurité, les yeux étroitement fermés. La chambre noire, le bandeau noir, les verres noirs sont souvent superflus. Les sujets affectés d'iritis, de choroïdite, etc., peuvent parfois avoir besoin d'une faible lumière, jamais de l'obscurité. La santé générale en souffre bientôt et l'état oculaire n'y gagne rien. Les opérés seront donc tenus dans des salles éclairées, à lumière diffuse, et dans des lits sans rideaux.

Les poussières et le froid doivent d'ailleurs être soigneusement évités, car les poussières irritent mécaniquement l'œil, contiennent des agents septiques et le froid provoque des troubles circulatoires sérieux ou des réflexes désagréables.

Les affections externes de l'œil, tenant souvent à des états diathésiques ou à des fautes d'hygiène, la promenade peut être nuisible ; le soleil, le grand air, l'exercice paraissent nécessaires aux strumeux, aux arthritiques, etc. Toutefois, chez les opérés, il faut éviter les changements brusques de milieu et d'habitudes. Les terrasses vitrées, les jardins abrités constituent des intermédiaires avantageux entre la chambre et la rue.

Les opérés étaient autrefois préparés exclusivement au point de vue général, et le sont surtout aujourd'hui au point de vue local ; ils doivent l'être à tous égards.

Préparation générale. — Il importe avant tout de rassurer le patient, de le réconforter, de l'encourager avec douceur ; la fermeté, la décision n'excluent pas les bonnes manières. Au point de vue général, il faut songer en outre à la constipation, à la gêne urinaire, à l'âge, aux lésions cardiaques, pulmonaires, rénales, diabétiques, aux habitudes, aux convenances, etc. Certains sujets catarrheux seront plutôt opérés pendant la saison chaude où ils toussent moins et respirent mieux. Les cachectiques ne peuvent être que soulagés ; les fébricitants, les diabétiques, albuminuriques, etc., doivent être guéris ou améliorés avant toute opération importante.

Les malades impressionnables seront morphinés, chloralés ou bromurés énergiquement ; enfin, pour les grandes opérations, chez les enfants et les sujets timorés, l'anesthésie générale reste ordinairement nécessaire.

Préparation locale. — Elle comporte la propreté du corps, l'antisepsie de la région orbitaire, de l'œil, des culs-de-sac conjonctivaux et des voies lacrymales, sans compter l'asepsie du chirurgien, des aides, des instruments et des pansements.

Les malades peuvent être opérés couchés, assis ou dans une position intermédiaire : couchés, toutes les fois que leur état respiratoire, circulatoire, adipeux, osseux, etc., le permettra, car on est plus à l'aise pour agir ; assis ou demi-couchés dans le cas contraire.

Séjour au lit. — Les opérés, en général, aiment le lit où ils trouvent la chaleur, l'aisance et le calme désirables. Les nerveux toutefois ne doivent pas y rester trop longtemps et les vieillards à tendances congestives hypostasiques en seront dispensés. Le séjour au lit après la cataracte ne doit guère ordinairement être prolongé plus de trois ou quatre jours.

Occlusion des yeux. — Elle est utile dans quelques affections photopho-biques et pour les grands opérés, mais à côté de réels avantages, elle pré-sente de sérieux inconvénients (délire, convulsions); il ne faut donc pas en abuser.

L'occlusion convient aux iritis, à certaines kératites superficielles, mais nullement aux cas dans lesquels il existe un écoulement septique muqueux ou purulent. Elle empêche, en effet, les liquides lacrymaux de s'écouler et favorise la macération et l'infection oculaires. Dans certains cas, enfin, elle prolonge inutilement la convalescence.

Les traumatismes ou les opérations oculaires susceptibles de s'infecter et de s'enflammer se trouvent bien de l'occlusion, mais dès que la cicatrisa-tion de la plaie est réalisée et que l'infection est conjurée, cette occlusion devient inutile. Après l'opération de la cataracte, après les iridectomies, etc., nous maintenons l'œil fermé cinq ou six jours ; on pourrait se conten-ter de deux ou trois jours. Certains oculistes ont voulu supprimer tout pansement et prétendent s'en bien trouver. Il ne faut pas oublier, en l'espèce, que le pansement est non seulement occlusif, mais aussi protecteur et que bien des malades sont trop imprudents pour être laissés à même de toucher et de frotter leurs yeux.

Bandeau flottant. — Il est peu utile, souvent sale, et susceptible d'irriter l'œil par contact. Dans certains cas toutefois, après les opérations sur le segment antérieur, il est un moyen de transition entre l'occlusion et la liberté oculaire complète. Les *lunettes fumées* sont préférables.

Conserves. — L'absorption de lumière par les conserves de commerce de teintes diverses varie, suivant la teinte, de 5 à 95 p. 100 pour les verres bleus et de 8 à 80 p. 100 pour les verres fumés (POLIANSKI). Les verres bleus absorbent presque complètement les rayons jaunes, rouges et orangés, tandis que les verres fumés absorbent tous les rayons, excepté les rayons extrêmes rouges. Les verres bleus et fumés arrêtent surtout les rayons caloriques, et cela en rapport avec la saturation de la teinte; ils arrêtent aussi, mais à un degré moindre, les rayons chimiques en rapport avec la saturation de leur coloration. Les verres fumés sont préférables sous ce rap-port aux verres bleus. De même, l'acuité visuelle est un peu meilleure avec les verres fumés qu'avec les verres bleus. Les premiers sont donc à pré-férer aux derniers dans la confection des conserves.

Dans ces derniers temps, mais FIEUZAL avait déjà émis il y a longtemps la même opinion, on a vanté les avantages des verres jaunes qui arrêtent les rayons ultra-violets. MOTAIS recommande une variété de verres jaunes dont la caractéristique est la suivante : vue par transparence, leur couleur est jaune légèrement orangée ; vue par réflexion, elle devient jaune brunâtre pour peu que la teinte soit saturée (nᵒˢ 2 à 6). Ces verres sont indiqués dans l'hypersensibilité de la rétine. La double sensation à la fois éclairante et reposante est d'autant plus accentuée que la lumière ambiante est plus vive. Leur éclairement est très agréable au grand air (excursions en montagne, sur les bords de la mer, en automobile) et ils ne réduisent pas l'acuité visuelle comme les conserves bleues ou fumées, ce qui est appréciable dans les cas avec lésions du fond de l'œil (choroïdites, rétinites, atrophies optiques, etc.). Les verres jaunes sont donc particulièrement indiqués dans ces cas avec amblyopie. Pour la lumière artificielle, sauf les becs Auer, l'acétylène et l'arc électrique, ils seront faiblement teintés, tandis que la lumière solaire exigera des teintes plus foncées (MOTAIS).

Pansements. — Les pansements doivent être faits, comme les opérations, dans les meilleures conditions possibles d'asepsie et directement par le chirurgien.

Dans les cliniques, les granuleux, les ulcères graves de la cornée, les affections lacrymales seront pansés avec avantage par les mêmes aides. Il faut en général soigner directement ses malades. Si l'on se contente de prescrire et de conseiller, le succès est médiocre, car certains pansements sont réellement difficiles. On voit encore beaucoup d'aveugles par ophtalmie purulente chez lesquels l'application du nitrate est faite trop légèrement ou confiée à des aides inexpérimentés.

Régime. — Il comprend les aliments et les boissons diverses. Les aliments seront plus ou moins abondants suivant les indications générales. Les strumeux ont besoin d'une alimentation soignée, les anémiques d'un régime riche, les congestifs d'un régime herbacé et modéré. Les patients ne doivent pas trop manger les premiers jours de l'opération, d'abord parce que le travail de digestion est congestif, ensuite parce que la mastication ébranle fâcheusement le globe.

Nous prescrivons le premier jour, à nos opérés de cataracte, une diète relative et des aliments exclusivement liquides, semi-liquides ou pâteux. Dès le second jour, les œufs, les poissons, les viandes légères, la volaille, etc. sont permis sans difficulté. Les spiritueux restent proscrits, mais le vin, le café, le thé, à doses ordinaires, n'offrent pas d'inconvénient.

Tabac. — Le tabac ne sera pas absolument défendu aux fumeurs de profession ; il est d'ailleurs peu recherché dans les affections graves ou après les opérations sérieuses. Quand le désir reparaît, il n'y a pas lieu de s'y opposer. Le tabac à priser est toujours à rejeter, car il irrite la muqueuse oculaire par action voisine et peut être cause de larmoiement et d'infection.

Après guérison. — Après guérison complète, on peut permettre certaines occupations, quelques distractions ou reprendre les anciennes habitudes. Le travail oculaire devient pénible dans toute affection du globe et surtout quand les membranes profondes sont affectées. Les kératites, les iritis, les choroïdites, les traumatismes sont incompatibles avec une besogne sérieuse.

Le séjour au théâtre, au café est à éviter, surtout dans les inflammations externes ou celles du tractus uvéal.

La promenade, en dehors du vent, des poussières et de l'ensoleillement excessif, est avantageuse au point de vue général et aussi dans les affections superficielles chroniques. Le coït doit être proscrit dans toutes les ophtalmies, car il augmente la congestion oculaire. Enfin, les affaires absorbantes, les émotions, fatiguant l'esprit ou excitant par les larmes l'appareil oculaire seront évitées. Les opérés de cataracte présentent souvent un peu d'irritation oculaire les lendemains des visites familiales.

CHAPITRE II

MÉDECINE LÉGALE

L'œil, au point de vue médico-légal, est peu étudié par les classiques. On trouvera certains renseignements particuliers dans les ouvrages de Zander et Geissler (1864), de Galezowski (1872), de Arlt traduit par Haltenhoff (1874), les mémoires de Hasner (1881), de Granclément (1888), les thèses d'Ogier, Perret (Lyon, 1884), enfin dans les ouvrages importants de Ivert (1880), Praun (1899), Baudry (de Lille, 1904).

L'œil médico-légal peut être envisagé aux points de vue de l'identité, des traumatismes, des accidents de travail, des certificats, de la pratique vétérinaire.

Les questions relatives à l'armée, à la marine, aux écoles militaires, aux chemins de fer, aux diverses professions et à la simulation, seront traitées plus loin.

Rappelons tout d'abord que, en médecine judiciaire, le rôle de l'oculiste est, comme celui du médecin général, un rôle d'*expert* et rien que d'expert. Appelé pour apprécier l'état oculaire d'un cadavre ou d'un blessé, les suites d'une maladie, les résultats d'une opération, etc., il a à formuler ses appréciations sans se préoccuper de la situation extrinsèque des intéressés. Dans tous les cas, on doit examiner très soigneusement et, s'il le faut, à plusieurs reprises son sujet, pratiquer un examen général et des examens oculaires méthodiques et complets ; se tenir en garde contre les simulations, les dissimulations ou les exagérations du patient ; répondre exactement, par des arguments ordonnés, aux questions posées par la justice, n'affirmer ou nier que ce dont on est sûr ; donner, en un mot, comme incertain ce qui est incertain, comme possible ce qui est possible et comme seulement probable ce qui n'est que probable.

Ceci est à retenir surtout au point de vue des certificats d'origine des blessures.

En restant exclusivement sur son terrain, l'oculiste expert se trouve dans une situation inattaquable : les questions du président, les observations de l'accusation ou de la défense, les objections diverses, rien ne peut le troubler ni l'embarrasser. Ce n'est pas seulement ici affaire d'amour-propre, mais aussi de dignité et d'intérêt professionnels.

I. — IDENTITÉ

Les questions d'identité, celles relatives à la détermination de l'individualité (LACASSAGNE), sont ordinairement résolues d'après l'inspection générale ; l'œil toutefois peut devenir un facteur important.

L'identité, ici comme ailleurs, sera ethnique, physiologique, pathologique, professionnelle ou thanatologique.

L'identité *ethnique* est parfois utile à établir ; les considérations anthropologiques qui ont été indiquées dans le premier volume permettront de l'asseoir sur des bases solides.

L'identité *physiologique* s'appuie sur les particularités individuelles des annexes de l'œil, de la position des globes, de leur aspect général, de la couleur de l'iris, etc. DENEFFE et VAN DUYSE ont publié le cas d'une mère et de sa fille présentant sur l'iris, très nettement dessinés par le pigment normal, les chiffres 45 et 10.

L'identité *pathologique* vise les particularités morbides oculaires : couleur, forme, tumeurs, nævi, affections diverses, cicatrices, résultats opératoires, etc.

L'identité *professionnelle* (LACASSAGNE) est constituée par des poussières, des tatouages, des incrustations, des cicatrices, des maladies qu'on observe chez les individus qui travaillent dans les mines, les forges, les carrières, etc., ou même par les ingrédients propres aux élégants et aux mondains (cosmétiques, agrandissement de la fente palpébrale).

L'identité *thanatologique* s'applique, *post mortem*, à l'enfoncement oculaire, aux paupières ouvertes, entr'ouvertes ou fermées, à l'état de la pupille, etc.

Pendant longtemps on a admis que, aussitôt après l'exitus, les paupières s'entr'ouvrent ; mais ce n'est rien moins que certain. Il résulte des recherches de MÜLLER, GALEZOWSKI, VALUDE, etc, que les yeux sont dans une situation très variable. Quelques heures après la mort, ou trouve les cadavres, en chiffres ronds : 10 p. 100 avec les yeux fermés, 15 p. 100 avec les yeux ouverts ; 65 p. 100 avec les yeux demi-ouverts, le reste avec un œil ouvert et un œil fermé, etc. En somme, les 2/3 des sujets ont l'orifice palpébral demi-ouvert. D'après VALUDE, sur 100 yeux ouverts au moment de la mort, 50 tendent à se fermer, et ces proportions sont les mêmes pour les hommes, les femmes, les enfants ; les sujets adipeux auraient les yeux fermés et les sujets maigres les yeux ouverts ; enfin, on pourrait reconnaître les paupières fermées artificiellement à une empreinte blanchâtre qui occuperait le point culminant de la paupière supérieure. L'état palpébral paraît indépendant du genre de mort (MÜLLER). La sécrétion lacrymale, au moment du trépas, serait assez marquée. On aurait constaté, en outre, chose symbolique, l'issue d'une dernière larme. Les globes divergent et se redressent, « de sorte que les individus morts et couchés paraissent regarder au plafond ou un objet situé derrière leur tête ». L'iris, contracté pendant l'agonie, se dilate au moment de la mort, comme pendant le sommeil, mais se rétracte dans la suite, au fur et à mesure que s'évapore l'humeur aqueuse. La pupille devient définitivement immobile peu après le dernier soupir. On a conseillé de déformer la pupille par pression oculaire et d'instiller de la l'atropine pour s'assurer de la mort dans certains cas douteux ; en cas d'exitus, la pupille déformée reste déformée et le mydriatique est impuissant. Dans les divers genres de mort, naturelle, volontaire, par décapitation, etc., la pupille, d'abord contractée, se dilate au dernier moment et reste dilatée.

Pour les attentats à la vie dépendant d'un crime, d'un accident ou d'un suicide, certaines manifestations oculaires ont été observées. Dans l'asphyxie par le charbon, par les gaz des fosses d'aisances, on a vu du larmoiement ou de la conjonctivite. Dans la strangulation, la pendaison, on a noté des taches sanguinolentes, un pointillé rouge, un piqueté scarlatineux (LACASSAGNE) sur la conjonctive ou la peau palpébrale. On a cité quelques cas de luxation du cristallin ; DYER, sur 19 criminels pendus, aurait toujours rencontré la déchirure de la capsule ou la rupture du cristallin.

Les poisons provoquent enfin de la conjonctivite, de la mydriase (belladone), de l'exophtalmie (nicotine, strychnine).

Signes oculaires de la mort. — Il faut distinguer les signes agoniques et les signes cadavériques.

Les *signes agoniques* sont dûs à la suppression brusque de la fonction : le relâchement des sphincters et l'état des paupières déjà étudié, la dilatation pupillaire, l'abolition de l'action des collyres sur la pupille sont des signes auxquels on a attaché une grande importance. L'examen ophtalmoscopique préconisé par BOUCHUT montre l'ischémie de l'artère centrale de la rétine et de ses ramifications, des petits caillots sanguins dans les veines rétiniennes, la disparition de la papille du nerf optique, l'opacité de la rétine (PONCET DE CLUNY). Ces modifications du fond de l'œil, surtout des artères rétiniennes auraient une grande valeur diagnostique, d'après l'étude récente d'ALBRAND. Plus tard, l'arrêt de la circulation modifie la transparence des milieux : la cornée se trouble, son épithélium s'altère et forme avec le liquide de transsudation, une toile glaireuse qui se ramollit puis se plisse. On peut encore constater l'arrêt de la circulation par une injection de fluorescéïne alcaline à 10 ou 20 p. 100 qui colore les milieux oculaires en vert tant que la circulation persiste (ICARD), par une instillation dans le sac conjonctival de la dionine à 5 p. 100 ou de quelques gouttes d'éther pour provoquer la rubéfaction du globe oculaire (D'HALLUIN).

Les *signes cadavériques* servent plutôt à constater la date de la mort. Ils sont tirés de l'*affaissement* et de la *flaccidité du globe oculaire* qui apparaît, dans les circonstances ordinaires, environ cinq à six heures après la mort ; de la *toile glaireuse de la cornée* qui se montre vers la même époque, mais qui peut apparaître avant la mort chez les typhiques, les cholériques, dans l'agonie prolongée ; de la *tache noire de la sclérotique* qui débute au niveau des parties découvertes et résulte de la dessiccation de l'œil.

A mesure que la putréfaction avance, les tissus s'altèrent de plus en plus, la cornée se ramollit, se déchire et fond ; du troisième au quatrième mois après la mort, le globe de l'œil est détruit.

II. — TRAUMATISMES

Les traumatismes oculaires méritent une étude spéciale, car ils sont extrêmement variés et forment la source de contestations judiciaires et d'expertises nombreuses.

Les *coups et blessures* volontaires, par imprudence ou accidentels, sont très ordinaires et comprennent les brûlures, les commotions, les contusions, les plaies avec ou sans corps étrangers portant sur le globe, les annexes ou le système nerveux oculaire. Le dommage subi embrasse autant les lésions immédiates que les complications consécutives, les troubles physiques, fonctionnels et même psychiques relatifs à l'appareil de la vision.

Il faut, en l'état, établir la nature, le degré, la cause et les conséquences des lésions produites. Nous le répétons, il importe d'être circonspect, d'éviter prudemment les affirmations hasardées et prématurées, car, en bien des circonstances, le traumatisme n'a été que l'occasion ou le prétexte des accidents oculaires ou bien il ne lui en revient qu'une faible part. On doit alors bien examiner son malade, apprécier exactement les symptômes constatés, mettre en œuvre toutes les notions acquises et parfois ne formuler les conclusions qu'avec d'expresses réserves.

Les *accidents de chemin de fer* présentent vraiment, au point de vue des expertises ophtalmologiques, de réelles difficultés. Les troubles oculaires consécutifs, en effet, à ces accidents peuvent se développer sans lésions apparentes importantes, survenir tardivement et produire des lésions définitives. Ces troubles, bien étudiés récemment par BLUM, coincident souvent avec des manifestations générales, sensitives ou motrices, sensorielles, intellectuelles, connues sous le nom de railway-spine ou railway-brain et se rattachent fréquemment à l'hystérie traumatique. Ils prennent, eu égard à la précision de leur apparition, une valeur particulière. Il faut, en l'espèce, se reporter à l'état général et local et se tenir constamment en garde contre la simulation ou l'exagération des sujets pécuniairement intéressés.

Il importe aussi, dans l'examen d'un œil blessé, de ne pas prendre un état antérieur pathologique pour l'effet direct de la blessure.

Les chutes, accidents de voiture ou de chemin de fer, provoquent parfois des lésions oculaires graves, mais qu'on exagère volontiers. Il faut toujours, dans l'examen oculaire des malades, songer aux manifestations de l'hystéro-traumatisme et se garder d'une appréciation trop absolue ou trop hâtive.

Certaines lésions suppuratives de l'œil, irido-choroïdites purulentes, ulcères à hypopyon, peuvent être produites à la fois par un traumatisme professionnel, éclat métallique, épi de blé, débris de pierre, etc., combiné à une infection lacrymale : le corps étranger a éraillé la cornée et l'état lacrymal l'a infectée. Le diabète, l'albuminurie, une cachexie quelconque, peuvent aussi avoir aggravé le traumatisme. Dans les actions en dommages-intérêts, entre patrons et ouvriers ou d'autres personnes, il convient d'établir l'influence morbide spéciale de chaque facteur en jeu.

La *chasse* est une cause fréquente d'accidents oculaires et d'actions judiciaires en dommages-intérêts.

III. — LES ACCIDENTS DE TRAVAIL

Les accidents de travail ont une grande portée sociale et jouent, dans la vie professionnelle du médecin, un rôle considérable depuis que la loi est intervenue pour assurer aide et protection aux sinistrés. Cette question fait l'objet de plusieurs traités généraux (LOUBAT, SERRE, BROUARDEL, THOINOT, FORGUE et JEANBRAU); au point de vue oculistique, nous signalerons les publications de RÖHMER, de BAUDRY, le rapport de SULZER à la Société française d'ophtalmologie et au Congrès international de Lucerne.

LÉGISLATION. — La loi du 9 avril 1898 a voulu assurer aux ouvriers une réparation à forfait du préjudice résultant des accidents dont ils peuvent être victimes dans leur travail ou à l'occasion du travail (DUCHAUFFOUR). L'indemnité à laquelle a droit l'ouvrier appartenant aux catégories de professions qui bénéficient de la loi ne commence à courir que depuis le cinquième jour après l'accident si l'incapacité est inférieure à dix jours, et à partir du lendemain de l'accident si l'incapacité dure plus de dix jours : elle s'élève à la moitié de son salaire. Cette indemnité dure tant que l'ouvrier est en traitement et constitue le dédommagement de l'incapacité *temporaire* de travail. Si, au contraire, l'incapacité n'est pas temporaire, mais *permanente*, deux cas peuvent se présenter : il y a incapacité *absolue* ou il y a incapacité *partielle*. Dans le cas d'incapacité absolue, la rente à laquelle a droit le sinistré s'élève aux deux tiers de son salaire moyen de la dernière année ; mais si l'incapacité du travail n'est que partielle, c'est la moitié seulement de la diminution de la capacité de travail qui sert de base à l'allocation viagère. En cas d'accident mortel, les veuves, les enfants au-dessous de seize ans ou, à leur défaut, les ascendants qui étaient à la charge de la victime ont droit à une rente.

CERTIFICATS. — A la suite de tout accident de travail, le médecin est appelé à donner son opinion sur la nature et la gravité de l'accident, et cela dans des circonstances très diverses :

1° Dans les quarante-huit heures qui suivent l'accident, un certificat médical doit être établi par les soins du patron ou du chef d'atelier à l'appui de la déclaration que ces derniers doivent, de par la loi, faire à la mairie. Ce certificat doit comprendre l'état de la victime, le caractère de la blessure, les suites probables de l'accident à savoir l'incapacité permanente totale (cécité), partielle ou l'incapacité temporaire, enfin l'époque approximative à laquelle on pourra connaître le résultat définitif de l'accident. Plus que tout autre médecin, l'oculiste sera réservé dans son appréciation du pronostic à un moment aussi rapproché de l'accident, et cela non seulement en cas de brûlure dont le pronostic est si difficile à préciser, mais dans tous les accidents oculaires, quels qu'ils soient.

2° Quelque temps après l'accident, le médecin peut être requis par le juge de paix afin d'établir un rapport sur la question de savoir si l'accident a entraîné ou entraînera une incapacité permanente. Ce rapport est fait en principe par un médecin autre que celui qui a donné les soins au malade, à moins que le juge de paix ne désigne d'avance ce médecin en qualité d'expert.

3° Enfin, le Tribunal ou la Cour d'appel peut charger le spécialiste de faire un rapport sur l'état du blessé et sur les suites définitives de l'accident. Un nouveau rapport peut être demandé en cas d'instance de révision de l'indemnité basée sur une aggravation ou une atténuation de l'infirmité, révision qui peut être demandée dans les trois années qui suivent la décision définitive.

Fréquence des accidents de travail. — Les lésions oculaires constituent 5 à 6 p. 100 de tous les accidents survenus dans les usines, dans l'industrie de bâtiments, dans les chemins de fer, sur les bateaux etc., et même 8 à 10 p. 100 dans les localités où abondent les établissements industriels particulièrement dangereux pour les yeux.

En Allemagne, où la loi sur les accidents de travail existe depuis plus longtemps qu'en France, on a indemnisé en 1887, 15,970 cas, en 1897, 45,971 cas et dans ce nombre en 1887, 914 accidents oculaires, en 1897, 2,905 accidents oculaires, ce qui constitue pour 1887, 5,73 p. 100 et pour 1897, 6,32 p. 100 d'accidents oculaires par rapport à tous les accidents. Les indemnités accordées en Allemagne pour accidents de travail oculaires s'élevaient en 1897 à 6,250,000 francs. En Russie, l'inspection des fabriques a enregistré en 1901, 24,744 accidents de travail dont 6,38 p. 100 pour les yeux.

En ce qui concerne la nature des accidents oculaires, les traumatismes et les corps étrangers constituaient 79,5 p. 100 en Allemagne (1897), 75 p. 100 en Russie (1901), tandis que les brûlures (thermiques et chimiques) n'ont donné que 20,5 p. 100 en Allemagne et 25 p. 100 en Russie (NATANSON).

LA CAPACITÉ VISUELLE DE TRAVAIL

La capacité de travail, au point de vue visuel, dépend dans l'ordre de l'importance des facteurs suivants : de l'acuité visuelle centrale, du champ visuel, de la vision binoculaire, de l'intégrité des fonctions musculaires, etc.

A. — ACUITÉ VISUELLE CENTRALE

L'acuité visuelle scientifique et l'acuité visuelle professionnelle. — Au point de vue *scientifique*, l'acuité visuelle normale moyenne est celle qui permet de percevoir séparément deux points sous un angle visuel de 60″.

L'acuité visuelle *professionnelle* est représentée par le degré de l'acuité visuelle physiologique nécessaire pour exercer un métier déterminé. La

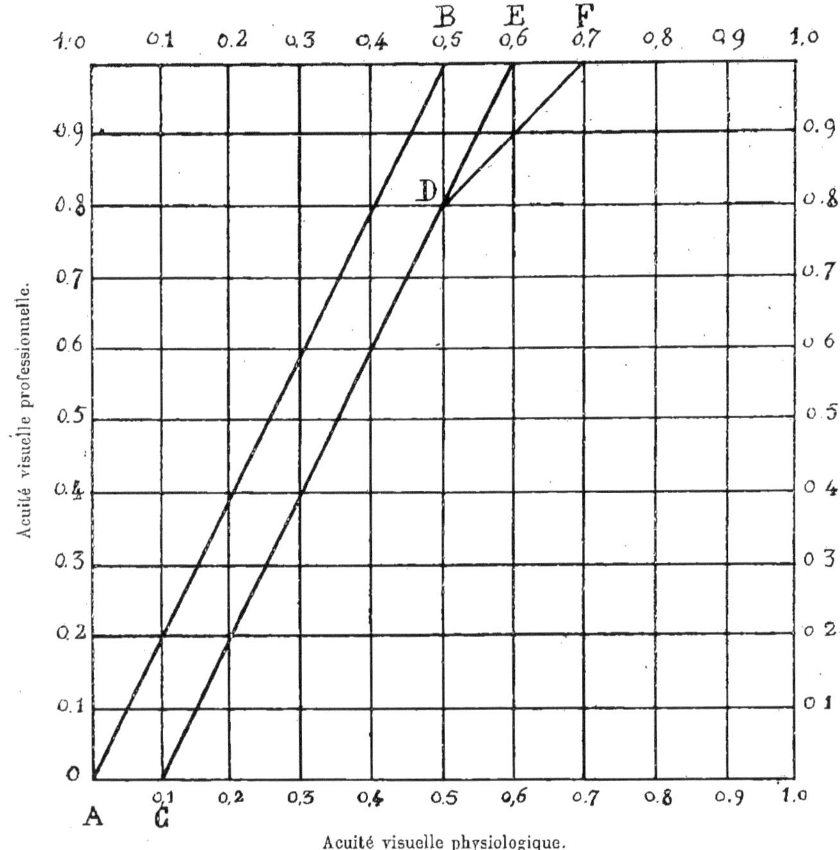

Fig. 283. — Rapport entre l'acuité visuelle physiologique (V)
et l'acuité visuelle professionnelle (V*p*), d'après GROENOUW.

AB, métiers qui nécessitent une acuité visuelle ordinaire. — CE, métiers qui nécessitent une acuité visuelle supérieure. — CDF, professions visuelles.

limite supérieure de l'acuité visuelle nécessaire pour la plupart des professions est au-dessous de l'acuité visuelle scientifique adoptée comme normale (V = 1). La limite inférieure de l'acuité visuelle professionnelle est, au contraire, au-dessus de l'acuité visuelle scientifique minima qui est la vision qualitative. Les limites de l'acuité visuelle professionnelle sont donc plus étroites que les limites de l'acuité visuelle physiologique. Elles dépendent du métier qu'exerce l'assuré et ne peuvent être fixées que par l'expérience pour chaque métier spécialement.

En Allemagne on s'est d'abord efforcé de trouver une formule mathématique permettant de calculer la diminution de la capacité de travail produite par un abaissement donné de l'acuité visuelle physiologique en introduisant dans cette formule le chiffre indiquant l'acuité visuelle conservée. Von Zehender, Schröter, Magnus, Heddaeus et Groenouw (voir figure 279) ont cherché de telles formules. En réalité, une formule générale ne s'applique pas à tous les cas. Chaque métier devrait avoir sa formule.

En France, Sulzer a d'abord soulevé cette question dans son rapport à la Société d'ophtalmologie de Paris (1901), ensuite au Congrès international de Lucerne (1904) et a cherché une solution pratique. Théoriquement, on peut dire avec Sulzer que pour tous les métiers qui n'exigent pas une acuité visuelle spéciale, l'acuité visuelle professionnelle est égale au double de l'acuité visuelle physiologique aussi longtemps que cette dernière n'est pas descendue au-dessous de 0,15.

La limite supérieure de l'acuité visuelle professionnelle d'un métier donné est constituée par le degré de l'acuité visuelle le plus bas qui permet d'exercer ce métier sans entrave. La limite inférieure est le degré de l'acuité visuelle physiologique le plus élevé qui ne permet plus du tout l'exercice de ce métier. Connaissant la limite supérieure h et la limite inférieure i de l'acuité visuelle physiologique V pour un métier donné, on trouve l'acuité visuelle professionnelle Vp correspondante à l'acuité visuelle physiologique par la formule suivante (Sulzer) :

$$V p = \frac{V - i.}{h - i}$$

Pratiquement, on obtiendra l'acuité visuelle professionnelle pour la grande majorité des métiers en plaçant l'observé à la moitié de la distance des échelles murales à laquelle ces échelles donnent l'acuité visuelle physiologique. Pour les autres métiers, les métiers dits visuels, par exemple, on peut se servir d'un des barèmes connus, celui de Groenouw par exemple.

Limite supérieure de l'acuité visuelle professionnelle. — Magnus, Silex, d'autres encore ont dressé des tableaux de professions d'après l'acuité visuelle qu'elles exigent. Nous donnons ici à titre d'exemple, celui de Silex.

1° *Professions visuelles supérieures* qui exigent au moins 2/3 d'acuité visuelle physiologique aux deux yeux : charpentiers, menuisiers, maçons, plâtriers, couvreurs, gaziers, serruriers, bijoutiers, sculpteurs sur bois, sur l'ambre, sur l'os, graveurs, mécaniciens, opticiens, polisseurs de diamants, armuriers, horlogers, mécaniciens-dentistes, peintres, imprimeurs, lithographes, xylographes, sténographes, photographes, retoucheurs, écrivains sur machines à écrire, teneurs de livres, télégraphistes, brodeuses, forestiers, dresseurs de chevaux, marins, constructeurs de bateaux.

2° *Professions visuelles moyennes* qui exigent au moins 2/3 d'acuité visuelle physiologique d'un côté et 1/3 de l'autre côté : fabricants d'instruments, tourneurs, forgerons, fondeurs de zinc, ferblantiers, couteliers, ouvriers sur bronze, électriciens, vitriers, polisseurs sur verre et sur pierre, mineurs, gantiers, bandagistes, pelletiers, drapiers, cordonniers, tonneliers, jardiniers, fumistes, sculpteurs, musiciens, commis, brasseurs, ouvriers dans l'industrie sucrière, ouvriers dans les abattoirs, tisserands, bourreliers, carrossiers, vernisseurs, instituteurs, modistes, polisseurs, infirmières, cuisinières, femmes de chambre.

3° *Professions visuelles inférieures* qui exigent moins de 2/3 d'un côté et moins de 1/3 de l'autre côté : maréchaux-ferrants, doreurs, meuniers, souffleurs de verre, papetiers, relieurs, ouvrières en fleurs artificielles, teinturiers, tanneurs, fabrication de savon, polisseurs de meubles, ouvriers de parapluies, cigarières, tresseurs de corbeilles et de couronnes, confiseurs, cuisiniers, valets de chambre, domestiques, concierges, frotteurs, commissionnaires, emballeurs, blanchisseuses, hommes de peine.

Limite inférieure de l'acuité visuelle professionnelle. — Truc considère l'acuité 0,1 comme la limite supérieure extrême de la cécité. L'établissement de cette acuité limite est important au point de vue professionnel, administratif et scientifique. Qu'on étudie des yeux normaux artificiellement réduits à 0,1 par des verres opacifiés ou des lamelles de gélatine, qu'il s'agisse de leucomes, iritis, chorio-rétinites, névrites, vices de réfraction, opérés de cataracte, dans tous les cas, avec la vision 0,1 la déambulation et l'orientation sont faciles, on compte les doigts à 8, 10, 12 mètres, lecture à $0^m,10$, écriture à $0^m,20$, travaux manuels grossiers possibles. On peut donc dire que dans les conditions moyennes d'âge, de santé et d'intelligence, l'acuité 0,1 est compatible avec un exercice visuel professionnel permettant de subvenir aux besoins élémentaires de la vie. Avec une vision inférieure, de 1/20, 1/50, on peut encore se conduire dans les endroits familiers, reconnaître les gros objets, faire certains travaux grossiers, mais on ne saurait se suffire dans la vie. On peut donc admettre qu'à partir de 0,1 il y a vision et au-dessous de 0,1 il y a cécité. Cette limite est d'ailleurs virtuellement admise par les administrations, l'armée, les tribunaux, etc.

D'après Zehender, l'incapacité de travail absolue ne commencerait qu'avec une acuité physiologique de 0,01, d'après Groenouw, avec 0,02. Magnus propose deux limites inférieures : 0,05 pour les professions visuelles inférieures (limite supérieure — 0,5) et 0,15 pour les professions visuelles supérieures (limite supérieure — 0,75).

L'acuité visuelle professionnelle des borgnes. — La perte d'un œil qui est si grave au point de vue physiologique ne présente au point de vue professionnel qu'une perte relativement moins considérable et qu'on peut évaluer à 20 p. 100 à 33 p. 100 de l'acuité visuelle professionnelle. Il s'agit ici seulement de la perte de la vision binoculaire et de la diminution du champ visuel.

Dans les métiers qui exigent la vision binoculaire (photographes, retoucheurs sur plaques, etc.), on appliquera le maximum (SULZER).

L'acuité visuelle professionnelle binoculaire. — Il faut, d'ailleurs, tenir compte de la diminution de l'acuité visuelle de chaque œil. En Allemagne, on applique le tarif suivant pour apprécier l'indemnité due au sinistré.

La première colonne verticale indique l'acuité visuelle scientifique de l'un des yeux, la première colonne horizontale celle de l'autre. Le chiffre contenu dans le rectangle qui est commun aux deux colonnes indique en p. 100 la diminution de l'acuité visuelle professionnelle, correspondant à cette double diminution de l'acuité visuelle scientifique.

ACUITÉ SCIENTIF.	1—2/3	1/2	1/3	1/4	1/5	1/7	1/10	1/15	1/20	0
1 — 2/3	0	0	5	10	10	15	15	20	20	25
1/2	0	5	10	10	15	20	25	25	30	35
1/3	5	10	25	25	30	30	30	40	45	55
1/4	10	10	25	40	40	45	50	55	60	65
1/5	10	15	30	40	55	60	65	70	75	80
1/7	15	20	30	45	60	70	75	80	85	90
1/10	15	25	35	50	65	75	85	90	95	105
1/15	20	25	40	55	70	80	90	95	100	115
1/20	20	30	45	60	75	85	95	100	110	125
0	25	35	55	65	80	90	105	115	125	125

Les diminutions de 10 p. 100 et au-dessous ne donnent en Allemagne lieu à aucune indemnité. La diminution de 125 p. 100 qui est accordée par la loi allemande aux aveugles signifie que ces sinistrés sont non seulement incapables d'exercer leur métier, mais ont besoin en outre de soins particuliers ce qui mérite une indemnité spéciale.

En France, la jurisprudence n'est pas encore définitivement fixée. Les décisions des tribunaux sont encore quelque peu variables. A ce titre, la liste suivante dressée d'après DUCHAUFFOUR mérite d'attirer l'attention.

ÉVALUATION DES DEGRÉS D'INVALIDITÉ RÉSULTANT DES LÉSIONS OCULAIRES D'APRÈS LES CONCILIATIONS INTERVENUES AU TRIBUNAL DE LA SEINE EN 1902-1903

		Réduction de la valeur professionnelle.
Diminution notable de l'acuité visuelle des deux yeux .	Briquetier	55 p. 100.
Diminution de 1/10e de l'acuité visuelle des deux yeux .	Ajusteur.	10 —
Perte de la vision d'un œil	Poseur Cⁱᵉ Ouest. .	33 1/2 —
— —	Forgeron	
— —	Tourneur	
— —	Mécanicien	
— —	Fondeur.	
— —	Bitumier.	
— —	Poseur Cⁱᵉ Ouest. .	
— —	Manœuvre.	33 1/3 —
— —	Fondeur.	
— —	Perceur	
— —	Manœuvre.	
— —	Cimentier..	
— —	Journalier.	
— —	Ouv. en poupées. .	
— —	Perceur.	
— —	Tourneur	33 —
— —	Ajusteur.	
— —	Forgeron	
— —	Paveur.	32 —
— —	Journalier.	26 —
— cataracte traumatique.	Ajusteur.	31 —
	Mécanicien	30 —
— des 9/10e de la vision d'un œil	Ferblantier	28 1/2 —
— d'une notable partie de la vision d'un œil . . .	Mécanicien.. . . .	28 —
	Journalier.	25 —
— des 5/6e de la vision d'un œil.	Serrurier	25 —
	Charretier.	24 —
— des 2/3 — —	Serrurier	20 —
— des 3/5e — —	Mécanicien	20 —
— de 1/2 — —	Tailleur de pierres.	17 —
— du 1/4 — —	Employé	11 —
— du 1/3 . — —	Serrurier	12 —
— de 3/10e — —	Forgeron	8 —
— de 2/10e — —	Contremaître . . .	9 —
— de 1/6e — —	Démolisseur. . . .	8 —
— de 1/10e — —	Charpentier en fer.	6 —
Diminution de l'acuité visuelle d'un œil.	Charretier.	18 —
— — —	Manœuvre.	15 —
— — —	Journalier.	13 1/2 —
— — —	Serrurier	10 —
— — —	Maçon.	4 1/2 —
— — —	Électricien.	4 —
Perte d'un œil déjà atteint de cataracte.	Maçon.	10 —
Cataracte bien opérée d'un œil.	Manœuvre.	26 —
Rétrécissement du champ visuel (hystéro-traumatisme).	Poseur.	13 —
Lésion de la conjonctive.	Mécanicien	7 1/2 —
Conjonctivite très apparente	Terrassier.	4 —

B. — CHAMP VISUEL

L'acuité visuelle périphérique joue un rôle moins important dans la détermination de la capacité de travail que l'acuité visuelle centrale. Le champ visuel peut être souvent altéré sans que la capacité de travail en souffre. Voici quelques données utiles au point de vue pratique.

Le champ visuel des borgnes est diminué de 1/6 par rapport à celui de la vision binoculaire.

Le rétrécissement du champ visuel allant jusqu'à 5° autour du point de fixation détermine une incapacité de travail absolu, quelle que soit la vision centrale.

Le rétrécissement du champ visuel allant jusqu'à 30° autour du point de fixation peut être une cause d'une forte diminution de la capacité de travail et même entraîner une incapacité complète dans les professions qui exigent un champ visuel étendu.

Le rétrécissement du champ visuel allant jusqu'à 60° autour du point de fixation diminue la capacité de travail dans certaines professions comme chez les mineurs, les carriers, les charpentiers, tandis qu'il peut rester indifférent aux horlogers, cordonniers, tisseurs, forgerons et autres professions qui exigent plutôt une bonne acuité centrale.

Toutefois, il faut remarquer que les forts rétrécissements du champ visuel s'observent plutôt sous forme de troubles passagers susceptibles de guérison et n'occasionnent pas à ce titre d'incapacité permanente. Il en est ainsi surtout dans les cas d'hystéro-traumatisme, dans les névroses traumatiques, après les accidents de chemin de fer, les commotions générales, éboulements, accidents avec les courants électriques de haute tension, etc. Par contre, les rétrécissements du champ visuel organiques accompagnent généralement les affections dans lesquelles la vision centrale s'abaisse également jusqu'à l'amaurose.

Parmi les diverses formes d'hémianopsie, seule l'hémianopsie homonyme a une importance pratique, en ce qu'elle altère gravement l'acte visuel par les obstacles qu'elle apporte dans les diverses occupations de la vie courante.

Dans les cas de scotomes, il n'y a de diminution de la capacité de travail que si l'acuité visuelle centrale est également altérée (amblyopies toxiques), tandis que les divers scotomes *excentriques* et même le scotome *annulaire* ne paraissent pas jouer un rôle aussi important.

C. — Vision stéréoscopique

Théoriquement, la vision stéréoscopique, c'est-à-dire la reconnaissance de la profondeur, du relief, de la perspective est fonction de la vision binoculaire. Mais en pratique, il est impossible d'affirmer que la perte d'un œil entraîne la disparition de la vision stéréoscopique. En effet, la vision du relief et de la profondeur peut dépendre aussi du sentiment de l'innervation des muscles extrinsèques et intrinsèques (accommodation) de l'œil et non seulement de la vision stéréoscopique. De plus, on sait que les personnes qui n'ont pas de vision binoculaire soit par suite d'une anisométropie (inégalité de réfraction), soit par suite d'inégalité d'acuité visuelle ne présentent aucune diminution de capacité de travail visuelle. Enfin, les borgnes de naissance ou dès le jeune âge ne sont pas toujours dépourvus de sensations de relief et de profondeur. Et même ceux qui ont perdu un œil à l'âge adulte peuvent arriver au bout de plusieurs mois à un an à augmenter leur capacité de travail visuelle par un travail d'adaptation aux nouvelles conditions de vision. La rapidité avec laquelle se fait cet apprentissage dépend de l'âge et de l'intelligence du sinistré. On peut donc admettre une diminution de la capacité de travail temporaire pour la plupart des professions et une diminution permanente pour quelques rares professions, du fait de la perte de la vision binoculaire. Les professions qui exercent le plus cette vision stéréoscopique sont : la sculpture, la peinture, le modelage, l'horlogerie, etc., dans une plus faible mesure celle du serrurier, du forgeron, du charpentier, etc.

D. — PARALYSIES MUSCULAIRES

Les paralysies musculaires sont surtout gênantes, pénibles et préjudiciables par la diplopie qu'elles provoquent et les sensations de vertige et de nausées qu'elles occasionnent. Tant que la paralysie n'est pas guérie ou la fausse image neutralisée par les efforts psychiques, il y a incapacité de travail dans beaucoup de professions ou tout au moins diminution de la capacité visuelle. Cette diminution de la capacité visuelle est, en réalité, plus souvent temporaire que permanente.

Suivant le muscle ou le groupe musculaire atteint et suivant le genre de profession, nous aurons tous les degrés de troubles visuels professionnels. Ainsi, par exemple, le *ptosis double complet* entraîne l'incapacité absolue de travail, tandis que le *ptosis unilatéral complet* met le malade dans la situation du borgne. De même, la *paralysie complète* de tous les muscles entraîne l'incapacité absolue, quand elle est bilatérale et une forte diminution de la capacité du travail, quand elle est unilatérale. La *paralysie de l'accommodation* bilatérale peut être combattue, dans les professions à vision rapprochée, par des verres convexes, mais lorsqu'elle est monolatérale, elle peut devenir fort gênante par l'exclusion d'un œil et le rétrécissement du champ de la vision pour le près.

En ce qui concerne les professions, les *paralysies des adducteurs* se font surtout sentir dans le travail de près, tandis que les *paralysies des abducteurs* sont préjudiciables pour la vision de loin comme chez les marins, les mécaniciens des chemins de fer, etc. Les *paralysies des muscles abaisseurs* diminuent la capacité de travail de ceux qui s'occupent d'écritures, de lectures et empêchent la libre circulation sur un sol inégal, en masquant la vue des obstacles. En revanche, les *paralysies des muscles releveurs* des yeux, inoffensives dans la majorité des professions, prennent de l'importance chez les mineurs, les maçons, les constructeurs et certaines autres professions où ces muscles jouent un rôle prépondérant.

La simulation dans les accidents de travail. — Les affections oculaires simulées, exagérées ou aggravées sont devenues plus fréquentes depuis la mise en vigueur de la loi sur les accidents de travail. En Allemagne, la fréquence de la simulation s'est d'abord accrue dans des notables proportions, mais tend depuis quelque temps à redevenir moins grande. Suivant qu'on parle de simulation ou d'exagération, les statistiques varient. SCHMEICHLER estime la fréquence de la simulation à 29 p. 100, SCHMIDT-RIMPLER à 85 p. 100. En France, BAUDRY a dressé des statistiques de la simulation avant et depuis la loi sur les accidents de travail et a trouvé pour la période avant 1898, 12 p. 100 de simulation, depuis 1898, 34 p. 100

On peut distinguer trois groupes de cas parmi les simulateurs (BAUDRY) :

1° Les simulateurs qui inventent un accident en trompant sur l'origine et la nature de la blessure. Un ouvrier atteint d'une kératite à hypopyon imagine le moyen de se faire des rentes en déclarant avoir été victime d'un accident de travail. Ce groupe n'est pas le plus nombreux et la supercherie est assez souvent démasquée ;

2° Ceux qui mettent sur le compte de l'accident une affection spontanée (substitution). Un ouvrier atteint d'une myopie, d'une irido-choroïdite antérieure à l'accident, ou d'une conjonctivite granuleuse, d'une kératite interstitielle, d'une cataracte traumatique ou non, d'une luxation du cristallin spontanée ou non, d'une diplopie, d'un décollement de la rétine attribue sa lésion à une brûlure, à un corps étranger, à des poussières métalliques qu'il a reçues à l'occasion de son travail. Une myopie due à une taie de la cornée a failli être déclarée myopie traumatique dans un cas discuté à la Société d'ophtalmologie de Paris. Ici encore on peut, par une analyse serrée de la chronologie des lésions, rétablir les faits. Mais comme dans un grand nombre de cas on manque d'éléments d'appréciation, on a réclamé des divers côtés la création d'une inspection médicale pour les ouvriers qui veulent s'embaucher, proposition qui rencontrerait, si elle était prise en considération, une vive résistance dans la classe ouvrière ;

3° La simulation peut porter sur des troubles fonctionnels, fictifs ou réels, mais exagérés. Il y a ici trois catégories de cas pratiquement importants :

a) *L'amaurose et l'amblyopie unilatérale simulée.* — L'expert aura à résoudre : 1° si l'amblyopie est réelle ; 2° si elle est d'origine traumatique. Pour répondre à la première question, il s'adressera aux méthodes objectives telles que l'examen des réactions pupillaires, la direction des axes visuels, etc., en cas d'amaurose, et aux méthodes subjectives, moyens de surprise, etc. Pour répondre à la deuxième question, il tiendra compte des circonstances de l'accident et cherchera s'il n'y a pas de contradictions et d'impossibilités matérielles de concilier les déclarations du sinistré avec le résultat de l'examen.

b) *Il s'agit d'un cas d'hystéro-traumatisme,* diagnostic dont on a quelquefois abusé au point de faire dire qu'il s'agit « d'une variété d'hystérie créée par un accident de travail et curable par l'attribution d'une indemnité ». Dans tous les cas, où on soupçonne la simulation, il faut avoir pour règle de rechercher les stigmates d'hystérie ; si l'on trouve un grand nombre de ces stigmates, il n'y a pas de doute : même si les épreuves avec la boîte de

Flees, le diploscope de Rémy, etc., montrent que la vision binoculaire existe, on peut se trouver en présence d'un individu de bonne foi, et il ne faut pas trop se hâter de prononcer le mot de simulation. Il n'en est plus de même s'il s'agit d'une hystérie dite mono-symptomatique. Ici on accordera plus de créance aux résultats de l'examen fonctionnel, car entre l'hystérie mono-symptomatique et la simulation, il n'y a aucun moyen de faire le diagnostic, pas même la curabilité par la suggestion.

Les manifestations hystéro-traumatiques consécutives aux accidents oculaires les plus fréquentes sont les suivantes : contractures, blépharo-spasme, spasmes du muscle ciliaire, strabisme, ptosis par contracture ; paralysies, insuffisance d'accommodation, amblyopie ou amaurose avec rétrécissement du champ visuel et inversion de l'ordre des couleurs, avec mobilité du champ visuel, diminution du champ chromatique, etc.

c) Il y a des phénomènes qu'on est tenté d'attribuer à l'irritation sympathique : asthénopie oculaire (rétinienne, accommodative, musculaire), anesthésie et hyperesthésie de la rétine, affaiblissement de la vue. La question peut être délicate. Pour éviter d'avoir un problème insoluble, il faut prendre la précaution d'examiner l'acuité visuelle et toutes les autres fonctions des deux yeux, de l'œil blessé et de l'autre, dès le premier jour de l'accident ; c'est le seul moyen de savoir plus tard si la vision de l'autre œil a souffert depuis l'accident.

IV. — RAPPORTS ET CERTIFICATS

Des *certificats* médicaux sont souvent demandés à l'oculiste. Il faut faire les constatations morbides, indiquer leur nature, leur degré, mais éviter de conclure, car c'est là le propre du médecin expert. Quelques certificats devront être rédigés sur papier timbré, les autres peuvent l'être sur papier libre. Le *papier timbré* est nécessaire dans les certificats de santé pour compagnies d'assurances ; de maladie ou d'infirmités à l'époque de la revision ; de maladie empêchant la présence au tirage au sort ou au conseil de revision ; pour prolongation de congé ou de convalescence ; pour eaux thermales ; d'infirmités pour retraite anticipée ; d'aptitude aux Écoles ou administrations de l'État ; de maladie pour dispense d'arbitre, de juré, de témoin ; enfin, pour obtenir une pension quelconque des administrations de l'État.

Les *rapports judiciaires* doivent être rédigés selon les formules d'usage et comprendre trois parties à la suite des questions posées par l'autorité compétente : 1° l'exposé des faits ; 2° la discussion des faits ; 3° les conclusions, celles-ci affirmatives, dubitatives ou négatives. On doit seulement, en l'espèce, nous le répétons encore, n'affirmer que ce qui est absolument certain et ne nier que ce qui est sûrement niable. Enfin, jamais le médecin expert ne se posera en accusateur ou en défenseur pas plus qu'il ne se préoccupera des conséquences pécuniaires ou matérielles de son rapport.

V. — PRATIQUE VÉTÉRINAIRE

Certaines affections oculaires des animaux domestiques peuvent entraîner, entre vendeurs et acheteurs, de sérieuses contestations. Le vendeur dissimule une lésion kératique, irienne, cristallinienne ou profonde et, le marché conclu, l'acheteur se trouve lésé dans ses intérêts. C'est ainsi qu'on a pu tatouer des leucomes, masquer une iritis, une cataracte, et surtout des lésions profondes ou des vices de réfraction. Pour éviter un trop grand préjudice, il est bon de faire examiner les animaux par un vétérinaire au courant de l'oculistique. C'est une question d'argent autant que de sécurité, car un cheval borgne ou myope peut devenir dangereux et occasionnner de sérieux accidents.

La fluxion périodique, iritis ou irido-choroïdite à répétition, peut être assoupie au moment de la vente et redevenir aiguë peu après. Une première poussée en provoque ordinairement une autre, entraîne la perte de l'œil et parfois celle du congénère.

Pour éviter tout mécompte, la loi fixe à trente jours la période d'observation. Si la fluxion apparaît dans ce laps de temps, le vendeur reste responsable et le marché peut être résilié ; si elle ne se produit qu'après, le vendeur n'est plus en cause.

ROLLAND observe justement que la période de réserve est trop longue pour le vendeur, car le cheval en jeu peut inopinément être atteint de fluxion périodique, et trop courte pour l'acheteur, car ce même cheval ayant subi un premier accès auparavant, peut n'en présenter d'autres que beaucoup plus tard. Il recommande d'inspecter l'iris et de l'atropiniser. S'il présente quelque adhérence irido-capsulaire, il y a fluxion, et l'animal doit être considéré comme malade ou devant le redevenir à brève échéance ; si l'on ne trouve pas trace d'adhérence, il n'y a pas de fluxion et l'animal doit être regardé comme indemne. Un certificat de décharge pourrait alors être délivré et accepté par les deux parties intéressées.

CHAPITRE III

PROFESSIONS, ARMÉE, MARINE, SIMULATION

Toutes les professions comportent plus ou moins l'application des yeux, mais certaines exigent des conditions visuelles particulières ; ce sont celles que nous devons examiner rapidement ici et, en outre, l'armée et la marine. La simulation sera étudiée en dernier lieu.

I. — PROFESSIONS VISUELLES

Horlogers, graveurs. — La vision de ces ouvriers doit être bonne en raison de la finesse des mécanismes en jeu, mais elle n'exige rien de spécial. La myopie faible n'est pas incompatible avec la profession et lui serait plutôt favorable ; il ne semble pas en tout cas qu'elle se développe sous l'influence de la loupe monoculaire.

Compositeurs, correcteurs, protes. — Ceux-ci ont besoin d'une vision normale ou presque normale, car la lecture des manuscrits, la rapidité de la composition sont fatigantes et exigent une perception nette des objets ; la vision binoculaire semble de rigueur, une forte myopie, l'hypermétropie, l'astigmatisme constituant des conditions d'infériorité qui doivent éloigner de la profession.

Couturières. — Elles peuvent être myopes à degré faible sans inconvénient ; toutefois, la myopie progressive est particulièrement redoutable. L'hypermétropie et l'astigmatisme entraînent souvent de l'asthénopie et demandent une exacte correction. Une acuité visuelle faible, la myopie élevée, l'hypermétropie et l'astigmatisme non suffisamment corrigeables représentent donc des contre-indications professionnelles.

Employés de bureau. — Ceux-ci, malgré la longueur de la journée habituelle de travail, n'ont qu'une application visuelle relative ou du moins intermittente. La myopie, en dehors des graves complications profondes ou de l'insuffisance de convergence, n'est pas trop nuisible ; l'hypermétropie et l'astigmie, bien que corrigées, deviennent souvent la source d'asthénopie. Il est bon d'éloigner des bureaux les sujets à vision insuffisante, amétropiques forts et surtout myopes progressifs.

Professions libérales. — Il faut distinguer en l'espèce les diverses professions, leur exercice et surtout la durée de leur préparation scolaire.

Les *artistes*, les *magistrats*, les *professeurs* n'ont besoin que d'une vision suffisante pour la préparation initiale ; cependant, le travail professionnel de lecture et d'écriture reste encore assez important pour demander une acuité visuelle d'un tiers ou un quart, nécessaire pour la lecture facile et exiger la correction des vices graves de réfraction. La myopie élevée, une vision inférieure à 1/2, l'asthénopie persistante, devraient, au début, éloigner des carrières correspondantes.

L'*ingénieur*, l'*architecte* doivent avoir une bonne vue, une hypermétropie ou une myopie faible pour la vision au loin dans les usines ou les chantiers, pas d'asthénopie tenace hypermétropique et astigmatique pour l'étude des dessins ou des épures, enfin la vision binoculaire pour apprécier exactement la distance et la position des objets. Des conditions inverses, sans être rédhibitoires, sont particulièrement défectueuses.

Le *médecin* peut avoir une vision quelconque, mais pour ses longues études et même pour la pratique courante, les visites en voiture, à cheval, en chemin de fer, la vision doit être assez bonne, la myopie non progressive, l'hypermétropie et l'astigmie corrigées. Le *chirurgien* a besoin d'une meilleure vue et de la vision binoculaire ; les lunettes gênent souvent pendant les opérations, se déplacent, se couvrent de buée et peuvent entraîner des accidents d'exécution. Une myopie faible a moins d'inconvénient pour lui que l'asthénopie, l'hypermétropie ou l'astigmie.

En général, on peut dire que les carrières libérales sont compatibles avec une acuité au-dessous de la normale et les amétropies moyennes ; mais avec une acuité 1/2, avec une myopie forte, progressive, l'asthénopie rebelle, la vision monoculaire, etc., il vaut mieux y renoncer. On tiendra surtout compte, nous l'avons dit, de l'importance et de la durée des études d'entrée et des particularités d'application de chaque profession.

Marine marchande. — On devrait exiger du personnel ordinaire les conditions visuelles de la marine de l'État.

Dans une conférence internationale tenue à Amsterdam, en septembre 1895, sous la présidence de Snellen, il a été proposé des modifications avantageuses à la réglementation actuelle des chemins de fer et de la navigation.

L'assemblée a émis le vœu que le personnel des chemins de fer et des bateaux fût soumis à des examens *périodiques* et *répétés*, par des spécialistes. Les signaux, de plus, seraient absolument uniformes pour tous les pays.

Au point de vue des accidents qui se produisent par le fait du surmenage des hommes, la commission de la conférence a pensé aussi qu'il était important de fixer, par une réglementation précise, la durée des heures du travail.

II. — CHEMINS DE FER

On pourrait établir chez les employés de chemins de fer diverses catégories pour les bureaux, les ateliers, la voie. Mais, les employés de bureau, d'abord dans les conditions ordinaires des ouvriers, peuvent ensuite avoir à diriger les trains comme sous-chefs de gare et doivent jouir d'une bonne acuité visuelle et chromatique. Les employés des ateliers sont dans des conditions analogues. Il faut donc exiger de tous de bonnes conditions visuelles, mais on sera plus exigeant pour les chauffeurs, les mécaniciens, les aiguilleurs, etc. ; chez ces derniers, la vision doit être et rester parfaite à tous égards, car la vie des voyageurs en dépend à chaque instant.

L'État ne réglemente pas les conditions d'admission ou de séjour dans les compagnies et celles-ci se préoccupent insuffisamment de la vision du personnel. La plupart d'entre elles n'ont pas un service d'oculistique en rapport avec leurs besoins. L'intérêt général exigerait que les employés soient scrupuleusement examinés au point de vue visuel et chromatique d'abord à leur entrée dans l'administration, puis à intervalles réguliers de cinq ans au minimum ; on éviterait probablement ainsi de grands désastres et de lourdes responsabilités.

Instructions des compagnies. — Voici les instructions données par l'une des grandes compagnies françaises à leurs médecins et relatives au certificat d'aptitude pour être admis en qualité d'agent de chemin fer. Ces instructions datent du mois de mai 1902. Nous nous bornons ici à ce qui concerne l'examen des yeux.

Introduction. — Toute affection des paupières, des voies lacrymales, toute irritation subaiguë du globe oculaire et de ses annexes doivent être un motif d'exclusion.

Règle générale. — Pour être admis au service de la Compagnie, il faut posséder : 1° Une acuité visuelle normale aux deux yeux V = 1 ; 2° Un sens chromatique parfait ; 3° Un champ visuel normal.

Exceptionnellement pourront être acceptés dans certains services de l'exploitation et des bureaux les myopes dont la myopie n'est pas supérieure à 4 dioptries et dont l'acuité visuelle pourra être ramenée à la normale pour les deux yeux à l'aide de verres correcteurs.

1° ACUITÉ VISUELLE. — Elle est déterminée par une échelle optométrique distribuée par les soins de la Compagnie à ses médecins. Cette échelle comprend huit lignes de lettres capitales antiques et est placée à 5 mètres du candidat ; les lignes correspondent alors aux acuités 1/10, 1/8, 1/6, 1/4, 1/3, 1/2, 2/3 et 1. L'examen doit être pratiqué sur chaque œil isolément, le candidat appliquant la paume de la main sur l'œil inactif.

Si au cours de cette épreuve, dit la circulaire, les caractères placés au centre de la ligne ne pouvaient être lus par un candidat, c'est qu'il serait atteint d'une lésion centrale de la rétine (scotome central), ce dont il sera nécessaire de s'assurer à l'aide du moyen indiqué plus bas.

Remarquons en passant que le candidat sera plus souvent dans l'impossibilité de lire certains caractères placés au centre pour cause d'astigmie, sans être atteint pour cela d'une lésion centrale de la rétine.

a) *Service actif*. — Tout candidat pour être admis au service de la Compagnie dans le service actif doit lire sans hésiter les caractères des deux premières lignes de l'échelle optométrique. Les médecins doivent être particulièrement sévères dans leur examen lorsqu'il s'agit d'un postulant à un emploi de *mécanicien* ou de *chauffeur*.

b) *Services de l'exploitation et des bureaux*. — Dans ces services et seulement pour les candidats désignés dans la formule de la Compagnie comme devant occuper un emploi dans ces services, il peut être toléré un certain degré de myopie indiqué plus haut. Un myope ne peut être admis que sur avis des médecins principaux. Le médecin ne se sert d'ailleurs pour reconnaître la cause de la mauvaise vision du candidat que du trou *sténopéique* : la vision est-elle améliorée, on présume myopie et on adresse le candidat au médecin principal ; si elle n'est pas améliorée, il s'agit d'une autre amétropie que la myopie et le candidat est refusé. Il en résulte que la « presbytie » (lisez : hypermétropie) n'est pas acceptée. De plus, la Compagnie n'accepte pas la correction des myopes pour les fonctions de mécanicien, chauffeur, conducteur, graisseur, aiguilleur, cantonnier et garde-barrière.

Pour les agents de cette catégorie, la condition essentielle est la vision à distance. Si donc la lecture de l'échelle optométrique a fourni des résultats incertains, on procède encore à une *épreuve sur le terrain* pour s'assurer si le candidat reconnaît les signaux éloignés de 400 mètres.

L'acuité visuelle pouvant se modifier avec l'âge, sous l'influence de certaines maladies, de certaines intoxications (tabac, alcool), tout changement de fonction rendra nécessaire un nouvel examen de la vision.

2° SENS CHROMATIQUE. — Le procédé de HOLMGREEN (écheveaux de laines) est considéré par la circulaire comme le plus simple, le plus pratique, à la portée de l'examinateur et de l'examiné. Il est recommandé de se servir de la lumière du jour et d'un bon éclairage. On invite le sujet à assembler les écheveaux de même couleur, non à indiquer le nom de la couleur. Tout candidat qui introduirait parmi les écheveaux verts ou rouges d'autres couleurs et renouvellerait cette erreur, sera indiqué comme étant daltoniste et refusé. On procédera de même pour le jaune et le bleu.

Faisons remarquer à propos de cet examen que certains auteurs considèrent le procédé de HOLMGREEN comme insuffisant, ayant pu constater que des agents qui subissaient avec succès l'épreuve des écheveaux ne reconnaissaient pas les signaux. D'autre part, BOURINSKI a fait des expériences curieuses tendant à montrer que la vision stéréoscopique pourrait aider *certains* daltoniens à deviner les couleurs par les ombres projetées par les saillies, ce qui expliquerait qu'ils ne se trompent pas à l'épreuve des écheveaux alors qu'ils commettent des erreurs lorsque la couleur couvre une surface plane.

3° CHAMP VISUEL. — L'instruction recommande le procédé suivant pour chaque œil à examiner. Le candidat sera placé, assis, en face et à un mètre au maximum du médecin. On lui recommande de fixer avec l'œil à examiner, l'autre œil étant recouvert de la paume de la main, l'œil du médecin ou l'un de ses index tenu directement en avant, à hauteur et à égale distance de l'œil du médecin et du candidat. Le médecin ferme lui-même l'œil droit lorsqu'il examine l'œil gauche et inversement. On fait alors marcher lentement, entre l'observateur et l'observé, l'autre index resté libre allant de la périphérie vers le centre, dans les quatre directions cardinales, en demandant au sujet d'avertir dès que la vue du doigt sera perçue ; on contrôle ses dires en montrant un ou plusieurs doigts dont il devra indiquer le nombre.

Si les indications recueillies sont conformes à celles que le médecin a constatées sur lui-même, le champ visuel est normal. On note le rétrécissement en haut, en bas, etc. On peut observer aussi un scotome central dans certaines intoxications, tabac, alcool, plomb ou dans certaines maladies générales, diabète, urémie, paludisme, etc.

Champ visuel pour les couleurs. Scotome central pour les couleurs. — Pour déterminer le champ visuel pour les couleurs, on procède comme pour le champ visuel pour le blanc, mais en remplaçant le doigt par une fiche colorée rouge ou verte. — Pour déterminer le scotome central pour les couleurs, on présente successivement devant chaque œil du sujet à une distance de 0^m,80 environ une feuille de carton blanc sur laquelle sont collés, espacés les unes des autres de quelques centimètres, des objets colorés, pain à cacheter par exemple ayant 0^m,01 de diamètre et les couleurs suivantes : rouge, rose, vert, bleu, jaune, violet. S'il y a un scotome central, les objets colorés placés au centre du carton ne pourront être désignés.

Le rétrécissement du champ visuel périphérique ou central entraine la réforme.

Chemins de fer de l'État. — Les emplois des agents des chemins de fer l'État se répartissent dans chacune des trois catégories suivantes :

1re CATÉGORIE. — *Services actifs* dans lesquels les agents ont entre leurs mains la sécurité des trains des voyageurs.

Les condition d'admission sont : $V = \frac{10}{10}$ (sans correction) et chromatopsie normale. Les agents sont soumis chaque année et sur place à une inspection visuelle.

2e CATÉGORIE. — *Services actifs* dans lesquels les agents n'exposent que leur sécurité personnelle.

Les conditions d'admission sont : $V = \frac{5}{10}$ pour chaque œil (sans correction) et chromatopsie normale. Les agents sont soumis chaque année, sur place, à une inspection oculistique.

3e CATÉGORIE. — *Services sédentaires* n'exigeant pas la circulation des agents sur les voies.

Les conditions d'admission sont : $V = \frac{5}{10}$ avec correction. Myopie maxima de 6D, chromatopsie normale. Les agents sont soumis tous les trois ans à une inspection oculistique.

Compagnie du P.-L.-M. — Comme dans toutes les Compagnies, on distingue trois ordres de services : services de traction, de la voie et de l'exploitation qui correspondent aux trois catégories des chemins de fer de l'État. Pour l'admission et pendant la revision, on est plus exigeant pour les agents de la traction que pour ceux de la voie et de l'exploitation.

L'acuité visuelle minima pour les deux yeux réunis est de 1,4, à savoir :

OD = 0,7, OG = 0,7, ou OD = 0,8, OG = 0,6, ou OD = 0,9, OG = 0,5. La révision des yeux a lieu tous les dix ans par trois médecins oculistes dans trois centres principaux (Paris, Lyon, Montpellier), après triage par les médecins ordinaires de la Compagnie. La chromatopsie doit être normale.

Chemins de fer de l'État en Prusse. — A l'Étranger nous pouvons signaler le récent arrêté ministériel en Prusse.

L'examen de l'acuité visuelle a lieu avant l'entrée en fonctions, avant le passage aux fonctions qui exigent une meilleure vision et avant la titularisation de l'agent. La revision a lieu au moins tous les cinq ans, ainsi qu'à la suite des maladies des yeux, des traumatismes craniens, de la fièvre typhoïde, des maladies du cœur, des reins, etc. Tous les employés sont divisés en trois catégories. Les médecins examinateurs doivent être renseignés sur l'état de leur propre pouvoir chromatique. Un examen pratique avec signaux à distance a lieu devant les chefs de l'inspection. Les verres correcteurs sont admis pour certaines catégories, mais proscrits pour les cantonniers de la voie et des ponts, les mécaniciens et chauffeurs, les agents de la voie, etc. (Arrêté ministériel du 31 octobre 1906).

III. — ARMÉE

Tous les hommes valides étant aujourd'hui appelés sous les drapeaux et tous les médecins faisant partie du service de santé militaire, les questions relatives à l'armée deviennent d'un intérêt général.

Le médecin militaire, à cet égard, doit posséder des notions étendues, car les réclamations pour insuffisance visuelle au conseil de revision, au régiment, pour mise à la retraite, pour infirmités contractées au service, etc., sont nombreuses et variées. Le médecin civil ne saurait s'en désintéresser, car outre le rôle militaire qui lui incombe à un moment donné, il est souvent consulté pour préjuger, au point de vue oculaire, de l'admission aux écoles militaires, de l'ajournement, de la réforme ; des certificats dans ce sens lui sont fréquemment demandés.

Nous examinerons donc successivement ce qui touche à l'oculistique spéciale de l'armée et concerne le médecin civil et le médecin militaire. Nous donnerons ensuite les dernières instructions ministérielles relatives aux conditions d'aptitude aux divers services et aux écoles militaires.

Le rôle du médecin militaire, ainsi que le fait remarquer Chauvel, est un rôle d'expert tandis que le rôle du médecin civil est un rôle de conseil ou d'appui. Tous deux doivent mettre en œuvre les moyens d'investigation que nous possédons, mais ne rencontrent pas les mêmes difficultés. Le militaire est souvent induit en erreur, car les intéressés cherchent à dissimuler, à exagérer ou à simuler une affection oculaire ; son examen sera surtout objectif. Le civil peut être trompé, mais il y est moins exposé et pourra parfois se contenter d'un examen subjectif.

On peut avoir à pratiquer des examens pour l'engagement, au conseil de revision, sous les drapeaux, pour réforme, non-activité ou retraite, enfin pour l'entrée aux écoles militaires.

ENGAGEMENT. — Les engagements ont lieu pour effectuer prématurément le service, pour choisir son arme ou sa garnison, pour rester dans l'armée. Certaines armes, comme l'artillerie, la cavalerie, la marine, exigent une vision bonne et parfois excellente ; les lésions organiques, les troubles fonctionnels, les vices de réfraction, abaissant la vision au-dessous des besoins de ces armes spéciales, doivent entraîner l'exclusion.

Des règlements existent dans ce sens pour certains corps d'élite : tirailleurs d'élite en Russie, train des équipages en Danemark. En France comme en Allemagne, toute latitude est laissée au recrutement ; en Allemagne, les médecins imposent des examens particuliers à chaque spécialité.

CONSEIL DE REVISION. — Au conseil de revision, dit le professeur CHAUVEL, la décision doit être nettement formulée, rapide et précise en même temps, car elle est sans appel.

Le sujet est-il propre ou impropre au service, au service armé ou seulement au service auxiliaire ? Les réponses à ces questions exigent un examen prompt et méthodique, conforme à l'instruction du service de santé, une conclusion ferme ; on peut toutefois les réserver pour la fin du conseil ou les subordonner à un examen ultérieur.

Certains cas imposent un examen compliqué, prolongé ou répété et quelques-uns même les lumières d'un confrère plus expérimenté ; on peut alors le faire subir, dès l'arrivée au corps ou devant le conseil de réforme qui pourra statuer après examen nouveau et approfondi. Certains autres, comme les affections aiguës des paupières, de la conjonctive, de la cornée, de l'iris, de l'accommodation, susceptibles d'amélioration plus ou moins rapide, peuvent comporter *l'ajournement*.

AU CORPS. — Il s'agit particulièrement de réforme, de mise à la retraite ou en non-activité.

La *réforme* implique l'incapacité absolue ou relative pour tout service militaire. Cette incapacité est antérieure à l'entrée au corps ou elle est le fait des obligations du service. Il peut arriver toutefois que l'affection soit antérieure à l'incorporation, mais qu'elle ait été aggravée par le service. On doit enfin distinguer, en dehors de l'incapacité absolue, si le sujet est en état ou non de pourvoir à sa subsistance.

La *réforme n° 1* et la *réforme n° 2*, avec ou sans gratification renouvelable, sont appliquées dans ces divers cas, en raison des dommages ayant résulté consécutivement du service militaire. Il n'est pas toujours facile de faire la part de la lésion antérieure et de l'aggravation résultant du service, ou même des causes qui peuvent, en dehors du service, les avoir provoquées. Les enquêtes administratives viennent alors parfois utilement en aide au médecin.

MISE A LA RETRAITE. — La lésion oculaire est-elle le résultat de blessures, d'accidents ou d'infection contractées par le fait du service et de ses devoirs ? Permet-elle ou empêche-t-elle de pourvoir à la subsistance du sujet ? Telles sont les questions à résoudre. Il faut tenir grand compte des conditions individuelles.

NON-ACTIVITÉ. — Elle implique, pour être prononcée, des infirmités entraînant l'incapacité temporaire de service ; elle peut être transformée en réforme si les lésions qui l'ont fait naître se sont aggravées ou compliquées et ont entraîné une incapacité professionnelle définitive.

Chez les *officiers*, les questions de réforme, de retraite, de non-activité sont parfois très délicates, car elles exigent une appréciation au moins relative des affections diathésiques ou générales qui ont pu entraîner une diminution considérable de le vision. Chez les *soldats*, il y a souvent lieu de songer à la simulation ou à l'exagération de certains états impliquant une réforme avec ou sans indemnité.

Une bonne acuité est nécessaire pour l'exercice des armes, pour combattre, pour reconnaître l'ennemi en observation ; elle est encore plus indispensable aujourd'hui où le tir s'effectue à 600, 1 000 ou 12 000 mètres. L'acuité minima a été élevée pour le meilleur œil, de 1/4 à 1/2, à cause de la portée des nouvelles armes, et abaissée par la nouvelle loi à 1/20 pour l'autre. Tandis qu'auparavant, l'acuité 1/2 était nécessaire à l'œil droit, il suffit actuellement qu'elle existe dans l'un des deux yeux, droit ou gauche indifféremment.

Depuis 1879, le port des lunettes est autorisé et on peut donner aux hommes des verres de 1 à 7 dioptries. Les verres convexes ou cylindriques sont autorisés par l'instruction du 22 octobre 1905, à la condition que l'acuité visuelle, après correction par les verres ne soit pas inférieure à 1/2 pour un œil et à 1/20 pour l'autre.

Le médecin civil est souvent appelé à délivrer aux intéressés des certificats en vue du conseil de revision ou de réforme. Il doit alors se méfier de l'exagération ou de la simulation, faire un examen méthodique complet et constater, *sans conclure,* la situation oculaire, car, de même que le médecin militaire est un véritable expert au conseil de revision, de même le médecin civil reste un simple témoin. Nous avons constaté plusieurs fois de la simulation et mis en garde contre ses dangers les jeunes conscrits assez peu scrupuleux pour s'y appliquer. Très souvent le sujet a présenté ou présente une lésion oculaire ; il est alors difficile d'apprécier le degré d'exagération, mais on peut y parvenir. En tout cas, il importe d'être très circonspect et très réservé dans ses attestations si l'on veut qu'elles aient une valeur appréciable.

Ainsi que le remarque CHAUVEL, le problème de la détermination visuelle à l'aptitude militaire serait simple si l'on pouvait compter sur la sincérité des sujets, mais il y a souvent dissimulation et plus souvent encore simulation ou exagération.

Les affections bléphariques, conjonctivales, iriennes et surtout l'amblyopie, l'héméralopie, la myopie forte sont l'objet de tentatives coupables des intéressés. Il incombe au médecin avisé de les déjouer sévèrement.

LA VISION DES TIREURS. — Pour être bon tireur, il n'est pas absolument nécessaire d'avoir une acuité visuelle très élevée. GINESTOUS et COULLAUD ont rencontré de très bons tireurs, dans le régiment, dont l'acuité était inférieure à l'unité (0,9, 0,8 et même 0,3), comme d'autre part, ils ont vu que les mauvais tireurs avaient une vision qui n'était pas inférieure à celle des bons tireurs. L'exercice du tir est un acte de vision monoculaire et il suffit d'avoir un œil directeur avec une bonne acuité pour devenir bon tireur. Si c'est l'œil gauche qui est cet œil directeur, le tireur épaule en général du côté gauche.

La réfraction statique n'a pas une très grande importance pour la précision du tir, et un léger degré de myopie n'empêche pas de devenir un bon tireur ; au-dessus d'une dioptrie, il est nécessaire de la corriger. L'astigmie est souvent compatible avec l'exercice du tir. Par contre, il est nécessaire que la réfraction dynamique soit indemne.

Dans l'acte de viser, le tireur doit superposer les images rétiniennes du cran de mire, du guidon et du but. Si l'une de ces images est nette, les deux autres sont nécessairement vues en cercles de diffusion. Un tireur à mauvaise acuité voit les trois images avec des cercles de diffusion, mais si les dimensions de ces cercles de diffusion n'empêchent pas une superposition exacte des images, sa ligne de mire sera correcte et le tir précis. D'après GINESTOUS et COULLAUD, on peut encore avoir de bons tireurs avec une acuité de 1/2 pour l'œil viseur, tandis que l'autre œil peut avoir la cécité complète pour limite, comme l'admet le règlement allemand.

INSTRUCTION MINISTÉRIELLE SUR L'APTITUDE PHYSIQUE
AU SERVICE MILITAIRE DU 22 OCTOBRE 1905

ORGANES DE LA VISION

ART. 77. — *Diminution de l'acuité visuelle.*

1° L'aptitude au service armé exige une *acuité visuelle* supérieure ou tout au moins égale à 1/2, pour un œil et à 1/20 pour l'autre œil, après correction, s'il y a lieu, par les verres sphériques.

2° Seront versés dans le service auxiliaire les jeunes gens qui ont une *acuité visuelle* comprise entre 1/2 et 1/4 pour un œil et au moins égale à 1/20 pour l'autre œil, après correction, s'il y a lieu, par les verres sphériques.

L'acuité visuelle d'un œil, inférieure ou égale à 1/20, celle de l'autre étant inférieure à 1/4, après correction par les verres sphériques, entraîne l'exemption et la réforme.

L'acuité visuelle se mesure au moyen de l'échelle typographique réglementaire placée à 5 mètres en avant de l'examiné et à sa hauteur.

Art. 78. — *Myopie.*

a) Est compatible avec le service armé :

La myopie ne dépassant pas 7 dioptries, à condition que l'acuité visuelle soit ramenée par les verres correcteurs aux limites spécifiées au premier paragraphe de l'art. 77

b) Est compatible avec le service auxiliaire :

La myopie supérieure à 7 dioptries, à condition que l'acuité visuelle soit ramenée par les verres correcteurs aux limites fixées au deuxième paragraphe de l'art. 77.

La myopie compliquée de lésions choroïdiennes étendues et progressives entraînant une acuité visuelle inférieure aux limites fixées à l'art. 77 est incompatible avec tout service et entraîne la réforme.

Art. 79. — *Hypermétropie.*

a) Est compatible avec le service armé :

L'hypermétropie qui, après correction par les verres convexes, ne détermine pas une acuité visuelle inférieure aux limites fixées par le premier paragraphe de l'art. 77.

b) Est compatible avec le service auxiliaire :

L'hypermétropie qui, après correction par les verres convexes, ne détermine pas une acuité visuelle inférieure aux limites fixées par le deuxième paragraphe de l'art. 77.

Art. 80. — *Astigmatisme.*

L'astigmatisme est compatible avec le service armé, s'il ne détermine pas une acuité visuelle inférieure aux limites fixées par le premier paragraphe de l'art. 77.

Art. 81. — *Amblyopie et amaurose.*

Dans un certain nombre de cas, la diminution ou la perte de la vision existe sans altérations appréciables des organes.

La décision de l'expert est alors basée sur les renseignements fournis par les autorités civiles et sur les résultats que lui apportent les procédés multiples destinés à déjouer les tentatives de simulation. Si sa conviction n'est pas établie, le médecin doit demander une enquête militaire, renvoyer le sujet à une séance ultérieure, enfin le déclarer bon pour le service.

La réforme ne sera prononcée qu'après une période d'observation méthodique et prolongée.

Art. 82. — *Affections des paupières.*

Entraînent *l'exemption et la réforme* :

La destruction complète ou étendue ;

Les cicatrices vicieuses ;

L'enkyloblépharon et le symblépharon étendus ;

L'entropion et l'ectropion prononcés ;

Les tumeurs volumineuses ou de mauvaise nature ;

Le trichiasis congénital avec pannus de la cornée ;

Le ptosis congénital ;

Le blépharospasme invétéré ;

La blépharite chronique rebelle peut être une cause de réforme temporaire.

ART. 83. — *Affections des voies lacrymales.*

Motivent *le classement dans le service auxiliaire :*
Les tumeurs bénignes de la glande lacrymale ;
L'épiphora à un degré modéré ;
La dacryocystite chronique non suppurée.
L'épiphora très prononcé, la dacryocystite suppurée et la fistule lacrymale peuvent justifier l'exemption et au besoin la réforme.

ART. 84. — *Affections de la conjonctive.*

Les conjonctivites chroniques rebelles et, en particulier, la conjonctivite granuleuse, le ptérygion atteignant le centre de la cornée, les tumeurs volumineuses ou malignes de la conjonctive et de la caroncule lacrymale entraînent l'exemption.

Le ptérygion atteignant le centre de la cornée et inopérable, les tumeurs volumineuses ou malignes de la conjonctive et de la caroncule lacrymale sont des motifs de réforme.

La réforme temporaire pourra être prononcée dans les cas de conjonctivites chroniques et en particulier de conjonctivite granuleuse, si elles sont susceptibles de guérison.

ART. 85. — *Affections de la cornée.*

Nécessitent *l'exemption et la réforme :*
Les kératites anciennes, spécialement les kératites vasculaires ou panniformes étendues ;
Les ulcérations profondes des cornées ;
Les staphylomes, les taies ou opacités de la cornée sont compatibles avec le service armé ou avec le service auxiliaire, suivant le degré de diminution de l'acuité visuelle fixé par l'article 77. Si l'acuité visuelle et au-dessous des limites fixées, l'exemption est prononcée.

Lorsque les kératites, les ulcérations et opacifications de la cornée seront limitées, relativement récentes et paraîtront susceptibles de s'amender, on prononcera la réforme temporaire.

ART. 86. — *Affections de la sclérotique et de l'iris.*

Entraînent *l'exemption et la réforme :*
Le staphylome antérieur de la sclérotique ;
La sclérite et l'épisclérite anciennes et étendues ;
Les vices de conformation de l'iris et les synéchies antérieures ou postérieures qui abaissent l'acuité visuelle au-dessous des limites fixées ;
Les tumeurs de l'iris de nature maligne ou envahissante ;
L'iritis chronique, la mydriase persistante peuvent motiver la réforme temporaire.

ART. 87. — *Affections du cristallin.*

Les déplacements, l'opacité du cristallin et de sa capsule, l'absence du cristallin, lorsqu'ils réduisent l'acuité visuelle au-dessous des limites fixées respectivement pour les services armé ou auxiliaire, entraînent *l'exemption et la réforme.*

Art. 88. — *Affections du corps vitré.*

Les affections du corps vitré comportent les mêmes décisions.

Art. 89. — *Affections de la choroïde.*

Le coloboma étendu ;
L'absence de pigment (albinisme) ;
Les tumeurs de la choroïde à marche progressive ;
Les choroïdites étendues ou progressives ;
Le glaucome,
entraînent *l'exemption et la réforme*.

Art. 90. — *Affections de la rétine et du nerf optique.*

Les rétinites ;
Le décollement de la rétine ;
La neuro-rétinite et la névrite optique ;
L'atrophie des nerfs optiques,
nécessitent *l'exemption et la réforme*.

Art. 91. — *Affections du globe oculaire.*

Entraînent *l'exemption et la réforme :*
La *perte* ou la *désorganisation* d'un œil ou des deux yeux,
Les *tumeurs intra-oculaires*,
L'*exophtalmie* prononcée avec abaissement de l'acuité visuelle.

Art. 92. — *Affections des muscles de l'œil.*

Le *nystagmus* et le *strabisme fonctionnel* sont compatibles avec le service armé ou le service auxiliaire, suivant le degré de diminution de l'acuité visuelle fixée par l'article 77. Ils entraînent *l'exemption*, si l'abaissement de l'acuité visuelle dépasse les limites fixées.

La paralysie d'un ou de plusieurs muscles de l'œil n'étant parfois que passagère nécessite le renvoi à la fin des opérations du conseil.

La paralysie persistante motive *l'exemption* et la *réforme*. On prononcera la réforme temporaire dans les cas de paralysie encore récente, mais ayant résisté au traitement.

Art. 93. — *Affections de l'orbite.*

Les tumeurs progressives ou malignes de la cavité orbitaire ; les *ostéites* chroniques, avec déformations prononcées, adhérences étendues et gênantes, nécessitent *l'exemption* et la *réforme*.

APTITUDE PARTICULIÈRE AUX DIFFÉRENTES ARMES

INFANTERIE

L'aptitude à l'infanterie comporte :
3° Une acuité visuelle se rapprochant autant que possible de la normale au moins pour l'un des yeux.

CAVALERIE

L'aptitude à la cavalerie comporte :
2° Une acuité visuelle se rapprochant autant que possible de la normale, au moins pour l'un des yeux, et un champ visuel assez étendu.

ARTILLERIE

L'aptitude à l'artillerie comporte :
Pour les canonniers servants ;
Une acuité visuelle se rapprochant autant que possible de la normale, au moins pour l'un des yeux.

GÉNIE

L'aptitude au service du génie comporte :
Pour les hommes à pied (sapeurs-mineurs, sapeurs-aérostiers, sapeurs du régiment de chemin de fer, sapeurs-télégraphistes) :
3° L'aptitude à distinguer nettement le vert du rouge pour les hommes du régiment de chemin de fer, les pontonniers et les télégraphistes.

SAPEURS-POMPIERS

L'aptitude au service dans le régiment des sapeurs-pompiers comporte :
3° L'acuité visuelle remplissant les conditions définies à l'article 77, mais sans correction par les verres.

APTITUDE AU SERVICE AUXILIAIRE

Liste récapitulative des infirmités ou défauts de conformation compatibles avec le service auxiliaire.
23° L'acuité visuelle comprise entre 1/2 et 1/4 pour un œil, lorsque celle de l'autre œil est au moins égale à 1/20 après correction, s'il y a lieu, par les verres sphériques (art. 77) ;
24° La myopie supérieure à 7 dioptries, à condition que l'acuité visuelle soit ramenée par les verres correcteurs aux limites fixées par le deuxième paragraphe de l'article 77 ;
25° L'hypermétropie qui, après correction par les verres convexes, ne détermine pas une acuité visuelle inférieure aux limites fixées par le deuxième paragraphe du même article 77 ;
26° L'astigmatisme, lorsque l'acuité visuelle est comprise dans les limites spécifiées au deuxième paragraphe du même article 77 ;
27° L'ankyloblépharon et le symblépharon peu étendus et lorsqu'ils n'apportent pas un obstacle sérieux à la fonction visuelle (art. 82) ;
28° Les tumeurs bénignes de la glande lacrymale, l'épiphora à un degré modéré, la dacryocystite non suppurée (art. 83) ;
29° Les staphylomes, les taies ou opacités de la cornée, permettant une acuité visuelle comprise entre 1/2 et 1/4 pour un œil et au moins égale à 1/20 pour l'autre œil (art. 86) ;
30° Les vices de conformation de l'iris et les synéchies antérieures ou posté-

rieures permettant une acuité visuelle comprise entre 1/2 et 1/4 pour un œil et au moins égale à 1/20 pour l'autre œil (art. 86) ;

31° Les déplacements, l'opacité du cristallin et de sa capsule, l'absence du cristallin permettant une acuité visuelle comprise entre 1/2 et 1/4 pour un œil et au moins égale à 1/20 pour l'autre œil (art 87) ;

32° Le nystagmus et le strabisme fonctionnel permettant une acuité visuelle comprise entre 1/2 et 1/4 pour un œil et au moins égale à 1/20 pour l'autre œil (art. 92).

ÉCOLES MILITAIRES

1° SAINT-CYR, *Section d'infanterie* et *Ecole d'infanterie de Saint-Maixent* (sous-officiers élèves d'infanterie).

Les candidats posséderont une *acuité visuelle* prévue pour les engagés ordinaires (loi du 21 mars 1905), c'est-à-dire au moins 1/2 d'un côté et 1/20 de l'autre.

2° SAINT-CYR, *Section de cavalerie* et *Ecole de cavalerie de Saumur* (sous-officiers élèves de cavalerie).

Les candidats posséderont une acuité visuelle demandée pour les engagés de cavalerie, c'est à dire se rapprochant autant que possible de la normale, au moins pour l'un des yeux, l'acuité de l'autre œil ne devant pas descendre au-dessous de 1/20.

3° Pour L'ÉCOLE DU SERVICE DE SANTÉ DE LYON, pour le VAL-DE-GRACE (docteurs qui y sont admis directement sans passer par l'Ecole de Lyon), et pour les VÉTÉRINAIRES STAGIAIRES admis à l'examen : les conditions visuelles sont les mêmes que pour les candidats à Saint-Cyr, section d'infanterie (voir paragraphe 1).

4° AUTRES ÉCOLES. Les jeunes gens admis à l'École Polytechnique, à l'École normale supérieure, à l'École forestière, à l'École centrale des arts et manufactures, à l'École nationale des mines, à l'École des ponts et chaussées et à l'École des mines de Saint-Étienne qui, au moment de leur admission à l'École, ne seront reconnus aptes qu'au service auxiliaire, pourront ne présenter que l'acuité visuelle et la réfraction requises pour le service auxiliaire.

Toutes les autres Écoles sont soumises aux conditions ordinaires d'engagement.

IV. — MARINE

L'intégrité de la vision est encore plus nécessaire aux marins qu'aux soldats de l'armée de terre. Pour les timoniers, les gabiers, les canonniers, l'acuité visuelle doit être normale ($= 1$) de chaque œil et sans emploi de verres. L'examen chromatique ne doit pas révéler de notable imperfection.

Les soldats de l'infanterie de marine peuvent bénéficier de la tolérance qui régit les hommes de l'armée de terre ; le port de verres de myopes comporte la limite de 7 dioptries.

Voici d'ailleurs ci-après le tableau qui servait à Brest, à guider l'examen des recrues des contingents des divers ordres, des troupes de la marine, avec la date des règlements qui servent de base à cet examen.

TABLEAU RÉSUMANT LES RÈGLEMENTS RELATIFS A LA VISION POUR L'ADMISSION DANS LA MARINE

DATES des règlements.	ÉCOLES et services divers.	ACUITÉ VISUELLE	RÉFRACTION	OBSERVATIONS
23 mars et 2 octobre 1888 . .	Candidats à l'École navale.	Vision binoculaire = 2/5. Vision monoc. = 1/5.	Sans correction de la réfraction.	Pas de daltonisme ni de forte dyschromatopsie. L'examen de l'acuité visuelle se fait au chromo-optomètre de Barthélemy. L'examen de l'acuité visuelle se fait également au chromo-optomètre pour l'épreuve de nuit ; l'épreuve de jour se fait au moyen des laines de Holmgreen.
2 avril 1895 . .	Candidats aux écoles de médecine navale.	Vision binoc. = 1/2. L'acuité visuelle de l'un des yeux ne doit pas être inférieure à 1/10.	Avec correction possible de 6 dioptries de myopie ; pas de correction d'hypermétropie ni d'astigmatisme.	Ce sont les conditions d'aptitude au service militaire.
22 mars 1888 .	Apprentis. . { Gabiers. Timoniers. Pilotes. Torpilleurs. Canonniers.	V = 1 de chaque œil.	Sans correction.	Pas de daltonisme ; cette affection est du reste incompatible actuellement avec les divers services de la marine.
5 juin 1883 . .	Engagés volontaires.	V = 1 de chaque œil.	Sans correction.	»
29 nov. 1886 . .	Mousses.	V = 1 de chaque œil.	Sans correction.	»
20 mai 1889 . . 12 déc. 1892 . .	Apprentis mécan.	V = 4/5 d'un œil. V = 3/5 de l'autre œil.	Sans correction.	»
6 et 22 mars 89 .	Apprentis. . { Fusiliers. Clairons. Tambours. Instruct. fusiliers.	V = 1 de l'œil droit. V = 3/5 de l'œil gauche.	Sans correction.	»
8 avril 1891 . . 6 août 1894 . .	Recrutement . { Troupes de la marine.	Vision binoculaire = 1/2. L'acuité visuelle de l'un des yeux ne doit pas être inférieure à 1/10.	Avec correction possible de 6 dioptries de myopie ; pas de correction d'hypermétropie ni d'astigmatisme.	Mêmes conditions que pour les troupes de l'armée de terre.
	Équipages de la flotte.	V = 3/5 d'un œil. V = 2/5 de l'autre œil.	Sans correction.	»
19 déc. 1881 . .	Inscription maritime.	V = 3/5 d'un œil. V = 2/5 de l'autre œil.	Sans correction.	»
25 oct. 1887 . .	Jeunes inscrits devançant la levée.	V = 3/5 de chaque œil.	Sans correction.	»
26 mars 1888 .	Ouvriers des arsenaux.	V = 1/4 de chaque œil avec tolérance de moins de 1/4 pour les ouvriers réadmis sous condition que V est encore suffisante pour leur profession et sans maladie susceptible de s'aggraver. La limite inférieure que l'on admet pour V est de 1/10 pour un œil.	»	»

Les diverses maladies de l'œil et de ses annexes, rendant impropres au service de la marine, seraient trop longues à énumérer et feraient double emploi avec le règlement concernant l'armée de terre ; on en trouvera la liste dans la circulaire du Ministre de la marine du 8 avril 1891 et le *Bulletin officiel de la marine* du 6 août 1894 rendant applicable aux troupes de la marine le règlement concernant les troupes de terre. Mais depuis la nouvelle loi de recrutement de l'armée de 1905, tous les règlements antérieurs ne manqueront pas à s'adapter aux règlements du Ministère de la guerre.

1° *École navale.* — Acuité visuelle égale ou supérieure à 1/2 d'un côté et à 1/20 de l'autre.

Pas de daltonisme ou de forte dyschromatopsie.

L'épreuve d'acuité et d'appellation chromatique se fait avec l'appareil de Barthélemy.

L'épreuve de confusion chromatique s'établit avec les laines de Holmgreen.

2° *École de santé navale.* — Acuité visuelle égale ou supérieure à 1/2 d'un côté et à 1/20 de l'autre.

Correction myopique maxima : 7 dioptries.

V. — SIMULATION

Nous comprenons dans cette désignation toute lésion provoquée, simulée, dissimulée ou exagérée par la mauvaise foi des sujets.

Les simulateurs qui accusent des lésions imaginaires sont nombreux : soldats devant les conseils de revision ou sous les drapeaux cherchant à se faire exempter, réformer, ajourner ou verser dans les services auxiliaires ; ouvriers blessés et assurés visant une indemnité de leurs patrons ou des compagnies ; écoliers espérant obtenir des congés, quitter un établissement ou faire un voyage thérapeutique ; hystériques agissant sans motif tangible, par caprice et par fantaisie.

Les sujets qui dissimulent leurs affections sont plus rares : engagés volontaires, candidats aux écoles militaires, employés des chemins de fer, fonctionnaires divers, écoliers, etc.

Les simulateurs qui provoquent leurs lésions sont surtout les détenus, les soldats, les écoliers : ils ont pour but une exemption de travail ou de presence. Depuis la loi sur les accidents de travail, le nombre d'ouvriers qui simulent ou exagèrent les lésions oculaires tend à augmenter. Tous sont plus ou moins intelligents ou instruits et emploient des moyens de tromperie avec une insistance variée, mais ils peuvent être aisément démasqués.

Affections externes. — La simulation s'exerce sur les membranes externes, la myopie, l'amaurose et surtout l'amblyopie.

Les blépharites, conjonctivites, kératites et cataractes ont été provoquées, créées, entretenues ou exagérées ; les *blépharites*, par l'arrachement des cils ou des cautérisations diverses ; les *conjonctivites*, par des lotions irritantes, l'eau de savon, l'urine, l'introduction de poudres et de poussières, et même par l'inoculation blennorrhagique ; les *kératites*, par des poudres irritantes ou des cautérisations nitratées ; les *cataractes* enfin, par piqûre du cristallin avec une aiguille.

Il suffit d'être en garde contre cette simulation pour la dévoiler. L'examen des lésions, leur curabilité rapide, la surveillance sont des éléments de diag-nostic généralement faciles et rapides. On est aujourd'hui, semble-t-il, moins exposé qu'autrefois à ces grossières ou criminelles manœuvres.

RÉFRACTION. — La *mydriase* bilatérale ou unilatérale est obtenue parfois par l'atropine, mais la cause est alors facilement soupçonnée, car elle est d'ordinaire beaucoup plus considérable qu'à l'état pathologique.

La *myopie* était très souvent simulée aux anciens conseils de revision, quand on se contentait de faire lire les sujets avec des verres concaves forts ; certains conscrits pouvaient, en s'exercant avec des verres concaves progressivement élevés, mettre en jeu une accommodation suffisante, ou bien acquérir une myopie voulue pour la lecture avec des verres et aux distances règlementaires. Aujourd'hui, les simulateurs se contentent d'aggraver une myopie insuffisante par le port de verres excessifs.

On procède, en effet, au diagnostic de la myopie, non plus seulement par voie subjective simple, mais encore avec les optomètres et surtout les méthodes objectives permettant l'appréciation directe du degré de la myopie, notamment par la skiascopie.

On prend enfin la peine de faire subir aux intéressés un examen spécial de la part d'hommes compétents, et au besoin on supprime, par l'atro-pinisation, le spasme accommodatif qui pourrait exagérer la myopie appa-rente.

HÉMÉRALOPIE. — Elle est parfois simulée. L'examen de l'acuité lumineuse, du champ visuel, de la chromatopsie, les enquêtes familiales et surtout la surveillance pourront démontrer la simulation.

AMAUROSE. — L'amaurose *binoculaire* simulée est exceptionnelle ; l'hys-térie peut la provoquer, comme dans un fait rapporté par GALEZOWSKI. L'amaurose *monoculaire* est plus ordinaire, mais on la découvre aisément par les procédés applicables à l'amblyopie.

AMBLYOPIE. — La simulation de l'amblyopie *bilatérale* est exceptionnelle, car elle entraîne une gêne considérable dans la vie et l'exercice profes-sionnel. L'état pupillaire, l'examen ophtalmoscopique, la discordance des résultats visuels de loin et de près ou à diverses périodes pourront mettre sur la voie de la vérité.

L'*amblyopie unilatérale* est la plus habituellement simulée, la plus com-mode à soutenir et aussi la plus difficile à démontrer. A l'égard de certains sujets tenaces, intelligents ou instruits, il est nécessaire de mettre en œuvre avec persévérance des moyens variés, une réelle patience et une grande sagacité. Dans certains cas où il existe de véritables troubles, il est même parfois impossible d'établir avec précision le degré d'exagération.

La simulation de l'amblyopie unilatérale est *soupçonnée*, quand il n'y a pas concordance entre les troubles fonctionnels et les troubles objectifs ; quand l'examen de l'acuité, du champ visuel, de la chromatopsie donnent, dans certaines conditions, des résultats contradictoires ; enfin quand les intéressés, par leur situation, leur contenance, leurs allures, indiquent un intérêt ou une tendance à l'exagération ou à la simulation. Elle ne peut être *démontrée* que par un examen attentif et varié.

Pour découvrir l'amblyopie simulée, il est bon, dans tous les cas, d'agir sans paraître mettre en doute les assertions des sujets ; la bienveillance et une certaine bonhomie sont souvent, en l'espèce, les conditions du succès.

Procédés d'examen. — La circulaire ministérielle pour l'aptitude au service militaire indique les principaux ; on pourra les utiliser également dans les cas civils.

Les procédés qui permettent de déjouer la simulation sont de deux sortes. Les premiers font constater l'exagération et la mauvaise foi du sujet, mais sans préciser le degré d'acuité visuelle que possède en réalité l'œil prétendu affaibli ; les seconds, au contraire, permettent de déterminer exactement l'état de la vision de l'œil dit amblyope et de prendre immédiatement une décision formelle.

Aux procédés de la première catégorie appartiennent :

1° La production de la diplopie par interposition d'un prisme devant l'œil sain ;

2° Le procédé de DE GRAEFE ;

3° Le procédé de FLEES et ses dérivés.

Dans la deuxième catégorie rentrent les suivants :

1° Le *procédé de Chauvel* qui comporte une boîte garnie de verres translucides, portant les caractères du n° 1 au 10 de l'échelle typographique de Perrin, à l'aide desquels on peut obtenir la mesure de l'acuité visuelle de l'œil prétendu affaibli en même temps que la preuve de la simulation. Deux diaphragmes dont cet appareil est muni permettent en outre de donner à volonté des images croisées.

2° Le *procédé de Javal-Cuignet* qui consiste à interposer sur le trajet des rayons lumineux allant des yeux à l'objet mis en vue, des corps opaques tels que crayon, porte-plume, règle, doigt, de façon à cacher une partie de l'objet. Si l'on veut obtenir exactement le degré de l'acuité visuelle, il faut encore substituer à l'objet des points ou des caractères typographiques de grandeur déterminée, en rapport avec la distance d'observation.

3° Le *procédé de Stilling* qui consiste à placer le sujet à la distance de 5 mètres, devant un carton portant une échelle typographique de couleur rouge ou verte sur fond noir ; on fait alors lire, les deux yeux largement ouverts, de façon à déterminer l'acuité. On interpose ensuite devant l'œil sain une lame de verre d'une couleur complémentaire de celle des caractères typographiques et on fait lire de nouveau, les deux yeux bien ouverts, comme précédemment ; la vision de l'œil bon se trouvant ainsi annihilée, celle de l'œil prétendu affaibli subsiste seule et l'épreuve donne immédiatement la mesure de son acuité visuelle.

4° Le *procédé de Michaud* qui repose également sur ce principe que des traits au crayon rouge sur papier blanc cessent d'être visibles à travers une lame de verre rouge. Un mot étant tracé en noir avec des caractères typographiques d'un numéro déterminé, on transforme ces lettres au crayon rouge en leur ajoutant certains jambages de manière à faire, par exemple, un F d'un I, un E d'un L ou un O d'un G et à obtenir un mot d'une signification différente. Si l'on place le verre rouge devant l'œil sain, les traits noirs resteront visibles, mais les traits rouges ne le seront plus que pour l'œil supposé affaibli, et si l'on invite le sujet à lire rapidement, les deux yeux largement ouverts, on aura facilement la preuve de la simulation et en même temps une mesure de l'acuité visuelle.

5° Une *épreuve simple* consiste à faire lire les lettres des échelles typographiques ordinaires, après avoir placé un verre de vitre devant l'œil prétendu affaibli et un verre convexe de quatre dioptries devant l'œil sain ; ce dernier est de la sorte annulé pour la vision à distance, et il devient facile de prendre la mesure de l'acuité de l'autre œil, tout en faisant la preuve de la simulation.

La *boîte de Berlin-Sans*, les *prismes de Monoyer*, de *Galezowski*, le *diploscope de Rémy*, la *boîte de Bouchart* sont très utiles et peuvent être employés successivement.

D'ailleurs la plupart des procédés appliqués à la simulation sont bons ; il suffit de bien s'en servir. Il importe de surveiller les yeux des sujets de manière à éviter l'occlusion alternative de l'œil sain et de l'œil amblyope, ce qui éviterait toute erreur à l'intéressé ; les appareils de FLEES, BERTIN, laissent à désirer à cet égard. On doit pouvoir prendre l'acuité de l'œil amblyope et ces derniers appareils sont insuffisants. Il faut aussi qu'il n'y ait pas d'effort accommodatif et qu'on puisse corriger l'amétropie, ce qui est possible avec tous. Enfin les appareils, une fois connus des simulateurs, n'ont plus qu'une valeur relative.

Nous nous trouvons bien du procédé de JAVAL, du biprisme de MONOYER et surtout du prisme biréfringent de GALEZOWSKI. Avec ce dernier appareil, nous avons constaté plusieurs fois la simulation de l'amblyopie monoculaire et mesuré exactement l'acuité correspondante.

BIBLIOGRAPHIE GÉNÉRALE

Cette dernière partie contient la liste chronologique des principaux traités généraux ou spéciaux, des congrès, des sociétés, des journaux et des revues d'ophtalmologie ; elle n'a certes pas la prétention d'être complète, mais seulement d'offrir au lecteur français l'indication des ouvrages ou des publications susceptibles de l'intéresser plus particulièrement.

TRAITÉS GÉNÉRAUX

Hippocrate. OEuvres complètes traduites par Littré. *Paris*, 1839-1861.
Galien. Code des maladies des yeux. (Trad. franç. de Daremberg). *Paris*, 1854.
Celse. V⁰ livre de son œuvre. (Trad. franç. de Fouquier et Ratier). *Paris*, 1823.
Paul d'Égine. De oculorum morbis. Collection des *Artis medicæ principes*, de Henri
  Estienne, 1567.
Jacques Guillemeau. Traité des maladies de l'œil. *Paris*, 1585.
Maître Jean. Maladies de l'œil. *Paris*, 1740
Boerhave. De morbis oculorum, 1746-1748.
Taylor. Nova Nosographia ophthalmica, 1766.
Desmonceaux. Traité des maladies des yeux et des oreilles. *Paris*, 1776.
Saint-Yves. Nouveau traité des maladies des yeux. *Amsterdam et Leipzig*, 1767.
Guérin. Traité sur les maladies des yeux. *Lyon*, 1769. (Traduit en allemand).
  Francfort et Leipzig, 1773.
Beer. Traité des maladies des yeux. *Vienne*, 1792.
Scarpa. Traité des maladies des yeux. (Traduction de Léveillé.) *Paris*, 1802.
De Wenzel. Manuel de l'oculistique. Dictionnaire ophtalmologique. *Paris*, 1808.
Demours. Traité des maladies des yeux, 3 vol. et atlas. *Paris*, 1818.
Lawrence. Traité pratique des maladies des yeux. *Paris*, 1830.
Weller. Maladies des yeux. *Paris*, 1832.
Hœler. Manuel pratique d'ophtalmologie. *Paris*, 1834.
Rognetta. Cours d'ophtalmologie ou traité complet des maladies de l'œil, 1839.
Furnari. Traité pratique des maladies des yeux, 1841.
Carron du Villards. Guide pratique pour l'étude des maladies des yeux, 2 vol.
  Paris, 1847.
Tavignot. Traité clinique des maladies des yeux. *Paris*, 1847.
Denonvilliers et Gosselin. Traité théorique et pratique des maladies des yeux.
  Paris, 1855.
Desmarres. Traité des maladies des yeux, 3 vol. *Paris*, 1854-58.
Wharton Jones. Traité des maladies des yeux. *Paris*, 1862.
Mackenzie. Traité des maladies de l'œil (traduit par Testelin et Warlomont),
  2 vol. et 1 supplément. *Paris*, 1856-65.
Fano. Traité pratique des maladies des yeux, 2 vol. *Paris*, 1866.

De Græfe. Clinique ophtalmologique. (Traduction de E. Meyer). *Paris*, 1866.

De Wecker. Traité des maladies des yeux. *Paris*, 1867.

Soelberg Wells. Traité pratique des maladies des yeux. (Traduction). *Paris*, 1873.

Græfe et Sæmisch. Encyclopédie ophtalmologique, 7 vol. *Leipzig*, 1880.

Abadie. Traité des maladies des yeux, 1 vol. *Paris*, 1884.

Galezowski et Daguenet. Diagnostic et traitement des affections oculaires. *Paris*, 1886.

Higgens. Pratique journalière de l'ophtalmologie. *Paris*, 1887.

De Saint-Germain et Valude. Traité pratique des maladies des yeux chez les enfants. *Paris*, 1887.

Galezowski. Traité des maladies des yeux. *Paris*, 1888.

De Wecker et Landolt. Traité complet d'ophtalmologie, 4 vol. *Paris*, 1880-1889.

De Wecker et Masselon. Manuel d'ophtalmologie. *Paris*, 1889.

Horner. Affections oculaires des enfants (continuées par Michel), *in* Encyclopédie de Gerhardt. *Tubingen*, 1889.

Vacher. Manuel pratique des maladies des yeux. *Paris*, 1890.

Gayet. Éléments d'ophtalmologie. *Paris*, 1893.

Fuchs (E.). Manuel d'ophtalmologie (traduction de Lacompte et Leplat). *Paris*, 1892, 3e éd. franç. 1906, 2e éd. angl. 1903, 10e éd. allemande. *Leipzig et Vienne*, 1905.

De Lapersonne. Maladies des paupières et des membranes externes de l'œil. *Paris*, 1894.

Panas. Traité des maladies des yeux, 2 vol. *Paris*, 1894.

Nimier et Despagnet. Traité élémentaire d'ophtalmologie. *Paris*, 1894.

Meyer. Traité des maladies des yeux (4e édition). *Paris*, 1895.

Lagrange, (F). Précis d'ophtalmologie. *Paris*, O. Doin, 1re éd. 1897, 2e éd. 1903.

Krioukow. Kours glasnykh boliezniei. *Moscou*, 4e éd. 1898, 5e éd. 1901.

Maitland and Ramsay. Atlas of external diseases of the eye. *Glasgow*, 1898. Ed. française, traduction de A. Leprince. *Paris*, Maloine, 1900.

Noyes and Oliver. System of diseases of the eye. *Philadelphia*, III vol.

Sgrosso. Compendio di Ottalmologia. *Napoli*, 1898.

Chodin (A.). Ophtalmologie pratique (en russe). *Kiew*, 5e éd. 1899.

Graefe-Saemisch. Handbuch der gesammten Augenheilkunde, 2e éd. par Saemisch. *Leipzig*. Engelmann, 1899-1906 (incomplet).

Schweinitz, de, and Randall. An american text-book of diseases of the eye, nose and throat. *Philadelphie*, 1899.

May (Ch. H.). Manual of the diseases of the eye. *London*, Baillière, Tyndall and Box, 1900, 2e éd. 1902, éd. allem. 1903.

Hirschberg (J.). Einführung in die Augenheilkunde. *Leipzig*, G. Thieme, 1901.

Jackson (A.). A manual of the diagnosis and treatment of the diseases of the eye. *London*, Saunders, 1902.

Schmidt-Rimpler. Augenheilkunde und Ophthalmoscopie. *Leipzig*, Hirzel, 7e éd. 1901.

Wright (W.). A text book of ophthalmologie. *Philadelphia*, Blakiston's Son, 1901.

Schwarz (O.). Encyclopedie der Augenheilkunde. *Leipzig*, Vogel, 1902-1906.

Chavasse et Toubert. Diagnostic des maladies des yeux, des oreilles et des voies aériennes supérieures. *Paris*, Doin, 1903.

Michel v. Klinischer Leitfaden der Augenheilkunde. *Wiesbaden*, Bergmann, 3e éd. 1903.

Posey and Wright. A treatise on diseases of the eye, nose, throat and ear. *London*, Kingston, 1903.

Swanzy (H. R.). A handbook of the diseases of the eye and their treatment. *London*, Lewis, 8e éd., 1903.

Watson. Pratical Handbook of the diseases of the eye. *London*, Churchill, 1903.

Juler (A.). Handbook of ophthalmic science and practice. *London*, Smith, Elder, 3e éd. 1904.

Lagrange (F.) et Valude (E.). Encyclopédie française d'ophtalmologie. *Paris*, Doin, 9 vol. 1904-08.

Rohmer. Éléments d'ophtalmologie. *Paris.* Steinheil, 1907.
Morax (V.). Précis d'ophtalmologie. *Paris,* Masson, 1907.

TRAITÉS SPÉCIAUX

Aristote. De Sensu et Sensili.
Brisseau. Traité de la cataracte et du glaucome. *Paris,* 1709.
Heister. Traité de la cataracte, du glaucome et de l'amaurose, 1713.
Taylor (Jean). Le mécanisme ou le nouveau traité de l'anatomie du globe de l'œil, avec l'usage de ses différentes parties et de celles qui lui sont contiguës. *Paris,* 1748.
Daviel (Jacques). Articles du *Mercure de France.* Mémoires de l'Académie de chirurgie. *Paris,* 1746-1762.
Janin. Mémoires sur l'œil et les maladies de cet organe, 1772.
Pellier de Quengsy. Recueil de mémoires et observations sur l'œil, 1783.
Wenzel. Traité de la cataracte, 1786.
Pellier de Quengsy. Chirurgie des yeux. *Paris,* 1787.
Leblanc. Traité des maladies des yeux observées sur les principaux animaux domestiques, 1824.
Sichel. Traité de l'ophtalmie, de la cataracte et de l'amaurose. *Paris,* 1837.
Deval. Chirurgie oculaire. *Paris,* 1844.
Serre (d'Uzès). Essai sur les phosphènes. *Paris,* 1853.
Sichel. Iconographie ophtalmologique, 2 vol. grand in-4°. *Paris,* 1852-1859.
Giraud-Teulon. Physiologie de la vision binoculaire et le strabisme. *Paris,* 1861.
Follin. Leçons sur l'application de l'ophtalmoscope au diagnostic des maladies de l'œil. *Paris,* 1863.
Schweigger. Leçons d'ophtalmoscopie. *Berlin,* 1864.
Donders. Anomalies de la réfraction et de l'accommodation (édition anglaise), 1864 ; (édition allemande) *Vienne,* 1866.
Helmholtz. Traité d'optique physiologique. *Leipzig,* 1856. (Traduit par Javal). *Paris,* 1867.
De Wecker et Jæger. Maladies du fond de l'œil et atlas d'ophtalmoscopie. *Paris,* 1870.
Sichel. Mélanges d'ophtalmologie. *Paris,* 1870-71-74.
Panas. Leçons sur le strabisme et les paralysies. *Paris,* 1873.
Cadiat. Du cristallin. Anatomie et développement. *Paris,* 1876.
Bouchut. Atlas d'ophtalmoscopie médicale. *Paris,* 1876.
Galezowski. Traité iconographique d'ophtalmoscopie. *Paris,* 1876.
De Arlt. Des blessures de l'œil. (Traduction de Haltenhoff). *Paris,* 1877.
De Wecker. Chirurgie oculaire. *Paris,* 1879.
De Wecker. Thérapeutique oculaire. *Paris,* 1879.
Yvert. Traité pratique et clinique des blessures du globe de l'œil. *Paris,* 1880.
Ranvier. Anatomie de la cornée. (Leçons faites au Collège de France). *Paris,* 1881.
Badal. Leçons d'ophtalmologie. *Paris,* 1881.
Giraud-Teulon. La vision et ses anomalies. *Paris,* 1881.
Wolfe. Leçons sur les maladies et les blessures de l'œil. *Londres,* 1882.
Chauvel. Précis théorique et pratique de l'œil et de la vision. *Paris,* 1883.
Schwalbe. Anatomie de l'œil. *Erlangen,* 1883.
Hutchinson. Étude sur certaines maladies de l'œil et de l'oreille consécutives à la syphilis héréditaire. (Traduction de Hermet). *Paris,* 1884.
Fuchs (E.). Causes et prévention de la cécité. (Traduction de Fieuzal). *Paris,* 1885.
Liebreich. Atlas d'ophtalmoscopie. *Paris,* 1885.

Schweigger. Leçons d'ophtalmoscopie *Paris*, 1885.

Magnus (Hugo). Études sur la cécité. *Wiesbaden*, 1886.

Badal. Clinique ophtalmologique. *Paris*, 1886.

Picqué. Anomalies de développement et maladies congénitales du globe de l'œil. *Paris*, 1886.

Gama Pinto. Gliome de la rétine. *Wiesbaden*, 1886.

Motais. Anatomie de l'appareil moteur de l'homme et des vertébrés. Déductions physiologiques et chirurgicales. *Paris*, 1887.

Zehender. Les nouvelles cliniques ophtalmologiques universitaires en Allemagne. *Leipzig*, 1888.

Charpentier. La lumière et les couleurs. *Paris*, 1888.

Jacobson. Pathologie oculaire. *Leipzig*, 1888.

Deutschmann. Ophtalmia migratoria. *Hamburg* et *Leipzig*, 1889.

George J. Bull. Lunettes et pince-nez. *Paris*, 1889.

Imbert. Les anomalies de la vision. *Paris*, 1889.

Mauthner. Du glaucome. *Wiesbaden*, 1882-1889.

—   Des paralysies des muscles de l'œil. *Wiesbaden*, 1889.

Javal. Mémoires d'ophtalmométrie. *Paris*, 1890.

Hirschberg. Étude historique sur l'ophtalmie des Égyptiens. *Leipzig*, 1890.

Cohn (S.). L'utérus et l'œil. *Wiesbaden*, 1890.

Lloyd-Owen. Les éléments de la thérapeutique ophtalmologique. *Birmingham*, 1890.

De Wecker et **Masselon.** Ophtalmoscopie clinique. *Paris*, 1891.

Bayer (J.). Affections oculaires des animaux domestiques. *Wien* et *Leipzig*, 1892.

Berger (E.). Les maladies des yeux dans leurs rapports avec la pathologie générale. *Paris*, 1892.

Bitzos. La Skiaskopie, *Paris*, 1892.

Vachetta (A.). Traité d'ophtalmologie vétérinaire. *Pise*, 1892.

Trousseau (A.). Hygiène de l'œil. *Paris*, 1892.

Lagrange (F.). Traité pratique des anomalies de la vision. *Paris*, 1892.

—   Étude sur les tumeurs de l'œil, de l'orbite et des annexes. *Paris*, 1893.

Berger (E.). Anatomie normale et pathologique de l'œil. *Paris*, 1893.

Vialet. Les centres cérébraux de la vision et l'appareil nerveux visuel intracérébral. *Paris*, 1893.

Young (Th.). OEuvres ophtalmologiques. (Traduites par Tscherning). *Copenhague*, 1894.

Rochon-Duvigneaud. Précis iconographique d'anatomie normale de l'œil. *Paris*, 1895.

Martin (G.). Myopie, hyperopie, astigmatisme. *Paris*, 1895.

Pansier. Traité de l'œil artificiel. *Paris*, 1895.

Valude. Les ophtalmies du nouveau-né. *Paris*, 1895.

Landolt et **Gygax.** Précis de thérapeutique ophtalmologique. *Paris*, Masson, 1895, trad. allem, 1897.

Vignes (L.). Technique de l'exploration oculaire; introduction à l'étude de l'ophtalmologie. *Paris*, Maloine 1896.

Haab (O.). Atlas manuel d'ophtalmoscopie. (Traduction de A. Terson et A. Cuénod). *Paris*, 1896.

Javal. Manuel du strabisme. *Paris*, 1896.

Pansier. Traité d'électrothérapie oculaire. *Paris*, Maloine 1896.

Hamon du Fougeray et **Couëtoux.** Méthodes d'enseignement spéciales aux enfants anormaux (aveugles). *Paris*, 1896.

Deneffe. Chirurgie antique (oculistes gallo-romains). *Anvers*, 1896.

Schmidt-Rimpler. Die Erkrankungen des Auges im Zusammenhang mit andern Krankheiten (Nothnagel's Specielle Pathol. und Therapie, t. XXI). *Wien*, A. Hölder, 1897, 2ᵉ éd. 1903.

Oeller (J.). Atlas der Ophthalmoscopie. *Wiesbaden*, Bergmann, 1898.

Rollet (E.). Traité d'Ophtalmoscopie, *Paris*, Masson, 1898.

Parinaud. La vision, étude physiologique. *Paris*, O. Doin, 1898.

Greeff. Anleitung zur mikroskop. Untersuchung des Auges, *Berlin*, Hirschwald, 1898, 2e éd. 1900.

Haab (O). Pathol. Anatomie des Auges (Ziegler's Lehrbuch, Bd. II), 1898.

Panas et Rochon-Duvigneaud. Recherches anatomiques et cliniques sur le glaucome et les néoplasmes oculaires. *Paris*, Masson, 1898.

Nicolas (E.) et Fromaget (C.). Précis d'ophtalmoscopie vétérinaire. *Paris*, Baillière, 1898.

Brun et Morax. Thérapeutique oculaire. *Paris*, Doin, 1899.

Haab (O.). Atlas manuel des maladies externes de l'œil (Ed. franç. par A. Terson). *Paris*, Baillière, 1899, 3e éd. 1906.

Panas. Leçons de clinique ophtalmologique, recueillies par Castan. *Paris*, Masson, 1899 (traduit en anglais, russe, etc.)

Praun (E.). Die Verletzungen des Auges. *Wiesbaden*, Bergmann, 1899.

Terrien (F.). Thérapeutique oculaire (*Actualités médicales*). *Paris*, Baillière, 1899.

Valude (E.). Hygiène et maladies oculaires aux différents âges de la vie. *Paris*, Maloine, 1899.

Birnbacher (A.). Die pathologische Histologie des menschlichen Auges in Mikrophotogrammen dargestellt. *Leipzig*, 1899.

Mell (A.). Encyklopaedisches Handbuch des Blindenwesens. *Wien u. Leipzig*, Pichler, 1900.

Oeller (J.). Atlas seltener ophtalmoskopischer Befunde (Ergaenzungsheft). *Wiesbaden*, Bergmann, 1900-1906.

Parent (H.). Atlas d'ophtalmoscopie. *Paris*, Giroux, 1900.

Puech et Fromaget. Précis d'ophtalmologie journalière. *Paris*, Baillière, 1900.

Schoen. Die Functions-krankheiten des Auges. *Wiesbaden*, Bergmann, 1re partie, 1897, 2e partie, 1901.

Uhthoff. Stereoscopischer medizinischer Atlas von Neisser. Ophtalmologie. *Leipzig*, Barth, 1901-1905.

Magnus (H.). Die Augenheilkunde der Alten. *Breslau*, Kern, 1901.

Magnus (H.). Augenaerztliche Unterrichtstafeln. *Breslau*, Kern, 1892-1900.

Pansier. Histoire des lunettes. *Paris*, 1901.

Elschnig. Stereoskopisch-photographischer Atlas der pathologischen Anatomie des Auges. *Wien und Leipzig*, Braumüller, 1901.

Greeff. Auge. *In* Orth's Lehrbuch der pathol. Anatomie, 1901-1903.

Lubarsch und Ostertag. Ergebnisse der allgem. Pathologie, etc. VIe année 1899. Ergaenzungsband. *Wiesbaden*, Bergmann 1901.

Lagrange (F.). Traité des tumeurs de l'œil, de l'orbite et des annexes. *Paris*, Steinheil, t. I, Tumeurs de l'œil, 1901 ; t. II, Tumeurs de l'orbite, 1904.

Terson (A.). Chirurgie oculaire. *Paris*, Baillière, 1901.

Terrien (F.). La chirurgie de l'œil et de ses annexes. *Paris*, Steinheil, 1902.

Ohlemann. Die neueren Augenheilmittel für Aerzte und Studierende. *Wiesbaden*, Bergmann, 1902.

Yarr. Manuel of military ophthalmology. *London*, Cassel, 1902.

Koenigsberger (L.). Herrmann von Helmholz, 3 vol. *Braunschweig*, Vieweg, 1902.

Hanke. Therapie der Augenkrankheiten. *Wien*, Hölder, 1903.

Hartridge. The refraction of the eye. *London*, Churchill, 12e éd., 1903.

Higgens (A.). Manual of ophthalmic practice. *London*, 2e éd., 1903.

Lawson (G.). Diseases and injuries of the eye. *London*, Lucith, Elder et Cie, 6e éd., 1903.

Schwarz (O.). Die Funktionsprüfung des Auges und ihre Verwerthung für die allgemeine Diagnostik. *Berlin*, Karger, 1903.

Suter. The refraction and motility. *Philadelphia*, Lea and Co, 1903.

Bock. De Brille und ihre Geschichte. *Wien*, Safar, 1903.

Richer. L'art et la médecine. *Paris*, 1903.

Hollaender. Die Medizin in der klassischen Malerei. *Stuttgart*, Enke, 1903.

Pansier. Collectio ophtalmologica veterum auctorum. *Paris*, Baillière, 1903.

Ginsberg (S.). Grundriss der pathologischen Histologie des Auges. *Berlin*, Karger, 1903.

Monthus et **Opin**. Précis de technique microscopique de l'œil. *Paris*, Asselin et Houzeau, 1903.

Fisher. Ophtalmological anatomy. *London*, Hodder and Stonghton, 1904.

Gowers. Medical ophtalmoscopy. *London*, Churchill, 4e éd., 1904.

Javal (E.). Entre aveugles. *Paris*, Alcan, 1904 (trad. allem. et angl.)

Péchin. Maladies des yeux des nourrissons. (Traité d'hygiène et de pathol. de nourrissons, de Rothschild, t. II). *Paris*, Doin, 1904.

Haab (O.). Atlas manuel d'ophtalmoscopie, édit. franç. par A. Terson. *Paris*, Baillière ; 4e éd. allem, 1904.

Parisotti. Histologie pathologique de l'œil. *Paris*, Baillière, 1904.

Wilbrand (H.) und **Saenger (A.)**. Die Neurologie des Auges. *Wiesbaden*, Bergmann, 3 vol. parus, 1899-1906.

Czermak (W.). Die augenaerztlichen Operationen. *Wien*, Deuticke, 1892-1905.

Plehn (F.). Johannes Keplers Dioptrik, d'après l'édition d'Augsburg de 1611, traduit par Plehn. *Leipzig*, Engelmann, 1904.

Bumke (O.). Die Pupillenstörungen bei Geistes-und Nervenkrankheiten. *Iena*, Fischer, 1904.

Oppenheimer. Theorie und Praxis der Augenglaeser. *Berlin*, Hirschwald, 1904.

Terrien (F.). Syphilis de l'œil. *Paris*, Steinheil, 1904. Trad. allem. 1906.

Baudry (S.). Etude médico-légale sur les traumatismes de l'œil et de ses annexes. *Paris*, Vigot, 3e éd., 1904.

Stanculéano (G.). Les méthodes d'examen du sens des couleurs pour les employés des chemins de fer et de la marine. *Paris*, Rousset, 1905.

Lewin und **Guillery**. Die Wirkungen von Arzneimitteln und Giften auf das Auge. 2 vol. *Berlin*, Hirschwald, 1905.

Haab (O.). Atlas und Grundriss der Lehre von Augenoperationen. *München*, Lehmann, 1904 ; éd. franç. de Monthus. *Paris*, Baillière, 1905.

Thompson Sylvanus. Optische Hülfstafeln, Konstanten und Formeln. Ed. allem. *Halle*, Krapp, 1905.

Nagel (W.). Tafeln zur Untersuchung des Farbenunterscheidungsvermögens. *Wiesbaden*, Bergmann, 3e éd., 1905.

Coulomb (R.). L'œil artificiel. *Paris*, Baillière, 1905.

Berger et **Lœwy**. Les troubles oculaires d'origine génitale chez la femme. *Paris*, Alcan, 1905.

Horstmann. Geschichte der Augenheilkunde (Puschmann's Handbuch der Geschichte der Medizin). *Iena*, Fischer, 1905.

Goldzieher. Die Pathologie des Trachoms. *Berlin*, 1905.

Truc et **Chavernac**. Catalogue général des thèses d'oculistique soutenues dans les Facultés françaises jusqu'en 1905, 2e éd., *Montpellier*, 1905.

Javal (E.). Physiologie de la lecture et de l'écriture. *Paris*, Alcan, 1906.

Heine (L.). Anleitung zu Augenuntersuchungen bei Allgemeinerkrankungen, *Iena*, Fischer, 1906.

Darier (A.). Leçons de thérapeutique oculaire, 3e éd. *Paris*, 1906.

Axenfeld (Th.). Die Bakteriologie in der Augenheilkunde. *Iena*, G. Fischer, 1907.

Truc (H.) et **Pansier (P.)**. Histoire de l'ophtalmologie à l'école de Montpellier du xiie au xxe siècle. *Montpellier et Paris*, Maloine, 1907.

BULLETINS DES SOCIÉTÉS ET CONGRÈS

Congrès internationaux d'ophtalmologie, depuis 1862 (session tous les 6 ans).

Congrès internationaux de médecine (Section d'ophtalmologie), depuis 1867 (session tous les 3 ans).

Société française d'ophtalmologie, depuis 1883 (session annuelle). Bulletin imprimé à *Paris*.

Société ophtalmologique de Heidelberg, depuis 1871 (session annuelle). Bulletin imprimé à *Stuttgart*.

Société ophtalmologique Américaine. Depuis 1854 (session annuelle), à *Washington*.

Société italienne d'ophtalmologie (session annuelle).

Société ophtalmologique du Royaume-Uni, depuis 1880 (séances à peu près mensuelles), à *Londres*.

Société d'ophtalmologie de Paris, depuis 1888 (séances mensuelles), à *Paris*.

Société d'ophtalmologie de Bordeaux, depuis 1893 (séances mensuelles), à *Bordeaux*.

Société d'ophtalmologie de Lyon, depuis 1906 (séances mensuelles), à *Lyon*

JOURNAUX ET REVUES

FRANCE

1. **Annales d'oculistique**, depuis 1838, par Florent Cunier et Warlomont; puis Valude et Sulzer; puis Valude, Sulzer et Morax, à *Paris*.
2. **Archives d'ophtalmologie**, par Jamin de 1853 à 1855, reprises depuis 1881 par Panas, Landolt, Gayet, Badal, puis par Badal, Landolt, de Lapersonne, à *Paris*.
3. **Journal d'ophtalmologie** (1872). **Recueil d'ophtalmologie** (1874), depuis 1872, par Galezowski, à *Paris*.
4. **Revue générale d'ophtalmologie**, depuis 1882 par Meyer et Dor, puis par Dor, Rollet et Truc, à *Paris*.
5. **Bulletin de la clinique Nationale ophtalmologique des Quinze-Vingts** de 1881 à 1888 par Fieuzal, de 1889 à 1899 par Trousseau, Chevallereau, Valude, Kalt, *Paris* (public. interrompue).
6. **La clinique ophtalmologique**, depuis 1895, par R. Jocqs et A. Darier, *Paris*.
7. **Bulletin mensuel de la clinique ophtalmologique de Bordeaux**, 1877, par Badal, *Paris* (public. interrompue).
8. **L'année ophtalmologique**, 1898-99, par Leprince, à *Bourges* (seule année parue).
9. **L'ophtalmologie provinciale**, depuis 1905, par Motais, à *Angers*.

ALLEMAGNE

1. **Zeitschrift für Ophthalmologie**, de 1830 à 1837 seulement, par von Ammon.
2. **Archiv für Ophthalmologie**, depuis 1854, par A. de Græfe, Arlt, Donders, puis Leber et A. Græfe, Sattler, Snellen, à *Leipzig*.
3. **Klinische Monatsblätter für Augenheilkunde**, depuis 1862, par Zehender, à *Münich*, puis par Axenfeld et Uhthoff, à *Stuttgart*.
4. **Archiv für Augenheilkunde**, depuis 1864, par Schweigger et Knapp, puis par Knapp, Greff et Hess, à *Wiesbaden*. Édition anglaise à *New-York*.
5. **Zeitschrift für Augenheilkunde**, depuis 1899, par Kuhnt et von Michel, à *Berlin*.
6. **Jahresbericht der Ophthalmologie**, depuis 1870, par Nagel, puis von Michel, à *Tubingen*.

7. Centralblatt für praktische Augenheilkunde, depuis 1877, par J. Hirschberg, à *Berlin*.
8. Die ophthalmologische Klinik, depuis 1897, par Königshöfer et Raehlmann, à *Stuttgart*.
9. Wochenschrift für Therapie und Hygiene des Auges, depuis 1897, par Wolffberg, à *Dresde*.
10. Beitraege für Augenheilkunde, depuis 1893, par Deutschmann, à *Hambourg*.
11. Sammlung zwangsloser Abhandlungen aus dem Gebiete der Augenheilkunde, depuis 1896, par Vossius, à *Hälle*.
12. Journal d'ophtalmologie comparée, depuis 1882, par Berlin et Eversbusch (publication intermittente, actuellement interrompue).

ANGLETERRE

1. Royal London ophtalmol. Hospital Report, depuis 1857, par Lang, à *Londres*.
2. Ophtalmolog. Review, depuis 1882, par Lawford, Maclehose, Grossmann, Priestley-Smith, Story, Jackson, à *Londres*.
3. Ophtalmoscope, depuis 1905, par Stefenson, à *Londres*.

ÉTATS-UNIS

1. Archives of Ophtalmology, depuis 1864, par Knapp et Schweigger, à *New-York*.
2. American Journal of Ophtalmology, depuis 1883, par Alt, à *Saint-Louis, Mo.*
3. Ophtalmic Record, depuis 1892, par Wood, Savage, à *Nashville*.
4. Annales of Ophtalmology and Otology, depuis 1892, par Wood, Hardy, à *Kansas*, 1892, à *Saint-Louis*, 1893.
5. Journal of Eye, Ear and Throat diseases, depuis 1896, par Chisolm et Winslow, à *Baltimore*.

ITALIE

1. Annali di Ottalmologia, depuis 1871, par A. Quaglino, puis par Guaita et Rampoldi, à *Pavie*.
2. Archivio di ottalmologia, depuis 1894, par Angelucci, à *Palerme*.
3. Bolletino di oculistica, depuis 1878, par Andrea Simi, à *Florence*.
4. Clinica oculistica, par Cirincione.

RUSSIE

Wiestnik Ophtalmologuii, depuis 1884, par Chodin, à *Kiew*; depuis 1904, par Bellarminoff, Golovine, Evetzky et Krioukow, à *Moscou*.

POLOGNE

Postep okulistyczny, par B. Wicherkiewicz, à *Cracovie*.

HONGRIE

Szeméscet, par W. Szulek.

ESPAGNE

Archiv de oftalmol. hispano-mexicana, par G. Martinez.

MEXIQUE

Annales de Oftalmologia (de Mexico), 1898.

TABLE ANALYTIQUE

L

TABLE DES PLANCHES EN COULEURS

FOND DE L'ŒIL

CHAMP VISUEL

9 782019 984274